国家科学技术学术著作出版基金资助出版

# 消化道恶性肿瘤化学治疗

主　编　金懋林

副主编　沈　琳　张晓东　凌启柏

北京大学医学出版社

**图书在版编目（CIP）数据**

消化道恶性肿瘤化学治疗/金懋林主编．—北京：北京大学医学出版社，2007

ISBN 978-7-81116-283-7

Ⅰ．消…　Ⅱ．金…　Ⅲ．消化系统疾病：肿瘤—药物疗法
Ⅳ．R735.05

中国版本图书馆 CIP 数据核字（2007）第 140285 号

**消化道恶性肿瘤化学治疗**

**主　　编**：金懋林
**出版发行**：北京大学医学出版社（电话：010-82802230）
**地　　址**：（100083）北京市海淀区学院路 38 号 北京大学医学部院内
**网　　址**：http：//www.pumpress.com.cn
**E - mail**：booksale@bjmu.edu.cn
**印　　刷**：北京佳信达艺术印刷有限公司
**经　　销**：新华书店
**责任编辑**：韩忠刚　**责任校对**：杜　悦　**责任印制**：郭桂兰
**开　　本**：889mm×1194mm　1/16　**印张**：32　**字数**：991 千字
**版　　次**：2008 年 1 月第 1 版　2008 年 1 月第 1 次印刷　**印数**：1－3000 册
**书　　号**：ISBN 978-7-81116-283-7
**定　　价**：115.00 元

本书由

北京大学医学部科学出版基金

资助出版

## 编者名单（按姓氏笔画排序）


邓　薇　　北京大学临床肿瘤学院
白　羽　　北京大学第一医院
刘士辰　　北京大学临床肿瘤学院
朱　军　　北京大学临床肿瘤学院
吴晓江　　北京大学临床肿瘤学院
宋玉琴　　北京大学临床肿瘤学院
张　述　　北京大学临床肿瘤学院
张　联　　北京大学临床肿瘤学院
张小田　　北京大学临床肿瘤学院
张晓东　　北京大学临床肿瘤学院
李　洁　　北京大学临床肿瘤学院
李　健　　北京大学临床肿瘤学院
李　燕　　北京大学临床肿瘤学院
李萍萍　　北京大学临床肿瘤学院
杨　丽　　北京市通州区潞河医院
杨仁杰　　北京大学临床肿瘤学院
沈　琳　　北京大学临床肿瘤学院
陆宇晗　　北京大学临床肿瘤学院
范丽昕　　大连市第三人民医院
季加孚　　北京大学临床肿瘤学院
宗祥龙　　北京大学临床肿瘤学院
金懋林　　北京大学临床肿瘤学院
徐　博　　北京大学临床肿瘤学院
郭　军　　北京大学临床肿瘤学院
唐丽丽　　北京大学临床肿瘤学院
凌启柏　　北京大学临床肿瘤学院
曹宝山　　北京大学第三医院
龚继芳　　北京大学临床肿瘤学院

# 序

消化道恶性肿瘤是众多癌症中危害最甚的常见肿瘤，据统计，在城市及农村中食管、胃、肝、大肠四种癌症的死亡率分别占全部癌症死亡率的49.14%及68.05%。虽然该类肿瘤以手术治疗为首选，但由于当其确诊时往往病期偏晚，已失治疗之良机，非单纯手术可以奏效。因此，化学治疗在消化道恶性肿瘤中仍具有重要的地位。可是较长时期以来，人们对此未能予以足够的重视。一是消化道癌症有异于白血病或淋巴瘤，是属于对化疗欠敏感的肿瘤，缺乏有效的药物或方案；二是受囿于过多地考虑肿瘤的局部疗效，以致有志于消化道恶性肿瘤化疗的专业人员不多，工作也相对较滞后。

近年来，随着新药及有效治疗方案的不断推出，以及化疗与多种其他治疗方法的结合，尤其与外科治疗的结合，使胃、肠癌的疗效有了很大的提高，消化道肿瘤的化学治疗日益受到人们重视，已从过去的改善症状、延长生存期，逐渐向提高治愈率迈进。可以预见，随着人们对癌症研究的深入，新的药物不断涌现，消化道肿瘤的化疗地位将会随之提高，这一老的学科将会焕发更有活力的新春。

北医肿瘤医院建院伊始就以胃癌等消化道肿瘤作为重点发展的专业，尤其以金懋林教授为首的多位从事化疗的消化内科同道多年来孜孜不倦地从事消化道恶性肿瘤的临床研究工作，从无到有，经过历时30年的努力，终于建立了一个拥用60张床位的专业学科，踏踏实实地进行了卓有成效的临床研究工作，在大量的实践中，积累了丰富的经验。本书不但是作者们多年临床经验的结晶，同时也较系统而全面地介绍了国内外的最新进展，是一本较好的专业性参考书，也是一本临床医师的继续教育教材，有助于填补国内的空白，推动并提高国内消化道肿瘤化疗的水平。

2007年7月11日

# 前　言

我国消化道恶性肿瘤（包括来源于上皮的癌及来自间叶组织的肉瘤）发病率及死亡率高，均居各系统肿瘤之首。当前，临床最常见的消化道癌诊治的基本状况是早期诊断率低，手术切除率低，术后复发转移率高。对于局部进展及转移期（晚期）消化道癌而言，全身化学治疗是主要的治疗方法。由于消化道癌对化学药物仅相对敏感，故其临床治疗效果不及化疗敏感的实体瘤，处于滞后状态。近年开发研制了众多新药并设计出了新化疗方案，在有效性与安全性方面均使消化道癌的治疗取得了显著进步。国内肿瘤学界对晚期消化道癌化学治疗也十分关注，在临床治疗与研究方面做了许多工作，但与国际研究与治疗水平特别是规范化治疗方面尚存在差距。目前，随着肿瘤化学治疗的研究进展，确需有一部系统介绍消化道癌化学治疗的专业参考书。在一般的肿瘤学或抗癌药物治疗书籍中，对消化道癌化疗阐述过简，内容陈旧，而专门论述消化道肿瘤化疗的专著似未见出版。为了适应从事消化道肿瘤专业医师的实际需求，我们尝试从化学治疗这一层面编写本书。写作宗旨为努力求新、求专、求实，重点介绍国内现状，国际动态以及著作者的一些临床实践经验与心得，期望广大读者结合临床实际能从本书中得到一些有益的启迪，以求更为正确合理、规范地运用化学治疗这一治疗手段，使我国众多消化道癌患者得到高水平的化学治疗和综合治疗，并从中获得最大受益。

本书内容包括消化道的食管、食管与胃结合部（E－GJ，贲门部）、胃、小肠、结直肠（含肛门部）、胰腺、胆囊胆道以及腹腔恶性肿瘤，不含肝脏肿瘤。上篇是总论部分，介绍消化道恶性肿瘤化学治疗历史、作用与地位、研究进展、发展方向、常用药物、规范合理用药、不良反应等，还阐述了化学治疗与其他疗法包括手术治疗、放射治疗、分子靶向药物治疗、免疫治疗、中医药治疗以及介入治疗、局部药物治疗等的联合应用。下篇为各论，叙述各部位常见肿瘤以及少见的非上皮性肿瘤。每种肿瘤均介绍概况与治疗现状，点评传统化疗方案，并重点介绍新药新方案，以及对新化疗方案的循证医学随机对照试验（RCT）的高水平证据结果。

本书的写作得到了中国工程院院士、中国医学科学院协和医科大学肿瘤医院孙燕教授及中国抗癌协会理事长、北京大学临床肿瘤学院徐光炜教授的热情鼓励与支持，并获得了2006年度国家科学技术学术著作出版基金及北京大学医学部科学出版基金资助。在本书编写过程中，各位作者查阅大量文献，总结临床经验，付出了大量时间和精力，使得本书能呈献在读者面前。在此诚恳感谢孙燕教授、徐光炜教授，并向参加编写的各位同事致以衷心谢意。当广大读者阅读本书时必定会发现诸多不足、遗漏乃至错误之处，实系我们水平有限、能力不足所致，殷切盼望广大读者提出宝贵意见，对谬误之处予以指正。

**金懋林**

2007年5月

# 目　录

## 上　篇



## 下　篇

# 上篇

SHANG PIAN

# 第一章　消化道癌化学治疗概论

## 一、消化道癌化学治疗史

在消化道恶性肿瘤中 95%以上是上皮来源的肿瘤，一般称之为“癌”。因此本书主要叙述消化道癌的化学治疗。消化道癌是世界上最常见的恶性肿瘤，以 2007 年全球统计：食管癌、胃癌、结直肠癌发病病例占全部癌症总数的 25%。在我国食管癌、胃癌的发病率高于全球平均水平，结直肠癌低于全球平均水平，但有上升趋势。我国消化道癌发病例数占全部癌总数的 41%。作为实体瘤最常见的消化道癌的治疗，历史上手术切除是最早根治肿瘤的方法。1877 年，Czerny 切除颈段食管癌；1913 年 Torek 切除胸段食管癌；1922 年 Hedblom 胸腹联合切口切除贲门癌；1881 年 Billroth 胃癌切除；1833 年 Reybard 乙状结肠切除；直肠癌 1907 年 Mile 首创经腹会阴联合切除及 1948 年 Dixon 保肛手术。百年手术切除消化道癌的历史证明单纯从手术技术改进仅对早期局限者可获得治愈，大多数患者单独手术切除不能防止复发与转移，与手术疗法几乎同时，1895 年 Roentgen 发现了 X 线，20 世纪初放射治疗用于恶性肿瘤。对于消化道癌，放射治疗仅起局部作用，只是辅助治疗措施，且对胃癌与结肠癌不太敏感，而对于食管鳞癌与直肠癌的治疗作用较为重要。术前放化疗可以提高手术切除率，术后放化疗可以减少局部复发的危险，但对远处转移没有作用。消化道癌经淋巴管与血行发生远处转移，是危及患者生命的主要因素，局部治疗手段难以发挥作用。经过半个世纪的探索，肿瘤学家认识到恶性实体瘤如胃肠道癌是起始于局部并向全身扩散与转移的全身性疾病，单一局部治疗不能提高治愈率，所以综合治疗是必要的手段。从 20 世纪发现化学药物可以治癌以来，肿瘤的综合治疗已得到全球肿瘤学界共识。对于消化道癌而言，运用手术、放疗、化疗以及免疫、中医药等疗法综合治疗尤为重要，综合治疗的概念是根据患者的全身状况、肿瘤的病理类型、侵犯的范围及发展趋向，有计划合理地运用各科治疗手段，以循证医学方法、科学、明确、明智地决定最佳治疗方案，使患者获得最大受益，最终目标是提高治愈率（表 1-1）。

**表 1-1　消化道癌综合治疗进展**

| 肿　瘤 | 20 世纪前叶 | 20 世纪后叶 | 21 世纪 |
|---|---|---|---|
| 食管癌 | 手 术 | 手术＋放疗 | 放化疗＋手术＋化疗 |
| 胃　癌 | 手 术 | 手术＋化疗 | 围手术化疗（放疗）＋手术 |
| 结肠癌 | 手 术 | 手术＋化疗 | 围手术化疗＋手术 |
| 直肠癌 | 手 术 | 手术＋放化疗 | 围手术放化疗＋手术 |

化学药物的产生与发展体现出了其在癌症治疗中的重要地位与作用，远古时期的中外医书已有药物治疗癌症的记载，如用银、锌、汞等金属治疗肿瘤。1865 年 Lissauer 用亚砷酸钾溶液（Forler's solution）治疗慢性白血病。现代化学治疗学历史较短，认为应由 1942 年美国耶鲁大学 Gilman、Goodman 及 Lindskog 等首次用氮芥治疗晚期恶性淋巴瘤获得疗效开始，开启了现代肿瘤化疗的新纪元。至今已有 60 余年历史。比起手术、放疗发展史晚了半个多世纪。第二个化疗药是 1947 年 Sidney、Farber 等用氨蝶呤治疗儿童急性白血病获得成功。至 1949 年 Seeger 又合成了抗癌作用强、不良反应小的叶酸拮抗剂甲氨蝶呤，也是最早用于治疗胃癌的化疗药物之一。由于发现肿瘤细胞较多利用尿嘧啶合成核酸，那么阻断尿嘧啶核苷转化为胸腺嘧啶核苷，干扰 DNA 合成，就可以抑制肿瘤细胞增殖。1957 年 Heidelberger 合成了 5-氟尿嘧啶，是首个在临床上治疗胃肠道癌的嘧啶拮抗剂。抗生素的临床应用及其作用机制研究对抗生素抗癌起到了推动与促进作用。1956 年研制成功丝裂霉素；1968 年产生阿霉素以及 1990 年代的表阿霉素、吡喃阿霉素都是治疗胃肠道癌的重要药物。从天然植物中发现抗癌药物是从长春花开始的，这一观赏植物民间用于治疗高血压与糖尿病。其提取物长春花生物碱有导致白细胞减少、骨髓抑制的作用。1963 年 Johnson 发现长春生物碱有抗癌作用，长春碱与长春新碱对小鼠白血病有治疗作用。此后有人工半合成的长春碱酰胺（长春地辛）及失碳长春碱（诺维本），以后的鬼臼乙叉甙、鬼臼噻吩甙，这些药物过去多有治疗食管癌或胃癌的报告。从植物提出的重要抗癌有效成分还有喜树碱类。1954 年 Wall 发现分布在中国的珙桐科喜树其提取物有抑癌作用。1966 年提取抗癌成分喜树碱，1977 年后又研制出羟基喜树碱，抗癌效应强，不良反应轻，对胃癌肠癌效果好。至 20 世纪 80 年代阐明了其作用是抑制拓扑异构酶Ⅰ，从而干扰 DNA 链的解旋、复制和修复，此后在国外人工半合成了同类药物伊立替康（Irinotecan，CPT-11）及拓扑替康（Topotecan，TPT），还有 9-氨基喜树碱（9-aminocamptothecin，9-AC）。近 10 年 HCPT 与 CPT-11 成为了治疗胃肠癌最常用的药物。另一从植物提取的药物是紫杉醇，早在 1977 年就被 Wani 及 Wall 从太平洋紫杉中提取出，至 1983 年临床证明紫杉醇对乳腺癌与卵巢癌有显著疗效，其作用机制是诱导和促进微管蛋白聚合，1990 年以后又证明治疗食管癌、胃癌有效。此外对肺癌、头颈部肿瘤、恶性淋巴瘤及膀胱癌也有疗效。与紫杉醇同属的紫杉特尔（Docetaxel），同期研制成功。

金属化合物抗癌始于 20 世纪 60 年代，1960 年 Rosenberg 在研究电流对细菌的繁殖影响时，在电解槽中含有 $O_2$、铂（Pt）与 $Cl^-$ 有明显的抗菌作用，而 Pt 是主要成分。研制合成铂化合物，发现二氨二氯铂（顺铂，CDDP）有强抗菌作用，还有明显的抗癌作用。1972 年临床证明顺铂的广谱抗癌效果，三十年来顺铂已成为治疗食管癌、胃癌及结直肠癌的主要药物。至 20 世纪末研制出第三代铂类抗癌药——奥沙利铂，成为铂类治疗消化道癌的主要进步。

从 1949 年合成甲氨蝶呤用于胃癌化疗至今 50 余年，已有多种化学药物用于治疗消化道癌，现将主要的抗癌化疗药物按年代列于表 1-2。

**表 1-2　50 年中化学药物治疗消化道癌**

| 年 代 | 药 物 | 主 要 治 疗 方 案 |
|---|---|---|
| 1940 年代 | 甲氨蝶呤（MTX） | FAMTX（胃癌，1992），MF（大肠癌，1986） |
| 1950 年代 | 环磷酰胺（CTX） | FMVC（胰腺癌，1980） |
| | 丝裂霉素（MMC） | MF（胃癌，1986），MFA（胰腺癌，1983） |
| | 氟尿嘧啶（5-FU） | FMC（胃癌，1976），LV/5-FU（胃癌，1986） |
| | | LV5FU2（胃癌，1992），LV/5-FU（大肠癌，1989） |
| 1960 年代 | 呋氟啶（FT-207） | Neo-MFC（胃癌，1973） |
| | 博莱霉素（BLM） | PB（食管癌，1982），MBP（食管癌，1981） |
| | 长春新碱（VCR） | FMVC（胰腺癌，1980），MOF（大肠癌，9175） |
| | | FMV（胃癌，1980） |
| | 阿糖胞苷（Ara-C） | FMC（胃癌，1976） |
| | 阿霉素（ADM） | FAM（胃癌，1980），EAP（胃癌，1987） |
| | | FAMTX（胃癌，1992），FAP（食管癌、胃癌，1983），MFA（胰腺癌，1983） |
| 1970 年代 | 氯乙亚硝脲（BCNU） | FAB（胃癌，1979） |
| | 甲环亚硝脲（MeCCNU） | MOF（大肠癌，1975），FAMe（胃癌，1979） |

续表

| 年代 | 药物 | 主要治疗方案 |
| --- | --- | --- |
| | | FMe（胃癌，1976） |
| | 顺氯氨铂（CDDP） | PB（食管癌，1982），PF（食管癌、胃癌、大肠癌，1983），FAP（食管癌、胃癌，1983） |
| | 羟基喜树碱（HCPT） | HLFP（胃癌，1997） |
| | 鬼臼叉乙甙（VP-16） | ELF（胃癌，1989） |
| 1980年代、 | UFT | UFTM（胃癌，1983），PMU（胃癌，1988），LV/UFT（胃癌，大肠癌，1997） |
| | 表阿霉素（EPI） | ECF（胃癌，1991），LFEP（胃癌，1994） |
| | 长春酰胺（VDS） | PV（食管癌，1984），PVB（食管癌，1982） |
| | 卡莫氟（HCFU） | HAM（胃癌，1995） |
| | 5'-脱氧氟尿苷（5'-DFUR） | FAM（胃癌，1998） |
| 1990年代-至今 | 紫杉醇（TAX） | PFC（胃癌，1999），PC（胃癌，2000），PCF（食管癌，1998），PCM（食管癌，2004） |
| | 多西紫杉醇（TXT） | TCF（胃癌，2003） |
| | 依林特肯（CPT-11） | FORFIRI（大肠癌，2000），IFL（大肠癌，2000），LV5FU2I（胃癌，2003），ILF（胃癌，2003） |
| | 双氟脱氧胞苷（GEM） | GEM（胰腺癌，1997），GF（胰腺癌，2002），GP（胰腺癌，2003） |
| | 卡培他滨（CAPE） | CP（胃癌，2001），XP/XT（胃癌，2004），XEIRI（大肠癌，2004） |
| | S-1 | S-1+P（胃癌，2005），S-1+IRI（胃癌，2002），S-1+OXA（胃癌，2007） |
| | 奥沙利铂（OXA） | FOLFOX（胃、大肠癌，2000），XELOX（胃、大肠癌，2003），GEMOX（胰腺癌，2002），FOLFOXIRI（胰腺癌，2005） |

我国抗癌药物研究起步晚，在1966—1976年间，对喜树、斑蝥、三尖杉、农吉利、秋水仙及三棱莪术六种来自天然植物的药物展开研究，其中喜树碱类主要用于治疗消化道癌。现在羟基喜树碱已是国内治疗胃癌最常用的药物之一。1966年Wall从我国喜树提出CPT与HCPT，1967年上海药物所提取CPT及HCPT成功，1975年出品CPT；1977年HCPT被批准上市，1985年美国阐明喜树碱的抗癌机制是拓扑异构酶的抑制作用。据报道HCPT联合方案治疗胃癌有效率为46.9%，HLFP方案治疗胃癌有效率为49%，FH方案治疗大肠癌有效率为38.8%。

## 二、消化道癌化学治疗的作用与地位

（一）晚期胃肠道癌全身化学治疗使患者受益

临床分期T4N3M1的复发转移性（晚期）胃肠道癌手术已不可切除，化学治疗为主的综合疗法虽不能彻底治愈，但可以控制肿瘤生长，改善症状，提高生活质量并延长生存期。五十年来化学治疗晚期胃肠癌的有效性与安全性研究是一项重要课题，是关系到晚期患者切身利益的问题。十多年来多项随机对照临床试验对晚期胃癌和结直肠癌进行了研究，受试者体力状况0～2级，无化疗禁忌证，随机分组将全身化疗与最佳支持治疗（best supportive care，BSC）患者生存期进行对比，化学治疗方案为当时认为最佳者，晚期胃癌从1993—1997年进行了四项对照研究，总例数179人，全身化疗组mOS比BSC组延长了1～4倍，统计学均有显著差异，mTTP延长了1～2倍，两项试验还报告化疗组生活质量有改善。晚期结直肠癌自1993—1998年开展了五项对照试验，包括一线或二线全身化疗与BSC比较，mOS

化疗组延长了50%至200%，统计学均有显著差异，并改善了QOL。

（二）食管癌化学治疗的作用与地位

对于食管癌手术切除是主要的治疗方法。由于患者早期无症状，当出现进行性咽下困难时已至进展期。侵至浆膜外伴有淋巴结转移者占70%～80%，手术切除率仅20%～30%。食管鳞状上皮癌对放射治疗敏感，晚期患者或因部位过高或全身状况不宜手术者，放射治疗是首选的非手术方法。化疗与放射治疗结合还可以在围手术期进行，以提高手术切除率或防止术后局部复发。晚期患者出现远隔部位淋巴结转移（颈部、腋窝、腹腔）者占45%，还可出现血行转移至肝、肺、骨及肾脏。这些患者已失去手术切除机会，行全身化学治疗或局部放射治疗结合可获姑息效果。食管鳞状上皮癌对化疗不太敏感，对一些抗癌药有天然抗药性，应选用敏感化疗药联合使用。晚期患者化学治疗是主要措施，但应强调综合治疗原则，以达到控制癌灶、缓解症状、改善生活质量及延长生存期的目标。

（三）胃癌化学治疗的地位与作用

胃癌早诊率低，临床确诊属于晚期（Ⅳ期）者占39%，获得手术切除后约50%复发转移不能再切除，以后进入晚期阶段，这些患者接受全身化学治疗可获得延长生存期的机会。完全彻底的切除是胃癌唯一治愈的方法。外科努力扩大切除范围的超根治术并未能提高生存率。癌症是全身性疾病，胃癌早期即可存在亚临床微转移灶，是术后复发转移的根源。早在20世纪60—70年代，日本与中国针对微转移开展术后辅助化疗，减少复发危险性。在1962年日本学者已开展术前化疗期望提高切除率，减少术后复发。比1982年提出的将术前化疗定名为“新辅助化疗”（neoadjuvant chemotherapy）早20年。所称“新辅助化疗”定位并不准确，作为辅助化疗应是围手术期化疗。胃癌由于对化疗相对敏感，至今没有标准方案。以致进行了40年的术后辅助化疗得不出一致结论。从众多随机对照试验与十多项Meta分析来看辅助化疗已从分歧走向共识，特别是新药方案规范化研究将会确立围手术期辅助化疗的作用与地位。

（四）结直肠癌化学治疗的地位与作用

结直肠癌化疗起步与胃癌同期，对化疗药物不太敏感，有效药的种类比胃癌少。如蒽环类、紫杉类药在结直肠癌的化疗中均没有地位。晚期结直肠癌全身化疗经历了四十余年，居主导地位的是抗代谢药物中的胸苷酸合成酶抑制剂5-FU类，以及与铂类或拓扑异构酶Ⅰ抑制剂组成的联合方案，其成效在消化道癌中是最突出的，主要进步有以下几点：

1. 晚期结直肠癌有公认的标准规范方案：通过老药新用、衍生新药、开发新药，以循证医学的方法得出规范化疗方案，即以LV/5-FU civ+OXA/IRI的联合方案：FOLFOX或FOLFIRI，以及衍化出的CapOX或CapIRI。

2. 显著提高近期有效率与终点目标：新药新标准方案使起始目标近期有效率从10%提高到了50%，mOS从10个月延长至20个月，生活质量改善，作为终点目标延长寿命在消化道癌化疗是最显著的。

3. 由于提高了化疗的安全性，不良反应减少，使老年患者（≥65岁）化疗受益，对比≥65岁与<65岁患者的血液学及胃肠反应相似，扩大了治疗患者人群，使更多晚期患者得到了治疗机会。

4. 围手术期辅助化疗由分歧走到共识有了规范的辅助化疗方案：由于有了晚期结直肠癌标准化疗方案，使术后辅助化疗方案有法可依。在20世纪90年代HD/LD LV/5-FU（Mayo Clinic）成为标准辅助化疗方案，降低了复发率，提高了生存率。2005年MOSAIC研究FOLFOX4 vs LV5FU2（RCT已证实优于Mayo方案）辅助化疗Ⅱ、Ⅲ期结直肠癌，复发风险下降了20%～24%。欧洲与美国已批准FOLFOX4为Ⅲ期结直肠癌辅助化疗标准方案。

5. 结直肠癌分子靶向药物治疗成就领先：在消化道癌中首先报告阻断血管内皮生长因子的抗体——贝伐单抗（Bevacizumab，Avastin）+IFL治疗晚期结直肠癌的显著疗效（2003，ASCO），并于2004年2月美国批准一线治疗晚期结直肠癌。2005年ASCO又报告Avastin+LV/5-FU或+FOLFOX4治疗晚期结直肠癌的优势。此外如西妥昔单抗（Cetuximab，C225）及PTK/ZK等分子靶向药物也首先在结直肠癌开展临床试验，其他消化道癌如胃癌、胰腺癌相继跟进。

（五）胰腺癌化学治疗的地位与作用

胰腺癌对化学药物不敏感，晚期胰腺癌不论单药或联合化疗有效率仅10%～30%，mOS仅4～8个月，很少超过1年，均比其他消化道癌化疗效果差，新药吉西他滨（Gemcitabine，GEM）属于嘧啶核苷类似物，为DNA多聚酶抑制剂，多中心报告治疗晚期胰腺癌3023例，RR12.1%，mOS 4.8个月，症状改善18.4%，疼痛缓解43.0%，其他新药与GEM联合如OXA、CAPE、IRI、TXT等RR稍有提高，CBR可达40%～70%，但OS延长不明显，化疗与分子靶向药物联合试验在进行中。

## 三、消化道癌化学治疗的研究进展

1. 消化道癌化学治疗的发展状况：消化道癌对化学药物相对敏感，晚期阶段化学治疗不可治愈。半个世纪以来，开展化学治疗晚期消化道癌起步早，进展慢。虽然近期目标RR%有了提高，但终点目标OS多延长不理想。从化疗安全性观察，胃为后天之本，发生在胃肠道的恶性肿瘤特别是胃癌，影响了食物消化吸收功能，化疗药物对胃粘膜的损伤加重了不良反应，患者的耐受性及药物的毒性反应均比其他系统肿瘤为重。近年开发研究了能选择性杀伤肿瘤，高效、低毒、安全、方便的化学新药，使消化道癌化疗研究开创了新局面。

2. 单药化疗的临床应用：单药治疗消化道癌在早年使用，至20世纪80年代联合化疗成为主流。在新药完成临床前试验后，必须进行单药Ⅰ期及Ⅱ期临床试验，Ⅰ期试验决定最大耐受剂量和剂量限制性毒性以及推荐剂量；Ⅱ期试验评判单药对特定肿瘤的有效性与安全性，并平行对照单药与联合用药的结果。对消化道癌单药近期客观有效率至少应≥10%才有实用价值，才可参与联合化疗。联合化疗在提高疗效的同时也加重了毒性。临床上需要化疗的患者又不能承受联合化疗的不良反应时，可选用高效低毒的单药化疗。在序贯化疗时先选用联合化疗后用单药巩固化疗。如de Gramont设计治疗晚期结直肠癌采用FOLFOX7×6cy→LV5FU2×12cy→FOLFOX7 vs FOLFOX4，在保证疗效的前题下，不良反应明确降低。

3. 联合化疗增强杀灭癌细胞：化学药物的抗癌机制是在细胞水平对细胞增殖周期不同时相的干扰、阻断或抑制，达到杀灭癌细胞的目的。单药只对一个增殖环节起作用，联合用药对多个环节作用，从生化机制分序贯抑制、互补抑制与同时抑制；从细胞增殖动力学角度联合细胞周期特异性药与细胞周期非特异性药，可避免联合药物毒性相加。对消化道癌联合化疗的临床实践证明了以下几点：单药有效，联合以2～3药为佳，更多药物联合未必增效反而增毒；避免毒性相加，选用不交叉耐药的药物序贯给药；联合方案必须经规范随机对照试验确定其有效性与安全性。

4. 药物与肿瘤的接触时间（T）与药物浓度（C）决定了消灭癌细胞的力度：对敏感肿瘤药物剂量愈高疗效愈好，对不太敏感的消化道癌加大剂量不一定获得高效，但应保持一定剂量强度（dose intensity，DI），即每周药物按体表面积每平方米的剂量［mg/（$m^2$·w）］，保持有效剂量强度。延长药物与肿瘤接触时间也是最好的选择，如5-FU采用Mayo Clinic DI是531mg/（$m^2$·w），bolus；de Gramont LV5FU2 1000mg/（$m^2$·w），bolus＋civ，DI后者高，采用civ与肿瘤细胞接触时间长（24小时），治疗晚期结直肠癌RR%、TTP与OS后者均高于Mayo，且不良反应低，说明药物TC是决定杀灭癌细胞的重要因素。

5. 消化道癌化疗给药途径的进步：最常用的全身给药途径是静脉给药，有iv推注、iv bolus、drip数小时、12～24小时输注（civ）及时辰给药。依据药物对肿瘤细胞周期的作用决定给药方式，属于细胞周期非特异性药物，采用一次剂量大间歇给药；属于细胞周期特异性药物，采用连续重复用药或civ给药以及口服给药最受患者欢迎。药物在小肠吸收，进入体循环，药物在体循环量与口服剂量之比是生物利用度，其高低直接影响疗效。动脉介入给药可将药物经导管送入靶器官的供血动脉，高浓度药物大量杀灭癌细胞且全身不良反应轻。近十多年来消化道介入化学治疗进展很快，已形成独立学科。腔内给药主要是腹腔化疗，比全身给药腹腔内浓度可高8倍，并与腹腔内肿瘤直接接触时间长。晚期双路化疗、围手术腹腔化疗在中国广泛应用，其他还有肌肉给药、皮下给药、内镜下注药等。

6. 给药周期、间歇与停药指征：实体瘤细胞增殖大于丢失并呈指数方式生长，以肿瘤倍增时间表示，一个增殖周期内间隔用药使癌细胞反复受到打击与杀伤。如胃癌的倍增时间是40～60天，结肠癌是90天，一个增殖周期中间隔用药2～3次，即2～4周一个治疗周期既有效杀灭癌细胞又在间隔期有利于化疗损伤的修复。从早年小剂量化疗每日连续给药到间隔周期用药是一大进步。晚期消化道癌化疗不可治愈，但可控制肿瘤生长及延长生存期。应尽可能最大限度地杀灭癌细胞，达到完全缓解，当癌细胞倍增达到细胞数$10^9$时，可形成直径约1cm的肿块，此时临床可诊断。化疗以对数杀灭，达到5个对数时获得完全缓解（CR），体内仍残留$10^4$癌细胞。如中断治疗，残留癌细胞再倍增或增殖导致复发。因此化学治疗不应获得CR或PR而停止，应继续巩固治疗，中止本次化疗方案的指征是病变进展（PD）或不可控制的3/4级毒性反应。当前化学治疗状况中位周期数约8次，仅进行2～3个周期即放弃是不恰当的。

7. 化学治疗的个体化原则：按照肿瘤分型、分级、分类及分期选定药物。分型是病理组织类型，如食管鳞状细胞癌对化疗较不敏感，腺癌对化疗相对敏感，粘液细胞或印戒细胞化疗敏感性差；分级即恶性度分低、中、高三度，高度恶性者化疗药物选抗癌作用强的药物；分类是以肿瘤组织发生分为上皮性肿瘤及间叶组织肿瘤，消化道肿瘤来自上皮最多见，极少数来自间叶的肉瘤对化疗不敏感。病期以TNM分期，晚期（Ⅳ期）者以化疗为主要治疗方法，瘤负荷愈大化疗效果愈差，患者的全身状态是个体化选择化学治疗方案的主要方面，参照体力状况分级（preformance status，PS），主要脏器功能状况包括心、肝、肾及造血机能，以及年龄因素、心理状态、既往治疗情况等决定化疗计划。化学药物选择要有根据，选定方案应依循证医学方法，采用大样本多国多中心随机对照试验在有效性与安全性胜出的最佳化疗方案。总之化学治疗方案确定要考虑肿瘤、宿主、药物三方面因素而决定，这是化疗应用进展的重要内容。

8. 有计划、合理的综合治疗：百年治癌历史发展形成了多种有效的治疗手段。治疗消化道癌的主要方法有：手术治疗、放射治疗、化学治疗、生物治疗（生物反应调节剂，基因治疗）、分子靶向治疗、中药治疗、心理治疗、营养支持治疗、局部非手术治疗（激光、电切、微波、射频等）。半个世纪以前手术切除是治疗消化道癌的唯一选择，近半个世纪形成手术＋化疗、手术＋放疗、化疗＋放疗、手术＋放疗＋化疗为主的综合治疗模式。对于Ⅲ期及局部进展的Ⅳ期更提倡术前化疗→手术→术后化疗，术前放化疗→手术→术后化疗以及术中放化疗等程序治疗，目标是争取治愈性切除，减少术后复发转移，提高生存率。至复发转移阶段，综合治疗更为重要，手术切除全部病灶已不可能，但依据机体状况与肿瘤局部情况，姑息性肿瘤切除、改道以及出血、穿孔、梗阻等合并症的手术治疗都对患者有益。晚期患者化学治疗为主导措施，如不可手术时结合非手术局部治疗方法有可能控制肿瘤生长。中医扶正固本，生血养血、调理脾胃或活血化淤治法与化疗结合也可能有益。生物治疗、支持治疗及心理治疗也同样重要。分子靶向药物治疗消化道癌是近年的新热点，与化疗联合或单用已见成效。

## 四、消化道癌化学治疗的发展方向

1. 开发研制新化学药物：回顾五十余年消化道癌化学治疗的历史，化疗的作用、地位与效果的进步与新药发现及应用紧密相关，按消化道癌化疗临床应用进展分类大致分为四阶段：① 20世纪50—60年代以5-FU为主，单药或与少数化疗药MMC、CTX、MTX联合；② 至70—80年代出现多种5-FU衍生物新药如FT-207、UFT、HCFU、5'-DFUR及铂类CDDP、蒽环类ADM，形成5-FU为主＋铂类或蒽环类联合方案；③ 90年代值得重视的新药有三类即紫杉类、拓扑异构酶Ⅰ、Ⅱ抑制剂及第三代铂OXA，组成多项联合方案，显著提高了有效性与安全性；④ 进入21世纪后，化学治疗与分子靶向药联合开始了药物治疗的新时代。

2. 改造老药衍生出高效低毒的新药：对已经上市用于临床的原有药物，通过改变结构与活性基团，使之发挥更大杀灭癌细胞的力度，并减少药物毒性反应。在消化道癌治疗中最主要的药物5-FU改造、衍生的新药最多，是改造老药的典型。例如近年开发的口服氟化嘧啶新药 CAPE（Xeloda）及 S－1，CAPE 是 5－FU 前药，在小肠吸收后经三重酶作用转化为 5－FU，其最后一步的胸苷磷酸化酶在肿瘤组织中高出正常组织 4 倍，生成 5－FU 浓度高，是静脉注射 5－FU 同剂量肿瘤组织的 127 倍。S－1 是 FT－207 的复方混合物，FT－207 是 5－FU 前药，口服后经肝内 P450 酶作用生成 5－FU，S－1 加入 CDHP（吉莫斯特）抑制 DPD（二氢嘧啶脱氢酶）使 5－FU 分解代谢受阻，从而提高了血中与肿瘤组织中浓度，加入 Oxo（氧嗪酸钾）阻断 5－FU 磷酸化，减少了胃肠道反应。

3. 化学药物的耐药研究：恶性肿瘤对化学药物耐药分先天性耐药（natural resistance）和获得性耐药（acquired resistance），消化道癌对相当多的化学药物先天耐药，而经化疗后又易产生获得性耐药，并对与此药结构和功能相似的药物也产生交叉耐药，甚至对结构不同或作用机制不同的药物也产生耐药，称作多药耐药（multidrug resistance，MDR）。人们对其产生机制进行了多方面研究，主要有 P－糖蛋白（P-gp）过度表达，谷胱甘肽（GSH）及谷胱甘肽 S－转移酶（GST）含量增高，多药耐药性相关蛋白（MRP）、拓扑异构酶-Ⅱ（TOPO－Ⅱ）参与等，并针对耐药机制进行了抗耐药研究，近年已有很大进步，今后在逆转耐药方面会有所突破，对众多消化道癌化疗失败者是一大福音。

4. 肿瘤靶向治疗是今后发展的趋势：针对肿瘤的药物治疗原则是最大力度杀灭癌细胞，最小限度损伤正常细胞。靶向治疗层次可分为器官水平即使抗癌药作用在肿瘤发生的靶器官；细胞水平即细胞靶向，现在大多数化疗药的靶点是干扰或阻断肿瘤细胞的增殖过程，生长繁殖活跃的正常干细胞也会受到损伤，如造血细胞、胃肠道上皮细胞、毛囊细胞与生殖细胞等。今后发展的趋势是分子靶向治疗，分子靶向药物不同于细胞毒药物，靶点不是癌细胞的 DNA、RNA 或蛋白质。而是特异性作用于肿瘤发生、扩散、转移相关的小分子物质，其靶点主要有细胞膜分化相关抗原、表皮生长因子（EGF）及其受体（EGFR）和血管内皮生长因子（VEGF）及其受体（VEGFR）上的酪氨酸激酶、法尼酰基转移酶、基质金属蛋白酶等。已有一些分子靶向新药如 Avastin（bevacizumab）、Cetuximab（Erbitux，IMC－C225）、Erlotinib（tarciva，OSI－774）等与化疗联合治疗消化道癌的报告，期待会有更多分子靶向新药产生，使消化道癌药物治疗达到新的高度。

（金懋林）

# 第二章　消化道癌化学治疗临床研究

## 第一节　循证肿瘤治疗学

### 一、循证医学与循证肿瘤学

循证医学（evidence-based medicine，EBM）的定义是遵循证据的医学，是关于临床诊治决策判定的思维方法及实施准则的依据。这些决策要根据最好的临床研究证据、医生的能力与经验及患者本人意愿三方面决定。如何全面、客观、科学、明确、明智地掌握并应用临床研究证据是循证医学的中心内容。临床医学中未知因素很多，以肿瘤学而言，病因尚未完全阐明，发病隐蔽早期无症状，难以早期发现、早期诊断，肿瘤治疗学方法又有手术切除、放射治疗、药物疗法等，在化学药物治疗学方面研制发明众多抗癌药物，组成各种各样的化疗方案。肿瘤学医生面对需要化学治疗的患者，如何决定化疗方案是面临的实际问题。选定当前最佳化疗方案，患者就可能获益最大。过去决定化疗方案多从个别文献报告、医生个人治疗经验或上级医师或专家意见为依据，由于采用的证据有局限性，患者获效的几率会受影响。怎样才能获得最好的证据，循证医学认为，大样本随机对照临床试验（randomized-controlled trial，RCT）及对 RCT 的系统评估（systematic reviews，SR）对化疗方案的有效性与安全性作出最可靠评估。我们看到的文献并不都是 RCT 报告，对不同级别的文献报告可靠性分级见表 2-1：

表 2-1　五级评估标准（ASCO，1997）

| 级别 | 标　准 |
|---|---|
| Ⅰ | 特定病种，特定疗法，大样本临床随机对照试验，系统综述/Meta 分析 |
| Ⅱ | 单个的足够样本量的 RCT |
| Ⅲ | 设有对照组但未随机分组的研究 |
| Ⅳ | 无对照的系列病例观察 |
| Ⅴ | 病例报告或专家意见 |

评估建议：Ⅰ级结论可信度高，作为临床最好的证据使用；
Ⅱ～Ⅲ级有对照试验组，比较可信，慎重采纳；
Ⅳ级需要扩大验证，必要时做随机对照试验，提高可信度；
Ⅴ级可信度差，一般不宜临床使用。

在肿瘤化学治疗中运用循证医学的原则与方法得出当前最好的化疗方案的可靠证据，肿瘤科医生对患者病情全面深入了解，结合个体具体情况与患者意愿决定化疗计划，以期使患者得到最大受益，这是循证医学指导肿瘤化疗的主要内容。

### 二、循证肿瘤治疗学临床应用

肿瘤治疗包括外科治疗、放射治疗、化学治疗三大主要方法，还有生物治疗、免疫治疗、中医药治疗、激光治疗、光动力治疗、心理治疗、营养支持治疗等。肿瘤是全身性疾病，只单独一种治疗方法不可能治愈肿瘤，特别是晚期肿瘤应采用综合治疗，相互结合、有序实施，对每一位患者采用个体化的治疗计划。为了使患者得到最大受益，肿瘤科医生必须了解各种治疗方法的有效性与安全性，都要掌握许多资料与文献。怎样从众多报告中找出可靠的证据，就要按照循证医学原则与方法评估出当前最佳的治疗方法证据，在临床应用循证肿瘤治疗学中会遇到一些实际问题，做一简要讨论。

（一）循证医学评估的 RCT，SR/Meta 分析得出的证据是永久的吗？

在评估出Ⅰ级证据是"金标准"，但不是永恒不变的证据，只是代表评估当时最好的临床研究证据，就肿瘤化学治疗来看，治疗结直肠癌标准化疗方案在 20 世纪 90 年代，经过多项大数量标本多国多中心随机对照试验得出 Mayo Clinic（LV/5－FU）方法是最佳治疗，证据属Ⅰ级水平，只过了不到十年，由于研发新药，改造老药设计出的 LV/5－FU civ 法（de Gramont 或 AIO 法）经 RCT 优于 Mayo Clinic，并设计 FOLFOX，FOLFIRI 为一线标准治疗结直肠癌方案，这就要求医生要以循证医学方法掌握最新证据，这些当前得出的化疗证据，运用于治疗患者，就会让患者得到最大受益。

（二）没有最佳证据（Ⅰ级）时能否采用Ⅱ级以下证据？

在不少肿瘤化疗中常遇到在决策化疗方案时得不到当前最佳证据，或者 Meta 分析结果分歧，又该依据什么证据呢？比如胃癌根治术后辅助全身化疗的有用性问题，对多项 RCT 结果做 Meta 分析，从 1993～2003 年间 9 份/Meta 分析中认为有用者 5 份，可能稍效者 3 份，无效者 1 份，在对待辅助化疗时应依照什么证据做出是否化疗的决策，证据提出三种结论；有用、或可有用、无用，这种情况下医生采取哪种证据判断都是有理由的，循证医学指出医生的能力、智慧与患者权益两方面是不可缺的。我们审慎判断 9 项 Meta 分析结果，前五年结论趋向否定或可有用，后五年多认为有用，特点指出 LN（＋）及 TNM Ⅲ根治术后辅化可以延命，以采用当前可得证据，尊重患者权益与意愿，结合患者病情，如有以上高危复发因素，辅助化疗对患者有益。对于没有 RCT 与 Meta 分析结论的化疗方案，仅有Ⅱ～Ⅳ级（参阅表 2－1）证据也可以采用，但可信度下降。

（三）有了最佳证据时能否使患者得到最大受益？

医患双方意愿均选用 RCT 证明最佳化疗方案，期望获得最佳疗效，而实践结果并非如此，只是有一部分患者获效，最佳证据化疗有效几率会高，但总会有失败，这是由于许多主客观已知或未知因素影响的结果。医生在应用临床证据时要发挥自己才智对患者进行个体化治疗，负责、全面、明智运用有证据的化疗方案，发挥有利因素，防止不利因素，尽最大努力得到最佳效果，因此利用有最佳证据的化疗方案是获得治疗成功的一个重要方面，医生不遵照循证医学决策最佳化疗方案，只参照个别报告，甚至个例报导、个人经验作为选定化疗方案是不可取的，没有依据而自行组合的方案未经循证医学检验给患者实施也是不可的，不被法律保护的。

（四）引用证据时医生应注意发表性偏倚的影响

医生获得证据来自正式发表文献，对文献系统综述（systematic review，SR）过程中应注意发表性偏倚，这种偏倚来自多方面，如新化疗方案优于传统方案的阳性结果容易发表，作者、杂志编辑、研究资金提供者如制药公司都对阳性报告发表有积极性，对阴性结果认为无临床价值而不愿投稿或被编审退稿。由于文化背景不同，在 Meta 分析有的作者不纳入中日胃癌辅化 RCT 结果，当加入亚洲的文献结论就有了变化，所以医生在运用这些证据时不可忽视阴性结论，应考虑到发表性偏倚对证据可靠性的影响。

## 第二节　肿瘤化学治疗临床试验

### 一、以循证医学原则指导临床试验

从消化道癌化学治疗方面出发，临床试验目的是所取得的结果有可靠证据的化疗方案，用于治疗患者获最大受益，循证医学就是慎重、准确、明智地取得最好研究证据决定患者的治疗方法，按下列步骤开展临床治疗试验。

（一）提出消化道癌化学治疗要解决的问题

消化道癌对化学药物相对敏感，对不少药种原发耐药，又对相当多药物易出现继发耐药及多药耐药性，提高剂量未必能提高疗效反而加大毒性，一线治疗失败二线及以上治疗疗效差，作为终点目标生存期延长不理想。当前研究重点是发现新药（包括化学药物与分子靶向药物）组合新化疗方案以循证医学方法得出新化疗方案最佳可靠证据。

（二）获取相关研究文献信息了解研究动向

对提出解决临床问题设计的临床试验去检索国内外文献，并对这些文献的可信性做出评价，注意文献的局限性与偏倚，如为解决晚期胃癌化学治疗标准方案这一临床问题，各国的临床试验研究动向不同，如日本仍以 FP（5－FU＋CDDP）为基础，没有开展三代铂类 OXA 研究，这是因为 OXA 未在日本上市，欧洲推荐 ECF 方案，美国对 TCF 方案抱有希望，这样的状况就对试验设计决策产生影响，选择哪一化疗方案为研究对象取决于对当前已有的研究结果可靠性准确评价。

（三）按循证医学原则设计临床试验方案

对文献 RCT 成功的化疗方案如果是国外报告结果引进国内时应考虑不同种族、地域、人群差别，在药效与不良反应上也会不同，有必要进行验证试验，或做 RCT 重复试验，例如将治疗成功的 FOLFOX 一线结直肠癌方案，法国引用治疗晚期胃癌也有好疗效，国内多中心验证了 FOLFOX vs ECF 的 RCT 研究，在设计临床试验时要按循证医学提出研究目的，严格界定研究对象入选标准与排除标准，如为随机对照试验要做到真正地随机分入试验组与对照组，两组基本状况与病情相同，有可比性，设计化疗方法应有根据，用药种类方法合理可比，判断有效性与安全性应采用公认的 RECIST 疗效标准与 NCI－CTC 毒性分级标准，对试验人群有无代表性，样本数量大小，统计学处理是否恰当，都是设计中的主要问题。

## 二、肿瘤化学治疗临床试验方法

1. 对某一化学治疗方案的有效性与安全性的可靠评价必须进行足够大样本随机对照试验（randomized-controlled trial，RCT）及对所有 RCT 结果做出定量分析，即系统评估（systematic reviews，SR），常用的定量评估方法是 Meta 分析法（又叫作荟萃分析）。RCT 要求设立对照，随机分组，各组均衡，治疗方法合理可比，结果判定标准客观公认，有独立专家确认，力求结论客观、公正、可靠、可信。

2. 收集入组患者的临床资料，包括基本情况、病史、体检、化验（血常规、生化试验、肿瘤标记物）、特殊检查（如：内镜、影像检查 CT、MRI、PET、US 等）、病理检查，做到定性、定型、定位、定期（TNM），患者无化疗禁忌证。

3. 试验化疗药物、组成、剂量、给药方法及次序、周期均有合理证据，证据来自药理基础试验、临床前试验、临床Ⅰ、Ⅱ、Ⅲ期试验、药物的 MTD 与 RD 等。并有文献依据。

4. 试验的有效性按 RECIST 标准判定，近期有效率（RR％）为起始目标，终点目标包括疾病缓解期（progression-free survival，PFS）、无进展生存期（time to progress，TTP）、总生存期（overall survival，OS）、生活质量（quality of life，QOL）、临床受益效果（clinical benefit response，CBR）等。

5. 试验的安全性应用 NCT－CTC 标准对不良反应分级，以Ⅲ～Ⅳ级为重度反应，对因不良反应减量用药、推迟周期治疗、中断治疗、与化疗相关死亡及 60 天内其他死亡事件。

6. 入组患者应由患者知情同意签字。

7. 对全部试验结果做统计分析。

8. 做出临床研究试验结论，不论阳性或是阴性结果均应发表。

## 第三节　药品临床试验管理规范

### 一、什么是药品临床试验管理规范？

药品临床试验管理规范是药物进行临床试验时国际上共同遵守的准则，国际通称 GCP（good clinical practice），GCP 的核心是保障受试者和受试者的权利即保证临床试验的可靠性。GCP 在许多国家包括中国在内成为法律，规定了有关临床试验的方案、设计、组织实施监督、审核记录、分析总结和报告等全过程的标准，规定了临床试验的各方，包括申办者、研究者、受试者及药品监督管理机构的职责、相互关系和工作方式，对药品进入各期临床试验时以人为对象的试验需经卫生行政部门药政管理机构批准后方可进行，以人为试验对象必须符合世界医学大会“赫尔辛基宣言”。

### 二、新药的临床试验

（一）进入临床试验前的新药应具备的条件

1. 药物的化学结构或成分、性质、质量控制、体外和动物体内实验的抗肿瘤作用、毒性、体内代谢等有明确的报告，并经药品监督部门逐项审查批准，才可进入临床试验，临床研究者应了解这些资料。

2. 受试患者必须有明确的病理诊断与分型，原发与转移部位、确定 TNM 分期、体力状况、无化学治疗禁忌证，新药试验对象主要是晚期不能手术患者。

3. 排除既往治疗作用的影响，新药临床试验应选从未接受过化疗的初治患者，消化道癌既往经过手术根治术后复发者，曾接受过辅助化疗应规定与本试验间隔时间一般不少于 6 个月，试验的靶目标选未经放射治疗者，如靶点癌灶曾接受过放射治疗应判定已无放射效应并已进展者。如选择二线（复治）患者为试验对象，与一线化疗至少间隔一个月以上，且证明病灶进展者。

4. 临床试验Ⅰ、Ⅱ期选择单药治疗或单药与联合化疗随机对照研究，试验设计条件Ⅰ、Ⅱ期应相同。Ⅲ、Ⅳ期在与传统药物或联合化疗方案比较时，应预计出足够试验例数，试验组与对照组例数不应相差太大。

5. 临床研究者必须具备肿瘤专业内科医师资质，并有及格证书，应经过 GCP 培训合格，对新药临床试验均由卫生行政主管部门审批的临床药理基地进行，由具有以上资格的医师担当主要研究者（PI），任务是制定研究计划，向伦理委员会报告批准，指导全部临床试验的实施，处理可能出现的不良事件（SAE），组织协作会议及试验总结。

（二）临床研究试验的分期

新药临床试验分四期，各期试验目的见表 2-2。

**表 2-2　新药临床试验分期与目的**

| 分　期 | 目　的 |
| --- | --- |
| Ⅰ期研究 | 观察药物毒性，寻找合适剂量（MTD，RD） |
| Ⅱ期研究 | 特定病种，确定剂量（RD），判定有效性与安全性 |
| Ⅲ期研究 | 比较研究，将新药与常用药随机对照试验，对比优劣点 |
| Ⅳ期研究 | 进一步研究综合治疗，合并治疗中的作用、地位、扩大适应证 |

1. Ⅰ期临床试验的主要目的是确定新药对特定治疗患者的毒性与安全性，而不是观察疗效。由于是有细胞毒性化学药，不宜在健康人身上试验，可在特定病种、诊断明确、常规治疗复发、主要脏器功能

正常、使用新药有可能受益的患者，分成若干剂量组，从小剂量开始递增，进行耐受性试验和药代动力学研究，通过递增剂量观察毒性、判断药物的急性毒性特别是剂量限制毒性，毒性的可逆程度，毒性与剂量及与治疗时间的关系，出现毒性反应的最小剂量和最大耐受量（maximum tolerated dose，MTD）。从药物进入人体后的吸收、分布、排泄情况了解药代动力学，从以上资料推出Ⅱ期试验的推荐剂量（recommended dose，RD）及给药方案。关于RD对不同患者之间、肿瘤种类、种族用量会有差异，联合用药可增效也可增毒，必要时应做联合用药Ⅰ期试验。

2. Ⅱ期临床试验的目的是新药的推荐剂量与用法，对特定肿瘤的有效性。决定抗瘤谱可通过以下几方面决定：在体外应用人肿瘤细胞株筛出抗肿瘤药，对找出的敏感肿瘤供Ⅱ期试验对象，从药物对动物移植人体肿瘤实验资料取得有效癌肿，还可参考Ⅰ期试验对某些肿瘤的疗效，以及与此新药同类已在临床有明确抗瘤谱。

在确定临床试验肿瘤种类后，要决定受试病例数、有证据可循的试验方法、判定疗效标准、影响疗效的因素、考察药物的不良反应，为Ⅲ期临床试验提出治疗适应证、剂量与用药方案。

3. Ⅲ期临床试验目的是对比研究确定新药的有效性和安全性。通过双盲随机对照研究，新药单药及联合用药均应进入Ⅲ期临床试验，新药单药与该肿瘤的标准药物对照，例如以新药CAPE与LV/5－FU对比研究结直肠癌，LV/5－FU（Mayo Clinic法）是被公认的标准治疗方案；在联合研究中以新药代替联合方案某一有效已知药与原联合方案对照，如以三代铂新药OXA取代CDDP的联合方案；EOF vs ECF，后者是欧洲推荐治疗胃癌的最佳方案，对比新药在RR%、TTP、PFS、OS等是否有优势，同时还要评价新药的不良反应以及患者身心及经济承受能力等。

多个随机对照试验均涉及同一问题时可采用定量分析的Meta-analysis（又称荟萃分析），如对胃癌根治术后全身辅助化疗问题，历年进行至少20个RCT研究，已报告的Meta-analysis有9份之多，对这一问题从分歧逐步走向认同。

4. Ⅳ期临床试验是新药上市后的临床研究，进一步验证其有效性和安全性，以及开发新适应证，如GEM（Gemcitabin，Gemzar）是上市新药，治疗晚期胰腺癌已完成Ⅲ期GEM vs 5－FU随机试验，并在美国开展有823家医院治疗晚期胰腺癌的3023例报告，世界各地也有不少验证报告，唯独没有中国内地13亿人群报告，为此GEM在中国上市治疗非小细胞肺癌后，扩大治疗晚期胰腺癌适应证，有国内6个中心组织验证得出中国内地与国外报告结果相同的结论。

5. 经过Ⅰ～Ⅳ期临床试验上市的化学治疗方案经广泛验证做为推荐的一线治疗特定肿瘤指定病期的标准方案，一般都是对晚期不宜手术的患者做全身化疗试验得出的标准方案，继之将这一方案推广用于围手术化疗或区域化疗做临床试验，如FOLFOX被认定为晚期结直肠癌一线标准方案，现在又进行FOLFOX辅助化疗试验，也优于原有标准辅助化疗方案。规范方案不是永恒不变的，由于新药、新方案推出，会取代原标准方案成为新标准方案。

（三）临床试验规范的内容

1. 患者的保护：符合赫尔辛基宣言，保障患者的利益、精神和身体上的利益，保护患者的个人隐私，试验必须得到患者知情同意，患者有不参加试验的权利。

2. 申办者、研究者与监察员的责任：见（四）

3. 研究方案：研究目的包括首要目的、第二目的。研究方法采用随机对照A和B药品有效性和安全性，设计病例报告表（CRF）

4. 安全性监察

5. 统计学处理

6. 记录保存与资料管理

7. 药品的管理与清点

8. 质量保证

（四）临床试验参与人员的责任

1. 申办者：研究者、制药公司、研究组织

(1) 药品监督管理局临床试验批准文件。

(2) 临床试验样品检验合格证书（药名、规格、批号、含量、保存条件、有效期），并提供易于识别、特殊标签的试验药物，对照药物或安慰剂。

(3) 提供研究者手册即新药的背景资料、内容包括试验药物的化学、药物、药理学、毒理学。已有和正在进行的临床试验的资料和数据。

(4) 选择临床试验的单位和研究者，试验单位应是卫生主管部门审批的临床药理试验基地，研究者经过 GCP 培训合格。

(5) 与研究者共同设计临床试验方案并签署合同。

(6) 取得伦理委员会批准文件。

(7) 任命合格的监察员。

(8) 与研究者设立标准操作程序（SOP）。

(9) 聘任生物统计学专家做数据处理。

(10) 建立质量保证系统，对试验场所、数据资料、总结报告等定期评价审核。

2. 研究者：由具有 GCP 资质的肿瘤专业临床医师担当，应能组织、指导参与试验的下级医师、护士及技术人员从事具体工作，有权支配该项试验所需药品与设备。

(1) 熟悉试验药物的临床前及已有的临床试验资料。

(2) 掌握研究方案的内容与要求，严格执行，不得随意修改方案。

(3) 准备试验病区，观察疗效和毒性反应处理的医疗设备、实验室条件与参加试验相关人员的配备。

(4) 具有足够接受试验患者的来源，使患者知情参与试验的权益，取得患者书面签名同意，按赫尔辛基宣言进行。

(5) 药品由专人管理与签收，试验结束及时回收。

(6) 认真填写 CRF，应与原始病案一致，不得随意修改，随时接受监察员的检查。

(7) 发生严重不良事件不论是否与试验药物有关，应在 24 小时之内报告研究负责人。

(8) 研究资料的整理、分析和报告。

3. 监察员（monitor）：一般由申办方聘用

(1) 监察临床试验全过程，保证原始资料、CRF 的数据真实可靠。

(2) 安全性监察与处理，出现严重不良事件向伦理委员会和药品监督管理部门报告，并通告所有参加研究人员。

(3) 收集、查阅、核对 CRF，保证填写正确无误。

(4) 检查了解试验药品与设备使用情况。

## 第四节　实体瘤治疗效果评价标准

### 一、实体瘤疗效评价标准的发展史

四十余年前，美国国家卫生研究院（NIH）癌症研究组制定了实体瘤疗效评价标准，以测量治疗肿瘤前后大小的改变做为判效的依据。判为有效（缓解）的标准是肿瘤总体积缩小，并无任何一个肿瘤体积增大，且无新发癌灶出现，缓解期间须两次测量肿瘤大小相同或变小才确认为缓解开始，连续两次测量肿瘤都增大时缓解结束，并建议前后测量由同一医生进行。此后，由于测量方法上影像学诊断技术的进步，于 1979 年由世界卫生组织（World Health Organization，WHO）召开国际会议，修订了实体瘤评价疗效标准，主要修正是测量方法采用二维测量法（又称双径测量法）即肿瘤最长径和其最大垂直径

的乘积，对可测量癌灶的判效标准见表 2-3。

表 2-3 WHO 实体瘤疗效评价标准（1979）

| 疗　效 | 可测量病灶 |
|---|---|
| CR（完全缓解，complete response） | 肿瘤完全消失，维持 4 周以上，无新发病灶 |
| PR（部分缓解，partial response） | 肿瘤缩小 50%以上，维持 4 周以上，无新发病灶。1. 单个肿瘤面积：最长径和其最大垂直径的乘积。2. 多个肿瘤面积：多个肿瘤面积之和 |
| SD（疾病稳定，stable disease） | 肿瘤面积减少不到 50%或增大未超过 25% |
| PD（疾病进展，progressive disease） | 肿瘤增大超过 25%或出现新发病灶 |

## 二、实体瘤疗效评价标准 RECIST

实体瘤 WHO 疗效标准实施存在缺欠，有报告造成偏倚达 5%～10%。由测量方法造成的误差是主要因素之一。应用先进测量技术使方法简化而准确。James（1999）提出以肿瘤最长径代替面积测量大小的一维测量法（又称单径测量法）并与 WHO 二维测量法对比，一维测量法简单更能确切判断疗效。EORTC、美国 NCI 和加拿大 NCI 修订补充形成了 RECIST（response evaluation criteria in solid tumors）。

（一）实体瘤可评价疗效的定义

1. 可测量病灶：至少有一个可精确测量的径线的病灶，常规 CT 其最大直径≥20mm，或螺旋 CT≥10mm。所测径线均以病灶最长径为准。

2. 不可测量病灶：除以上可测量病灶以外的病变。包括以下几种：

小于可测量标准的病灶（常规 CT 长径＜20mm，或螺旋 CT＜10mm）

病灶边缘模糊不清

腹腔、胸腔、心包积液

骨病灶

软脑膜转移灶

炎性乳腺癌，皮肤或肺的癌性淋巴管转移

影像学方法不能检出的腹膜病灶，以及囊性病灶

3. 只有一个可测的孤立病灶，必须由病理学证实

4. 既往经放射治疗野内的病灶出现明确进展或新发病灶可作为可测量病灶

（二）可测量病灶的测量方法

1. 不同部位病灶的测量：可触及的体表病灶如皮肤结节、皮下淋巴结可用临床检查测量尺测量大小，可以附有测量尺寸的照片留为依据。浅表病灶可用超声波检查测量。体内病灶只可用影像学检查（超声波除外）测量。

2. 不同病灶的测量：一个病灶只测最长径。若一个病灶分裂成两个或两个以上病灶时，应分别测量每个病灶的最长径，将每个病灶最长径相加。如两个或多个病灶融合成一团病灶时，应测量融合一起的病灶的最长径。对不规则病灶应测量病灶范围内两个最远点的距离。

3. 测量方法的可靠性：影像学检查的发展进步使可测量病灶大小的准确度提高，不同的测量方法的可靠性也有差别，应针对病灶情况采用。

（1）胸部 X 线片：只用于肺部病灶边缘清晰明确者测量大小，但胸部 CT 要比 X 线片更加准确可靠。

（2）CT 和 MRI：是当前公认最好的可测量目标病灶判效方法。常规 CT 和 MRI 可以显示层厚 10mm 或更薄层的病灶扫描。适用于胸、腹、盆腔以及头颈部肿瘤的测量。螺旋 CT 建议用 5mm 薄层

扫描。

（3）超声波检查（ultrasound，US）：是一种普及的影像学检查方法。在国内广泛用于诊断及可测量病灶判效。但由于超声波检查易受操作者的技能等影响，特别是消化道癌易受胃肠道内气体、腹腔积液等因素干扰。对可测量病灶可重复性差。RECIST 规定除体表境界清楚病灶外，体内病灶不以 US 测量。

（4）内镜及腹腔镜检查：在消化道癌诊断中，食管镜、胃镜及结直肠镜检查是不可缺的，内镜不仅定位，观察形态，还做出活检病理诊断。在测量病灶大小时影响因素很多，受肿瘤部位、充气情况、物镜与病灶距离、操作者技能等难以测出病灶长径准确尺寸。用目测或标尺测量误差较大，腹腔镜检查只推荐用于术前 TNM 分型或腹内病灶定性诊断。化学治疗后内镜下活检有助于判定病理效应程度。

（5）肿瘤标记物：单独不能评价疗效。但是如果治疗前肿瘤标记物高于正常值高限，当所有肿瘤病灶完全消失后，肿瘤标记物也降到正常值以内，才能评价为 CR（完全缓解）。肿瘤标记物升高并伴有可见病灶进展时才能评价肿瘤进展。

（6）细胞学及组织学检查：有少数情况判定 CR 或 PR 时，确定治疗后区分残余病灶的良恶性，可采用针吸穿刺法做细胞学或组织学诊断。在可测量病灶达到有效或稳定的标准时，而出现体腔积液或原有积液加重，都必须进行细胞学检查以确定来源于肿瘤本身还是其他原因，以判定是有效、稳定或进展。

（三）肿瘤疗效的目标病灶（target lesions）

1. 可测量的目标病灶：在开始治疗前，针对目标病灶进行基线测量，距治疗日不应超过 4 周。测量大小以 mm 计，测得最长径，并评估是否能长期随访及容易准确重复测量。目标病灶一个器官不超过 5 个，全部目标病灶总数不超过 10 个。将所有目标病灶最长径的总和作为肿瘤疗效判定的基线。

2. 非目标病灶：确定为目标病灶以外的其他可测量病灶和不可测量病灶都称做非目标病灶。在基线评价时对非目标病灶也应完整记录，但不需要测量。在评价肿瘤治疗效果时应记录这些病灶的变化是否存在或消失。

（四）肿瘤临床疗效评价标准

1. 目标病灶的评价

完全缓解（CR）：所有目标病灶消失，无新病灶出现，肿瘤标记物下降至正常，并维持 4 周。

部分缓解（PR）：所有（一个或多个）基线目标病灶最长径总和减小≥30%，并维持 4 周。

疾病稳定（SD）：所有基线目标病灶最大长径总和减少不到 30%（未达到 PR），增大不到 20%（未达 PD）。

疾病进展（PD）：目标病灶最长径总和增大≥20%或出现一个或多个新发病灶。

2. 非目标病灶的评价

完全缓解（CR）：所有非目标病灶消失，并且肿瘤标记物恢复正常。

未完全缓解（incomplete response，IR）/稳定（SD）：一个或更多的非目标病灶持续存在和/或肿瘤标记高于正常值高限。

疾病进展（PD）：出现一个或多个新发病灶和/或已存在的非目标病灶明显进展。

3. 最佳总疗效（best overall response）：最佳总疗效是指从治疗开始直至疾病进展/复发时所记录到的最小测量值。评价进展的对照比较值为治疗开始后所记录到的最小值。记录到的最佳总疗效是由判效并经确诊共同决定（表 2-4）。

表 2-4　最佳总疗效评价（JNCI，2000）

| 目标病灶 | 非目标病灶 | 新发病灶 | 总疗效（overall response） |
|---|---|---|---|
| CR | CR | 无 | CR |
| CR | IR/SD | 无 | PR |
| PR | 非 PD | 无 | PR |
| SD | 非 PD | 无 | SD |
| PD | 任何 | 有/无 | PD |
| 任何 | PD | 有/无 | PD |
| 任何 | 任何 | 有 | PD |

（五）RECIST 与 WHO 标准的比较

RECIST（2000）正式发表取代 WHO 标准，由于对实体瘤疗效判定更科学、准确、全面，得到了各国的支持，这包括 EORTC、美国 NCI、加拿大 NCI 以及 FDA。中国抗癌协会也介绍、支持 RECIST，在中国推广实体瘤以 RECIST 判效。WHO 标准与 RECIST 有何不同见表 2-5。

表 2-5　WHO 标准与 RECIST 对照

| 项目 | WHO 标准 | RECIST |
|---|---|---|
| 测量 | 二维测量法：肿瘤两个最大垂直径乘积，肿瘤以面积测量 | 一维测量法：肿瘤最长径的总和，肿瘤以总长度测量 |
| 疗效 | | |
| CR | 肿瘤病灶全消失，维持 4 周，无新发病灶 | 肿瘤病灶全消失，维持 4 周，无新发病灶 |
| PR | 面积总和缩小≥50%，未达到 CR，维持 4 周，无新发病灶 | 长径总和缩小≥30%，未达到 CR，维持 4 周，无新发病灶 |
| SD | 非 PR/PD | 非 PR/PD |
| PD | 病灶增加 25%，病灶增加前非 CR/PR/SD，或出现新发病灶 | 病灶增加 20%，病灶增加前非 CR/PR/SD，或出现新发病灶 |

RECIST 使测量标准化及简单化，使判效更加准确客观，反映肿瘤缩小与增大的状况，与 WHO 标准评价结果大体相似（表 2-6）。

表 2-6　肿瘤直径，面积变化和肿瘤体积的关系（Therasse. 2000）

| | 直径（RECIST） | 面积（WHO 标准） | 体积 |
|---|---|---|---|
| 缓解（response） | 减少 30% | 减少 50% | 减少 65% |
| | 减少 50% | 减少 75% | 减少 87% |
| 进展（progressive） | 增加 12% | 增加 25% | 增加 43% |
| | 增加 20% | 增加 44% | 增加 75% |
| | 增加 25% | 增加 56% | 增加 95% |
| | 增加 30% | 增加 69% | 增加 12% |

从上表看，在评价肿瘤病灶缓解时，面积减少50%（WHO有效标准）与最长直径减少30%（RECIST有效）时的体积缩小相当。在评价为肿瘤进展时，面积增加25%，最长径增加12%，且体积增加不到50%。RECIST规定病灶最长径增加20%（PD）相当于病灶面积增加44%，体积增加了75%，可以更确切肿瘤体积已明显增大。

RECIST强调测量技术与方法，采用当今公认准确可重复并有客观图像记录的方法如X线片、CT和MRI等。正电子发射断层扫描（positron emission tomography，PET）等新影像技术的应用未被列入，需要更多临床研究考量才能成为测量及判断病灶活性的方法。在判效时要求治疗前后必须采用同一种方法检查与测量，在临床试验中还要求独立无关专家判断测量决定疗效，以避免研究者主观因素的影响。

（六）疗效确认和疗效持续时间

1. 疗效确认（confirmation）：在首次评价疗效为CR或PR后，需在至少4周后以同样判效方法测量肿瘤的大小做重新评价以确认疗效，不做确认或在确认时未达到CR或PR者不得列入有效范围之内，以避免过高估计缓解率（response rate，RR）。治疗后首次评价为SD者也要至少每6～8周重新评价1次。

2. 总缓解期（duration of overall response）：指从治疗后经测量首次评价为CR或PR时直至经测量评价为疾病复发或进展的时间，这些CR或PR者必须经过疗效确认。

3. 疾病稳定期（duration of stable disease）：指从治疗开始到评价为疾病进展（PD）的时间。

4. 无疾病进展期（progression-free survival，PFS）：相当于有效缓解期，指从首次评价CR/PR时开始到客观记录到出现复发或进展的时间。

5. 疾病进展时间（time to progression，TTP）：自治疗开始到出现复发或死亡的时间。

6. 总生存期（overall survival，OS）：从患者治疗开始日至死亡或末次随访时间。

（七）消化道癌化学治疗效果评价

应以RECIST评价疗效，起始目标应是RR，终点目标包括PFS、TTP、OS及QOL（quality of life）的评价。在临床试验Ⅱ，Ⅲ期中，仅观察RR%是不够的，至少应有OS结果，仅有高RR，没有OS延长并不是成功的化疗方案。既获得客观病灶控制，又以人为本改善症状、提高生活质量（QOL）、体力状况（PS）加分（Karnofsky，KPS）或提级（Zobrod-ECOG-WHO，ZPS），还可评价CBR（clinical benefit response），最终达到OS延长的目的。从消化道癌的终点目标看，结直肠癌化学治疗延长生存期最为显著，mOS由20年前仅10个月提高到目前20个月，正向24个月（2年）迈进。而胃癌则进步不大，mOS仅10个月，不同化疗方案的mOS多数无明显差别。至于胰腺癌RR%提高不显著，生存期也未获延长。因此今后晚期消化道癌全身化学治疗目标是提高RR%，改善QOL，最终目的是延长生存期。

（八）生活质量（QOL）的评价

肿瘤患者的生活质量（QOL）是近年来很受重视的问题，我国于1990年参考国外的指标制定了一个草案，其标准如下，每例后列的圆圈内的数字是得分数目，将各项得分相加是生活质量总分，因此做为评价依据，本项内容引自孙燕主编《内科肿瘤学》（人民卫生出版社，2001，996－997）。

A. 食欲：① 几乎不能进食；② 食量＜正常的1/2；③ 食量为正常的1/2；④ 食量略少；⑤ 食量正常。

B. 精神：① 很差；② 较差；③ 有影响，但时好时坏；④ 尚好；⑤ 正常，与病前相同。

C. 睡眠：① 难入睡；② 睡眠很差；③ 睡眠差；④ 睡眠略差；⑤ 大致正常。

D. 疲乏：① 经常疲乏；② 自觉无力；③ 轻度疲乏；④ 有时轻度疲乏；⑤ 无疲乏感。

E. 疼痛：① 剧烈疼痛伴被动体位或事前时间超过6个月；② 重度疼痛；③ 中度疼痛；④ 轻度疼痛；⑤ 无痛。

F. 家庭理解与配合：① 完全不理解；② 差；③ 一般；④ 家庭理解及照顾较好；⑤ 好。

G. 同事的理解与配合（包括领导）：① 全不理解，无人照顾；② 差；③ 一般；④ 少数人理解关照；⑤ 多数人理解关照。

H. 自身对癌症的认识：① 失望，全不配合；② 不安，勉强配合；③ 不安，配合一般；④ 不安，但能较好配合；⑤ 乐观，有信心。

I. 对治疗的态度：① 对治疗不抱希望；② 对治疗半信半疑；③ 希望看到疗效，又怕有副作用；④ 希望看到疗效，尚能配合；⑤ 有信心，积极配合。

J. 日常生活：① 卧床；② 能活动，多半时间需卧床；③ 能活动，有时卧床；④ 正常活动，不能工作；⑤ 正常活动工作。

K. 治疗的副作用：① 严重影响日常生活；② 影响日常生活；③ 经对症治疗后可以不影响日常生活；④ 未用对症治疗基本不影响日常生活；⑤ 不影响日常生活。

L. 面部表情：分为 1～5 分（附图从略）。

试用的生活质量分级评分标准如下：生活质量满分为 60 分。

生活质量等级：极差：≤20 分，差；21～30 分，一般；31～40 分，较好；41～50 分，良好；51～60 分。

## 第五节 消化道癌化学治疗临床问题

### 一、消化道癌化学治疗的条件

（一）治疗目的

1. 进展转移期（晚期）阶段：对处于此期患者应做全面检查确定 TNM 分期状况，是否完全失去外科治疗机会，如肯定失去根治切除的可能性，还要判断是否可行姑息切除，包括切除原发病灶减轻瘤负荷，减少出血、梗阻、穿孔等并发症发生，或可改善症状，是否需要改道手术解决梗阻症状。这些治疗措施均有利于创造接受化学治疗的条件。晚期阶段化学治疗的目的是控制杀灭原发或转移病灶，缓解症状，提高生活质量，最终目的达到延长生存期，但不可完全治愈。

2. 早中期阶段：外科手术切除是唯一可获得治愈的方法，化学治疗是辅助手段，并根据病情个体化指定围手术辅助治疗，这包括化学治疗、放射治疗、局部其他非手术治疗、免疫治疗、中医药治疗等。只有因全身状况不宜手术或患者拒绝手术又无化疗禁忌证时才选择化学治疗，但化疗不可能达到手术根治切除的效果，这时应向患者及其家属说明，得到知情同意。

（二）治疗的具备条件

1. 有明确病理学分型诊断：对于上下消化道癌经内镜活检获得病理组织学诊断分型并不困难，有些情况由于部位与大体类型不同活检取材困难时应重新做内镜活检，胰腺癌原发部位经 CT 或超声波引导下针吸活检可做出病理诊断，而小肠癌原发灶病理证实常有困难。

2. 年龄限于 75 岁以下，这主要是多数消化道癌化学药物影响心、肝、肾脏，也干扰造血机能。老年人重要脏器功能衰退，易于受损，加之老年人以上脏器疾病易受化学药物毒性影响。近年开发的一些新药减少了内脏与造血器官毒性，一些临床试验证明对 65 岁以上或 75 岁以上老年人化疗毒性并不比 65 岁以下者严重，从安全性角度考虑老年患者化疗应慎重行事。

3. 体力状况：ZPS 0－2，KPS＞60，体力状况的评估是对患者整体情况的综合评价，也是生活质量状况的考核。

4. 预计生存期：应大于 3 个月，因为接受化学治疗后至少在两个周期以上有时还要多至 4～8 个周期才见到客观疗效，大致要在治疗开始 2～4 个月见效，如果患者生命难以维持 3 个月以上化疗就不会受益。临床医生可依据全面检查结果，体力状况估计预计生存期。

5. 实验室检查标准：血红蛋白（Hb）＞100g/L，白细胞（WBC）≥$4.0\times10^9$/L，中性粒细胞

(ANC) ≥2.0×$10^9$/L，血小板（PLT）≥100×$10^9$/L，心脏、肝脏及肾脏功能正常。

6. 无严重并发症：活动性消化道大出血、胃肠道穿孔、消化道梗阻、阻塞性黄疸、非癌性感染发热>38℃，有以上任何一项者不得接受化学治疗。

7. 患者知情同意并签名。

（三）终止化学治疗的指征

1. 治疗中体力状况明显下降，KPS<30，预计生存期<3 个月。

2. 化疗相关的胃肠不良反应，如不能控制的呕吐、严重腹泻、水样或血性便>5 次/日，不能进食，出现水、电解质紊乱。

3. 血常规检查：WBC< 2.0×$10^9$/L，ANC< 1.0×$10^9$/L，PLT< 60×$10^9$/L。

4. 中毒性肝炎：ALT>正常 5 倍，胆红质>5.0mmol/L。

5. 中毒性肾炎：BUN> 10.0mmol/L，Cr> 200μmol/L，蛋白尿、血尿。

6. 心肌损害，心律失常，心力衰竭。

7. 间质性肺炎，肺纤维变，肺水肿，过敏性肺炎。

8. 严重药物过敏反应。

9. 出现严重并发症如消化道大出血，胃肠道梗阻、穿孔、严重感染等。

10. 患者拒绝继续化学治疗。

## 二、消化道癌化学治疗的误区

1. 晚期恶性肿瘤化学治疗有害无益：天然药物或化学合成药对人体的作用从来就有两面性，有治疗效果的一面，同时有不良反应的另一面，只有利与弊大小的差别。一般而言，中药的不良反应较化学合成药轻，但有些中药以及从天然植物提取出有效成分如生物碱也有明显毒性，抗癌药物主要是细胞毒作用，靶点大多数是 DNA 或 RNA，干扰破坏其结构与功能，制止其失控的细胞分裂繁殖，抑制肿瘤生长，因而生长繁殖旺盛的细胞也受累，出现胃肠反应、脱发与造血机能抑制等不良反应。不同化学药还出现内脏毒性，又由于治疗剂量与毒性的耐受量差别较小，药物特异性选择杀伤癌细胞作用不强等因素以及人体个人情况差异会造成对患者不利的影响，在治疗癌症患者特别是晚期需化疗的对象时，医生应全面、明确、明智地了解患者的病情与化学药物，以循证医学原则与本人能力、患者意愿为依据做出个体化治疗方案，最大限度地发挥化疗效果，将不良反应降至最小程度。消化道肿瘤对化疗相对敏感，治疗难度大，主张化疗有害无益的国内外舆论对胃肠癌更是攻击目标，过去十年对此做了多项随机对照研究，对象是不能手术的晚期胃及结直肠癌患者，体力状况相同，无化疗禁忌，随机分成全身化疗组与最佳支持治疗组（best supportive care，BSC)，各国报告 8 篇 895 例对照结果证明，接受化学治疗组生存期比 BSC 组延长 1～3 倍，化疗使患者受益。

2. 肿瘤治疗疗效评价标准的分歧：药物治疗恶性肿瘤主要目标是客观评价肿瘤病灶体积缩小率，统一公认的规范判效标准具有可重复性，可比性及可靠性，1977 年国际制订了 WHO 实体瘤疗效评价标准，至 2000 年又公布更为完善的 RECIST，即与 WHO 标准保持一致，又具有易重复性与易操作性特点，并增加 PFS、TTP 与 OS 目标使评价更全面，在国内实体瘤判效还存在混乱及不规范状况，一些以中药治疗肿瘤判效仅依据患者症状改善，有的复方中药治疗食管癌有效率达 80%以上，而同期多家医院验证，以 WHO 标准得出有效率仅 2%～3%，相差了二十余倍，对化学治疗癌症至今大多数报告还采用 WHO 标准，很少推广 RESIST，对消化道癌不少报告主要依据超声波检查测量，还有依靠内镜目测法。多数研究结果对有效病例未确认，更未经独立专家委员会验证，很多报告没有提供 PFS、TTP 与 OS，由于判效标准不规范、不准确、不全面，使这些研究报告的可信性、可靠性大为降低，直接影响患者的受益，也干扰肿瘤临床研究发展。

3. 不遵循 GCP 开展新药临床试验：新药从研制开发到临床试验按 GCP 要求有严格规定，在不做Ⅰ期临床试验就进行Ⅱ期临床试验急于求成却事与愿违，我国研制的羟基喜树碱已有三十余年历史，目前广泛用于临床，在治疗胃癌方面是最常用的药物之一，在上世纪 70 年代研制成功，没有做药物对人的毒性与安全剂量试验，无最大耐受量（MTD）与推荐剂量（RD），多年来临床用法不一，没有标准给药方法，对不良反应的特点规律也难以掌握，与国外后起的人工合成的 CPT－11 相比，处于落后地步，HCPT 在国际上也未被公认，近年对 HCPT（羟喜）这一老药重新按新药 GCP 程序开展Ⅰ期临床试验，推荐的剂量、用法、周期及联合给药方案也还没有公认的标准，在胃癌应用 HCPT 联合方案中大多数报告（包括一些随机对照试验）采用 HCPT（水针）6mg/m$^2$（10mg/次）×5d，q3w，有效性及安全性较好。

4. 不依照循证肿瘤治疗学决定化疗方案：肿瘤化疗执业医生在给患者制定化学治疗方案时，确定药物组合、用法、周期时应该有所根据，这些根据来自专业教科书、文献报告、个人过去的经验及上级医师意见，有的医生信守书中或规范手册列出标准方案行事，如治疗结直肠癌采用 Mayo Clinic LV/5－FU 标准方案，治疗胃癌选用“金标准”的 FAM、FAMTX，殊不知仅仅几年间循证医学随机试验有新药方案 OXA/IRI＋LV/5－FU 取代 Mayo 方案称为结直肠癌一线标准方案。而多项 RCT 结果证明治疗胃癌的金标准方案已被淘汰。有的医生力求创新采用新药方案，仅从个别报告中引用化疗方案用于临床，个别报告不能等同 RCT，其可靠性、可信性程度差，这种做法也是不可取的。如果是没有出处证据，自行推理或借用其它肿瘤方案，或无依据改动原有方案组成及用法则是一种冒险行为，也不会得到法律保护，只有依据循证医学结合医生本人才智与能力，从患者意愿与权益出发选定合理化疗方案才是正确之路。

## 参考文献


1. 郝希山主编. 肿瘤学新进展. 北京：中华医学电子音像出版社，2005，8
2. 林言箴，朱正纲主编. 胃肠道肿瘤外科综合治疗新技术. 北京：人民军医出版社，2002，107
3. 孙燕主编. 内科肿瘤学. 北京：人民卫生出版社，2001，18
4. 潘启超，胥彬主编. 肿瘤药理学与化学治疗学. 郑州：河南医科大学出版社，2000，1
5. 胥彬，许建华主编. 抗癌药物与肿瘤化学治疗进展. 北京：科学出版社，2001，1
6. Devita VT，Hellman S，Rosenberg SA. Cancer. Philadelphia：Lippincott-Raven Publishers，2005，938
7. Wilke H. Colorectal cancer：Current treatment and future perspectives. Proc Update Meeting on GIC，2002
8. 严仲瑜，万远廉主编. 消化道肿瘤外科学. 北京：北京大学医学出版社，2003，502
9. Sasaki T. In regard to gastric cancer treatment guideline－A revised edition. Jpn J cancer chemother，2004，31（21）：1947
10. Sasaki T，Maeda Y，Kandabashi K，et al. Combination chemotherapy for gastric cancer including LV/5－FU. Jpn J cancer chemother，2004，31（12）：1952
11. Aiba K. Chemotherapy. Jpn J cancer chemother，2004，31（5）：706
12. Abe N，Sugiyama M，Atomi Y. Recent important insights into treatment of pancreatic cancer. Jpn J cancer chemother，2005，32（5）：617
13. 王羽，梁汉霖，郭双双. 正在进行的晚期胰腺癌临床试验. 中国肿瘤临床，2005，32（20）：1197

# 第三章　消化道恶性肿瘤常用抗肿瘤药物

## 第一节　5－FU 及其衍生物

### 一、氟尿嘧啶

5－氟尿嘧啶，Fluorouracil，5－FU，Fluorouracilum，Fluracil。

5－FU 为消化系统肿瘤必不可少的基础药物。

**作用机制：**作为一种嘧啶类拮抗剂，氟尿嘧啶在体内经代谢产生两种活化代谢产物，分别影响 DNA 与 RNA 合成。一种活性代谢产物为氟尿一磷（FdUMP），抑制胸苷酸合成酶（TS），FdUMP 代替 dUMP 与 TS 及 10－甲酰四氢叶酸（$10-CH_2FH_4$）形成三联复合物 FdUMP－TS－$CH_2FH_4$ 不易分离，结果使 TS 失活，阻断脱氧尿嘧啶核苷酸转变为脱氧胸腺嘧啶核苷酸，从而抑制 DNA 合成；另一种为氟尿三磷，与 RNA 结合，通过阻止尿嘧啶和乳清酸掺入 RNA 而达到抑制 RNA 合成的作用。主要作用于 S 期，对其他增殖期时相细胞亦有影响。

**药代动力学：**口服吸收不完全，可静脉、动脉或腔内注射。迅速静脉注射本品 15mg/kg，$T_{1/2}$ 约 10～30min，3 小时后仍能检出原形；静脉滴注后，肝胆循环的 $T_{max}$ 为 30～90min；大剂量时能通过血脑屏障，静脉滴注后 30min 可达脑脊液中，维持 3hr。主要在肝脏中分解代谢，大部分分解为 $CO_2$，由呼吸道排出；6～24hr 后，尿排出约 10％～15％。

**用法与用量：**生化调节剂醛氢叶酸钙（Calcium folinate，CF，Leucovorin，LV）使 5－FU 增效：本身无抗癌作用，静脉输入体内后，还原成 $CH_2FH_4$，提供大量外源甲酰四氢叶酸，促进 FdUMP－TS－$CH_2FH_4$ 三联复合物的形成，加强对 TS 抑制，抗癌作用更强。实验证实，CF 对 5－FU 增效作用并非与 CF 剂量呈正相关，CF 超大剂量并未能提高疗效但不良反应加重，如粘膜炎、腹泻、造血机能抑制等。目前多数报告认为 CF 200mg/m² 及 5－FU 375～500mg/m² 可以增效而不良反应不重。CF 静脉给药 2 小时后达血药浓度峰值，而 5－FU 达峰值仅约 5～10 分钟，所以临床上 CF 静脉滴注 2 小时后给 5－FU 静脉推注 5～10 分钟效果最好。目前临床常用的 5－FU、CF 联合规范方法为 Mayo 法或 LV5FU2（de Gramont 法）方案。

5－FU 与另外一种消化系统肿瘤常用药物顺铂的联合应用有如下两个特点：小剂量顺铂对 5－FU 起生化的调节；大剂量顺铂与 5－FU 有协同作用。小剂量顺铂（6～20mg/m²）作为 5－FU 的生化调节剂先用，通过改变肿瘤细胞膜的通透性，阻碍蛋氨酸进入细胞，使细胞内高半胱氨酸合成蛋氨酸过程亢进，活化了叶酸的代谢系统，增加 $CH_2FH_4$ 的浓度，使 FdUMP－TS－$CH_2FH_4$ 三联复合物形成增强，抑制 DNA 合成；而大剂量顺铂（60～80mg/m²）则与 5－FU 为互补性抑制，作为靶点均为 DNA，5－FU 阻止 DNA 合成；顺铂破坏 DNA 结构与功能，二者为协同作用。与奥沙利铂也有协同作用。

5－FU 给药方式近年来也有很大变化。作为细胞周期特异性抗肿瘤药物，5－FU 最初建议静脉滴法 6～8 小时给药，单次静脉输注后，5－FU 半衰期很短，约 10～20 分钟，其与癌细胞结合量低，抗癌效应差，以后发现持续静脉输注（continuous infusion，civ）使肿瘤细胞暴露于 5－FU 中的时间延长，对 TS 抑制的时间更长，从而增加疗效。而由于单位时间内 5－FU 输注的浓度不比分次滴注高，不良反应并不因 24 小时输注总量而加重，临床观察除手足综合征和粘膜炎外，其他血液/非血液学毒性均下降。后来发现静脉推注 5－FU 主要作用于 RNA，故 de Gramount 设计了 LV5FU2 的给药方式，即醛氢叶酸 200mg/m² 静脉滴注 2 小时后 d1、2，5－FU400mg/m² 静脉推注（bolus）d1、2，继之以 5－FU

600mg/m$^2$ 持续静脉输注 22 小时 d1、2，此方法主要是结合两种作用机制最大限度地提高疗效，目前已得到公认。采用时辰给药，是利用夜间正常组织及细胞代谢减慢而肿瘤细胞代谢仍旺盛的差别，理论上讲可提高疗效，但目前尚有争议，仍需临床验证。

5-FU200～250mg/m$^2$/d 可与放疗同用，可起到放疗增敏的作用；除静脉给药外，5-FU 还可以局部给药如胸腹腔化疗，1000mg/次，每周重复，共 2～3 周；或肝动脉灌注，也为 1000mg/次；此外还有瘤体内注射和 5-FU 软膏外涂。由于其具神经毒性，不可鞘内注射。

**适应证：**用于胃癌、结直肠癌的单药有效率 15%～20%，临床上常见将其与铂类、蒽环类、紫杉类、拓扑异构酶抑制剂等抗肿瘤药物联合治疗胃癌，与奥沙利铂、拓扑异构酶-Ⅰ抑制剂联合治疗结直肠癌。同时在原发性肝癌、胰腺癌、胆道系统肿瘤的联合化疗中亦起到重要的作用。

**不良反应：**剂量限制性毒性为较严重的胃肠道粘膜炎，主要表现为粘膜溃疡及腹泻。多见于持续静脉大剂量滴注时，常发生于用药后 5～7 天，严重时伴血样稀便，甚至死亡。外周静脉持续输注时发生周围静脉炎多见，故大多数采用中心静脉持续给药。

骨髓抑制：多见于一次静脉推注给药后，以粒细胞为主，平均最低值约在用药后 10 天，21 天左右可恢复，血小板减少罕见。其他毒性如轻度恶心、呕吐，腹部不适或腹泻；皮肤、甲床色素沉着及手足综合征，表现为疼痛异常及手掌与足掌皮肤色素沉着。脱发及肝、肾功能损伤及静脉炎（静脉给药）亦常见。偶见前胸疼痛、心肌缺血或心肌梗死，因冠状动脉痉挛所致。既往有器质性心脏病者为危险因素。小脑共济失调罕见，但有报道发生率为 5%，为 5-FU 神经毒性代谢产物 fluorocitrate 所致。

## 二、氟尿苷

Floxuridine，Furoro-deoxyuridine，FUDR，氟尿脱氧核苷，2-氟阿糖腺苷酸，5-氟尿嘧啶 2-脱氧核苷

**作用机制：**与氟尿嘧啶相似。在体内经胸腺嘧啶核苷激酶作用后转化为活性型氟苷单磷酸盐，后者抑制脱氧核苷酸合成酶，干扰脱氧尿苷酸甲基化转化为 DNA 合成前体脱氧胸苷酸，从而干扰 DNA 及 RNA 的合成。

**用法与用量：**由于 FUDR 静脉给药的有效血液浓度与中毒剂量十分接近，故慎用静脉持续给药，常用动脉灌注与体腔内注射。肝动脉灌注治疗（HAI）每次 500～1000mg，腹腔给药每次 1000mg，疗程根据具体情况决定。

**适应证：**主要用于消化道肿瘤的体腔灌注化疗及肝动脉灌注化疗。

**不良反应：**恶心、呕吐、食欲不振、腹泻等轻度消化道症状；轻度白细胞减少；持续用药 14 天后约 28%患者出现胆红素及转氨酶升高。锥体外系症状，抑郁，色素沉着，脱发，皮炎，但上述不良反应均为轻度（WHO 1～2 级）。少数人出现心脏抑制，心率失常，溶血性贫血。

## 三、去氧氟尿苷

5-去氧氟尿嘧啶，5-脱氧-5-氟尿嘧啶核苷，5-脱氧氟苷，脱氧氟尿苷，Doxifluridine，Furtulon，5'-DFUR。商品名：氟铁龙，可托，去氧氟尿苷胶囊

**作用机制：**它在肿瘤组织内为高活性的嘧啶核苷酸化酶（PyNPase）转换成 5-FU 而生效。PyNPase 是机体各组织中均存在的酶系，在细胞周期中参与 DNA 和 RNA 的生物合成。由于肿瘤组织增殖旺盛，核酸合成活跃程度高于一般组织，因此 PyNPase 含量也增加，使肿瘤组织中 5-FU 的浓度增加。另外，它还有抑制血管增生以及抑制肿瘤扩散和转移的作用，临床试验还见到抗恶液质及改变生活质量的效果。

**药代动力学：**口服吸收快，一次口服 800mg 时，$C_{max}$ 约 1μg/ml，为 1～2 小时，随后迅速下降。血浆中 5-FU 浓度也在药后 1～2 小时达到高峰，其浓度为原形药的 1/10。主要经肾由尿排出，排出物中有原药、5-FU 和代谢产物 5'-脱氧-D-核糖醇。本品进一步代谢产物为二氧化碳和尿素，分别由呼吸

道和尿排出。

**用法与用量：** 每日总量800～1200mg，分3～4次服。个体差别明显，可视年龄、体质、病情适量增减。

**不良反应：** 骨髓抑制主要为白细胞及血小板减少，偶见全血细胞减少。消化系统：恶心、腹泻、食欲不振，因临床常见严重腹泻而现在较少应用，并逐渐为5-FU另一前体药卡培他滨所替代。

## 四、卡莫氟

Camofur，Miforol，Yamfur，HCFU，氟尿己胺。商品名：卡莫氟片，嘧福禄

**作用机制：** 作用与5-FU相同，作用特点是口服后从肠道迅速吸收，在体内不经肝脏直接缓慢释放5-FU达抗癌效应。口服后有效血药浓度较氟尿嘧啶静脉滴注长久，血液、淋巴液、腹水及肿瘤组织内浓度高，维持时间长。

**药代动力学：** 患者口服5～15mg/kg后，本品和其中间代谢产物以及氟尿嘧啶的血药浓度均随给药量而增加，给药后2～4小时达峰值，以后缓慢下降。

**用法与用量：** 口服，每次200mg，每日3～4次，或每日140mg/m²，分3次服，联合化疗中200mg/次，每日3次。

**不良反应：** 胃肠道反应，骨髓抑制，精神神经症状出现。用药期间出现下肢乏力，步行摇晃，说话不清，头晕麻木，站立不稳和健忘等症状时应及时停药，以免演进为白质脑病。部分病例有尿频、尿急、尿痛，尿频是由于其一种中间代谢产物刺激脑干排尿反射中枢所致；少数患者可有明显热感，亦系本品及其中间代谢产物刺激视束前野的温觉中枢引起。药疹偶见。

## 五、替加氟

T egafur，Ftorafur，futrafaqul，FT-207，呋喃氟尿（脲）嘧啶，喃氟啶，呋氟啶，呋氟尿嘧啶，恩世康，呋氟尿嘧啶片，呋氟尿嘧啶栓，喃氟啶注射液，替加氟片，替加氟注射液

**作用机制：** 在体内经肝脏转化为5-FU而起作用。化疗指数为氟尿嘧啶的2倍，毒性仅为氟尿嘧啶的1/7～1/4。

**药代动力学：** 口服吸收良好，给药后2小时作用达最高峰，血浆$T_{1/2}$为5小时，以较高的浓度均匀分布于肝、肾、小肠、脾和脑，以肝肾中的浓度最高。可通过血脑屏障，在脑脊液中浓度比氟尿嘧啶高。经肝脏代谢，主要由泌尿道和呼吸道排出，给药后24小时内由尿中以原形排出。

**用法与用量：** 口服800～1200mg/d。

## 六、优氟啶

又名UFT，复方替加氟，优氟泰 优氟定。

**作用机制：** 为FT-207与尿嘧啶分子量1∶4的复方制剂，每胶囊（片）含FT-207 50mg，尿嘧啶112mg。尿嘧啶本身并无抗肿瘤作用，它是5-FU代谢的关键酶二氢嘧啶脱氢酶（DPD）的抑制剂，抑制5-FU分解代谢，从而提高5-FU浓度。

**适应证：** 主要与CDDP、MMC、CPT-11联合治疗胃癌。

**用法与用量：** 口服：每次3～4片，每日3次。

## 七、卡培他滨

Capecitabine，Xeloda，5'-脱氧-5-氟-N-［（戊氧基）羟基］-胞（嘧啶核）苷，商品名：希罗达。

**作用机制：** 该药在体内经酶作用转化为5-FU而起作用。它从小肠以完整分子直接吸收，在肝中，羟基脂酶将其大部分水解为5'-脱氧-5-氟胞苷（5'-DFCR）；接着由存在于大多数组织包括肿瘤组织

中的胞苷脱氢酶将5'-DFCR转化为5'-脱氧-5-氟胞苷（5'-DFCR）：最后胸苷磷酸化酶（dThdPase，TP）将5'-DFCR水解为5-FU而发挥作用。人体有许多组织表达胸苷磷酸化酶，许多人类肿瘤表达这种酶的浓度高于周围正常组织，例如胃肠道肿瘤中与正常组织比为6：1。

**药代动力学**：卡培他滨口服1.5小时达到血药峰浓度，稍后（2小时）5-FU达到峰浓度．食物会降低卡培他滨的吸收率及吸收程度，还使卡培他滨和5-FU的血药峰浓度推迟1.5小时。卡培他滨在酶的作用下大量转化为5-FU。二氢嘧啶酶使5-FU氢化为毒性低得多的5-氟-5，6-二氢氟尿嘧啶（FUH2）。二氢嘧啶酶再将嘧啶环裂解产生5-氟脲基丙酸（FUPA），最后β-脲基丙酸酶将FUPA裂解为α-氟-β-丙氨酸（FBAL）从尿中清除。服用的卡培他滨95.5%出现于尿中，从粪便中排泄的很少（2.6%）。从尿中排泄的主要代谢产物是FBAL，占所用剂量的57%，约3%的药物以原形从尿中排泄。

**适应证**：卡培他滨的特点为选择特异性细胞靶向化疗，而定时服药保持恒定血药浓度又与5-FU持续静脉滴注的作用相似，且用法方便，因此临床应用日益广泛。一线治疗进展期结直肠癌的单药有效率在20%左右，一线治疗进展期胃癌的单药有效率24%左右，同时可与奥沙利铂、伊立替康联合治疗晚期胃癌与结直肠癌，此外亦用于胆道系统肿瘤的化疗。近年研究发现CPT-11、紫杉类、丝裂霉素、CDDP等以及放射治疗均可以上调肿瘤组织内TP酶的表达，从而增加卡培他滨的抗肿瘤作用，因此卡培他滨与上述药物和放疗联合应用日益受到重视。

**用法与用量**：推荐剂量是口服单药1250mg/m$^2$ 一天两次，如为联合化疗，为1000mg/m$^2$ 一天两次，服用两周后停药一周，三周为1周期。应于餐后半小时内用水吞服。

**不良反应**：应以手足综合征为特征，腹泻、恶心、疲劳、感觉异常、厌食、呕吐、腹痛、口炎、便秘、皮炎、骨髓抑制等较轻。极少数患者可能发生心脏毒性，所以对既往有冠状动脉疾病史的患者更常见。

手足综合征：为手掌-足底感觉迟钝疼痛和引起肢端红斑甚至发生溃疡是一种皮肤毒性（中位出现时间为79天，范围从11天360天），严重程度为1到3度。

1度以下列任一现象为特征：手和/或足的麻木，感觉异常/感觉迟到、麻刺感、无痛性肿胀或红斑和/或不影响正常活动的不适。

2度手足综合征为手和/或足的疼痛性红斑和肿胀和/或影响患者日常生活的不适。

3度手足综合征为手和/或足的湿性溃疡、脱屑、水疱或严重的疼痛和/或使患者不能工作或进行日常活动的严重不适。

如果出现3度手足综合征应中断使用卡培他滨，直至恢复正常或严重程度降至1度。发生过3度手足综合征后，以后再使用卡培他滨剂量就应该减低。

## 八、S-1

也称为TS-1，为日本于1995年研制开发的口服氟尿嘧啶类新药。

**作用机制**：它为三种药物构成的复方制剂：FT-207：CDHP：OXO=1：0.4：1，以FT-207为主体，加入DPD抑制剂CDHP（5-chloro-2，4-hydropyridine）及OXO，CDHP是5-FU降解代谢的关键酶二氢嘧啶脱氢酶（DPD）的抑制剂，它对DPD的抑制作用较尿嘧啶大180倍，可阻止5-FU活化物降解，增加疗效，减少其代产物F-β-丙氨酸产生的神经毒性、心脏毒性和手足综合征，同时加入OXO（oteracil，乳氢酸钾），它主要分布在小肠与大肠，有效的保护肠粘膜，减少了消化道反应，特别是腹泻的发生。

**适应证**：目前日本应用S-1治疗胃癌的报道较多，单药有效率高达44%以上，治疗进展期结直肠癌单药有效率在30%～35%，是目前治疗胃肠道肿瘤单药有效率报道最高的药物。

**用法与用量**：S-1的口服剂量以FT-207每胶囊含量，推荐用量为体表面积≤1.25m$^2$，40mg/次，每日两次：1.25～1.5m$^2$；50mg/次，每日两次＞1.5m$^2$，60mg/次，每日两次。最大量为75mg/次，每日两次。早晚餐后服，连用四周休两周，或连用三周休一周。

**不良反应**：S-1不良反应轻，加入OXO使呕吐、腹泻减少了85%～90%，其他血液学/非血液学毒性也较轻。

## 第二节　铂　　类

### 一、顺铂

顺氯氨铂，顺双氨双氯铂，顺—双顺双氨双络铂，Cisplatin，CDDP，Cis-Diaminodichloroplatin，Cis-Platinum，Diaminodichloride，Platinol，Platinum。

**作用机制**：为金属铂的络合物，作用似烷化剂。其分子中的中心铂原子对其抗肿瘤作用有重要意义，只有顺式有效，反式则无效。主要作用靶点为DNA，作用于DNA链间及链内交联，形成CDDP-DNA复合物，干扰DNA复制；或与核蛋白及胞浆蛋白结合。属细胞周期非特异性药。

**药代动力学**：可静脉注射、动脉给药或腔内注射，吸收迅速。静脉滴注后广泛分布于肝、肾、前列腺、膀胱、卵巢，亦可达胸、腹腔，极少通过血脑屏障，瘤组织无选择性分布。大部分与血浆蛋白结合，代谢呈双相性，药物自体内消除缓慢，$T_{1/2}$超过两天，若并用利尿剂$T_{1/2}$可明显缩短。本品主要由肾排泄，通过肾小球过滤或部分由肾小管分泌，胆道也可排除顺铂与其降解产物，但量较少。用药后96小时内25%～45%由尿排出。腹腔内注射，腹腔器官浓度为静脉给药的2.5～8.0倍。对晚期卵巢癌疗效好。

**适应证**：是广谱抗癌药，有放疗增敏作用，与5-FU联合是目前推荐的最常用的药联合治疗进展期胃癌的方案，有效率在25%～40%水平，同时大剂量顺铂联合紫杉类药物在进展期食管癌的化疗中取得了良好的效果。

**用法与用量**：有大小剂量两种给药方法，小剂量方法前面已经说明，大剂量用时为预防本品的肾脏毒性，需充分水化。

**不良反应**：严重的恶心、呕吐为主要的限制性毒性。呕吐一般发生于给药后1～6hr，持续2～3天止。故须并用强效止吐剂，如5-羟色胺3（5-$HT_3$）、拮抗止吐剂恩丹西酮（枢复宁，Zofran）、格拉斯琼（康泉Kytril）等对迟发性呕吐可应用小剂量激素联合胃复安。

肾脏毒性　主要为肾小管损伤，使细胞空泡化，上皮脱落、管腔扩张、出现透明管型，肾小球病变较轻。急性损害一般见于用药后10～15天，血尿素氮（BUN）及肌酐（Cr）增高，肌酐清除率降低，多为可逆性。反复高剂量治疗可导致持久性轻中度损害，除血BUN、Cr增高肌酐清除率下降外，可出现高血钙、低血镁，伴不同程度血尿、蛋白尿和/或透明管型。目前除水化外尚无有效预防本品所致的肾毒性。近期国外报告并用谷胱甘肽或氨磷汀（Amifostine）有一定疗效。肾脏毒性多与剂量有关，但偶尔小剂量也可致有严重的肾损害它可致局灶性肾曲管坏死。

神经损害　听神经损害致耳鸣、听力下降较常见。末梢神经毒性与累计剂量增加有关，多见于总量超过300mg/m$^2$的患者。表现为不同程度的手、脚套样感觉减弱或丧失，有时出现肢端麻木、躯干肌力下降等，一般难以恢复。癫痫及视神经乳头水肿或球后视神经炎则较少见。

骨髓抑制（白细胞/或血小板下降）发生几率与每程剂量有关，多在3周左右达到高峰，4～6周恢复。若≤100mg/m$^2$，发生几率约10%～20%，若剂量≥120mg/m$^2$，则约40%，但亦与联合化疗中其他抗癌药骨髓毒性的重叠有关。可并用粒细胞或粒-巨细胞刺激因子（G-CSF或GM-CSF）预防和治疗。由于肾脏慢性损伤所致的贫血，采用红细胞生成素（EPO）有时可奏效。

**注意事项**：与阿霉素合用，92%的患者发生周围神经病。先用CDDP，后用TAXOL可使后者消除下降而骨髓抑制更严重所以应先用TAXOL。静脉滴注时需避光。

## 二、卡铂 Carboplatin

碳铂，卡波铂，顺二氨环丁铂、顺二氨环丁烷羧酸铂，CBP，商品名：铂尔定，为第二代铂络合物，作用机制同CDDP。作用靶点为DNA，与DNA链间或链内交联，形成稳定的CBP－DNA复合物。注意作用位点在DNA鸟嘌呤的N－7及O－6原子，干扰DNA合成以发挥其细胞毒作用。

卡铂应用于消化道肿瘤的报道很少、故目前少有用于消化道肿瘤的治疗。

## 三、奥沙利铂 Oxaliplatin

奥沙利铂、乐沙定（Eloxatin）、艾恒、奥铂

**作用机制：**新的第三代铂类抗癌药，其中铂原子与1，2－二氨环已烷（DACH）基团及一个草酸基结合，化学名称为顺式－［草酸（反式－1－1－1，2－DACH）铂］。为一新型的细胞毒类药物。本品有与CDDP、CBP相似均通过DNA－复合体形成介导细胞毒作用，即与DNA链结合，形成链内及链间结合，导致DNA合成障碍的机制相似。但本品的DACH－铂双复合体较顺铂的顺式一、二氨基－铂复合体的体积大，疏水性及稳定性强，故细胞毒作用明显强于CDDP－DNA复合体；其次它的细胞毒效应不受DNA错配修复缺陷或增加复制旁路的影响，而此为第一、二代铂耐药的主要机制之一，所以与第一、二代铂无交叉耐药。

**药代动力学：**本品药代动力学基本同CDDP，二者血浆峰值，$T_{1/2}\alpha$、$T_{1/2}\beta$、$T_{1/2}\gamma$ 均相似，唯肾功能损伤者超滤铂清除率明显低于肾功能正常者。反复应用本品后血浆 $T_{1/2}$ 有三次下降，且5天后53.8％由尿排出，2.1％由粪排出，说明奥沙利铂与CDDP不同，无血浆蓄积，不致引起肾脏以及神经蓄积性毒性。

**适应证：**奥沙利铂为广谱抗癌药，呈浓度及时间依赖性。与5－氟尿嘧啶联合应用有增效作用，与5－FU联合的FOLFOX方案已被批准为进展期结直肠癌的一线化疗方案，客观有效率在40％～50％，也可作为进展期结直肠癌二线化疗方案；与5－FU联合治疗晚期胃癌近期疗效40％～50％；同时亦可作为肝胆系统肿瘤联合化疗方案中的重要组成部分。

**用法与用量：**静脉滴注，推荐量为每次130～135mg/m²，静脉滴注2～6小时，每3周1次；或85～100mg/m²，每2周1次。如果奥沙利铂在2小时内滴完，患者出现急性咽喉部感觉迟钝（喉痉挛），则下次用药时应将滴注时间延长至6小时以上。对急性神经毒性反应有报道采用钙、镁盐提前注射可部分减轻毒性反应。

**不良反应：**主要为恶心、呕吐，可并用5－$HT_3$ 止吐剂预防。

神经系统毒性有两种，一种为急性感觉神经炎，是非剂量限制性毒性，主要与奥沙利铂的输注速度有关。通常在给药后几小时内出现，并且常常发生在遇冷时，表现为主观上感觉吞咽困难和呼吸困难，但没有任何呼吸道梗阻的客观依据（缺氧、喉痉挛、支气管痉挛）。颌痉挛表现为异常的舌部感觉以及随后可能出现的语言障碍和胸闷等。虽然发生这些症状时，可给予抗组胺药和支气管扩张剂，但即使不作任何处理，这些症状也可迅速逆转。在以后的治疗中延长注射时间，可以减少这些症状的发生率。

另一种为累积性末梢感觉神经炎，为奥沙利铂的剂量限制性毒性。主要表现在外周感觉神经，表现为末端感觉障碍或/和感觉异常。伴或不伴痛性痉挛，通常遇冷会激发。这些症状在接受治疗的患者中发生率为80％以上，在治疗间歇期，症状通常会减轻，但随着治疗周期的增加，症状也会逐渐加重。当累积剂量为750～800mg/m² 时，出现功能障碍的危险性为15％左右。当治疗停止后，神经系统症状通常可以改善，多数患者于停药6个月后恢复。

奥沙利铂的神经毒性分级标准如下：

Ⅰ级　短暂的感觉异常/感觉迟钝持续；

Ⅱ级　感觉异常/感觉迟钝在治疗过程中持续存在；

Ⅲ级　感觉异常/感觉迟钝导致功能障碍。

本品无严重血液毒性，个别患者发生血小板减少和肝、肾毒性。与5-FU联合应用时，少数患者会出现中度发热。

**剂量调整**：如果患者出现神经系统症状（感觉异常、感觉迟钝），那么应该根据症状持续的时间和严重程度按照以下推荐方法调整奥沙利铂的剂量。

如果症状持续超过7天并且较严重，应将奥沙利铂的剂量从85mg/m$^2$ 减至65mg/m$^2$（晚期患者治疗）或75mg/m$^2$（辅助治疗）。

如果感觉异常一直持续到下一周期，但不伴有功能受损，奥沙利铂的剂量从85mg/m$^2$ 减至65mg/m$^2$（晚期患者治疗）或75mg/m$^2$（辅助治疗）。

如果感觉异常一直持续到下一周期，伴有功能受损，应停止使用奥沙利铂。

如果奥沙利铂停药后，这些症状有所改善，可考虑继续使用奥沙利铂治疗。

**注意事项**：与5-FU联用时后用5-FU。本药应与5%葡萄糖注射液稀释，禁用碱性溶液或氯化钠溶液配制，禁用铝制容器，禁与其他药包括5-FU混合或共用同一输液通道。若静脉滴注2hr后出现急性咽喉症状，下次应用静脉滴注应持续6hr。若出现Ⅳ级神经毒性则停用本品。

## 第三节 蒽环类抗生素

### 一、多柔比星

Doxorubicin，ADM，阿霉素

**作用机制**：本品为柔红霉素衍生物，但体内、体外细胞毒作用均较柔红霉素强。其代谢活性物嵌入DNA碱基时，与之形成复合物，抑制DNA合成及依赖DNA的mRNA的合成，亦影响线粒体的结构与功能。为周期非特异性药，但主要作用于S期，亦可延缓G1期及G2/M期细胞进程。

**药代动力学**：静脉滴注后迅速分布至心、肾、脾及肠、肺及胃中，但不能透过血脑屏障，血浆消除半衰期为16.7～30小时，主要在肝脏代谢，其代谢物阿霉素醇仍有较强的确抗肿瘤活性。本品名40%～50%从粪便及胆汁排出，尿排5%～10%。

**适应证**：目前单药阿霉素仍是晚期肝癌的标准治疗，联合5-FU，CDDP可用于胃癌化疗。

**用法与用量**：采取静脉注射，从静脉小壶缓慢注入。一般对未曾治疗、骨髓功能正常及60岁以下者，30～40mg/m$^2$，可分两天给，每21天重复；或每次20mg/m$^2$，每3周一次。

**不良反应**：主要毒性为骨髓抑制，用药后约60%～80%的人10～15天白细胞及血小板降低至最低水平，约21天后恢复到正常水平。约30%的人可出现心脏毒性，表现为心动过速、心律失常及心力衰竭等，急性心肌毒性反应发生于静脉注射后数小时至数天内，ECG表现为非特异性ST段及T波改变、窦性心动过速、室性心律失常以及相应的临床症状，偶见心包炎-心肌炎综合征，慢性型则以充血性心力衰竭为主，与总剂量有关。总量达450～550mg/m$^2$ 时，发生率1%～4%，总量超过550mg/m$^2$ 时，发生率可达30%，其它心脏危险因素为慢性器质性心脏病，曾接受包括心脏在放射野的放疗，并用CTX、MMC或心得安时。肝功能损害有时亦为剂量限制性毒性，可根据血胆红素及转氨酶调整本品剂量。其它尚有中度恶心、呕吐、脱发、皮肤色素沉着等不良反应。由于骨髓抑制和心肌毒性大，胃癌治疗中现已基本被表阿霉素取代。

### 二、表柔比星

Epirubicin、表阿霉素、法玛新，简称EPI

**作用机制**：4′位置上的羟基由顺位变为反位。为一细胞周期非特异性药物，其主要作用部位是细胞核。它可迅速透入胞内，进入细胞核与DNA结合，从而抑制核酸的合成和有丝分裂。另对拓扑异构酶也有抑制作用。疗效与阿霉素相等或略高，而毒性尤其是心脏毒性明显低于阿霉素。

**药代动力学**：体内代谢和排泄较阿霉素快，平均血浆半衰期约40小时，主要在肝脏代谢，经胆汁排泄。48小时内9%～10%的给药量由尿排出，4天内40%的给药量由胆汁排出，该药不通过血脑屏障。对有肝转移和肝功能受损的患者，该药在血浆中的浓度维持时间较长，故应适当减小剂量。

**适应证**：表阿霉素联合5-FU、铂类的EOF、ECF、LFEP方案是已经公认的推荐方案，可作为晚期胃癌及胃癌术后辅助化疗方案。

**用法与用量**：推荐剂量：50mg/m$^2$ 每三周重复。

**不良反应**：与阿霉素相似，但程度较低，尤其是心脏毒性和骨髓抑制毒性；其它不良反应有脱发、粘膜炎、恶心、呕吐、腹泻等；曾有报道偶有发热、寒战、荨麻疹、色素沉着、关节疼痛等。

**注意事项**：1. 心脏毒性　在表阿霉素治疗期间仍应严密检测心功能，以减少发生心力衰竭的危险；在每个疗程前后都应进行心电图检查。2. 肝功能不全者应减量，以免蓄积中毒。中度肝功能受损者（胆红素1.4～3mg/100ml或BSP滞留量9%～15%），药量应减少50%。重度肝功能受损者（胆红素＞3mg/100ml或BSP滞留量＞15%）药量应减少75%；另外，在用药1～2天内可出现尿液红染。3. 表阿霉素注射时溢出静脉会造成组织的严重损伤甚至坏死。小静脉注射或反复注射同一血管会造成静脉硬化。建议以中心静脉滴注较好；4. 不可肌肉注射和鞘内注射。5. 不可与肝素混合注射，因为二者化学性质不配伍，在一定浓度时会发生沉淀反应。

药物过量：本品总限量为按体表面积550～800mg/m$^2$。

### 三、吡柔比星

Pirarubicin，吡喃阿霉素，简称THP

**作用机制**：本品进入细胞核后迅速嵌入DNA核酸碱基对中，干扰转录过程，阻止mRNA合成；抑制DNA聚合酶及DNATOPOⅡ酶活性，干扰DNA合成。故本品同时影响DNA、mRNA合成，在细胞增殖周期中阻断细胞进入G1期而干扰瘤细胞分裂，抑制肿瘤生长。

**药代动力学**：静脉注射后迅速吸收，组织分布广，以脾、肺、肾组织分布较高，心脏内却较低。人静脉注射30mg/m$^2$ 后，血浆浓度迅速减少，6～8小时后为11ng/ml左右。

**用法与用量**：静脉注射：联合化疗每次50～75mg/m$^2$，每三周1次。总累积量900～1000mg/m$^2$。

**不良反应**：主要为骨髓抑制，表现为白细胞减少和血小板减少。食欲不振、恶心、呕吐、口腔炎、乏力、发热，少数有腹泻、肝肾功能损伤。脱发、心脏毒性及胃肠道反应较ADM为轻。静脉注射时药液漏至皮下，可引起局部炎症。

**注意事项**：严格避免注射时渗漏至血管外。

## 第四节　TOPO酶抑制剂

### 一、羟基喜树碱

Hydroxycamptothecine，10-羟基喜树碱，简称HCPT

**作用机制**：10-羟基喜树碱是喜树碱（CPT）的第十位碳原子的氢被羟基取代。因此可认为是CPT的天然衍生物。羟基喜树碱的抗癌作用与抗代谢药及烷化剂不同为细胞周期特异性药物，对S期的作用较G1期和G2期明显。在较高浓度时对核分裂有抑制作用。

**药代动力学**：静脉注射后，药物浓度以胆囊以及小肠内容物最高，其次为癌组织、小肠、肝、骨髓、胃及肺组织。分布相半衰期（$T_{1/2}\alpha$）和消除相半衰期（$T_{1/2}\beta$）分别为4.5分钟和29分钟。主要通过粪便排泄，24小时排出29.6%，48小时为47.8%。

**适应证**：多与5-FU、CDDP联合治疗胃癌，亦可与5-FU联合治疗结直肠癌、原发性肝癌。

**用法与用量**：推荐剂量（水针剂）6mg/m$^2$，连用3～5天，21天重复。

**不良反应：** 粒细胞减少、腹泻、脱发等。

**注意事项：** 不宜用葡萄糖液稀释。为避免膀胱刺激及血尿发生、用药期间应鼓励患者多饮水。

## 二、依立替康

Irinotecan，开普拓、艾力，简称 CPT－11，Iri

**作用机制：** 依立替康是半合成喜树碱的衍生物，能特异性抑制 DNA 拓扑异构酶 I 的抗肿瘤药。它在大多数组织中被羟酸酯酶代谢为 SN－38，后者抑制拓扑异构酶 I 的活性比依立替康更强。SN－38 或依立替康可诱导单链 DNA 损伤，从而阻断 DNA 复制，由此产生细胞毒性。这种细胞毒性是时间依赖性的，并特异性作用于 S 期。在体外实验中，并未发现依立替康和 SN－38 可被 P－糖蛋白 MDR 有效识别，且显示出对阿霉素和长春花碱耐药的细胞系仍有细胞毒作用。依立替康对表达 P－糖蛋白 MDR 的肿瘤（长春新碱和阿霉素耐药的 P3.88 白血病）也有抗癌活性。另除具有抗肿瘤活性外，它还抑制乙酰胆碱酯酶。

**药代动力学：** 依立替康的抗肿瘤作用以及主要不良反应的强度（如白细胞减少症和腹泻）与母体药物和其代谢产物 SN－38 的曲线下面积相关。对其药代动力学特性进行 I 期临床实验研究：60 例患者接受推荐剂量的药物治疗：30 分钟静脉滴注开普拓 100～750mg/m$^2$，发现一例依立替康的动力学曲线成非剂量依赖性。在临床实验中患者接受不同剂量依立替康给药方案，其药代动力学均相似。其血浆代谢既是二室又是三室的。三室模型中第一阶段的平均血浆半衰期为 12 分钟，第二阶段为 2.5 小时，最终阶段为 14.2 小时。在使用推荐剂量 350mg/m$^2$ 静脉滴注结束时依立替康和 SN－38 达到血浆峰浓度，分别为 7.7μg/ml，56 ng/ml，其曲线下面积分别为 34μg/ml，451ng/ml。其稳态分布容积很大，并保持相对稳定，为剂量的函数，平均为 157L/hr/m$^2$。机体总清除率平均值为 15L/m$^2$，且在同一患者的不同周期保持稳定。SN－38 在不同个体其药物代谢参数变化很大。依立替康和 SN－38，24 小时平均尿排泄率分别为使用剂量的 19.9%和 0.25%。体外实验中，依立替康和 SN－38 的血浆蛋白结合率分别约为 65%和 95%。

**适应证：** 与 5－FU 联合的 FOLFIRI 方案及 IFL 方案已被批准为治疗进展期结直肠癌的一线化疗，客观有效率在 40%～50%，同时亦可作为 FOLFOX 方案治疗失败后的二线化疗；治疗晚期胃癌，以 FOLFIRI 为代表的联合化疗方案客观有效率在 30%～40%。同时本品也可用于晚期胃癌二线或三线化疗。

**用法与用量：** 单药推荐 350mg/m$^2$ 静脉滴注 30min，每三周重复；联合化疗推荐 180mg/m$^2$ 静脉滴注 90min，每 2 周重复。均溶于生理盐水或 5%葡萄糖液中。

**剂量调整：** 在第二阶段的滴注治疗开始时，要根据上一次治疗中观察到的最严重的不良反应调整开普拓剂量，必要时治疗应推迟 1～2 周，直到所有的不良反应恢复到 NCI－CTC（国家肿瘤研究所通用毒性标准）分级标准的 0 或 1 级，且与治疗相关的腹泻完全缓解之后再进行治疗。当发生以下不良反应时，开普拓的剂量应减少 15%～20%：中性粒细胞减少Ⅳ度；粒细胞减少相关性发热；血小板减少Ⅳ度；非血液学毒性Ⅲ～Ⅳ度。

**不良反应及相应处理：** 迟发性腹泻和中性粒细胞减少是依立替康剂量限制性毒性。迟发性腹泻是指用药 24 小时后发生的腹泻，有 13%～20%的患者可发生严重腹泻，出现第一次稀便的中位时间为滴注开普拓后第五天。患者一旦出现腹泻应及时给予洛哌丁胺（易蒙停）首剂 4mg，以后每 2 小时一次，每次 2mg，腹泻停止后再服用 12 小时；总时间限度不超过 48 小时，无效时应换用生长抑素，或加用活性炭和抗生素。如不及时治疗一是导致迁延性腹泻并与其后发生的粒细胞减少重叠而诱发严重感染，二是少数患者出现严重脱水导致循环衰竭而死亡。中性粒细胞减少是可逆转和非蓄积的；无论在单药治疗或联合治疗中，到最底峰的中位时间为 8 天，应在化疗后注意观察血象的变化，必要时及时应用 G－CSF。其它血液学毒性有贫血、血小板减少，但多数患者在第 22 天恢复。依立替康引起的特征性反应是急性胆碱能综合征：主要症状为：早发性腹泻、腹痛、结膜炎、鼻炎、低血压、血管舒张、出汗、寒战、全身不适、发生在用药后即刻至24小时内头晕、视力障碍、瞳孔缩小、流泪及流涎增多等。对急性乙酰胆碱样反应，予阿托品0.25～1.0mg皮下注射总量不超过1.0mg。其它不良反应：乏力、轻度皮肤发应，变态反应及注射部位的反应尽管不常见，但也有报道。在与腹泻和/或呕吐有关的脱水患者或败血症患者中，少数患者出现肾功能不良、低血压或循环衰竭；轻至中度转氨酶、碱性磷酸酶、胆红素水平升高、短暂的轻至中度血清肌酐水平升高等发生率在10%左右。脱发常见，多为2度。

**相互作用**：依立替康与神经肌肉阻滞剂之间的相互作用不可忽视，依立替康具有抗胆碱酯酶活性，具有抗胆碱酯酶活性的药物可延长琥珀胆碱的神经肌肉阻滞作用可能被拮抗。

**禁忌证**：慢性肠炎和/或肠梗阻炎性肠病和/或肠梗阻，对盐酸依立替康三水合物有严重过敏反应史。

## 三、拓扑替康（Topotecan）

盐酸拓扑替康、Toptecan、TPT

**作用机制**：拓扑异构酶Ⅰ抑制剂。拓扑异构酶Ⅰ可诱导DNA单链可逆性断裂使DNA螺旋链松懈，本品与拓扑异构酶Ⅰ和DNA形成的三元复合物与复制酶相互作用时产生双股DNA的损伤。

**药代动力学**：对癌症患者以1.5mg/m$^2$的剂量30分钟静脉滴注，在体内呈二室模型，分布非常快，很容易分布到肝、肾等血流灌注好的组织，其$T_{1/2}A$为4.1～8.1分钟。代谢产物内只酯式拓扑替康的$T_{1/2}\beta$为1.7～8.4小时，总拓扑替康$T_{1/2}\beta$为2.3～4.3小时，与血浆蛋白结合率为6.6%～21.3%，药物可进入脑脊液中，在脑脊液中有蓄积，大部分（26%～80%）经肾脏排泄。其中90%在用药后12小时排泄，小部分经胆汁排泄。肾功能不全的患者对本药清除率降低，其MTD亦降低，肝功能不全的患者对本药的代谢和毒性与正常人无明显差异。

**适应证**：适用于小细胞肺癌；晚期转移性卵巢癌经一线化疗失败者等，消化道肿瘤治疗尚未见有效报道。

**不良反应**：骨髓抑制（主要是中性粒细胞）是本品的剂量限制性毒性，治疗期间要监测外周血象，与其它细胞毒药物联合应用时可加重骨髓抑制。其它不良反应包括恶心、呕吐、腹泻、口腔炎、厌食、脱发常见、偶见严重的皮炎及瘙痒，头痛、关节、肌肉疼痛。少数可发生呼吸困难。虽然尚不能肯定是否会因此造成死亡，但应引起医生的重视。有时出现肝功能异常，转氨酶升高。静脉注射时，若药液漏在血管外局部可产生局部刺激、红肿。

**注意事项**：由于可能发生严重的骨髓抑制，出现中性粒细胞减少，可导致患者感染甚至死亡。因此，治疗期间要监测外周血常规，并密切观察患者有无感染、出血倾向的临床症状，如有异常做减药、停药等适当处理。

## 四、依托泊苷

Etoposide，足叶乙苷、鬼臼乙叉苷，简称VP-16

**作用机制**：拓扑异构酶Ⅱ抑制剂。TOPOⅡ可促进DNA松弛，解旋，断裂和重接；抑制TOPOⅡ可影响DNA的复制。另外，本药在氧化还原过程中产生的代谢物可直接与DNA结合，发挥其细胞毒和抗肿瘤作用。

**药代动力学**：静脉滴注后大部分与血浆蛋白结合，用药72小时有43%由尿排出体外，其中2/3为原形药物。其余药可由胆道排出。口服约有50%被吸收。

**适应证**：与5-FU和/或CDDP用于胃癌治疗，有效率25%～30%。

**用法与用量**：联合化疗中本品每次约100～120mg/m$^2$每天一次静脉滴注，连用3天或5天。口服每次50mg，每天2次共10天，或每次50mg，每天一次，连续15～20天，约3～4重复。

**不良反应**：常见有胃肠道反应、白细胞和血小板减少、脱发等。个别患者可出现寒战、发热、心动过速及支气管痉挛等过敏反应。

**注意事项：**心、肝、肾功能不全者禁用。孕妇及本品过敏者慎用；本品静脉滴注时不可用葡萄糖液稀释，不仅不稳定且可形成微细沉淀。可用 0.9%氯化钠稀释。本品有局部刺激作用，避免漏出血管外。

### 五、替尼泊苷

Teniposide，鬼臼甲叉苷、威猛，简称 VM-26。

**作用机制：**对于细胞周期 S 后期 G2 期，通过阻止细胞进入有丝分裂而起作用。也可引起 DNA 的断裂，其作用机制认为是抑制拓扑异构酶Ⅱ所致。

**药代动力学：**静脉滴注 80mg，1 小时后血药浓度为 6μg/ml，可维持 2 小时，其浓度相当于组织内均匀分布浓度的五倍，脑脊液中的浓度相当于血浓度的 1/10，生物半衰期为 19 小时。大部分经肝脏代谢后从粪和尿中排出。

**适应证：**临床主要用于合并脑转移的消化道肿瘤患者。

**用法与用量：**静脉滴注：50mg 稀释于 250ml 或 500ml 等渗盐水或葡萄糖液中滴注，保持本品浓度在 0.1～0.4mg/ml。持续滴注至少 30min，以免发生低血压。单用每天每次 100mg/m²，每天一次，共 3～5 天。

**不良反应：**白细胞与血小板减少为剂量限制性毒性，其它不良反应类似于 VP-16，但较其更轻。

## 第五节 紫杉类

### 一、紫杉醇（Paclitaxel）

泰素、安泰素、Taxol，简称 PTX（TAX）

**作用机制：**本品是新型抗微管药物通过促进微管蛋白聚合抑制解聚，保持微管蛋白稳定，抑制细胞有丝分裂。体外实验证明紫杉醇具有显著的放射增敏作用，可能是使细胞中止于对放疗敏感的 G2 和 M 期。

**药代动力学：**静脉给予紫杉醇，药物血浆浓度呈双相曲线。本品蛋白结合率 89%～98%。紫杉醇主要在肝脏代谢，随胆汁进入肠道经粪便排出体外（90%），经肾清除只占总清除的 1%～8%，紫杉醇在肝肾功能不全的患者体内代谢尚不明确。

**适应证：**用于晚期胃癌的联合化疗，与 5-FU、CDDP 联合化疗方案有效率 40%以上：与卡培他滨联合也取得较好的效果，是目前治疗胃癌最有前途的药物之一。另外联合 CDDP 治疗晚期食管癌亦取得良好的效果，有可能成为晚期食管癌的标准化疗方案之一。

**用法与用量：**为了预防发生过敏反应，在紫杉醇治疗前 12 小时口服地塞米松 10mg，在治疗前，6 小时再口服地塞米松 10mg，治疗前 30～60 分钟给予苯海拉明 20mg 肌注，静脉滴注西咪替丁 300mg 或雷尼替丁 50mg（Botxman 1997 改良法）。单药剂量为 135～200mg/m²，在 G-CSF 支持下剂量可达 250mg/m²。将紫杉醇用生理盐水或 5%葡萄糖盐水稀释，静脉滴注 3 小时。胃癌或食管癌联合化疗推荐剂量为 175mg/m² 第 1 天，或者 90mg/m² 第 1 天、8 天，静脉滴注至少 3 小时，21 天重复。

**不良反应：**① 过敏反应：发生率为 39%其中严重过敏反应发生率为 2%。多数为Ⅰ型变态反应，表现为支气管痉挛性呼吸困难，荨麻疹和低血压。几乎所有的反应发生在用药后最初的 10 分钟；② 骨髓抑制：为主要剂量限制性毒性，表现为中性粒细胞减少，血小板降低少见，一般发生在用药后 8～10 日。严重中性粒细胞发生率 47%，严重的血小板降低发生率为 5%。贫血较常见；③ 神经毒性：周围神经病变发生率为 62%，最常见的表现为轻度麻木和感觉异常，严重的神经毒性发生率为 6%；④ 心血管毒性：可有低血压和无症状的短时间心动过缓。肌肉关节疼痛：发生率为 55%，发生于四肢关节，发生率和严重程度呈剂量依赖性；⑤ 胃肠道反应：恶心、呕吐、腹泻和粘膜炎发生率分别为 59%、

43%和 39%，一般为轻和中度；⑥ 肝脏毒性：为 ALT、AST 和 AKP 升高；⑦ 脱发发生率为 80%；⑧ 局部反应：输注药物的静脉和药物外渗局部的炎症。

**禁忌证：**对聚氧乙基代蓖麻油过敏者。禁用于中性粒细胞低于 1500/$mm^3$ 者。

**注意事项：**治疗前应用地塞米松，苯海拉明和 $H_2$ 受体拮抗剂进行预处理。未稀释的浓缩药液不要接触聚氯乙烯塑料器械或设备，且不能进行静脉滴注。给药期间应注意有无过敏反应及生命特征的变化。

**孕妇及哺乳期妇女用药：**紫杉醇在动物实验中证实影响胚胎生长，故孕妇禁用。育龄妇女，治疗期不宜怀孕。

**相互作用：**药代动力学资料证明应用顺铂后给予本品，其清除率约降低 30%，骨髓毒性较为严重。同时应用酮康唑亦影响紫杉醇的代谢。

## 二、多西紫杉醇（Docetaxel）

泰索帝、多西他赛、Taxotere，TXT、DOC

**作用机制：**加强微管蛋白聚合作用和抑制微管解聚作用，导致形成稳定的非功能性微管束，因而破坏肿瘤细胞的有丝分裂。它在细胞内浓度比紫杉醇高 3 倍，并在细胞内滞留时间长，这是 DOC 在体外实验中比紫杉醇抗肿瘤活性大的重要原因。对顺铂、足叶乙苷、5－FU 或紫杉醇耐药的细胞株，不产生交差耐药。

**药代动力学：**按剂量 100mg/$m^2$ 静脉滴注本品约 1～2hr 体内平均分布容积为 113L，$T_{1/2}\alpha$ 为 4min，$T_{1/2}\beta$36min，$T_{1/2}\gamma$ 约为 11.2hr。体内清除率约为 20L/$m^2$，具有高蛋白结合率和低肾排泄率。在肝中代谢，主要经胆道从粪便排出，而经尿排泄仅占所给剂量的 5%～7%；肝功能异常者使本品在体内清除率减少，但年龄差异对本品在体内的药动学无明显改变。

**适应证：**与 5－FU、CDDP 联合（TCF 方案）被美国推荐为晚期胃癌的联合化疗的方案，有效率在 40%以上，且明显延长生存期。除此以外对食管癌、乳腺癌、卵巢癌、NSCLC、SCLC、头颈部癌均有抗癌效果，是广谱抗肿瘤药。

**用法与用量：**静脉滴注：欧美推荐剂量为 75～100mg/$m^2$，静脉滴注 1 小时，每 3 周一次；日本等亚洲国家以及欧美国家治疗胃癌多用较低剂量，60～75mg/$m^2$，每 3 周重复，目前倾向于减少每次剂量、增加给药密度而总剂量与上述相似的每周给药方式。

**不良反应：**骨髓抑制为剂量限制性毒性，在 V325 临床实验中，泰索帝联合 CDDP、5－FU 组 81%的患者出现Ⅲ度以上骨髓抑制。过敏反应约 31%，表现类似紫杉醇，但多数较轻，预处理可预防；水潴留综合征为本品独特的不良反应，表现为水肿，体重增加、体腔积液，与低蛋白血症、心肝肾功能无关，主要与毛细血管通透性增加有关。体液潴留与累积量有关，一般低于 400mg/$m^2$ 时不明显，而总量≥400mg/$m^2$ 时发生率高且迅速。治疗前用糖皮质类固醇＋组胺拮抗剂预防，或用低剂量可减少此综合征。约 50%～75%患者出现皮肤毒性，典型表现为前臂、双手瘙痒性红色斑丘疹，其它如手掌、足底皮肤脱屑等；周围神经病变初治者约 40%，以感觉异常为主；多数人伴轻至中度脱发。

**注意事项：**白细胞数目小于 1500/$mm^3$ 的患者禁用。孕期、哺乳期妇女及儿童禁用。治疗前预服糖皮质激素如地塞米松，以减轻体液潴留的发生。治疗期间应经常监测血细胞数目。

# 第六节　亚硝脲类烷化剂

此类药物为细胞周期非特异性药物，对 G1－S 边界，或 S 期、G2 期的细胞敏感，抑制 DNA 多聚酶、DNA 修复、mRNA 合成。大多为脂溶性强的药物，可通过血脑屏障，进入脑脊液，常用于脑转移瘤。20 世纪 80 年代中期以前应用于胃癌的治疗，后由于疗效不明确，已经少有应用，仅用于少数胃癌患者合并脑转移者。

**不良反应：**骨髓抑制，呈延迟性反应，有累积毒性。胃肠道反应较大以及肝肾功损害：乏力、轻度脱发；偶见全身皮疹，可抑制睾丸与卵巢功能，引起闭经及精子缺乏。

**注意事项：**骨髓抑制、感染、肝肾功能不全者慎用：用药期间应密切注意血象、血尿素氮、尿酸、肌酐清除率、血胆红素、转氨酶的变化、肺功能。老年人易有肾功能减退可影响排泄，应慎用。本品可抑制身体免疫机制，使疫苗接种不能激发身体抗体产生。用药结束后三个月内不宜接种活疫苗。预防感染，注意口腔卫生。孕妇及哺乳期妇女应禁用。

此类药物包括：司莫司汀（Semustine）（甲环亚硝脲、赛氟芥、Methyl－CCNU，简称 Me－CCNU.）卡莫司汀（Carmudtine），（卡氮芥、氯乙硝脲，简称 BCNU。）洛莫司汀（Lomustine）（环己亚硝脲，简称 CCNU。）尼亚硝脲（Nimustine），（嘧啶亚硝脲、宁德朗、Nidran，简称 ACNU）。

## 第七节　分子靶向药物

### 一、阿瓦斯汀（贝伐单抗 AVASTIN Bevacizumab）

阿瓦斯汀是重组的人源化单克隆抗体。通过体内、体外检测系统证实 IgG1 抗体能与人血管内皮生长因子（VEGF）结合并阻断其生物活性。而阿瓦斯汀包含了人源抗体的结构区和可结合 VEGF 的鼠源单抗的互补决定区。阿瓦斯汀是通过中国仓鼠卵巢细胞表达系统生长的，其循环营养基包含庆大霉素。分子量大约为 149000 道尔顿。阿瓦斯汀为无色透明，pH6.2 的无菌液体，用于静脉滴注。

**作用机制：**阿瓦斯汀可结合 VEGF 并防止其与内皮细胞表面的受体（Flt－1 和 KDR）结合。在体外血管生成模型上，VEGF 与其相应的受体结合可导致内皮细胞增殖和新生血管形成。在接种了结肠癌的裸鼠模型上，使用阿瓦斯汀可减少微血管生成并抑制转移病灶进展。

**药代动力学：**只检测其血清总浓度（即不区分游离的阿瓦斯汀和结合到 VEGF 配体上的阿瓦斯汀）。基于一定人群的药代动力学分析：491 名患者接受 1～20mg/kg 阿瓦斯汀，每周 1 次，每 2 周 1 次，或每 3 周 1 次，估计阿瓦斯汀的半衰期大约为 20 天（范围在 11～50 天）。达到稳态的时间预计为 100 天。采用剂量为 10mg/kg，每 2 周 1 次的阿瓦斯汀治疗时，其血清蓄积率为 2.8。阿瓦斯汀的血清清除与患者的体重、性别、肿瘤负荷的不同而有所不同。通过体重校正后，男性较女性有较高的清除率（0.262 升/天 vs 0.207 升/天）和较大的清除体积（3.25 升 vs 2.66 升）。肿瘤负荷大的（大于或等于肿瘤体表面积中位值）患者较肿瘤负荷小的（小于肿瘤体表面积中位值）患者有较高的清除率（0.249 升/天 vs 0.199 升/天）。在一项 813 名患者参加的临床随机试验研究中，没有证据证明，在应用阿瓦斯汀时，相对女性和肿瘤负荷小的患者，男性或肿瘤负荷大的患者的疗效差。临床疗效与阿瓦斯汀暴露量之间的关系目前还没有定论。

特殊人群：人口统计分析数据提示：无需因为患者的年龄或性别做剂量调整。

肾功能受损患者：目前还没有阿瓦斯汀在肾损害患者中的药代动力学研究。

肝功能不全患者：目前还没有阿瓦斯汀在肝功能不全患者中的药代动力学研究。

**适应证：**适用于联合以 5－FU 为基础的化疗方案一线治疗转移性结直肠癌。

**用法与用量：**推荐剂量为 5mg/kg，每 2 周静脉注射 1 次，直至疾病进展。阿瓦斯汀应在术后 28 天以后使用，且伤口愈合完全。阿瓦斯汀需用 100ml 生理盐水稀释，不能用葡萄糖溶解。阿瓦斯汀不能静脉推注，第一次静脉滴注应在化疗后，滴注时间超过 90 分钟，第一次滴注耐受性好，第二次静脉滴注时间应超过 60 分钟，仍然耐受好，以后滴注时间超过 30 分钟即可。

**不良反应：**最严重的不良反应为胃肠穿孔/伤口并发症、出血、高血压危象、肾病综合征、充血性心力衰竭。最常见的严重不良反应（NCI－CTC3－4 级）为：乏力、疼痛、高血压、腹泻、白细胞减少。最常见的不良反应为：乏力、疼痛、腹痛、头痛、高血压、腹泻、恶心、呕吐、食欲下降、口腔炎、便秘、上呼吸道感染、鼻衄、呼吸困难、剥脱性皮炎、蛋白尿。

### 贝伐单抗的配制及给药注意事项

1. 储存要求：2～8℃储存，不可冷冻，不可震荡，避免阳光直射。

2. 患者要求：中心静脉置管和首次贝伐单抗治疗开始时间间隔不得少于2天。接受手术患者建议术后28天或切口完全愈合后开始使用贝伐单抗。

3. 配制注意事项：尽量现用现配；配制好的药物必须在8小时内完成给药；溶于0.9%生理盐水中，配制后的总容量为100ml；不能与葡萄糖或葡萄糖溶液混合滴注；配制过程严格执行无菌原则。

4. 给药注意事项：首次使用输注时间应大于90min，如果患者耐受性好，则根据耐受情况在以后使用时逐渐调整为60min甚至30min。输液顺序：如果同天需要使用其它化疗药物，应在贝伐单抗之后输注。

5. 观察药物不良反应

(1) 输注过程严密监测患者生命体征及询问患者有无不适，如出现发热、寒战、皮疹等过敏反应，可减慢滴速或停药，及时给予对症处理。

(2) 用药前及用药期间注意观察皮肤和伤口的愈合情况，观察患者有无腹痛、便秘等问题，如出现胃肠道穿孔或伤口裂开，应立即停药。

(3) 用药前评估患者的凝血功能，用药期间及时发现胃肠道出血或阴道出血症状，同时注意观察有无新发血栓症状如下肢皮温、色泽改变，腹部新发疼痛、呼吸困难、气促、视力改变，头晕、头痛等。

(4) 贝伐单抗可加重高血压程度，甚至发生高血压危象。用药前、给药中及用药期间连续监测患者的血压变化，如血压升高可遵医嘱给予降压药物治疗，如发生高血压危象，需及时处理，并停用该药。

(5) 可出现蛋白尿、肾病综合征。用药前评估患者的肾功能，用药期间监测尿蛋白，如尿蛋白2+及以上，则进行24小时尿蛋白定量检查，尿蛋白>2g/24hr应停止用药。

## 二、爱必妥（西妥昔单抗、Cetuximab、C225）

**作用机制：**西妥昔单抗属于嵌合型IgG1单克隆抗体，分子靶点为表皮生长因子（EGFR）。EGFR信号途径参与控制细胞的存活、增殖、血管生成、细胞运动、细胞的入侵及转移等。本品可以以高出内源体配体约5～10倍的亲和力与EGFR特异结合，可阻碍内源性EGFR配体的结合，从而抑制受体的功能，进一步诱导EGFR内吞从而导致受体数量的下调。西妥昔单抗可以靶向诱导细胞毒免疫效应细胞作用于表达EGFR的肿瘤细胞（抗体依赖的细胞毒作用，ADCC）。体内体外研究均表明，西妥昔单抗可以抑制表达EGFR的人类肿瘤细胞的增殖并诱导其凋亡。在体外，本品能抑制肿瘤细胞分泌的血管生成因子并阻遏内皮细胞的移动。在体内，本品可抑制肿瘤细胞血管生成因子的表达以减少肿瘤血管的新生和转移。

**免疫原性：**单克隆嵌合抗体进入人体内引发抗原抗体反应，从而产生人抗嵌合抗体（HACA），但目前有关HACA产生过程的数据有限。在所有已进行的目标适应证研究中，3.7%的患者检测到了HACA的滴度，其发生率为0～8.5%。到目前为止，尚无HACA中和西妥昔单抗的结论性数据。HACA的产生与超敏反应或其它不良反应的发生无关。

**药代动力学：**临床试验中，对西妥昔单抗单药治疗及其与化疗药物或联合放疗治疗的药代动力学特性都进行了研究。当静脉滴注剂量为5～500mg/m²/w时，本品表现出剂量依赖的药代动力学特性；当本品初始剂量为400mg/m²时，平均分布容积大致与血容量（2.9 L/m²：1.5～6.2 L/m²）相同，平均$C_{max}$（±标准差）为185±55μg/ml，平均清除率为0.022L/hr/m²。本品在靶剂量时具有较长的清除半衰期，为70～100小时。本品的血清浓度在治疗3周后达稳态水平，第3周平均峰浓度为155.8μg/ml，第8周时为151.6μg/ml，相应的平均谷浓度分别为41.3和55.4μg/ml，本品与伊立替康联合用药，第12周平均谷浓度为50.0μg/ml，第36周平均谷浓度为49.4μg/ml。抗体的代谢可能受多种途径的影响，这些途径可以将抗体降解为小分子，如短肽和氨基酸。

**适应证：**与伊立替康联合用药治疗表达表皮生长因子受体（EGFR），经含伊立替康治疗失败的转移性结直肠癌。在晚期胃癌的联合化疗中也有小样本报道。

**用法与用量：**首次静脉滴注西妥昔单抗之前，患者必须接受抗组胺药物（苯海拉明）的治疗，并建议在随后每次使用西妥昔单抗之前都进行这种治疗。西妥昔单抗每周使用1次，初始剂量为400mg/$m^2$，其后每周的给药剂量为250mg/$m^2$，如与伊立替康联合使用，伊立替康必须在西妥昔单抗滴注结束1小时之后开始应用。初次给药时，建议滴注时间为120分钟，随后每周给药的滴注时间为60分钟，最大滴注速度不得超过5ml/min。西妥昔单抗可通过输液泵、重力滴注或注射泵给药，必须使用单独的输液管。输液快结束时必须使用无菌的生理盐水冲洗输液管。准备输液过程中必须确保无菌操作。

**不良反应：**

（1）免疫系统紊乱：常见（>1/100，<1/10）。约5%的患者在接受西妥昔单抗治疗时发生超敏反应；其中约半数为严重反应。轻中度（1级或2级，NCI－CTC）反应包括发热、寒战、恶心、皮疹和呼吸困难等症状；严重超敏反应（3级或4级）多发于初次滴注过程中或初次滴注结束1小时内，症状包括急性气道阻塞（如支气管痉挛、喘鸣、嘶哑、说话困难）、风疹和/或低血压。以上不良反应的处置，请参见“注意事项”。

（2）眼部疾病：常见（>1/100，<1/10）。约5%的患者会发生结膜炎。

（3）呼吸、胸部及纵隔紊乱：易见（>1/10）。有报道25%的终末期结直肠癌患者发生呼吸困难；老年患者，体能状况低下或伴有肺部疾病的患者中，呼吸困难的发生率较高，有时症状严重（见“注意事项”）。

（4）皮肤及皮下组织紊乱：易见（>1/10）。80%以上的患者可能发生皮肤反应，其中15%症状严重。主要症状为粉刺样皮疹，其次为指甲病（如甲床炎）。这些不良反应多在治疗的第1周内出现。通常中断治疗后上述症状可自行消退，并无后遗症。随后可按照推荐的剂量调整继续进行治疗（见“注意事项”）。

（5）代谢及营养紊乱：有低镁血症的报道。

**禁忌证：**已知对西妥昔单抗有严重超敏反应（3级或4级）的患者禁用西妥昔单抗。

## 西妥昔单抗的配制及给药注意事项

1. 药品应避光，2～8℃储存，禁止冷冻和用力震荡，避免阳光直射，现用现配。熟悉药品规格（50ml/瓶，100mg/瓶）。配制前检查包装是否完整及有效期。

2. 环境准备：配制应在特定的层流安全柜内，并严格按照安全柜要求的操作流程进行。

3. 用物准备：治疗巾、无菌手套、酒精纱布、50ml或大于50ml的注射器、无菌真空输液袋、输液器/泵管、随药配送的过滤孔径≤0.22μm的同轴过滤器、输液泵。

4. 配制过程：洗手、戴口罩、铺治疗巾；用酒精纱布擦拭无菌真空输液袋；戴无菌手套；用50ml或大于50ml的注射器自瓶内抽取所需药液，注入无菌真空输液袋内；连接输液器和同轴过滤器及无菌真空输液袋，排气使药液充满管路，检查管路有无漏液。配制过程应注意：认真核对医嘱，剂量抽取要精确；不可再用溶剂稀释；操作严格执行无菌原则；不应直接用原玻璃瓶滴注，尽量不用排气管，抽取药液时不要注入空气；务必连接配套同轴过滤器。

5. 给药注意事项

（1）初次用药可使用地塞米松5～10mg预防超敏反应。以后每次给药前使用抗组胺药物预防可能发生的过敏反应。

（2）初次使用，要求给药时间为不少于120分钟，随后每周给药时间不少于60分钟。在临床中初次给药滴速可从30ml/hr开始，观察患者无不良反应后逐渐增加滴速，最大滴注速率不得超过5ml/分钟。

（3）在输注前、中及输注结束1小时后内监测生命体征，并密切观察患者有无不良反应。如出现轻中度反应包括发热、寒战、恶心及皮疹等症状，可减慢滴速，给予抗敏治疗。严重的超敏反应多发生于初次滴注过程中或滴注后1小时内，症状包括急性气道阻塞（如支气管痉挛、喘鸣、嘶哑、说话困难）、风疹、低血压等，应立即停药，并进行紧急处理。

（4）输注完毕用20ml生理盐水冲洗管路。

（5）在西妥昔单抗滴注前1小时及滴注后1小时，不应输注其它药物。如同天需要输注其它化疗药物，应于西妥昔单抗滴注结束1小时后输注，并更换输液器。

6. 药物不良反应的观察及护理

(1) 皮肤反应

西妥昔单抗引起的皮肤反应较为常见，发生率约为80%。主要症状为痤疮样皮疹、干燥病、指甲异常。皮疹一般情况较轻，约有5%～18%的患者程度可达到3度。痤疮样皮疹多出现在富含皮脂腺的部位如面部、颈部、头部、躯干上方等，有时也会在后背下方、腹部、臀部、手臂甚至腿部出现。用药数天即可出现干燥病，症状表现为皮肤干燥、发痒、脱皮、裂纹等，在肢体及出现皮疹的部位较明显；患者年龄大、既往使用细胞毒药物或曾患过敏性湿疹等均可能增加干燥病发生的危险；而根据患者的不同情况，还可能出现阴道粘膜干燥、口腔鼻腔粘膜溃疡等。指甲异常主要表现为甲沟炎，通常出现在开始用药4～8周后，其发生率约为10%～15%。

护理中连续评估皮肤情况，对于轻度皮疹，指导患者不要抓挠及用力擦洗皮肤，穿舒适柔软的衣物，保持皮肤清洁，尽量减少对皮肤的刺激等。可以局部使用一些抗生素如氯洁霉素，尽量避免使用激素类药物；如果发生3度皮疹，则应考虑延缓应用西妥昔单抗，并局部或全身使用抗生素；发生4度皮疹时，应立即停止用药。出现干燥病的患者护理中应注意保持病室一定温湿度，建议患者使用温水避免过冷过热刺激，局部或全身涂抹温和的润肤乳，避免阳光直射，避免接触劣质的洗涤剂，避免接触含酒精的溶液等。开始用药后，指导患者尽量减少对手指及脚趾的摩擦，可以选择较宽松舒适的鞋袜。出现甲沟炎后，可以局部使用洗必泰或激素类药物；甲沟炎发生细菌感染后遵医嘱局部或口服抗生素治疗。

(2) 超敏反应

由于西妥昔单抗是人/鼠嵌合性单抗，尽管其鼠源性通过抗体稳定区的人源化已经大大降低，但是还是存在可变区的异源性问题，因此应用时有可能产生相应抗体导致过敏反应的发生。西妥昔单抗引起超敏反应发生率为5%，具体表现在输注过程中患者出现发热、寒战、流感样症状等，出现症状后可以给予对症处理并减慢输注速度。严重的超敏反应多发生于初次滴注过程中或滴注后1小时内，症状包括急性气道阻塞（如支气管痉挛、喘鸣、嘶哑、说话困难）、风疹、低血压等，应立即停药，并进行紧急处理。

护理中应提前评估患者的过敏史，是否初次使用该药，给药前遵医嘱使用抗组胺药物和/或皮质类固醇激素预防超敏反应。如初次使用，输注速度可从30ml/hr开始，观察患者无不适后逐渐增加滴速。输液过程中严密监测生命体征，并询问患者有无不适，备好急救物品。如出现严重超敏反应，应立即停止输液，更换输液器，遵医嘱给予相应治疗。

(3) 眼部并发症

目前报道发生眼部并发症的例数较少，其发病机制还不确定，主要症状有眼睛不适、眼睑刺痛、畏光、异物感、结膜充血等典型鳞屑性睑缘炎等，通常给予免疫疗法及局部应用抗生素治疗。指导患者避免阳光直射，可戴墨镜，嘱患者注意眼部卫生，勿与他人共用毛巾等。

(4) 其它并发症及不良反应

有报道，低镁血症、低钙血症的发生率大于5%；低镁血症的临床症状不典型，有易激惹、皮肤感觉异常、严重乏力等，这些症状也可能与肿瘤本身或既往应用细胞毒药物有关，所以建议出现上述症状及时检测血清镁的水平。发生低镁血症后，及时通过口服或静脉补充镁及钙剂治疗。其它可能的不良反应有间质性肺病、败血症、头痛、失眠、乏力、恶心、呕吐、腹泻等。

## 三、格列卫

甲磺酸伊马替尼、Glivec、Gleevic

**作用机制：**甲磺酸伊马替尼在体内外均可在细胞水平上抑制Bcr-Abl酪氨酸激酶，能选择性抑制Bcr-Abl阳性细胞系细胞、Ph染色体阳性的慢性粒细胞白血病和急性淋巴细胞白血病患者的新鲜细胞的增殖和诱导其凋亡。此外，甲磺酸伊马替尼还可抑制血小板衍化生长因子（PDGF）受体、干细胞因子（SCF），c-Kit受体的酪氨酸激酶，从而抑制由PDGF和干细胞因子介导的细胞行为。

**药代动力学：**甲磺酸伊马替尼剂量在25～1000mg范围内，其平均曲线下面积（AUC）的增加与剂量间存在比例性关系。重复给药的药物累积量可达稳态时的1.5～2.5倍。成人人群药代动力学研究表明，性别对药代动力学无影响，体重的影响也可忽略而不计。胶囊剂的平均绝对生物利用度为98%，口服1次甲磺酸伊马替尼后血浆AUC的变异系数波动在40%～60%之间。与空腹时比较，高脂饮食后本药吸收率减少甚微（$C_{max}$减少11%，$T_{max}$延长），AUC略减少（7.4%）。约95%与血浆蛋白结合，绝大多数是与白蛋白结合，少部分与α-酸性糖蛋白结合，只有极少部分与脂蛋白结合。整个机体内的总体分布浓度较高，分布容量为4.9 L/kg体重，但红细胞内分布比率较低。体内组织中有关药物分布情况仅来源于临床前的资料。肾上腺和性腺中摄取水平高，中枢神经系统中摄取水平低。人体内主要循环代谢产物是N-去甲基哌嗪衍生物，在体外其药效与原药相似。该代谢物的血浆AUC是原药甲磺酸伊马替尼AUC的16%。甲磺酸伊马替尼是CYP3A4的底物，又是CYP3A4、CYP2D6、CYP2C9和CYP2C19的抑制剂，因此，可影响同时给予药物的代谢。甲磺酸伊马替尼的清除半衰期为18小时，其活性代谢产物半衰期为40小时，7天内约可排泄所给药物剂量的81%，其中从大便中排泄68%，尿中排泄13%。约25%为原药（尿中5%，大便中20%），其余为代谢产物，大便和尿中活性代谢产物和原药的比例相似。

**适应证：**不能手术切除或发生转移的胃肠道间质肿瘤（GIST）患者，有效率在60%～70%；在胃肠间质瘤根治术后的辅助治疗中的作用正在研究中，尚无最终定论；亦可用于治疗慢性粒细胞白血病（CML）急变期、加速期或α-干扰素治疗失败后的慢性期患者；

**用法与用量：**治疗胃肠间质瘤：推荐首次服用为400mg qd，如无效可增加剂量，最高剂量为800mg qd，国外有口服1000mg qd的报道；对慢性粒细胞白血病急变期和加速期患者，甲磺酸伊马替尼的推荐剂量为600mg qd；宜在进餐时服药，并饮一大杯水；停药标准：疾病进展或毒副反应不能耐受。

**不良反应：**最常见与药物治疗相关的不良事件有轻度恶心（50%～60%），呕吐，腹泻、肌痛及肌痉挛，这些不良事件均容易处理。所有研究中均报告有浮肿和水潴留，发生率分别为47%～59%和7%～13%，其中严重者分别为1%～3%和1%～2%。大多数患者的浮肿表现为眶周和下肢浮肿，也有报告为胸腔积液、腹水、肺水肿和体重迅速增加的，此时通常暂停药，用利尿剂或给予某些支持治疗。

## 第八节　其他抗恶性肿瘤药物

### 一、健择

盐酸吉西他滨 gemcitabine hydrochloride、Gemzer

**作用机制：**本品是细胞周期特异性抗代谢类药物，主要作用于DNA合成期的肿瘤细胞，即S期细胞，在一定条件下，可以阻止G1期向S期的进展；它对各种培养的人及鼠肿瘤有明显的细胞毒活性，其抗癌活性与抗药的方式有关，如每天给药会导致动物死亡，而抗癌活性很少，当每3～4d给1次药，在非致死量时，对鼠的多种肿瘤均有很好的抗癌活性。吉西他滨作为一种前药在细胞内是脱氧胸苷激酶磷酸化的良好底物，在酶的作用下转化成下列代谢物：吉西他滨一磷酸盐（dFdCMP）、吉西他滨二磷酸盐（dFdCDP）和吉西他滨三磷酸盐（dFdCTP）其中dFdCDP和dFdCTP为活性产物。dFdCDP抑制核糖核苷酸还原酶，从而减少了DNA合成的修复所需的脱氧核苷酸的量（尤其是dCTP），低水平的dCTP逆转了脱氧苷激酶正常的负反馈抑制，导致dFdCTP更多的积聚。同时dFdCDP抑制了dCTP诱导的脱氧胞氨酶对dFdCMP的脱氨作用，且dFdCTP直接抑制脱氧胞苷脱酶，从而使更多的dFdCMP转化成活性代谢物dFdCMP的脱氨作用，且dFdCTP直接抑制脱氧胞苷脱氨酶，从而使更多的dFdCMP转化成活性代谢物dFdCDP，dFd-CTP而dFdCTP则与dCTP竞争结合进入DNA链，插入至DNA链中脱氧胞苷的位点，并允许鸟苷与其配对，吉西他滨分子就被此鸟苷“掩蔽”使其免受核糖核酸外切酶的移除修复，然后DNA链合成停止，进而DNA断裂、细胞死亡。

**药代动力学：**本品在静脉滴注后，很快分布到体内各组织，静脉滴注时间越长，分布体积就越广、越深入，半衰期也就越长。在短时间的输注下，本品的$T_{1/2}$约为32～94min；在结束输注5min内，本品的血浆峰浓度为3.2～45.5μg/ml；本品仅有少数与蛋白质结合，能被胞苷脱氨酸在肝脏、肾、血液和其他组织中快速、完全的代谢，只有不到10%的原药与代谢物从尿中排泄；它的总清除率为29.2～

92.2L/hr/m² 与性别、年龄有关（个体差异为 52.2%）。

**适应证：**单药健择仍旧是晚期胰腺癌的标准治疗，近期研究发现健择联合埃罗替尼治疗晚期胰腺癌较单药健择可延长总生存期；同时健择还可用于非小细胞肺癌、膀胱癌、乳腺癌及其他实体肿瘤的治疗。

**用法用量：**吉西他滨的推荐剂量为 1000mg/m²，静脉滴注 30 分钟。每周一次，连续七周，随后休息一周。以后为每周一次，连续三周，随后休息一周。在每次化疗前根据患者对吉西他滨的耐受性可考虑降低剂量。

**不良反应：**血液系统：有骨髓抑制作用，可出现贫血、白细胞降低和血小板减少；胃肠道：约 2/3 的患者出现肝脏转氨酶异常，多为轻度、非进行性损害；约 1/3 的患者出现恶心和呕吐反应，20%的患者需要药物治疗；肾脏：约 1/2 的患者出现轻度蛋白尿和血尿，有部分病例出现不明原因的肾衰；过敏：约 25%的患者出现皮疹，10%的患者出现瘙痒，少于 1%的患者可发生支气管痉挛；其他：约 20%的患者有类似于流感的表现；水肿/周围性水肿的发生率约 30%；脱发、嗜睡、腹泻、口腔毒性及便秘发生率则分别为 13%，10%，8%，7%和 6%。

**注意事项：**对本药过敏的患者禁用；孕妇及哺乳期妇女避免使用；肝、肾功能损害的患者应慎用；与其他抗癌药配伍进行联合或者序贯化疗时，应考虑对骨髓抑制作用的蓄积；滴注药物时间的延长和增加用药频率可增大药物的毒性，需密切观察，包括实验室的监测。

## 二、丝裂霉素（Mitomycin）

自力霉素，简称 MMC

**作用机制：**本品为细胞周期非特异性药物。丝裂霉素对肿瘤细胞的 G1 期、特别是晚 G1 期及早 S 期最敏感，在组织中经酶活化后，它的作用似双功能或三功能烷化剂，可与 DNA 发生交叉联结，抑制 DNA 合成，对 RNA 及蛋白质合成也有一定的抑制作用。

**药代动力学：**静脉滴注后迅速进入细胞内，肌肉、心、肺、肾中浓度较高。主要在肝代谢，由尿排出，24 小时尿排出约 35%。

**适应证：**主要与 5-FU 和/或 CDDP 联合应用于胃癌静脉化疗以及癌性胸腹腔内积液；联合 UFT 的 UFTM 方案或 5-FU、ADM 的 FAM 方案为晚期胃癌传统联合化疗方案；Xeloda 联合 MMC 一线治疗晚期结直肠癌亦获得较好的效果。

**用法与用量：**静脉滴注，一般单用每次 10～20mg/m²，每 6～8 周 1 次。联合化疗一般每次 6～8mg/m²，每 3～4 周 1 次。联合化疗本品剂量根据与之联合的药物毒性、用前肝肾功能与血象，特别是血小板计数调整。也可经动脉注射给药每次，10～20mg。

**不良反应：**① 骨髓抑制是最严重的毒性，可致白细胞及血小板减少，白细胞减少常发生于用药后 28～42 日，一般在 42～56 日恢复；② 恶心、呕吐，发生于给药或 1～2 小时后，呕吐在 3～4 小时内停止，而恶心可持续 2～3 日；③ 对局部组织有较强的刺激性，若药液漏出血管外，可引起局部疼痛、坏死和溃疡；④ 少见的不良反应有间质性肺炎、不可逆的肾功能衰竭等；⑤ 心脏：本品与阿霉素同时应用可增加心脏毒性，建议阿霉素总量限制在按体表面积 450mg/m² 以下。

**注意事项：**① 接受总量大于 60mg 的患者，易发生溶血性贫血；② 长期应用抑制卵巢及睾丸功能，造成闭经和精子缺乏；③ 丝裂霉素一般经静脉给药，不可作肌肉或皮下注射；④ 应避免注射于静脉外，如静脉注射时有烧灼感或刺痛，应立即停止注射。以 1%普鲁卡因注射液局部封闭。

## 三、甲氨蝶呤（Methotresate）

氨甲蝶呤，MTX

**作用机制：**四氢叶酸是在体内合成嘌呤核苷酸和嘧啶脱氧核苷酸的重要辅酶，MTX 作为一种叶酸还原酶抑制剂，主要抑制二氢叶酸还原酶而使二氢叶酸不能还原成有生理活性的四氢叶酸，从而使嘌呤核苷酸和嘧啶核苷酸的生物合成过程中一碳基团的转移作用受阻，导致 DNA 的生物合成受到抑制。此外，本品也有对胸腺核苷酸合成酶的抑制作用，但抑制 RNA 与蛋白质合成的作用则较弱。它主要作用于细胞周期的 S 期，属细胞周期特异性药物，对 G1/S 期的细胞也有延缓作用，对 G1 期细胞的作用较弱。

**药代动力学：**用量小于 30mg/m$^2$ 时口服吸收良好，1～5 小时血药浓度达最高峰．部分经肝细胞代谢转化为谷氨酸盐，另有部分通过胃肠道细菌代谢。主要经肾（约 40%～90%）排泄，大多以原形药排出体外；小于 10%的药物通过胆汁排泄，$T_{1/2}A$ 为 1 小时；$T_{1/2}\beta$ 为二室型；初期为 2～3 小时；终末期为 8～10 小时。少量甲氨蝶呤及其代谢产物可以结合型形式储存于肾脏和肝脏等组织中长达数月，在有胸腔或腹腔积液情况下，本品的消除速度明显减缓。清除率个体差异大，老年患者更甚。

**适应证：**① 主要用于各型急性白血病、恶性淋巴瘤、非何杰金淋巴瘤等；② 20 世纪 90 年代联合 5-FU、ADM/EPI 的 FAMTX 方案曾应用于晚期胃癌的治疗，后随机对照研究发现无论在近期疗效还是在生存期方面的都不如 ECF 方案，故现在较少应用。

**用法与用量：**口服成人一次 5～10mg，一日一次，每周 1～2 次，一疗程安全量 50～100mg 对急性白血病或 NHL 脑膜侵犯，胃癌脑转移的患者可每次 6mg/m$^2$，或每次 10mg，溶于 10ml 等渗盐水中，鞘内注射，5～10 天一次直至脑脊液中瘤细胞消失为止。

**不良反应：**① 胃肠道反应，包括口腔炎、口唇溃疡、咽喉炎、恶心、呕吐、腹痛、腹泻、消化道出血。食欲减退常见，偶见伪膜性或出血性肠炎等；② 肝功能损害，包括黄疸丙氨酸氨基转移酶、碱性磷酸酶，γ-谷氨酰转肽酶等增高，长期口服可导致肝细胞坏死、脂肪肝、纤维化甚至肝硬变；③ 大剂量应用时，由于本品和其它代谢产物沉积在肾小管而至高尿酸血症肾病，此时可出现血尿、蛋白尿、尿少、氮质血症肾或尿毒症；④ 长期用药可引起咳嗽、气短、肺炎或肺纤维化；⑤ 骨髓抑制：主要为白细胞和血小板减少，长期口服小剂量可导致明显骨髓抑制，贫血和血小板下降而伴皮肤或内脏出血；⑥ 脱发、皮肤发红、瘙痒或皮疹；⑦ 白细胞低下时可并发感染。

**注意事项：**① 长期服用后有潜在的导致继发性肿瘤的危险；② 可导致闭经和精子减少或缺乏，尤其是在长期应用较大剂量后，但一般多不严重，有时呈不可逆性。

## 四、环磷酰胺（Cylophosphamide）

癌德星，环磷氮芥 Endoxan，简称 CTX

**作用机制：**在体外无活性，进入体内被肝脏或肿瘤内存在的过量的磷酰胺酶或磷酸酶水解，变为活化型的磷酰胺氮芥而起作用。其作用机制与氮芥相似，与 DNA 发生交叉联结，抑制 DNA 合成，也可干扰 RNA 功能，属细胞周期非特异性药物。本品抗瘤谱广，对多种肿瘤有抑制作用。

**药代动力学：**环磷酰胺口服易吸收，迅速分布全身，约 1 小时后达血浆峰浓度，在肝脏转化释出磷酰胺氮芥其代谢产物约 50%与蛋白结合。静脉滴注后血浆半衰期 4～6 小时，48 小时内经肾脏排出 50%～70%，其中 60%为代谢产物，32%为原形。

**适应证：**应用广泛的抗癌药物，但在消化道肿瘤中的应用极少。

**用法与用量：**单药静脉注射按体表面积每次 500～100mg/m$^2$，加生理盐水 20～30ml，静脉冲入，每周一次，连用 2 次，休息 1～2 周重复．联合用药 500～600mg/m$^2$。

**不良反应：**骨髓抑制：白细胞减少较血小板减少为常见，最低值在用药后 1～2 周，多在 2～3 周恢复。对肝功有影响。胃肠道反应：包括食欲减退、恶心及呕吐，一般停药 1～3 天即可消失。泌尿道反应当大剂量环磷酰胺静脉滴注，可致出血性膀胱炎，表现为膀胱刺激症状、少尿、血尿及蛋白尿，系其代谢产物丙烯醛刺激膀胱所致，但环磷酰胺常规剂量应用时，其发生率较低。其它发应尚包括脱发、口腔炎、中毒性肝炎、皮肤色素沉着、月经紊乱、无精子或精子减少及肺纤维化等。

**注意事项：**本品的代谢性产物对尿路有刺激性应用时应鼓励患者多饮水，大剂量应用时应水化、利尿，同时给予尿路保护剂美司钠。当肝肾功能损害、骨髓转移或既往曾接受多程化放疗时，环磷酰胺的剂量应减少至治疗量的1/2～1/3。环磷酰胺水溶液仅能稳定2～3小时，最好现用现配。妊娠及哺乳期妇女禁用。

## 五、培美曲塞（Pemetrexed），别名：力必泰（Alimta）

**作用机制**：是一种多靶点抗叶酸代谢的抗肿瘤药物，通过干扰细胞复制过程中叶酸依赖性代谢过程而发生作用，体外实验显示可抑制胸苷酸合成、二氢叶酸还原、甘氨酸核糖核甲基转移等叶酸依赖性酶，这些酶参与胸腺嘧啶核和嘌呤核的生物合成。

**药代动力学**：主要经尿清除，在肾功能正常患者，本品系统清除率为91.8ml/min。与顺铂、叶酸、维生素 $B_{12}$ 合用时不影响本品的药代动力学。

**适应证**：联合顺铂一线治疗不可切除的恶性腹膜间皮瘤，有治疗胃癌的报道，但骨髓毒性明显。

**用法与用量**：本品仅可静脉滴注，与顺铂联合使用，推荐剂量为500mg/m²，第1天，滴注时间超过10min，21天为1周期，顺铂推荐剂量为75mg/m²，在本品滴注结束后30min开始，时间超过2小时。肌酐清除率<45ml/min的患者，不建议使用本品。接受Alimta治疗的患者应同时应用叶酸和维生素 $B_{12}$，可减少治疗相关的血液学毒性和胃肠道毒性。

**禁忌证**：有培美曲塞严重过敏史的患者禁用。

**不良反应**：主要不良反应为骨髓抑制，表现为粒细胞减少、血小板减少或贫血，此外还有发热、感染、口腔炎/咽炎、皮疹/脱皮。对怀孕妇女可影响胎儿。

## 六、阿糖胞苷（Ara-C）

**作用机制**：本品为主要作用于细胞S增殖期的嘧啶类抗代谢药物，通过抑制细胞DNA的合成，干扰细胞的增殖。阿糖胞苷进入人体后经激酶磷酸化后转为阿糖胞苷三磷酸及阿糖胞苷二磷酸，前者能强有力地抑制DNA聚合酶的合成，后者能抑制二磷酸胞苷转变为二磷酸脱氧胞苷，从而抑制细胞DNA聚合及合成。本品为细胞周期特异性药物，对处于S增殖期细胞的作用最为敏感，对抑制RNA及蛋白质合成的作用较弱。

**药代动力学**：可静脉、皮下、肌内或鞘内注射而吸收。静脉注射后能广泛分布于体液、组织及细胞内，静脉滴注后约有中等量的药物可透过血脑屏障，其浓度约为血浆中浓度的40%。本品在肝、肾等组织内代谢，在血及组织中很容易被胞嘧啶脱氨酶迅速脱氨而形成无活性的尿嘧啶阿拉伯糖苷。在脑脊液内，由于脱氨酶含量较低，故其脱氨作用较缓慢。静脉给药时，$T_{1/2}\alpha$ 为10～15分钟。$T_{1/2}\beta$ 2～2.5小时；鞘内给药时，$T_{1/2}$ 可延至11小时。在24小时内约10%以阿糖胞苷，70%～90%以尿嘧啶阿糖胞苷为主的无活性物质形式从肾脏排泄。

**适应证**：适用于急性白血病的诱导缓解期及维持巩固期。对急性非淋巴细胞性白血病效果较好，也用于慢性粒细胞白血病的急变期，恶性淋巴瘤。在消化道肿瘤中少有报道。

**用法与用量**：

1. 成人常用量：① 诱导缓解：静脉注射或滴注一次按体重2mg/kg（或1～3mg/kg），一日1次，连用10～14日，如无明显不良反应，剂量可增大至一次按体重4～6mg/kg；② 维持：完全缓解后改用维持治疗量，一次按体重1mg/kg，一日1～2次，皮下注射，连用7～10日。

2. 中剂量阿糖胞苷剂量为一次按体表面积0.5～1.0g/m² 的方案，一般需静脉滴注1～3小时，一日2次，以2～6日为一疗程；大剂量阿糖胞苷的剂量为按体表面积为1～3g/m² 的方案，静脉滴注及疗程同中剂量方案。小剂量阿糖胞苷剂量为一次按体表面积10mg/m²，皮下注射，一日2次，以14～21日为一疗程，如不缓解而患者情况允许，可2～3周重复一疗程。本方案主要用于治疗原始细胞增多或骨髓增生异常综合征患者，亦可治疗低增生性急性白血病、老年性急性淋巴细胞白血病等。

3. 鞘内注射阿糖胞苷为鞘内注射防治脑膜白血病的第二线药物，剂量为一次25～75mg，联用地塞米松5mg，用2ml 0.9%氯化钠注射液溶解，鞘内注射，每周1～2次，至脑脊液正常。如为预防性则每 4～8 周一次。

**不良反应**：造血系统：主要是骨髓抑制，白细胞及血小板减少，严重者可发生再生障碍性贫血或巨幼细胞性贫血；白血病、淋巴瘤患者治疗初期可发生高尿酸血症，严重者可发生尿酸性肾病；较少见的有口腔炎、食管炎、肝功能异常、发热反应及血栓性静脉炎。阿糖胞苷综合征多出现于用药后 6～12 小时，有骨痛或肌痛、咽痛、发热、全身不适、皮疹、眼睛发红等表现。

## 七、榄香烯乳（Elemente emulsion）

**作用机制**：榄香烯乳是从中药莪术中提取的有效成分，其主要生物学活性为降低肿瘤细胞的有丝分裂能力，诱发肿瘤细胞凋亡，抑制肿瘤细胞的生长。药理实验表明，腹腔注射榄香烯乳对肿瘤细胞的 DNA、RNA 及蛋白质合成有明显的抑制作用。该药还能直接作用于细胞膜，使肿瘤细胞破裂，可以改变和增强肿瘤细胞的免疫原性，诱发和促进机体对肿瘤细胞的免疫反应。本品不良反应较小，对正常细胞和周围白细胞影响较小。静脉注射 LD50 为 270.07±18.93mg/kg，口服 LD50 大于 5g/kg。常用量对小鼠无致畸致突变作用。

**药代动力学**：血浆中药物的动态变化属二室模型，药物自血浆消除较快，且呈线性动力学，在各组织中药物浓度降低速度较慢。静脉注射本品 15 分钟，药物在脑、心、肺、肾、脾、脂肪和肝中含量较多。腹腔注射后药物在脂肪组织含量最高口服吸收差，生物利用度仅为 18.8%。该药自尿、粪、胆汁中的排出量很小，从呼吸道排出及体内生物转化是其重要消除途径。榄香烯乳的平均血浆蛋白结合率为 97.7%。

**适应证**：对胃癌及癌性胸、腹水有一定疗效。本品与放化疗同步治疗，可增强疗效，用于介入、腔内化疗及癌性胸腹水的辅助治疗。

**用法与用量**：

（1）癌性胸腔积液：每次 300mg，加 2%普鲁卡因 10ml，抽尽胸腔积液后注入胸腔，变换体位，5～7 天内积液未减少，可重复给药，3 次 1 疗程；

（2）癌性腹水：每次 500ml，加普鲁卡因 10ml，生理盐水 1500ml，抽尽腹水后，注入腹腔，变换体位，每周 1～2 次，连用 2 周；

（3）肿瘤内注射：每次 25～50mg，每日或隔日 1 次，5～10 次为 1 疗程；

（4）静脉给药：每次 400～700ml，加生理盐水 50～150ml，静脉滴注（最好使用中心静脉），连用 10～15 次为 1 疗程；

（5）口服给药：榄香烯口服乳，每次 20ml，每天 3 次，于餐前空服，小口吞咽，以利药液接触患处，4～8 周为 1 疗程。

**不良反应**：部分患者用药后有静脉炎、发热、局部疼痛、过敏反应、轻度消化道反应。

**注意事项**：① 对血小板减少症，或进行性出血倾向者应慎用；② 部分患者初次用药后，可有轻微发热，多在 38℃以下，于给药之前 30 分钟口服强的松或解热镇痛药可预防或减轻发热；③ 腔内注射时可致疼痛，使用前应根据患者的具体情况使用局麻药，可减轻或缓解疼痛，使患者能够耐受。

**禁忌证**：高热患者、胸腹水合并感染的患者慎用。

## 八、甲基斑蝥素（Norcantharidin）

依尔康、利佳片

**作用机制**：对肝癌、食管鳞癌等细胞株的形态、增殖有破坏或抑制作用，可提高癌细胞呼吸控制率及溶酶体酶活性，干扰癌细胞分裂，抑制其 DNA 合成。对骨髓细胞无抑制作用，并能升高白细胞。

**药代动力学**：吸收后在肝、肾、胃、肠、癌组织中均有较高药物浓度。给药后 15 分钟在肝脏、癌组织达高峰浓度，6 小时后浓度显著下降，24 小时内大部分经肾脏排泄，体内蓄积甚少。

**适应证**：用于肝癌、食管癌、胃及贲门癌等，亦可作为术前用药或用于联合化疗，与其它化疗药物联用能提高疗效、减少不良反应。

**用法与用量**：口服：15～20mg，1 日 3 次，空腹服。静脉推注或静脉滴注：1 日 10～20mg，溶入适量葡萄糖注射液内缓慢推注，或加入葡萄糖注射液 250～500ml 中缓慢滴注。

**不良反应**：较少见，但口服剂量过大时可能出现恶心、呕吐、腹泻等症状，应减量或停药。

## 九、华蟾素

**作用机制**：直接杀伤肿瘤细胞 DNA，导致细胞坏死；对白细胞减少有预防作用，并增强体液免疫和细胞免疫功能；对乙肝病毒有抑制作用。

**适应证**：用于各种中晚期肿瘤，多与化疗药物联合应用。

**用法与用量**：肌肉注射，2～4ml/次，2 次/日。静脉滴注，10～20ml/次，用 5% 的葡萄糖注射液 500ml 稀释后缓慢静脉滴注。每日一次或隔日一次。用药 7 天，休息 1～2 天。4 周为一疗程或遵医嘱。

（陆宇晗　张小田　李　健）

## 参考文献


1. 贾博琦，鲁云兰. 现代临床使用药物手册. 第二版. 北京：北京医科大学出版社，2001
2. 张天泽，徐光炜. 肿瘤学. 天津：天津科技出版社，1996
3. 徐光炜（主译）. 临床肿瘤学. 沈阳：辽宁教育出版社，1999
4. 金懋林. 抗癌新药治疗胃癌进展. 抗癌药物与肿瘤化疗学治疗进展. 2001，55-64
5. Aranda E，Diaz-Rubio E，Cervantes A，et al. Randomized trial comparing monthly low-dose leucovorin and fluorouracil bolus with weekly high-dose 48－hour continuous-infusion fluorouracil for advanced colorectal cancer：ASpanish Cooperative Group for Gastrointestinal Tumor Therapy（TTD）study. Ann Oncol，1998，9：727-731
6. Ohashi M，Arai K Iwasaki Y，et al. Two cases fo advanced gastric cancer responding to TS－1：a novel oral formation of 5－fluorouracil. Gan To Kagaku Ryoho，2000，27（9）：1437-41
7. Shirasaka T，Tsukuda M，Inuyama Y，et al. New Oral anticancer drug，TS－1（s－1）－from bench to clinic. GanTo Kagaku Ryoho，2001，28（6）：855-64
8. Ignoffo RJ. Capecitabine：A new oral fluorpyrimidine. Cancer Pract，1998，6（5）：302-4
9. McCann J. Colon cancer：new drug options improve on 5－FU. J Natl Cancer Inst，1998，（13）：90
10. Tashiro T，Kawada Y，Sakurai Y，et al. Antitumor activity of a new platinum complex，oxalate（trans－1－1，2－diaminocyclohexane）platinum（Ⅱ）：new experimental data. Biomed Pharmacother，1989，43（4）：251-60
11. Andre T，de Gramont. An overview of adjuvant systemic chemotherapy for colon cancer. Clin Colorectal Cancer，2004，4 Suppl 1：S22-8
12. Jin ML，Chen Q，Cheng FQ，et al. Oxaplatin in combination with LV5FU2 in Chinese patients with advanced gastric cancer. Proc ASCO，2002，21：558
13. Yamashita Y，Ohira M，Sowa M，et al. Low-dose FP therapy for advanced and recurrent gastric cancer. Gan To Kagaku Ryoho，1999，26（11）：1548-53
14. Ikeda K，Terashima M，Kawamura H，et al. Pharmacokinetics of cisplatin in combined cisplatin and 5－fluorouracil therapy：A comparative study of three different schedules of cisplatin administration. Jpn J Clin Oncol，1998，8（3）：168-175
15. Ross PJ，Hill ME，Norman A，et al. ECF in gastric cancer. J Clin Oncol，2000，15；18（22）：

3874-5

16. Wiseman LR, Markham A, Irinotecan. A review of its pharmacological properties and clinical efficacy in the management of advanced colorectal cancer. Drugs, 1996, 52 (4): 606-23
17. Kohne CH, Thusspatience P, Catanc R, et al. A Phase Ⅱ trial of CPT-11 in patients with advance gastric cancinoma. Annals of Oncol, 1998, Suppl4 (9): 2190-2192
18. O'Reilly S, Rowinsky EK. The clinical status of irinotecan (CPT-11), a novel water soluble camptothecin analogue: 1996. Crit Rev Oncol Hematol, 1996, 24 (1): 47-70
19. Fisher. Irinotecan/5-FU/leucovorin, oxalipatin/5-FU/leucovorin, and oxalipatin/irinotecan are each effective in the treatment of 5-FU-resistant advanced colorectal cancer. Clin Colorectal Cancer, 2001, 1 (2): 85-6
20. Ychou M, Raoul JL, Desseigne F, et al. High-dose, single-agent irinotecan as first-line therapy in the treatment of metastatic colorectal cancer. Cancer Chemother Pharmacol, 2002, 50 (5): 383-91
21. Feng JF, Lu JW, Sun XF. Biweekly regimen of high dose of leucovorin, 5-flurouracil, and paclitaxel for patients with advanced gastric cancer. Ai Zheng, 2004, 23 (12): 1704-6
22. Ajani J. Clinical update on an international phase Ⅱ/Ⅲ docetaxal trial (TAX325). Proc Clinical Inrestigators update Meeting on Gastrointestinal Cancer. Sardinia-Italy, 2002
23. Shih C, Habeck LL, Mendelsohn LG, et al. Multipal folate enzyme inhibition: mechanism of a novel pyrrolopyrimidine-based antifolate LY231514 (MTA). Adv Enzyme Regul, 1998, 38: 135-52
24. Bennett R, Maskell N. Management of malignant pleural effusions. Curr Opin Pulm Med, 2005, 11 (4): 296-300
25. Reck M, Gatzemeier U. Pemetrexed-cisplatin combination in mesothelioma. Expert Rev Anticancer Ther, 2005, 5 (2): 231-7
26. Rosen LS. Clinical experience with angiogenesis signaling inhibitors: focus on vascular endothelial growth factor (VEGF) blockers. Cancer Control, 2002, 9 (2 Suppl): 36-44
27. Venook AP, Blanke CD, Niedzwiecki D, et al. Cancer and Leukemia Group B/Southwest Oncology Group trial 80405: a phase Ⅲ trial of chemotherapy and biologics for patients with untreated advanced colorectal adenocarcinoma. Clin Colorectal Cancer, 2005, 5 (4): 292-4
28. Giantonio BJ, Levy DE, O'dwyer PJ, et al. A phase Ⅱ study of high-dose bevacizumab in combination with irinotecan, 5-fluorouracil, leucovorin, as initial therapy for advanced colorectal cancer: results from the Eastern Cooperative Oncology Group study E2200. Ann Oncol, 2006, 17 (9): 1399-403
29. Cunningham D, Humblet Y, Siena S, et al. Cetuximab monotherapy and cetuximab plus irinotecan in irinotecan-refractory metastatic colorectal cancer. N Engl J Med, 2004, 22; 351 (4): 337-45
30. Hebbar M, Tournigand C, Lledo G, et al. Phase Ⅱ trial alternating FOLFOX-6 and FOLFIRI regimens in second-line therapy of patients with metastatic colorectal cancer (FIREFOX study). Cancer Invest, 2006, 24 (2): 154-9
31. Rougier P, Lepere C. Metastatic colorectal cancer: first- and second-line treatment in 2005. Semin Oncol, 2005, 32 (6 Suppl 8): 15-20
32. King RS. Gemcitabine. New first-line therapy for pancreatic cancer. Cancer Pract, 1996, 4 (6): 353-4
33. Kleespies A, Jauch KW, Bruns CJ. Tyrosine kinase inhibitors and gemcitabine: new treatment options in pancreatic cancer? Drug Resist Updat, 2006, 9 (1-2): 1-18

# 第四章　消化道恶性肿瘤靶向药物治疗

近年来消化道癌的化学治疗虽然有了迅速的发展，临床疗效和安全性也得到很大的提高，但生存期的延长不明显以及药物的不良反应大等问题仍未有突破，因此，寻求新的治疗策略成为近十年来的研究重点，随着分子生物学技术的提高以及从细胞增殖调控的分子水平对肿瘤发生发展、浸润与转移等机制的认识，开始了针对这些特定环节，以细胞受体、关键基因和调控分子为靶点的治疗方法，人们称之为“靶向治疗（targeted therapy)”。这些领域包括具有靶向性的表皮生长因子受体（EGFR）阻断剂，针对某些特定细胞标志物的单克隆抗体，针对细胞信号传导途径中某些关键分子的阻止剂，抗肿瘤血管生成等药物。分子靶向药物的研发和临床使用，使得建立在分子生物学基础上的靶向治疗，取得了实质性的进展，靶向药物以其独特的疗效、较低的毒性引起了医学界广泛的重视，也开辟了恶性肿瘤治疗的新纪元，成为肿瘤内科治疗的研究热点。

这类药物的特点是具有明确的靶向性和非细胞毒性，对肿瘤细胞起调节和稳定性作用，因此临床作用以及药物不良反应与细胞毒药物不同。Ⅰ期临床研究中多数无法达到剂量限制性毒性和最大耐受剂量。临床研究发现与常规治疗（化疗、放疗）合用或序贯应用有较好的效果。

其主要包括：针对血管内皮生长因子（VEGF）通道的靶向治疗；针对表皮生长因子受体（EGFR）通道的靶向治疗以及多靶点抗肿瘤靶向治疗等。其中 EGFR 和 VEGF 是目前最为主要的靶点，有多种药物均是针对此靶点，且在临床试验或临床应用中取得了很好的疗效（图 4－1）。

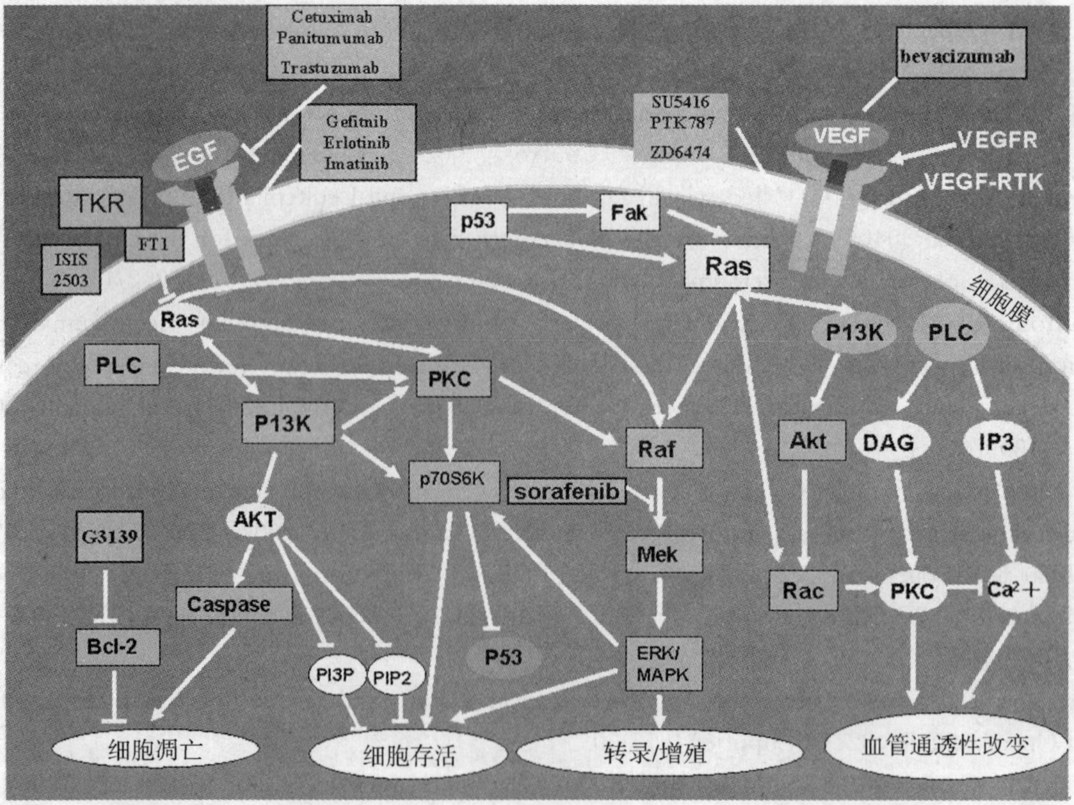


**图 4－1　各靶向药物作用途径**

## 一、针对血管内皮生长因子（VEGF）通道的靶向治疗

1. 抑制肿瘤血管形成的理论

血管形成是一个复杂的多步骤过程，在肿瘤的生长、侵袭和转移阶段均发挥重要作用。早在20世纪70年代初就有人提出把抑制肿瘤血管形成作为肿瘤治疗的一个途径，即Folkman的理论。该理论来源于“兔角膜移植试验”。Folkman等人把肿瘤组织种入兔角膜中，发现越靠近肿瘤组织的部位，产生的血管越多，呈指数级生长状态。而且当新生血管进入肿瘤组织，肿瘤组织也呈现出指数级的生长。证明血管生成是肿瘤发展所必需的。1971年，Folkman博士提出了关于肿瘤血管形成以及通过抗血管形成（anti-angiogenesis）抑制肿瘤生长的假设，包括以下几点：① 早期肿瘤生长可以不依赖于新生血管的发生，当肿瘤直径大于1～2 mm时，简单扩散方式已经不能保证其生长所需的氧及营养供应；② 肿瘤直径生长达到大于1～2 mm时，肿瘤细胞可以引起周围的血管内皮细胞开始增殖、迁移，在肿块内形成新的毛细血管，以促进肿瘤继续生长和转移；③ 肿瘤新生血管的发生来自肿瘤血管形成因子（tumor angiogenesis factor，TAF）的产生；④ 可以通过抑制肿瘤血管的形成来达到抑制肿瘤生长的目的。随着医学的不断发展，肿瘤血管靶向治疗逐步发展成当今肿瘤领域研究的重要方向之一。

2. VEGF和VEGFR的结构和功能

肿瘤新生血管形成（angiogenesis）的过程复杂，受多种因子的正负调控，其中血管内皮细胞生长因子（vascular endothelial growth factor，VEGF）处于核心地位，是目前已知活性最强的血管生成因子，它是由Ferrara等在1989年从牛垂体滤泡星状细胞培养基中分离纯化出的肝素结合性生长因子，通过与其特异性受体，即血管内皮生长因子受体（vascular endothelial growth factor receptor，VEGFR）结合而刺激新生血管的形成，并且增加血管通透性。

VEGF是个大家族，包括VEGF-A～E，属于血小板源性生长因子（PDGF）超家族，而通常所说的VEGF是指VEGF-A。VEGF又称血管通透性因子（vascular permeability factor，VPF），有相当于组胺50 000倍的促血管通透性增加的活性，有利于肿瘤转移、扩散。其他血管生成因子大都通过增强VEGF表达产生血管生成的作用。

人类的VEGF基因位于染色体6p21.3，全长约28kb，含8个外显子和7个内含子，编码蛋白为同源二聚体糖蛋白。基因转录后外显子经过剪接可产生不同的蛋白产物，构成9种不同的VEGF蛋白亚型。

VEGFR（VEGF receptor，VEGF受体）属于酪氨酸激酶（tyrosine kinase，TK）受体超家族，是一种膜镶嵌蛋白，它们选择性地分布于血管、淋巴管、干细胞及肿瘤细胞表面。目前已发现有5种：VEGFR-1（fms-like tyrosine kinase-1，Flt-1）、VEGFR-2（kinase domain insert containing receptor，KDR）、VEGFR-3（Flt-4）、神经纤毛蛋白-1（Neurogilin-1，NRP-1）和NRP-2。其中VEGFR-1、VEGFR-2、VEGFR-3为跨膜酪氨酸激酶受体（KDR），NRP-1和NRP-2为跨膜非酪氨酸激酶受体。其中VEGFR-1和VEGFR-2特异地在血管内皮细胞上有表达，与血管生成密切相关。VEGFR-1被激活后可以促进内皮细胞的增殖。VEGFR-2主要通过调节血管内皮细胞的通透性，促进细胞有丝分裂和趋化作用，促进新生血管的形成。

VEGFR的结构有如下特征：① 胞外区由7个免疫球蛋白（immunoglobulin，Ig）样区构成，其中第1～3个Ig样区和VEGF结合有关，而两个受体通过第4个Ig样区形成同源二聚体的活性形式，第5～7个Ig样区在VEGFR1中与激酶活性有关，在VEGFR2上与肝素协同作用有关；② 有单次跨膜区；③ 胞内区含有2个TK（酪氨酸激酶）结构域，其中N端是ATP结合部位，由ATP提供蛋白磷酸化所需的磷酸基团，C端是激酶自身磷酸化部位，也是底物结合区，而插入片段也含有自身磷酸化位点，辅助激酶对底物的辨别和结合；④ VEGFR的基因结构包括30个外显子，1到15号外显子编码胞外区，16号外显子编码跨膜区，胞内区由17到30号外显子编码。VEGFR的表达受VEGF的诱导。

3. VEGF的信号传导通路和效应

信号传导是指细胞外刺激引起细胞内一系列生物化学反应，导致细胞生理效应开始所需基因表达的

过程。VEGF 的功能发挥必须依赖 2 个单体构成同源或异源二聚体。VEGF 二聚体以两个头端（C 端）和 Flt-1 二聚体相结合，以两个尾端（N 端）和 KDR 二聚体相结合。结合后受体构象发生变化，引起受体二聚化，使受体膜内段发生磷酸化，进而产生不同的信号传导通路，从而产生不同的生物效应。目前至少已知有以下几条信号传导通路：① Ras 介导的有丝分裂原活化蛋白激酶（MAPK）途径；② 磷脂酰肌醇-3 激酶（PI3K）介导的丝氨酸/苏氨酸激酶（Akt）途径；③ FAK-栓蛋白途径；④ 磷脂酰肌醇特异性磷脂酶 C（PI-PLC）途径。如图 4-2，3 所示。

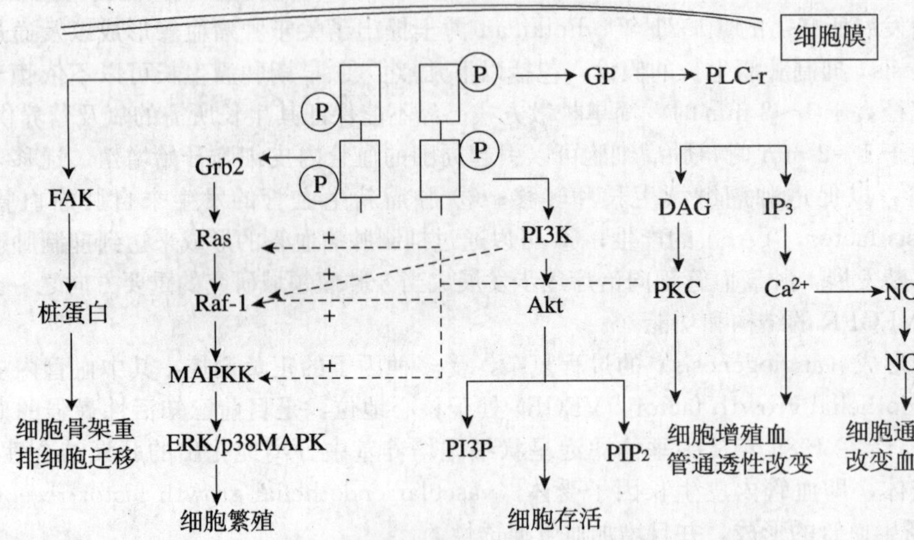


**图 4-2　VEGF 受体的信号传导通路及生物效应**

Akt，Ras，Raf-1，p38：癌基因表达产物；DAG：甘油二酯；ERK：胞外信号调节蛋白激酶；FAK：粘着斑激酶；GP：GTP 酶活性蛋白；Grb2：生长因子受体结合蛋白 2；IP3：1，4，5-三磷酸肌醇；MAPK：促有丝分裂原活化蛋白激酶；MAPKK：促有丝分裂原活化蛋白激酶激酶；NOS：一氧化氮合酶；PI3K：磷脂酰肌醇-3-激酶；PI3P：磷脂酰肌醇-3-磷酸；PIP2：磷脂酰肌醇-3，4-二磷酸；PKC：蛋白激酶 C；PLC-γ：磷脂酶 C-γ

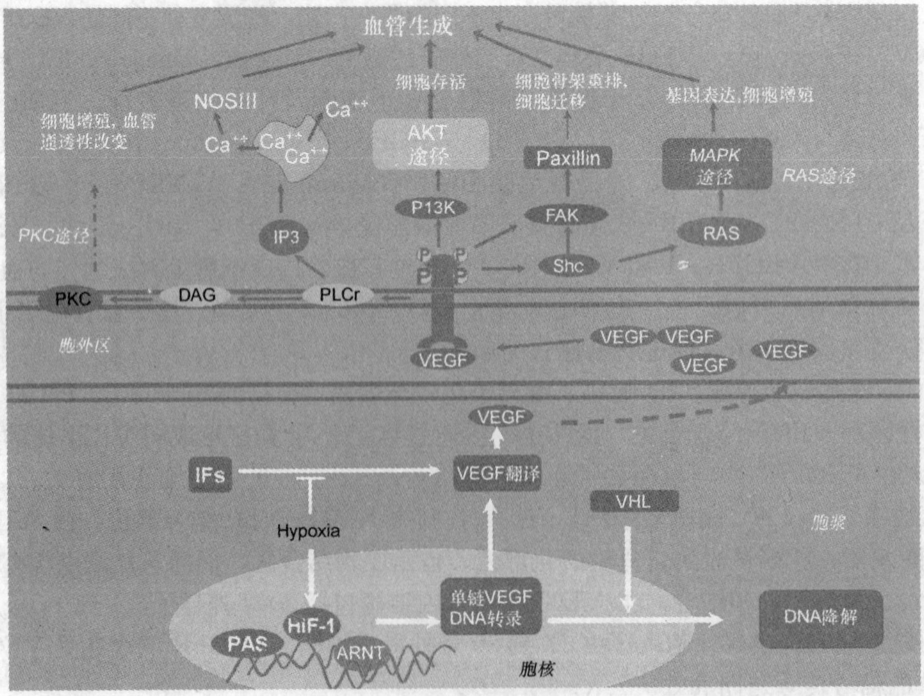


**图 4-3　VEGF 受体的信号传导通路及生物效应**

经过这些信号传导通路，VEGF 得以发挥它的生物学效应：① 导致内皮细胞基底膜的降解，促进内皮细胞的增殖，迁移和血管构建的作用，并且导致 MMP，uPA，PAI－1 等蛋白的分泌；② VEGF 能增加血管通透性，是已知最强的血管渗透剂；③ VEGF 通过增加内皮细胞内囊泡的功能发挥渗透作用，形成一个有利于大分子渗透的通道，这对于血管形成前的肿瘤营养以及血管发生极其重要。

4. VEGF（血管内皮生长因子）抑制剂

如前所述，VEGF 作为在肿瘤血管新生过程中起调控作用的细胞因子，通过与内皮细胞表面的受体结合，刺激内皮细胞分裂和迁徙促进血管新生。约 50%大肠癌表达并分泌 VEGF，而在正常的肠粘膜和腺瘤中低表达或不表达。因此，阻断 VEGF 可以抑制血管新生，是治疗大肠癌的有效靶点。靶向 VEGF 的抗肿瘤治疗，除了能避免细胞毒药物的非特异性毒性之外，还不需要进入肿瘤细胞内，减少了获得性耐药的机会。

(1) 贝伐单抗（bevacizumab，Avastin）：是一种重组人源化、人鼠嵌合抗血管内皮生长因子(VEGF) 的单克隆抗体，含有 93%人 IgG 骨架及 7%鼠源结合区域，人源化有利于延长半衰期及减少免疫原性。该药的作用机制是贝伐单抗与 VEGF 结合，通过阻断 VEGF 与血管内皮细胞受体（Flt－1 和 KDR）结合，抑制其酪氨酸激酶信号通路激活，从而可以抑制内皮细胞增生和新生血管形成，延缓肿瘤的生长和转移。在与化疗药物联合使用时，还可以使血管的通透性增加，促进药物向肿瘤内渗透，达到增敏的效果。经过Ⅰ～Ⅲ期临床试验，2004 年 2 月美国 FDA 批准 Avastin 5mg/kg 与 IFL（Irinotecan＋5－FU＋Leucovorin）为基础的化疗方案一线治疗转移性结直肠癌患者。2005 年发表的 E3200 研究也表明 FOLFOX4 方案加贝伐单抗 5mg/kg 可以提高有效率、中位生存率和无进展生存率，NCCN 治疗指南推荐贝伐单抗作为转移性结直肠癌标准一线治疗。

贝伐单抗治疗引起的不良反应，常见的主要反应是 15%～25%的患者有不同程度的高血压，3%～5%出现蛋白尿，个别会出现严重的出血、穿孔和静脉血栓，虽然发生率很低（2%左右），但后果很严重，所以在手术前后应用时应有一定的间隔时间。

贝伐单抗的配制及给药应注意的事项

1. 储存要求：2～8℃储存，不可冷冻，不可震荡，避免阳光直射。

2. 患者要求：中心静脉置管和首次贝伐单抗治疗开始时间间隔不得少于 2 天。术后建议患者 28 天或切口完全愈合后开始使用贝伐单抗。

3. 配制注意事项：尽量现用现配；配制好的药物必须在 8 小时内完成给药；溶于 0.9%生理盐水中，配制后的总容量为 100ml；不能与葡萄糖或葡萄糖溶液混合滴注；配制过程严格执行无菌原则。

4. 给药注意事项：首次使用输注时间应大于 90min，如果患者耐受性好，则根据耐受情况在以后使用时逐渐调整为 60min 甚至 30min。输液顺序：如果同天需要使用其它化疗药物，应在贝伐单抗之后输注。

5. 观察药物不良反应

(1) 输注过程严密监测患者生命体征及询问患者有无不适，如出现发热、寒战、皮疹等过敏反应，可减慢滴速或停药，及时给予对症处理。

(2) 用药前及用药期间注意观察皮肤和伤口的愈合情况，观察患者有无腹痛、便秘等问题，如出现胃肠道穿孔或伤口裂开，应立即停药。

(3) 用药前评估患者的凝血功能，用药期间及时发现胃肠道出血或阴道出血症状，同时注意观察有无新发血栓症状如下肢皮温、色泽改变，腹部新发疼痛、呼吸困难、气促、视力改变，头晕、头痛等。

(4) 贝伐单抗可加重高血压程度，甚至发生高血压危象。用药前、给药中及用药期间连续监测患者的血压变化，如血压升高可遵医嘱给予降压药物治疗，如发生高血压危象，需及时处理，并停用该药。

(5) 可出现蛋白尿、肾病综合征。用药前评估患者的肾功能，用药期间监测尿蛋白，如尿蛋白 2＋及以上，则进行 24 小时尿蛋白定量检查，尿蛋白＞2g/24hr 应停止用药。

(2) 抗 VEGFR 的小分子酪氨酸激酶抑制剂（TKIs）

目前已有数种血管生成途径受体的TKIs在进行临床试验。U5416（semaxinib）是一种小分子化合物，作用于VEGFR的酪氨酸激酶系统，为VEGFR-2的小分子酪氨酸激酶的ATP竞争性抑制剂。在体外模型中可观察到抑制内皮细胞增殖，在体内模型中证实可抑制结直肠细胞系的肿瘤生长，因此能抑制肿瘤转移、微血管形成和细胞增殖。SU5416联合标准IFL方案治疗转移性结直肠癌的一项Ⅰ期研究，纳入患者11例，确认的PR达27%，未确认PR达18%，SD为36%。在JCO公布的另外一项Ⅰ期临床试验中，研究了SU5416合并伊立替康方案治疗既往治疗失败的二线晚期结直肠癌的疗效和毒性反应。可评价疗效的9例患者中，2例PR，3例SD，4例PD。纳入研究的10例患者中，Ⅲ度头痛和Ⅲ度呕吐各发生一例，Ⅰ/Ⅱ度的毒性反应主要包括腹泻、腹部痉挛痛、贫血和恶心。无Ⅳ度不良反应发生。

另外一种新型的抗VEGFR的小分子酪氨酸激酶抑制剂是vatalanib（PTK787/ZK 222584，PTK/ZK）。Koehne等在2006年ASCO年会报道了伊立替康治疗失败转移性结直肠癌患者PTK/ZK联合FOLFOX4方案二线治疗的CONFIRM 2试验，结果发现联合vatalanib的方案与传统FOLFOX4方案相比，有效率和总生存期无明显差异，而且vatalanib+FOLFOX4组高血压、腹泻、呕吐、疲乏和血栓形成等不良反应发生率均高于FOLFOX4组。

## 二、针对表皮生长因子受体（EGFR）通道的靶向治疗

信号转导（signal transduction）对细胞的生长，分化及各种细胞功能的协调都是必须的。目前已克隆了几百种编码各种受体、蛋白激酶、磷酸酶及其他调节蛋白的基因。EGFR过度表达常预示肿瘤转移快、对化疗药物抗拒、预后差、生存短等。从理论上说，影响信号转导通路的任一环节都有可能开发出新抗肿瘤药。如小分子化合物可进入细胞内，直接作用于EGFR的胞内区，干扰三磷酸腺苷（ATP）结合，抑制酪氨酸激酶的磷酸化；而单克隆抗体主要作用于胞外区，通过竞争性抑制配体与EGFR的结合，使受体失去活性，从而影响细胞的生长；或同时对多个酪氨酸激酶进行多靶点抑制。目前认为酪氨酸激酶抑制剂的作用机制可能通过以下途径实现：抑制肿瘤细胞的损伤修复，使细胞分裂阻滞在G1期，诱导和维持细胞凋亡，抗新生血管形成等。EGFR酪氨酸激酶抑制剂（TKIs）不仅抑制由EGF诱导的肿瘤细胞增殖，还可通过下调肿瘤细胞的血管生成因子以及抑制EGFR对肿瘤血管内皮细胞的信号传导，从而也可能具有抗血管生成作用，EGFR和VEGFR两种信号传导通路的“交叉对话”（cross-talk）为临床同时抑制这两种传导通路提供了合理的依据。临床试验结果显示，多靶点抑制剂在治疗方面优于单靶点抑制剂，多靶点联合阻断信号传导是肿瘤治疗和药物开发的发展方向。

1. EGF和EGFR的结构和功能

表皮生长因子（EGF）是一大类相关生长因子家族的前体。这个家族包括转化生长因子（t ransforming growth factor，TGF）、双向调节因子、肝素结合的EGF和B2动物纤维素。TGF被认为是正常细胞和恶性肿瘤细胞增殖的关键调节因子。TGF与细胞膜上的特异性受体EGFR结合，导致EGFR酪氨酸激酶的催化活性被激活，细胞质和细胞核的信号传导通路打开，细胞从而开始分裂增殖。

人类EGFR（human epidermal growth factor receptor，HER）家族由4个成员组成，包括HER1（EGFR/erbB1）、HER2（Neu/erbB2）、HER3（erbB3）和HER4（erbB4）。这些受体均属于Ⅰ型酪氨酸激酶受体基因家族。

表皮生长因子受体（epidermal growth factor receptor，EGFR）是一种重要的跨膜受体，属于HER/ErbB家族的四个成员之一，系广泛分布于人体各组织细胞膜上的多功能糖蛋白，具有酪氨酸激酶活性。

EGFR是一个分子量为170kD浆膜糖蛋白，包括一个细胞外结合区域，一个跨膜亲脂性区域和一个具酪氨酸激酶（tk）活性的细胞内区域。人EGFR基因位于第7号染色体p13～q22区，全长200 kb，由28个外显子组成，编码1 186个氨基酸。

EGFR及其配体是细胞信号传导系统的一部分。研究表明，EGFR基因拷贝数增加或者过度表达，

均能促进正常细胞的转化和恶性肿瘤的转移。

2. EGFR 的活化和信号传导通路

(1) 配体的激活

ErbB 受体的活化，一般需要配体的激活。ErbB 受体家族中，除了 HER2 外，其他成员都有其相应配体，各种各样的配体是由对应的跨膜蛋白前体经过蛋白水解而来的，都有一个 EGF 样结构域。与 EGFR 特异性结合的配体包括表皮生长因子（EGF）、转化生长因子 α（TGFα）、双向调节蛋白（AR）、β-细胞素（BTC）、肝素结合 EGF 样生长因子（HB-EGF）、表皮调节素（EPR）等。其中 BTC、HBEGF、EPR 既能与 EGFR 结合，又能与 HER4 结合；神经调节素（NRG）配体家族中，NRG1 和 NRG2 均能结合 HER3 和 HER4，NRG3 和 NRG4 仅能与 HER4 结合。

(2) 受体二聚化

配体诱导的二聚化作用，是刺激细胞生长的一种普遍机制，即信号通过细胞膜来进行传递。配体与受体结合后，引起受体的二聚化作用，形成同型或异型二聚体。二聚化的受体发生交联磷酸化，即一个受体使另外一个受体上特定酪氨酸残基磷酸化，激活胞内区的 TK 亚区，从而激发下一级信号传导。

(3) EGFR 的胞内信号传导途径

近膜信号的产生：TK 亚区随着二聚体的形成及 C-末端酪氨酸的磷酸化而被激活是信号传导的第一步。信号从细胞质传导到细胞核内是第二步，近膜信号经过细胞质中各种衔接蛋白、酶等的级联反应到达核内，最主要的信号通路包括 MAPK 通路、PI3K 通路、c-Src 通路，如图 4-4 所示。

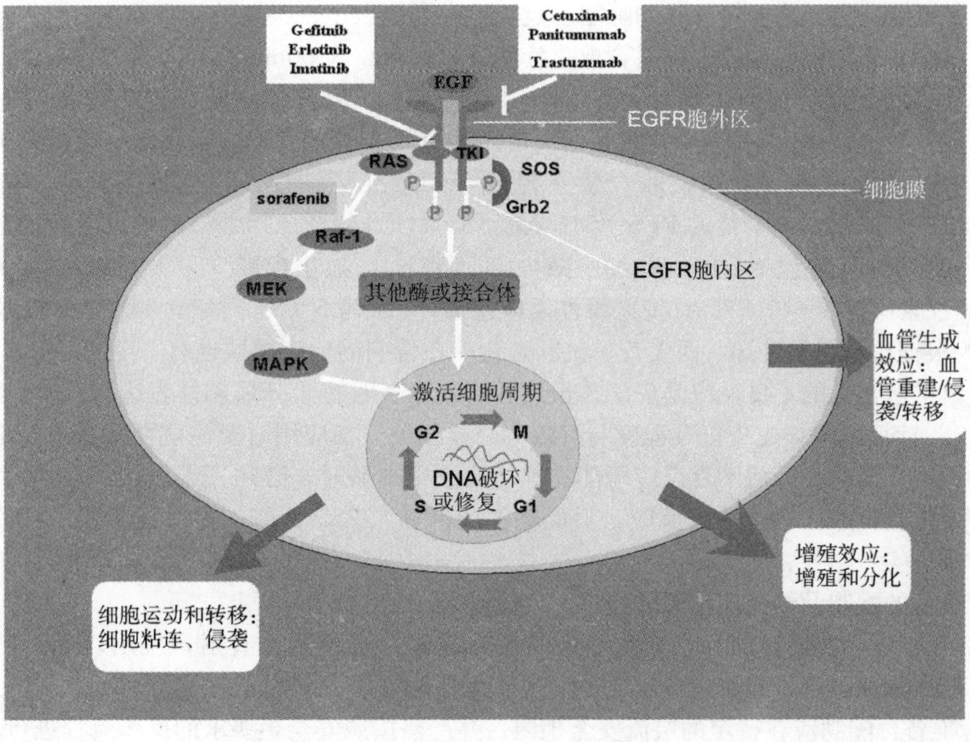


图 4-4 EGFR 的信号传导通路

综上所述，EGFR 通过其自然配体的刺激，与配体结合后发生聚合。二聚体形式改变了蛋白质构象，导致酪氨酸激酶活化和受体自身磷酸化，后者通过 JAK-STAT 和 PI3K-Akt 等转导途径将信号传递到核内，从而促进细胞增殖，血管生成，转移和抑制细胞凋亡 EGFR 启动信号转录途径，并且促进了细胞的分化、迁移和血管生成，从而抑制凋亡。因此，通过新的药物阻断 EGFR 的激活，是治疗肿瘤的一种新方法。

3. EGFR 在不同肿瘤中的表达

大量研究报道表明：在很多肿瘤中都存在着 EGFR 表达或过度表达和（或）基因的扩增，这些疾病包括：结直肠癌、头颈部鳞癌、乳腺癌、卵巢癌、宫颈癌、食管癌、胰腺癌、膀胱癌、前列腺癌、非小细胞肺癌。25%～77%的结直肠癌表达 EGFR，其过表达与预后差和肿瘤的浸润、转移相关。

4. 抗 EGFR 的单克隆抗体

(1) 西妥昔单抗（cetuximab，C225，爱必妥）

西妥昔单抗（cetuximab）是重组人鼠嵌合的 IgG1 单克隆抗体，对 EGFR 有高度亲和力。通过与 EGFR 胞外区特异性结合，抑制与受体相关的激酶的磷酸化，从而抑制细胞周期进程、诱导肿瘤细胞凋亡、减少基质金属蛋白酶和血管内皮生长因子的产生，抑制肿瘤浸润和转移。C225 与传统化疗方案结合，可以增强传统化疗的疗效，改变肿瘤的敏感性，并且有逆转耐药的作用。

第一个关于 C225 的试验是由 Saltz 等实施并报道的，该试验是用 C225 单药治疗结直肠癌的多中心、开放、单组试验，入选对象为 EGFR 阳性的转移性结直肠癌，并且已经接受过包含伊立替康方案的一线治疗失败者，试验结果是单药西妥昔单抗治疗 57 例难治性 ACRC 患者，其有效率 11%，疾病控制率达 46%。随后的Ⅲ期临床试验表明，伊立替康耐药的转移性结直肠癌患者接受西妥昔单抗联合伊立替康仍可获益。根据以上临床试验的结果，2004 年 2 月美国 FDA 批准西妥昔单抗单用或联合 CPT211 作为二线方案治疗晚期大肠癌患者。西妥昔单抗在一线治疗中的作用正在研究之中。目前，还有多项Ⅱ期临床试验，初步结果显示西妥昔单抗无论联合以伊立替康还是联合以草酸铂为基础的化疗方案一线治疗晚期大肠癌均有较高的有效率。对于结直肠癌肝转移患者，可使部分不能手术的晚期结直肠癌转变成可手术者，为提高肝转移灶切除率、延长生存期提供了一条新的途径。

在一项临床研究中，西妥昔单抗联合放化疗［紫杉醇剂量为 50mg/（$m^2$·w）、顺铂每周 AUC=2、持续治疗 6 周，同时进行放疗、剂量为 50.4Gy］治疗了 23 例食管癌或者胃癌患者，临床有效率为 63%。以西妥昔单抗联合 FOLFIRI 方案为一线治疗 EGFR 阳性的胃癌或胃食管交接处肿瘤的研究正在进行中。25 例患者接受西妥昔单抗联合伊立替康 5-FU/LV 治疗，初步结果显示，有效率为 58%（95% CI：36%～80%），3 个月的 PFS 为 81.8%（95%CI：59%～104%），中位至疾病进展时间尚没有得到。3/4 级毒性反应包括：中性粒细胞减少 11（50%）；血小板减少为 1（4.5%）；转氨酶升高 2（9%）；高胆红素血症 1（4，5%）。皮肤毒性反应包括：1 级为 5（22.7%）；2 级为 10（45%）；3 级为 1（4.5%）。根据初步结果可知，西妥昔单抗联合化疗在胃癌的治疗领域也有一定的趋势。

西妥昔单抗最常见的不良反应是皮疹。虽然肿瘤细胞表面的 EGFR 阳性表达与 C225 临床有效率无关，但 C225 治疗后痤疮样皮疹以及程度与有效率明显相关。在应用时要注意西妥昔单抗的另一个不良反应——过敏性，加化疗药后不良反应可能加重。故应用本品时，必须先予以抗组胺药，以预防过敏，必要时准备好抢救药品，以防输液反应，只能输注或静脉泵入。目前，多项Ⅲ期临床试验正在进行之中，结果尚未证实。

西妥昔单抗的配制及给药应注意的事项

1. 药品应避光，2～8℃储存，禁止冷冻和用力震荡，避免阳光直射，现用现配。熟悉药品规格（50ml/瓶，100mg/瓶）。配制前检查包装是否完整及有效期。

2. 环境准备：配制应在特定的层流安全柜内，并严格按照安全柜要求的操作流程进行。

3. 用物准备：治疗巾、无菌手套、酒精纱布、50ml 或大于 50ml 的注射器、无菌真空输液袋、输液器/泵管、随药配送的过滤孔径≤0.22μm 的同轴过滤器、输液泵。

4. 配制过程：洗手、戴口罩、铺治疗巾；用酒精纱布擦拭无菌真空输液袋；戴无菌手套；用 50ml 或大于 50ml 的注射器自瓶内抽取所需药液，注入无菌真空输液袋内；连接输液器和同轴过滤器及无菌真空输液袋，排气使药液充满管路，检查管路有无漏液。配制过程应注意：认真核对医嘱，剂量抽取要精确；不可再用溶剂稀释；操作严格执行无菌原则；不应直接用原玻璃瓶滴注，尽量不用排气管，抽取药液时不要注入空气；务必连接配套同轴过滤器。

5. 给药注意事项

（1）初次用药可使用地塞米松5～10mg预防超敏反应。以后每次给药前使用抗组胺药物预防可能发生的过敏反应。

（2）初次使用，要求给药时间为不少于120分钟，随后每周给药时间不少于60分钟。在临床中初次给药滴速可从30ml/hr开始，观察患者无不良反应后逐渐增加滴速，最大滴注速率不得超过5ml/min。

（3）在输注前、中及输注结束1小时后内监测生命体征，并密切观察患者有无不良反应。如出现轻中度反应包括发热、寒战、恶心及皮疹等症状，可减慢滴速，给予抗敏治疗。严重的超敏反应多发生于初次滴注过程中或滴注后1小时内，症状包括急性气道阻塞（如支气管痉挛、喘鸣、嘶哑、说话困难）、风疹、低血压等，应立即停药，并进行紧急处理。

（4）输注完毕用20ml生理盐水冲洗管路。

（5）在西妥昔单抗滴注前1小时及滴注后1小时，不应输注其它药物。如同天需要输注其它化疗药物，应于西妥昔单抗滴注结束1小时后输注，并更换输液器。

6. 药物不良反应的观察及护理

（1）皮肤反应

西妥昔单抗引起的皮肤反应较为常见，发生率约为80%。主要症状为痤疮样皮疹、干燥病、指甲异常。皮疹一般情况较轻，约有5%～18%的患者程度可达到3度。痤疮样皮疹多出现在富含皮脂腺的部位如面部、颈部、头部、躯干上方等，有时也会在后背下方、腹部、臀部、手臂甚至腿部出现。用药数天即可出现干燥病，症状表现为皮肤干燥、发痒、脱皮、裂纹等，在肢体及出现皮疹的部位较明显；患者年龄大、既往使用细胞毒药物或曾患过敏性湿疹等均可能增加干燥病发生的危险；而根据患者的不同情况，还可能出现阴道粘膜干燥、口腔鼻腔粘膜溃疡等。指甲异常主要表现为甲沟炎，通常出现在开始用药4～8周后，其发生率约为10%～15%。

护理中连续评估皮肤情况，对于轻度皮疹，指导患者不要抓挠及用力擦洗皮肤，穿舒适柔软的衣物，保持皮肤清洁，尽量减少对皮肤的刺激等。可以局部使用一些抗生素如氯洁霉素，尽量避免使用激素类药物；如果发生3度皮疹，则应考虑延缓应用西妥昔单抗，并局部或全身使用抗生素；发生4度皮疹时，应立即停止用药。出现干燥病的患者护理中应注意保持病室一定温湿度，建议患者使用温水避免过冷过热刺激，局部或全身涂抹温和的润肤乳，避免阳光直射，避免接触劣质的洗涤剂，避免接触含酒精的溶液等。开始用药后，指导患者尽量减少对手指及脚趾的摩擦，可以选择较宽松舒适的鞋袜。出现甲沟炎后，可以局部使用洗必泰或激素类药物；甲沟炎发生细菌感染后遵医嘱局部或口服抗生素治疗。

（2）超敏反应

由于西妥昔单抗是人/鼠嵌合性单抗，尽管其鼠源性通过抗体稳定区的人源化已经大大降低，但是还是存在可变区的异源性问题，因此应用时有可能产生相应抗体导致过敏反应的发生。西妥昔单抗引起超敏反应发生率为5%，具体表现在输注过程中患者出现发热、寒颤、流感样症状等，出现症状后可以给予对症处理并减慢输注速度。严重的超敏反应多发生于初次滴注过程中或滴注后1小时内，症状包括急性气道阻塞（如支气管痉挛、喘鸣、嘶哑、说话困难）、风疹、低血压等，应立即停药，并进行紧急处理。

护理中应提前评估患者的过敏史，是否初次使用该药，给药前遵医嘱使用抗组胺药物和/或皮质类固醇激素预防超敏反应。如初次使用，输注速度可从30ml/hr开始，观察患者无不适后逐渐增加滴速。输液过程中严密监测生命体征，并询问患者有无不适，备好急救物品。如出现严重超敏反应，应立即停止输液，更换输液器，遵医嘱给予相应治疗。

（3）眼部并发症

目前报道发生眼部并发症的例数较少，其发病机制还不确定，主要症状有眼睛不适、眼睑刺痛、畏光、异物感、结膜充血等典型鳞屑性睑缘炎等，通常给予免疫疗法及局部应用抗生素治疗。指导患者避免阳光直射，可戴墨镜，嘱患者注意眼部卫生，勿与他人共用毛巾等。

(4) 其它并发症及不良反应

有报道，低镁血症、低钙血症的发生率大于5%；低镁血症的临床症状不典型，有易激惹、皮肤感觉异常、严重乏力等，这些症状也可能与肿瘤本身或既往应用细胞毒药物有关，所以建议出现上述症状及时检测血清镁的水平。发生低镁血症后，及时通过口服或静脉补充镁及钙剂治疗。其它可能的不良反应有间质性肺病、败血症、头痛、失眠、乏力、恶心、呕吐、腹泻等。

(2) 其它抗 EGFR 的单克隆抗体

其它在临床中应用的抗 EGFR 单抗与西妥昔单抗具有相同的作用机制。

1) EMD72000 是靶向 EGFR 的人源化 IgG 单克隆抗体，具有高度的亲合性和更长的半衰期，因此在临床应用中使用 2 周或 3 周一次的给药方式。临床抗肿瘤研究主要用于结直肠癌和肾癌。Ⅰ期临床试验显示，EMD72000 最大耐受剂量为每周 1600mg，11 例既往化疗失败的患者中，RR23%，SD27%，主要不良反应为1～2度皮疹。

2) 另一个人源化的 IgG2 单抗为 ABX-EGF (Panitumumab)，它与 EGFR 具有高度亲和性，可同时阻断 EGF 和 TGF-α 与之结合，且半衰期更长。2006 年 ASCO 会议上，peeters 等报道了一项Ⅲ期临床研究的结果。既往化疗（包括 5-FU、草酸铂和伊立替康）失败的晚期大肠癌患者接受 panitumumab 治疗。结果显示中位无进展生存期明显优于支持治疗组。panitumumab 的主要不良反应包括皮疹、乏力、腹痛、恶心和腹泻。因此，美国 FDA 于 2006 年 9 月批准 panitumumab 上市治疗既往化疗（包括 5-FU、草酸铂和伊立替康）失败的晚期大肠癌患者。

Panitumumab 联合化疗一线治疗晚期大肠癌，初步结果显示有效。需要进一步Ⅲ期临床研究证实。

3) 曲妥珠单抗（trastuzumab，Herceptin，赫赛汀）

neu 基因为表皮生长因子受体（EGFR）家族成员之一，与其对应的人类基因，由于克隆来源不同分别称为 HER2，CerbB-2 和 erbB 相关基因，它是一种原癌基因，位于人染色体 17q21，编码 185kD 的跨膜糖蛋白，当其扩增时能使 EGFR 过度表达，其具酪氨酸激酶活性，配体与 HER2 受体结合后，使 HER2 受体自身磷酸化并激活其酪氨酸激酶活性，最终促进细胞增殖。HER2 基因过度表达可导致细胞过度增殖和表型恶性转化。HER2/neu 基因的扩增和过表达存在于多种肿瘤组织，包括乳腺癌、卵巢癌、结肠癌、肺癌、胃癌、前列腺癌、宫颈癌。

赫赛汀（曲妥珠单抗）是由鼠单抗 4D5 衍生的重组人抗 HER2 单抗。6 个鼠单抗 4D5 的互补决定区（CDRs）（鼠单抗 4D5 的高度可变抗原结合部分）被植入到特异性反应没有丢失的完整人免疫球蛋白骨架上。这样，人源性单抗保留了鼠单抗的高亲和性 HER2 抗原决定簇识别区。它是一个 95%来自人和 5%来自鼠的 lgG1 抗体，分子量大约为 145kD。Herceptin 直接作用于其胞外域，因而是一种理想的靶向治疗药物。体内外实验均证明：抗 HER2/neu 单克隆抗体 4D5 能抑制过表达 HER2/neu 的乳腺癌细胞生长。1998 年美国 FDA 批准其用于临床治疗有 HER2/neu 基因扩增和过表达的乳腺癌患者，已证实 Herceptin 是一种安全、有效的药物。

目前细胞培养和动物模型的研究认为，抗 HER2/neu 单克隆抗体的作用主要分为以下两类：① 抑制有丝分裂、细胞周期、侵袭和转移、血管形成及 DNA 修复；② 增强乳腺癌细胞对化疗的敏感性，在某些细胞类型中诱导凋亡。另外还可抗肿瘤侵袭；可介导抗体依赖细胞介导的细胞毒作用，引起体内免疫细胞攻击杀伤肿瘤细胞；可能还可以通过下调血管内皮生长因子和其它血管生成因子而参与抗血管生成。

1998 年，FDA 批准 Herceptin 用以治疗转移乳腺癌（癌症蔓延到身体其他部位）。目前，已拓展到将其用于治疗有淋巴结乳腺转移并且已经通过手术切除的妇女。但 Herceptin 只可以用于 HER2 阳性的乳腺癌患者。

Pinto-de-Sousa J 等研究发现，大约有 15%的胃癌患者过度表达 HER2；而原发于贲门部位的胃癌最常见 HER2 过度表达，占 23. 8%，其次为胃底部和胃窦部肿瘤；HER2 的过度表达和肿瘤侵犯血管有密切关系，并且是预后相关因素。在 EGFR 和 HER2 表达水平均高的可手术切除的胃癌患者，生存期均较短，预后较差。采用曲妥珠单抗封闭 HER2 信号通路可能是一个有效治疗胃癌的途径。体外研究证明同时应用靶向治疗和细胞毒性化疗药物能够增强后者的细胞毒性。

任辉等对胃癌细胞株（SGC－7901）进行体外研究发现，对照组、抗 CD3 单抗联合效应细胞、Herceptin＋效应细胞组及 HER2＋CD3 双特异性抗体组与效应细胞（外周血淋巴细胞）组的生长抑制率分别为 0、（24.3±1.2）%、（56.2±2.6）%、（91.3±4.1）%，肿瘤体积分别为（0.86±0.02）$cm^3$、（0.52±0.04）$cm^3$、（0.20±0.06）$cm^3$、（0.11±0.02）$cm^3$。提示 HER2/neu 是胃癌免疫治疗的有效靶点。

Park，Dong 等对 182 例胃癌根治术后患者的标本进行了 HER2 蛋白及基因扩增的检测，15.9%患者（21 例）HER2 表达，继续观察其生存期明显下降（992 vs 3243 天），5 年生存率亦明显下降（21.4% vs 63%）。HER2 表达与年龄，TNM 分期等一起均是胃癌相对独立的危险因素。

Park，Dong Il 等对 137 例结肠癌根治术后患者的标本进行了 HER2 蛋白及基因扩增的检测，47.4%患者（65 例）HER2 表达，其复发率明显升高（39.3% vs 14.6%，$P$=0.013），5 年生存率亦明显下降（55.1% vs 78.3%）。HER2 表达同年龄，TNM 分期均是胃癌相对独立的危险因素。

Christine Rebischung 等报道，一例 HER2 高表达的晚期胃腺癌患者，应用 Herceptin＋Oxaliplatin 治疗后达完全缓解，生存期达 4 年，应用免疫治疗对转移灶的控制时间达 2 年。

Safran H 等报道胰腺癌的 HER2 过表达率达 21%。Safran H 随后进行了 Herceptin 联合吉西它滨与单药吉西它滨治疗 HER－2 过表达的转移性胰腺癌的临床研究，两组的有效率相似，而从 7 个月的中位生存期分析，联合治疗组可使部分患者受益。

目前尚在进行中的临床试验如下：

ML17600 试验：一项针对 5－FU 或铂类为基础化疗失败的晚期胃癌（Her－2＋＋或＋＋＋）患者单组，开放，非随机国际多中心Ⅱ期临床试验，应用 Herceptin 单药治疗，主要了解 Herceptin 的有效率及安全性。

TOGA study：一项针对晚期胃癌（Her－2 阳性）的随机、开放、国际多中心Ⅲ期临床试验，主要分为 Herceptin 联合氟尿嘧啶＋顺铂治疗组与单纯氟尿嘧啶＋顺铂对照组，主要观察终点为生存期。

ML17743 试验：一项针对 HER－2（＋）晚期胰腺癌患者的单组，开放，非随机国际多中心Ⅱ期临床试验，主要研究希罗达联合 Herceptin 的有效率及安全性。主要观察终点为 3 个月后的无进展生存率。

目前Ⅲ期临床试验正在进行之中，我们拭目以待。

（3）EGFR 的小分子酪氨酸激酶抑制剂（TKIs）

1）吉非替尼（Gefitnib，ZD1839，Iressa，易瑞沙）是一种小分子苯胺喹唑啉化合物，选择性地抑制 EGFR 酪氨酸激酶，对其他酪氨酸激酶抑制作用很少。ZD1839 可降低肿瘤组织中 EGFR、A KT、ER K 及细胞增殖标志 Ki267 的表达，并可通过上调 p27 表达起到促凋亡作用。2003 年 5 月获得 FDA 批准，主要用于治疗化疗耐药的晚期非小细胞肺癌——腺癌、不吸烟的女性患者。Fisher 等报道了一项吉非替尼联合 FOLFOX4 治疗转移性结直肠癌Ⅱ期临床试验，一共有 56 例患者接受治疗，初治组中 PR 达 78%（21/27），复治组中 PR 达 36%（8/22）。主要的毒性是粒细胞减少、腹泻、恶心和呕吐。显示出在结直肠癌治疗中一定的应用前景。

2）埃罗替尼（Erlotinib，Tarceva，特罗凯）也属于喹唑啉家族复合物，可选择性地直接抑制 EGFR 酪氨酸激酶并减少 EGFR 的自身磷酸化作用，从而导致细胞生长停止和走向凋亡。它抑制患者肿瘤细胞的生长，也抑制对顺铂、阿霉素、紫杉醇、泰索帝耐药的许多肿瘤细胞系。与吉非替尼相似，NSCLC 腺癌，不吸烟的女性患者从埃罗替尼治疗中获益较明显，但 EGFR 突变与埃罗替尼的疗效无明显相关性。与化疗联合治疗非小细胞肺癌的大型Ⅲ期临床研究令人失望，结果显示无论是有效率还是生存时间，埃罗替尼组均无优势。2004 年获得 FDA 批准单药作为 NSCLC 的二、三线治疗。

胰腺癌：Moore 等报道加拿大 NCIC－CTG 组织的由 140 个研究中心参加的一项埃罗替尼联合吉西他滨治疗进展性胰腺癌的Ⅲ期临床试验（PA 3 试验）结果。总共有 569 例患者随机接受吉西他滨和埃罗替尼口服，或者单用吉西他宾治疗。结果，与单用吉西他滨组相比，联合组中位生存期明显延长（6.37 个月 vs 5.91 个月，$P=0.034$）；1 年生存率 24％相对 17％，一般状况较好者（PS≤2）效果更好。联合化疗组常见不良反应主要为Ⅰ～Ⅱ度皮疹、腹泻和粘膜炎，无论 EGFR 表达阳性或与阴性，联合治疗组的生存率均较高。而且还观察到，有严重皮疹患者的中位生存时间为 10.51 个月，1 年生存率 43％；未出现皮疹者，1 年生存率仅 20％。该研究证明 EGFR 抑制剂联合细胞毒药物可提高晚期胰腺癌的生存率，显示吉西他滨联合埃罗替尼为基础的联合治疗方案具有生存优势，但不良反应包括皮疹和腹泻也增多。2005 年 11 月美国 FDA 已批准吉西他滨联合艾罗替尼用于晚期胰腺癌做为一线治疗方法。最常见的不良反应为为皮疹和腹泻。

结直肠癌：Townsley 等在一项Ⅱ期临床试验中，单用埃罗替尼 150mg/d 口服治疗 38 例转移性结直肠癌，39％的患者达 SD，并且 SD 的患者疾病中位进展时间达 116 天。另外试验埃罗替尼联合卡培他滨、奥沙利铂治疗前期化疗失败的晚期结直肠癌，PR 20％，SD 64％。初步的临床试验结果显示埃罗替尼可能对结直肠癌也有一定的治疗作用。

3）甲磺酸伊马替尼（Imatinib Mesylate，Glivec，格列卫）是根据结构-活性关系设计的针对具有酪氨酸激酶活性的 KIT 蛋白的一种特异性抑制剂，其是一种 2－苯胺嘧啶衍生物，分子式为 $C_{29}H_{31}N_{70}$。体外试验研究表明，伊马替尼可结合于 KIT 激酶区Ⅰ，改变其结构，阻断其磷酸化及抑制其激活，从而减少其下游的增生信号，导致细胞的凋亡和/或死亡。

研究发现大多数 GIST 是由于编码 KIT 蛋白原癌基因- *c-kit* 基因突变或 *PDGFRA* 基因突变所引起。其中约 80％ GIST 患者存在 *c-kit* 基因突变，5％患者为 *PDGFRA* 基因突变，其余约 10％患者没有上述两种基因突变。

*c-kit* 基因编码的蛋白产物是跨膜受体 KIT，是一种配体依赖性的受体，KIT 蛋白具有酪氨酸激酶的活性。蛋白酪氨酸激酶（Tyrosine Kinase，TKs）能催化 ATP 上的磷酸基转移到许多重要蛋白质的酪氨酸残基上，使其发生磷酸化。由此通过下游信号传导通路，调节体内细胞的生长、分化、凋亡等一系列生理过程。*c-kit* 基因位于染色体 4q11－q12，共有 21 个外显子。正常情况下 KIT 配体为干细胞因子（SCF）或铁因子（SLF）。KIT 与 SCF 结合后形成二聚体，发生自身磷酸化，激活有丝分裂活化蛋白激酶和磷脂酰纤维醇-3 激酶，从而激发系列激酶磷酸化的链式反应，最终促进细胞增生、分裂以及组织生长、存活。而 KIT 蛋白受配体激活的生理调节限制，当 *c-kit* 基因发生突变时，*c-kit* 分子结构发生改变，本身的磷酸化和激活不再受配体调节，从而导致细胞过度增生、分裂，最后形成肿瘤。GIST 患者以 *c-kit* 基因外显子 11 的突变最常见。

伊马替尼作为靶向药物成功地应用于胃肠道间质瘤（gastrointestinal stromal tumors，GISTs）的治疗是肿瘤治疗史的里程碑，它使转移性 GIST 的原有客观有效率从不足 10％提高到 80％以上。由此，2002 年美国 FDA 启动快速程序批准了临床试用仅 1 年多的伊马替尼正式用于治疗转移性和/或不能手术切除的胃肠道间质瘤。

研究 GIST 患者伊马替尼疗效和基因突变类型的相关性发现，伊马替尼的疗效与基因突变的类型相关，如 c-kit 外显子 11 突变患者的疗效最好（有效率 83.5％），而有外显子 9 突变的患者疗效中等（PR 47.8％），PDGFRA 外显子 18 突变患者的疗效差。但基因突变类型之间出现这种疗效差异的机制尚不清楚。

尽管伊马替尼有着令人鼓舞的临床效果，但随着伊马替尼长期的临床应用，伊马替尼治疗 GIST 出现两个问题：一是约有 10％～20％GIST 患者对伊马替尼原发不敏感，二是约有 50％伊马替尼原显示治疗效果良好的 GIST 患者，用药 2～3 年以后发生继发性耐药。于是，许多研究者从基因分子水平进行了研究。研究发现伊马替尼继发性耐药可能与伊马替尼治疗后的外显子发生继发突变有关。即在原有基因突变的基础上发生了新的基因突变。如 *c-kit* 基因外显子 13 的 V654A 和 K642E 突变；外显子 17

的 D820Y、N822K 和 Y823D 突变；外显子 14 的 T670I 突变等，*PDGFRA* 基因外显子 18 继发突变 D842V。但也有报道在已知基因无突变的基础上出现突变，如 *c-kit* 基因外显子 4：T670I。这些继发的基因突变常位于酪氨酸激酶区，而它们参与耐药的机制并不清楚。Tamborini 等将带有继发突变位点 T670I 和 V654A 的 *c-kit* 基因转染 COS1 细胞系，通过体外研究发现两个突变体均可产生伊马替尼耐药，但耐药程度不同。含有突变位点 T670I 的转染 COS1 细胞对任何浓度的伊马替尼都不敏感，即完全耐药；而含有突变位点 V654A 的转染 COS1 细胞对低浓度伊马替尼不敏感，对高浓度伊马替尼敏感，即伊马替尼低浓度时细胞呈耐药状态。这种获得性耐药的机制可能与 KIT 突变体蛋白激酶区的结构改变差异有关。但是到目前为止，国内外报道的继发性耐药后检测出的基因突变位点多达十余种，它们与继发性耐药的相关性并没有完全得到证实。

其他小分子 TKI：EKB－569 为能不可逆地抑制 EGFR 酪氨酸激酶活性，选择性作用于 EGFR 和 HER2，在体外有较好的活性。现已发现 EKB－569 对 EGFR 或 HER2 过表达细胞的生长有明显的抑制作用，其抑制作用与 G0、G1 期不可逆停滞有关。Fplprecht 等报告了 EKB－569 联合 FOLFIRI 方案一线治疗进展期结直肠癌的Ⅰ期临床试验的初步结果，有效率达到 38%，疾病控制率达到 85%。

## 三、环氧化酶－2（COX－2）抑制剂

COX－2 是花生四烯酸转变为前列腺素产物的关键酶，能增加 VEGF 和纤维母细胞生长因子，促进肿瘤新生血管形成；增加凋亡抑制基因 Bcl－2 水平以抑制凋亡；上调肿瘤细胞基质金属蛋白酶（MMP）和尿激酶型纤溶酶原激活物（uPA）的表达，促进肿瘤转移的潜能；COX－2 的催化产物前列腺素 $E_2$（$PGE_2$）能抑制 T、B 淋巴细胞的增生，抑制自然杀伤细胞活性，减少肿瘤坏死因子数量，抑制机体免疫监视功能。

因此，COX－2 在肿瘤血管形成，抑制肿瘤细胞凋亡中有重要作用。COX－2 的过度表达可见于包括结直肠癌在内的多种肿瘤。50%家族性腺瘤息肉患者和 70%～90%的结直肠癌患者有 COX－2 的过度表达。

前期临床研究显示 NSAIDs 类药物对结肠癌有一定的抑制作用。而且，家族性腺瘤样息肉病患者使用 NSAIDs 类药物之后会出现息肉减少。COX－2 抑制剂对结肠恶性细胞的增生具有化学预防作用，其不良反应主要是肾毒性，表现为体液潴留和高血压，这可能与 COX－2 抑制剂抑制肿瘤新生血管生成的同时也抑制了机体正常的血管生成有关。

Ⅱ期临床试验中，23 个不能切除或转移性的结直肠癌患者入选，先用塞来昔布口服，400mg，每天口服 2 次，接着进行 FOLFIRI 化疗，结果显示有 28%PR，10%SD。但随后的Ⅲ期临床试验入选 692 例患者，随机分为四组，FOLFIRI（5－FU＋CPT－11＋CF）、CAPIRI（Xeloda＋CPT－11）和塞来昔布或安慰剂组成 2×2 对照研究，结果显示塞来昔布组化疗有效率和无进展生存期均低于安慰剂组，该研究表明塞来昔布与化疗联合并不能提高疗效。

## 四、多靶点抗肿瘤靶向治疗

目前认为实体瘤的信号传导是一个复杂的、多因素的蛋白网络系统，抑制单一信号传导往往不足以遏制肿瘤的进展。临床试验结果显示，多靶点抑制剂在治疗方面优于单靶点抑制剂，多靶点联合阻断信号传导是肿瘤治疗和药物开发的发展方向。

（一）索拉菲尼（sorafenib，BAY 43－9006，商品名 Nexavar）

是一种新颖的多靶点的抗肿瘤药物。它具有双重的抗肿瘤作用：一方面通过抑制 RAF/MEK/ERK 信号传导通路直接抑制肿瘤生长，另一方面通过抑制 VEGF 和 PDGF 受体而阻断肿瘤新生血管的形成，间接地抑制肿瘤细胞的生长。sorafenib 最常见的不良反应包括手足综合征、疲乏、腹泻、皮疹、高血压、脱发和恶心/食欲不振。

美国 FDA 基于一项Ⅲ期随机临床试验结果于 2005 年 12 月 20 日快速批准了索拉菲尼作为晚期肾细

胞癌的治疗药物。此外，临床研究的初步结果表明，索拉非尼对肝癌、黑色素瘤、非小细胞肺癌等实体瘤有潜在的抗肿瘤效应。黑色素瘤的Ⅱ期临床试验初步结果也令人鼓舞。

一项肝癌的Ⅱ期临床试验中，137例患者接受了索拉非尼治疗，以不能手术治疗的、无系统治疗史的Child-Pugh（CP）A或B级HCC患者为受试对象，给予索拉非尼400mg，每日两次，持续口服，4周为一周期。每2个治疗周期根据改良的WHO评定标准进行一次肿瘤应答的评价。结果，有3名（2.2%）患者获得部分缓解，8名（5.8%）患者达到轻微缓解，46名（33.6%）患者获得至少16周的疾病稳定。研究者评价的中位疾病进展时间（time to progression，TTP）为4.2个月，中位总体生存时间为9.2个月。3/4级药物相关的毒性反应包括疲乏（9.5%）、腹泻（8.0%）和手足皮肤反应（5.1%）。目前索拉非尼治疗晚期肝细胞癌的Ⅲ期临床试验正在进行之中。

（二）范得他尼（vandetanib，ZD6474，商品名Zactima）

是一种合成的苯胺喹唑琳化合物，为口服的小分子多靶点酪氨酸激酶抑制剂（TKI），可同时作用于肿瘤细胞上皮生长因子受体（EGFR）、血管内皮生长因子受体（VEGFR）和RET酪氨酸激酶，还可选择性地抑制其它的酪氨酸激酶（如Flt-1、PDGFR、Tie-2、FGFR-1、erbB2、IGF-1R等）以及丝氨酸苏氨酸激酶（如CDK2、AKT、PDK等）。Ⅰ期临床研究显示剂量限制性毒性为腹泻、高血压和皮疹。常见的毒副作用是腹泻、轻度皮疹、恶心、呕吐以及无症状的QT间期延长、蛋白尿和高血压。毒副作用与剂量相关，在<300mg/d时，耐受性良好，最大耐受剂量（MTD）为300mg。Ⅱ期临床研究涉及的病种很多，范得他尼治疗晚期胃癌等。2006年2月2日批准范得他尼为治疗甲状腺癌快速通道药物，正准备在我国进行多个肿瘤的临床试验。

（三）苹果酸舒尼替尼（sunitinib，Sutent，SU011248）

舒尼替尼是一种口服的小分子药物，舒尼替尼是一种口服的多靶点受体酪氨酸激酶（RTK）抑制剂，是舒尼替尼的苹果酸盐。苹果酸舒尼替尼化学名称：(Z)-N-[2-（二乙胺基）-乙基-5-[（5-氟-2-氧代-1，2-二氢-3H-吲哚-3-亚基）]甲基-3-氨甲酰-1H-吡咯苹果酸盐，其分子式为C22H27FN4O2·C4H6O5。

苹果酸舒尼替尼是一种能抑制多个受体酪氨酸激酶（RTK）的小分子。通过对舒尼替尼抑制各种激酶（80多种激酶）的活性进行评价，证明舒尼替尼对于血小板衍生生长因子受体（PDGFRα和PDGFRβ）、血管内皮生长因子受体（VEGFR1、VEGFR2和VEGFR3）、干细胞因子受体（KIT）、Fms样酪氨酸激酶-3（FLT3）、集落刺激因子受体（CSF-1R）和神经胶质细胞系衍生的神经营养因子受体（RET）是一种强效抑制剂。在某些动物肿瘤模型中显示出抑制肿瘤生长或导致肿瘤消退，和/或抑制肿瘤转移。体外实验结果表明舒尼替尼能抑制表达失调的靶向受体酪氨酸激酶（PDGFR、RET或KIT）的肿瘤细胞生长，体内实验结果表明其能抑制PDGFRβ-和VEGFR2-依赖的肿瘤血管形成。

一般在口服给药后6～12小时（$T_{max}$）观察到舒尼替尼达到最大血浆浓度（$C_{max}$）。食物对舒尼替尼的生物利用度无影响。舒尼替尼可在进食或空腹时服用。在25～100mg剂量范围内，药时曲线下面积（AUC）和$C_{max}$随剂量成比例增加。

舒尼替尼主要由细胞色素P450 CYP3A4代谢，产生的主要活性代谢产物将被CYP3A4进一步代谢。主要通过粪便排泄，而肾脏排泄的药物和代谢物约占剂量的16%。总口服清除率（CL/F）为34～62 L/hr，患者间的变异率为40%。

健康志愿者口服单剂量舒尼替尼后，舒尼替尼及其主要活性代谢产物的终末半衰期分别为40～60小时和80～110小时。每日重复给药后，舒尼替尼蓄积3～4倍，而其主要代谢产物蓄积7～10倍。在10～14天内舒尼替尼和主要活性代谢物达到稳态浓度。每日重复给药或按试验给药方案重复周期给药中，未发现舒尼替尼或其主要活性代谢产物的药代动力学有明显的变化。受试的健康志愿者和实体瘤患者群体的药代动力学相似，包括胃肠道间质瘤（GIST）。

50mg/d的4/2方案（用药4周，休息2周）为可耐受的剂量密集方案。剂量限制性毒性为乏力/衰弱，常见不良反应为：全身反应（如乏力/虚弱）、胃肠道反应（如恶心、消化不良、腹泻或口腔粘膜炎)、血液学反应(中性粒细胞减少、血小板减少)以及皮肤反应(如皮炎、皮肤脱色或毛发褪色)。sunitinib 的抗肿瘤活性已经在各种晚期恶性肿瘤患者中得到证实,包括肾细胞癌、胃肠间质瘤(GIST)、神经内分泌肿瘤、肉瘤、甲状腺癌、黑色素瘤、乳腺癌、结直肠癌和非小细胞肺癌。美国 FDA 最近批准 sunitinib 上市,治疗胃肠间质瘤(GIST)和晚期肾癌。由于目前临床上除了格列卫以外,没有治疗晚期胃肠间质细胞瘤的药物。治疗肾癌的药物也很少,所以 sunitinib 的结果令人鼓舞。一项国际性、随机、双盲、安慰剂对照的舒尼替尼治疗既往甲磺酸伊马替尼治疗失败或不能耐受的 GIST 患者的临床试验,患者每日一次口服 Sutent 50mg 组或安慰剂组,治疗 4 周休息 2 周,6 周为一个治疗周期,直至疾病进展或因其他理由退出研究为止。结果显示 Sutent+最佳支持治疗组比安慰剂+最佳支持治疗组的、疾病无进展生存期(PFS)、客观缓解率(ORR)和总生存期(OS)都有明显优势。基于此美国 FDA 批准用于伊马替尼治疗 GIST 失败的患者,也是目前 GIST 首选的二线治疗用药。

由于其多靶点治疗作用,目前临床正在进行Ⅱ-Ⅲ期临床试验以观察 Sutent 在胃癌以及结直肠癌中的作用。

(四)Lapatinib

Lapatinib 是一小分子的作用于 EGFR 和 Heft 的双靶点化合物。实验研究表明能通过激活 ER 和抑制 Her2-MAPK-Pl3K 通道,从而能有效地抑制 Her2 过度表达 ER+的乳腺癌细胞。2006 年 Geyer CE 等报告了Ⅲ期临床研究,说明 Lapatinib 对于 Her2 阳性晚期乳腺癌有良好疗效。不良反应常见的有腹泻、乏力、皮疹。正在开展的临床研究有 Lapatinib 治疗胆囊胆管癌与其它胃肠道癌等。

(五)多靶点药物联合应用

肿瘤的发生发展过程复杂而又具有异质性,单一靶点阻滞,不足以破坏肿瘤的生长和转移。那么多药联合是一种选择趋势。如何把多种有效的药物合理地联合应用,以最大限度地增加抗肿瘤的疗效是临床亟待解决的问题。许多研究者已把这种理念贯穿于正在进行的临床研究中。联合应用多选以下两种方式:① 同一路径,但针对不同位点的药物联合,如吉非替尼/埃罗替尼+西妥昔单抗,即选择同时作用于细胞外和细胞内的区域,以加强同一路径上的多重阻滞;② 不同靶点的药物联合,如针对 EGFR 的靶向药物(吉非替尼/埃罗替尼/西妥昔单抗)联合另一靶点的药物,如抗血管生成药贝伐单抗,以及各种化疗药物等。临床上以第二种联合用药方式多见,如曲妥珠单抗+埃罗替尼治疗转移性乳腺癌,西妥昔单抗联合贝伐单抗或化疗药物治疗结直肠癌等在Ⅱ期临床研究中已经显示出良好的疗效。特别是单克隆抗体显示出与化疗的协同效应,从疗效到生存时间均有优势。

BOND-2 试验是第一个联合使用靶向药物的试验,由 Saltz 等设计,入选者均为既往 CPT-11 治疗失败的晚期大肠癌患者,其中 80%的患者曾接受过 OXA 的治疗。将入选者随机分成两组,A 组(31 例)采用 CPT-11+贝伐单抗+西妥昔单抗治疗,B 组(34 例)采用贝伐单抗+西妥昔单抗治疗,两组的有效率分别为 43%和 27%,中位无进展时间为 7.9 个月和 4.6 个月,中位生存期分别为 18 个月和 10.3 个月。两组患者Ⅱ度及以上皮疹的发生率分别为 65%和 64%,Ⅲ~Ⅳ度腹泻的发生率分别为 29%和 3%。该研究进一步证实了,贝伐单抗不仅可以增加化疗疗效,还可以增加其它分子靶向药物的疗效。

因此,Ⅲ期临床试验(BOND3)已开始进行。此试验的目的在于评价贝伐单抗+西妥昔单抗或分别单用联合化疗(FOLFOX 或 FOLFIRI)一线治疗晚期大肠癌的疗效。

2006 年 ASCO 年会上 Meyerhardt 报道了 FOLFOX、贝伐单抗和埃罗替尼联合用于转移性结直肠癌的Ⅱ期临床试验结果,共入选 31 例初治或者结束 5-FU/LV 辅助化疗一年以上的结直肠癌患者,接受 FOLFOX(奥沙利铂 85mg/m$^2$、5-FU400mg/m$^2$ bolus、LV400mg/m$^2$ 和 5-FU 2.4/m$^2$ civ 46hr) d1、贝伐单抗 5mg/kg d1 和埃罗替尼 150mg 每日一次,结果显示 78%的患者至少出现一种 3~4 度毒性反应(腹泻、中性粒细胞减少、皮疹、乏力、恶心呕吐及神经毒性等),大约 40%的患者由于不良反应退出试验,至发稿之日有关疗效的数据还未完善。

另外一项靶向药联合的Ⅲ期临床试验是 PACCE，该试验以标准化疗（FOLFOX 或 FOLFIRI）和 Avastin 联合化疗为对照组，标准化疗（FOLFOX 或 FOLFIRI）、Avastin 和 panitumab 联合化疗为实验组，用于晚期结直肠癌一线治疗，结果显示对照组在患者无病进程存活率和总体存活率方面优于试验组，并存在统计学显著差异。然而由于安全性及不良反应，在 2007 年 3 月 22 日美国 Amgen（Nasdaq：AMGN）宣布终止该临床研究。

## 五、问题和展望

虽然靶向药物在肿瘤治疗中已经展示出令人鼓舞的疗效，在将来的研究中，仍有许多问题在未来的研究中有待解决：① 如何选择合适的患者，实现个体化治疗，以获得较好的疗效；② 联合治疗的时机、次序和频率；③ 如何预测疗效；④ 怎样选择靶向治疗药物与化疗药物的最佳组合；⑤ 如何解决分子靶向治疗的耐药性问题；⑥ 如何选择多个靶点药物联合应用等。随着医学的不断发展，相信在不远的将来，这些问题都能得到进一步的解决，使靶向药物获得更好的疗效。

（陆宇晗　沈　琳）

## 参考文献

1. Folkman J. Tumor angiogenesis：therapeutic implications. N Engl J Med，1971，285（20）：1182-1186
2. Folkman J. Antiangiogenesis：new concept for therapy of solid tumors. Ann Surg，1972，175（3）：409-416
3. Kerbel RS. Tumor angiogenesis：past，present and the near future. Carcinogenesis，2000，21（3）：505-515
4. Kraizer Y，Mawasi N，Seagal J，et al. Vascular endothelial growth factor and angiopoietin in liver regeneration. Biochem Biophys Res Commun，2001，287：209-215
5. Ferrara N，Henzel WJ. Pituitary follicular cells secrete a novel heparinbinding growth factor specific for vascular endothelial cells. Biochem Biophys Res Commun，1989，161：851-858
6. Neufeld G，Kessler O，Herzog Y. The interaction of Neuropilin - 1 and Neuropilin - 2 with tyrosine2 kinase receptors for VEGF. Adv Exp med Biol，2002，515：81-96
7. Takahashi H，Shibuya M. The vascular endothelial growth factor（VEGF）/VEGF receptor system and its role under physiological and pathological conditions. Clin Sci（Lond），2005，109：227-241
8. Kaplan JB，Sridharan L，Zaccardi JA，et al. Characterization of a soluble vascular endothelial growth factor receptor immunoglobulin chimera. Growth Factors，1997，14（4）：243-256
9. Guo D，Jia Q，Song HY，et al. Vascular endothelial cell growth factor promotes tyrosine phosphorylation of mediators of signal transduction that contain SH2 domains. Association with endothelial cell proliferation. J Biol Chem，1995，270（12）：6729-6733
10. Rousseau S，Houle F，Landry J，et al. P38 MAP kinase activation by vascular endothelial growth factor mediates actin reorganization and cell migration in human endothelial cells. Oncogene，1997，15（18）：2169-2177
11. Gerber HP，McMurtrey A，Kowalski J，et al. Vascular endothelial growth factor regulates endothelial cell survival through the phosphatidylinositol 3′2kinase/Akt signal transduction pathway. Requirement for Flk21/KDR activation. J Biol Chem，1998，273（46）：30336-30343
12. Shen BQ，Lee DY，Zioncheck TF. Vascular endothelial growth factor governs endothelial nitri-

coxide synthase expression via a KDR/Flk21 receptor and a protein kinase C signaling pathway. J Biol Chem，1999，274 (46)：33057-33063

13. Gliki G，Abu-Ghazaleh R，Jezequel S，et al. Vascular endothelial growth factor-induced prostacyclin production is mediated by a protein kinase C (PKC) - dependent activation of extracellular signal regulated protein kinases 1 and 2 involving PKC2 and by mobilization of intracellular $Ca^{2+}$. Biochem J，2001，353 (Pt 3)：503-512
14. Fernando NH，Hurwitz HI. Targeted therapy of colorectal cancer：clinical experience with bevacizumab. Oncologist，2004，9 (Suppl) 1：11-18
15. Fernando NH，Hurwitz HI. Inhibition of vascular endothelial growth factor in the treatment of colorectal cancer. Semin Oncol，2003，30 (Suppl 6)：39-50
16. Kabbinavar F，Hurwitz HI，Fehrenbacher L，et al. Phase Ⅱ，randomized trial comparing bevacizumab plus fluorouracil (FU) /leucovorin (LV) with FU/LV alone in patients with metastatic colorectal cancer. J Clin Oncol，2003，21 (1)：60-65
17. Hurwitz H，Fehrenbacher L，Novotny W，et al. Bevacizumab plus irinotecan，fluorouracil，and leucovorin for metastatic colorectal cancer. N Engl J Med，2004，350 (23)：2335-2342
18. Giantonio B，Catalano D，Meropol NJ，et al. High - dose bevacizumab improves survival when combined with FOLFOX4 in previously treated advanced colorectal cancer：results from the Eastern Cooperative Oncology Group (ECOG) study E3200. Proc Am Soc Clin Oncol，2005，23：16s，Abstract 2
19. Lockhart AC，Cropp GF，Berlin JD. Phase Ⅰ/pilot study of SU5416 (semaxinib) in combination with irinotecan/bolus 5 - FU/LV (IFL) in patients with metastatic colorectal cancer. Am J Clin Oncol，2006，29 (2)：109-115
20. Hoff PM，Wolff RA，Bogaard K，et al. A Phase Ⅰ study of escalating doses of the tyrosine kinase inhibitor semaxanib (SU5416) in combination with irinotecan in patients with advanced colorectal carcinoma. Jpn J Clin Oncol，2006，36 (2)：100-103
21. Koehne C，Bajetta E，Lin E，et al. Results of an interim analysis of a multinational randomized，double-blind，phase Ⅲ study in patients (pts) with previously treated metastatic colorectal cancer (mCRC) receiving FOLFOX4 and PTK787/ZK 222584 (PTK/ZK) or placebo (CONFIRM 2). Proc Am Soc Clin Oncol，2006，24 (18s)：3508
22. Baselga J，Albanell J. Epithelial growth factor receptor interacting agents. Hematol Oncol Clin North Am，2002，16 (5)：1041-1063
23. Reiter J L，Threadgill D W，Eley G D，et al. Comparative genomic sequence analysis and isolation of human and mouse alternative EGFR transcripts encoding truncated receptor isoforms. Genomics，2001，71 (1)：1-20
24. Olayioye M A，Neve R M，Lane H A，et al. The ErbB signaling network：receptor heterodimerization in development and cancer. EMBO J，2000，19 (13)：3159-3167
25. AdjeiA A. Blocking oncogenic ras signaling for cancer therapy. Nat Cancer Inst，2001，93 (14)：1062-1074
26. Porebska I，HarlozinskaA，Bojarowski T. Expression of the tyrosine kinase activity growth factor receptors (EGFR，ERB - B2，ERB - B3) in colorectal adenocarcinomas and adenomas. Tumour Biol，2000，21：105-115
27. Ciardiello F，Tortora G. A novel approach in the treatment of cancer：targeting the epidermal growth factor receptor. Clin Cancer Res，2001，7：2958-2970

28. Venook A P. Epidermal growth factor receptor2 targeted treatment for advanced colorectal carcinoma. Cancer, 2005, 103 (2): 2435-2446
29. Saltz LB, Meropol NJ, Loehrer PJ Sr, et al. Phase Ⅱ trial of cetuximab in patients with refractory colorectal cancer that expresses the epidermal growth factor receptor. J Clin Oncol, 2004, 22 (7): 1201-1208
30. Nygren P, Sorbye H, Osterlund P, et al. Targeted drugs in metastatic colorectal cancer with special emphasis on guidelines for the use of bevacizumab and cetuximab: an Acta Oncologica expert report. Acta Oncol, 2005, 44 (3): 203-217
31. Folprecht G, LutzM, Schoeffski P, et al. Cetuximab and irinotecan/5-fluorouracil/folinic acid is a safe combination for the first-line treatment of patients with epidermal growth factor receptor expressing metastatic colorectal carcinoma. Ann Oncol, 2006, 17 (3): 450-6
32. H Safran, M Suntharalingam, H Wanebo, et al. Dipetrillo Cetuximab, paclitaxel, carboplatin, and radiation for esophageal and gastric cancer. Proc Am Soc Clin Onc, 2006 GI ASCO (Abstract 62)
33. C Pinto, F Di Fabio, S Siena, et al. Martoni Phase Ⅱ study of cetuximab in combination with FOLFIRI as first-line treatment in patients with unresectable or metastatic gastric or gastroesophageal junction (GEJ) adenocarcinoma (FOLCETUX study): Preliminary results. Proc Am Soc Clin Onc, 2006 GI ASCO (Abstract 65)
34. Cunningham D, Humblet Y, Siena S, et al. Cetuximab monotherapy and cetuximab plus irinotecan in irinotecan-refractory metastatic colorectal cancer. N Engl J Med, 2004, 351: 337-345
35. Vanhoefer U, Tewes M, Rojo F, et al. Phase I study of the humanized antiepidermal growth factor receptor monoclonal antibody EMD72000 in patients with advanced solid tumors that express the epidermal growth factor receptor. J Clin Oncol, 2004, 22 (1): 175-184
36. PeetersM, Van Cutsem E, Siena S, et al. A phase Ⅲ, multi-center, randomized controlled trial of panitumumab plus best supportive care (BSC) vs BSC alone in patients with metastatic colorectal cancer. Program and abstracts of the 97th Annual Meeting of the American Association for Cancer Research, April 125, 2006, Washington DC
37. Tokunaga E, Oki E, Nishida K, et al. Trastuzumab and breast cancer: developments and current status. Int J Clin Oncol, 2006, 11 (3): 199-208
38. Nau JY. Breast cancer: the herceptin breakthrough. Rev Med Suisse, 2005, 1 (20): 1385
39. G D Lewis, I Figari, B Fendly, et al. Differential responses of human tumor cell lines to anti-p185HER2 monoclonal antibodies, Cancer immunol. Immunother, 1993, (37): 255-263
40. Garcia I, Vizoso F, Martin A, et al. Clinical significance of the ep idermal growth factor recep tor and HER2 recep tor in respectable gastric cancer. Ann Surg Oncol, 2003, 10 (3): 234-241
41. Gong SJ, J in CJ, Rha SY, et al. Growth inhibitory effects of trastuzumab and chemotherapeutic drugs in gastric cancer cell lines. Cancer Lett, 2004, 214 (2): 215-224
42. Ren Hui, Fang Xue-dong. The in vitro and in vivo antitumor effect of anti-HER-2+anti-CD3 bispecific antibody on HER-2-expressing gastric carcinoma cell lines. Chin J Gen Surg, 2007, 22 (3): 181-183
43. DI Park, JW Yun, JH Park, et al. HER-2/neu amplification is an independent prognostic factor in *gastric* cancer. Digestive diseases and sciences, 2006, 51 (8): 1371-9
44. Park DI, Kang MS. HER-2/neu overexpression is an independent prognostic factor in colorectal cancer. Int J Colorectal Dis, 2007, 22 (5): 491-7

45. Rebischung, Christine. The effectiveness of trastuzumab (*Herceptin*) combined with chemotherapy for *gastric* carcinoma with overexpression of the c－erbB－2 protein. *Gastric* cancer: official journal of the International *Gastric* Cancer Association and the Japanese Gastric Cancer Association, 2005, 8 (4): 249-52
46. Safran, Howard, Iannitti, et al. *Herceptin* and gemcitabine for metastatic *pancreatic* cancers that overexpress HER－2/neu. Cancer investigation, 2004, 22 (5): 706-12
47. Mackenzie MJ, Hirte HW, Glenwood G, et al. A phase Ⅱ trial of ZD1839 (Iressa) 750mg per day, an oral epidermal growth factor receptor-tyrosine kinase inhibitor, in patients with metastatic colorectal cancer. Invest New Drugs, 2005, 23 (2): 165-70.
48. Veronese ML, Sun W, Giantonio B, et al. A phase Ⅱ trial of gefitinib with 5－fluorouracil, leucovorin, and irinotecan in patients with colorectal cancer. Br J Cancer, 2005, 92 (10): 1846-9
49. Kindler HL, Friberg G, Skoog L, et al. Phase Ⅰ/Ⅱ trial of gefitinib and oxaliplatin in patients with advanced colorectal cancer. Am J Clin Oncol, 2005, 28 (4): 340-4
50. Rothenberg ML, LaFleur B, Levy DE, et al. Randomized phase Ⅱ trial of the clinical and biological effects of two dose levels of gefitinib in patients with recurrent colorectal adenocarcinoma. J Clin Oncol, 2005, 23 (36): 9265-74
51. Giaccone G, Herbst RS, Manegold C, et al. Gefitinib in combination with gemcitabine and cisplatin in advanced non-small-cell lung cancer: a phase Ⅲ trial－INTACT 1. J Clin Oncol, 2004, 22 (5): 777-84
52. Herbst RS, Giaccone G, Schiller JH, et al. Gefitinib in combination with paclitaxel and carboplatin in advanced non-small-cell lung cancer: a phase Ⅲ trial－INTACT 2. J Clin Oncol, 2004, 22 (5): 785-94
53. Fisher GA, Kuo T, Cho CD, et al. A p hase Ⅱ study of gefitinib in combination with FOLFOX24 (IFOX) in patients with metastatic colorectal cancer. J Clin Oncol, 2004, 22: 3514
54. Moore, M J, Goldstein D, Hamm J, et al. 2005. Erlotinib improves survival when added to gemcitabine in patients with advanced pancreatic cancer. A Phase Ⅲ trial of the National Cancer Institute of Canada Clinical Trials Group (NCIC－CTG). ASCO, Gastrointestinal Cancers Symposium, (A77)
55. Townsley C, Major P, Siu LL, et al. Phase Ⅱ study of OSI2774 in patients with metastatic colorectal cancer. Gastrointest World Symp, 2004: [abstract 222]
56. Meyerhardt JA, Xhu A, Enzinger PC, et al. Phase Ⅱ study of capecitabine, oxaliplatin and erlotinib in previously treated patients with metastatic colorectal cancer (MCRC). J Clin Oncol, 2004, 22: 3580
57. Heinrich MC, Griffith DJ, Druker BJ, et al. Inhibition of c-kit receptor tyrosine kinase activity by STI 571, a selective tyrosine kinase inhibitor. Blood, 2000, 96: 925-32
58. Tuveson DA, Willis NA, Jacks T, et al. STI571 inactivation of the gastrointestinal stromal tumor c-KIT oncoprotein: biological and clinical implications. Oncogene, 2001, 20: 5054-8
59. Mol CD, Dougan DR, Schnerder TR, et al. Structural basis for theautoinhibition and STI－571 inhibition of c-Kit tyrosine kinase. J Biol Chem, 2004, 279: 31655-63
60. Duensing A, Medeiros F, McConarty B, et al. Mechanisms of oncogenic KIT signal transduction in primary gastrointestinal stromal tumors (GISTs). Oncogene, 2004, 23: 3999-4006
61. Hirota S, Isozake K, Moriyama Y, et al. Gain－of－function mutations of c-kit in human gastrointestinal stromal tumors. Science, 1998, 279: 577-80

62. Miettinen M, Lasota J. Gastrointestinal stromal tumors-definition, clinical, histological immunohistochemical, and molecular genetic features and differential diagnosis. Virchows Arch, 2001, 438: 1-12
63. Rubin BP, Singer S, Tsao C, et al, KIT activation is a ubiquitous feature of gastrointestinal stromal tumors. Cancer Res, 2001, 61: 8118-21
64. Antonescu CR, Sommer G, Sarran L, et al. Association of KIT exon 9 mutations with nongastric primary site and aggressive behavior: KIT mutation analysis and clinical correlates of 120 gastrointestinal stromal tumors. Clin Cancer Res, 2003, 9: 3329-37
65. Heinrich MC, Corless CL, Duensing A, et al. PDGFRA activating mutations in gastrointestinal stromal tumors. Science, 2003, 299: 708-10
66. Blume-Jensen P, Hunter T. Oncogenic kinase signalling. Nature, 2001, 411: 355-365
67. Robinson DR, Wu Y, Lin S. The protein tyrosine kinase family of the human genome. Oncogene, 2000, 19: 5548-5557
68. Jaap Verweij, Paolo G Casali, John Zalcberg, et al. Progression-free survival in gastrointestinal stromal tumours with high-dose imatinib: randomised trial. Lancet, 2004, 364: 1127-134
69. J Verweij, A van Oosterom, J Y Blayc, et al. (2003) Imatinib mesylate (STI-571 Glivecl, GleevecTM) is an active agent for gastrointestinal stromal tumours, but does not yield responses in other soft-tissue sarcomas that are unselected for a molecular target: Results from an EORTC Soft Tissue and Bone Sarcoma Group phase Ⅱ study. European Journal of Cancer 39: 2006-2011
70. Heinrich MC, Corless CL, Demetri GD, et al. Kinase mutations and imatinib response in patients with metastatic gastrointestinal stromal tumors. J Clin Oncol, 2003, 21: 4342-9
71. Verweij J, Casali PG, Zalcberg J, et al. Progression-free survival in gastrointestinal stromal tumours with high-dose imatinib: randomised trial. Lancet, 2004, 364 (9440): 1127-1134
72. Fletcher JA, Corless CL, Dimitrijevic S, et al. Mechanisms of resistance to imatinib mesylate in advanced gastrointestinal stromal tumors. Proc Am Soc Clin Oncol, 2003, 22: 815 (A3275)
73. T Wakai, T Kanda, S Hirota, et al. Late resistance to imatinib therapy in a metastatic gastrointestinal stromal tumour is associated with a second KIT mutation. Bri J Cancer, 2004, 90: 2059-61
74. Debiec-Rychter M, Cools J, Dumez H, et al. Mechanisms of resistance to imatinib mesylate in gastrointestinal stromal tumors and activity of the PKC412 inhibitor against imatinib-resistant mutants. Gastroenterology, 2005, 128: 270-279
75. Tamborini E, Bonadiman L, Greco A, et al. A new mutation in the KIT ATP pocket causes acquired resistance to imatinib in a gastrointestinal stromal tumor patient. Gastroenterology, 2004, 127: 294-9
76. ManningWC, Bello CL, Dep rimo SE, et al. Pharmacokinetic and pharmacodynamic evaluation of SU11248 in a phase Ⅰ clinical trial of patients with imatinib-resistant stromal tumors [Abstract]. Proc ASCO, 2003, 22: 768
77. Herbst RS. Role of novel targeted therapies in the clinic. Br J Cancer, 2005, 92 (Suppl 1): 21-27
78. Sheenan KM, Sheahan K, O'Donoghue DP, et al. The relationship between cyclooxygenase-2 expression and colorectal cancer. J Am Med Assoc, 1999, 282: 1254-7
79. Eberhart CE, Coffey RJ, Radhika A, et al. Up-regulation of cyclooxygenase-2 gene expression in human colorectal adenomas and adenocarcinomas. Gastroenterology, 1994, 107: 1183-8
80. Blanke CD, Benson AB Ⅲ, Dragovich T, et al. A phase Ⅱ trial of celecoxib, irinotecan, 5-flu-

orouracil and leucovorin in patients with unresectable or metastatic colorectal cancer. Proc Am Soc Clin Oncol，2002，21：505

81. J De Grève，C Koehne，J Hartmann，et al. Capecitabine plus irinotecan versus 5 - FU/FA/irinotecan ± celecoxib in first line treatment of metastatic colorectal cancer (CRC). Long-term results of the prospective multicenter EORTC phase Ⅲ study 40015. Proc Am Soc Clin Oncol，2006，24：3577
82. Wilhelm SM，Carter C，Tang L，et al. BAY 43 - 9006 exhibits broad spectrum oral antitumor activity and targets the RAF/MEK/ERK pathway and receptor tyrosine kinases involved in tumor progression and angiogenesis. Cancer Res，2004，64：7099-109
83. Carlomagno F，Anaganti S，Guida T，et al. BAY 43 - 9006 inhibition of oncogenic RET mutants. J Natl Cancer Inst，2006，98：326-34
84. Rahmani M，Davis EM，Bauer C，et al. Apoptosis induced by the kinase inhibitor BAY 43 - 9006 in human leukemia cells involves down-regulation of Mcl - 1 through inhibition of translation. J Biol Chem，2005，280：35217-27
85. Li Liu，Yichen Cao，Charles Chen. 索拉非尼在肝癌细胞株 PLC/PRF/5 中阻断 RAF/MEK/ERK 信号传导通路、抑制肿瘤血管形成、诱导肿瘤细胞凋亡. Cancer Res，2006，66 (24)：11851-8
86. Ghassan K. Abou-Alfa，Lawrence Schwartz，et al. Phase Ⅱ study of Sorafenib in patients with advanced Hepatocellular Carcinoma. J Clin Oncol，2006，24 (26)：4293-4300
87. Holden SN，Eckhardt SG，Basser R，et al. Clinical evaluation of ZD6474，an orally active inhibitor of VEGF and EGF receptor signaling，in patients with solid，malignant tumors. Ann Oncol，2005，16：1391
88. Minami H，Ebi H，Tahara M，et al. A Phase I study of an oral VEGF receptor tyrosine kinase inhibitor ZD6474，in Japanese patients with solid tumors. Proc Am Soc Clin Oncol，2003，194
89. Herbst RS，Heymach JV，O'Reilly MS，et al. Vandetanib (ZD6474)：an orally available receptor tyrosine kinase inhibitor that selectively targets pathways critical for tumor growth and angiogenesis. Expert Opin Investig Drugs，2007，16 (2)：239-49
90. Maki RG，Fletcher JA，HeinrichMC，et al. Results from a continuation trial of SU11248 in patients (pts) with imatinib (IM) - resistant gastrointestinal stromal tumor (GIST). Proc ASCO，2005，Abstr 9011
91. Casali PG，Garrett CR，Blackstein ME，et al. Updated results from a phase Ⅲ trial of sunitinib in GIST patients (pts) for whom imatinib (IM) therapy has failed due to resistance or intolerance. J Clin Oncol，2006 ASCO Annual Meeting Proceedings Part I. 2006，24 (18S) ：9513
92. Chow LQ，Eckhardt SG. Sunitinib：from rational design to clinical efficacy. J Clin Oncol，2007，25 (7)：884-96
93. Geyer CE，Forster J，Lindquist D，et al. Lapatinib plus capecitabine for HER2 - positive advanced breast cancer. N Engl J Med，2006，355 (26)：2733-43. Erratum in：N Engl J Med，2007，356 (14)：1487
94. Spector NL，Xia W，Burris H 3rd，et al. Study of the biologic effects of lapatinib，a reversible inhibitor of ErbB1 and ErbB2 tyrosine kinases，on tumor growth and survival pathways in patients with advanced malignancies. J Clin Oncol，2005，23 (11)：2502-2512
95. Saltz LB，Lenz H，Hochster H，et al. Randomized phase Ⅱ trial of cetuximab/bevacizumab/irinotecan (CBI) versus cetuximab/bevacizumab (CB) in irinotecan-refractory colorectal cancer. J Clin Oncol，2005，23 (suppl)：248s (abstract 3508)

96. J A Meyerhardt, K Stuart, A Zhu, et al. Phase Ⅱ study of FOLFOX, bevacizumab and erlotinib as initial therapy for patients with metastatic colorectal cancer (MCRC). J Clin Oncol, 2006, 24, (Suppl): 18S (abstract 3545)

# 第五章　消化道恶性肿瘤耐药

化疗是治疗恶性肿瘤的主要手段之一，消化道肿瘤多数对化疗中度敏感。许多因素可以影响化疗疗效，其中肿瘤细胞对药物的耐受是最重要的因素，据统计90%以上肿瘤患者的死亡与药物耐受有关。随着肿瘤化疗药物的广泛应用，肿瘤的耐药问题越来越突出，已成为肿瘤有效治疗的主要障碍之一。

## 一、消化道肿瘤耐药的主要机制

肿瘤细胞对药物的耐受性可分为两大类，即原药耐药和多发性耐药。前者指肿瘤细胞只对某种特定结构和功能的药物产生耐受性，而对其他药物不产生交叉耐药，如抗代谢药甲氨蝶呤（MTX）和氟尿嘧啶（5-FU）等；后者（multidrug resistance，MDR）则是指肿瘤细胞对一种化疗药物产生耐药后，对其他多种结构不同、作用靶位不同的抗肿瘤药物也有耐药性。这是一种独特的广谱耐药现象，许多天然来源的抗肿瘤药物如生物碱类抗癌药物（紫杉醇等），蒽环类抗癌抗生素（阿霉素和柔红霉素），鬼臼毒素类（VP-16和VM-26）及合成药（米托蒽醌和胺苯吖啶）都极易发生MDR。

与原药耐药相比，多药耐药更常见，形成机制更复杂，造成后果也更严重。MDR根据发生机制又可分为原发性耐药（primary resistance），即第一次化疗时即存在的肿瘤细胞耐药；及获得性耐药（acquired resistance），即在多次化疗中由于药物反复诱导使肿瘤细胞产生的耐药。许多消化道肿瘤既存在原发性耐药又存在获得性耐药，常见机制如下。

① 药理耐药（pharmacological resistance）：主要特点是由于机体对药物的影响导致肿瘤细胞外药物有效浓度降低，如药物代谢增强或活化障碍，肿瘤血供不足，药物组织穿透力差，药物避难所的形成等；② 生化耐药（biochemical resistance）：与上相比，是由于肿瘤细胞的遗传性及生化特性发生复杂的变化，致使细胞通过不同途径降低细胞内药物浓度或改变药物分布而产生耐药性药物外排和药物靶酶活性改变等；③ 凋亡耐药（apoptosis resistance）：大部分抗肿瘤药物通过凋亡引起细胞死亡，因此促凋亡基因的缺失或抗凋亡基因的过度表达都将导致肿瘤细胞耐受凋亡而对化疗耐药；④ 其他机制：如器官微环境、微量元素等也对肿瘤细胞耐药性产生影响。上述机制具体介绍如下。

1. Multidrug resistance 1（MDR1）基因

首先发现于1976年，编码分子量170kd的跨膜糖蛋白，称为P糖蛋白（P-glycoprotein，Pgp），能量依赖性地将抗肿瘤药物逆浓度从细胞内泵出细胞外，降低细胞内药物浓度而导致肿瘤耐药。其12个跨膜结构有利于转运药物，而ATP结合位点与能量供应有关。P糖蛋白在许多正常组织中亦有表达，如小肠、肝脏、肾脏、血脑屏障、血睾屏障和胎盘中，主要功能为将有害的外源性化学物质转运出细胞。当这些组织恶变时，往往发生天然耐药，并且分化好的肿瘤比分化差的更易耐药。而那些本来不表达或低表达P糖蛋白的组织恶变后大多会发生获得性耐药。由P糖蛋白介导的多药耐药也被称为经典多药耐药（typical multidrug resistance）。研究显示P糖蛋白在转移和复发灶中表达更高于原发灶，一定程度上反映了肿瘤生物学行为进一步恶化，可能为化疗药物诱导的结果。P糖蛋白在消化道肿瘤中表达较高，在胃癌、食管癌、大肠癌、肝胆癌和胰腺癌中表达率分别约为60%、30%、60%、70%和80%，化疗后往往表达升高。

2. 多药耐药相关蛋白（multidrug resistance related protein，MRP）

MRP是继MDR后发现的又一多种药物的转运蛋白家族，多参与阴离子药物的转运，如阿霉素、伊立替康和铂类。其中与耐药相关的成员主要为MRP1和MRP2。MRP1含有多个磷酸基团，参与内源性物质和毒物的谷胱甘肽巯基复合物转运。MRP1不仅能够将药物泵出细胞，而且还能通过隔离细胞毒性药物，改变其在细胞内的分布而产生耐药。MRP1导致多药耐药的消化道肿瘤有胃癌、食管癌等。

MRP2 与 MRP1 的作用底物有交叉，但不完全相同，且二者在组织分布上也存在差别。

3. 乳腺癌耐药蛋白（breast cancer resistance protein，BCRP）

BCRP 也是一种 ATP 依赖性的药物外排泵，在胎盘和正常肝脏组织中表达较高，在结肠、小肠、胃、乳腺和肾脏组织中表达较低，在胰腺、脾脏、外周血白细胞和卵巢组织中检测不到，它是一种不完全转运蛋白（half size transporter），两个单体之间以二硫键相结合。BCRP 导致耐药谱包括甲氨蝶呤、米托蒽醌、罗丹明、阿霉素和 DNA 拓扑异构酶 I 抑制剂，对紫杉醇和长春新碱无交叉耐药。目前 BCRP 在消化道肿瘤中的研究多为基础研究，如在胃癌、结肠癌等耐药细胞系中 BCRP 过表达，且与 P-gp 和 MRP 表达不相关；过表达 BCRP 的结肠癌细胞对 SN-38 耐药等，但在患者实体瘤标本中未检测到 BCRP 高表达。有关 BCRP 在消化道肿瘤的研究刚起步，许多问题尚不清楚，如 BCRP 在消化道肿瘤表达的实际情况，BCRP 发挥功能的确切空间结构，与肿瘤原发性和获得性耐药及预后的关系等。对 BCRP 进一步的研究可以发现肿瘤 MDR 的新机制，有助于开发新药提高疗效。

4. 肺耐药相关蛋白（lung resistance protein，LRP）

从人非小细胞肺癌耐药株中分离到的 LRP 的功能是阻止以胞核为效应点的化疗药物经核孔进入胞核，或把已经进入细胞核的药物转运到胞浆中；还可以将进入胞浆的药物转运到囊泡中，隔绝药物作用，最后以胞吐的方式将药物排出体外，从而产生耐药。通过 LRP 产生多药耐药的药物主要有阿霉素、烷化剂、长春新碱、VP-16、铂类、紫杉醇和放线菌素 D 等。LRP 并非只存在于肺部肿瘤中，在胃癌、胰腺癌、结直肠癌中均有表达，表达率大约 10%～90%，而在肝癌食管癌中的表达情况未见报道。LRP 在消化道肿瘤中的表达还有一个特点，即在高中分化腺癌中表达高于低分化腺癌和粘液癌。

上述 MDR1、MRP、BCRP 和 LRP 均属于 ABC（ATP-binding cassette，ABC）转运蛋白超家族（ABC transporter superfamily）的成员，除在肿瘤中，在胎盘、脑、肠等正常组织表达亦较高，推测其作用为防止外源性毒物的吸收，参与解毒和血脑屏障、血胎盘屏障的形成等。

5. 谷胱甘肽 S 转移酶（glutathione-S transferase，GST）

谷胱甘肽 S 转移酶 GST 能够对外来毒素及中间代谢产物进行解毒，与肿瘤 MDR 相关的有 GST-α、GST-μ 和 GST-π 三种亚型，其中 GST-π 在多种肿瘤有明显的基因扩增与表达增高，是与肿瘤耐药关系最密切的一种亚型。引起 MDR 的机制为 GST 能催化多种结构不同的亲电子物质与谷胱甘肽结合形成巯基复合物使药物失活，对亚硝脲类药物脱亚硝基使药物失活，消除阿霉素等产生的过氧化物对细胞的毒性作用，并通过自身结合细胞毒物质来保护细胞，对药物-DNA 交联物、过氧化物等药物在体内的活性产物进行灭活。其作用机制广泛，因此 GST 介导的多药耐药药物几乎包括了所有的化疗药物。研究表明 GST 消化道肿瘤中表达率约 50%，与肿瘤化疗疗效直接相关，抑制其表达可逆转阿霉素等的耐药。

由于 GST 的解毒功能依赖于细胞内谷胱甘肽（glutathione，GSH）水平，所以调控 GSH 合成的限速酶 γ-谷氨酰半胱氨酸合成酶（γ-glutamyl cysteine synthetase，γ-GCS）的表达增加也参与肿瘤 MDR 的发生。但目前关于 γ-GCS 在消化道肿瘤中的表达尚缺乏研究。

6. DNA 修复功能增强

DNA 是多种化疗药物攻击的靶分子，其损伤修复功能的异常增加也可以导致肿瘤耐药。常见修复机制如下。

在所有 DNA 修复机制中，$O^6$-甲基鸟嘌呤-DNA 甲基转移酶（$O^6$-methylguanine-DNA methyltransferase，MGMT）修复是最简单和最完善的机制之一，它是少数能够一步完成 DNA 修复过程的机制。烷化剂导致 DNA 烷基加合物形成，最易被烷化的是鸟嘌呤，甲基化的鸟嘌呤可与 T 配对，经两轮复制后，导致 G：C→A：T 突变，而 MGMT 负责修复此类 DNA 损伤。MGMT 在正常组织中亦有表达，但表达率较低。MGMT 在消化道肿瘤中表达较高，其活性与细胞对烷化剂敏感性相关，因此 MGMT 有可能肿瘤对烷化剂原发耐药有关。

核苷酸切除修复（nucleotide excision repair，NER）是细胞 DNA 在受到化疗药物、紫外线照射时的一种基本 DNA 修复手段，主要在修复 DNA 片段大片损伤时发挥作用，包括损伤 DNA 的识别、切除、修复和连接过程，涉及共 30 多种蛋白。如其表达水平升高，则对受到化疗药物损伤的 DNA 进行更好的修复，而产生耐药。其只对烷化剂和铂类等攻击 DNA 分子的化疗药物耐药有关，而与肿瘤类型无关。由于铂类是消化道肿瘤的基础用药，故 NER 在消化道肿瘤耐药中占有重要地位。

DNA 错配修复（mismatch repair，MMR）是另一常见的 DNA 修复机制，能修复各种因素所致的碱基错配、小片段插入或缺失、小环形成等形式的 DNA 损伤和基因结构异常。MMR 基因是一组高度保守的看家基因，目前人们已经发现有 hMSH1、hMSH2、hMSH3、hMSH6 等基因，其中前两者与消化道肿瘤的发生关系最为密切。同 NER 相似，MMR 也主要参与烷化剂和铂类耐药机制。

7. 药物靶点的变化

DNA 拓扑异构酶（topoisomerase，TOPO）包括Ⅰ和Ⅱ，分别是喜树碱类药物和鬼臼毒素类药物的作用靶点。TOPO 抑制剂耐药机制比较复杂，主要包括：拓扑异构酶 ATP 结合区和 DNA 结合区发生点突变，直接影响了酶与 ATP 或 DNA 的结合；TOPO Ⅰ或Ⅱ酶含量和/或活性低下，可导致药物通过 TOPO 介导的抗肿瘤作用降低。另外比较复杂的是许多 TOPOⅡ抑制剂本身就是 TOPOⅡ致突变剂，可以引起 TOPOⅡ突变而影响 TOPOⅡ的功能，产生耐药。DNA TOPOⅡ羟基磷酸化，也可使药物、酶和 DNA 三者之间的作用关系受到干扰而产生耐药。由 TOPO 介导的多药耐药也被称为非经典多药耐药（atypical multidrug resistance）。

微管蛋白是紫杉类药物的靶点，其功能和结构发生改变导致肿瘤细胞对紫杉类药物敏感性降低。如 β 微管蛋白的点突变、微管动力学改变、微管不能正常聚合等都会影响紫杉类药物的疗效。

c-kit 基因编码的 KIT 蛋白是一跨膜的受体酪氨酸激酶，其异常活化几乎发生在所有的胃肠道间质瘤（gastrointestinal stromal tumor，GIST）中，是 GIST 形成的关键。甲磺酸伊马替尼是针对 KIT 的选择性酪氨酸激酶抑制剂，在治疗进展期 GIST 取得了很好疗效，但约 5%的患者在服药 2 个月内发生原发耐药，部分患者发生获得性耐药，其耐药产生的分子机制较为复杂，如肿瘤细胞 BCR－ABL 激酶区突变，至少有 17 种不同的突变，多为 c-kit 基因外显子中产生，最主要的是 T315I 突变，使 GIST 细胞对甲磺酸伊马替尼耐药。

8. 细胞凋亡途径异常

凋亡是大多数抗肿瘤药物杀伤肿瘤细胞的主要途径，凋亡异常也会导致肿瘤耐药。肿瘤细胞耐受凋亡的机制主要包括促凋亡基因的缺失或抗凋亡基因的过度表达。如野生型 p53 基因突变后丧失了细胞周期阻滞和诱导凋亡的功能；肿瘤坏死因子（tumor necrosis factor，TNF）超家族成员 Fas，Fas 表达低下或者缺乏 Fas 受体则凋亡不能正常发生；而抗凋亡基因 bcl－2 过度表达可抑制肿瘤细胞凋亡，导致对多种化疗药物的耐受，包括：阿糖胞苷、阿霉素、鬼臼亚乙苷（etoposide，VP－16）、喜树碱、5－氟尿嘧啶、紫杉醇、米托蒽醌、顺铂、长春新碱和某些维甲酸类化合物等。其他如线粒体基因组、半胱氨酸蛋白水解酶等任何影响凋亡过程的因素均可导致肿瘤发生耐药。p53 和 bcl－2、Fas 的异常表达可见于各种消化道肿瘤，凋亡异常是消化道肿瘤耐药的另一重要机制。

9. 其他机制

肿瘤细胞的耐药发生机制异常复杂，除上述之外，还有细胞内蛋白激酶（Protein kinase C，PKC）活性改变加速 Pgp 磷酸化，从而加强 p 糖蛋白外排药物；原发灶和转移灶对化疗敏感性不同，说明器官微环境也可影响肿瘤耐药；ras 原癌基因通过促进 MDR1 基因和 GST 基因表达和抗凋亡导致肿瘤耐药；p53 突变还可以调控 MDR1 和 MRP 的表达而诱导耐药；在阿霉素、替尼泊甙、放线菌素 D、喜树碱、足叶乙甙和顺铂等药物作用下，热休克因子（hot shock factor，HSF）可诱导 MDR1 表达，导致多药耐药发生；肝豆状核变性基因铜转运 P 型三磷酸腺苷酶（copper-transporting P-type adenosinetriphosphatase）在胃癌、食管癌和肝癌中都有高表达，可能通过其铜转运泵转运顺铂而介导铂类耐药；在胃癌、肝癌和胰腺癌中都发现 p38 分裂原激活蛋白激酶（p38 mitogen-activatedproteinkinase，p38MAPK）调节 MDR1 介导的多药耐药；转录相关锌带蛋白基因（zinc ribbondomain-containing1protein，

ZNRD1）也参与胃癌细胞株的多药耐药；硒、铜、锌、铁等微量元素在大肠癌和肝癌中也通过 GST、MDR 等调节肿瘤耐药（表 5－1）。

**表 5－1　消化道肿瘤常用化疗药物的耐药机制**

| 药物名称 | 主要耐药机制 |
| --- | --- |
| 顺铂 | 减少药物细胞内蓄积：MDR1、MRP、LRP；<br>增加 GSH 合成，通过 GST 促进解毒；<br>增强 DNA 修复：MMR、NER；<br>抗凋亡；<br>HSF 和 ATP7B；<br>HNGB。 |
| 奥沙利铂 | 增强 DNA 修复：NER<br>抗凋亡 |
| 氟尿嘧啶 | ① 5－FU 代谢或代谢产物的改变。例如 分解代谢增强，转运载体缺乏，细胞内三磷酸去氧胸苷增加；<br>② 主要作用靶酶 胸苷酸合成酶（TS）表达减低；<br>③ 脱氧脲苷三磷酸脂酶改变 Deoxyuridine triphosphatase；<br>④ 其他机制：底物 dUMP 堆积，5－FdUMP 的潴留，三联复合物稳定性减低，缺乏叶酸；<br>⑤ 抗凋亡<br>⑥ 代谢限速酶二氢吡啶脱氢酶（D：dihydropyrimidine dehydrogenase，DPD）表达增高。 |
| 阿霉素 | 减少药物细胞内蓄积：MDR1、MRP、LRP、BRCP；<br>通过 GST 促进解毒；<br>非经典 MDR：TOPOⅡ；<br>抗凋亡；<br>其他：HSF、NAPDH 浓度降低。 |
| 紫杉类 | 减少药物细胞内蓄积：MDR、LRP；<br>微管结构或功能改变；<br>抗凋亡。 |
| VP－16 | 减少药物细胞内蓄积：LRP、MDR1；<br>非经典 MDR：TOPOⅡ；<br>DNA 修复；<br>抗凋亡 HSF。 |
| 吉西他滨 | 缺乏脱氧胞苷激酶，不能磷酸化成为活性形式；<br>缺失将吉西他滨转运入细胞的功能性核酸转运载体；<br>抗凋亡。 |
| 伊立替康 | 减少药物细胞内蓄积：MRP、BRCP；<br>抗凋亡；<br>梭酸脂酶量和/或活性减低，不能将其转化为活性体 SN38。 |
| 丝裂霉素 | 减少药物细胞内蓄积：MDR1；<br>通过 GST 促进解毒；<br>非经典 MDR：TOPOⅡ突变；<br>细胞色素 P450 和 NAPDH 水平；<br>抗凋亡。 |

续表

| 药物名称 | 主要耐药机制 |
|---|---|
| 长春新碱 | 减少药物细胞内蓄积：LRP；<br>抗凋亡；<br>ZNRD1。 |
| 格列卫 | GIST 细胞发生 Bcr－Abl 基因突变或 Bcr－Abl 基因扩增；<br>非 Bcr－Abl 激酶依赖性包括其他突变和其他信号转导系统（LYN 激酶等）；<br>减少药物细胞内蓄积：MDR1。 |
| VM 26 | 抗凋亡；<br>HSF。 |
| HCPT | TOPO Ⅰ突变；<br>抗凋亡；<br>HSF。 |
| 环磷酰胺 | DNA 修复：MGMT；<br>通过 GST 促进解毒。 |
| 博来霉素 | 博莱霉素水解酶（bleomycin hydrolase）；<br>抗凋亡。 |

## 二、消化道肿瘤耐药的逆转

肿瘤耐药是化疗失败的主要原因，因此克服耐药就成为肿瘤治疗的重要课题。由于耐药机制复杂，依药物种类和肿瘤类型而异，不同肿瘤细胞对同一种药物以及同一种肿瘤对不同药物都可能产生多种耐药机制，所以在克服肿瘤耐药时应尽可能了解该肿瘤的耐药机制，有针对性地确定治疗策略，必要时联合多种手段。首先，化疗方案应该个体化地合理组方，尽量减缓获得性耐药的发生，基本原则是足量、定时、几种作用机制不同的药物联合使用。其次，寻找能够逆转肿瘤耐药的药物。从理论上讲，能够阻断上述不同肿瘤耐药机制的任一环节都能够达到逆转耐药的目的，以逆转 MDR1 为首开展了大量的研究，部分成果已应用于临床。

1. 逆转 MDR1 的药物

一个理想的多药耐药蛋白抑制剂一般要求有以下特点：是一个可口服的小分子，要求具有一定的脂溶性，以便能够通过细胞膜与多药耐药蛋白结合；剂量有一定的耐受性而且副作用小；能够完全逆转 MDR。作为第一代的逆转剂异搏定和环胞菌素 A 虽然有一定效力，但它们抑制 Pgp 较弱，为达到逆转作用需较大浓度，故毒副作用很大，未能广泛用于临床。第二代的逆转剂 VX－710、PSC833 和 XR9051 比第一代逆转作用强 3～100 倍，在有效抑制 Pgp 所需剂量时并不产生明显的毒性。这类逆转剂常见的剂量限制毒性是共济失调和高胆红素血症，中止治疗毒性的可逆。但该类逆转剂的体内试验发现它们明显改变了同时应用的抗癌药物的药代动力学，使到达靶点血药浓度明显降低。第三代 Pgp 抑制剂如 GF－120918、LY120918 和 0C144－093 逆转功能更强，且不影响化疗药物代谢清除，目前正进行Ⅰ～Ⅱ期临床实验。

其他如：抗激素类化合物三苯氧胺和孕激素；PKC 的抑制剂 CGP41251、K－252a、calphostinC、H7 等，直接与 Pgp 竞争 ATP 或通过竞争 Pgp 上的药物结合位点，阻断 Pgp 的泵出功能，以逆转耐药；表面活性剂如吐温 80，gremophorEL、CRL1337 以及 solutolHS15 等也证明可以逆转 MDR。

2. 逆转 MDR1 以外机制的药物

尚包括下述三种：

(1) 针对 MRP 的逆转剂：与 Pgp 不同，它不能直接转运未修饰的耐药药物，而需要谷胱甘肽的参与。近年来研究发现喹啉类、抗激素类（如抗孕激素 RU486）、非甾体抗炎药（NSAID）、GST 耗竭剂都能干扰 GSH 代谢而逆转 MRP 介导的 MDR。

（2）DNA 修复抑制剂：阿非迪霉素是 DNA 聚合酶抑制剂，可通过阻止受损 DNA 的修复而增强肿瘤细胞对化疗药物的敏感性。

（3）专门针对谷胱甘肽和 GST 的逆转剂：目前抑制 GSH 的药物有丁硫氨酸亚砜胺（buthionine sulfoximine，BSO）、硝基咪唑类、Vit$K_3$、扑热息痛、硒酸钠、硒半胱氨酸、GS－EA 等。BSO 是一种人工合成的氨基酸，它是 γ－GCS 的强效抑制剂，能有效地阻断 GSH 的合成，并增加肿瘤细胞对 MEL、CDDP 和 MMC 的敏感性。逆转 GST 的药物主要是利尿酸，其可逆转烷化剂的耐药，且有实验证实与 BSO 联用时逆转作用更大，此外，还有依他尼酸（ethacrynic acid）等。

目前尚未发现有效的 LRP 特异性逆转剂。

3. 分子靶向药物逆转胃肠道肿瘤耐药的研究

在甲磺酸伊马替尼继发耐药后，部分病例可通过加大剂量而再次获得缓解，如仍无效，可应用最新的分子靶向药物 SU011248。SU11248 是一个多靶点小分子酪氨酸激酶抑制剂，能抑制血管内皮生长因子（VEGF）、血小板源性生长因子受体 α（PDGFR－α）等多条酪氨酸激酶通路。在早期研究中显示出较好的活性，一个双盲、Ⅲ期随机对照临床研究，比较 SU11248 和安慰剂在伊马替尼治疗后病情进展或者难以耐受其严重不良反应的患者中的治疗效果，中期研究结果发现，对照组肿瘤进展时间平均 1.5 个月，治疗组 6.3 个月，具有显著统计学差异。另一逆转伊马替尼耐药的小分子化合物有 BMS－354825 和 AMN107，可以逆转酪氨酸激酶 T315I 以外的多数突变导致的耐药，目前发现小分子化合物 ON012380 可以特异地阻断酪氨酸激酶的活性，在体外，它可以诱导所有已知的对甲磺酸伊马替尼耐药的突变细胞死亡。该小分子化合物还是 LYN 激酶作用强大的抑制剂，从另一途径逆转甲磺酸伊马替尼耐药。

西妥昔单抗是另一类能够逆转耐药的分子靶向药物，它是一种特异性阻断表皮生长因子受体（epidermal growth factor，EGFR）的 IgG1 单克隆抗体，通过竞争性抑制内源性配体（如表皮生长因子、转化生长因子）与 EGFR 的结合，最终抑制了受体的活化及与之相关的信号转导，从而抑制了肿瘤的生长。一项Ⅱ期临床试验中 121 例对氟尿嘧啶和伊立替康耐药的结直肠癌患者接受西妥昔单抗和伊立替康的联合治疗，取得了 17%的反应率。2002 年美国临床肿瘤学会年会上报道了西妥昔单抗治疗 57 例对氟尿嘧啶和伊立替康均出现耐药的 EGFR 阳性难治性结直肠癌患者，也取得了 8.8%的局部缓解率和 36.8%的疾病控制率，显示西妥昔单抗单药或联合伊立替康治疗伊立替康耐药的转移性结直肠癌均有显著疗效，并且联合治疗可获得更高的有效率。

第三类可以调节化疗药物敏感性的分子靶向药物是表观遗传修饰剂，它们在不涉 DNA 序列改变的情况下进行基因组修饰，由此改变基因组的功能并调控基因的表达，主要包括 DNA 甲基转移酶抑制剂和组蛋白去乙酰化酶抑制剂。最新研究发现在人胃癌细胞株中，DNA 甲基转移酶抑制剂 5－氮杂－2'－脱氧胞苷可提高人胃癌细胞株对伊立替康和吉西他滨的化疗敏感性，而组蛋白去乙酰化酶抑制剂曲古菌素 A 可提高人胃癌细胞株对氟尿嘧啶、紫杉醇和伊立替康的化疗敏感性。表观遗传修饰剂可作为一种新的靶点治疗药物与化疗药物联合应用以逆转耐药，但尚需进一步研究以应用于临床实践。

4. 基因水平逆转

某些药物虽然在临床上取得了初步成果，但是用药物逆转肿瘤细胞的耐药性使之增加疗效，必须达到一定的剂量强度，同时又要避免所用药物的副作用，实际应用中较难掌握。因此在基因水平逆转耐药则是更有针对性的手段。

其中反义基因技术（antisense approach）逆转 MDR 已有较广泛和深入的实验研究。反义基因技术基本原理是根据核酸的碱基互补配对规律设计出能与靶基因特定区域结合的 RNA 或 DNA 片段，通过阻抑基因的转录或翻译过程而阻断细胞特定蛋白质的合成。反义核酸可分为以下三类：① 反义 RNA（antisense RNA）：构建含有反义 cDNA（antisense cDNA）的载体，导入细胞后转录出反义 RNA，与靶点 mRNA 结合，阻断翻译过程。但阻断持续时间未见报道，另外反义 RNA 易受细胞内外 RNase 的降解，而且底物 mRNA 的拷贝数太多又不断进行新的复制，单纯依靠反义 RNA 难以达到完全抑制；② 核酶（ribozyme）：是一种具有酶切活性的 RNA，可与靶点 mRNA 结合并使其降解，且在切割过程本身并无改变，可重复利用，具有高效性。如何在保持核酶特异性切割的同时，提高产量和活性是目前研究的重点；③ 人工合成的反义寡核苷酸（antisense oligonucleotides）。它能与靶点 DNA 的特定部位互补结合，形成三链 DNA，阻断转录；或与靶点 mRNA 结合阻断翻译过程；④ 最新研究通过 RNA 干扰技术（RNA interfering）实现 MDR1 基因的表达沉默而逆转耐药：即将与 MDR1 mRNA 对应的正义 RNA 和反义 RNA 组成的双链 RNA（dsRNA）导入细胞，可以使 mRNA 发生特异性的降解，导致其 MDR1 基因沉默，从而逆转耐药。

另一重要途径就是将凋亡诱导基因导入到肿瘤细胞内，或导入凋亡抑制基因的反义片段，使化疗耐受的细胞发生凋亡而逆转耐药，目前研究最成熟的仍为 P53 基因，bcl-2 基因，ras 基因等。

还有将 MDR1 基因导入正常的骨髓造血干细胞，使之产生抗肿瘤药物能力，从而使大剂量化疗成为可能，间接地逆转肿瘤耐药。

虽然在理论上基因治疗可以从根本途径逆转耐药，但仍存在下述问题：首先，肿瘤耐药机制复杂多变，目前的基因治疗都只是针对单一因素进行逆转，常不能完全逆转 MDR；其次，特异性和靶向性的基因治疗依赖于基因的高效、安全、特异的导入，并且最好能够控制基因表达量，将其恰如其分地控制在正常水平也是当今研究的方向之一。

## 三、肿瘤耐药的研究手段和临床应用

肿瘤耐药对于基础和临床都是重要的研究课题，需要进行科学系统的研究。基础研究内容包括：方法：采用各种药理学手段检测抗肿瘤药物在细胞内和细胞外浓度，研究药物在细胞内转运、活化、分布和代谢；采用多种分子生物学和细胞生物学手段检测耐药基因在蛋白质水平、mRNA 水平和 DNA 水平的表达；流式细胞技术检测肿瘤细胞细胞周期的分布、凋亡的发生；以 MTT 法和 $^{3}H$ 掺入等方法研究肿瘤细胞活性，测定各种药物 $IC_{50}$，此为判断化疗药物敏感性的基本方法；建立各种耐药细胞株和动物模型，进行逆转耐药的体外和体内研究；筛选新的肿瘤耐药相关基因和诱导凋亡基因，目前新兴的基因芯片技术极大程度地简化了这一过程，它能够以细胞株或临床组织为标本，比较化疗耐药和敏感细胞的差别，迅速筛选得到目的基因。

临床上，筛选得到个体特异性的药物敏感性预测指标，是实现消化道肿瘤耐药逆转、个体化治疗的基础。对此已展开了多项临床研究，如得到确切结果并应用于临床，可针对每个患者检测各种化疗药物敏感性或耐受性的相关指标，由此选择敏感的化疗药物组成化疗方案，减少耐药的发生和提高化疗有效率。更直接的手段是将患者手术得到的组织标本进行消化和细胞培养，以各种肿瘤药物加入培养液，测定 $IC_{50}$，选择有效化疗药物，而避开不敏感药物，从而提高化疗有效率。

（张小田）

## 参考文献

1. 中华医学杂志编辑委员会. 全国肿瘤耐药与肿瘤化疗药物临床应用学术会议纪要. 中华医学杂志，2001，81（24）
2. 杨纯正. 肿瘤耐药研究的若干问题. 中华医学杂志，2001，81（24）：
3. Bonafonte MT，Romagnoli PA，McNairN，et al. Cryptosporidiumparvum effect to multidrug reversing gentson the expression and function of ATP - binding cassette transporters. ExpParasitol，2004，106（324）：126-134
4. Fromm MF. Importance of P-glycoprotein at blood-tissue barriers. Trends Pharmacol Sci，2004，

25（8）：423-9
5. 刘峰，李铮. 肿瘤多药耐药的研究进展. 医学综述，2003，9（3）：140-142
6. Ikeda R，Che XF，Yamaguchi T. Cepharanthine potently enhances the sensitivity of anticancer agents in K562 cells. Cancer Sci，2005，96（6）：372-6
7. Lepper ER，Nooter K，Verweij J，et al. Mechanisms of resistance to anticancer drugs：the role of the polymorphic ABC transporters ABCB1 and ABCG2. Pharmacogenomics，2005，6（2）：115-38
8. Gutmann H，Hruz P，Zimmermann C，et al. Distribution of breast cancer resistance protein（BCRP/ABCG2）mRNA expression along the human GI tract. Biochem Pharmacol，2005，70（5）：695-9
9. Schellens JH，Maliepaard M，Scheper RJ，et al. Transport of topoisomerase I inhibitors by the breast cancer resistance protein. Potential clinical implications. Ann N Y Acad Sci，2000，922：188-94
10. List AF. Non－P－glycoprotein drug export mechanisms of multidrug resistance. Semin Hematol，1997，34（4 Suppl 5）：20-4
11. Yu DQ，Yi YF. Expression and significance of MRP，GST－pi，TOPO Ⅱ alpha，and LRP in gastric carcinoma. Ai Zheng，2003，22（5）：496-9
12. 曾晓勇，杨为民，叶章群. γ-谷氨酰半胱氨酸合成酶（γ－GCS）与肿瘤耐药. 国外医学分子生物学分册，2002，24（4）：214-217
13. Yin D，Xie D，Hofmann WK，et al. DNA repair gene O6 methylguanine－DNA methyltransferase：promoter hypermethylation associated with decreased expression and G：C to A：T mutations of p53 in brain tumors. J Mol Carcinog，2003，36（1）：23
14. Andressoo JO，Hoeijmakers JH，Mitchell JR. Nucleotide excision repair disorders and the balance between cancer and aging. Cell Cycle，2006，5（24）：2886-8
15. Valentini AM，Armentano R，Pirrelli M，et al. Chemotherapeutic agents for colorectal cancer with a defective mismatch repair system：the state of the art. Cancer Treat Rev，2006，32（8）：607-18
16. Dingemans AM，Pinedo HM，Giaccone G. Clinical resistance to topoisomerase-targeted drugs. Biochim Biophys Acta，1998，1400（1－3）：275-88
17. Ranganathan S，Benatatos CA，Colarusso PJ，et al. Altered β－tubulin isotype expression in paclitaxel-resistant in human prostate carcinomas. Br J Cancer，1998，77（4）：562-6
18. Tuveson DA，Willis NA，Jacks T，et al. STI571 inactivation of the gastrointestinal stromal tumor c-KIT oncoprotein：Biological and clinical implications. Oncogene，2001，20（36）：5054-8
19. Caponigro F，Basile M，de Rosa V，et al. New drugs in cancer therapy，National Tumor Institute，Naples，17－18 June 2004. Anticancer Drugs，2005，16（2）：211-21
20. Tomida A，Tsuruo T. Drug resistance mediated by cellular stress response to the microenvironment of solid tumors. Anticancer Drug Des，1999，14（2）：169-77
21. Lomovskaya O，Bostian KA. Practical applications and feasibility of efflux pump inhibitors in the clinic－a vision for applied use. Biochem Pharmacol，2006，71（7）：910-8
22. Teodori E，Dei S，Martelli C，et al. The functions and structure of ABC transporters：implications for the design of new inhibitors of Pgp and MRP1 to control multidrug resistance（MDR）. Curr Drug Targets，2006，7（7）：893-909
23. Lautier D，Canitrot Y，Deeley RG，et al. Multidrug resistance mediated by the multidrug resistance protein（MRP）gene. Biochem Pharmacol，1996，52（7）：967-77

24. Moreland NJ, Illand M, Kim YT, et al. Modulation of drug resistance mediated by loss of mismatch repair by the DNA polymerase inhibitor aphidicolin. Cancer Res, 1999, 59 (9): 2102-6
25. Andrews PA, Murphy MP, Howell SB, et al. Differential sensitization of human ovarian carcinoma and mouse l1210 cells to cisplatin and melphalan by glutathione depletion. Mol Pharmacol, 1986, 30 (6): 643-650
26. R G Maki, J A Fletcher, M C Heinrich, et al. Results from a continuation trial of SU11248 in patients (pts) with imatinib (IM) - resistant gastrointestinal stromal tumor (GIST). Proc ASCO 2005, Abstr 9011
27. Gumireddy K, Baker SJ, Cosenza SC. A non - ATP - competitive inhibitor of BCR - ABL overrides imatinib resistance. Proc Natl Acad Sci, 2005, 102 (6): 1992-7
28. Cunningham D, Humblet Y, Siena S, et al. Cetuximab monotherapy and cetuximab plus irinotecan in irinotecan-refractory metastatic colorectal cancer. N Engl J Med, 2004, 351 (4): 337-45
29. Zhang X,, Yashiro M, Ren J, et al. Histone deacetylase inhibitor, trichostatin A, increases the chemosensitivity of anticancer drugs in gastric cancer cell lines. Oncol Rep, 2006, 16 (3): 563-8
30. Zhang X, Yashiro M, Ohira M, et al. Synergic antiproliferative effect of DNA methyltransferase inhibitor in combination with anticancer drugs in gastric carcinoma. Cancer Sci, 2006, 97 (9): 938-44
31. Lage H. MDR1/P - glycoprotein (ABCB1) as target for RNA interference-mediated reversal of multidrug resistance. Curr Drug Targets, 2006, 7 (7): 813-21

# 第六章　消化道癌化疗的不良反应

抗肿瘤药系通过干扰肿瘤细胞的增殖而发挥控制肿瘤生长的作用，即有杀伤癌细胞的作用，但与此同时，对人体的某些正常组织器官细胞亦有一定损害，这就是抗肿瘤药的不良反应。肿瘤化疗的目的是清除体内的癌细胞而尽量避免或尽可能减少对正常细胞的损害。由于细胞复制为正常细胞亦为肿瘤细胞所具有的特点，化疗药物常常对一些迅速增殖的正常组织和肿瘤组织同样杀伤，正常组织受影响的往往是迅速增殖的细胞，如骨髓、毛囊和粘膜等。还有的药物具有对特定的组织器官有损害，而与细胞生长无关的毒性。这些副反应可为急性或慢性、自限性或持久性以及可能潜在致命。这些不良反应的处理至关重要，除了对整个生活质量有所影响之外，还往往影响到对治疗的耐受和继续，也是化疗提高疗效的主要障碍。

随着消化道癌化疗地位的不断提高，化疗的不良反应越来越受到重视，特别是新药的不断引入，也带来了一些新的不良反应。

消化道癌属于化疗中度敏感的肿瘤，在制定肿瘤化疗方案时，我们必须从治疗获益和不良反应两个方面来权衡用药的得失。20 世纪 80 年代后期，肿瘤化疗疗效的改进及辅助新药研究的进展给临床上改善肿瘤患者的生活质量和安全性创造了条件，抗肿瘤药物不良反应的防治研究受到了前所未有的关注并在实际上取得了引人瞩目的进展。

## 一、消化道癌化疗常见的不良反应及防治

（一）消化系统不良反应及防治

几乎所有的抗肿瘤药都具有不同程度的消化道不良反应，特别是恶心、呕吐最常见。消化道癌患者由于胃肠功能受损，其化疗消化道不良反应较其他化疗不良反应显得更加突出。常见的消化道不良反应包括：恶心、呕吐、食欲不振、口腔粘膜炎、腹泻、便秘和腹痛。

1. 食欲不振：为化疗最初反应，也是最常见的消化道不良反应。常出现于化疗后 1～2 天。可能与药物本身刺激胃肠道及血浆游离色氨酸升高有关。一般无需特殊处理。孕酮类药物可减轻反应。

2. 恶心、呕吐

70％～80％接受化疗的患者经历了恶心与呕吐。恶心与呕吐是患者最恐惧的化疗不良反应之一，也是化疗患者最不愿接受的不良反应，虽然恶心与呕吐常是自限的，并很少危及生命，但可严重影响患者的营养状况和生活质量，甚至使患者拒绝化疗。

（1）化疗所致的恶心呕吐分为急性、迟发性和先期性恶心呕吐 3 种。急性呕吐是指化疗 24 小时内出现的呕吐；延迟性呕吐是指化疗 24 小时后出现的呕吐，可持续 5～7 天；先期性呕吐是指患者经历过化疗所致的明显急性呕吐后，在下一次化疗前出现的呕吐，为条件反射所致，因此有人又称之为恐惧性恶心呕吐、预感性恶心呕吐等。

（2）引起恶心、呕吐的机制与以下因素有关：

1）化疗药物或其代谢产物，刺激胃肠道传入受体，通过迷走神经呕吐中枢，导致呕吐；

2）通过血液刺激在延髓化学受体感受带（chemoreceptor trigger zone，CTZ）受体，如多巴胺受体，特别是 5-羟色胺 3（5－$HT_3$）受体引发呕吐；

3）化疗药物亦可能直接刺激小肠，诱发大量内源性 5－HT 释放，通过血液刺激延髓的 5－HTs 受体，亦可间接通过迷走神经，刺激呕吐中枢的 5－$HT_3$ 受体诱发呕吐，即所谓的周围机制。动物实验证实顺铂（CDDP）引起的恶心、呕吐即为周围机制引起，直接刺激小肠，使 5－HT 释放增加或促使小肠粘膜释放 5－HT，激活小肠 5－$HT_3$ 受体，通过迷走神经传入中枢而致；

化疗药物也可导致味觉和嗅觉的改变及心理因素引发恶心呕吐。

4）其他相关因素：年龄、性别、饮酒史、给药剂量和途径、止吐药的剂量和给药途径等，均影响恶心、呕吐的发生和强度。

（3）消化道癌常用化疗药物导致急性恶心呕吐的强度：

| | |
|---|---|
| 高度致吐药 | 顺铂（CDDP） |
| | 阿霉素、表阿霉素（ADM、EPI） |
| 中度致吐药 | 草酸铂（OXA） |
| | 开普拓（CPT－11） |
| | 5-氟尿嘧啶（5－FU） |
| | 健择（GEM） |
| | 羟基喜树碱（HCPT） |
| 低度致吐药 | 紫杉醇（PTX） |
| | 多西紫杉醇（TXT） |
| | 足叶乙苷（VP－16） |
| | 甲氨蝶呤（MTX） |
| | 希罗达（CAP） |
| | 长春花碱 |
| | 长春新碱 |
| | 丝裂霉素 C（MMC） |

（4）止吐药的种类及用法：

**5－$HT_3$ 受体拮抗剂**

自 1980 年代末选择性 5－$HT_3$ 受体拮抗剂问世以来，使化疗引起的恶心呕吐的治疗有了显著的改善，5－$HT_3$ 受体拮抗剂是止吐药物中最新的也是最有效的家族。5－$HT_3$ 受体广泛分布于胃肠道，选择性 5－$HT_3$ 受体拮抗剂的化学结构与 5－HT 的结构相似，与 5－$HT_3$ 受体结合的亲和力强，阻断 5－HT，使之无法与 5－$HT_3$ 受体结合，而阻止恶心呕吐的发生。

此类药中常用的有恩丹西酮（Ondansetron）、康泉（Granisetron）和呕必停（Tropisetron）。恩丹西酮和康泉早期非对照的临床试验，证实对接受含顺铂方案的患者有高效止吐作用，二者的剂量范围较宽，在止吐疗效和安全性方面是可靠的。恩丹西酮及康泉目前广泛用于接受顺铂为基础化疗的消化道癌患者，二药均耐受性好，未观察到锥体外系的不良反应。二药最常见的不良反应为便秘，应用缓泻药可以对抗；轻微的头痛，见于治疗患者的 10%～15%；偶有短暂的转氨酶升高，无需处理。禁忌证为肠梗阻和过敏。

恩丹西酮用法：对高度致吐化疗药，在化疗前 15 分钟、化疗结束后各静脉注射 8mg，连用 3～5 天，如仍效果不好，可与地塞米松连用。用法与用量：与地塞米松联用控制急性恶心、呕吐，化疗前 40 分钟地塞米松 10mg 或甲强龙 40～80mg 静脉注射，连用 3～5 天，化疗结束后口服恩丹西酮，4mg/次，2 次/日，连用 3～5 天。

格拉司琼用法：作用机制是高度选择性地与 5－$HT_3$ 受体结合，抑制呕吐反射。其优点为止吐作用强，且不产生锥体外系症状。每次给药 3mg 后，可维持 24 小时的止吐效果。用量通常为 3mg，用 20～50ml 的 5%葡萄糖注射液或生理盐水稀释后，于治疗前 30 分钟静脉注射，给药时间应超过 5 分钟；每天只需给药 1 次即可，必要时可增加给药次数 1～2 次，但每日最高剂量不应超过 9mg。

呕必停用法：为高度选择性的 5－$HT_3$ 受体拮抗剂。生物半衰期为 20 分钟，消除半衰期为 8 小时，所以此药的吸收利用快，但排泄缓慢。用法：化疗当天 5mg 呕必停加 100ml 液体于治疗前 30 分钟静脉滴注，1 日 1 次，连用 3～5 天。副作用较小，无锥体外系症状，少数患者有头痛、便秘、眩晕、腹痛的表现。

**多巴胺拮抗剂**

此类药物是在无5－$HT_3$受体拮抗剂之前应用最广泛的化疗止吐药，主要与多巴胺受体紧密结合，阻断其功能；还能阻断5－$HT_3$受体，其与5－$HT_3$受体的结合力较与多巴胺受体的结合力弱，仅在高剂量时才能拮抗5－$HT_3$受体。因其有明显锥体外系反应，如烦躁不安和急性肌张力障碍等，并且止吐作用不如5－$HT_3$受体拮抗剂，目前仅用于低度致吐化疗药的单药化疗和联合止吐的治疗中。

常用药物有胃复安（甲氧氯普胺、灭吐灵）和吗叮林（多潘立酮）。胃复安常用剂量10mg肌肉注射，日1～2次，连用3～5天；吗叮林10mg口服或肌肉注射，日3次，连用3～5天或更长。

**吩噻嗪类**

是一种抗多巴胺能作用的药物，早在20世纪60年代就用于化疗的止吐治疗。由于此类药物的镇静、锥体外系反应和低血压等不良反应，以及5－$HT_3$受体拮抗剂良好的化疗止吐作用，目前仅用于严重化疗呕吐的联合止吐治疗。常用代表药是氯丙嗪和异丙嗪。氯丙嗪常用剂量25～50mg肌肉注射，日2～3次；异丙嗪常用剂量12.5～25mg肌肉注射，日2～3次。注意不能长期大剂量应用，可加重化疗药物的肝损害；注意直立性低血压的预防；不宜与胃复安合用，以免诱发或加重锥体外系反应。

**抗组胺类**

此类药物能竞争性的阻断组胺$H_1$受体而产生抗组胺作用和明显的中枢抑制作用，故可用于抗过敏、镇静和止吐，常用于中度致吐药物化疗的联合止吐治疗。代表药物为苯海拉明，20mg/次，肌注，3～4次/日。

**激素类**

皮质激素类药物的止吐机制目前仍不清楚，有临床研究显示，联合其他止吐药物在中、高度致吐药物化疗的联合止吐治疗中有显著的疗效，因此，皮质激素类药物目前仍广泛的用于化疗止吐治疗。常用药物有地塞米松、甲基强的松龙。地塞米松4～8mg，口服，3～4/次；10～20mg，静脉推注，1次/日。甲基强的松龙80～120mg/次，静脉推注，1次/日。

a. 急性恶心呕吐的治疗关键在于预防，化疗前后分别给予止呕药，可减少呕吐的发生。对中高度致吐药物化疗时目前尚无一种止吐药单用是理想的，为增加止吐疗效可多种止吐药联合应用，以期达到良好的止吐作用。可分别加用胃复安、安定、氯丙嗪、非那根（异丙嗪）、激素等联合止吐治疗。有研究报告，中等剂量顺铂化疗时，地塞米松加5－$HT_3$受体拮抗剂联合止吐治疗的有效率90%。地塞米松加恩丹西酮在接受顺铂为基础的化疗患者中，止吐完全控制率为79%，优于高剂量胃复安加地塞米松方案（60%），可见联合止吐治疗的疗效由于单药止吐治疗，特别是急性恶心呕吐的治疗和预防。

b. 延迟性恶心呕吐主要见于铂类药物化疗，常于铂类药物化疗12～24小时后开始。其治疗目前缺少有效的治疗方法，疗效较差。应用5－$HT_3$受体拮抗剂治疗几乎无效。常用口服胃复安联合地塞米松方案，胃复安20mg，3～4次/日，地塞米松8mg，2次/日，连用2～4天，以后改为4mg，2次/日，2～4天。

c. 先期性呕吐因其为条件反射引起的，故其治疗的关键是有效控制首次化疗的恶心呕吐反应。根据不同的化疗药物和方案，充分地估计可能的恶心呕吐反应，给予充分的联合止吐方案，达到有效的疗效。另外，化疗前充分与患者交流，让患者了解化疗反应的症状和治疗方法，也可有效减少患者的恐惧心理。胃复安和5－$HT_3$受体拮抗剂治疗先期性呕吐有效。

3. 粘膜炎

正常情况，口腔细胞更新较快，一个周期约7～14天，因此是细胞毒化疗药物最易损伤的部位。化疗药物使消化道上皮细胞更新受到抑制，再生能力减弱，从口腔到肛门的整个消化道粘膜变薄，易受到继发感染，如口角炎、舌炎、肠炎、直肠炎等，可引起上消化道溃疡与出血、出血性或伪膜性腹泻等，发生率为40%。化疗时消化功能受到影响，患者营养不良会降低细胞移行和更新，进一步影响粘膜的再生。化疗药物致粘膜炎一般发生于化疗后5～7天。以抗代谢药与抗生素类用药后多见。如5－FU、ADM、EPI、CTX、HCPT、PTX、TXT等。早期为红斑轻微疼痛，而后发展成白斑、溃疡，疼痛重，往往造成吞咽困难，无法进食。化疗药物致粘膜炎是剂量依赖性不良反应，并呈累积性。口腔、食管及肠粘膜均可发生类似病变。体质衰弱和有免疫抑制的患者易继发真菌感染。粘膜炎的发生与否和严重程度与给药方法、给药方式和个体差异有关。大剂量 5－FU 持续给药可产生严重的粘膜炎，重度口腔溃疡，是其剂量限制性不良反应。

药物的联合应用可能加重粘膜炎的发生，如四氢叶酸增加 5－FU 的作用，也加重其粘膜炎的发生。

治疗方法：

（1）预防：在给可能引起口炎的药物时，事先宜对患者介绍有关口腔卫生及护理知识；0.9%生理盐水加庆大霉素 8 万单位或专用的漱口水饭前后清洁口腔；避免口腔损伤和进食刺激性食物。

（2）口腔粘膜炎的治疗：① 彻底的口腔护理；目的是减轻痛苦，阻止恶化。进食后用复方硼砂液、3%重碳酸钠或 3%双氧水嗽口。出现真菌感染多伴有白斑或白膜，应以制霉菌素液嗽口或口服，亦可以含制霉菌素的口腔涂剂局涂。口腔溃疡还可选用中成药如冰硼散、珍珠散或锡类散涂布；② 合理调整进食：应进相当于室温的高营养流汁或饮食，避免刺激性食物；③ 加强支持治疗，纠正水盐电解质失衡，注意补充维生素；④ 急性期疼痛明显时可在进食前用表面麻醉剂如 0.5%～1%利多卡因或的卡因溶液止痛。

4. 腹泻：有多种化疗药可引起腹泻，如 CPT－11、5－FU、HCPT 等。长时间腹泻可致不适、严重电解质失衡。脱水并影响社会生活和生活质量。

对发生腹泻的患者应注意腹泻次数，粪便稠度。每次查大便潜血，并排除感染。有的药物可伴有严重腹泻，如开普拓。腹泻次数一日超过 5 次以上或有血性腹泻应停用有关化疗药物。一般的治疗相关性腹泻通常为对症处理而无需停治。

常规治疗方法：① 限制饮食。进流食以帮助肠道休息；② 多饮温和（非刺激）饮品，如水果饮料、温水等；③ 避免食用高脂肪、油腻和辛辣饮食；④ 避免食用高纤维、粗糙的食品；⑤ 根据情况补充液体和电解质；⑥ 严重腹泻患者应口服抗生素预防肠道感染；⑦ 除非显著感染已被排除，止泻药物的使用不应超过 24 小时。易蒙停（洛哌丁胺）：口服，首剂 4mg，以后每排便后 2mg，日最大剂量 16mg。复方樟脑酊，每次 5ml，日 3～4 次。思密达，3g，日 3 次。

（二）血液不良反应及防治

大多数抗肿瘤药物在杀伤肿瘤细胞的同时对造血细胞也造成损伤，引起不同程度的骨髓抑制，因此，骨髓抑制是许多抗肿瘤药物的剂量限制性毒性。红细胞（RBC）、白细胞（WBC）、血小板细胞（Plt）的增殖时间不同，正常情况下，各种血细胞的半寿期不同，红细胞 120 天、血小板 7～10 天、白细胞 3～4 天，增殖活跃的血细胞最易受化疗药物的影响，所以最初常表现为白细胞特别是粒细胞的减少，其次是血小板减少，严重时血红蛋白也降低。骨髓中主要为粒系受抑制，单核巨细胞减少，稍晚淋巴细胞也受抑。不同的抗肿瘤药物对骨髓抑制出现的快慢、持续时间以及骨髓各系的抑制程度不同。仅有少数药物没有或少有骨髓抑制。在消化道癌的常用药物中，骨髓抑制较明显的药物有蒽环类、紫杉醇、VP－16、HCPT、健择等。

预防和治疗：

预防白细胞（WBC）减少或中性粒细胞绝对计数（ANC）减少一般的措施是：① 化疗前检查细胞和中性粒细胞计数，要求化疗前 Hb≥90g/L，WBC≥$3.5\times10^9$/L，ANC≥$2.0\times10^9$/L，Plt≥$100\times10^9$/L。达不到以上标准的患者化疗应慎重；② 化疗期间严密监测血常规变化，每周查血常规 1～2 次，对于已出现Ⅲ/Ⅳ度毒性的患者，应每天或隔日检查血常规。

1. 白细胞（WBC）减少或中性粒细胞绝对计数（ANC）减少的治疗：化疗后 WBC≤$2.0\times10^9$/L 或 ANC≤$1.0\times10^9$/L 时可给予粒细胞集刺激因子（granulocyte colony－stimulating tactor，G－CSF）或粒-巨噬细胞集落刺激因子（granulocyte-macrophage colony-stimfactor，GM－CSF）。G－CSF 是一种具有调节粒细胞的增殖、成熟功能的作用。用于治疗和预防化疗后骨髓抑制，促进骨髓功能恢复，减少感染并发症的发生。

用药方法：根据 WBC 下降的情况 G-CSF 可给予 75～300μg，皮下注射，一般用药 7～10 天，待 WBC>10.0×$10^9$ 以上时，方可停药。一般用药后 24～48 小时，可促进骨髓中性粒细胞释放，外周血中性粒细胞绝对数量升高。不主张在化疗同时应用 G-CSF，应于化疗结束 24 小时后应用。如先前化疗后骨髓抑制达Ⅲ/Ⅳ度患者可在下一疗程化疗结束后 24～48hr，开始预防性应用 G-CSF，每次 75μg，皮下注射，一日一次，连用 7～10 天。该药的副作用有低热、肌肉关节酸痛、头痛、憋气、胸闷等，偶有皮疹和转氨酶升高，一般对症治疗后可缓解，无需停药。

GM-CSF 主要是刺激骨髓多能干细胞向粒系统分化，对红细胞和血小板作用不明显，故其适应证与 G-CSF 相同。

血小板下降的治疗：以往对血小板下降几乎无有效的治疗方法，近年来，血小板生成素（TPO）的问世，使对化疗引起血小板下降的治疗有了进步。TPO 特异性地作用于巨核细胞-血小板系统，促其分化和成熟。另外，白介素-2 也是一种治疗血小板下降的药物，有刺激骨髓巨核系统祖细胞增殖和成熟的功能。

治疗方法：① 一般Ⅰ～Ⅱ度的血小板下降不需治疗，密切观察，每周查血常规 1～2 次；② Ⅲ/Ⅳ度的血小板下降应注意观察有无出血倾向，如有出血倾向的患者，应给予输注血小板悬液，并给予止血药物治疗；③ 化疗后血小板下降达Ⅲ度的可给予 TPO 治疗，5μg/kg，皮下注射，一日一次，连用 14 天。

2. 血红蛋白降低的治疗：① 对于Ⅰ～Ⅱ度血红蛋白降低可观察，每周查血常规 1～2 次；② 对于已出现Ⅲ/Ⅳ度贫血的患者，应每天或隔日检查血常规并注意观察有无头晕、乏力、胸闷、心悸等症状；必要时可输注红细胞悬液改善症状；③ 对于长期贫血不易恢复的患者，可使用红细胞生成素（erythropoietin，EPO），EPO 是红细胞生成后期阶段的主要调节因子，其结合于表达红细胞生成素受体的骨髓细胞表面，刺激干细胞的增殖。EPO 主要用于重度贫血，50～100 μg/kg，3 次/周，皮下注射，6 周后仍无效者，剂量可增至 300 μg/kg。EPO 反应延迟较常见，某些患者可能需要 7～10 周或更长时间的疗程才出现疗效。注意，EPO 的应用不超过 16 周。铁缺乏会影响 EPO 的反应，在判断疗效时应考虑到在给 EPO 的同时可给予铁剂治疗。

3. 其他治疗药物

目前除 G-CSF 治疗化疗后白细胞减少或中性粒细胞减少疗效肯定以外，其他药物的疗效有待进一步观察，EPO 和 TPO 的治疗血红蛋白降低和血小板下降的作用渐渐被人们所认识。其他治疗药物还有促核酸代谢制剂、中药和激素，它们的治疗作用有限，临床不用或慎用。

化疗后骨髓抑制是各种实体瘤治疗最常见的不良反应，并且是很多抗肿瘤药物的剂量限制性毒性，在化疗时应注意剂量调整，一般Ⅲ度骨髓抑制抗肿瘤药物剂量应减少 25%，重度骨髓抑制并发感染性发热或出血时停止用药。

（三）脏器不良反应及防治

1. 肝脏毒性

肝脏是机体化学性药物代谢解毒的主要器官，因此也成为抗肿瘤药物毒性累积的器官之一。抗肿瘤药物所致肝脏损害可以是：① 急性肝细胞功能不全和化学性炎症；② 慢性、累积性肝损害（如纤维化、脂肪性变和肝硬化）。

抗消化道肿瘤药物中常引起肝脏毒性的药物有：CDDP、5-FU、VP-16、GEM、CTX、MTX、PTX、TXT、均可引起血清转氨酶、碱性磷酸酶和胆红素水平升高，表现为转氨酶和胆红素水平升高，此外，肝动脉注射抗癌药物后，易引起化学性肝炎导致肝功能减退。

预防和处理：① 化疗前必须检查肝脏功能，并确定有无肝脏病史；一般化疗前肝功应达到以下指标：总胆红素≤1.0 UNL，AST/ALT≤2.5×UNL；肝转移者，AST/ALT≤5×UNL。化疗间期应定时复查，一旦发现肝功异常及时治疗，避免严重肝功损害的发生；② 对于既往有肝脏病史的患者或肝功能异常者，避免使用严重肝毒性药物；③ 化疗期间可口服或静脉注射保肝药物，如谷胱甘肽、肝泰乐、肌苷片、维生素 C 和维生素 E 等；④ 出现肝功损害需及时调整剂量或停药，避免出现更严重的肝损害。

2. 肾毒性

很多抗肿瘤药物是经肾脏代谢的，因此肾脏极易受到损害，多数情况是损伤肾小管，一般表现为血尿、尿素氮升高和蛋白尿，严重者可致血肌酐升高和肾衰。肾损害可发生在治疗即刻，也可延迟发生或停药后。

抗消化道肿瘤的药物中，最常见的肾损害药物是 CDDP，虽然新一代铂类的肾毒性明显降低了，但目前 CDDP 仍是抗消化道肿瘤的主要药物。有研究显示，CDDP 的肾损害为肾小管细胞局灶性或弥漫性变性和坏死。其他药物还有：MTX、IFO 等。

预防：目前对于化疗药物的肾损害还仅有预防措施，一旦出现肾脏功能损害几乎无治疗方法，有些药物的肾损害呈一过性，停药后可以缓解，但严重的肾损害是不可逆的，因此预防肾损害至关重要。

（1）化疗前必须检查肾脏功能，并确定有无肾脏病史，以避免使用对肾有毒性的药物。

（2）联合化疗减少单药剂量，预防肾损害。

（3）化疗间期应定时复查，监测肾功能，一旦发现肾功异常及时调整药物剂量或停药，避免出现严重肾功损害的发生。

（4）应用 CDDP 时应给予水化，能有效防止 CDDP 的肾损害。

（5）应用 CDDP 时，不宜使用氨基糖苷类抗生素，以免加重肾损害。

3. 心脏毒性及防治

随着肿瘤治疗的不断进展，综合治疗中的全身化疗已越来越占有更重要的地位。一些新药的不断涌现，使其化疗的疗效不断提高，但随之而来的是药物毒性对人体的损害，在心血管系统中被人们广泛认识的是药物的心肌毒性，首当提出的为蒽环类的心肌毒性，由其所致的心肌病和充血性心力衰竭在累积剂量大于 450mg/m$^2$时，其发生率为 5%～15%；米托蒽醌和环磷酰胺不超过 2%；5－FU 为 1.1%，持续大剂量的 5－FU 灌注心肌毒性为 7.6%，表现为 ST－T 改变、心绞痛、房性心律失常、心肌梗死和心衰等；紫杉碱类不超过 1%，表现为心律失常和传导障碍；CDDP 也可对心脏有影响，出现心绞痛、ST－T 改变等。

由于蒽环类药物对消化道肿瘤有很高的疗效，并显示出明显的疗效与剂量的依赖关系，减少剂量可导致缓解率的减低，然而它对心肌的毒性早在 20 年前就被认识到了，也是限制其治疗应用和威胁着许多肿瘤患者心功能的主要原因。

蒽环类药物可选择性地阻滞心肌 α-肌动蛋白、肌钙蛋白、肌浆球蛋白的基因表达，因此造成心肌纤维的减少。在细胞水平的改变主要为引起氧自由基大量产生，造成自由基介导的心肌损伤和钙离子过多导致心肌破坏，心肌肾上腺素功能障碍，血管活性物质释放等。其中以氧自由基损伤为主要原因。

**临床特征**

心肌毒性有三种类型：① 急性或亚急性损伤；② 慢性心肌中毒所致心肌病；③ 晚期中毒引起心室功能障碍和心律失常。

（1）急性和亚急性心肌不良反应：

多于治疗后迅速发生，为少见的不良反应，临床表现主要是心律失常、心包炎、心肌炎和急性左心衰。常规化疗剂量不易出现，多发生在一次剂量或一个疗程治疗后，与累积剂量无关。早期中毒反应的表现有：① 非特异性的 ST－T 改变，QRS 低电压；Q－T 间期延长；② 结性心动过速最常见，其次是室上性心动过速，偶有房室传导阻滞。以上这些心律失常很少引起严重的临床问题；③ 左心衰、心包炎也有报道，虽然少见，但处理不及时可导致生命威胁。

（2）慢性心肌不良反应

这是蒽环类药物临床最常见的表现，临床意义重大，与累积剂量明显相关。其发生率在累积剂量小于 400mg/m$^2$为 0.14%；＞550mg/m$^2$时为 7%；当累积剂量＞700mg/m$^2$时发生率为 18%。由于累积剂量达 550mg/m$^2$时毒性显著增加，故目前公认 550mg/m$^2$为阿霉素毒性限制性剂量。

（3）晚期不良反应

晚期不良反应可发生在治疗后数年至数十年，有研究报告，在接受蒽环类治疗后 4～10 年的患者，有 18%的患者出现射血分数下降和心肌收缩功能下降，室性心动过速的发生率为 3%～5%。还有研究报道，累计剂量只有 228mg/m$^2$的患者亦可出现晚期不良反应，因此认为，晚期不良反应可能与累积剂量无关。

治疗：

蒽环类心肌不良反应的治疗目前仍以预防为主，一旦出现心衰和心律失常时，治疗与其它心脏病的治疗相同。

**防治**

任何方法的前提应是不影响蒽环类药物的抗肿瘤作用，所以预防应考虑以下方法：

（1）改变给药方法

1）延长阿霉素的注入时间：超过 48 或 96 小时，比 20 分钟短时注入的心肌毒性小，但由于此类药物的单位时间浓度明显与疗效相关，故延长时间势必影响其疗效。

2）改变给药方式：将蒽环类药物制成乳微粒。因为脂质体能使蒽环类药物对靶器官具有更高的特异性，在肝和肿瘤细胞中优先吸收可降低蒽环类药物对心肌细胞的作用，从而降低心肌的毒性，此方法正在临床Ⅱ期试验中。

（2）心肌保护剂的应用

由于蒽环类的心肌毒性作用主要是氧自由基介导的损伤，因此关于氧自由基清除剂、拮抗剂等的研究有许多，如维生素 E、辅酶 Q10 等，但临床疗效不确定。新的保护剂 Dexavoxane（ICRF－187）是一种能结合细胞间离子和防止自由基产生的螯合物，可减少心肌毒性损伤，此药目前仍在研制中。

蒽环类心肌损伤的另一主要原因是钙离子，因此，钙离子拮抗剂能降低蒽环类的心肌毒性，但由于所需钙离子拮抗剂的剂量较大，临床应用时其副作用不能被接受，从而限制了其使用。

（3）降低危险因素

避免药物的频繁使用，控制在限制性剂量之内；避免纵隔放疗与蒽环类药物的同时使用；对既往有心脏病的患者慎重应用等，以期减轻不良反应。

总之，目前尽管小剂量和常规用药治疗，但药物所致心肌损害仍很明显，缺乏有效的心肌保护方法。随着肿瘤患者生存期的不断延长，其心肌损害的临床表现将会更为明显，因此预防和治疗蒽环类所致心脏损害仍是一个有待解决的问题。

## 二、特殊不良反应及防治

随着治疗消化道肿瘤新药的不断介入，相继出现了一些特殊的不良反应，受到了临床的重视。

（一）草酸铂神经不良反应及防治

草酸铂（OXA）与 CDDP 不同的是它没有肾、血液和耳剂量限制性毒性，仅有外周神经毒性为其剂量限制性毒性，以感觉神经病变最常见。特点是手足和口周的末梢神经感觉异常及感觉迟钝，遇冷引起或加重，一般在应用草酸铂后数小时和数天内发生。外周神经毒性与剂量相关，一般在达到 90～120mg/m$^2$即可出现，持续时间和严重程度与增加剂量及剂量累积有关，Ⅱ～Ⅲ级神经毒性症状是可逆的，中位恢复时间为 13 周，停药 6 个月内绝大多数人症状可恢复。一般认为 800～1000mg/m$^2$为其剂量限制性毒性。另一类是药物累积性周围神经病变，与寒冷和急性神经病变无必然关联。

草酸铂的神经毒性症状分为：① 急性感觉障碍，发生在化疗开始的数小时内，冷相关感觉异常发生率为 67.5%，咽喉部感觉异常发生率 22%；② 累积毒性，出现在数周期化疗后，表现为感觉障碍和麻木，以指尖和脚掌为明显（表 6－1）。

表 6-1　草酸铂神经毒性分级

| Ⅰ级 | Ⅱ级 | Ⅲ级 | Ⅳ级 |
|---|---|---|---|
| 感觉异常<br>感觉迟钝<br>下一周期前<br>可完全恢复 | 感觉异常<br>感觉迟钝<br>下一周期前<br>不可完全恢复 | 感觉异常<br>感觉迟钝<br>伴有功能障碍 | 无 |

预防和治疗：

目前对草酸铂的神经毒性没有很有效的预防和治疗方法，有学者提出应用多种维生素预防和治疗，如维生素 $B_{12}$、维生素 $B_6$、维生素 $B_1$，但临床效果不佳。避免冷刺激可减轻症状。延迟化疗时间和调整剂量可延长治疗时间。

（二）希罗达手足综合征及防治

人们在 5-FU 的应用过程中发现，那些长期使用 5-FU 的患者手和足会出现损害，表现为掌部的刺痛、充血，继续使用会出现红斑和水肿，并形成大水泡和脱皮。

在 1984 年由 Jacob Lokich 和 Chery Moore 首次提出手足综合征。其特点是：症状呈剂量相关性，为其剂量限制性毒性；停药能够迅速缓解，但再次化疗可使症状复发；手足综合征最常见于 5-氟尿嘧啶、其衍生物和某些含有阿霉素的化疗方案；手足综合征并无生命危险；目前发生机制不明，也无有效的治疗方法。

新一代的 5-氟尿嘧啶衍生物希罗达，因其良好的临床疗效，目前广泛应用于消化道肿瘤的治疗，但手足综合征是主要的限制性毒性。

1. 发生机制

手足综合征发生的病理生理机制所知甚少。可能是其毒性作用引起。通常认为与服药时间有关。手足综合征常典型出现在长期服药的患者中，如：持续静脉输液或持续口服具有有效活性成分的药物。这样长期的暴露于化疗药物，可能是由于掌部和足底的微血管受损而引起。另外，由于手和足经常受到外来切力和压力而引起局部损伤．因此可以解释为什么会引起手部和足部的症状，日常活动可能会引起局部血管的损伤．进而引起药物从血管中渗漏、扩散并积聚到周围组织造成损伤。

二氢嘧啶脱氢酶（DPD）参与了 5-氟尿嘧啶代谢途径中的第一步。在代谢过程中 DPD 被认为起调节 5-氟尿嘧啶激活和灭活的平衡作用。由 DPD 产生的许多代谢产物可能是造成手足综合征的机制之一。

2. 临床表现

长期静脉给予或多疗程给予 5-氟尿嘧啶及其衍生物可出现手足综合征。有研究显示小剂量持续静脉给药的患者中有 34%出现手足综合征，而大剂量单次静脉注射的患者中有 13%出现手足综合征。

早期，患者的掌部和足底皮肤会有轻度充血，伴有刺痛，常见于手指远端，有时也会出现在足底。如果继续应用会出现更加强烈的烧灼痛和触痛。掌部和足底都会有水肿和深部充血，影响正常的活动。发展到晚期阶段在指尖、足趾和足底部的皮肤会出现中央性苍白，并伴有水泡。在最晚期的阶段会有掌部和足底的溃疡。当发现充血和瘙痒时，若能及时停止化疗可以中断手足综合征的发展。随着化疗的调整或中断，皮肤可能会有蜕皮，然后再生，不遗留瘢痕。但是当再次化疗时，症状可能复发。减少化疗剂量或缩短给药时间，可以限制病变的发展（表 6-2）。

表 6-2　手足综合征临床分级

| 轻度 | 中度 | 重度 | 威胁生命 |
|---|---|---|---|
| 麻木刺痛<br>无痛，红斑<br>肿胀 | 疼痛，红斑<br>肿胀 | 潮湿脱屑<br>溃疡和严重<br>疼痛 | 无 |

3. 治疗

目前对手足综合征还没有有效的治疗，没有一种方案被证明能够预防手足综合征，但是可减少发病的可能性及其造成的影响。

（1）一些研究已表明，在疾病早期，手足综合征在停药或调整剂量5～7天后通常可以得到好转。但在晚期，可能要2周甚至更长时间才能好转。

（2）在处理手足综合征时让受累皮肤保持湿润可以有助于病灶痊愈如凡士林软膏等。

（3）在患手足综合征时，患者应被告知要减少手和足部的损伤，避免继发感染。

（4）维生素$B_6$对治疗手足综合征有一定的作用，维生素$B_6$是水溶性的药物，能被迅速吸收，没有毒性，而且价格便宜，并且不影响化疗效果。每天口服维生素$B_6$ 100mg可以预防手足综合征的发生和缩短手足综合征的病程。

（5）COX-2抑制剂：近年来，人们认为手足综合征是一种非特异性炎性反应，故有研究将COX-2抑制剂用于手足综合征的预防。结果发现COX-2抑制剂能有效地预防手足综合征的发生和降低其严重程度。推荐药物为西乐葆，200mg，二次/日。

希罗达所引起的毒性有时需要做对症处理或对剂量进行调整，停药或减量。一旦减量，以后不能再增加剂量（表6-3）。

**表6-3 希罗达治疗中的剂量调整**

| 级别 | 调整方法 |
|---|---|
| 1级： | 维持剂量。 |
| 2级： | 第一次出现：停止治疗，直到恢复0～Ⅰ级水平时，按维持剂量的100%进行下一疗程治疗。 |
| | 第二次出现：停止治疗。直到恢复至0～Ⅰ级水平时，按维持剂量的75%进行下一疗程治疗。 |
| | 第三次出现：停止治疗，直到恢复0～Ⅰ级水平时，按维持剂量的50%进行下一疗程治疗。 |
| | 第四次出现：永久停止使用。 |
| 3级： | 第一次出现：停止治疗，直到恢复至0～Ⅰ级水平时，按维持剂量的75%进行下一疗程治疗。 |
| | 第二次出现：停止治疗．直到恢复至0～Ⅰ级水平时，按维持剂量的50%进行下一疗程治疗。 |
| | 第三次出现：永久停止作用。 |
| 4级： | 永久停止治疗，则应考虑到患者的最大益处，且在毒性症状恢复0～Ⅰ级水平时以推荐剂量的50%进行使用。 |

*罗氏公司提供

（三）开普拓的胆碱能反应和迟发腹泻反应及防治

开普拓（伊立替康、CPT-11）是一种半合成的可溶性喜树碱衍生物，特异性地抑制拓扑异构酶Ⅰ的作用。自20世纪80年代后期问世以来，广泛地应用于结直肠癌的治疗，明显提高了疗效。目前开普拓对胃癌及其他消化道肿瘤的治疗越来越受到人们的关注，许多临床研究证实其疗效令人鼓舞。随着开普拓越来越广泛的应用，人们对它的不良反应认识得越来越深入，特别是其胆碱能反应和腹泻，其中腹泻是CPT-11的剂量限制性毒性（表6-4）。

表 6－4　开普拓联合 5－FU/LV 关键性试验的常见不良反应

| 不良反应 | 重度 | 开普拓＋5－FU/LV bolus（%）（$n$=225） | 5－FU/LV bolus（%）（$n$=219） | 开普拓＋5－FU/LV civ（%）（$n$=145） | 5－FU/LV civ（%）（$n$=143） |
|---|---|---|---|---|---|
| 腹泻 | Ⅰ～Ⅳ | 85 | 69 | 72 | 45 |
| 迟发腹泻 | Ⅲ～Ⅳ | 158 | 67 | 104 | 42 |
| 白细胞减少 | Ⅰ～Ⅳ | 97 | 99 | 83 | 48 |
| | Ⅲ～Ⅳ | 30 | 24 | 36 | 13 |
| | | 24 | 43 | 10 | 1 |
| 中性粒细胞减少 | Ⅲ～Ⅳ | 54 | 67 | 46 | 13 |
| 中性粒细胞减少性发热 | Ⅲ～Ⅳ | 7 | 15 | 3 | 1 |
| 中性粒细胞减少性感染 | Ⅲ～Ⅳ | 2 | 0 | 2 | 0 |
| 粘膜炎 | Ⅲ～Ⅳ | 2 | 17 | 4 | 3 |
| 呕吐 | Ⅲ～Ⅳ | 10 | 4 | 4 | 3 |

1. 胆碱能综合征

开普拓细胞毒性是时间依赖性的，并特异性作用于S期。除具有抗肿瘤活性外，最相关的药理学作用为抑制乙酰胆碱酯酶。因为此药在体外试验中有抑制胆碱酯酶的作用，在接受 CPT－11 治疗的患者中，有部分人可出现胆碱能综合征，其发生率在单药治疗中为 9%，而在联合治疗中仅为 1.4%。

临床症状为：在开普拓静脉给药时、给药后即刻或 24 小时内出现：表现为出汗、面红、流泪及流涎、瞳孔缩小、结膜炎、视力障碍、低血压、血管舒张、头晕、腹痛腹泻等，在应用阿托品治疗后以上症状很快消失。

2. 腹泻

急性腹泻和迟发性腹泻是 CPT－11 的剂量限制性毒性。急性腹泻与该药的胆碱能综合征有关，在静脉滴注开普拓之中或之后很短时间内发生，一般在用药后 24 小时内出现。多为暂时性改变，很少数病例较为严重。可伴发鼻炎、唾液分泌增多、瞳孔缩小、流泪、发汗、面部潮红、肠蠕动亢进而引起腹部绞痛。给以 0.25～1mg 阿托品即可预防或减轻早发性腹泻或其他胆碱能症状。迟发性腹泻则与该药的代谢产物 SN－38 血药浓值相关，具体机制尚不清楚，多在用药后第 1 个 24 小时之后，至下一疗程开始的任一时间内。中位时间为用药后第 5 天。其需要治疗的腹泻发生率为 14%～18%。症状类似霍乱的分泌性腹泻，稀便、水样便、异常肠蠕动。

3. 治疗

（1）胆碱能综合征的防治

出现以上胆碱能综合征后，立即给予硫酸阿托品 0.25mg 皮下注射，有严重阿托品禁忌证的除外。在下次治疗开始的同时应给予阿托品预防性用药。

（2）腹泻的治疗

急性腹泻因其与胆碱能综合征相关，故与胆碱能综合征治疗相同。

迟发性腹泻的治疗，一旦出现第一次稀便，患者需开始饮用含大量电解质的饮料，并马上开始适当的抗腹泻治疗。目前，推荐的抗腹泻措施为：高剂量的氯苯哌酰胺（首次服用 4mg，然后每 2 小时服用 2mg）。这种治疗需持续到最后一次稀便结束后 12 小时，中途不得更改剂量。此药有导致麻痹性肠梗阻的危险，故所有患者以此剂量用药一方面不得少于 12 小时，但也不得连续用药超过 48 小时。

48 小时仍不能控制，可考虑其它抗腹泻治疗（如奥曲肽：成人参考剂量 50～100μg，皮下注射，tid）。如发生Ⅲ～Ⅳ度腹泻，必须监测生命体征及 24 小时出入液量，密切随访血常规，肝肾功能，电解质等生化检查（qd 或 qod）；Ⅰ～Ⅱ度腹泻时，上述措施由临床医师视情况决定（表 6－5）。根据腹泻和呕吐等出入液量情况以及电解质等检查结果，决定是否补液治疗。抗腹泻治疗 24 小时内不能控制症状；或Ⅳ度腹泻伴发热；或Ⅳ度腹泻伴中性粒细胞减少时应给予抗生素治疗。严重腹泻者，下一周期用药减量 15%～20%。不预防性使用易蒙停，甚至前一治疗周期出现过迟发性腹泻的患者也不应预防性使用。

**表 6－5　腹泻分级**

| | | 0 度 | Ⅰ度 | Ⅱ度 | Ⅲ度 | Ⅳ度 |
|---|---|---|---|---|---|---|
| GI DIA | 腹泻 | 无 | 大便次数增加到 2～3 次/天，与治疗前相比造瘘口稀便量轻度增多 | 大便次数增加到 4～6 次/天或夜间大便，与治疗前相比造瘘口稀便量中度增多 | 大便次数增加到 7～9 次/天或里急后重，吸收障碍，或与治疗前相比造瘘口稀便量重度增多 | 大便次数增加到＞10 次/天，大量血性腹泻，造瘘口大量血性腹泻或水样便或需肠外营养支持或出现脱水 |

* Sanofiavenfis 公司提供

（四）过敏反应

在消化道癌化疗中出现过敏反应的常见药物有紫杉类药物、草酸铂等。

1. 紫杉类药物的过敏反应

在抗肿瘤药物中有些药是可以引起过敏反应，其发生率约为 4%～10%，如 CDDP、ADM、EPI、VP－16、VM26、紫杉醇和多西紫杉醇等。多数药物的过敏反应机制不明。

紫杉醇的过敏反应是较常见的，机制不详，可能与紫杉醇本身或赋形剂聚氧乙基有关。可分为局部和全身的过敏反应。一般局部过敏反应较轻微，发生率为 40%，表现为面潮红、粟粒样皮疹、红斑、皮肤瘙痒等，一般不需处理或仅口服抗过敏药即可。全身的过敏反应一般是较严重的过敏反应，发生率为 2%，符合Ⅰ型过敏反应的特点，多发生在首次用药后 5～60 分钟内，表现为荨麻疹、皮肤瘙痒、胸闷憋气、呼吸困难、寒战、焦虑、低血压、紫绀等，需立即停止输液，给予抗过敏性休克的相应治疗（表 6－6）。目前在应用防过敏的预处理后，大大降低了紫杉醇的过敏反应发生率，但在临床工作中还时有发生，因此，要严格地按要求给予治疗前预处理和加强监护，做到过敏反应的及时发现和治疗。另外，紫杉类的过敏反应与药物剂量的多少无关，为避免药物的浪费，建议首次应用时先配制最小剂量静脉滴注，30 分钟后无过敏反应再配制足量的药物静脉滴注。

紫杉醇预处理方案：

（1）应用紫杉醇前 12 和 6 小时口服地塞米松 20mg，用药前 30 分钟给予苯海拉明 25～50mg 肌注、雷尼替丁 40mg 静脉冲。

（2）用药前 30 分钟给予地塞米松 10mg 静脉冲、苯海拉明 25～50mg 肌注、雷尼替丁 40mg 静脉冲。

多西紫杉醇的过敏反应发生率与紫杉醇是一样的，因此也需行治疗前的预处理。方法为治疗前 24 小时开始口服地塞米松 8mg，日两次，连服 3～5 日。

**表 6－6　过敏反应分级**

| 级别 | 诊断 |
|---|---|
| 1 | 局限性荨麻疹、皮肤瘙痒＜6cm |
| 2 | 全身多发荨麻疹，局部水肿充血＞6cm |
| 3 | 胸闷憋气、呼吸困难、寒战、心动过速、恶心呕吐 |
| 4 | 低血压、休克 |

2. 草酸铂药物的过敏反应

有大约10%～12%的患者对草酸铂可出现超敏反应，表现为应用草酸铂后出现面潮红、皮肤瘙痒、皮疹等，有大约2%的患者出现较严重的过敏反应，表现为憋气、气管痉挛、呼吸困难。过敏反应一般很少见于首次应用时，多在应用草酸铂后2～17周期时出现，平均9周期。在我院出现草酸铂过敏反应的患者时有发生，多出现在首次应用草酸铂后2～6周期时出现，以出现面潮红、皮肤瘙痒、皮疹等多见，与文献报道相符合。

草酸铂出现过敏反应与紫杉类不同，一般不需要停药，在应用类固醇治疗的前提下可继续应用，但应延长其给药时间至>6小时。如出现气管痉挛、呼吸困难等严重的过敏反应应立即停药，并积极治疗，否则有生命危险，可给予肾上腺素、类固醇等治疗。

（五）爱必妥常见的不良反应及处理

1. 皮肤反应

爱必妥（西妥昔单抗）是在我国刚刚上市的靶向药物，广泛应用在结直肠癌的治疗中。其为表皮生长因子抑制剂，故皮肤反应是爱必妥最常见的不良反应，几乎见于所有的患者，只是皮肤反应的程度不同，且皮肤反应越重疗效越好。临床观察皮肤反应的表现与性别有关，男性患者的皮肤反应以痤疮、甲沟炎为主；女性患者的皮肤反应以皮肤干燥、脱屑、散在的痤疮为主。

美国国家肿瘤研究（NCI-CTC）将皮肤反应分三级，不同的级别处理不同（表6-7）。

**表6-7　爱必妥致皮肤反应分级和处理**

| | Ⅰ级 | Ⅱ级 | Ⅲ级 |
|---|---|---|---|
| | 斑点状皮疹、丘疹、无症状红斑 | 斑点状皮疹、丘疹、有症状红斑。脱屑占体表面积的50%以下 | 有全身症状的红斑和皮疹脱屑占体表面积的50%以上。 |
| 局部治疗 | 可考虑 | 是 | 是 |
| 全身治疗 | / | 是 | 是 |
| 停药 | 否 | 否 | 是 |

痤疮的治疗：Ⅰ级/Ⅱ级以局部治疗为主，应用外用抗痤疮制剂或碘氟涂抹。有全身症状的可应用口服抗生素。Ⅲ级应停药，给予抗生素治疗和局部生理盐水冷敷。

皮肤干燥治疗：应用含水量较高的乳液涂抹皮肤，伴有湿疹的可应用类固醇乳膏涂抹皮肤。如有裂纹可应用水杨酸软膏湿敷。

2. 过敏反应

爱必妥在中国是刚刚上市的一个靶向治疗药物，应用于结直肠癌的治疗中，其过敏反应虽然没有皮肤反应多见，但也时有发生，其发生率大约有1%～5%。过敏反应与其输注的速度直接相关，表现为突发畏寒、寒战，类似输液反应，也有患者出现粟粒样皮疹，立即停止输液，给予类固醇类或抗组胺药物治疗后很快缓解，与输液反应不同的是患者多不高热，可有一些低热，也很快缓解。待畏寒、寒战缓解后可减慢速度继续应用。对有过敏反应发生的患者在以后的爱必妥应用中都应减慢速度，但不建议预防性应用类固醇类药物。

（张晓东）

## 三、老年人消化道癌的化学治疗问题

（一）老年人消化道癌的特点

目前在我国恶性肿瘤的发病随着年龄的增长而升高，但无论是农村还是城市恶性肿瘤发病的最高年龄段在60～85岁组，因此老年人的恶性肿瘤治疗问题是不可避免的重要问题。老年的定义一般是根据老年人口在全国人口中的比例及人口的平均寿命来确定的。世界卫生组织（WHO）将65岁以上人口占全社会总人口的7%以上定义为老龄化社会，我国早在1990年这一比例就超过了10%，提前进入了老龄化社会。目前我国将65岁以上定为老年期。有资料表明，恶性肿瘤的发病率随年龄增加而上升，从60岁起则明显增高。在我国，恶性肿瘤在老年人中发病率仅次于高血压、冠心病、脑血管病居第四位，而死亡率居第二位。由于消化道癌的高发，所以老年人消化道癌的发病率也随之升高。

老年人消化道癌的特点：① 发现时病期晚，合并症多。由于老年人机体消化功能的减退，常有各种各样不同的消化道症状，因此当发生消化道癌时出现的症状常不受到重视或与之相混淆，直到出现例如呕血、便血、肠梗阻、肠穿孔、黄疸等严重症状时才就医，一经诊断时已为晚期消化道癌；② 多合并其他系统的疾病。国内周汝元报告老年食管癌患者心肺及肝肾功能异常的占50.9%；张晓东等报告晚期肿瘤伴心功能不全的占57.1%。以上的研究结果表明，同时合并其他系统的疾病是老年人消化道癌的特点之一；③ 老年人消化道癌还具有恶性度低、生长缓慢的特点。根据以上的特点可以看出，老年人消化道癌的手术切除率低，但生存期较年轻患者长，在治疗方法的选择上要更多的考虑其耐受性和不良反应。

（二）老年人重要脏器的生理功能特点

老年病不同于其他病的主要区别在于致病因素与机体的衰老密不可分，衰老被视为是老年病整个发病过程中的重要影响因素。老年人由于衰老，出现机体细胞数量减少，细胞萎缩、退行性变，细胞功能减退，从而导致机体生理功能的改变而出现能量代谢降低，蛋白质合成减慢，脂肪积累与易于过氧化，糖耐量下降，水总量和细胞内液及所含钾、镁、磷均减少，酶的含量及活性下降，激素及其受体的敏感性降低，钙与维生素、微量元素的生物利用度不足，致使机体适应能力及储备能力下降，从而导致包括癌症在内的各种慢性疾病。表现为机体免疫、代谢功能减退，对内外环境的适应及对各种有害因素的抵御、应激及修复能力减弱。

1. 循环系统

美国Shock指出机体功能随年龄增加直线下降。由于左心室随年龄增加而增厚，因而左心室容量随年龄增加而减低；心房容量反而显著增加，致使心脏瓣膜直径增加成为瓣膜病的原因之一。同时随年龄增加，心肌细胞数量减少，而且细胞变肥大。传导系统因纤维化及心肌细胞数量的减少，造成传导障碍及心律不齐，并可使动脉血管壁明显肥厚，尤其以内膜肥厚最为显著。

功能方面表现为静息时心搏量、左室输出率不随年龄增长而变化，但却有心率降低、负荷增加时心功能明显降低、最大氧摄取量及最快心率显著降低。另外年龄增加，也发生了心脏对各种血管能动性物质反应的变化。一般动脉的β受体功能逐年减低、α受体功能逐年增强。因此，作用于β受体的血管扩张反应降低，而作用于α受体的血管收缩反应亢进，同时血管紧张素介导的血管收缩反应降低，但对加压介导的收缩反应不受影响。

2. 呼吸系统

呼吸系统直接与外界相通，长年暴露于吸烟及粉尘等刺激中，同时随年龄增加，肺脏在形态上表现为支气管上皮细胞增殖及化生（metaplasia）、末梢气腔的扩张（duct ectasia）、肺泡壁的弹性纤维变化、毛细血管床减少等所谓老年人肺的特征。这些老年人肺脏形态学特征在临床上表现胸部X线上肺部血管减少、通透性增强、膈肌的平坦等间接所见。在呼吸功能上也产生了种种变化，其中肺弹性纤维收缩力降低在肺老化现象中最显著，是呼吸功能上年龄增加变化的基础。随着年龄增加而生理死腔增加、肺活量（VC）降低，$FEV_1$减少、容量曲线上50%VC的流速（$V_{50}$）减少及肺下部末梢气管闭塞，导致老年人残气量增大的生理短路增加，进而引起动脉血氧分压降低，年龄修正动脉血氧分压$PaO_2$（＝100－0.3×年龄）降低（预测值）。从机体防御系统来看随着年龄的增加，咳嗽反射降低、气管纤毛运动减弱、肺泡巨噬细胞数及功能降低，因而老年人容易并发呼吸系统感染，甚至成为死亡的原因。

3. 消化系统

老年人随着年龄增加，发生了牙龈、牙根萎缩及牙的脱落，舌及味蕾萎缩所伴随咀嚼障碍、神经肌肉反射机制发生障碍而产生咽下障碍、唾液腺腺体及各种消化酶分泌腺萎缩伴随吸收障碍、消化管运动低下伴随的慢性便秘及腹泻等功能障碍，这些都成为在日常生活中不愉快、痛苦及食欲不振的原因。

肝胆胰脏器中变化最明显的是胰腺。胰腺实质细胞在60岁前后开始缓慢发生退行性变，并被脂肪组织及纤维组织所置换，造成胰腺重量减轻。胰腺因为腺体细胞的变性脱落、小胰管闭塞及乳头部变化伴随胰管内压上升、可发生多发囊性扩张、胰腺外分泌功能降低。另外，年龄增加引起的胰岛素分泌降低及末梢组织对胰岛素敏感性降低，可引起糖耐量降低。总之，脂肪变性及胰腺萎缩、胰腺内外分泌功能低下是造成糖耐量异常及消化吸收障碍的原因。

随着年龄增加，肝脏萎缩明显。和年轻人相比，一般60～70岁的患者，肝脏在外观上没有多少区别，但是70岁以上的患者肝重量因肝实质细胞减少而呈直线降低。另外，与肝脏代谢功能密切相关的线粒体，70岁以上老人与年轻人相比也减少了62%，但面积却增加了42%；成年人肝血流量在成年以后每年降低1%，30岁开始到60岁时则降低了30%。不过，临床上常用的肝功能检测指标如转氨酶值(ALT、AST)、ALP、-胆红素及LDH等受年龄影响较小，不能反映这些变化。据报道白蛋白等各种蛋白质的合成能力，也随年龄增加而降低，并且肝储备能力ICG $R_{max}$也降低。

胆管随年龄增加也有变化。老年人与年轻人相比，其胆汁量减少，且呈富含胆固醇性状；另外，胆管壁因长年炎症及淋巴系统的淤积、增厚，可见弹性纤维及胶原纤维的增加；粘膜及平滑肌的萎缩及断裂则可导致胆道的扩张及运动性降低。胆管随年龄增加运动迟缓、直径增加及收缩降低，对感染的抵抗力减弱，有时可并发致命的胆道感染。

4. 泌尿系统

随年龄增加，肾脏也发生了明显的变化。一般肾小球表现为球玻璃样变及数量减少，血管系统呈粥样硬化及并发动脉粥样硬化的肾血管年龄变化，其间质表现为皮质及髓质的结缔组织增加，出现无尿毛细肾小球增多。老年人因肌肉总量减少，其血中肌酐水平较年轻时降低，这可作为肾功能的一项监测指标。

5. 造血系统

评估老年人骨髓造血功能时，英国学者观察到英国60岁以上的老年人，每增长10岁，贫血的发生率增加，这与营养、缺铁、出血等常见的贫血原因无关。老年人红细胞系统中的原始红细胞及CFU-E数目减少。这种现象提示干细胞增殖减低。老年人白细胞前体细胞较中、青年显著减少。此外，早幼粒、中幼粒、杆状核粒细胞及多核粒细胞数量均显著减少。抗肿瘤药物中绝大多数都有抑制骨髓造血的作用。功能已减退的老年肿瘤患者，使用化疗药物时必须谨慎。

6. 内分泌系统

随年龄增加机体内的内分泌激素分泌增多，在血中浓度、代谢速度及应答反应性发生了变化，为此糖尿病、高脂血症的发生率增加。

7. 精神、神经系统

随着老化机体内神经细胞减少，这时神经细胞的形态变化可引起生理性老化，包括神经传导速度(Norris末梢神经功能)、翻转运动（左或右撇子运动）、右手握力、视觉反应时间及眼的调节力。智能方面，于20～30岁达到顶点的智能逐步低下，尤其是计算、感觉、空间认知、记忆及推理等变化显著，这种智能的后天性病理障碍即为痴呆。老年人的睡眠也发生了显著变化。

由于老年人上述各系统的病理生理变化，增加了病情的复杂程度和治疗的难度。

（三）老年人消化道恶性肿瘤的化学治疗

大部分老年患者在就诊时，由于病期较晚或有手术禁忌证，已不能手术治疗或不愿手术，致使包括化疗在内的综合治疗显得更为重要。

1. 疗前全面评价

老年患者有基础病多、起病隐匿、症状不典型、病情发展迅速、猝死率高、并发症多（如易并发感染、血栓及栓塞、电解质紊乱、DIC、多脏器功能损害甚至衰竭、神经系统及精神状态改变等)、对化疗药物耐受性减低、情绪精神因素及不良生活习惯可影响病情等临床特点。基于以上原因，对老年消化道肿瘤患者其化疗有别于中青年患者，有一定的特殊性。实施化疗前，一定要进行全面评估，严格掌握化疗适应证。在老年人，影响化疗的几个重要器官有肝脏——药物代谢、肾脏——药物排泄、骨髓——药物的耐受性，另外，也要特别注意心、肺的耐受性。制定治疗方案时要将老年患者的病理生理及临床特点考虑在内，但也不能机械地将年龄作为决定治疗的主要因素，不能对老年患者一概采取不积极的治疗。

2. 治疗要适度

对于老年人来说，随着年龄改变、机体组织渐有多脏器功能减退，多种疾病并存，因而耐受肿瘤化疗的能力亦减低，相应的治疗不良反应更明显，肿瘤内科各种治疗措施对老年患者的利、弊如何评价，尤其是对于化疗不敏感的老年实体瘤患者是否要常规进行化疗（包括辅助性化疗和姑息性化疗)；与非化疗比较，其近期疗效如何、远期疗效（生活质量和生存时间）是否具有优越性，这是肿瘤内科比较突出、值得深入探讨的问题。肿瘤的治疗以综合治疗为原则，根据每个患者的病理类型、临床分期及机体情况进行各种疗法的选择，合理组合是全面而科学的思维方式。

治疗的目的是尽可能地提高生活质量，在保证生活质量的前提下，延长生存期，把不必要的治疗副作用降至最低。研究结果表明局部或区域性化疗较全身化疗不良反应轻，比较适合老年肿瘤患者（如腹腔化疗、内镜治疗、光动力治疗等)。

对于老年人的全身化疗，应权衡其利与弊，要避免过度治疗。目前，有循证医学的证据证明，KPS评分＜60分的患者全身化疗是不受益的。所以对KPS＜60分及有化疗禁忌证的患者，我们不主张全身化疗，应予最佳支持治疗（best support care，BSC)，并视情况可考虑局部治疗。如有癌性腹水，可酌情给予腹腔灌注治疗；食管及胃癌的局部复发，可采用光动力治疗、内镜治疗等。在临床我们观察到，老年患者消化道恶性肿瘤生长较年轻人缓慢以及传统的观念，所以我们对于老年人不可治愈性肿瘤采取的态度不如年轻人积极，但目前研究认为老年恶性肿瘤的治疗原则应当与年轻人相同。老年患者选择治疗方法时不必太保守，估计患者能承受治疗时应选择治愈率高、生存期较长的方法。大肠癌辅助化疗，对老年人应采用与年轻患者相似的治疗标准。

老年人脏器功能的减退对化疗疗效、安全性等有重要影响，故选择治疗对象时要更严格。我们认为，老年患者全身化疗的适应证除具有一般的化疗适应证外还应有：① 一般状况评分：KPS80分以上；② 心电图未显示有明显的心肌损伤、严重的供血不足和心、肺功能不全的临床表现；③ 无明显感染；④ 以往经过化疗或放疗的患者，虽血象正常，但在正常范围低值，检查骨髓显示增生活跃者。

全身化疗可选择单药或联合化疗。应慎用对心、肺、肝、肾有损害和严重骨髓抑制的药物。

3. 治疗强调个体化原则　老年人消化道癌的治疗不应受年龄的限制，但老年人个体差异较大，治疗强调个体化，既要考虑疗效，又要注意毒性。综合考虑病理类型、临床分期、一般状况评分、脏器（肝、肾、心、肺、骨髓等）功能指标、既往的治疗及疗效、既往治疗的不良反应及耐受情况、药物经济学等方面来制定每个患者的治疗方案，尽量选用疗效高且不良反应小的方案。消化道肿瘤对化疗相对敏感，单药有效率一般大于15%，为提高疗效应结合患者身体状况和治疗方式拟订个体化治疗方案。

老年患者在行全身化疗时允许在标准化疗剂量下减少15%～20%，也可在不减少剂量强度的情况下分次化疗，提高剂量密度可减轻毒性反应，从而提高化疗耐受性。

4. 化疗并发症的预防及处理

对于老年人化疗的并发症应较年轻人给予更密切的关注，并采取更为积极的治疗及预防措施。应积极处理如心律不齐、心功能衰竭、肺纤维化、肝功能损害、急性肾功能不全、骨髓抑制、感染、手足综合征等相关并发症。

(1) 化疗期间应予生命特征监测，密切注意生命体征变化。注意化疗中加强对症支持治疗及合理营养。

（2）对于老年人化疗的心脏毒性，要予以重视。老年人多合并冠心病等心脏疾病，故当应用对心肌或心脏传导系统有损害的药物（如紫杉醇、铂类、CPT－11等）时，最好同时应用保护心肌药物。多程化疗对全身的影响可加重老年人的心脏负荷，特别是消化道癌合并有腹水、胸腔积液时临床表现更突出，有学者对60例晚期肿瘤患者进行分析时发现，合并有心功能不全者占57.1％。因此在对老年患者化疗时密切观察，延长监护时间，及时发现和治疗是必要的。

（3）老年人对肺损伤耐受性下降，故应用可导致或加重肺纤维化的药物如博莱霉素（BLM）、马利兰（BUS）时，要作保守估计。肺损伤重在预防。

（4）对于骨髓抑制，造血因子如粒系集落刺激因子（G－CSF）、粒巨系集落刺激因子（GM－CSF）、红细胞生成素（EPO）、血小板生成素（TPO）的应用及必要时的成份输血，有力地保证了患者可按时、按剂量强度将化疗按计划进行下去。但对于Ⅲ、Ⅳ度骨髓抑制及其他严重毒副反应，我们采取减量15％或调整方案的办法，来保证患者得到合适的治疗。

（5）目前对于严重的神经毒性尚缺乏有效的治疗措施，诸多药物正在研究观察中，如还原型谷胱甘肽、镁钾盐、日达仙、维生素$B_{12}$等；特别是对于老年人，神经毒性重在预防。神经毒性为Ⅰ、Ⅱ度时可考虑采取“Stop And Go”的治疗策略。

当使用主要由肾脏排泄的药物如铂类时，应慎重。

5. 多原发癌　随着我国医疗保障水平的提高和人口预期寿命的延长，老年包括双原发癌在内的多原发癌常见报道，目前各文献所报道的多原发癌，特别是三原发及四原发癌，绝大多数是老年人。多原发癌的病因不清楚，但多数学者认为与吸烟、免疫缺陷、理化环境因素、医源性因素及化、放疗等副作用的致癌作用有关。5年生存率各家报道不一，首癌5年生存率同时癌70％，异时癌66％，第二癌后5年生存率11％～17.5％。Tomoda等报道直肠癌手术后70个月发现胃癌，胃癌37例中的23例手术后83个月发现直肠癌，间隔6～7年。提示第一癌后要仔细随访，以便在高危人群中发现新的肿瘤，胃癌后随访以便早期发现消化道其他癌。蔡昌豪等报道，其医院22年来18例三重癌52个实体瘤中，有35个消化道肿瘤，占65％，与多原发癌最常累及消化系统的报道相符，故预防多原发癌，消化系统是重点检查部位。老年人与消化道肿瘤相关的多原发癌的治疗，仍强调个体化原则。有根治希望且能耐受治疗、愿意接受治疗的患者，应考虑根治性治疗；否则，应考虑改善症状、提高生活质量、延长生存期、获得最大的益处。

（杨　丽　张晓东）

## 参考文献


1. 韩少良，邵永孚等编著. 胃底贲门区域癌临床治疗. 上海：复旦大学出版社，上海医科大学出版社，2001，16-19
2. 王传馥. 21世纪老年医学展望. 老年医学与保健，2001，3，7（1）：1-3
3. 陆惠华. 老年病临床特点与对策. 中国老年学杂志，2004，2（24）：173-174
4. 宁亚利，彭宁. 化疗对老年人化疗不敏感性实体瘤患者生活质量的影响. 现代肿瘤医学，2005，2，13（1）：95-98
5. 南克俊，肖菊香，赵新汉等. 现代肿瘤内科治疗学. 西安：世界图书出版公司，2003，357-418
6. Okada M，Tsubota N，Yoshimura M，et al. Operative approach for multiple primary lung carcinomas J. Thorac Cardiovasc Surg，1998，115：836-840
7. Ullah R，Bailie N，Kinsella J，et al. Pharyngo laryngo-oesophagectomy and gastric pull-up for post-cricoid and cervical oesophageal squamous cell carcinoma. J Laryngol Otol，2002，116：826-830
8. Hiyama T，Hanai A，Fujimoto I. Second primary cancer after diagnosis of stomach cancer in Osa-

ka, Japan. Jpn J Cancer Res，1991，82：762-770
9. 王成峰，劭永孚，张海增等. 多原发恶性肿瘤. 中国肿瘤临床，2000，27：439-442
10. Poon RT，Law SY，Chu KM，et al. Multiple primary cancers in esophageal squamous cell carcinoma：incidence and implications. Ann Thorac Surg，1998，65：1529-1534
11. Holm LE. Cancer occurring after radiotherapy and chemotherapy. Int J Radiat Oncol Biol Phys，1990，19：1303-1308
12. Cai CH，Wang MW. A clinicopathological analysis of 22 cases of multiple malignant tumors. Chin Med Sci J，2002，17：124-126
13. 蔡昌豪，吴本俨，吴道宏等. 18 例老年三原发癌临床分析. 中华老年多器官疾病杂志，2003，2（2）：127-129
14. 中国肿瘤防治研究办公室，卫生部卫生统计信息中心. 《中国试点市、县恶性肿瘤的发病与死亡》第二卷（1993～1997）. 中国医药科技出版社
15. 张晓东，廖盛日. 晚期肺癌患者心功能状况及影响因素分析. 中国肺癌杂志，2002，5：366-368

# 第七章 消化道恶性肿瘤化学疗法与其他疗法的联合应用

## 第一节 放化疗联合应用

### 一、放射治疗和化学治疗现状

自 20 世纪末新型的放射治疗设备和三维治疗计划系统不断推新，高精度放射治疗技术已成为放射治疗的主流，与此同时，具有放射增敏和放射协同作用的泰素、健择、半合成喜树碱衍生物以及新一代的铂类和氟尿嘧啶类等药物日益广泛的临床应用为消化道恶性肿瘤的放化疗发展开拓了空间。

放化联合治疗是指用射线对肿瘤瘤体和瘤床进行根治性照射，以化疗药物杀灭肿瘤的微小转移灶和亚临床病灶，发挥两种治疗方法空间协同作用的治疗方式；放化联合治疗有同期和交替两种治疗技术。同期放化疗不仅具有空间的协同作用，而且还具有很好的相互增敏作用。同期放化疗作用于不同的细胞群体时杀伤的比例不同，作用于相同的细胞群体时，对于不同的细胞分裂周期的杀伤力度也不同。放化疗的相互作用可提高综合治疗疗效。

实验和临床实践证明某些化疗药物具有放射增敏作用，诱导化疗后放疗可致肿瘤细胞凋亡比例增加；化疗药物可使肿瘤细胞同期化或发生 G2/M 的阻滞，增加放射治疗对肿瘤细胞杀伤的可能性；放疗期间应用化疗可以抑制照射后细胞的亚致死和潜在性致死损伤修复，增强射线照射的效应；同样放疗后肿瘤细胞的再氧化也增加了化疗药敏感性，特别是放疗 3～4 周后肿瘤细胞出现加速再增殖期，在此期间化疗敏感性进一步增强。目前有多种采用不同照射技术、分割形式以及不同化疗药物选择、剂量和给药方式的组合，经临床试验以探讨可发挥相互增敏和协同作用的放化综合治疗模式。

### 二、具有放射增敏和放射协同作用的化疗药物

目前常用于消化道肿瘤放化疗的化疗药物有顺铂、5－FU、紫杉类、健择四种。他们与放疗同期或序贯应用有各自的特性：

（一）5－FU 与放疗

早在 1958 年就有报道 5－FU 与放疗结合可以提高肿瘤的治疗疗效。5－FU 广泛用于消化道恶性肿瘤的临床治疗。实验和实践证明，甲酰四氢叶酸和顺铂加强 5－FU 的生化调节机制，促进 5－FU 对放射线的增敏作用。5－FU 对有氧和乏氧细胞有相同的杀伤作用，这一点对于放射治疗相当重要。有效地杀伤乏氧肿瘤细胞有益于提高放射治疗的局部控制率，减少肿瘤复发。

5－FU 抗肿瘤作用与药物作用的时间成正比，与峰值浓度无关。因为 5－FU 生物有效期很短，仅有约 10 分钟；本身的药理作用时间短，参与细胞代谢的过程中需不断地维持一定的药物浓度才能发挥其药理作用。5－FU 与放疗并用，给药的时间相当重要，在放疗前 48 小时应用，无增敏和协同作用；48～20 小时效果不明显，在放疗前 20 小时内基本无效。最佳的给药时间是放疗后 5 分钟到 8 小时以内。

5－FU 与放疗同期治疗使用的剂量范围也很大。在同期放化疗的早期，5－FU 应用的剂量是放疗前 125mg/m$^2$，静脉注入，目前使用的剂量范围为每日 200～1000mg/m$^2$，常规静脉持续灌注给药。

（二）顺铂与放疗

无论是实验研究和临床治疗结果都证实顺铂的放射增敏作用，在临床前期放射生物实验中就发现放

疗前应用顺铂增加细胞生存曲线的斜率。

消化道恶性肿瘤放化疗应用顺铂是因顺铂和5-FU二者对放射增敏有协同作用，但增敏效果与给药的时间密切相关，5-FU的体内半衰期短，必须与放疗同期在体内保持一定的持续时间和浓度才可获得良好增敏效果，而顺铂在体内的半衰期长，放疗前和与放疗同期给药的增敏差别不明显。有实验证明顺铂在放疗前1～6小时内给药，5-FU持续给药的组合增敏效果最佳。

顺铂放射增敏的最低临床应用剂量是每日6mg/m$^2$，低于这个剂量的放射增敏效果明显下降。

（三）紫杉醇类与放疗

实验研究表明紫杉醇与微管亚单位中的微管蛋白牢固结合，促进微管聚合，抑制着丝点微管解聚，从而阻止染色体的移动和去极化，使细胞阻滞在晚G2/M期。此期的染色体已解散成染色单体，最易受放射线损伤。

实验发现在放疗前48小时应用紫杉醇较放疗前24小时给药增敏作用更强。有些学者认为在用药后48小时肿瘤细胞G2/M期阻滞达到最高值，所以在放疗前48小时的放射增敏作用最强。

实验研究发现紫杉醇的放射增敏作用不是绝对的现象。在临床前期的研究中就已发现紫杉醇的抗癌作用有时间依赖性，延长药物与肿瘤细胞接触的时间可以增加细胞毒作用。

放化疗中紫杉醇的应用剂量是40～70mg/m$^2$，每周一次或30～40mg/m$^2$，每周两次。

（四）健择与放疗

健择的放射增敏和增强作用已被实验和临床所证明，健择的放射增敏作用既与浓度相关又与药物作用的时间相关，一次用药后增敏作用的时间可以持续72小时。

健择具有抑制射线照射后潜在性致死损伤的作用，这一特性被广泛应用于放射增敏性的放化治疗中。Azria等总结了临床前期增敏研究的结果认为长时间低浓度和短时间高浓度的健择对肿瘤细胞都具有很好的增敏作用，放射增敏作用在用药后4小时到48小时都可以观察到，实验证明健择每周100mg/m$^2$的剂量和给药时间间隔就可以用于临床放射增敏治疗。低浓度化疗药物增敏的优越性在于既可以增加对肿瘤细胞的杀伤，又不增加照射野内限量器官的晚期损伤。因为健择临床应用的时间尚短，与放疗同期应用的最大剂量尚无定论。

临床常用剂量：放化疗同期放射增敏每周400～1000mg/m$^2$。

## 三、消化道恶性肿瘤放化疗临床应用研究

（一）术前放化疗

消化道恶性肿瘤术前同期放化疗被广泛应用，以期提高手术切除率和长期生存率。理论上术前放化疗的优势在于：同期放化疗可以比单纯放疗和化疗更有效地使肿瘤降期，提高肿瘤切除率、减少手术切除的体积，更多地保存消化道的生理功能。术前放化疗方案尚无统一方案，最常使用的基本方案是：放疗：外照射常规分割45～50Gy；化疗：5-FU持续静脉滴注，或联合应用顺铂、紫杉醇和健择等。

以直肠癌为例，由于术前放化疗的发展，既往效果不甚明显的单独术前放疗，已不再作为直肠癌术前标准治疗方案。临床研究表明，术前放化疗能够降低局部进展期直肠癌的临床分期，提高保肛率，部分肿瘤获得完全缓解并改善长期生存率。1994年德国和法国肿瘤协会相继将手术前辅助放化疗推荐为进展期直肠癌的标准治疗方案。1998年，NIH（美国国家健康研究所）对原发性直肠癌的治疗方案做了进一步的调整，对于T3和T4病例，建议采取术前放疗＋化疗。

直肠癌术前放化疗照射野范围同常规术前放疗，一般仍采用单次1.8～2.0Gy的常规分割照射，总剂量45～50.4Gy。同期化疗的药物较多选用具有放射增敏作用的5-FU和顺铂或5-FU＋FA（CF）方案。

天津医科大学肿瘤医院采用5-FU＋FA方案对36例直肠癌患者进行术前放化疗，在放射治疗开始后第1～5天和第22～26天给予5-FU 300～350mg/m$^2$＋FA 50mg化疗，常规放疗单次剂量1.8Gy，总量45Gy。放化疗结束后4～6周手术治疗。术后病理检查结果，60％的阳性淋巴结，经放化疗后转阴

性，术前辅助治疗后，淋巴结总阳性率由 83%降至 37%。

Pendurthi 等回顾性地总结了 70 例直肠癌术前放化疗与单纯手术对照的手术标本中淋巴结转移率分别是 28%和 87%，切缘阳性率为 28%和 56%。术前放化疗组明显优于对照组，但两组的生存率和局部肿瘤控制率均没有明显差别。

国内外很多肿瘤治疗中心临床研究的结果均显示：尽管放化疗延长生存率的作用还不明显，并可能推迟手术治疗的实施。但是，对于局部进展期肿瘤实施术前放化疗，并没有增加手术的风险和术后合并症，而且切除率明显提高、术后病理检查切缘阳性和转移淋巴结比率明显降低。

消化道恶性肿瘤术前放化疗的适应证、放疗的剂量和化疗的强度尚需斟酌。我国是食管癌高发区，虽然术前同期放化疗与手术综合治疗是目前最受关注的治疗模式之一，但是关于食管癌术前放化疗还存在一些争论。食管癌术前放化疗和单纯手术对照随机试验研究结果在我国 20 世纪 90 年代就有报道，但是缺乏大规模的多中心随机试验研究结果。

食管癌术前放化疗可以明显降低肿瘤分期，提高切除率和生存率。洪喜鹏等报道了一组食管癌患者术前放化疗与单纯手术治疗结果：术前放化疗后食管肿瘤长度平均缩短了 3.5cm，纵隔淋巴结减少，术前放化疗组 3 年生存率 57%，单纯手术组 3 年生存率 33.3%。两组并发症无显著性差异。

食管癌术前放疗可以提高肿瘤切除率和长期生存率的报道很多，但是一些研究对食管癌术前放化疗的客观评价和治疗不良予以关注。Schroder 等研究了 20 例术前放化疗和 20 例单纯手术患者的总数 1196 个淋巴结病理检查结果，发现术前是否放疗对纵隔淋巴结的大小改变无影响，而且纵隔淋巴结的大小也不能鉴别淋巴结有无肿瘤转移。因此比较术前放化疗前后的淋巴结影像学来认定术前放化疗的疗效缺乏客观依据，术前放化疗前认定的肿瘤转移率无法与术后病理检查认定的淋巴结转移率相比较对照。

关于术前放化疗并发症傅剑华报道了一组食管癌 T2－4N0－1M0 患者术前放化疗治疗结果：治疗选用盖诺（NVB）25mg/m$^2$，d1，8，22，29，iv 或 5－FU 800mg/m$^2$，d1～3，22～25；CDDP 75mg/m$^2$，d1，22；放疗 DT40Gy/20f/4w。32 例患者放化疗后 3～5 周临床评价有效率 85.3%，临床 CR 率（完全缓解率）40.6%，食管癌切除术后病理 CR 率 25%。术后肺部感染发生 22.9%，吻合口瘘 9.4%，围手术期死亡 6.3%。该院食管癌单纯手术术后肺部感染发生率 12.6%，吻合口瘘发生率 2.5%，围手术期死亡率 0.8%。Liedman 等研究也证实食管癌术前放化疗治疗后合并症增加，治疗方案选用两个周期化疗 5－FU 1000mg/m$^2$，d1～5；CDDP 100mg/m$^2$；放疗 DT40.8Gy/17f/3～4w，超分割 1.2Gy，每日两次。全组 29 例患者术前放疗中死亡 3 例，术后 3 个月内死亡 6 例。大多数研究者均认为术前放化疗降低了患者机体免疫力，使手术后感染发生率上升，术前放化疗同时增加了正常组织的损伤，使术后合并症增加。因此适宜的放化疗强度和放化疗与手术时间的间隔仍需进一步探讨。

食管癌术前放化疗实验结果的争议和差异提示有必要进行更大规模的临床试验。目前正确的治疗方针是对每例食管癌患者进行个体化评估，对于那些一般状况比较好，肿瘤分期较早，有意愿接受积极治疗的患者可以给予术前放化疗。而对于那些一般状况差的可能无法耐受放化疗不良反应的老年患者应直接手术。NCCN 的指南建议Ⅰ～Ⅲ期可切除食管癌患者的治疗为食管切除或者同期放化疗。对于远端肿瘤或者淋巴结阳性的患者建议术后放化疗，不建议术前治疗。避免同期放化过度治疗之嫌。

（二）术后放化疗

消化道恶性肿瘤术后放化疗应用在术后肿瘤残存和/或复发高危患者。常用的放疗剂量为 45～50Gy/4～6w，单次照射剂量 1.8～2.0Gy/d。同期化疗主要是以 5－FU 为主的方案，但是目前以奥沙利铂和健择为主的术后同期放化疗方案仍在实践中，疗效尚无评价。

近年研究者对消化道恶性肿瘤的术后放化疗的认识有了较前本质性的转变，特别是随着诸如 INT0116 大样本的临床随机研究结果报道的出现，完全确认了胃癌术后放化疗可以提高胃癌完全切除术后伴复发危险因素患者的局部控制率和生存率的作用。术后辅助的放化疗正逐渐成为胃癌 T3、T4 和/或淋巴结阳性患者外科术后的标准辅助治疗方式。

根治性胃癌切除术后仍有较高的局部复发率，T3N0、T4N0、T1～2N1～2、T3N1～2 和 T4N1～2 的患者术后临床诊断局部复发率分别是 50％、40％、24％、36％和 56％。T3、T4 和/或 N1、N2 的患者术后在瘤床、区域淋巴结引流区、残端和吻合口总复发率高达 60％，五年生存率仅 25％左右。单一术后辅助放疗或化疗的临床研究均未能证实可以改善胃癌术后高危组患者的生存率，1993 年 Hermans J 对胃癌术后以 5－FU 为主辅助化疗的 11 个随机分组、共 2096 例患者的研究进行了荟萃分析，结论是术后辅助化疗未改善胃癌患者生存率。

此外，英国胃肠协作组 1994 年也有报道认为胃癌术后放化疗也未能改善实验组患者局部复发和长期生存率。但此后有学者重新剖析了该组资料发现全组 436 例患者中有 171 位患者术后有肉眼或镜下肿瘤残留，而这些患者并未进行随机分组。术后放化疗组的 153 位患者，也只有 104 位（68％）接受了高于 40.5Gy 的照射，另有 36 例患者（24％）未接受放化疗。由于试验设计未考虑到肿瘤残留、放疗剂量等因素对预后的影响，使实验结果缺乏说服力。

2000 年，Macdonald 等报告了胃癌术后放化疗Ⅲ期临床试验结果。该研究组（INT0116）556 例胃癌和贲门腺癌患者均接受了根治性手术切除，患者被随机地分成单独手术组和术后放化疗组，术后放化组照射区域为瘤床＋区域淋巴引流区，照射剂量 45Gy，单次照射剂量 1.8Gy；化疗为 4 周期的 5－FU＋CF，每月一次。经 3 年的随访，3 年的无瘤生存率、总生存率，术后放化疗组和单独手术组分别是 48％：31％（$P=0.001$）；50％：41％（$P=0.03$）；中位生存期是 36 个月和 27 个月。放化疗组较单纯手术组在 3 年的无病生存率，总生存率和中位生存期分别提高了 52％、35％和 33％。术后放化疗组仅有 3 例（1％）患者出现了致死性的不良反应。

Moertel 等报道过一组前瞻性研究报告，共有 62 例伴有复发高危因素的胃癌根治性切除术患者，随机分成两组，一组 23 例单纯手术治疗，另一组 39 例术后接受了 37.5Gy/1.8f/4～5w 放射治疗和 5－FU＋CF 化学治疗。试验结果显示：综合治疗组患者，局控率 61％，五年总生存率 23％；对照组局控率 46％，五年总生存率 4％；综合治疗组患者，无论是局控率还是五年总生存率均较单纯手术组为佳。该试验提示即使是较低剂量的术后放化疗同样可以提高肿瘤完全切除后有复发高危因素的胃癌患者局控率和生存率。

目前新的放化疗方案的临床试验正在进行，希望进一步提高术后的化疗疗效，降低不良反应；通过新的放射源、放射技术、放射增敏剂和放射保护剂的应用，提高肿瘤照射剂量，降低正常组织不良反应；通过加强患者的营养支持，提高患者对术后放化疗的耐受性；最终使术后放化疗疗效进一步提高。

最近 Baeza M. B. 报道了一组胃癌术后放化疗新方案的治疗结果。他认为胃癌复发的危险不仅仅源于瘤床，有 54％以上的复发发生在瘤床以外的淋巴结区域，因此有必要进行全腹照射。治疗方案为：全腹照射剂量为 20～21Gy，每日照射一次，单次剂量 1Gy。照射野范围：上界横膈顶，左右界为腹外侧缘，下界耻骨联合上缘，前后两野对穿照射，照射野内的肝脏和肾脏不采用任何的屏蔽。全腹放疗后缩野照射肿瘤瘤床和转移淋巴结区，屏蔽照射野内肾脏。照射剂量：24～25Gy，每日照射一次，单次剂量1.8～2.0Gy。

化疗方案：开始放疗第 1～5 天和第 29～33 天静脉持续泵入 5－FU 450～500mg/$m^2$。

全组 52 例患者（Ⅱ期 42％，Ⅲ期 46％，Ⅳ期 12％），5 年生存率 54％；其中病理证实有淋巴结转移的患者 N1 组 5 年生存率 63％，N2－3 组 5 年生存率 31％，浆膜面受浸润组 5 年生存率 44％，仅有淋巴转移没有浆膜面浸润组 5 年生存率 69％。

该试验未设对照组，将其治疗组 5 年生存率与单一手术治疗文献进行比较。单一手术胃癌 5 年生存率 30％～37％，浆膜面浸润者 5 年生存率 15％～22％，仅有淋巴转移没有浆膜面浸润者 5 年生存率 17％～30％，作者认为术后辅助治疗新方案明显改善了胃癌术后患者的长期生存率。

治疗的不良反应仅有中度腹泻和恶心等消化道反应。全部患者均完成治疗，治疗时间平均为 7.3 周。73％患者的治疗在 7 周内完成，3 例患者因腹泻、白细胞减少和其他原因（流感）治疗延迟到 9 周完成，1 例患者因白细胞减少治疗在第 10 周完成。值得一提的是两例吸收障碍综合征患者在治疗后的第31和56个月死亡。

术后放疗或放化疗能否提高食管癌长期生存率，目前意见不一。Bedard等报道放化疗可以提高淋巴结阳性食管癌患者术后的长期生存率，术后放化疗组1、3、5年生存率和中位生存期分别为81%、62%、48%和47.5个月；而单一手术组分别为60%、25%、0%和14.1个月（$P=0.001$）；肿瘤复发率分别为61%和71%（$P>0.05$），放化疗没有增加术后并发症。XiaoZF报道495例胸段食管癌前瞻性随机分组研究，结果单一手术组和术后放疗组的1、3、5年生存率相近，但Ⅲ期患者术后放疗组5年生存率（35.1%）明显高于单一手术组（13.1%），而且术后放疗显著降低了纵隔转移率、吻合口复发和锁骨上淋巴结转移率（$P<0.05$）。

TachibanaM最近报道一组食管癌术后同期放化疗的结果，化疗方案为CDDP 50mg/m$^2$，d1，15；5-FU 300mg/m$^2$/d持续泵入，持续5周。同期放疗DT50Gy/25f/5w。并与单纯术后放疗DT50Gy/25f/5w治疗结果相比：同期放化组与术后化疗组生存率相似，1、3、5年生存率化疗组为100%、63%、38%。放化结合组80%、58%、50%，统计学无显著性差异。但是放化组肿瘤P53表达阳性者3年和5年生存率是44%和26%，明显低于阴性表达组，75%和64%（$P=0.03$）。单纯放疗组P53表达差异与生存率无关。王玉祥等报道术后放化疗组和术后单放组治疗随访结果提示：术后放化疗组5年生存率（24.93%）明显低于术后单放组（39.18%）（$P<0.05$）；而两组局部复发率和远处转移率相近（$P>0.05$）。术后淋巴结阳性个数0～1个者和Ⅲ期患者术后放化疗生存率明显低于术后单纯放疗，$P$值均<0.05；而术后淋巴结阳性个数≥2个者、Ⅰ和Ⅱ期患者以及化疗与否者生存率无显著性差异。提示化疗对早期和晚期食管癌术后患者均未显示明显益处。

目前临床研究对于影响食管癌术后放化疗适应证的选择尚缺少针对性。对于术后放化疗的不良反应可接受的程度亦不相同，对于术后放化疗可以提高生存率的研究组，放化疗的不良反应研究者认为可以接受，但是那些未显示可提高长期生存的研究组，对于治疗不良反应的发生率就格外关注。因术后患者的机体状态和肿瘤残存的细节差异极大，对于术后患者机体状态以及术后切缘阳性、纵隔淋巴结转移数目和部位的不同、术前临床分期不同等各种影响预后因素在放化疗干预后的作用不明确，食管癌术后放化疗方案的确定和优劣的选择标准尚需进一步的临床研究资料确认。

Ⅱ、Ⅲ期直肠癌术后盆腔放疗45～50Gy/5～6w，同期化疗5-FU375mg/m$^2$/d，甲酰四氢叶酸20mg/m$^2$/d连续应用3～5天的组合是直肠癌术后放化疗标准方案。该方案可明显减低直肠癌局部复发率。近年奥沙利铂+LV/5-FU的Ⅲ期临床实验证实FOLFOX方案可以使手术后肠癌的复发危险下降23%，术后3年无病生存期提高5.1%。但是FOLFOX能否替代标准的5-FU/LV与术后放疗相结合仍需进一步临床研究证实，另一原因是因近年直肠癌术前放化疗已经取代术后辅助治疗，直肠癌术后放化疗的临床研究进展相对缓慢。

（三）根治性放化疗

消化道恶性肿瘤放化疗临床研究的进展缓慢，原因是对于不能接受外科手术治疗的消化道恶性肿瘤接受同期或序贯放化疗时，采用不同的放化组合方案治疗，无法比较治疗方案优劣；不同解剖部位的消化道肿瘤综合治疗方式不同，其治疗的结果也就不同，其相互借鉴可能性减少。因此也导致了不同部位的消化道肿瘤放化疗治疗发展的水平不同，例如食管和直肠下段恶性肿瘤的放化疗方案较成熟，而胰腺、胆系和结肠恶性肿瘤放化疗仍在初步探索阶段。

目前没有适合全消化道恶性肿瘤的放化治疗方案。仅可借鉴食管癌、胰腺癌、直肠癌同期放化疗较成熟方案制定适合具体患者的治疗计划。

1. 食管癌同期放化疗

食管癌根治性放化疗推荐方案：

(1) 放疗剂量（PTV）：DT50Gy/25f/5w—DT54Gy/30f/6w（40～45Gy时适当缩野）；同期化疗：CDDP75mg/m$^2$，d1（放疗当日），5-FU1000mg/m$^2$，d1～4，96小时持续静脉注射，28天一周期，持续化疗四个周期。

(2) 放疗剂量(PTV):DT60~65Gy/30~33f/6~7w(40~45Gy时适当缩野)。

同期化疗:CDDP 20mg/$m^2$,d 1~4(放疗当日),5-FU 500mg/$m^2$,d1~4,96小时持续静脉泵入,或CDDP 20mg/$m^2$,d 1~5(放疗当日开始),5-FU 500mg/$m^2$,d1~5,120小时持续静脉注射,化疗在放疗第1、28天应用两周期。

上述推荐方案(1)是近年食管癌放化疗的经验总结,同时又是一个应用时间较长的经典方案。1999年Cooper等就报道了RTOG85-01研究结果,该方案研究的最初目的是探讨同期放化疗改善食管癌治疗的生存率的可能性。研究设定了研究对象为食管癌T1-3N0-1M0,随机134例患者入试验组。62例常规单纯放疗DT64Gy/32次/6周作为对照组。

试验组治疗方案,放疗剂量DT50Gy/25次/5周;同期化疗:CDDP75mg/$m^2$,第1、5、8、11周的第一天;5-FU 1000mg/$m^2$,第1、5、8、11周的第1~4天,96小时持续静脉注射。

研究的结果:放化疗组5年生存率26%,对照组0%。研究结果证实了放化疗的优越性。

但是放化疗组和单纯放疗组严重的不良反应分别是10%和2%。因此食管癌放化疗中积极的支持治疗和治疗后的密切随访必不可少。

此后围绕着RTOG85-01的结论进行了进一步的深入研究。首先是RTOG 90-12关于放化疗强度的研究。该研究设定研究对象为食管癌T1-4N0-1M0患者,观察同期化疗+高剂量放疗治疗食管癌的疗效。

治疗方案选用放疗剂量DT6480cGy;化疗方案:CDDP 100mg/$m^2$,d1,29,57;75mg/$m^2$,d85,113;5-FU 1000mg/$m^2$,d1~5,120小时持续静脉注射。该研究因在中位随访15个月时35个患者中已有72%出现了3级以上的不良反应,其中3例患者死于治疗不良反应(肾脏功能不良,感染),6例死于肿瘤进展,治疗相关不良反应太高而提前终结。此后对该组38例患者进行了长期随访,3年生存率30%,5年生存率20%。该研究的结果提示提高放化疗强度的放化疗方案未能有效提高食管癌的长期生存率,治疗的不良反应严重。

随即RTOG 94-05探讨了食管癌放化疗如何选择适宜的放疗剂量的相关研究。该方案实验组和对照组采用相同的化疗方案:CDDP 75mg/$m^2$,d1;5-FU 1000mg/$m^2$,96小时持续静脉泵入,每月一次,持续四个周期。实验的目的是仅对接受高剂量(64.8Gy)与常规剂量(50.4Gy)两组患者肿瘤的局部控制率、生存率和不良反应进行对比分析。

该研究入组食管癌T1-4N0-1M0患者236例。研究结果显示高剂量和常规剂量组的中位生存时间13.0个月和18.1个月;2年生存率31%和40%。对于高剂量组生存率不及常规剂量组的结果研究者亦不能理解,他们认为至少应得到相同的生存率,一个最大的可能性是在随机分组时未知的预后因素使随机分组产生了误差。但是一个不争的结果是在这个随机分组的前瞻性研究中高剂量放化疗组未表现出生存优势。其深层的含义有待进一步的探讨。

国内对于食管癌同期放化疗的共识是:以顺铂和氟尿嘧啶为主的同期放化疗能提高局控率,降低远处转移率,有提高长期生存率的可能性。其治疗不良反应虽有增加但患者均可耐受,有进一步深入研究的价值。

2. 胰腺癌同期放化疗

近年,胰腺癌放化疗有两方面的进展,一个是GITSG临床试验显示,同期放化疗可以改善术后胰腺癌患者的长期生存率。第二个进展是健择和紫杉醇类为主的放化疗在胰腺癌晚期和胰腺癌术前临床应用取得进展。

目前胰腺癌同期放化疗常用方案:

(1) 放疗剂量(PTV)DT50.4Gy/28f/5.5w,1.8Gy/f,每周治疗5次。(照射范围为肿瘤局部外扩2~3cm);放疗同期应用5-FU 300mg/($m^2$·d),5-FU总剂量>8.0g/$m^2$

(2) 放疗剂量(PTV)DT50.4Gy/28f/5.5w,1.8Gy/f,(照射范围为肿瘤局部外扩2~3cm);同期化疗:紫杉醇50mg/$m^2$(应用6周)

（3）放疗剂量（PTV）DT50.4Gy/28f/5.5w，1.8Gy/次（照射范围为肿瘤局部外扩 2～3cm）；同期化疗：健择 600mg/m²（应用 6 周）

（4）慎用方案：

1）放疗剂量 DT45Gy/25f/5w，1.8Gy/f（照射范围为肿瘤局部）；同期化疗：健择 1000mg/m²/（应用 5 周）；

2）放疗 DT45Gy/25 次/5w（照射范围为肿瘤局部）

放疗同期应用健择 1000mg/m²/w，iv；去氧氟尿苷（5'-DFUR）600mg/（m²·d），po

3）放疗 DT45Gy/25f/5w（照射范围为肿瘤局部）

放疗同期应用泰素 50mg/m²/w；去氧氟尿苷（5'-DFUR）600mg/（m²·d），po

5-FU 为主的同期放化疗方案依然是缓和而安全的方案，对于一些一般情况较差或不能耐受健择方案的胰腺癌患者仍可采用。Keene 等采用放疗 50.4Gy/1.8Gy（50.4～59.4Gy）每周治疗 5 次；放疗同期应用 5-FU 300mg/（m²·d）。治疗 28 例胰腺癌患者（手术切除肿瘤 20 例，未切除肿瘤者 8 例），未发现 3 级以上的血液学不良反应，仅有 5 个患者因恶心等消化道反应续静脉补液。3 年和 5 年实际生存率 40%和 21%。未切除肿瘤的患者两年生存率为零。

最近胰腺癌同期放化疗研究的结果基本认同健择和紫杉类为主的方案优于 5-FU 方案，Li 等比较健择和 5-FU 同期化放疗方案治疗晚期胰腺癌的结果。随机将患者分为两组，一组 5-FU 500mg/（m²·d），放疗第 1，2，3，15，16，17，28，29，30 天静脉持续泵入。另一组健择 600mg/m²/w，持续 6 周。两组均接受三维立体定向照射（3D-CRT），剂量为 DT50.4～61.2Gy/6w，单次剂量 1.8Gy；放疗后应用健择 1000mg/m²/w，每四周连续应用三周方案化疗。有效率为健择组 50%，5-FU 组 13%，中位生存期健择组 14.5 个月，5-FU 组 6.7 个月；两组的 3 级以上的不良反应发生率无显著性差异。

目前临床研究应用健择同期化放疗治疗胰腺癌方案中健择用量的差异极大。研究趋向希望加大健择的使用剂量，因为常规放疗照射野的大小包括肿瘤边缘外扩 2～3cm 的范围。但是大剂量（full dose）健择联合 3D-CRT 技术可以缩小照射野而仅照射肿瘤局部，使放疗的不良反应减低到患者可以耐受的程度。

McGinn 等研究，用足量健择 1000mg/m²/w，联合精确放疗肿瘤局部，不良反应主要在血液学方面。初步结果是生存率得到提高。Yamazaki 等由于缩小了照射野而采用了放疗 DT50Gy/25 次/5 周，同期化疗健择 1000mg/m²/w 的治疗方案。这些研究的初步结果是生存率得到提高，不良反应都在可以接受的范围内。

近期也有采用放疗同期加用联合化疗方案治疗胰腺癌的报道，Chung 等报道了应用放疗 DT45Gy/25 次/5 周，放疗同期健择 1000mg/m²/w，iv；去氧氟尿苷 600mg/（m²·d），po；以及放疗 DT45Gy/25 次/5 周，放疗同期泰素 50mg/m²/w；去氧氟尿苷 600mg/（m²·d），po；治疗 46 例胰腺癌的结果。中位生存期健择组为 12 个月，泰素组 14 个月；有效率 13.6% vs 25%。中位进展时间 12 个月 vs 12.5 个月；临床获益率 59.9% vs 41.7%。三级以上的不良反应发生率为粒细胞减少 15.2%（7/46），胃肠不良反应 23.9%（11/46）。治疗不良反应相关死亡 3 例。

胰腺癌同期放化疗的研究刚刚起步，目前尚无多中心大样本的前瞻性研究的结果，放疗和化疗强度的适度掌握标准欠缺，临床应根据患者的身体耐受和经济的承受状况选取适当的治疗方案。

3. 肛管癌同期放化疗

肛管癌放疗的 5 年生存率可以达到 70%～80%，但是肿瘤长轴超过 2cm 或局部进展期应选用同期或序贯放化疗，肛管癌放化疗推荐方案：

方案 1：盆腔野 DT45Gy/20～25f/4～5w；在放疗的第一周和最后一周同期化疗两周期。化疗方案为 5-FU 1000mg/m²，d1～4 或 750mg/m²，d1～5，静脉持续注射；MMC 12mg/m²，d1，iv。

上述方案治疗后临床观察 6 周。肿瘤缩小不足 50%者行外科治疗。余者继续放化疗；外照射 15Gy/6f/8d 或后装内照射 25Gy（2～3 次）。

方案 2：盆腔野外照射 45～50.4Gy/25～28f/5～6w

在放疗第一周和第 5 周同期化疗两周期；化疗方案：5 - FU 1000mg/m$^2$，d1～4，静脉持续注入；MMC 10mg/m$^2$，d1，iv。

上述方案治疗结束后中休 6 周，继续外照射 9Gy/5f/5d，5 - FU 1000mg/m$^2$，d1～4，静脉持续注入；CDDP 100mg/m$^2$，d1，iv。

上述方案仅供参考，肛管癌同期放化疗方案可根据患者的具体情况作较大的修订，例如 Charnley 等治疗了一组平均年龄 81 岁的老年肛管癌患者，采用肿瘤局部外扩 3cm 的会阴野，外照射 30Gy，放疗中同期应用 5 - FU 600mg/m$^2$，d1～4，96 小时持续静脉注射。全部患者均可耐受治疗，仅有一例出现 3 级皮肤不良反应。中位随访 16 个月，局部控制率 73%（13/16）。

上述例举是一特例，比较共识的观点是同期放化疗可以减少放疗剂量，但是放化疗时肿瘤局部照射剂量与局部控制率呈正比，对于肛管癌放化疗的照射总剂量应高于 50Gy。Ferrigno 研究认为：肛管癌肿瘤局部照射剂量高于 50Gy 组局部控制率为 85.5%，而 50Gy 组的局部控制率为 34%。

肛管癌放化疗时化疗方案仍以 5 - FU 为主，以选择 2～3 周期化疗居多。Chie 等应用盆腔放疗 50.4Gy/28f/5.5w；同期应用 5 - FU 1000mg/m$^2$，d1～5；CDDP 60mg/m$^2$，d1，持续三周期方案治疗了 14 例肛管癌；治疗后中位随访 78 个月，5 年生存率 85.1%，没有 3 级以上的不良反应。同期放化疗治疗不良反应是限制性因素，只要治疗不良反应患者可耐受，增加化疗的强度可以提高长期生存率。

Gerard 等进行过单次较大剂量同期放化疗治疗肛管癌的临床研究，采用在放疗开始时同期应用 5 - FU 1000mg/m$^2$，d1～4；CDDP 25mg/m$^2$，d1～4 一个周期化疗。放疗外照射会阴部 8cm×8cm～9cm×9cm，DT30Gy/10f/18d，中休 8 周，缩野再行外照射 DT18Gy/6f/8d，或外照射会阴部 8cm×8cm～9cm×9cm，DT39Gy/13f/18d，中休 8 周，缩野再行后装内照射 19.1Gy。5 年和 8 年总生存率为 84% 和 77%。保留直肠的生存率为 71%和 67%。未出现 3 级以上的早期不良反应。治疗后 8 个月 70%的患者出现放射性肠炎，表现为排便后出血，直肠镜检见粘膜毛细血管扩张。2 例严重的直肠晚期损伤（便血）的患者接受了外科治疗。肛管癌放化疗的晚期损伤一定要引起足够的警惕，上述方案疗效和早期不良反应均在理想的控制范围内。但是由于采用了单次大剂量放化疗，直肠不良反应明显增加。应该认为该组 95 例患者出现 2 例严重的直肠晚期损伤的比例是一个可以接受的损伤比例，该治疗方案并不是一次失败的尝试，但是其晚期直肠损伤应引以为戒。

## 四、放化疗不良反应的防治

消化道恶性肿瘤同期放化疗临床研究证明，肿瘤的局部控制率和生存率均有明显的提高，但是同期放化疗的不良反应一直是进一步提高疗效的限制因素。充分认识、治疗、预防放化疗的不良反应和改善放化疗期间生存质量是放化疗不可缺少的组成部分。

由于 GM - CSF、G - CSF 和 5 - $HT_3$ 受体拮抗剂的应用，骨髓抑制和早期的消化道症状已不是放化疗的限制因素。但是放化疗引发的粘膜反应、神经不良症状、过敏反应、肌肉关节酸痛等都需要积极处理。

出现严重的急性不良反应时应考虑更改治疗方案。及时的临床观察和发现放化疗的早期反应是改善放化疗期间患者生存状态的基础。应该强调医生主动处理治疗合并症与患者主诉后再行处理对患者心理的影响而导致的对治疗结果的评价的差异。医生对治疗和治疗反应与患者交流，解除患者的紧张和恐惧焦虑心理都应包括在改善放化疗期间患者生存状态的范畴之内。

放化疗所致正常组织的晚期损伤几乎不可逆转，其治疗相当困难，因此单纯追求增加肿瘤的局部控制率而无视晚期反应的治疗应该杜绝。消化道狭窄、出血、穿孔，吸收障碍综合征等不良反应的出现将降低患者生存质量，甚至危及生命，引发医疗纠纷。

放化疗对免疫学的不良反应显而易见。有试验证明：应用紫杉醇 15mg/m$^2$，每周两次，加常规分割照射期间提取患者外周血检查相应的免疫指标。在治疗开始后 4 周，当患者出现虚弱无力和粘膜反应最严重时，患者 IgG 和 IgA 免疫球蛋白也同时减少。因此放化疗中合并免疫治疗有可能会影响治疗的结果，同期放化疗期间合并免疫治疗不仅表现在淋巴细胞表型中 $CD3^+$、$CD4^+$、$CD4^+/CD8^+$、参与细胞凋亡的 $CD15^+$ 明显增高，包括精神、食欲、睡眠和疼痛感觉等临床表现也有改善。

近年免疫治疗虽有了很大的进步，但因缺乏对预后有指导意义的检测指标，无法判断其治疗的意义。某些肿瘤免疫指标检测手段的意义比较明确，能否作为预测患者预后的指标还有待临床观察证实。但是这一切都不是拒绝免疫治疗的理由。许多国内外研究结果都提示：放化疗中合并免疫治疗可能是提供了一种保护免疫系统不受损害或减低损害程度的作用，有助于加强放化疗的效果，有利于提高生活质量和延长寿命。

（徐　博）

## 参考文献


1. Raskov HH. Combined radiotherapy and chemotherapy as adjuvant treatment of rectal cancer. Ugeskr laeger，1995，24（157）：4223
2. Minsky BD，Coia L，Hally D，et al. Treatment systems guidelines for primary rectal cancer from the 1996 patterns of care study. Int J Radiol Oncol Biol Phys，1998，41（2）：227
3. 梁寒，Schlag PM. 局部进展期直肠癌术前放化疗的疗效评价. 中华肿瘤杂志，2002，（1）
4. 洪喜鹏，方志潮，张耀洪等. 术前辅助放化疗治疗中晚期食管癌临床疗效分析. 医师进修杂志，2005，28（2）：19
5. 傅剑华，戎铁华，李小东等. 术前放化疗并手术治疗局部晚期食管癌Ⅱ期临床试验. 中国癌症，2004，23（11s）：1473
6. Msika S，Hay JM. Value of radiotherapy and chemotherapy in treatment of operable cancers of the esophagus. J Chir，2002，139（1）：17
7. Schroder W，Baldus SE，Monig SP，et al. Lymph node staging of esophageal squamous cell carcinoma in patients with and without neoadjuvant radiochemotherapy：histomorphologic analysis. World J Surg，2002，26（5）：584
8. Liedman B，Johnsson E，Merke C，et al. Preoperative adjuvant radiochemotherapy may increase the risk patients undergoing thoracoabdominal esophageal resections. Dig Surg，2001，18（3）；169
9. Yeh KH，Cheng AL. Recent advances in therapy for gastric cancer. J Formos Med Assoc，2004，103（3）：171-185
10. Park SH，Kim DY，Heo JS，et al. Postoperative chemoradiotherapy for gastric cancer. Ann Oncol，2003，14（9）：1373-1377
11. Macdonald JS，Smalley SR，Benedetti J，et al. Chemoradiotherapy after surgery compared with surgery alone for adenocarcinoma of the stomach or gastroesophageal junction. N Engl J Med，2001，6：345（10）：725-730
12. Moertel CG，Childs DS，O'Fallon JR，et al. Combined 5－fluorouracil and radiation therapy as a surgical adjuvant for poor prognosis gastric carcinoma. J Clin Oncol，1984，2（11）：1249-1254
13. Beaza MR，Giannini TO，Rivera SR，et al. adjuvant radiochemotherapy in the treatment of completely resected，locally advanced gastric cancer. Int J Radiation oncology Biol Phys，2001，50：645-650
14. Msika S，Hay JM. Value of radiotherapy and chemotherapy in treatment of operable cancers of the esophagus. J Chir，2002，139（1）：17

15. 安丰山，黄金球，谢映涛等. 食管癌新辅助放化疗的前瞻性临床研究. 中华肿瘤杂志，2003，25（4）：376
16. Bedard EL，Inculet RI，Malt haner RA，et al. The role of surgery and postoperative chemoradiation therapy in patient s with lymph node positive esophageal carcinoma. Cancer，2001，91（12）：2423
17. Xiao ZF，Yang ZY，Liang J，et al. Value of radiotherapy after radical surgery for esophageal carcinoma：a report of 495 patients. Ann Thorac Surg，2003，75（3）：331
18. 王玉祥，祝淑钗，李任等. 食管癌根治术后放疗与放化疗疗效比较. 肿瘤防治研究，2005，32（3）：171
19. Tachibana M，Yoshimura H，Kinugasa S，et al. Postoperative chemotherapy vs chemoradiot herapy for t horacic esophageal cancer：a prospective randomized clinical trial. Eur J Surg Oncol，2003，29（7）：580
20. Cooper JS，Guo MD，，Herskovic，et al. Chemoradiotherapy of locally advanced esophageal cancer：long-term follow-up of a prospective randomized trial（RTOG85－01）Radiation Therapy Oncology Group. JAWA，1999，281（17）：1623-7
21. Minsky BD，Neuberg D，Kelsen DP，et al. Neoadjuvant chemotherapy plus concurrent chemotherapy and high-dose radiation for squamous Ⅱ cell carcinoma of the esophagus：a preliminary analysis of the phase intergroup trial 0122. J Clin Oncol，1996，14（1）：149-55
22. Bc Minsky BD，Neuberg D，Kelsen DP，et al. Final report of Intergroup Trial 0122（ECOG PE－289，RTOG 90－12）：Phase trial of neoadjuvant chemotherapy plus concurrent chemotherapy and high-dose radiation for squamous cell carcinoma of the esophagus. Int J Radiat Oncol Biol Phus，1999，43（3）517-23
23. Minsky BD，Pajak TF，Ginsberg RJ，et al. INT0123（Radiation Therapy Oncology Group 94－05）phase Ⅲ trial of combined-modality therapy for esophageal cancer：high-dose versus standard-dose radation therapy.
24. 刘海林，张维珍，仲立新等. 食管癌同期化放疗与手术治疗疗效的对比研究. 临床医学，2000，20（4）：11
25. 张丽娟，邢宝春，花勤亮等. 晚期食管癌同期化放疗与单纯放疗的疗效比较. 中国医刊，2001，36（1）：25
26. 刘俊，吕长兴，王家明. 同期放化疗治疗不能手术的食管癌疗效分析. 临床肿瘤学杂志，2004，9（6）：586
27. Keene KS，Rich TA，Penberthy DR，et al. Clinical experience with chronomodulated infusional 5－fluorouracil chemoradiotherapy for pancreatic adenocarcinoma Int J Radiot Oncol Biol Phys，2005，62（1）：97
28. Li CP，Chao Y，Chi WK，et al. Concurrent chemoradiotherapy treatment of locally advanced pancreatic cancer：gemcitabine versus 5－fluorouracil，a randomized controlled study. Int J Radiat Oncol Biol Phys，2003，57（1）：98
29. Yamazaki H，Nishiyama K，Nishiyama Koizumi M. Concurrent chemoradiotherapy using FUll－dose gemcitabine for patients with unresectable pancreatic cancer. Nippon Igagu Hoshasen Gakkai Zasshi，2004，64（4）：216
30. Chung HW，Bang SM，Park SW，et al. A prospective randomized study of gemcitabine with doxifluridine versus paclitaxel with doxifluridine in concurrent chemoradiotherapy for locally advanced pancreatic cancer. Int J Radiot Oncol Biol Phys，2004，60（5）：1494

31. Charnley N，Choudhury A，Chesser P，et al. Effective treatment of anal cancer in the elderly with low dose chemoradiotherapy. Br J Cancer，2005，92（7）：1221
32. Chie EK，Wu HC，Hoe DS，et al. Neoadjuvant chemotherapy followed by radiotherapy in epidermoid carcinoma of anus. Tumori，2004，90（3）：299
33. Ferrigno R，Nakamura RA，Dos Santos Novaes PE，et al. radiochemotherapy in the conservative treatment of anal canal carcinoma：retrospective analysis of results and radiation dose effectiveness. Int J Radiot Oncol Biol Phys，2005，61（4）：1136

## 第二节　化疗与热疗联合

近年来由于外科手术、化疗、放疗和分子靶向治疗的进展，使晚期胃肠道恶性肿瘤的预后得到改善。关于化疗，新的抗癌药物的开发是非常重要的，尤其是顺铂已经大大地改善了一些恶性肿瘤的预后，如睾丸癌或卵巢癌。近年来 Taxanes、Irinotecan、gemcitabine、Oxaliplatin 及 Capecitabine 等新的细胞毒性药物及靶向药物的临床应用更进一步地改善了胃肠道恶性肿瘤患者的生存期和生活质量。众所周知，大多数胃肠道恶性肿瘤不能被单独化疗所治愈，为改善生存或维持不可切除性病灶（如腹膜播散和多发肝转移，远处淋巴结转移）患者的生活质量，增强抗癌药物治疗的效果是非常重要的。

热物理治疗是一项抗恶性肿瘤治疗的新技术，目前正处于此项治疗初始发展阶段的早期。它被认为是一种有明确及广阔前景的治疗方法，属于临床肿瘤学的一个分支。热疗（hyperthermia therapy，HT）即加热疗法，是指通过物理性升高体温或局部加热的方法，改变肿瘤细胞所处的环境及其代谢，并使其变性、坏死，从而达到治疗肿瘤的目的。早在 1886 年德国医生 Bush 首先报道，一名经组织学证实的面部肿瘤患者因感染丹毒高热，导致肿瘤消失。用人为升高体温的方法治疗肿瘤，是 1893 年由美国医生 Coley 报道的采用给癌症患者接种细菌毒素（Coley 毒素），人为感染的方法诱发肿瘤患者发热 38～42℃/24～36 小时，治疗 38 例晚期癌，12 例治愈，使很多患者病情缓解。高热治疗已于 1989 年由 Hornback NB 临床设计治疗各种类型的恶性疾病，并以改善预后为目的。目前热疗已较广泛地用于临床治疗各种实体瘤。

试验性研究的结果表明热疗是放疗和许多细胞毒药物理想的补充治疗和强效增敏剂。在其他治疗手段基础上加用热疗观察到的临床疗效肯定了试验性研究得出的期望。除其它治疗方法外的热疗临床价值已在随机试验中显示。在头颈部、乳腺、脑、膀胱、宫颈、直肠、肺、食管、女性外阴和阴道及黑色素肿瘤中已证明临床结果有显著改善。临床研究显示在传统治疗肿瘤的方法（手术、放疗和化疗）中加用热疗导致有效率明显升高，同时提高了肿瘤局部控制率，更好的姑息疗效和/或总生存率。通常地，与放疗联合并不增加放疗的毒性。化疗的毒性是否增加取决于顺序和治疗技术。热疗毒性不可能总被避免，但其通常在限定范围内。目前所得到的临床结果已经证实了由试验性研究结果得出的期望。这些结果证实热疗作为标准肿瘤治疗一部分的疗效确切，并在其他肿瘤中开始新的研究。

### 一、热疗治疗肿瘤的理论基础

（一）热疗治疗肿瘤的机制

1. 热疗的肿瘤选择性效应

通常，正常细胞和肿瘤细胞在热疗敏感性上没有内部差异。而且，选择性肿瘤细胞杀伤效应在40～44℃时出现，其与正常和肿瘤的生理学特征性差异相关。正常组织的毛细血管结构和血液流速不同于恶性肿瘤组织，后者的新生血管是发育不全的畸形血管，结构是杂乱无章的。低血流量、低氧供和坏死的区域在恶性肿瘤组织中广泛分布，导致它们的内环境不同，即肿瘤组织散热困难，温度升高。热疗时，肿瘤组织的温度常高于正常邻近组织温度5%～10%；当高热作用使肿瘤细胞组织处于杀伤温度内(43℃）时，在这一温度下可使肿瘤细胞受热致死，而正常组织不受到损害。出现的温度差异现象，由于肿瘤血管的解剖学特点加热后易于损伤，从而导致肿瘤区域内乏氧、低pH和营养贫乏，而乏氧细胞对热的敏感性高。这些环境因素是肿瘤细胞对热高度敏感的因素之一。热疗效果依赖于温度和暴露时间。大多数正常组织在温度升至44℃治疗1小时不会遭到破坏。

2. 热疗对肿瘤细胞的影响

热疗除了能作用于血管，血液转运系统和肿瘤组织代谢外，还能阻止和破坏肿瘤细胞膜和DNA/RNA蛋白。已知持续温度超过42℃将导致活细胞坏死。细胞凋亡的主要机制可能是在40℃以上观察到的蛋白变性，其它可导致细胞内多分子结构如细胞骨架和膜的改变，改变了DNA合成和修复的蛋白酶复合物的功能。依次改变细胞的生长发育和分化从而能导致细胞凋亡。在细胞方面高热治疗的靶点是核苷酸（DNA，RNA），细胞膜，细胞支架，各种机制与细胞死亡相关联。经高热治疗的细胞由于直接损伤DNA而发生染色体畸变。同时，热疗也影响DNA聚合酶，连接反应酶和非组织蛋白酶原，从而阻止DNA和RNA的合成。关于热疗对细胞膜的作用，高温治疗改变了细胞膜的几个物理特性，尤其是通透性和流动性。热疗使溶酶体膜受到损伤导致细胞的自溶作用。热疗也可诱导P53依赖或非依赖方式的凋亡。研究表明高温对S期的肿瘤细胞损伤最大。

3. 热疗对免疫细胞的影响

免疫系统状态在肿瘤的治疗过程中起着重要的作用。多数研究表明全身加温≤42℃时可以增强免疫系统的功能，提高淋巴细胞中T细胞，巨噬细胞和NK细胞的活性与浓度，抑制肿瘤的转移并增强抗肿瘤作用；而＞42℃则可以抑制其功能，抑制免疫反应，使肿瘤的转移率增加。适度的加温治疗可以提高血浆内白细胞介素1、6、8、10和G-CSF和TNF等浓度。几个试验表明动物肿瘤的热增强比(thermal enhancement ratio，TER）是一个相对恒定的数字，当温度增加到≥41.5℃时并不提高热增强比。故近年来对加热的温度与持续时间有多方面的研究，中度加温（mild temperature，MT）越来越受到关注。

（二）热疗增敏化疗的机制

1. 改善肿瘤区域和细胞内的药物浓度：热疗能改变毛细血管血液灌注，使药物在组织分布，所以能通过增加血液灌注而增加局部药物浓度。此外，热疗能破坏细胞膜的稳定性并增加其渗透性，这能使化疗药物易化转移至肿瘤细胞内，从而增加肿瘤细胞内药物浓度。涉及药物包括顺铂、博来霉素及阿霉素等。

2. 改变药物代谢的内在过程：热疗通过肝和肾脏妨碍化疗药物抗肿瘤活化基因的失活，提高肿瘤细胞线粒体内药物活化基因的输出率，从而增强药物敏感性。

3. 改变肿瘤细胞外环境：热疗降低pH值，使部分细胞系由化疗抵抗变为化疗敏感。酸性环境能加速化疗药物损伤肿瘤细胞的作用。

4. 直接破坏DNA/RNA：热疗能直接杀伤S期细胞，并抑制化疗药物损伤的肿瘤细胞的DNA/RNA的修复过程。

5. 抑制基质金属蛋白酶-1活性：基质金属蛋白酶-1（MMP-1）是肿瘤生长促进因子之一，具有促进肿瘤转移的作用。MMP-1活性或TIMP-2（金属蛋白酶-2组织抑制剂）可作为热疗抑制肿瘤浸润和转移疗效的预测因子。日本A. Takeuchi等在2004年第26届国际肿瘤热疗大会上报道全身热疗(whole body hyper thermia，WBH）诱发基质金属蛋白酶-1活性变化的临床研究（2004，ICSH，Abstr，#HB-03)。研究结果显示，与健康人相比，MMP-1活性在癌症患者中增加将近3倍，MMP-1活性还可由MMP-1/TIMP-2比进行评价。另外，在WBH有效患者中MMP-1活性正常化。MMP-1活性可作为此种疗法抑制肿瘤浸润和转移疗效的预测因子。

6. 热疗与化疗药物之间的相互作用

许多研究已经显示热疗与药物同时应用对化疗的反应有潜在的作用。全身热疗与化疗联合应用时，热疗破坏肿瘤细胞膜的稳定性，使其通透性增强，药物易于进入肿瘤细胞并保持细胞内较高的药物浓度，故热疗可以提高化疗药物的细胞毒性作用。实体瘤周边部分的有氧细胞对放射线敏感，而肿瘤中心部分的乏氧癌细胞对放射线不敏感，但对热疗相对敏感；此外，热疗还可增加肿瘤体内氧分压，从而提高肿瘤细胞对放射线的敏感性；而化疗和放疗则减少肿瘤细胞的热耐受性，提高了热疗的疗效，故两者同时使用时有协同作用。以往的文献已经描述了一些抗癌药物与热疗和/或体温过高增强作用的机制证明有协同作用，热疗增强一些抗癌药物的细胞毒性。既往已确定与热疗有协同增效关系的药物是顺铂、丝裂霉素、5-FU、卡莫司汀、更生霉素和喜树碱。顺铂联合热疗对于只对顺铂敏感的细胞有附加作用。此外，环磷酰胺、异环磷酰胺、噻替哌、羟基喜树碱、达卡巴嗪、紫杉醇，长春新碱、吡喃阿霉素也能加强细胞对热的敏感性（表 7-1）。2003 年，美国 F Mohamed ET 等关于中度热疗（41.5℃）与一些新的抗癌药物（泰索帝、紫杉醇、开普拓、奥沙利铂和吉西他滨）相互作用的研究也提示有热增强的作用。

**表 7-1　热疗增强细胞毒作用的抗癌药物**

| 分类 | 抗癌药物 |
|---|---|
| 烷化剂 | TSPA，CTX，IFO，CCNU，L-PAM |
| 抗肿瘤抗生素 | BLM，MMC，ADM，ACM，ACTD |
| 铂类化合物 | CDDP，CBP |
| 抗代谢药物 | 5-FU |
| 生物碱 | VCR，HCPT，TAX |

TSPA：Thiotepa、Tespamin，塞替哌

L-PAM：Melphalan、L-Phenylalanine Mustard，米尔法兰、美法仑、L-苯丙氨酸氮芥

ACM：ACR，Aclarubicin、Aclacinomycin，阿克拉霉素 A、盐酸阿柔比星

ACTD：Actinomycin D、Dactinomycin，放线菌素 D、更生霉素

（1）铂类

在细胞毒性药物中，顺铂 CDDP 是与各种类型的恶性肿瘤最相关的药物。CDDP 与 DNA 的相互作用导致 CDDP 构成到 DNA 内部或相互交联和/或 DNA 蛋白质交叉联接，而因此发挥细胞毒作用。在抗肿瘤药物之中，CDDP 与热疗有协同作用，故 CDDP 在临床广泛应用，CDDP 增强细胞毒作用的机制包括增强了细胞内药物的积蓄，增加了铂-DNA 加合物的形成以及抑制 DNA 的修复。体外证据表明联合温热疗法可防止 CDDP 耐药的情况发生，这提示高热化学疗法将对传统化疗难治性疾病有效。奥沙利铂 OXA 是第三代铂类化合物，通过贯穿整个细胞周期在恶性细胞内形成 DNA 加合物而发挥作用。1997 年 RietbroekRC 等对培养的 SW 1573 细胞的体外实验发现 41℃的热疗明确地增加 cisplatin、lobaplatin 和 OXA 的细胞毒性，在 43℃时 lobaplatin 的热增强作用优于 OXA，观察到 lobaplatin 在 43℃其细胞毒性有进一步的增加。在体外实验中 OXA 的活性能被热疗所增强，加热的腹膜内 OXA 引起高的腹膜内和肿瘤的药物浓度伴有限的系统性吸收。F Mohamed ET 等人在 2003 年的研究显示 OXA 高剂量化疗+热疗显著地增加了 C3Hf/Sed 小鼠纤维肉瘤细胞的平均肿瘤生长延迟的时间。中度热疗（41.5℃）增强了 OXA 细胞毒性作用，OXA 在高剂量时显示出很好的热增强作用（表 7-2）。Atallah D 等人在 2004 年体外的研究结果显示 OXA 以剂量依赖的方式抑制所有细胞系的生长。药物的这个效能被同时应用的温和的热休克（1 小时，42℃）显著地增强。热疗和 OXA 通过不同的信号通路调整细胞周期蛋白的表达能够诱导出抗增殖作用。

表 7-2 新的化疗药物与热疗联合应用的研究

| 研究 | 体内/体外 | 温度℃ | 热疗增强作用 |
| --- | --- | --- | --- |
| DocetaxelFaheez 等（2003 年） | In vivo | 41.5 | Yes |
| Dumontet 等（1998 年） | In vitro | 43 | No |
| Rietbroek 等（1997 年） | In vitro | 43 | No |
| PaclitaxelFaheez 等（2003 年） | In vivo | 41.5 | No |
| Othman 等（2001 年） | In vitro | 43 | Yes |
| Cividalli 等（2000 年） | In vivo | 43 | Yes |
| Leal 等（1999 年） | In vitro | 43 | No |
| Sharma 等（1998 年） | In vivo | 43 | Yes |
| Rietbroek 等（1997 年） | In vitro | 43 | No |
| Knox et al 等（1993 年） | In vitro | 42 | No |
| IrinotecanFaheez 等（2003 年） | In vivo | 41.5 | Yes |
| Katschinski 等（1999 年） | In vitro | 40.5/41.8/42.5 | 只在 41.8℃ |
| Kondo 等（1995 年） | In vitro | 44 | 只在低剂量 |
| OxaliplatinFaheez 等（2003 年） | In vivo | 41.5 | 只在高剂量 |
| Elias 等（2002 年） | In vivo | 42～44 | 药代动力学研究 |
| Rietbroek 等（1997 年） | In vitro | 41，43 | Yes |
| Atallah D 等（2004 年） | In vitro | 42 | Yes |
| GemcitabineFaheez 等（2003 年） | In vivo | 41.5 | Yes |
| Van Bree 等（1999 年） | In vivo＋vitro | 43 | 只在推迟热疗时 |
| Haveman 等（1995 年） | In vitro | 43 | 只在推迟热疗时 |

（2）紫杉类药物

已知 taxanes 类药物 Paclitaxel（TAX）和 Docetaxel（TXT）是有丝分裂纺锤体的毒性药物，稳定微管并抑制其解聚以游离微管蛋白。taxanes 类药物是一种微管稳定剂以阻碍细胞周期的前进并诱导凋亡。中度热疗（HT）也使微管系统破裂并启动细胞凋亡。热疗联合紫杉类药物使用的原理是以温和的热疗导致微管系统的结构破坏的事实为基础，因为两者在细胞内的靶目标均是可溶性的微管蛋白/微管复合物，因此包括了细胞毒性损伤的共同的靶目标。Barton JS，等人在 1987 年的体外实验显示 Taxanes 在体外有高度的温度依赖性。关于热疗与 Taxanes 的相互作用，在体外的实验中有相反的报告：1993 年 Knox JD 等人在体外实验中发现 TAX 已经显示保护性的对热疗作用的抵抗。F Mohamed ET 等人在 2003 年关于 TAX 的体内试验结果显示，当与单药 TAX 相比较时，低剂量 TAX 联合热疗在 C3Hf/Sed 鼠纤维肉瘤的肿瘤生长控制方面有统计学意义上的减少。目前还不清楚热疗是如何与 TAX 相互作用的。热休克蛋白的合成，例如 hsp74 可能被 TAX 抑制，因此可能是在热疗条件下有丝分裂纺锤体发生结构的改变，改变了纺锤体微管对作用于微管系统的抗癌药物的敏感性。这暗示在升高温度时 TAX 的细胞毒性被抑制。2000 年 Cividalli A 等采用热疗 HT/TAX/EPI 多种组合方式对小鼠乳腺癌 C3D2F1 模型的热疗增强化疗药物的细胞毒性的作用进行研究。在这个实验模型中，结果按照肿瘤生长延迟（TGD）分析。热疗显著地增强了 TAX 和 EPI 两个药物的细胞毒作用。TAX＋EPI＋HT 治疗最有效（与 TAX＋EPI 差异有统计学意义），但与 TAX＋HT 治疗相比较没有统计学意义。这些结果提示采用 TAX＋HT 组合方案适用于治疗局部性肿瘤可能有较好的效果，而（TAX＋HT）＋EPI 以达到更好的全身控制的目的。这项试验显示，每一个单药加入热疗获得的改善优于联合化学疗法的治疗，TAX 联合热疗的协同作用最具潜力。Timothy Othmana 等人在 2001 年的体外实验数据表明：热疗和 TAX 都能分别地诱导 FM3A 乳腺肿瘤细胞凋亡和抗增殖作用，当两者同时应用时能出现协同的益处。F Mohamed ET 等在 2003 年采用 Docetaxel 腹腔灌注（ip）±热疗对小鼠 C3Hf/Sed 的研究显示 Docetaxel＋热疗在抗肿瘤的活性方面显示中度的增强。如果在给药后立即应用热疗，在41.5℃时Docetaxel的热增强作用是时间依赖性的。对较大的肿瘤Docetaxel单药或Docetaxel＋热疗在这个实验中显示对肿瘤生长时间有最大的延长。2003年F Mohamed ET等人在体内的Docetaxel的研究结果也显示热疗增强其对C3Hf/Sed鼠纤维肉瘤的细胞毒性作用，热疗显著地延长了低剂量和高剂量Docetaxel治疗的动物的肿瘤生长时间。经过热疗，Docetaxel在高剂量时显示对肿瘤生长的最好的控制，缩小了26%。目前的动物体内实验结果均支持Taxanes类药物与热疗有明显的协同作用。

（3）吉西他滨

吉西他滨是一个广谱的细胞周期特异性抗代谢类抗癌药，主要作用于S期细胞，也可阻断细胞增殖由G1期过渡至S期。体外实验显示其对各种培养的人及鼠肿瘤细胞有明显的细胞毒活性。吉西他滨在细胞内核苷激酶的作用下转化成具有活性的吉西他滨二磷酸盐dfdCDP和吉西他滨三磷酸盐dfdCTP而发挥抗肿瘤作用。吉西他滨在胰腺、肺及乳腺癌方面显示出疗效。吉西他滨磷酸化作用的产物抑制核糖核苷酸还原酶，其能调整DNA合成和修复所需要的脱氧核苷酸的生成。吉西他滨和热疗之间的相互作用已经在体内和体外进行研究。1995年Haveman J等测试1小时43℃热疗对吉西他滨在培养的人类肺癌细胞SW1573的细胞学毒性的作用。结果显示治疗时间是非常重要的。同时应用导致细胞毒性降低，反之，吉西他滨和热疗间隔20～24小时治疗导致细胞杀伤能力增强。吉西他滨和热疗同时应用时细胞毒性的下降起因于吉西他滨转化为三磷酸盐代谢物的活化作用受到抑制。增强的细胞毒性在吉西他滨和热疗的连续应用中不引起细胞在敏感细胞周期时相中的积聚。1999年Van Bree C等人在一个体内和体外的大白鼠R-1横纹肌肉瘤的模型中也发现同时应用热疗降低了吉西他滨的细胞毒性。而吉西他滨接触肿瘤细胞4小时后，再间隔20小时后应用热疗，吉西他滨的细胞毒性作用增强；同时体内动物试验也证实，吉西他滨给药后48小时应用热疗导致吉西他滨的有效性被增强，能够延迟肿瘤的生长。故吉西他滨联合热疗的效能在体内和体外都是时间依赖性的。就吉西他滨而言，疗效似与距给予热疗的时间是重要相关的。体内和体外研究都已经显示同时应用热疗导致吉西他滨细胞毒性的减少。Vertrees RA等人于2005年报道的对人类非小细胞肺癌细胞系BZR-T33的体外研究显示热疗联合吉西他滨治疗组肿瘤细胞数目减少最多。利用细胞周期分析，热疗增强吉西他滨诱导的G2/M阻滞导致3.5对数细胞的毁灭。凋亡的研究显示热疗增加了吉西他滨诱导的的细胞凋亡而有协同作用。在F Mohamed ET等人的研究中显示，吉西他滨经腹膜内给药途径可能已导致伴随热疗而增强的细胞毒性。关于吉西他滨和热疗的最佳时序安排需要更进一步的研究。

（4）DNA拓扑异构酶抑制剂

1）DNA拓扑异构酶Ⅰ抑制剂

羟基喜树碱（HCPT）及其衍生物（CPT-11）是拓扑异构酶Ⅰ抑制剂。我国研究者早在1980年代就发现喜树碱与热疗联合应用可以抑制食管癌细胞的生长并且两者之间有协同作用。CPT-11是半合成的喜树碱衍生物，选择性抑制DNA拓扑异构酶Ⅰ。它新颖的作用机制使得它在用于晚期结直肠癌的治疗中是一个有前途的药物。1995年Kondo T等在小鼠乳腺癌细胞系采用热疗和CPT-11的体外研究中已经显示：在低的药物浓度（5μg/ml）时热疗增强了单链DNA断裂的形成，DNA合成增加作用被抑制，CPT-11的细胞毒作用被增强。而在高的药物浓度（50μg/ml）时CPT-11的细胞毒作用被减弱。

2）DNA拓扑异构酶Ⅱ抑制剂：VP-16和VM26都是鬼臼脂的半合成衍生物，为细胞周期特异性抗肿瘤药物，选择性抑制DNA拓扑异构酶Ⅱ。主要作用于S期和G2期。1995年Hirohashi Y等对人类结肠癌WiDr细胞的研究显示热疗后3～12小时给药在WiDr细胞中拓扑异构酶-Ⅱ的含量和活性都有显著的增加。VP-16在热疗后3～12小时给药其细胞毒性有最显著的增强，而VP-16与热疗同时应用时没有协同作用。VM-26与热疗联合显示对WiDr细胞有协同的细胞毒性作用。VP-16诱导细胞积聚在G2/M期，由于VP-16联合热疗进一步增加了细胞在G2/M期积聚的总数并减少了S期的细胞。临床上采用VP-16与热疗联合治疗的应用的可能性被讨论。热疗增强VP-16在体外对人类神经母细胞瘤的细胞毒性。Van Heek-Romanowski R等于2001年对神经母细胞瘤细胞系进行体外研究，进一步证实同时热疗没有增加 VP－16 的细胞毒性，同样温度的热疗应用在药物治疗前 24 小时，导致细胞克隆数显著的减少，其细胞毒性有显著的增强。在第二次治疗前 24 小时加热疗细胞克隆数能进一步减少。增加温度 VP－16 细胞毒性作用没有增强，但依赖于治疗时的时间顺序。

一些可能的相互作用已经显示热疗增强化学治疗药物的细胞毒性作用。热疗是通过增强药物诱导的 DNA 的损伤，抑制药物诱导的 DNA 的损伤的修复，诱导主要的蛋白质损伤和对药物的药代动力学存在有益的影响。

体内和体外实验结果常常有差异，例如肿瘤的生理学、微循环、pH 和低氧血症等因素在热疗和不同的药物之间相互影响起作用。另外，使用不同的细胞系和热疗的治疗计划使对这些研究的诠释进一步混乱。表 7－2 是过去 10 年实验室进行的相反结果的图解说明。

这些药物先前实施的研究用于多种体内和体外的实验模型。体内试验描述经用于一个被证实有效的动物模型实施以确定这些化疗药物的腹膜给药并同时给予热疗的作用。在 F Mohamed ET 等人 2003 年的体内研究中，在化疗药物注入腹膜腔的同时给予热疗诱导。研究使用高剂量和低剂量的化学治疗联合热疗的作用。研究结果显示热疗在 41.5℃时显著地增加 Docetaxel、Irinotecan 和 Gemcitabine 低剂量治疗组的平均肿瘤生长延迟的时间。而采用 Docetaxel、Irinotecan、Oxaliplatin 和 Gemcitabine 治疗的高剂量化疗和热疗显著地增加了平均肿瘤生长延迟的时间。被测试的 5 种药物中的 3 个药物在低和高剂量时（Docetaxel、Irinotecan 和 Gemcitabine）延迟了肿瘤生长达到 700 $mm^3$ 所需要的天数，而 Oxaliplatin 经加热后仅在药物高剂量时有值得关注的延迟作用（表 7－3）。这些实验室数据能提供关于更全面评估热疗改进这些药物使用的科学基础。

**表 7－3　热疗联合新药在低剂量和高剂量时诱导肿瘤缩小的应用***

| 药物 | 低剂量 | 高剂量 |
|---|---|---|
| Docetaxel | +8% | +26% |
| Paclitaxel | −9% | −3% |
| Irinotecan | +22% | +20% |
| Oxaliplatin | +8% | +25% |
| Gemcitabine | +16% | +_9% |

* ［（化疗联合热疗时肿瘤生长－单独化疗时肿瘤生长）/（单独化疗时肿瘤生长）］×100

在热疗联合化疗中，空间合作也能解释附加作用。药物浓度在灌注不足的肿瘤区域较低。另外，多种药物加热后效力增强。已经证实对于丝裂霉素、亚硝脲、顺铂、阿霉素和米托蒽醌，化疗联合热疗能够逆转药物抵抗。通常地，只有在两种治疗连续进行时才能看到相互作用。相互作用最重要的机制是增加的血流量导致更高的肿瘤内部药物浓度，增加了细胞内药物摄取和 DNA 破坏。临床上联合热疗和化疗是否能获益取决于药物毒性器官的温度升高，这又取决于加热方法。

6. 热疗联合放疗

多种机制可解释联合放疗和热疗产生超附加效应。附加的补充效应来自于乏氧、低 pH 区域的热敏感细胞和 S 期细胞，这两种细胞对放疗相对不敏感。热疗导致血流加速，从而改善组织含氧，增加放疗敏感性。试验性研究进一步显示热疗能增加放疗疗效。此种相互作用的最重要机制是热疗干扰了放疗导致的 DNA 损伤的修复。在体内研究证明放疗疗效可被增加 1.2 到 5 倍。总之，热疗可能是目前已知的最强的放疗增敏剂。

7. 热疗增敏剂

它们是一系列在正常体温时无细胞毒性，但在加热至 41.5℃后有细胞毒性的药物。联合局部热疗，药物将只杀伤靶区域肿瘤细胞，但不会带来全身性细胞毒副作用和导致骨髓抑制及肝肾功能损害。因此，这些药物被广泛用于热化疗，包括胱胺酸（Cystamine Acid）、吐温 80（Tween 80）、Quercetol、两性霉素 Amphotericin、甲氰咪胍 Cimetidine 等。另一类药物作用于细胞膜，包括乙醇、丙醇、利多卡因、普鲁卡因，可加强细胞热敏感性。此外，甘油和单糖保护细胞避免热杀伤。

## 二、提高肿瘤温度的方法

在热疗的临床应用中，分为三种方法：局部热疗（local hyperthermia therapy，LHT，包括表皮局部和间质性局部热疗）、区域热疗（regional hyperthermia therapy，RHT）和全身热疗（WBH）。对不同的恶性肿瘤，临床应用不同的热疗类型。依赖于热疗的类型，其治疗温度也不同。

1. 局部热疗（LHT）

局部热疗可采用热水浴、超声波（高能聚焦超声技术 HIFU）、磁感应、红外线及微波等方法对肿瘤区域进行局部加热。现在，LHT 最常利用单一的微波或超声高频发热声极而施行。局部热疗方法简便，不良反应较小，患者易于接受。在局部热疗中肿瘤温度应升至尽可能高的水平，只要不超过周围正常组织的耐受范围。局部热疗可通过表面、腔内和组织间的方法应用。电磁或超声能量直接到治疗量。外部应用热疗的方法可分为平面技术（能量来自于一个方向）和深部、也称作局部区域热疗（能量来自于多个方向)。组织内能量分布主要依赖于组织特征，因此是分布不均的。温度分布不是简单的能量分布的结果，而且依赖于热组织特征和血流。在局部热疗中，全身温度也会升高。

2. 区域热疗（RHT）

深部区域热疗的施行是利用多组高频发热电极进行深部加热的，包括射频电容 RFCH、射频电针 RFP、微波辐射 MH（包括微波探针 MP)、间质激光凝固法 ILP 和孤立性灌注 IHP 等。区域热疗用于加热液体灌注肢体、器官或体腔。当区域热疗用于肢体时，温度可升至大约 43℃，持续 2 小时。若联合使用细胞毒药物，温度应稍低以避免不可耐受的毒性。

3. 全身热疗（whole body hyperthermia，WBH）

全身热疗是通过人为提高体温，运用热作用及继发效应选择性地杀死癌细胞，控制癌细胞广泛转移的治疗方法。全身热疗（WBH）意味着全身的每个部分均被加热，其特点是不仅要使癌灶处的温度升高，而且使全身的体温升高至 41.3～41.8℃；或体温保持在 39.5～41.5℃维持 4～6 小时。同时，监测心率和血压。临床应用的热能可由电磁场技术、超声和灌注方法所产生。热源多为红外线，通过热传导或照射法加热，包括远红外线照射、全身热浴（热传导)、体外循环（热传导）和局部加热。微波、远红外线和超声常用作体表部分加热的热源，称为体表加热。通过自然管道加热意味着通过插入的电极加热或经天然管道散热，其多用于治疗直肠癌、鼻咽部疾病、宫颈癌和食管癌。纽约癌症研究学会 Robins 等于 1994 年报道的非侵入性的 WBH 能够用一种 Aquatherm 辐射热的方法达到全身温度 41.8℃。目前已经有多种方法用于全身热疗。体温升高通常限制在 41.8～42℃。最新的方法是在与细胞因子或细胞毒药物联用时，温度升至 40℃持续更长的时间，以期带来比高温全身热疗更高的治疗指数。

## 三、不同加热方法的临床应用

1. 离体射频电容模式热疗（RFCH）

射频电容热疗 RFCH 是现行最常用的一种在高温和高频电波下的离体透热疗法。也是现行最常用的外部应用热疗治疗肝癌患者的方法。其加热的机制是电场引起靶组织内的游离电荷和离子的振动，诱导电流传导的形成和由于电阻因此能量丢失而导致发热。射频电场也引起有极分子的旋转，从而引起组织内错位电流的形成，并伴发由于组织粘滞度的介质丧失从而导致加热。RFCH 主要的限制因素是肿瘤靶点的不集中。RFCH 无组织特异性，这样它将导致电场穿透的所有组织加热，靶目标的缺乏意味着温度在 42℃以上持续很长时间或在较短的时间内达到较高的温度，可引起各种器官的广泛的和有生命危险的热损伤。限制 RFCH 应用的其他因素是在组织分界面的电场的产生，例如脂肪-肌肉组织，这些电场能导致热部位的健康组织的不可控制和破坏性。一些研究已显示 RFCH 改善肝癌化疗和放疗的疗效，并且有一项研究显示 RFCH 单独治疗肝癌可能与 RFCH 联合 HAC 一样有效。RFCH 常与放疗联合，加强胸、腹、盆腔、肾脏和部分肢体恶性占位病变的放射治疗疗效。在减量化疗治疗腹和盆腔、肾脏晚期肿瘤患者时，联合透热疗法和射频可减少化疗剂量以降低副反应，并增加化疗敏感性。特别是，适用于在腹部和盆腔、肾脏呈片状生长的恶性转移瘤，渗入占位性病灶及恶性浆膜腔积液中。它也可与放疗和化疗联合用于恶性肿瘤或单用于减轻癌性疼痛。此外，RFCH显示了有很少的副作用并且应用简单，但是没有有力的证据证明RFCH对生存有影响。目前，RFCH应仍作为一种实验性治疗方法，在临床试验的实施中作为一种辅助治疗或其他方法的姑息治疗。

2. 强聚焦超声治疗（HIFU）

高强度聚焦超声治疗系统（HIFU）是近年兴起的无创或微创技术，它属于通过固定加热装置和机械波单聚焦离体加热。这种加热装置治疗恶性肿瘤是通过聚焦超声能量转换器将低能离体超声波聚焦于体内靶肿瘤进行的。聚焦热能在计算机控制的靶区域内切入整个肿瘤，从线到面，由面至三维。其原理主要是利用超声波具有的组织穿透性强、指向性强和聚焦性能好等物理性能，将体外多束低能量超声波聚集起来，经水介质耦合作用，聚焦在体内肿瘤病灶内部，通过焦点区超声波产生的热效应瞬间使靶区组织升温到70～100℃，产生高温效应、机械效应和空化效应，使靶区组织产生以凝固性坏死为主的质变，失去增殖、浸润和转移能力，从而达到治疗肿瘤的目的。而对靶区以外的周围正常组织无损伤或损伤较轻。它很少用于放疗和化疗增敏，但经常用于体表、盆腔和腹部原发/转移病灶的降负荷或失活治疗。由于没有精确无误的治疗计划以及超声波在二维定位时产生的偏差，很难确信此种局部范围治疗的完全可行性。因此，正在进行临床试验研究应用于治疗腹腔及盆腔多种实体恶性肿瘤。目前其是确定的、有效的抗癌治疗的补充。由于HIFU受超声波不能通过空气和骨骼这一特性的制约，所以对于肺部及颅内肿瘤还没有相应的解决方案。

3. 全身远红外线照射热疗

其为通过红外线照射环境温度的全身性离体加热法。待治疗患者在远红外线照射室中，头部不包括在内并缚于头部降温装置。全身温度升至39.5～40.5℃或41.8℃。其可联合化疗用于全身转移性肿瘤患者的姑息治疗。

4. 大功率微波离体热辐射治疗

最近几年微波治疗在临床上逐渐受到重视，微波是一种高频电磁波，是通过加热细胞内的水分子经绝缘丢失作用加热组织。它是一种通过高温、高频电波加热的离体局部或区域热疗法，是一种通过聚焦微波散热器在体表局部病灶的目标区域辐射加热的方法。微波治疗肿瘤主要是利用其热效应，基本原理是：生物组织被微波辐射后，即吸收微波能，导致该区域组织细胞内的极性分子处于一种激励状态，发生高速振荡，与邻近分子摩擦而将微波能量转变为热能，从而使组织凝固坏死。较高的微波频率有更好的能力集中沉淀电磁能量，但这以较低的组织穿透能力为代价。目前临床常用的微波治疗机为2450MHz、915MHz和434MHz三种频率，对生物组织的穿透能力分别为2cm、4cm和6cm左右。输出微波的辐射器主要有外照式、接触式和插入式三种。微波辐射除可直接杀伤肿瘤细胞、选择性地破坏肿瘤外，还可使放、化疗增敏，增加放、化疗的作用，提高疗效并减少放、化疗的剂量。不同的肿瘤区域的优先升温是通过相对缺乏血管分布区域的肿瘤组织比其周围组织有较低的热量传送而达到。微波热疗多用于放疗和/或化疗增敏，也可用于体表或表面的恶性占位肿瘤的临床治疗。例如，微波热辐射治疗乳腺溃疡性癌灶。

5. 通过射频/微波的组织内热疗（射频电针RFP，微波辐射MH，包括微波探针MP）

其为通过高频电波加热的治疗单病灶组织内和插入治疗法。根据在射频范围内电流转换的工作原理，电极的非隔热部分植入目标区域并在450～500kMHz转换电流下工作。电流将激活电极周围组织内离子容，使其震动而产热并传导至周围区域。结果导致局部组织和细胞凝固性坏死。用于组织内热疗的微波由微波发生器在2450MHz或915MHz下发出，通过植入的同轴电缆转移至微波天线。天线插入治疗目标并处于工作状态。通过超声引导下或手术插入间质的治疗方法在肝及前列腺等的恶性占位性肿瘤降负荷治疗有效。一些人尝试用此方法治疗部分肺恶性占位，作为手术、放疗和化疗的补充，但尚未用于放化疗增敏。

6. 通过天然腔道热疗

它是一种在高温、高频电波下通过天然腔道插入的方法，应用于病灶表面的短距离加热。热源多为微波，有时，在治疗食管癌、肾癌、盆腔癌、鼻咽癌等时利用射频超声放疗热增敏。

## 四、热化学疗法的临床应用

热物理治疗恶性肿瘤仍处于辅助地位，不单独用于临床治疗，必须与有效的抗肿瘤方法联合。热疗是物理治疗，而且其不良反应也比放疗和化疗要少，可以多次重复治疗而没有不良反应的累积的限制。众所周知，适度地升高温度对化疗和放疗的疗效有潜在的意义。热疗与不同机制的抗癌方法联合治疗时产生细胞毒性作用。热疗在临床治疗中应用于联合化疗和/或放疗。这种联合治疗方式能导致降低化疗药物或放疗所必需的剂量时可达到已知的疗效，因而毒性也减少。临床应用于不同的恶性肿瘤的热疗类型为局部应用、全身热疗和腹膜内灌注。依赖于热疗的类型，其治疗温度也不同。

热疗与化疗联合应用的经验不足，但其结果很有前途。初步的研究结果显示，同时应用顺铂和热疗治疗放疗后复发的宫颈癌，有效率为53%，而不联合热疗者预计有效率为15%。两个有关术前和/或术后化疗联合热疗治疗高危肉瘤的Ⅱ期研究已经得出了非常令人印象深刻的5年生存率。另一项研究16名铂类耐药的卵巢癌患者接受41.8℃热疗联合卡铂治疗的安全性与有效性。在12名可评价患者中，5名客观有效。在这些研究中，毒性没有超过预期。有关异环磷酰胺、卡铂和依托泊甙和全身热疗治疗肉瘤患者的早期经验也表明在热疗至41.8℃时能够克服耐药。

目前已完成的热疗联合化疗治疗胃肠道肿瘤的临床研究非常有限，但这项研究现在肿瘤医学领域里正获得更多的关注，主要的原因之一是用于局部和区域加温治疗技术的改进，特别是深部病变和全身的加温治疗。另一个原因是与更全面地接受使用多模式综合治疗策略用于新辅助治疗局部晚期肿瘤有关，其目的是为获得最佳局部控制和预防远隔转移。进展期（T3/4，N1/2）或肿瘤病灶在解剖结构定位上为不利位置的患者经常在最初切除术时应有足够的切缘以防止转移，而放疗的毒性限制了潜在的治愈剂量的使用。因此，基于热诱导使药物效能增强作用的益处为根据，热疗的综合作用作为一项附加的治疗方式，在系统化疗的同时给予热疗是现在流行的临床应用。在Ⅱ期试验中的有希望的结果已证实RHT作为系统化疗的一个辅助手段是可行的。表7－4选择得到结论的几个研究，部分已扩展到Ⅲ期试验，其大部分在欧洲进行。结合热疗的多种方式治疗的概念的延伸是热疗联合放疗和化疗——热放化学疗法HCR（三重模式治疗），这种治疗方法在几个Ⅰ/Ⅱ期试验中显示是可行的和有效的（表7－5）。近年来一些随机试验均显示了1个或更多的研究终点的改善。其中直肠癌3个研究和食管癌3个研究结果表明热疗组的有效率、完全缓解率、姑息疗效或总生存有显著改善。

（一）食管癌

食管癌是预后差的恶性肿瘤之一。早期食管癌无症状，大多数患者在就诊时已为伴进行性吞咽困难的进展期肿瘤。这些进展期患者的手术可切除性大约为50%或更少。在食管癌的新辅助治疗中，尽管化疗和放疗的联合治疗取得了令人鼓舞的结果，但是局部病变的残留和进展仍是目前主要的问题，依赖疾病的状况，已观察到2年生存率在20%～30%范围。使用热疗治疗食管癌的报导主要来自中国和日本等。使用腔内微波或射频加热仪器的热疗联合化疗和/或放射治疗已进行了长期的试验研究，现在Ⅱ/Ⅲ期试验正在进行中。日本Ikuo Takahashi于1983开始使用高热放化学疗法（HCR）用于新辅助化疗或不可切除患者的姑息治疗。治疗方案包括腔内局部高温治疗（40～45℃），加化疗CDDP和放疗（Bleo；1991年后），手术治疗被安排在完成热放化学疗法治疗后的7到10天。1986年Sugimachi等报道加入高温治疗后，手术切除标本的组织学检查显示抗肿瘤活性优于放化学疗法（CRT）组。同一研究小组在1988年最初的回顾性研究显示可切除肿瘤的患者5年生存率HCR组为43.2%，化疗组14.7%。Kitamura等于1995年报告了外科手术已切除的食管癌的这项试验的治疗反应和患者的生存，HCR组与CR组相比较，显示有较高的组织学反应（68.8% vs 44.1%）和较好的3年生存率（50.4% vs 24.2%）。

**表 7-4　热疗联合化疗治疗胃肠道肿瘤的临床研究**

| 文献 | 实体瘤(分期) | 试验类型 | 病例数 | 热疗类型 | 化疗药物 | 结果 |
|---|---|---|---|---|---|---|
| Li 和 Hou(1987 年) | 食管癌(术前) | Ⅱ期 | 32 | 局部 HT/管腔内 MW | CDDP+Bleo+MMC | 8CR/13PR (65%RR) |
| Sugimach 等 | 食管癌(术前) | Ⅲ期随机 | 20 | 局部 HT/短波透热治疗 | CDDP+Bleo | 1CR/5PR/4MR(5%RR)FHR(41.2%) |
| (1994 年) | | | 20 | 对照组 | CDDP+Bleo | 0CR/5PR/0MR(25%RR) FHR(18.8%) |
| Kakehi 等 | 胃癌 | Ⅱ期 | 33 | RHT/Thermotron | MMC+5-FU | 3CR+10PR(39%RR) |
| (1990 年) | 胰腺癌 | | 22 | 8MHz | MMC+5-FU | 3CR+5PR(36%RR) |
| Falk 等(1986 年) | 胰腺癌 | Ⅱ期 | 77 | RHT 13.5MHz | MMC+5-FU±免疫刺激 | 1 年生存率 27.3% |
| 杜俊普(2001 年) | 贲门腺癌(术后) | Ⅱ期 | 308 | 单纯手术组 | | 5 年生存率 20.8% |
| | | | 60 | 术后化疗组 | | 5 年生存率 30.0% |
| | | | 69 | 术后微波热疗+化疗 | | 5 年生存率 37.7%($P<0.01$)) |
| Takahashi | 直肠癌 | Ⅱ期 | 27 | 术中 IHP | MMC | 3LR |
| (1994 年) | (Dukes C 术前) | | 35 | 对照组 | MMC | 13LR |
| Hildebrandt B | 直肠癌复发 | Ⅰ期 | 9 | 局部射频+化疗 | OXA+5-FU+CF | RR 22.22% |
| 2004 年 | | | | | | |
| K. E. Tschoep | 胰腺癌Ⅳ期 | Ⅱ期 | 10 | 局部 HT(BSD)+化疗 | GEM+CDDP | RR 30% |
| 2006 年 | GEM 耐药 | | | | | |

IHP=术中热灌注　WBH=全身热疗　P=病理组织学　RR=缓解率　MR=稍有缓解　FHR=好的组织学反应>75%　LR=局部复发　NED=无疾病的证据

**表 7-5　热疗联合放化学治疗胃肠道肿瘤的临床研究**

| 文献 | 实体瘤(分期) | 试验类型 | 病例数 | 热疗类型 | 化疗药物 | 结果 |
|---|---|---|---|---|---|---|
| Hou 等人(1989 年) | 食管癌 | Ⅲ期 | 23 | LHT/管腔内 MW | 40Gy+Bleo+CDDP(4w) | CR+PR(94%RR) 2 年生存率 48% |
| Ueo 和 sugimachi | 食管癌(可切除的) | Ⅱ/Ⅲ期 | 61 | LHT/管腔内短波透热治疗机 | 30Gy+Bleo(3w) | 14pCR(23%) 2 年生存率 50.4% |
| (1990 年) | | | 121 | 对照组 | 30Gy+Bleo(3w) | 14pCR(12%) 2 年生存率 26.9% |
| Ueo 和 sugimechi | 食管癌 | Ⅱ/Ⅲ期 | 31 | LHT/管腔内短波透热治疗机 | 46.9Gy+Bleo(3w) | 2 年生存率:15.5% |
| (1990 年) | (不可切除的) | | 83 | 对照组 | 48.5Gy+Bleo(5w) | 2 年生存率:1.2% |
| Sugimachi(1992 年) | 食管癌(术前) | Ⅲ期随机 | 53 | LHT/管腔内短波透热治疗机 | 32Gy+Bleo(3w) | 7pCR(26%)with RHT($n=27$) |
| | | | | 13～56MHz | | 2pCR(8%)无 RHT($n=26$) |
| Ohno 等(1997 年) | 直肠癌 | Ⅱ期 | 36 | LHT/管腔内短波适热治疗机 | 30Gy+5-FU(3w) | 5 年生存率:91% |
| | | | 52 | 对照组 | 30Gy+5-FU(3w) | 5 年生存率:64% |
| Rau 等人 | 直肠癌(术前) | Ⅱ期 | 37 | RHT/BSD 2000 90MHz | 45Gy+5FU/LV(4w) | 5pCR(14%)+17PR(46%) |
| (1998 年) | | | | | | RR 60% 3 年生存率 86% |

LHT=局部热疗　RHT=区域热疗　P=病理组织

1987 年我国 Li 和 Hou 等应用腔内微波热疗仅联合化疗术前治疗食管癌的早先的结果显示全组有效率为 65%（8CR/13PR）（表 7-3），但仅有 2 名患者 CR 生存超过 2 年而无任何疾病征象。Hou（胡）等于 1989 年报道了应用三重模式术前治疗 23 例食管癌患者（表 7-4），总缓解率为 94%，2 年生存率达 48%。另一个报告来自 Ueo 和 SugimaChi 在 1990 年采用了一个相似的方法治疗 183 例可手术切除的食管癌日本患者（表 7-3），其中 62 例（A 组）接受术前的热疗联合放化学治疗，而其余的 121 例（B 组）则术前仅接受放化学疗法，著者没有详细说明患者是如何被选择入组的。在增加了组织病理学的完全反应率（23% vs 12%）之外，还观察到热疗加放化学疗法者，2 年生存率从 26.9%增加到 50.4%，有了显著的改善。在另外的研究组中 114 例（C 组）不可切除的食管癌患者，其中接受放化学治疗的患者 2 年生存率为 1.2%，相比较当应用热疗联合放化学疗法时 2 年生存率为 15.5%。应当对术前 HCR 的有效性的影响因素进一步研究，并希望 HCR 在治疗食管癌方面能起到更重要的作用。来自同一小组 SugimaChi 等于 1992 年报告了前瞻性随机分配 53 例可手术切除的食管癌患者术前接受放化学疗法（$n=26$）或三重模式治疗（$n=27$），在三重模式治疗组有更好的组织病理学有效性（7 例 pCR 和 2 例 pCR）。根据这项随机对照研究，该研究小组发现 HCR 组的主观症状（吞咽困难和厌食症）和内镜检查所见的改善的缓解率比 CR 组高（表 7-4））。Sugimachi 等 1994 年在一项前瞻性试验中，术前化疗加热疗（$n=20$）与不加热疗（$n=20$）相比较，客观肿瘤消退的改善和组织病理学有效性的改善已有文献报告（表 7-3）。

另一方面，HCR 治疗对于远处转移的食管癌的姑息治疗也是有效的。Nozoe 等 1996 年分析了侵犯邻近组织的局部晚期食管癌经手术治疗的 163 例患者。40 例接受术前 HCR 治疗，85 例接受其他的术前辅助治疗，包括 35 例接受放化学疗法（CR 组）和 42 例接受放疗（RT）；38 例行手术治疗前无任何术前治疗。HCR 组的预后显著优于 CR 组的患者（5 年生存率 10.5% vs 2.9%，$P<0.05$），在切除的标本中无任何存活的癌细胞（有效性 3 级）的患者的预后显著优于有癌细胞的患者。在 HCR 组中 4 例有效性 3 级患者，术后无早期复发和转移的情况，以上提示 HCR 对预后有良好的影响。2004 年，荷兰 Albregts 研究小组报道了采用深部局部区域热疗联合同时化疗随后手术治疗食管癌的 Ⅰ～Ⅱ 期可行性研究。对限局性可手术的食管和胃-食管结合部癌给予体外深部局部区域热疗，评估当新辅助热疗联合同时化疗（CDDP 和 VP-16）时的安全性。入组 31 名患者主要为 T3N1（Ⅲ期），肿瘤中位长度为 6cm。其中 26 例同时接受热疗和化疗。热量范围为 800～1000 W，热疗 70MHz（胸部），50～60 分钟加热至 41℃，中位温度（最高）41.9℃，q3w。主要的不良反应为Ⅱ度感觉神经障碍和骨髓抑制。有 22 例患者接受了食管-贲门切除术和胃管再造术。没有报告术后发生并发症。日本 Kitamura K 等 1998 年报告 151 列可切除的食管癌患者术前接受高热放化学疗法（HCR）后行食管癌次全切手术。术后对所有标本进行组织学评估并按疗效分为两个组，A 组：33 例（pCR3 级），B 组 118 例（切除标本有残留癌细胞 1 或 2 级），分化好的鳞状细胞、淋巴结阴性或 TNM Ⅰ/Ⅱ期的发生率 A 组高于 B 组。A 组复发率 33.3%（11/33 例）及局部复发率 0%（0/33 例）均明显低于 B 组 65.3%（77/118 例，$P<0.005$）及 8.5%（10/118 例，$P<0.05$）。A 组的 1、3 及 5 年生存率分别为 87.2%、65.9%和 46.5%，均明显高于 B 组 54.8%、26.7%和 18.8%（$P<0.05$），研究表明：术前 HCR 能够减少可切除的食管癌患者的术后复发率，包括局部复发率（获得 3 级者）。完全的局部控制率能进一步改善预后。术前三重模式治疗对分化好的鳞状细胞癌有最大的影响。

2002 年，日本 Ohga T 等回顾性分析了 1967—2000 年收治的 847 例食管癌患者，观察局部控制率和长期生存反应。其中 322 人在术前按入院时间的先后给予热疗＋放疗和不同的化疗组 BLM（5mg iv×6 次），CDDP（$40mg/m^2$×3 次）及 CDDP（$40mg/m^2$×3 次）＋5-FU$250mg/m^2$/d 的热放化疗组（HCR 组）、新辅助治疗及放化学治疗组（CR 组）。临床结果显示 CDDP 比 BLM 有更好的疗效，热放化疗组疗效显著优于放化学治疗组；术前治疗，尤其是 CDDP＋热疗，使食管癌的治疗中的进展已经得到改善。

（二）胃癌伴腹膜播散

胃癌是消化道最常见的恶性肿瘤。腹膜播散是肿瘤进展恶化最常见的途径，是胃癌不可切除因素的标志。也是最常见的复发模式，并是传统化疗难治的病变。因此，建立有效治疗的方式和控制腹膜内播散直接关系到这些患者的生存期和生活质量的改善。

热疗最常用的临床应用是术中和术后热化学疗法治疗胃癌伴肉眼腹膜播散。热化学疗法的理论基础是基于它关于药物分布的优势，即联合热疗与不用热疗相比较，热疗可使抗癌药物达到更深部的肿瘤组织内。1991 年，Los 等在大白鼠腹膜播散模型中给予 CDDP 为基础的高温热化学疗法治疗。这个试验显示热疗促进 DNA -铂加合物的形成，甚至在腹膜内播散的中心也形成此加合物。在一个临床设计的治疗中，Fujimoto 等在 1997 年报告了 48 例经 MMC 或 CDDP 为基础的热化学疗法治疗伴腹膜转移的晚期胃癌，与 18 例单独手术者相比较。他们的热疗方法是腹膜内化学灌注法（MMC，流入温度 44.5～45℃，流出温度 43～44℃）联合外科手术治疗。结果全部的 18 例对照组的患者死于 494 天之内，但接受热化学疗法治疗的 48 例患者的 3 年和 5 年生存率分别是 41.5%和 31.0%（$P<0.01$）。

关于什么类型的腹膜播散更适合选择高热疗法，实验的证据强烈地显示热化学疗法对多发的小的播散比大的播散病变更有效。按照 1998 年 Akiyama 等人的报告，粟粒性播散比结节性播散对治疗更敏感，导致前者有好的生存期。1997 年 Fujimoto 等、1998 年 Bozzetti 及 1999 年 Hirose 等也报告了对大多数远距离的腹膜播散，治疗结果不能令人满意。Yonemura 等人［1999 年］和 Sugarbaker 等人［2000 年］开始了腹膜切开术和持续高热灌注的临床应用，基于去除大多数的肿瘤有助于使热化学法敏感的策略，这项治疗包括一个腹膜切开术和扩大的胃切除术去最大地减轻肿瘤细胞负荷并联合围手术期的腹膜内化疗。在预防腹膜播散复发方面，1999 年 Fujimoto 等进行了 141 例胃癌伴肉眼可见的浆膜侵犯的前瞻性随机研究。腹膜内高热化学灌注组与未治疗组相比较，腹膜复发率被较好地控制［1.4%（1/7） vs 22.5%（16/70 例患者）］，4 年的生存率前者（组）占优势（76% vs 58%）。Hirose 等于 1999 年的报告也证实了对于腹膜播散转移的高危患者进行高热化学疗法是合理的。

目前胃癌的热化学疗法的文献多为腹腔内热灌注化疗，有关全身化疗＋热疗的研究较少。1990 年 Kakehi 等已报告了腹腔热疗联合 MMC 和 5-FU 治疗胃癌。在 33 例胃癌患者中（29 例Ⅳ期），3 例 CR 和 10 例 PR（表 7-3），观察到 66%的患者有客观主诉的改善（食饮下降、腹部疼痛、腹水、胃肠道出血、恶心、呕吐等）。

2001 年杜俊普等对术后微波热疗加化疗对贲门腺癌预后的影响的随机研究显示：术后化疗的 3、5 年生存率虽高于单纯手术组，但无统计学意义；术后微波加化疗的 3、5 年生存率则显著高于单纯手术组（$P<0.01$）。研究发现对有淋巴结转移的贲门腺癌，术后微波热疗加化疗有重要的临床意义。

（三）结直肠癌

直肠位于骨盆腔中，被尿道、膀胱、子宫或前列腺和骶骨所环绕，淋巴引流是从直肠上部和中部沿直肠上动脉走行。直肠下部分引流通过直肠上部淋巴管和侧支通过直肠中部淋巴管引流。由于直肠的解剖学上的特点和复杂的淋巴引流，进展期的直肠癌易于侵犯到周围组织，局部复发是局部最常见的复发模式。直肠癌传统的外科治愈性切除术后局部复发率为 35%，在联合全直肠系膜切除术（TME）后局部复发率下降到 10%以下（Havenga 等 1999 年）。进行热疗的主要目的是通过增强抗肿瘤的活性而达到局部控制肿瘤的目的。事实上，局部温热疗法后手术切除标本的广泛性的组织学检查展现了高敏感性和高度的抗肿瘤活性。一项来自日本 Takabashi 等 1994 年的报告，区域热疗联合术中腹膜内灌注 MMC 化疗应用治疗 27 例 Dukes C 期直肠癌患者，一组 35 例未作上述治疗的患者作为对照组，热疗组局部复发率为 11.1%，相比对照组为 37.1%（$P<0.05$）。1996 年 Ichikawa 等报告了一项术前热放化学联合疗法 HCR（5-FU 栓剂＋局部热疗＋放疗）的回顾性预后分析，同样是局部复发率降低并改善生存率。1997 年 Ohno 等发表术前 HCR 治疗 36 例原发于直肠的肿瘤患者（Dukes A、B、C 期分别为 11、9 和 16 例，没有详细说明选择标准）和 52 例单独手术的直肠癌患者的回顾性分析发现 HCR 治疗后有生存益处。术前接受三联方式热放化学 HCR 治疗的患者 5 年生存率达 91.3%，相比单独手术的对照组 52 例患者为 64%（$P<0.05$）。尤其是对于肿瘤侵犯到肌层以外和/或淋巴结转移阳性的患者，热放化学疗

法加手术治疗比单独手术治疗获得一个有意义的更好的生存，使外科手术的结果得到改善。

最近热疗联合放疗和/或化疗的新辅助治疗的方法已经用于局部进展期直肠癌患者的研究。一个德国小组 Rau 等在 1998 年的一项Ⅱ期临床研究使用了相似的治疗方法，37 例局部进展期 T3/T4 直肠癌患者接受术前区域热疗联合放化学疗法治疗（表 7－4），总的可切除率为 98%，在 5 个切除的肿瘤中组织病理学报告确认无残留癌的证据；超过 50%的肿瘤有缩小，另有 17 例经 CT 证实（5pCR，17PR），38 个月后生存率为 86%。1999 年 Rau 等对直肠癌的放疗、化疗和热疗的术前治疗进行了评价，并分析治疗的效果和热休克反应。有 23 例的进展期直肠癌（uT3/uT4）的患者接受治疗。热疗剂量在累积分钟方面，有 90%的肿瘤接受了超过参考文献的温度（累积分钟≥15），从而得出与对照组接受或不接受低剂量热疗的患者相比较，生存率和有效率增加的结论。被相同的研究组倡议的现在进行的一项Ⅲ期试验正在研究区域热疗对局部区域肿瘤的控制和在术前应用的对总生存所起到的作用。

德国 Hildebrandt－B 等在 2004 年进行一项试验性研究：骨盆区域热疗辅助化疗（奥沙利铂，甲酰四氢叶酸，5－FU）用于局部复发的直肠癌患者放疗前的治疗。研究的目的是评价热化学治疗方法对局部复发的直肠腺癌的患者的可行性和毒性。所有的患者均是放疗前的（≥45 Gy）并有骨盆复发的组织学诊断。热化学治疗的应用是按照每周输注奥沙利铂 43mg/$m^2$（iv，120 分钟），CF 500mg/$m^2$（iv，120 分钟）和 5－FU 2.6 g/$m^2$（civ，24hr），连续 6 周。奥沙利铂开始与骨盆的射频热疗（BSD 2000）同时进行，全组治疗 9 例患者共 67 个治疗周期均有很好的耐受性，共有 55/67（82%）化疗周期中没有剂量的减少，在热疗期间 62/67（93%）治疗时间被维持＞ 60 分钟。允许的功率水平平均为 600 W，并比那些描述治愈性骨盆热疗的时间有轻度减少。8/10 发生了严重的（（WHO Ⅲ级）常见化疗所出现的不良反应（恶心 $n=4$，腹泻 $n=3$，神经毒性 $n=1$）。两个严重的不良事件首先可归因为热疗（血尿 $n=1$；褥疮恶化 $n=1$）。在治疗期间没有患者疾病进展。2 名患者达 PR，推论：热疗联合奥沙利铂，甲酰四氢叶酸，5－FU 的化疗对门诊的患者是可行的。所有的不良反应是中度的，虽然热疗能增加这项研究的不良反应。而且结果提示热疗对直肠癌骨盆腔复发的患者有放疗前的适当的姑息治疗作用。

（四）胰腺癌

Falk 等于 1986 年报告 77 例不可切除的胰腺癌患者经热疗联合化疗（MMC＋5－FU）和免疫治疗（表 7－3），1 年生存率达到 27.3%。但作者使用最佳条件下加温技术却未报告温度。Kakehi 等在 1990 年报告使用热疗联合 MMC 和 5－FU 治疗 22 例胰腺癌患者（Ⅲ/Ⅳ期），观察到 3CR 和 5PR。虽然随访有限，仍观察到 2 例患者的无病生存期超过 30 个月，并有 4 例仍然存活无肿瘤进展。2001 年希腊 Kouloulias VE 等报告了一项Ⅰ/Ⅱ期初步的临床研究，评估细胞减积术联合术中热化学疗法和术后放疗治疗进展期胰腺癌的可行性和有效性。7 例ⅣA 期（T4N0M0）不可手术切除的进展期胰腺癌患者接受术前静脉 5－FU 化疗（96hr），术中给予热疗（IOHT）（采用 433MHz 微波电极，43～45℃，1 小时），热疗的同时经胃与十二指肠动脉进入脾动脉输注 5－FU 500mg 和术后放疗（45Gy/25 次，5 天/周）的治疗，联合治疗后 CEA（$P=0.017$）和 CA19－9（$P=0.016$）有显著的下降。而且，ECOG 行为状态（$P=0.016$）、疼痛评分和体重指数也有明显的改善。初步的研究结果显示细胞减积术前化疗，术中热化学治疗联合术后放疗的方法治疗进展期胰腺癌，对于局部的控制率、总生存期和生活质量似乎有潜在的益处且耐受性好。2002 年同一研究小组报告了 10 例不可切除的胰腺癌患者接受术前 5－FU 化疗、分流手术和术后化疗（5－FU，ADM 和 CDDP）＋奥曲肽和放疗（45Gy/25 次，5 天/周）的姑息治疗的临床研究。术中单独给予热疗（IOHT），同时经胃十二指肠进入脾动脉灌注 5－FU500mg。治疗后患者的 ECOG 状态有了明显的改善，疼痛减轻和生活质量提高，CEA 和 CA199 都有明显的下降，没有观察到局部疾病的进展，并且中位生存期为 11 个月。最初的临床结果提示采用联合术中热疗、化疗和放疗对胰腺癌的姑息治疗可能有益。2002 年 Kouloulias VE 研究小组再次报道多程化疗（术前、术中和术后）联合术中热疗（IOHT）、外科分流手术和术后放疗治疗不可切除胰腺癌。这项研究的目的是评价术中热疗（IOHT）治疗Ⅳ期胰腺癌的潜在作用。27 名患者（A 组）接受术前化疗（5－FU）、分流手术中团注 5－FU 及术后多药物化疗联合奥曲肽和放疗（45Gy/25 次，5 天/周）的治疗。采用非随机的方法，10例患者（B组）额外加入术中直接在肿瘤部位行433MHz的微波电极热疗IOHT（43～45℃，1hr）。B组没有观察到疾病进展而A组PD者为11%（3/27）；与A组患者相比，B组的总生存期也有显著的改善（$P=0.029$）。与A组患者相比，B组的KPS评分（$P<0.001$）、疼痛评分（$P<0.001$）和生活质量评分（$P=0.031$）均有明显的改善。并观察到总生存期（OS）与热参数例如T（min）（$P=0.043$）、平均T（max）（$P=0.027$）和累积分值T（90）≥44℃（$P<0.001$）之间显著相关。故这项研究结果显示IOHT联合化疗（术前、术中和术后）和术后放疗治疗不可切除的胰腺癌，关于局部反应、总生存和生活质量似乎有潜在的益处；这项研究提供了进一步临床研究评估IOHT益处的保证。谢德荣等于2003年对高强度体外聚焦超声热疗治疗局部晚期胰腺癌进行多中心临床研究，探讨临床单用HIFU治疗局部晚期胰腺癌的可能性。4个中心共41例患者入选进行非随机病例对照研究，其中单用HIFU组24例，对照组接受HIFU和吉西他滨的联合治疗组17例。结果显示：HIFU组临床受益率（66.7%）、平均生存期（141.5天）与联合治疗组相似，分别为76.5%（$P=0.740$）和176.5天（$P=0.351$）。Cox回归分析显示仅体力状态、HIFU次数及临床受益进入方程（$P=0.000$），而吉西他滨化疗周期数未能进入方程，化疗对生存期无影响。HIFU联合吉西他滨治疗晚期胰腺癌，临床受益率明显高于标准的吉西他滨单药化疗，且不增加治疗的不良反应。研究结果显示两种治疗方法中仅单用HIFU治疗能影响患者的生存期，而HIFU是否联合化疗不影响患者的生存期。而HIFU治疗费用较低，安全性更高。推测可以单独应用HIFU治疗局部晚期胰腺癌，值得临床进一步验证。王榕生等（2003年）采用高能聚焦超声热疗（HIFU）合并GF（G：吉西他滨，F：氟尿嘧啶）方案化疗联合治疗40例晚期胰腺癌，结果显示热化学治疗组有效率和临床受益率优于单纯热疗组（$P<0.05$）。主要不良反应为白细胞减少和血小板减少。提示HIFU+GF方案化疗联合治疗晚期胰腺癌有较好的疗效和耐受性。

临床前数据显示在肺与头颈部肿瘤细胞系中，全身热疗（HT）至41.8℃与吉西他滨（G）和卡铂（CP）之间有协同作用。晚期胰腺癌是一种发病率高的、攻击性很强的疾病，中位生存期8到12个月。全身HT联合G和CP治疗胰腺癌的作用尚不清楚。德国S. O. Peters等在2006年ASCO会议上报道了关于热疗联合吉西他滨、卡铂对胰腺癌作用的临床前及临床数据的分析［Abstr，#14123］。首先根据临床前数据以研究37℃、39℃、41.8℃和43℃的HT联合G和CP对人胰腺癌细胞系DAN-G的作用。通过crystal-violett分析和由流式细胞仪得出的细胞周期评估扩增率。然后，该研究小组分析了从2000到2004年在该机构进行的以慈善应用为基础的，用于评价毒性、疗效和总生存期的接受41.8℃HT联合G和CP治疗的13例晚期胰腺癌患者的临床结果。临床前研究显示单独应用37℃、39℃和41.8℃HT而不加用细胞毒药物对于DAN-G细胞的扩增和细胞周期行为没有影响。在43℃时细胞分解（所有试验）。在37℃、39℃、41.8℃的HT中加入浓度为$IC_{50}$的G和/或CP不改变药物单独应用时的作用。细胞周期分析显示增加温度不影响周期相。分析全身HT联合G和CP治疗患者的临床数据显示3例（23%）部分缓解，5例（38%）没有变化。13例中因疾病进展而只治疗2周期（$n=5$）或由于轻微毒性而拒绝进一步治疗。4例接受了预期的所有4次治疗。总生存期11.4个月，所有患者的1年生存率为38%。总体来说，治疗耐受性良好。3～4度毒性为1例血小板减少，另1例第四个周期治疗后出现治疗导致贫血和中性粒细胞减少。这项研究的临床前和临床数据显示HT联合G和CP治疗胰腺癌并不获益。

德国K. E. Tschoep研究小组根据其已完成的比较吉西他滨-顺铂vs吉西他滨单药的Ⅲ期临床试验，显示联合治疗组一线治疗晚期胰腺癌（2003，ASCO abstr. #1003）具有良好的疗效。基于顺铂经局部区域热疗（RHT）的化疗增敏的原理，同一研究小组进行一项吉西他滨+顺铂联合局部区域热疗（RHT）的Ⅱ期前瞻性临床试验（PCT），并于2006年ASCO会议上报道了吉西他滨+顺铂（GEM+CDDP）联合局部区域热疗（RHT）二线治疗吉西他滨耐药的转移性胰腺癌的Ⅱ期前瞻性临床试验结果［Abstr，#14073］。直到2005年8月已有12例吉西他滨为基础一线治疗失败的转移性胰腺癌患者进入这项试验。吉西他滨（$1000mg/m^2$）d1，随后顺铂（$25mg/m^2$）d2和d4并联合RHT（BSD系统）为一个周期。全组分 2 部分，每部分为每两周一次共 4 周期。主要的研究终点是第二次疾病进展时间（TTP2）和 1 年无病生存时间（1 年- EFS）。TTP2 和 EFS 被定义为从二线治疗开始直到疾病进展或死亡。在治疗 4 和 8 周期后评估疗效（RECIST）。结果显示第一次中位疾病进展时间（TTP1）是 6 个月。8/12 患者接受了全部 8 周期的治疗。没有 4 度毒性及毒性相关死亡。在 2005 年 12 月时，这项试验的 10/12 患者是可评估的。疾病的控制（1CR，2MR，4NC）和疾病进展（3PD）率分别为 70%和 30%。中位 TTP2 是 8 个月和 1 年，EFS 是 32%。在 2005 年 12 月有 7 例患者存活。这项研究（EudraCT - No 2005 - 003855 - 11）采用 RHT 联合 GEM+CIS 方案在二线治疗 GEM 耐药的转移性胰腺癌的 TTP2 和中位 1 年 EFS 显示出非常令人鼓舞的有希望的抗肿瘤活性。

（五）胆囊癌

大多数的胆囊癌在确诊时已是晚期，无论侵袭性的肿瘤是否被摘除，患者的预后都很差。日本 Okamoto A 等人在 1996 报道了对 T3 和 T4 胆囊癌的治疗结果，49 名 T3 和 T4 胆囊癌的患者接受不同的治疗方法，组 1 共 26 名患者接受单纯手术治疗，组 2 的 12 名肿瘤已扩散到肝十二指肠韧带的患者接受外科切除术和术中同时放疗，组 3 包含 11 名不可切除的肿瘤患者接受热疗联合放化学治疗（HCRT）。研究结果显示，组 1 生存率优于组 2，组 1 和组 2 之间生存率的差别有统计学意义（$P<0.001$），而组 2 和组 3 之间没有有意义的差别。在组 1 中，有或没有淋巴结侵犯的患者的 3 年生存率有统计学意义（$P<0.01$）。因此，只有无区域淋巴结和肝十二指肠韧带受累的患者才有通过外科切除方法能够获得最好的长期生存的可能性。对于合并梗阻性黄疸的晚期肿瘤患者，HCRT 可能提供一项可供选择的缓解方法。

由于经胆管壁蔓延或直接侵犯邻近的血管，故完全切除胆管癌常常是困难的。不能手术切除的肝外胆管癌的预后差，生存期大约 6 个月到 1 年。为了改善局部晚期胆管癌的治疗结果，日本 Kamisawa T 等采用区域热疗联合放化学治疗进行临床研究。并于 2005 年报道了热放化学疗法（TCRT）治疗晚期胆管癌的研究结果。8 例进展期肝外胆管癌伴梗阻性黄疸的患者接受热放化学（TCRT）治疗。所有肿瘤的位置均在胆管的上端，并侵犯肝脏的分叉部位伴胆道完全梗阻。在放疗 2Gy 后给予每周 1 次化疗，同时进行射频电容热疗。肿瘤的温度升至 42℃后加热 40 分钟；化疗药物采用顺铂（CDDP，$50mg/m^2$）联合 5 - FU（$800mg/m^2$）或给予氨甲蝶呤（MTX，$30mg/m^2$）联合 5 - FU（$800mg/m^2$）。热疗的次数为 2～8 次，行 TCRT 治疗的 3 例患者进行了尸体解剖胆管的病理组织学检查。结果显示 3 例 CR，2 例 PR 和 3 例 SD。平均生存期为 13.2±10.8 个月，4 例患者生存期超过 20 个月。经皮肝胆汁引流（PTBD）的导管能够在 TCRT 后移动自动张开的金属支架进入重新开放的胆管。没有较大的副作用发生，尸体解剖发现显著的玻璃样变和纤维化与坏死代替了广泛的胆管肿瘤和胆管壁，抑制了肿瘤细胞的聚集和观察到稀疏的变性细胞。虽然这项研究的病例数少，TCRT 治疗局部进展的胆管癌在提高局部控制率和因此提高长期生存方面显示出是有前途的。同一研究小组在 2005 年报道采用热放化学疗法与其他不同模式治疗晚期胆囊癌的比较研究。270 例晚期胆囊癌患者（Ⅳ期）被分到下列 5 个治疗组：组① 30 例患者接受热放化学治疗（TCRT）；组② 19 例患者接受 R0 切除；组③ 39 例患者接受 R1、2 切除；组④ 57 例患者接受放化学治疗；组⑤ 125 例患者仅接受支持治疗。结果显示：组①有 19 例患者有效（5CR 和 14PR），并且 20 例伴胆道梗阻的患者中有 15 例患者（6CR 和 9PR）显示胆管清晰，这与肿瘤消退相关。组② 的生存率最好，组①和组③与组④和组⑤相比较，显示出有意义的长期生存改善（$P<0.01$），而组 1 和组 3 之间没有统计学差别。研究表明高热放化学疗法（TCRT）能够对晚期胆囊癌患者产生有意义的效果并改善生存时间，并能给外科治疗方法提供一个好的选择。

（六）肝转移癌

原发性和继发性肝肿瘤是全球的发病率高和死亡率高的主要原因。实际上任何其他的癌症均可以转移到肝脏，所有肿瘤将近一半的患者在死亡时显示有肝转移，尤其是原发于消化系统的肿瘤。原发于结直肠癌的转移大约占所有肝转移的一半。外科手术切除是近年来治疗肝肿瘤的金标准，认为经适宜的肝切除的结直肠癌肝转移患者的 5 年生存率将近 30%。然而，80%～90%的患者由于病变的范围和位置不能行外科手术切除，这些患者必须依赖化疗、放疗和各种局部区域性治疗。虽然已证明这些治疗有较好的反应率、症状减轻和偶尔的肿瘤降期，但这些治疗方法对生存的影响较小。因此，重新开始关注热疗作为一项治疗的选择。几种不同的热疗方法最常被用于治疗肝转移癌，这些方法包括：射频电容（RFCH），射频探针（RFP）、微波辐射（MH）和间质激光凝固法（ILP）。其他的方法包括直接肿瘤性注射热水，孤立性肝灌注（IHP）和全身热疗（WBH）。另外还有高频超声热疗 HIFU 和磁栓塞术（栓子形成）热疗。

Moffat 等在 1983 年的早期工作报告了结直肠癌肝转移患者接受射频电容（RFCH）和肝动脉化疗（HAC）治疗反应率为 67%。虽然在这项研究中平均最高的肿瘤温度仅 40℃。但却报告了一个很高的肿瘤反应率。这可能由于适度的温度上升增强了化学治疗的作用，与测量的温度的性质无联系可能是因为没有检测到较高温度的区域。在 1990 年 Nagata 等报告了结直肠癌肝转移的患者经导管动脉栓塞术（TAE）、外部电子束放射治疗（EBR）及化疗的各种联合治疗中同时采用射频电容治疗有效率为 54%，所记录的平均最高的肿瘤温度为 42.7℃。虽然所有的这些研究报告当 RFCH 加上其他多种治疗方法明显改善了肿瘤的反应率，但没有证明有任何生存的益处。

Nagata Y 等于 1997 年报道了一项 173 例 HCC、肝转移癌或胆管癌的患者接受 8MHz 的 RFCH 并联合放疗、化疗、免疫疗法和 TAE 各种治疗方法的大型研究。肿瘤温度达 42.3℃时 HCC 的反应率为 31%，肝转移癌的反应率为 45%。非 HCC 的肿瘤温度和反应率超过 HCC，生存结果也优于 HCC，非 HCC 的患者的 5 年生存率为 17.5%，患者最长的生存期为 30 个月。1997 年 Sugiyama 等进行一项Ⅱ期临床试验对结直肠癌肝转移的患者进行研究。9 例患者接受 HAC 和 RFCH（thermtroRF8）治疗的结果与 8 例只接受单独 HAC 治疗的 CRM 患者的治疗结果相比较，这项研究报告了热疗＋HAC 治疗组的部分反应率为 44%，与之相比较，单独 HAC 治疗为 25%，2 年生存率分别为 35%和 12%。而且这个结果的出现进一步证实了热化学疗法的协同作用。

## 五、热疗的毒性

当超过耐受极限时，热疗会直接导致正常组织毒性。试验性研究显示不超过 44℃长于 1 小时的治疗对大多数正常组织不会产生伤害。在局部热疗中，由于温度分布的异质性以及温度测量法的局限性，不可能持续避免超高温。患者也不总能感觉出加热部位疼痛，例如，当靶区域过去已经接受过手术并敏感性遭到破坏。表面热疗的毒性主要是皮肤烧伤，可接受保守治疗。在深部肿瘤热疗期间，皮肤被广泛降温，加热部位在深部组织。皮下脂肪或肌肉组织温度过高会导致窘迫感，这一点经常不被患者认识。皮下脂肪和肌肉组织烧伤通常不会引起严重不适：患者发现皮下肿块，几天最多几星期会变软，并会自行消失。随机研究显示其不会增加急性和慢性放疗毒性。

除了温度外，全身热疗的毒性还依赖于治疗期间患者的一般情况、器官系统条件和生理条件。区域热疗性灌注毒性与现代技术、灌注位置的正确选择、流率和压力、血气值、药物剂量、温度值及顺序有关，严重毒性不常见。

## 六、治疗预报的热敏感性和临床价值的相关因素

很显然，热疗的临床应用基于抗癌药物和热疗之间的协同作用并因而有助于大大地改善生存率的基本理论。为了临床医师接受热疗作为一项常规治疗，更多的证据必须从前瞻性研究中获得，必须对预后因素作一个明确的评估。

近来，关于热敏感和热耐受的研究已将细胞对热疗的反应集中在分子生物学方面。热休克蛋白基因是众所周知的应激反应蛋白，温热疗法和其它的应激因素诱导热休克蛋白基因的合成。这个蛋白的表达通过 DNA 的翻译而被调节。热休克蛋白被分类为 5 个家族：热休克蛋白因子 90、70、60 和 28 以及低分子量的热休克蛋白基因家族，其中热休克蛋白 70 似乎在热耐受性中起主要的作用。下列的证据证明了这一点：① 热休克蛋白 70 的诱导或细胞内局限化与热耐受密切相关；② 热抵抗细胞内热休克蛋白

70 基因超表达；③ 细胞转染的人类热休克蛋白因子 70 基因显示加热治疗后有一个较好的生存率；④ 在热休克蛋白 70 基因表达的细胞系热诱导的凋亡被阻滞。然而，在体外中获得的数据并不总是适用于热疗的临床实际。1996 年 Liu 等报告了一项评价放疗±热疗治疗复发性乳腺癌的Ⅱ期试验中的治疗前后热休克蛋白 70 基因的免疫组织化学表达。治疗后休克蛋白 70 基因的染色强度与获得完全有效的可能性呈负相关性。另一方面，1999 年 Rau 等分析了热休克蛋白 70 和 27 基因在直肠癌热放化学疗法（HCR）治疗中的表达。他们证明了在他们设计的治疗前后大多数病例的热休克蛋白 70 和 27 基因的表达在活体组织标本中没有改变，尽管治疗的反应依赖于 HCR 的持续时间。

肿瘤抑制基因 p53 的功能因“基因组的管理者”而知名。热疗或抗癌药物使细胞 DNA 损伤，p53 将细胞周期阻滞在 G1/S 期，并与 DNA 修复有关，如果 DNA 损伤太严重而不能修复，p53 可诱导凋亡，即将细胞从组织中消除。关于热敏感性和热耐受性，在体外报告中已证明 p53 诱导凋亡和热疗的反应，被野生型 p53 转染的小鼠成纤维细胞系在组织加热后其热敏感性和凋亡被诱导。1999 年 Van Bree 等报告具有野生型 p53 的结直肠癌细胞系显示出热的敏感性。在临床的运用中，p53 对高热化学敏感性的预报价值仍有争论。Sakakura 等在 1998 年报告了 HCR 治疗对于直肠癌 p53 表达和凋亡影响的结果，显示具有野生型 p53 的肿瘤显示出对治疗有一个好的反应，也显示出有一个好的生存率。在另一方面，一些报告提示 p53 状态与包括高热治疗的治疗敏感性之间没有关系存在。1996 年 Ichi Kawa 等研究了进展期直肠癌治疗中的 p53 突变状态，前瞻性放化学高热疗法发现其与破坏肿瘤细胞的作用不存在直接的关系。2000 年 Kitamura 等研究用 p53 和 Ki－67 免疫组织化学联合评估新辅助化疗±温热方法。p53 阳性/高 Ki－67 标记比率的肿瘤对 HCR 或 CR 有较高的反应率，虽然在 Ki－67 高标记/p53 阴性也观察到 HCR 组比 CR 组反应率增加。

这些数据提示为了确定热疗的影响因素，进一步详细的研究是必不可少的。当阐明了关于高热敏感性或化学敏感性的 p53 状态和其它分子因素的临床意义，确立了预测治疗反应的更可靠的因素，才能确立热疗应用的标准的指导方针。

## 七、结论

热疗是新的大有前景的多学科治疗手段中的一种。热疗用于肿瘤治疗有明确的理论基础。热疗与不同的机制联合治疗时产生细胞毒性作用。在放疗或化疗的基础上加用热疗至少产生附加效果。放疗和多数药物在温度增加时疗效亦增加。对于临床应用，应考虑到不同的热疗基本过程：① 温和温度下（T＜41℃）增加的血液灌注和免疫学效应；② 与放疗的协同效应、抗肿瘤因素和免疫信号转导；③ 温和温度下抗血管和分子效应；④ 温度高于 42℃时直接的细胞状态和细胞毒效应（血管崩塌和变性等）；⑤ 极高温度下的散热作用（T＞45℃）。同时热疗还必须根据局部和肿瘤大小应用不同的热疗技术和设备：① 放射 IR 或微波用于浅表热疗；② 间质热疗；③ 无线电波或微波用于深部区域热疗；④ 局部灌注热疗（例如腔内或四肢）；⑤ 温和或适当温度下的全身热疗。

Ⅰ和Ⅱ期试验基础上显示热疗作为肿瘤放疗和化疗的补充治疗临床能够获益。一些随机临床试验显示了有效率的明显提高，无进展生存期和一些病例延长的总生存期依赖于应用的技术和肿瘤特性。局部区域热疗和全身热疗技术的应用，同为数众多的Ⅰ/Ⅱ期研究一样显示是可行的和有效的。区域热疗联合放疗、化疗或放化学疗法的临床研究（Ⅱ/Ⅲ期）已经显示在临床适当的温度下在不同实体瘤的局部晚期肿瘤的客观有效率、局部肿瘤控制和无复发生存期方面均有令人惊叹的结果。目前至少有 24 个研究在放疗和/或化疗基础上加用热疗的随机试验已经完成，其中有 18 个的热疗组得出显著改善的结果。不太著名的随机试验均显示了 1 个或更多的研究终点的改善。其中的 13 个研究热疗组的有效率、完全缓解率、姑息疗效或总生存的改善显著，6 个研究中的差异不显著。在直肠癌（3 个研究）、膀胱癌（2 个研究）、宫颈癌（2 个研究）、肺小细胞癌（1 个研究）、外阴和阴道癌（1 个研究）和食管癌（3 个研究）看到了显著改善。最著名的随机试验是在欧洲和北美进行的，研究在放疗基础上加用热疗。尤其是在乳腺癌、恶性黑色素瘤、头颈部肿瘤、子宫颈癌和多形性胶质母细胞瘤方面有好的明确的临床表现。在放疗基础上加上热疗显著改善有效率和生存情况。因而，应把热疗看作目前已证实的治疗方案去改善患者的预后。在其他的临床情况中，热疗作为传统治疗策略的一个辅助治疗方法，推荐仅作为一个临床试验的方法。

在消化系统晚期恶性肿瘤综合治疗中，热疗是一种可选择的姑息治疗方法。近年来的临床研究显示胃肠道肿瘤的腔内热疗（食管癌、直肠癌）疗效肯定，值得推广。热疗还能有效地抑制晚期胰腺癌和直肠癌患者的疼痛，改善患者的生活质量。高热放化学疗法的实施是作为手术患者的一个新辅助治疗或不能手术切除患者的姑息性治疗用于食管癌和直肠癌，在这两种临床情况下，高热放化学疗法显示出在控制局部复发和改善患者的生存两个方面均有良好的益处；既往研究已经证实术前和术后热疗联合放化疗新辅助及辅助治疗食管癌可明显提高局部控制率并改善生存率。术中及术后用腹腔热灌注化疗加射频治疗（RF），对某些晚期肿瘤如结直肠癌、肝癌、胰腺癌均有相当好的姑息效果，值得进一步研究。在日本，关于胃癌，高温治疗最常应用于术中或围手术期高温腹膜灌注 CDDP。这种治疗方式显示对播散性病变有较好的控制。关于影响热敏感性的因素，在体外实验中证明热休克蛋白或肿瘤抑制基因 P53 与热敏感性相关，在临床实施中，这些因素作为热敏感性的预测因子被继续证实。很明显，高热疗法在控制远处转移的胃肠道恶性肿瘤是有效的，只有当预测治疗反应的更可靠的因素被确立，才能制定出热疗应用的标准。消化系统恶性肿瘤对化疗不敏感，而热疗可以增强化疗药物的细胞毒性作用，故化疗联合热疗可以改善消化系统肿瘤化疗的疗效。目前还缺乏Ⅲ期临床试验的验证。因此，前瞻性随机试验是进一步检验热疗联合放疗和/或化疗的潜力的保证。前瞻性的试验结果将回答哪种局部晚期的高危患者或转移性肿瘤患者将从热疗作为多种方式治疗策略中受益的问题。实施化疗的时序安排的变化与热疗的应用相关，应当进一步探索关于在热疗前用于化疗实施的时间表。关于热化学疗法的时序安排对不同大小的肿瘤结节的影响需要进一步研究。应对热化学疗法在疾病早期和后期伴较大的肿瘤结节的应用进行研究。热化学治疗特别是对化疗耐药的肿瘤将有很好地治疗前景。基因/免疫治疗联合热疗将为肿瘤治疗开辟新的领域。

（徐　博）

## 参考文献

1. Hornback NB. Historical aspects of hyperthermia in cancer therapy. Radiol Clin North Am，1989，27：481-8
2. Christophi C，Winkworth A，Muralihdaran V，et al. The treatment of malignancy by hyperthermia. Surg Oncol，1999，7：83-90
3. Denman DL，Spiro IJ，Dewey WC，et al. Effect of hyperthermia on CHO DNA polymerases alpha and beta. Radiat Res，1982，89：134-49
4. Wong R，Dewey WC. Inhibition of replicon initiation and DNA elongation in Chinese hamster ovary cells by treatment at 45.5℃. Natl Cancer Inst Monog，1982，61：41-3
5. Strom R，Santoro AS，Crifo C，et al. The biochemical mechanism of selective heat sensitivity of cancer cells：inhibition of RNA synthesis. Eur J Cancer，1973，9：103-12
6. Culver PS，Gerner EW. Temperature acclimatization and specific cellular components in the regulation of thermal sensitivity of mammalian cells. Natl Cancer Inst Monog，1982，61：99-101
7. Engin K. Biological rationale and clinical experience with hyperthermia. Control Clin Trials，1996，17：316-342
8. Barni S，Bertone V，Silvottimg，et al. Lysosomal exocytosis induced by hyperthermia：a new model of cancer death：effect on liver metastases. Biomed Pharmacother，1996，50：79-84
9. Harmon BV，Takano YS，Winterford CM，et al. The role of apoptosis in the response of cells and

tumors to mild hyperthermia. Int J Rad Biol, 1991, 59: 489-501
10. A. Takeuchi, A Itabashi, T Takeuchi, et al. Whole body hyperthermia induces a change of matrix metalloproteinase－1 activity. 2004, ICSH, Abstr, ＃HB－03
11. Engelhard R. Hyperthermia and drugs. Recent Results Cancer Res, 1987, 104: 136-203
12. Faheez Mohamed, MBChB, MRCS, et al. Thermal Enhancement of New Chemothera peutic Agents at Moderate Hyperthermia. Annals of Surgical Oncology, 2003, 10 (4): 463-468
13. Rietbroek RC, van de Vaart PJ, Haveman J, et al. Hyperthermia enhances the cytotoxicity and platinum－DNA adduct formation of lobaplatin and oxaliplatin in cultured SW 1573 cells. J Cancer Res Clin Oncol, 1997, 123: 6-12
14.. Elias D, Bonnay M, Puizillou JM, et al. Heated intra-operative intraperitoneal oxaliplatin after complete resection of peritoneal carcinomatosis: pharmacokinetics and tissue distribution. Ann Oncol, 2002, 13: 267-72
15. Knox JD, Mitchel REJ, Brown DL. Effects of hyperthermia on microtubule organization and cytolytic activity of murine cytotoxic T lymphocytes. Expl Cell Res, 1991, 194: 275-83
16. Barton JS, Vandivort DL, Heacock DH, et al. Microtubule assembly kinetics. Changes with solution conditions. Biochem J, 1987, 247: 505-11
17. Knox JD, Mitchel RE, Brown DL. Effects of taxol and taxol/hyperthermia treatments on the functional polarization of cytotoxic T lymphocytes. Cell Motil Cytoskeleton, 1993, 24: 129-38
18. Clark BD, Brown IR. Altered expression of a heat shock protein in the mammalian nervous system in the presence of agents which affect microtubule stability. Neurochem Res , 1987, 12: 819-23
19. Cividalli A, Livdi E, Ceciarelli F, et al. Hyperthermia and paclitaxel-epirubicin chemotherapy: enhanced cytotoxic effect in a murine mammary adenocarcinoma. Int J Hyperthermia, 2000, 16 (1): 61-71
21. Haveman J, Rietbroek RC, Geerdink A, et al. Effect of hyperthermia on the cytotoxicity of 2', 2'－difluorodeoxycytidine (gemcitabine) in cultured SW 1573 cells. Int J Cancer, 1995, 62: 627-30
22. Van Bree C, Beumer C, Rodermond HM, et al. Effectiveness of 2'. 2' difluorodeoxycytidine (Gemcitabine) combined with hyperthermia in rat R－1 rhabdomyosarcoma in vitro and in vivo. Int J Hyperthermia, 1999, 15 (6): 549-556
23. Kondo T, Ueda K, Kano E. Combined effects of hyperthermia and CPT－11 on DNA strand breaks in mouse mammary carcinoma FM3A cells. Anticancer Res , 1995, 15: 83 － 6
24. Hirohashi Y, Hidaka K, Sato S, et al. Biomodulation by hyperthermia of topoisomerase Ⅱ－targeting drug in human colorectal cancer cells. Jpn J Cancer Res, 1995, 86 (11): 1097-1105
25. Van Heek－Romanowski R, Putter S, Trarbach T, et al. Etoposide toxicity on human neuroblastoma cells in vitro is enhanced by preceeding hyperthermia. Med Pediatr Oncol, 2001, 36 (1): 197-198
26. Urano M, Majima H, Miller R, et al. Cytotoxic effect of 1, 3 bis (2－chloroethyl) －N－nitrosourea at elevated temperatures: Arrhenius plot analysis and tumor response. Int J Hyperthermia, 1991, 7: 499-510
27. Robins H I, Woods P J, Schmii C L, et al. A new technological approach to radiant heat whole body hyperthermia. Cancer Letters, 1994, 79: 137-145
28. Guy AW, Chou C. Physical aspects of heating by radiowave and microwaves. In Storm FK (ed): "Hyperthermia cancer Therapy". Boston: Gk Hall Publishers, 1993, 279-304

29. Jordan A, Wust P, Scholz R, et al. Magnetic fluid hyperthermia. In Hafeli et al: (ed): "Scientific and Clinicial Applications of Magnetic Carriers." New York: Plenum Press, 1997, 569-595
30. Moffat F, Falk R, Calhoun K, et al. The effect of radiofrequency hyperthermia and chemotherapy on primary and secondary liver neoplasms when used with adjuvant metronidazole. Surg, 1983, 94: 536-542
31. Hager E, Dziambor H, Hohmann D, et al. Deep hyperthermia with radiofrequencies in patients with liver metastases from colorectal cancer. Anticancer Res, 1999, 19: 3403-3408
32. Sugimachi K, Kai H, Matsufuji H, et al. Histopathological evaluation of hyperthermo-chemo-radiotherapy for carcinoma of the esophagus. J Surg Oncol, 1986, 32: 82-5
33. Sugimachi K, Matsuda H, Ohno S, et al. Long term effects of hyperthermia combined with chemotherapy and irradiation for treatment of patients carcinoma of the esophagus. Surg Gynecol Obstet, 1988, 167: 20-4
34. Kitamura K, Kuwano H, Watanabe M, et al. Prospective randomized study of hyperthermia combined with chemotherapy for esophageal carcinoma. J Surg Oncol, 1995, 60: 55-8
35. Li D J, Hou B S. A preliminary report on the treatment of esophageal cancer by intraluminal microwace hyperthermia and chemotherapy. Cancer Treatment Reports, 1987, 71: 1013-9
36. Hou B S, Xiong Q B, Li D J. Thermo-chemo-radiotherapy of esophageal cancer: a preliminary report on 34 cases. Cancer, 1989, 64: 1777-82
37. Ueo H, Sugimachi K. Preoperative hyperthermochemoradiotherapy for patients with esophageal carcinoma or rectal carcinoma. Seminars in Surgical Oncology, 1990, 6: 8-13
38. Sugimachi K, Kitamuea K, Baba K, et al. hyperthermia combined with chemotherapy and irradiation for patients with carcinoma of the esophagus: a prospective randomized trial. Int J Hyperthermia, 1992, 8: 289-95
39. Sugimachi K, Kuwano H, Ide H, et al. Chemotherapy combined with or without hyperthermia for patients with esophageal carcinoma: a prospective randomized trial. Int J Hyperthermia, 1994, 10: 485-493
40. Nozoe T, Kuwano H, Sadanaga N, et al. hyperthermia combined with chemotherapy and irradiation for the prologation of the postoperative prognosis in the patients with esophageal carcinoma invading neighboring structure. Int Surg, 1996, 81: 21-6
41. Albregts M, Hulshof MC, Zum Vorde Sive Vording PJ, et al. A feasibility study in oesophageal carcinoma using deep loco-regional hyperthermia combined with concurrent chemotherapy followed by surgery. Int J Hyperthermia, 2004, 20 (6): 647-59
42. Kitamura K, Kuwano H, Araki K, et al. Clinicopathologic features of patients with oesophageal cancer obtaining a histological complete response for preoperative hyperthermo-chemo-radiotherapy. Int J Hyperthermia, 1998, 14 (3): 233-43
43. Ohga T, Kimura Y, Futatsugi M, et al. Surgical and oncological advances in the treatment of esophageal cancer. Surgery, 2002, 131 (1 Suppl): S28-34
44. Los G, Sminia P, Wondergem J, et al. Optimisation of intraperitoneal cisplatin therapy with regional Hyperthermia in rat. Eur J Cancer, 1991, 27: 472-7
45. Fujimoto S, Takahashi M, Muto I, et al. Improved mortality rate of gastric carcinoma patients with peritoneal carcinomatosis treated with intraperitoneal hyperthermia chemoperfusion combined with surgery. Cancer, 1997, 79: 884-91
46. Akiyama H, Yamaoka H, Tanaka K, et al. Continuous hyperthermic peritoneal perfusion for

peritoneal dissemination of gastric cancer. Hepatogastroenterology, 1998, 45: 2079-86

47. Bozzetti F, Vaglini M, deraco M, et al. intraperitoneal hyperthermia chemotherapy in gastric cancer: rationale for a new approach. Tumori 1998; 84: 483-8
48. Hirose K, Katayama K, Iida A, et al. Efficacy of Continuous hyperthermic peritoneal perfusion for the prophylaxis and treatment of peritoneal metastasis of advanced gastric cancer: evaluation by multivariate regression analysis. Oncology, 1999, 57: 106-14
49. Fujimoto S, Takahashi M, Mutou T, et al. Successful intraperitoneal hyperthermia chemoperfusion for the prevention of postoperative peritoneal recurrence in patients with advanced gastric carcinoma. Cancer, 1999, 85: 529-34
50. Kakehi M, Ueda K, Mukojima T, et al. Multi-institutional clinical studies on hyperthermia combined with radiotherapy or chemotherapy in advanced cancer of deep-seated organs. Int J Hyperthermia, 1990, 6: 719-40
51. 杜俊普；王玉红；韩文周等. 术后微波热疗加化疗对贲门腺癌预后的影响. 河南肿瘤学杂志，2001，14 (5)：329-330
52. 马建军；史彦芬；杨国平等. 化疗并高频透热治疗中晚期胃癌的临床研究. 肿瘤，2001，21 (2)：130-131
53. Takahashi M, Fujimoi S, Kobayashi K, et al. Clinical outcome of intraoperative pelvic hyperthermochemotherapy for patients with Dukes' C rectal cancer. Int J Hyperthermia, 1994, 10: 749-54
54. Ichikawa D, Yamaguchi T, Yoshioka Y, et al. Prognostic evaluation of preoperative combined treatment for advanced cancer in the lower rectum with radiation, intraluminal hyperthermia, and 5 - fluorouracil suppository. Am J Surg, 1996, 171: 346-50
55. Ohno S, Tomoda M, Tomisaki S, et al. Improved surgical results after combining preoperative hyperthermia. with chemotherapy and radiotherapy for patients with carcinoma of the rectum. Dis Colon Rectum, 1997, 40: 401-6
56. Rau B, Wusi P, Hohenberger P, et al. preoperative hyperthermia. combined with radiochemotherapy in locally advanced rectal cancer. : A phase Ⅱ clinical trial. Annals of surgery, 1998, 227: 380-9
57. Rau B, Gaestel M, Wust P, et al. Preoperative treatment of rectal cancer with radiation, chemotherapy and hyperthermia: analysis of treatment efficacy and heat-shock response. Radiation Res, 1999, 151: 479-88
58. Hildebrandt B, Wust P, Gellermann J, et al. Treatment of locally recurrent rectal cancer with special focus on regional pelvic hyperthermia. Onkologie, 2004, Oct; 27 (5): 506 - 11. Related Articles, Links
59. Moffat F, Falk R, Calhoun K, et al. The effect of radiofrequency hyperthermia and chemotherapy on primary and secondary liver neoplasms when used with adjuvant metronidazole. Surg, 1983, 94: 536-42
60. Falk RE, Moffat FL, Lawler M, et al. Combination therapy for resectable and unresectable adenocarcinoma of the pancres. Cancer, 1986, 57 (3): 685-8
61. Kouloulias VE, Nikita KS, Kouvaris JR, et al. Cytoreductive surgery combined with intraoperative chemo-hyperthermia and postoperative radiotherapy in the management of advanced pancreatic adenocarcinoma: feasibility aspects and efficacy. Hepatobiliary Pancreat Surg, 2001, 8 (6): 564-70
62. Kouloulias VE, Nikita KS, Kouvaris JR, et al. Intraoperative hyperthermia and chemoradiotherapy for inoperable pancreatic carcinoma. Eur J Cancer Care (Engl), 2002, 11 (2): 100-7

63. Kouloulias VE，Kouvaris JR，Nikita KS，et al. Intraoperative hyperthermia in conjunction with multi-schedule chemotherapy（pre-，intra-and post-operative），by-pass surgery，and post-operative radiotherapy for the management of unresectable pancreatic adenocarcinoma. Int J Hyperthermia，2002，18（3）：233-52
64. 谢德荣，陈岱佳，滕虹等. 高强度体外聚焦超声热疗治疗局部晚期胰腺癌的多中心临床研究. 中国肿瘤临床，2003，30（9）：631-633
65. K E Tschoep，V Milani，G Schmidt，et al. Gemcitabine＋cisplatin（GEM＋CIS）in combination with regional hyperthermia（RHT）in second-line therapy of gemcitabine－refractory metastatic pancreatic cancer. ［2006，ASCO ＃ 14073］
66. Okamoto A，Tsuruta K，Ishiwata J，et al. Treatment of T3 and T4 carcinomas of the gallbladder. Int Surg，1996，81（2）：130-5
67. Kamisawa T，Tu Y，Egawa N，et al. Thermo-chemo-radiotherapy for advanced bile duct carcinoma. World J Gastroenterol，2005，11（27）：4206-9
68. Kamisawa T，Tu Y，Ishiwata J，et al. Thermo-chemo-radiotherapy for advanced gallbladder carcinoma，2005，52（64）：1005-10
69. Nagata Y，Hiraoka M，Akuta K，et al. Radiofrequency thermotherapy for malignant liver tumors. Cancer，1990，65：1730-6
70. Nagata Y，Hiraoka M，Nishimura Y，et al. Clinical results of radiofrequency hyperthermia for malignant liver tumors. Int J Rad Oncol Biol Phys，1997，38（2）：359-65
71. Sugiyama A，Katayama M，Matsuda T，et al. Hepatic arterial infusion chemotherapy combined with hyperthermia for metastatic liver tumors of colorectal cancer. Semin Oncol，1997，24（2）：S6-135-S6-138
72. Rau B，Wust P，Tilly W，et al. Preoperative radiochemotherapy in locally advanced or recurrent rectal cancer：regional radiofrequency hyperthethermia correlates with clinical parameters. Int J Radiat Oncol Biol Phys，2000，48：381-91
73. Li GC，Mivechi NF，Weitzel G. Heat shock proteins，thermotolerance，and their clinical hyperthermia. Int J Hyperthermia，1995，11：495-8
74. Xu M，Wright WD，Higashikubo R，et al. Intracellular distribution of hsp70 during long duration moderate hyperthermia. Int J Hyperthermia，1998，17：211-25
75. Wissing D，Jaattela M. HSP27 and HSP70 increase the survival of WEHL－S cells exposed to hyperthermia. Int J Hyperthermia，1996，12；125-38
76. Liu FF，Miller N，Levin W，et al. The potential role of HSP70 as an indicator of response to radiation and hyperthermia treatments for recurrent breast cancer. Int J Hyperthermia，1996，12：197-120
77. Rau B，Gaestel M，Wust P，et al. Preoperative treatment of rectal cancer with radiation，chemotherapy and hyperthermia：analysis of treatment efficacy and heat-shock response. Radiation Res，1999，151：479-88
78. Hall PA，Meek D，Lane DP. P53：integrating the complexity. J Pathol，1996，180：1-5
79. Matsumoto H，Takahashi A，Wang X，et al. Transfection of p53－knockout mouse fibroblasts with wild-type p53 increases the thermosensitivity and stimulates apoptosis induced by heat stress. Int J Radiat Oncol Biol Phys，1997，39：197-203
80. Van Bree C，van der Maat B，Ceha HM，et al. Inactivation of p53 and of pRB protects human colorectal carcinoma cells against hyperthermia-induced cytotoxicity and apoptosis. J Cancer Res

Clin Oncol，1999，125：549-55
81. Sakakura C，Koide K，Ichikawa D，et al. Analysis rate and p53 status after combined treatment with radiation，hyperthermia and 5－fluorouracil suppositories for advanced rectal cancer. Br J Cancr，1998，77：159-66
82. Ichikawa D，Yamaguchi T，Shirasu M，et al. p53 mutation in not directly related to tumoricidal effects of preoperative radiochemohyperthermia therapy for rectal cancers. J Surg Oncol，1996，63：87-90
83. Kitamura K，Saeki H，Kawaguchi H，et al. Immunohistochemical status of the p53 protein and Ki－67 antigen using biopsied specimens can predict a sensitivity of neoadjuvant therapy in patients with esophageal cancer. Hepatogastroenterology，2000，47：419-23

## 第三节 消化道肿瘤的免疫治疗

本节以胃癌和结肠癌为重点，对这两类肿瘤的免疫学状态和传统的免疫学治疗方法进行评价，对最新的免疫治疗策略进行归纳和比较，并对未来此两类恶性肿瘤的免疫治疗前景进行分析和展望。

胃癌的发生是基因变异、遗传因素和生活习惯等多因素决定的恶性肿瘤，虽然对胃癌的预防、早期诊断和治疗近年来取得了可喜的进步，但胃癌的治疗仍然是人类面临的尚未解决的难题之一。目前胃癌最有效的治疗仍然是肿瘤及其引流淋巴结的外科切除术，切除术后患者的预后依赖于外科的技术、肿瘤的临床分期、肿瘤细胞的生物学行为和患者的免疫学状态。胃癌的疗效在世界范围内还有很大不同，但最近的统计学结果显示，进展期胃癌的5年生存率已经有了很大提高。然而，即使是那些经标准的外科手术和术后标准的辅助化疗已“治愈”的患者也仍然免不了出现肿瘤的复发或转移。

结肠癌是世界范围内第四大最常见恶性肿瘤，据估计每年全球有1,023,000新发病例和529,000死亡病例。Ⅰ期患者的5年生存率超过90%。可诊断时还处于Ⅰ期的患者还不到诊断患者的40%，而对于Ⅲ期和Ⅳ期的患者其生存率只有45%～50%和5%。以5－FU或者如CPT－11等新药为基础的辅助化疗已经证实可以明显提高那些高危患者的生存率。但即使这样，仍然有大约40%的被诊断为结肠癌的患者生存期不超过10年。

近年来，随着免疫学和分子生物学技术的发展，人们对于胃癌和结肠癌的发病机制和肿瘤细胞的细胞生物学行为有了比较深入的认识。分子生物学水平上基因的变异和功能异常导致原发灶肿瘤细胞的自主性生长、对生长信号的敏感性降低、无限的复制扩增潜能、凋亡（apoptosis）通路阻滞以及血管的持续增长等异常的细胞生物学行为，从而在整体上表现为肿瘤的持续增生和对组织的侵袭性增加以及最终机体内的广泛转移。目前的研究显示，肿瘤逃避机体免疫监视的机制主要包括：低免疫原性、主要组织相容性复合体（major histocompatibility，MHC）的低表达或不表达、免疫抑制因子（如血管内皮细胞生长因子、转化生长因子β、白介素6等）、凋亡诱导机制（Fas/FasL等）。这些机制的共同作用，可以使机体不能识别肿瘤细胞的变异，造成无应答（anergy）状态；或者通过诱导免疫细胞的凋亡和机体免疫功能的抑制，抑制免疫反应的产生。

因此，特异性或者非特异性的能够改变机体对肿瘤的无应答状态、增强机体免疫细胞对肿瘤抗原的识别和递呈、改善免疫效应细胞的功能状态的方法和策略都可以被视为有效的抗肿瘤免疫治疗方法。目前针对胃癌和结肠癌的治疗策略除了经典的手术治疗结合放射治疗和化学药物治疗外，通过调节免疫系统以跨越肿瘤的免疫逃避并使机体再度获得针对肿瘤细胞的免疫反应的免疫治疗方法，成为新的研究和临床试验热点。目前，临床上针对免疫系统的抗肿瘤免疫疗法主要包括应用非特异性免疫增强剂和免疫调控因子拮抗机体的免疫抑制状态、应用过继性输入免疫效应细胞或者产物直接杀伤肿瘤和利用机体部分完善的免疫识别系统诱导机体特异性的抗肿瘤免疫效应。已经有一些报道证实经外科根治术后应用化疗方案结合生物反应调节剂（biological response modifier）能够使胃癌得到彻底治愈，或者通过非特异的免疫增强剂（BRM）活化机体免疫系统并提高手术后的生存率。过继性回输肿瘤浸润淋巴细胞（tumor infiltrating lymphocytes，TIL）或者淋巴因子活化的杀伤细胞（lymphokine-activated killer cells，LAK）在胃癌和结肠癌的治疗中也取得了一定的效果。近年来，有关肿瘤抗原性和抗肿瘤免疫应答的研究取得了重大的进展，许多研究成果已经开始应用于临床或者进入临床试验阶段。这些新的免疫治疗措施的效果有的令人鼓舞，但是在整体上还存在着某些缺陷，还不能够彻底改善患者预后和长期生存率。然而，新的小分子靶向药物和单克隆抗体、多肽疫苗和以树突状细胞（dendritic cell，DC）为基础的肿瘤免疫治疗、与化疗结合的过继免疫治疗、嵌合受体介导的T细胞靶向治疗和单克隆抗体介导的免疫毒素，以及多种免疫佐剂（细菌DNA的CpG基序和肿瘤来源的热休克蛋白等）介导的免疫疗法也取得了一定疗效并且逐渐得到了临床医师的重视和应用。

## 一、胃癌与结肠癌的肿瘤逃避和免疫抑制

胃癌与结肠癌的发生说明肿瘤细胞逃避了机体免疫监视系统的检查和清除，较多文献已证实肿瘤患者存在免疫抑制状态。如胃癌介导的机体免疫抑制状态在进展期胃癌患者表现得最为明显，也经常发生在胃癌术后的应激反应过程中。这种免疫抑制的具体机制尚不完全清楚，但是已有的研究显示有多种机制参与介导消化道肿瘤患者的免疫抑制效应。其可能的机制有下列几种。

1. 主要组织相容性复合体（MHC）的分子调整和缺失

MHC的基因编码在免疫学上有重要意义的分子，MHC分子通过与抗原表位形成复合体并表达于抗原递呈细胞表面（包括肿瘤细胞）而被T淋巴细胞表面相应的特异性T细胞受体和CD8/CD4分子识别，参与特异性免疫应答的产生和调控。在肿瘤发生和发展过程中，肿瘤细胞为了不被机体T淋巴细胞识别往往主动下调或缺失MHC分子的表达。15%的黑色素瘤、9%的头颈部癌、21%的结直肠癌、34%～52%的前列腺癌和乳腺癌表现为MHC－Ⅰ分子缺失。在胃癌患者中也监测到了不同程度和不同HLA位点的缺失和表达下调，在9.6%的胃癌中完全缺乏MHC－Ⅰ分子。

MHC分子表达异常的直接效应是导致肿瘤细胞表达的某些肿瘤相关抗原（TAA）和肿瘤特异性抗原不能有效递呈到肿瘤细胞表面，从而免于受到机体内抗原特异性$CD4^+$/$CD8^+$ T淋巴细胞的识别，而且MHC－Ⅰ类分子的缺失导致细胞毒性T淋巴细胞（cytotoxic T lymphocytes，CTL）不能识别肿瘤细胞，免予CTL的杀伤。同时，MHC－Ⅰ类分子的下调或者缺失有可能导致自然杀伤细胞（natural killer cells，NK）对肿瘤细胞的识别；但是同时由于肿瘤细胞高表达HLA－G，可以与NK细胞表面表达的杀伤细胞抑制性受体（killer cell inhibitory receptor，KIR）结合，抑制NK细胞的活化和杀伤效应。

2. 胃癌与结肠癌的免疫抑制因子

肿瘤对机体免疫系统可以产生双向的效应，一方面可以通过异常表达的肿瘤抗原刺激免疫细胞产生免疫应答，另一方面也可以主动分泌一些抑制性细胞因子抑制免疫细胞的功能，抑制机体产生有效的免疫应答。研究发现，在结直肠癌、胃癌、鼻咽癌、宫颈癌、前列腺癌患者血清中可以检测到明显的TGFβ的表达升高。胃癌患者血清中的高TGFβ水平与患者出现淋巴结转移、胃癌进展阶段、患者预后差和患者低存活率之间呈正相关。结肠癌患者血清中的TGFβ1的水平比健康人血清中TGFβ1的水平高出7.8倍，结肠癌患者血清中的TGFβ1的水平与其Dukes分期呈明显相关，分期越晚，TGFβ1的水平越高，手术切除肿瘤后TGFβ1的水平则明显下降。研究显示，TGFβ可以抑制单核细胞/巨噬细胞的分化、活化、增殖、细胞因子和NO的产生；抑制T细胞的增殖、分化，抑制Th1型细胞因子的产生，抑制CTL细胞的杀伤活性；抑制NK细胞的细胞因子产生、增殖和细胞毒作用；对于DC、TGFβ的作用尤其重要，不仅可以抑制DC的成熟和抗原递呈能力，而且可以抑制DC的迁移活性。

VEGF的基本生物学效应是促进血管内皮细胞生长，促进大血管和微血管的形成，因此对于晚期肿瘤的生长密切相关。目前，研究显示胃癌患者血清中VEGF的水平增高，在28.5%复发的胃癌患者中血清VEGF水平明显增高，在伴发腹水的胃癌患者腹水中VEGF的水平也增高，因此VEGF的水平

与胃癌患者的预后成负相关。VEGF对于免疫系统的作用主要体现在对DC的抑制作用。体外研究显示VEGF可以通过抑制造血干细胞转录因子NFκB的活性抑制DC的分化、成熟和抗原递呈能力，对于成熟DC没有显著的作用。对于胃癌组织的免疫组化研究显示VEGF的表达和瘤体内浸润的DC数量成负相关，而且与胃癌患者的预后密切相关。最近有文献证实，结肠癌患者肿瘤瘤体内VEGF的浓度较正常粘膜中VEGF的浓度高出近3倍，且与肿瘤的复发呈正相关，经Cox's分析认为它是一种结肠癌患者总生存的独立预后因子。

研究显示，IL－10可以抑制巨噬细胞细胞因子和NO的产生，抑制单核细胞/巨噬细胞MHC－Ⅱ分子和共刺激分子的表达；抑制Th1型细胞因子的产生、抑制T细胞增殖、诱导$CD4^+$ T细胞的无反应性、抑制CTL的产生和杀伤效应；促进调控性/抑制性T细胞的产生和功能；对于DC，IL－10抑制DC的成熟、迁移和同种异体T淋巴细胞增殖能力，并且可以诱导DC的凋亡。正常人和早期胃癌患者比较，进展期胃癌患者外周血单个核细胞内IL－10明显升高，且与VEGF的升高密切相关。

$PGE_2$是一种重要的脂类介质，影响血管内皮细胞的通透性，主要参与炎症反应的调控。$PGE_2$由环氧化酶－1（COX－1）和环氧化酶－2（COX－2）调控合成。研究显示，在胃癌、结直肠癌、肺癌（包括非小细胞肺癌）、前列腺癌等肿瘤组织内均可以检测到COX－2的高表达，与肿瘤的进展、预后和对免疫治疗的敏感性密切相关。$PGE_2$可以直接促进肿瘤细胞的增殖和侵袭，下调肿瘤细胞MHC－Ⅱ类分子的表达。

3. 胃癌与结肠癌细胞对机体免疫系统的攻击

近年来，Fas/FasL的相互作用已经被免疫学家所熟知。在正常情况下，T淋巴细胞表达FasL，可以诱导表达Fas的靶细胞（如活化的T细胞、B细胞、NK细胞、单核巨噬细胞以及体外培养的中性粒细胞、枯否细胞和$CD8\alpha^+$ DC等）的凋亡；而且Fas/FasL的相互作用对于某些器官的稳态至关重要，例如神经系统、眼和睾丸组织通过天然的组织屏障阻止免疫细胞的浸润，保持一个免疫屏蔽的状态，而且可以通过自身表达的FasL诱导异常浸润的$Fas^+$免疫细胞的凋亡。然而，最近的研究显示，在黑色素瘤、乳腺癌、肝癌、结肠癌、食管癌、胃癌等组织和肿瘤细胞系中可以表达FasL，或者可以通过囊泡的形式分泌$FasL^+$的囊泡，而且证明肿瘤细胞表面表达的或者囊泡表达的FasL可以诱导Fas＋的靶细胞的凋亡，其中包括活化的T细胞、NK细胞和DC，因此肿瘤细胞表达FasL可以被认为是肿瘤主动对机体免疫系统的反击，通过诱导$Fas^+$免疫细胞的凋亡抑制机体的免疫应答的产生，是一种肿瘤逃避和肿瘤介导的免疫抑制的机制。研究发现在结肠癌患者的肿瘤转移灶中肿瘤细胞表达FasL较之原发灶中的表达明显增高，这种增高的FasL的表达能够经Fas/FasL的相互作用导致TIL细胞的凋亡。在胃癌肿瘤细胞系SNU－484和胃癌切除标本中也发现FasL的表达明显增高，在原发灶中FasL的阳性率达到86%，在淋巴结转移灶内的FasL阳性率达到71%，而且在FasL阳性表达的肿瘤细胞周围同时可以观察到凋亡的TIL细胞和TIL细胞的减少。胃癌患者的血清中可溶性Fas和FasL的表达与胃癌的转移呈正相关，与胃癌患者的预后呈负相关。

抑制性T淋巴细胞是一群表现为$CD4^+CD25^+$的调控性T细胞（Treg），在正常机体内主要通过调节DC、NK等免疫细胞的功能，诱导机体对自身抗原的免疫耐受，限制免疫反应的程度。在肿瘤组织中（包括乳腺癌、肺癌、结肠癌、胃癌等）和外周血中，人们发现有大量的Treg的存在，在胃癌患者的肿瘤引流淋巴结中，$CD4^+CD25^+$的调控性T细胞所占的比例较正常淋巴结明显增高。小鼠试验模型的研究发现单克隆抗体删除Treg细胞，可以增强免疫治疗的效果，甚至肿瘤可以自然消退。最新发现的一种抑制性T细胞NKT细胞是一群$CD4^+DX5^+$的细胞亚群，可以抑制抗原特异性的抗肿瘤免疫反应，因此可以作为未来肿瘤免疫治疗的新的靶标。

## 二、消化道肿瘤的传统免疫治疗

根据免疫治疗的特异性和诱导机体抗肿瘤免疫反应的方式，将消化道肿瘤的免疫治疗分为被动免疫治疗、过继性免疫治疗、主动免疫治疗。

1. 被动免疫治疗

被动免疫治疗主要是指用特异性抗肿瘤血清或抗体，与肿瘤细胞的相应抗原结合，经抗体依赖的细胞介导的细胞毒作用（antibody-dependent cellular cytotoxicity，ADCC）或补体依赖的细胞毒作用（complement-dependent cytotoxicity，CDC）诱导抗肿瘤免疫（独特型网络），或者通过这种抗原抗体的结合封闭或阻断肿瘤细胞生长、生存或转移所必需的分子信号传导途径的免疫治疗方法。

ADCC 和 CDC 作用可能是抗体发挥其免疫效应最重要的方式，除此之外，抗体也能够诱导凋亡，细胞周期停滞，抑制细胞增殖、血管生成和肿瘤转移。目前的临床实践似乎证实，抗体发挥最佳的治疗效应是在肿瘤的早期阶段，且与化疗或激活免疫系统的因子联合应用时。目前已在临床得到应用的包括抗 CD20 的美罗华（Rituximab）、抗 Her－2 的赫塞汀（Herceptin）、抗 CD52 的 Alemtuzumab，抗 EGFR（epidermal growth factor receptor）的 Cetuximab，抗 VEGF（vascular endothelial growth factor）的 Bevacizumab，抗上皮粘附分子的单抗等。据估计到 2010 年，将有 20 多种单抗用于临床肿瘤治疗。

最近，两种特异性单克隆抗体已经进入临床应用阶段，目前主要用于治疗进展期结肠癌，一种是针对表皮生长因子受体（EGFR）的单克隆抗体，另一种是针对血管内皮生长因子（VEGF）的单克隆抗体，2004 年美国 FDA 已批准这两种单抗与化疗联合作为结肠癌的二线治疗。

表皮生长因子受体是一种转膜糖蛋白，其参与细胞生长、分化、增殖和凋亡等信号传导途径。正常上皮细胞的细胞表面通常有这种受体的表达，而肿瘤细胞的细胞表面则呈过度表达状态。对结肠癌患者来说，这种肿瘤细胞的过表达与患者的预后密切相关。抑制这种受体的过表达有下列几种方式：通过抗体直接封闭这种受体的胞外段；用可溶性配体直接与此受体结合；经某种抑制剂直接抑制此受体的二聚体形成；或用某些小分子与胞内酪氨酸激酶结合而阻止这种受体的磷酸化等途径。Cetuximab（也称 Erbitux 或 C－225）是上述这些途径中目前最早用于临床治疗的一个，它实际上是一种能与 EGFR 胞外段结合的一种单克隆抗体，最近已被美国 FDA 批准可用于转移性结肠癌的治疗。

临床试验不仅发现此单克隆抗体与化疗药物存在协同增效作用，而且还发现这种协同增效作用甚至对那些已对伊立替康（Irinotecan，CPT－11）耐药的肿瘤细胞同样存在，故推测这种单克隆抗体可能对逆转肿瘤细胞对伊立替康的耐药有效。基于这些预临床试验的结果，Saltz 和他的同事对 121 例已对伊立替康的耐药的进展期结肠癌患者使用伊立替康＋Cetuximab 联合治疗，结果 19％的患者获得了可观察到的肿瘤退缩，为了证实是否这种抗肿瘤作用是一种协同效应，他们同时对 60 例同样患者采用单独应用 Cetuximab 治疗，但只有 10％的患者可观察到肿瘤抑制作用。

上述结果进一步被 Cunningham 和他的同事们所进行的大规模临床试验所证实，329 例对伊立替康的耐药的进展期结肠癌患者被随机分为 Cetuximab 单药组和 Cetuximab＋伊立替康联合治疗组，结果 23％的联合治疗组患者获得了客观临床缓解，而单药组治疗患者获得的客观临床缓解率只有 11％。

Cetuximab 的毒副作用相对不大，最常见的有痤疮样皮疹、皮肤干燥和皲裂，注射时的过敏反应并不常见，发生率不到 3％，死亡率不到 0.1％。尽管大部分患者均出现不同程度的痤疮样皮疹，但由于痤疮样皮疹导致的剧痛、瘙痒和感染后遗症非常少见。值得一提的是，痤疮样皮疹的发展及其严重性似乎与临床客观反应密切相关，然而，这种相关性的确切机制目前尚不清楚。

这些文献均证实 Cetuximab 对于进展期结肠癌患者中的一部分人是一种有效的治疗。然而，上述报道的所有临床试验的对象均为经免疫组化证实了的 EGFR 阳性的患者，这种 EFGR 表达的高低程度与患者能否获得更好的临床客观反应似乎并无相关性。因而，还存在两个我们尚未搞清楚的问题：①是否这种 EGFR 受体的过表达一定是进行 Cetuximab 治疗所必需的？② 是否 Cetuximab 还可以与其它的靶分子相结合？

肿瘤可通过诱导血管生成来完成其快速生长和向外扩张的特性，因而通过抑制这种血管生成的诱导作用来控制肿瘤的生长和扩张就成为一种新的肿瘤治疗策略。到目前为止，这种策略最成功的典范就是针对 VEGF 的单抗 Bevacizumab（Avastin）。VEGF 本身是一种可溶性细胞因子，在血管形成过程中起着重要作用。Bevacizumab 是针对 VEGF 的一种人源化抗体，已进行了与化疗联合治疗进展期结肠癌的多个临床试验。最早的一个小规模Ⅱ期随机临床试验发现，Bevacizumab 联合 5-FU+CF 较单用 5-FU+CF 明显提高了肿瘤的客观反应率，于是根据这一结果，又进行了两个新的随机Ⅲ期临床试验。

Hurwitz 和他的同事们用 Bevacizumab（5mg/kg，每 2 周 1 次）+IFL（Irinotecan+FU+CF）与 IFL+安慰剂组进行比较，共入组 815 例进展期结肠癌患者，结果 Bevacizumab 联合治疗组得到了明显更高的客观反应率，中位生存期延长了 4.7 个月（20.3 个月 vs 15.6 个月）。Kabbinavar 等对那些不能耐受 Irinotecan 的患者使用 Bevacizumab+5-FU+CF 与不加 Bevacizumab 组比较明显提高了肿瘤反应率并延长了 PFS，但未能延长中位生存。2005 年发表的 ECOG3200 研究也证实 FOLFOX4+Bevacizumab 可以提高有效率，延长中位生存期和 PFS。BONDⅡ试验是对 Irinotecan 耐药的进展期结肠癌患者所进行的随机Ⅱ期临床研究，比较了 Irinotecan+Bevacizumab+Cetuximab 与单用 Bevacizumab+Cetuximab 组的临床作用，结果显示 PR 率联合组为 37%，而单用组为 20%；TTP 分别为 7.9 个月和 5.6 个月。

美国 FDA 已批准 Bevacizumab 联合含静脉用 5-FU 的化疗方案作为进展期结肠癌患者的一线治疗方案。尽管 Bevacizumab 确实为结肠癌的治疗带来了新希望，但其临床获益程度究竟是多少尚需进一步验证。Bevacizumab 作为单药应用，似乎并不理想；与非静脉 5-FU 方案联合应用效果如何尚不清楚（Bevacizumab+草酸铂+卡培他滨与单用草酸铂+卡培他滨的随机对照试验正在进行）；也不清楚其机制究竟是 Bevacizumab 的抗血管生成作用还是其改变了肿瘤血管的结构，从而促进了化疗药物进入细胞内而实现的。

Bevacizumab 常见的毒副作用包括可逆的过敏反应和蛋白尿，患者基本可耐受。严重的和少见的毒副作用包括胃肠道穿孔，通常需要手术，有时甚至会造成腹腔感染、伤口愈合不良以及出血等。

用于胃癌的单抗治疗目前尚处于研究阶段，有报道低分化播散性胃癌患者在胃切除和淋巴结清扫术后 24～48hr 内静脉注入针对 CD55 的单克隆抗体 SC-1（20～30mg）可以在 90%患者体内诱导特异性的肿瘤细胞凋亡，而且可以在 50%患者体内诱导肿瘤生长抑制。在伴发转移的胃癌患者中应用单抗 D612（10～180mg/$m^2$/8d，iv）可以完全有效抑制（14.2%）和部分抑制（25.3%）转移。人源化的单抗 Heceptin 已经用于 HER2 阳性的乳腺癌临床治疗，现已证实其同样可用于 HER2 阳性的胃癌的治疗。

单克隆抗体与生物毒素（蓖麻毒素和细菌毒素）、放射性同位素和细胞毒素交联形成的被称为“生物导弹”的肿瘤靶向治疗仍然受到了人们的关注。针对肿瘤抗原 PEM 的小鼠单抗 pemtumomab（R-1549）经$^{90}$钇标记后治疗胃癌和卵巢癌自 2003 年起也已进入Ⅲ期临床试验。识别 CEA 的$^{131}$I 标记的 COL-1（20mg）和 BW431/26（20-50）单抗静脉注射的Ⅰ期临床试验取得了比较良好的效果，对胃癌的有效率达到 25%～40%。

另外，设计开发新型抗体的研究也备受关注。如德国的 Jaeger 等在 2004 年报道了一种新型的三功能抗体称为“Removab”，它有两个特异性结合臂能够分别与 EpCAM 和 CD3 结合，同时其 FC 段能够与肿瘤细胞结合，这样它就可以将 T 细胞和 APC 细胞以及肿瘤细胞连接在一起而导致肿瘤细胞被杀伤。

2. 过继免疫治疗

过继免疫治疗（adoptive immunotherapy）指通过输入体外制备的能够识别和杀伤肿瘤细胞的免疫细胞起到重建免疫系统和治疗肿瘤目的的免疫疗法。

（1）淋巴因子激活的杀伤细胞

淋巴因子激活的杀伤细胞（LAK cells，LAK 细胞）是以 $CD11b^-$、$CD3^+$、$CD56^+$ 标志为主的一群异质细胞，其杀伤肿瘤细胞的特性为：a. 无 MHC 限制性；b. 对 NK 敏感和不敏感的肿瘤细胞均具有同等的杀伤活性；c. 其体内杀伤的活性有赖于 IL-2 的存在；d. 对耐药与非耐药的肿瘤细胞杀伤无差异。LAK 细胞杀伤肿瘤细胞的机制类似于 NK 细胞，以直接杀伤为主，间接作用为辅。

大部分白细胞介素类细胞因子对 LAK 细胞前体均有活化作用，其中 IL-2 是体外诱导 LAK 细胞和体内维持 LAK 细胞活性不可缺少的条件之一。也有报道在 IL－2 与 LAK 细胞前体共同孵育 3～5 天后再加 IL－12 能明显增强 IL－2 对 LAK 前体细胞的激活作用。在体内采用 G/GM－CSF 动员后的外周血单个核细胞与 IL－2 共同培养，其 LAK 细胞活性明显高于静态下采集外周血单个核细胞与 IL－2 共同培养的 LAK 细胞活性。另外，抗肿瘤抗体可使 LAK 细胞抗肿瘤效应明显提高，说明 LAK 细胞同样具有抗体依赖的细胞毒作用（ADCC）。

LAK 细胞在体外表现出强大的杀肿瘤活性，但临床应用时其疗效并不十分理想，同时为获得临床疗效，需同时输注大量的 LAK 细胞和大剂量 IL－2 维持 LAK 细胞在体内的抗瘤活性，而大剂量 IL－2 应用存在较严重的不良反应，也限制了其临床应用。LAK 细胞在胃癌治疗方面，虽然也有一些疗效不错的报道，但总体来看，疗效尚不确切，大部分研究尚处于体外与动物实验水平。对结直肠癌的有效率也仅为 17%，因而其似乎有被随后发现的一些抗瘤活性更强和特异性更高的效应细胞如 CIK 细胞、特异性细胞毒 T 细胞所取代的趋势。

（2）肿瘤浸润淋巴细胞

1986 年 Rosenberg 发现：从实体肿瘤组织中分离到的肿瘤浸润淋巴细胞（tumor infiltrating lymphocytes，TIL），在体外经 IL－2 培养后，具有比 LAK 细胞更强的杀瘤活性，在体内 TIL 仅需少量 IL－2 就可发挥明显的抗肿瘤效果，不良反应轻，TIL 可进入到肿瘤组织中，对宿主肿瘤具有高效、特异性的杀瘤活性。与 LAK 细胞相比较，TIL 经外源性 IL－2 培养后反应性明显高于 LAK 细胞，且持续时间长，对肿瘤细胞的杀伤活性提高了 50～100 倍，且具有特异性。TIL 主要局限于肿瘤间质中，而肿瘤实质中极少。TIL 的主要成分是 T 淋巴细胞，在浸润的 T 淋巴细胞中，$CD4^+$ 和 $CD8^+$ 细胞的多少和比例在不同肿瘤和肿瘤的不同阶段有所不同，大多数情况下，$CD8^+$ 细胞多于 $CD4^+$ 细胞，少数 T 细胞高表达 IL－2 受体和 HLA－DR 抗原。

目前 TIL 在临床肿瘤治疗中多局限于作为手术、放疗与化疗等措施中的辅助治疗。TIL 已应用于临床治疗的肿瘤有多种，但只在黑色素瘤和肾癌等少数肿瘤中效果较为理想。过继性回输自体肿瘤浸润淋巴细胞并同时给予高剂量 IL－2 可使Ⅲ～Ⅳ期黑色素瘤患者的 5 年 DFS 达到 36.3%。在胃肠道肿瘤的治疗中，有报道用患者自体来源的肿瘤浸润淋巴细胞（TIL）经过体外 IL－2 扩增和活化后回输治疗胃癌，发现 38.42%的晚期胃癌患者可以对 TIL 细胞治疗产生反应，肿瘤体积缩小。但是由于 TIL 是一个复杂的细胞亚群，包含有许多抑制性调控细胞（如 Treg），因此 TIL 的疗效无疑受到了很大限制。随着抗原表位分析和 CTL 细胞分离技术的进步，人们可以体外富集肿瘤特异性的 CTL 细胞或者体外用肿瘤细胞激发特异性 CTL 细胞（autologous tumor cell-stimulated cytotoxic T lymphocytes，AuTL）。在一个Ⅱ期临床试验中发现，38 例进展期胃肠道肿瘤伴发转移的患者接受了 AuCTL 的治疗，其中有 63.2%的患者出现了良好的反应，但是有少数患者出现了发热和骨髓抑制等副反应。因而，肿瘤相关抗原（TAA）特异的 CTL 比 TIL 存在更大的临床治疗潜力。

但 TIL 也并未过时，随着对肿瘤免疫反应认识的不断深入，有可能为我们带来新的思路。比如美国 NCI 的 Steven A. Roseberg 于 2005 年报道了一种对标准治疗无效的进展期恶性黑色素瘤的新的免疫治疗方法。这个临床试验结果十分令人鼓舞，但如用于其它实体瘤（包括消化道肿瘤）的治疗能否取得这么好的临床效果，尚不得而知。

（3）细胞因子诱导的杀伤细胞

20 世纪 80 年代中期 Ritz 和 Phillips 两个实验室分别从正常人外周血中分离出一类 $CD3^+$ 和 $CD56^+$ 的淋巴细胞，占外周血淋巴细胞的 2%，该类细胞具有 NK 细胞类似的功能，是一类有别于 NK 和 CTL 细胞的非 MHC 限制性细胞毒 T 细胞。进一步的研究发现，该细胞存在 $CD3^+$、$CD16^-$、$CD56^+$ 和 $CD3^+$、$CD16^-$、$CD56^-$ 抗原标志亚型。该类细胞在体外经多种细胞因子（IFN、IL－2）和 $CD3^-$ McAb 等共同培养一段时间后获得的一群异质性细胞。它兼有 T 淋巴细胞强大的抗瘤活性和 NK 细胞的非 MHC 限制性杀瘤优点，其体内杀瘤活性不依赖于 IL－2 的存在等特性，因此被定名为细胞因子诱导的杀伤细胞（cytokine induced killer cells，CIK cells）。

CIK 细胞对自体与异体、同种与异种肿瘤细胞均具有杀伤作用。但其杀瘤活性比 LAK 细胞强数 10 倍以上，体外培养其细胞增殖能力明显强于 LAK 细胞。CIK 细胞作用机制主要包括：① 对肿瘤细胞的直接杀伤，Mehta 等研究认为，CIK 细胞释放胞浆颗粒入细胞外间隔，通过颗粒内含物发挥对靶细胞直接杀伤作用；② 活化后产生的大量炎性细胞因子的抑瘤杀瘤作用，大量实验证明，培养的 CIK 细胞可以分泌多种细胞因子，如 TNF2α、IL22、GM2CSF、IFN2γ 等，不仅对肿瘤细胞有直接抑制作用，还可通过调节机体免疫系统反应性间接杀伤肿瘤细胞；③ 诱导肿瘤细胞凋亡，CIK 细胞在培养过程中表达 FasL，能抵抗 FasL＋肿瘤细胞对免疫系统的攻击效应，又可诱导 Fas＋肿瘤细胞凋亡，发挥对肿瘤细胞慢性杀伤作用，保证抗瘤活性的长期持久；④ 促进 T 细胞增殖活化，CIK 细胞体内抗瘤作用可能与促进宿主体内 T 细胞增殖活化有关。并推测，原始的 $CD3^+CD56^+$ T 细胞随 CIK 输注体内后，在宿主机体状态或肿瘤抗原刺激下转变成具有杀瘤活性的细胞毒性 T 细胞，发挥抗瘤作用。

近年来，人们已对多种肿瘤进行了体外试验包括血液系统恶性肿瘤和实体瘤（乳癌、结肠癌、肾细胞癌、肺癌、胰腺癌等）以及在 SCID 鼠动物模型身上进行的体内试验。但人体的临床应用报道极少，童春容等对已接受反复化疗或造血干细胞移植治疗的 37 例急性白血病患者共进行了 58 疗程 CIK 治疗，结果：34 例血液学缓解期接受 CIK 治疗患者的 3 年持续完全缓解（CCR）概率为 75％，CIK 治疗后的中位 CCR 期为 26 个月（1～59 个月）。在治疗实体瘤方面，陈复兴等报道了应用 CIK 细胞治疗 63 例肿瘤患者的近期疗效，其中肝癌 15 例，胃癌 14 例，食管癌 11 例，肺癌 6 例，乳腺癌 5 例，其它肿瘤 12 例；肿瘤分期为Ⅱ～Ⅳ期。结果：在 63 例接受治疗者中，部分缓解（PR）＋微效（MR）为 28 例（44. 45％）。尽管 CIK 细胞有着较好的临床应用潜力，但还存在很多有待解决的问题，需要更加深入的探索和多方面的研究。CIK 细胞治疗未来有可能在下述方面表现表现出其优势：① CIK 细胞的输注可以作为成功化疗后清除微小残留病灶的巩固免疫治疗；② 来自患者的自体培养的 CIK 细胞可以治疗不适于化疗的患者或耐化疗药物的肿瘤患者；③ CIK 细胞有可能在同种异体骨髓移植中发挥最大潜能。因为在同种异体骨髓移植中，CIK 细胞能诱导 GVT 效应而不产生或仅产生受抑制的 GVHD，这些潜能将成为今后 C IK 细胞临床研究的主要方向。

3. 主动免疫治疗

主动免疫治疗是指采用免疫治疗的手段激发机体自身的免疫系统产生抗肿瘤免疫反应达到治疗肿瘤的目的。

（1）非特异性主动免疫治疗

1）非特异性免疫反应调节剂

胃肠道肿瘤生物反应调节剂主要适用于患者免疫抑制程度较轻和一般状况较好者，通过调动或重建受损免疫系统、增强机体抗癌能力并提高对放化疗的耐受、促进癌细胞特异抗原表达、递呈或对免疫杀伤的敏感性、增强机体抗癌的攻击靶向力与杀伤效率、对癌细胞生物学行为进行调节、促进肿瘤细胞分化或死亡等方式治疗肿瘤。目前应用于胃肠道肿瘤治疗的 BRM 主要包括左旋咪唑、多糖 K（PSK）、链球菌来源的 OK－432、香菇多糖（Letinan，LTN）、BCG、果蝇来源的多糖、以及链霉菌来源的 Bestatin 等。这些 BRM 常在术后与化疗药物合用，称为免疫化疗。

a. 左旋咪唑（Levamisole，LMS）

左旋咪唑（Levamisole，LMS）最初作为一种抗蠕虫药应用于临床，20 世纪 70 年代初发现它具有免疫调节作用。此后的研究表明，左旋咪唑在体外或体内均能使参与细胞免疫反应的细胞恢复正常，有显著提高功能低下的外周血 T 淋巴细胞和巨噬细胞功能的作用。

实验研究发现，左旋咪唑可增强单核巨噬细胞的趋化和吞噬能力，促进幼稚 T 细胞的分化和成熟，增强细胞毒性 T 细胞的活性，从而增强抗肿瘤作用；还能增强迟发性超敏反应，解除患者的无反应状况，使皮肤迟发超敏反应阳转。促进 GM－CSF 的分泌增加。实验研究表明左旋咪唑联合 5－FU，对免疫系统有刺激作用，能显著增加外周血 NK 细胞比例，增加细胞表面 IL－2 受体的表达；同时，左旋咪唑与 5－FU 在增加 HLA－Ⅰ类抗原的表达方面有协同作用。

20 世纪 70 年代发现，左旋咪唑与 5－FU 联合应用对晚期结肠癌有效。结肠癌术后联合应用左旋咪唑和 5－FU，能显著减少复发率和提高无病生存率。1989 年 Laurie 等报导 NCCTG 研究，与 LMS 合用治疗结直肠癌 401 例，结果为 LMS 合用 5－FU 提高了Ⅲ期结肠癌患者的 DFS（$P=0.02$）和总生存率（$P=0.03$）。而左旋咪唑单用对Ⅱ～Ⅲ期结肠癌患者均无效，也未能延长生存期。之后 SWOG 和 ECOG 也作了类似的临床研究，证实左旋咪唑与 5－FU 联合降低了 41%的复发率（$P=0.0001$）和 33%（$P=0.0006$）结肠癌复发死亡率。由于左旋咪唑与 5－FU 在晚期结肠癌的治疗中有协同作用，因此有相当长一段时间把左旋咪唑与 5－FU 联合作为Ⅲ期结肠癌的标准治疗。

20 世纪 90 年代是结肠癌辅助治疗发生巨大变革的时期，在这一时期大量的临床试验结果证实了包括醛氢叶酸（Leucovorin，CF）在内的以 5－FU 为基础的更为有效的辅助治疗方案。在德国进行的一项多中心前瞻性随机对照研究比较了 5－FU＋左旋咪唑与 5－FU＋CF 作为辅助治疗对Ⅲ期结肠癌术后患者的复发率与生存期的影响，共入组 702 例患者，5－FU 400～450mg/m$^2$，d1～5，iv ＋CF 100mg/m$^2$，d1～5，iv，4 周重复。另一组为 5－FU 相同，加用左旋咪唑 50mg/次，每日 3 次，d1～3，每 2 周重复。共随访 46.5 个月，结果 5－FU＋CF 组与 5－FU＋左旋咪唑组相比，DFS 明显提高（$P=0.037$），而总体相关死亡率明显降低（$P=0.0089$）。两组毒性反应均可耐受，少数患者出现Ⅲ～Ⅳ级毒性反应。INT－0089 大规模随机对照试验，共入组 3759 名结肠癌患者，80%为Ⅲ期患者。将 5－FU＋左旋咪唑作为对照组与不同剂量 CF＋5－FU 组进行了比较，结果发现 5－FU＋CF6 个月与 5－FU＋左旋咪唑 1 年的 DFS 与总生存率相当，研究者推荐 5－FU＋CF 作为结肠癌的标准治疗。

由于之后的多个临床随机试验均得到了上述类似的临床结果，这些临床结果导致了 5－FU＋CF 被确立为结肠癌辅助治疗的新标准，包括进展期结肠癌的标准治疗。左旋咪唑目前已不再作为晚期结肠癌的标准治疗，它似乎有被 CF 取代的趋势。

b. PSK

PSK 是一种从杂色采绒革盖菌（*Coriolus versicolor*）菌丝体中提取的蛋白结合多糖，分子量约 100kD。研究表明 PSK 能够诱导几种细胞因子基因的表达，包括 TNF、MCP－1 等。PSK 可以结合并减少 TGFβ，促进机体产生 IL－1、IL－6、IL－8 和 IL－12 等细胞因子。PSK 的抗肿瘤活性是基于其对宿主免疫反应的调控作用，有文献报道 PSK 可促进免疫细胞的趋化和吞噬作用，这种非特异免疫调节作用能够打破肿瘤患者的免疫抑制。在日本其口服制剂在临床得到广泛应用。

PSK 与丝裂霉素（MMC）和 5－氟尿嘧啶（5－FU）合用可以明显提高患者的五年生存率和五年无瘤率，副作用包括轻微的骨髓抑制和肝功能损害。Nakazato 等应用化疗联合 PSK 作为胃癌根治术后的辅助治疗，研究随机分成两组，均接受标准 FM 方案（5FU＋MMC）化疗 10 个周期，单纯化疗组作为对照，试验组则在化疗的同时接受 36 个月的 PSK 治疗。随访观察五年，PSK 与化疗联合组观察到明显的生存获益，其 5 年的无病生存率高达 70.7%，而对照组仅为 59.4%。

有报道 PSK＋5－FU＋MMC 作为结肠癌根治术后辅助治疗较单用 5－FU 组明显延长了 PFS，而如上所述 PSK 在胃癌治疗中似乎显示了更好的疗效，最近 Sakamoto 总结了迄今为止所有有关 PSK 生物化疗随机对照临床试验，并对其进行了 Meta 分析，结果证实加入 PSK 的生物化疗与单纯化疗相比确实提高了结肠癌根治性切除术后患者的生存期，并大大延长了患者的 DFS。

但在 Ochiai 等进行的另一项有关 PSK 治疗作为胃癌术后辅助治疗的临床试验中，试验组为 FAM 方案化疗联合 PSK 治疗，结果显示与对照组相比，两组无显著的生存差别，但在其亚组分析中发现，高危患者从该项治疗中获得生存益处。在 PSK 作为辅助生物化疗治疗 Ducks' C 期结肠癌术后患者的一项临床试验中，466 例患者随机分为 PSK（3g/d）＋5－FU（200mg/d）与单用 5－FU（200mg/d）10 个周期进行了比较，结果发现 PSK 组较单用 5－FU 组短期内明显提高了生存率，但经长期随访 7 年后，两组患者的 DFS 和总生存却并无差异。

由于临床试验的结果存在分歧，PSK 目前还不能作为标准治疗用于胃肠道肿瘤术后辅助治疗，其与其它辅助治疗的比较是否更有优势，目前尚无临床证据。

c. OK－432

OK－432是一种来源于人源青霉素处理的低毒型链球菌属的经过低压冻存、热灭活的提取物，可以刺激NK细胞和巨噬细胞活性，促进患者产生IFN－γ。1975年被正式用于恶性肿瘤的治疗，所治疗的疾病包括胃肠道、肺和头颈部恶性肿瘤。Kim等发现Ⅲ期胃癌术后应用OK－432联合MMC和5－FU可以明显提高患者的5年生存率，但是具有比较多的副作用，包括发热、厌食、腹痛、恶心、呕吐等。Maehara等报道腹腔内同时注射OK－432和MMC、5－FU治疗伴发腹腔转移的胃癌，可以显著提高患者生存率和降低腹腔复发的几率。也有应用OK－432联合其他免疫治疗措施或者不同的BRM联合治疗胃癌的报道，如Morisaki等用自体单核细胞来源的树突状细胞及体外激活的淋巴细胞联合低剂量的OK－432治疗包括胃癌在内的恶性胸腹水患者，5例患者均为经多次标准联合方案化疗耐药无效的患者，每例患者用上述方法治疗3～10个周期；治疗结束后未发现明显毒副作用，5例患者胸腹水渗出量明显降低或消失，外周血及胸腹水中肿瘤标志物含量显著降低，细胞学检查显示胸腹水中肿瘤细胞明显减少或消失，其中3名患者胸腹水中IFNγ含量明显升高，5名患者经治疗后中位生存期超过9个月。

2004年日本Hokkaido大学报道了最新的OK－432治疗胃癌的临床试验结果。根治性切除术后不同分期的胃癌患者共287例，随机分为A、B组，A组给予800mg/d 5'－DFUR共两年；B组给予OK－432皮下注射3KE－5KE（1KE＝0.1mg冻干链球菌细胞），间隔7～14天，同时给予800mg/d 5'－DFUR共两年，A组与B组的5年生存率分别为62.9％和63.8％，统计学未见明显差异（$P=0.7996$）。因而，此临床试验说明含OK－432的联合化疗与单纯化疗组比较并没有使患者生存获益。而之前他们曾报道的治疗1522例根治性切除术后胃癌患者，含OK－432的联合化疗组3年生存率为67.5％，不含OK－432组为62.6％。综合上述这些临床结果，说明OK－432似乎能提高患者术后化疗的反应率，但并不能提高患者的5年生存率。

OK－432在结肠癌的治疗方面的结果也同样令人失望。最近报道了一项联合OK－432的生物化疗与单纯化疗比较的随机对照临床试验，入组患者为Ⅱ～Ⅳ期结肠癌患者，随机分为3组，分别为：生物化疗组（MMC＋5－FU＋HCFU＋OK－432）、化疗组（MMC＋5－FU＋HCFU）和对照组（单纯手术组）。结果无论是对可根治性切除的患者还是对Ⅳ期的患者，5年生存率和DFS在上述各组中均未见有明显差别。因而，我们似乎不难得出结论：MMC＋5－FU＋HCFU＋OK－432无论作为Ⅳ期结肠癌患者的生物治疗还是作为结肠癌患者的术后辅助治疗均不能使患者获益。

但上述结果也不能就此完全否定OK－432在肿瘤治疗中的作用，如有报道OK－432局部灌注治疗胃癌与结肠癌性腹水方面疗效显著。作者认为作为一种非特异性免疫调节剂，其应用方式、应用时机和应用的途径与其发挥抗肿瘤免疫作用直接相关，随着人类对免疫学的深入理解，也许还可以发现OK－432发挥其疗效的新方法。

d. 香菇多糖

香菇多糖（Lentinan）为伞菌科斗菇属香菇的提取物，是一种β－1，3直链葡聚糖。自20世纪80年代开始应用于临床治疗恶性肿瘤和病毒性肝炎等疾病，1985年由日本厚生省批准上市，无直接的细胞毒作用，主要是通过增强诱导活化的巨噬细胞及CTL细胞，提高NK细胞活性和增强抗体依赖性巨噬细胞毒作用来发挥抗肿瘤作用。研究还发现，香菇多糖能增强细胞内嘧啶核苷磷酸化酶活性，增加去氧氟苷向其活性物5－FU转化，使肿瘤细胞对去氧氟苷更加敏感，从而增强药物的抗肿瘤作用。LNT的Ⅱ期临床研究近期及远期随访结果显示，LNT合并化疗可以提高晚期胃癌的疗效、提高免疫功能及延长生存期，引起了临床的广泛重视。对于胃癌引起肝转移、心包转移、腹腔转移以及无法手术的患者应用LNT 2mg，静脉滴注或胸腔、腹腔灌注治疗均已获得明显疗效，可使肝转移后的血浆癌胚抗原或血清甲胎蛋白呈对数形式降低，使心包转移并发肿瘤性胸膜炎患者胸腔渗出完全消失，原发肿瘤明显缩小；对于无法手术切除的胃癌，先使用LNT加化疗，使肿瘤明显减小后，再实行胃部全切手术，切除的胃组织学检查发现肿瘤组织已发生了明显的变性。

目前的临床研究显示：香菇多糖虽然有一定的抗肿瘤作用，但单独应用其抗肿瘤作用十分有限，常常需要与其它化疗药物联合应用。目前其作用也仅限于增强化疗药物的抗肿瘤活性，减轻化疗药物的毒副作用，以及提高患者的生活质量方面，能否真正延长患者生存期尚需要大规模临床试验的证实。还有一些类似的BRM包括：云芝多糖、黄芪多糖、人参多糖、灵芝多糖、女贞素、冬虫夏草等，其临床作用也尚需随机临床试验的证实，目前的总体评价与香菇多糖类似。

另外，减毒的分枝杆菌属的卡介苗（BCG）主要用于膀胱灌注治疗膀胱癌。也有将其用于结肠癌辅助治疗的报道，如Tadeusz P等应用BCG联合FAM方案，作为进展期胃癌术后的辅助治疗，10年的随访的结果显示，试验组显著延长了患者生存，死亡率较对照组降低了17%。一项随机临床试验，用自体肿瘤细胞疫苗＋BCG用于Ⅱ期结肠癌患者的术后辅助治疗，结果证实受试患者的无病生存和总生存较单用疫苗组明显获益。最近，非甲基化的CpG二核苷酸基序的研究受到了关注。CpG DNA作为免疫佐剂应用于恶性肿瘤的研究目前已经开展，但是主要还集中在实验动物的研究阶段。

2）细胞因子

细胞因子是由免疫细胞（淋巴细胞、单核巨噬细胞）及相关细胞（成纤维细胞、内皮细胞）分泌的具有调节免疫功能的高活性小分子量蛋白。其特点是：其本身是低分子量的分泌型蛋白；其产生可以是多源性而作用为多效性（pleiotropism）；其作用既有多效性（pleiotropy）又有重叠性（redundancy）；其生物学效应强（pM水平），效应强弱取决于细胞因子的浓度、靶细胞的状态以及局部环境；其主要参与免疫反应和炎症反应，效应强弱受多种因素影响；往往通过旁分泌或自分泌方式近距离发挥作用等。

由于其强大的免疫调控能力，在临床上常常用来作为拮抗肿瘤患者免疫抑制状态的辅助治疗措施。目前应用与消化道肿瘤治疗的细胞因子主要有白细胞介素2（IL－2）、干扰素α（IFNα）、干扰素γ（IFNγ）、肿瘤坏死因子α（TNFα）、粒细胞集落刺激因子（G－CSF）、粒巨噬细胞集落刺激因子（GM－CSF）。此外，IL－12作为具有应用前景的抗癌因子也在考虑之列。临床上多将细胞因子与放、化疗及其它生物疗法联用，也可在瘤内或区域内给药，以减轻毒副作用。

a. IL－2

IL－2可以通过非特异性活化T淋巴细胞、NK细胞等免疫细胞并且增强肿瘤细胞对免疫细胞的敏感性起到对肿瘤的治疗作用。IL－2在黑色素瘤和肾癌中疗效显著，在胃肠道肿瘤免疫治疗中，主要应用于治疗用LAK细胞和TIL细胞的制备以及用于预防手术后免疫抑制的加重。Cerea等在术前三天连续应用9百万IU/d IL－2（sc）可以明显增加术后胃癌患者外周血总T细胞和辅助T细胞的数量，患者预后也明显改善。Arinaga等使用IL－2（700 IU/m$^2$/12hr）和MMC（10mg/m$^2$/12hr）静脉注射可以使30.3%的胃癌患者出现部分缓解。Yamaguchi等报道应用IL－2和OK－432行腹腔内注射治疗，可以有效治疗胃癌患者的腹水并发症（81%）。

对于进展期胃肠道肿瘤患者来说，其内源性IL－2的分泌明显下降，这种下降很可能与肿瘤细胞分泌IL－10、TGFβ和IL－2受体等抑制性因子有关。这种IL－2分泌的下降可导致细胞免疫的缺陷。Fabrizio等对69例经病理证实的可切除胃腺癌患者进行了随机对照研究，患者被随机分为单纯手术切除组，和术前IL－2治疗组＋手术切除组，中位随访时间为26个月，结果发现IL－2治疗组＋手术切除组无论是生存期还是DFS均较单纯手术切除组得到延长，但却无统计学差异（$P=0.006$）。由于样本数相对偏少，这一结论尚需进一步验证。

由于化疗能够上调消化道肿瘤相关抗原，如CEA、TS（thymidylate synthase）的表达，同时可以下调CTL诱导的肿瘤细胞对死亡信号的耐受，这就为化疗与IL－2的联合治疗提供了理论依据。2005年最新的一篇报道就是这种结合的范例，这项研究共有29例转移性结肠癌患者入组，其中19例已有肝转移，21例曾接受过一线化疗后进展，采用健择＋FOLFOX4＋IL－2＋GM－CSF方案治疗。具体为：GEM 1g/m$^2$＋CF 100mg/m$^2$＋5－FU 400mg/m$^2$，bolus，800mg/m$^2$，d1～2，civ＋Oxaliplatin 85mg/m$^2$，iv，d2＋GM－CSF 150μg，d3～6＋IL－2 0.5 MIU，bid，d7～14，15天重复，共进行12周期评效。结果患者的客观反应率达到 68.9%，疾病控制率达到 96.5%，PFS 达到 12.5 个月，远高于以往单纯化疗组。

总体来说，IL-2 用于胃肠道肿瘤的治疗，其疗效还不肯定，将来有可能在与化疗结合或与肿瘤疫苗结合的联合治疗方面发挥其辅助作用。

b. 干扰素

干扰素（IFN）的功能主要包括：促进 CTL、NK、单核巨噬细胞活性，通过活化 CTL、NK 细胞和增强效应细胞的杀伤活性起到对癌症的免疫治疗作用；抑制肿瘤细胞增殖；促进淋巴细胞表达 IL-12 受体；增强肿瘤细胞抗原和 MHC 分子的表达；抑制肿瘤血管形成等作用；通过抑制 TGFβ 诱导的金属蛋白酶 MMP9 的分泌，抑制肿瘤的浸润与转移。目前它有 13 种亚型，同种亚型由于等位基因的不同变种以小写 a、b、c 等加以说明（α-2a、α-2b 等）。其中 α-2a 为第 23 位氨基酸是精氨酸；α-2b 为第 23 位氨基酸是赖氨酸。其中 IFN-α 在欧洲被批准可用于肾细胞癌一线治疗。

目前应用于胃癌治疗的主要是 IFNα，具有比较好的疗效。Pazdur 等应用 5-FU 和 IFN-α 对未进行过化疗并且有转移的 44 例进展期胃癌进行联合治疗，发现 9 例出现部分缓解，1 例出现完全缓解，中位生存期达到 29 周，但是出现了粒细胞减少症、腹泻、口腔粘膜炎和皮疹等副作用。Jager 等报道了应用 5-FU/亚叶酸钙（FA）/IFN-α 对不适合手术治疗的伴发肝转移（22 例）、淋巴结转移（33 例）或腹腔转移（20 例）的 72 例胃肠道肿瘤患者进行的Ⅱ期临床试验，他们发现 IFN（6 M. U. sc）＋FU（500mg/$m^2$ iv）＋FA（500mg/$m^{2)}$）联合应用，每周一次，10 例完全缓解、20 例部分缓解、40 例病情稳定、2 例无效，副反应也较轻，只出现了轻微的腹泻和恶心。

最近，一项临床试验比较了 5-FU＋LEV 作为辅助化疗的基础，加与不加 CF 或 IFNα 对淋巴结阳性的结肠癌术后患者的随机对照研究。结果发现加入 CF 明显提高了无复发生存和总生存率，5 年生存率为 72.0% vs 60.5%。而加入 IFNα 似乎能够提高无复发生存率，但却未能延长总生存期。WHO Ⅲ～Ⅳ级毒性见于 9.9%的 5-FU＋LEV 组、13.3%的 5-FU＋LEV＋CF 组和 30.7%的 5-FU＋LEV＋IFNα 组。因而，加入 IFNα 似乎只增加了毒性反应却未能改善患者的预后。

总的来说，IFNα 在胃肠道肿瘤治疗中的作用各家报道不一，要成为胃肠道肿瘤的标准治疗，尚需要大规模临床实践的检验和长期的观察。

另外，其他具有免疫治疗作用的细胞因子还有 TNF-α、IL-18 以及集落刺激因子等。但是，这些细胞因子在胃癌中的临床应用报道尚少，还有待进一步的探索。

（2）特异性主动免疫治疗

特异性主动免疫治疗是指应用肿瘤细胞、肿瘤细胞裂解物、肿瘤细胞 DNA 和 RNA 以及肿瘤细胞来源的肿瘤抗原的蛋白、多肽、DNA 和 RNA 等携带肿瘤免疫学信息的疫苗免疫机体激发机体的针对肿瘤的特异性免疫反应的治疗措施。虽然结合使用免疫佐剂可以提高特异性主动免疫治疗的效果，但是传统的疗法效果甚微。目前，以树突状细胞为基础的免疫治疗措施显示出了比较好的应用前景。

1）树突状细胞（DC）疫苗

DC 来源于 $CD34^+$ 造血干细胞，存在于机体的所有组织中。DC 产生后首先在外周血中出现，以未成熟 DC 定位于各个组织中。根据其表达 CD11c 和 CD123 的不同，可以将人 DC 分为髓系（$CD11c^+$ $CD123^{low}$）和淋巴系（$CD11c^-$ $CD123^{high}$）两个亚群。在外周血中，DC 是一群异质性的细胞，包括有胞膜突起的 DC（髓样 DC）和具有浆细胞样形态的 DC（淋巴样 DC）。在皮肤中，DC 主要包括表皮朗罕氏细胞（Langerhans DC，LC）和真皮 DC，二者在形态和表型上存在差异。在受到成熟信号的刺激后，DC 表面 MHC-Ⅱ类分子和共刺激分子（CD80、CD86 和 CD40 等）的表达上调，分泌细胞因子（TNFα、IL-1β、IL-12 和 IL-10 等）的能力提高，可以向 T 淋巴细胞递呈抗原，诱导 T 细胞的活化。DC 的成熟刺激信号主要包括细胞因子、细菌和病毒成分、凋亡/坏死的细胞等。DC 成熟后，细胞表面趋化因子受体 CCR2、CCR5、CCR6 的表达下调，CCR7 和 CXCR4 的表达升高，促使 DC 迁出外周淋巴组织，并且通过输入淋巴管进入次级淋巴器官，如淋巴结、脾脏以及胃肠道系统的淋巴滤泡等。

在次级淋巴器官内，成熟的DC与T淋巴细胞紧密接触，诱导T淋巴细胞活化，产生特异性的免疫应答。

DC具有重要的免疫监视作用。DC可以以巨胞饮（macropinocytosis）、吞噬（phagocytosis）和受体介导内吞等形式摄取和加工抗原，把抗原以肽-MHC复合物的形式提呈给初始T细胞，并传递T细胞激活所需要的协同刺激信号，可以活化初始T细胞和记忆T细胞。成熟的DC可以分泌多种细胞因子，作用于多种免疫细胞，诱导$CD4^+$T淋巴细胞、$CD8^+$T淋巴细胞、B细胞等细胞的增殖和分化，诱导NK细胞的活化，从而作为枢纽将天然免疫和获得性免疫联系在一起。在肿瘤组织中有DC的浸润，但是功能往往受到肿瘤引起的免疫抑制的影响。肾癌、前列腺癌、膀胱癌和乳腺癌的免疫组织分析显示肿瘤组织中的DC数量正常，但是其活化状态异常。在头颈部肿瘤和胃肠道肿瘤中DC的数量减少，而且DC浸润的数量与肿瘤的预后也密切相关。Tsujitani等对175例胃癌患者组织中浸润的朗罕氏细胞进行了检测，发现其散在于肿瘤组织内，Ⅲ期胃癌患者的DC浸润数量与胃癌的预后密切相关；而且他们在对210例胃癌患者进行DC浸润的研究发现胃癌中浸润的DC数量越多，则患者的五年生存率越高，发生淋巴结转移的几率越低，预后也越好。Lissoni等报道，胃肠道肿瘤患者外周血中的未成熟和成熟DC的数量减少，而且与外周血中的T淋巴细胞数量和NK细胞数量直接相关。

DC的基本功能特征在于其强大的抗原递呈能力、强大的活化初始T淋巴细胞和记忆淋巴细胞的能力以及其对其他多种免疫细胞的调控能力，因此在恶性肿瘤的治疗中发挥越来越重要的作用。在动物模型里，以树突状细胞为基础的免疫治疗取得了满意的疗效，在晚期肿瘤和伴发远处转移的肿瘤具有良好的治疗作用。DC免疫治疗的策略主要有直接动员DC、抗原冲击DC、利用DC体外诱导杀伤细胞、DC体外培养后结合物理治疗或放化疗、基因修饰的DC等。

最初，人们使用GM-CSF+TNFα或GM-CSF+IL-4直接动员DC到肿瘤组织或者皮肤。虽然在小鼠模型中能够诱导有效的免疫应答，但是在临床上却没有效果。因此，目前该方法已经不再使用。

随着DC分离技术和体外培养扩增技术的进步，人们能够在体外结合多种处理改善DC的功能状态并且促进DC提呈肿瘤抗原信息的能力。目前用于免疫治疗的DC的来源主要是通过体外培养或者直接分离。$CD34^+$造血干细胞在体外经过不同细胞因子的作用诱导其分化为DC，但是由于其可控性低，最终的产物倾向于单核-DC（MoDC）。现在主要的DC制备方法使用人外周血来源的单核细胞在体外经过GM-CSF+IL-4培养5～7天，然后在单核细胞条件培养基或TNFα、IL-1β、IL-6和$PGE_2$的存在下促进其成熟和增强其抗原递呈能力。最新分离DC的方法是直接用CMRF-44或CMRF-56单克隆抗体结合流式筛选和免疫磁珠分离治疗数量的DC。

目前，最常见的DC治疗方法是用抗原冲击DC（抗原负载），然后回输DC或用DC皮内免疫以诱导特异性的抗肿瘤免疫反应。常用的肿瘤抗原主要有肿瘤细胞系或肿瘤组织的裂解物/DNA/RNA、肿瘤相关抗原的蛋白或多肽、放疗或化疗中凋亡的肿瘤细胞等。目前比较接受的抗原负载DC的用法是与患者外周血单个核细胞共孵育后形成抗原负载DC活化的杀伤细胞（antigen-pulsed DC-activated killer cells），然后通过过继性回输治疗肿瘤。这些抗原基本都是HLA-A2限制性的抗原。目前，胃肠道肿瘤来源的MAGE肽已经进入了Ⅰ/Ⅱ期临床试验阶段。Galetto等用GM-CSF+IL-4培养人外周血单核细胞（PBMC）来源的DC5～7天后，将其与凋亡的肿瘤细胞在单核细胞条件性培养基中孵育24h后可以诱导2例直肠癌和胃癌患者的T淋巴细胞分泌IFNγ和对肿瘤细胞产生杀伤效应。Kono等使用HLA-A2限制性的HER-2/neu多肽致敏树突状细胞进行了Ⅰ期临床试验，结果发现致敏DC皮内注射4次（间隔两周）后，其中的胃癌患者可以产生多肽特异的CTL反应和迟发性超敏反应，患者出现部分缓解和病情的稳定。Ohta等证明用HLA-A0201限制性的CEA多肽体外致敏HLA-A0201患者来源的DC，然后与PBMC体外共孵育后再用IL-2+CD3进行扩增，可以产生针对$CEA^+$肿瘤细胞的CTL。Liu等人用胃癌细胞来源的RNA致敏DC可以诱导针对胃癌的特异性免疫反应。另外，肿瘤细胞与DC的融合也可以诱导特异性的抗肿瘤免疫反应。

这些基于DC的疗法的主要缺陷是不能完全模拟正常情况下体内DC的迁移和诱导免疫反应的机制以及所用DC的异质性。因此，目前有在局部热疗、放疗或者化疗后将未成熟DC进行瘤体内注射以促进DC摄取瘤体内暴露的肿瘤抗原并促进DC的迁移，以便更有效地诱导抗肿瘤免疫反应。有报道肿瘤来源的核外体（exosome）不仅携带肿瘤信息而且可以诱导DC功能的成熟，由于是非细胞性的疫苗，其治疗效应目前正在广泛的研究中。DC的免疫治疗基本没有副作用，但也有报道DC注射后的发热、反应性低血压与肌痛等不良反应，因此DC的免疫治疗总体来说是安全的，但其在胃癌与结肠癌治疗中的有效性尚待大样本随机临床试验证实。

2）CEA作为免疫反应的靶抗原

CEA在胃肠道肿瘤组织中高表达，在胃肠道肿瘤的转移过程中发挥着重要作用。因而，CEA可作为免疫治疗这类疾病的最重要的靶抗原之一。尽管相当长的时间以来，对CEA的免疫原性仍存在疑问，但它仍然是胃肠道肿瘤中最有治疗潜力的靶抗原。近年来，通过诱导针对CEA的T细胞抗肿瘤免疫来治疗转移性结肠癌已有不少报道。用重组CEA疫苗免疫结肠癌患者后，从一名患者的外周血中已分离得到一株稳定的CEA特异性的CTL细胞系，这株细胞系有可能将来在结肠癌的免疫治疗中发挥重要作用。新的HLA－A24和HLA－A3限制性的CEA多肽也已经被分离鉴定成功并有望成为新的结肠癌多肽疫苗。

HLA Ⅰ类限制性CEA来源的多肽或CEA RNA负载的DC已被证实能够诱导CEA特异性的CTL反应，当其用于表达CEA的胃肠道肿瘤的免疫治疗时显示了一定的疗效。以CEA－DC为基础的免疫治疗近年来引起了广泛关注，其原因一方面是由于CEA－DC疫苗的安全性和易操作性，再者是由于一部分患者经治疗后确实观察到了肿瘤的客观缓解。目前，尝试用flt3动员DC或通过提高胃肠道肿瘤中DC的浸润来提高DC的疗效的临床试验正在进行之中。

3）肿瘤细胞疫苗

用全肿瘤细胞作为疫苗有一个独特的优势，就是其包含所有可能的肿瘤相关抗原（TAAs）。然而，这种全肿瘤细胞疫苗却很难诱导出有效的抗肿瘤免疫反应。因而，对这种全肿瘤细胞疫苗进行修饰，以使其能够更好地起到诱导抗肿瘤免疫反应的作用就成为研究的热点。通过全肿瘤细胞疫苗免疫过程中加入免疫反应的佐剂，如BCG、CPG等非特异性免疫反应调节剂来辅助增强全肿瘤细胞疫苗的免疫原性。另外，由于获得新鲜的肿瘤组织较为困难，而如果用肿瘤细胞系作为疫苗又可能面临HLA不合或缺乏MHC抗原的问题。

全肿瘤细胞疫苗在胃肠道肿瘤的免疫治疗中也有过尝试。在一项前瞻性随机对照研究中，98例Ducks B2－C期结直肠癌患者随机分为单独手术组与手术＋全肿瘤细胞疫苗治疗组，手术后4～5天开始疫苗治疗，每周1次，皮下注射，共3周。疫苗由107经照射灭活的自体肿瘤细胞和BCG组成。结果经6.5年随访，两组患者复发率和总生存均无明显差异。之后，412例Ⅱ～Ⅲ期结肠癌患者再次用同样疫苗免疫并与单纯手术组进行比较，随访7.6年，仍未见两组之间存在差异。新的一项临床试验，改变了疫苗免疫方式，在术后第6个月增加了疫苗免疫次数，经随访5.3年后，两组5年生存仍无差别，但亚组分析发现，对Ⅱ期结肠癌患者来说，疫苗治疗组无复发生存与对照组有明显差别（80％ vs 60％，$P$＝0.011）。由于上述结果尚需要大规模多中心临床验证，对于Ⅱ～Ⅲ期结肠癌来说，肿瘤细胞疫苗目前还不能作为术后患者的标准治疗。最近，这种疫苗与5－FU＋CF联合作为Ⅲ期结肠癌的辅助治疗的随机临床对照试验正在进行。

一种多价的异基因肿瘤细胞疫苗，CancerVaxR与BCG联合已用于结肠癌治疗的一项Ⅱ期临床研究。此研究用CancerVaxR联合BCG治疗了28例Ⅳ期结肠癌患者，初步的结果已显示总生存较对照组明显获益，同时发现此联合治疗诱导了特异性的抗肿瘤免疫反应。

4）基因修饰的肿瘤细胞

用外源的基因如编码IL－2和GM－CSF基因修饰肿瘤细胞可以大大提高肿瘤细胞疫苗的免疫原性。这种基因转染可通过构建质粒或病毒载体（如逆转录病毒或腺病毒）转染肿瘤细胞来获得。转染的方式可通过体外转染或直接对肿瘤细胞进行体内转染来实现。但这些转染的肿瘤细胞疫苗目前基本还处于动物实验阶段，如经病毒转染的CEA高表达的肿瘤细胞疫苗在小鼠模型中，成功地诱导了特异性抗肿瘤免疫反应。目前，正在用从结肠癌患者取得的新鲜肿瘤细胞进行这方面的临床前期实验。

5）多肽、粘蛋白和多糖疫苗

由于全肿瘤细胞免疫原性较差，人们开始尝试用纯化的TAAs全蛋白或多肽的形式作为疫苗来诱导特异性抗肿瘤免疫反应。全蛋白疫苗相对多肽疫苗来说免疫原性更强，但多肽疫苗也有其独特优势，这就是多肽疫苗更容易人工合成并大量生产。

粘蛋白如MUC1是高分子糖基化蛋白，在很多肿瘤如胃癌和结肠癌中过度表达，且以一种异常糖基化的状态存在。表达在肿瘤细胞膜表面的粘蛋白能够抑制细胞膜表面的免疫调控分子并抑制肿瘤细胞与免疫效应细胞之间的相互作用；肿瘤细胞表面MUC1的表达也可通过诱导T细胞的凋亡，从而抑制抗肿瘤免疫反应；MUC1还能够通过抑制CD4＋T辅助细胞的功能起到抑制免疫反应的作用，然而，当肿瘤细胞膜表面粘蛋白去糖基化发生改变时，含这种粘蛋白的肿瘤细胞就可能成为CTL攻击的靶细胞。实验也证实，用MUC1作为疫苗可诱导针对MUC1的特异性CTL和抗体的产生。但用MUC1作为疫苗的临床试验结果却十分令人失望。一项用粘蛋白多糖（Theratope）疫苗治疗Ⅳ期结肠癌的临床试验治疗了45例患者，其中7例SD，其余均为PD，中位生存期14.2个月。

用肿瘤相关的多糖抗原作为疫苗也有人进行了尝试，然而，由于这种抗原诱导的抗体与肿瘤细胞膜上的抗原结合性较差而无法产生有效的抗肿瘤免疫反应。

6）表达CEA的重组疫苗

为增强免疫原性，研究者试用免疫原性较强的表达CEA的牛痘病毒或禽痘病毒（ALVAC-CEA）来作为疫苗治疗胃肠道肿瘤，这些研究发现，虽然接种这两种疫苗均能够诱导CEA特异的CTL反应，但临床治疗效果却十分令人失望，这方面大量的临床试验目前正在进行之中。

7）抗独特型抗体

用几种能够模拟结肠癌细胞TAAs的抗独特型抗体来作为疫苗治疗结肠癌的研究已有不少报道。CeaVacR（3H1）是一种鼠单克隆抗独特型抗体，能够高度模拟肿瘤限制性CEA表位，在小鼠模型的抗肿瘤实验中获得了成功。在将其用于临床试验的报道中，23例结肠癌患者中有17例可观察到诱导出多克隆抗肿瘤抗体，其中13例是抗CEA的多克隆抗体，5例诱导出CEA特异性的CTL，而同时进行的化疗并未影响这种抗肿瘤免疫反应。目前，用这种抗独特型抗体作为疫苗单独或与化疗联合治疗结肠癌的临床研究正在进行之中。

105AD7是一种人的抗独特型抗体，能够模拟gp72抗原，而这种抗原在80%的结肠癌细胞上均有表达，一项Ⅰ期临床试验用此疫苗治疗13例结肠癌患者，105AD7采用肌注给药，结果与历史对照相比，患者得到了一定程度的临床获益。为了进一步证实这一结果，一项用105AD7进行的随机对照双盲试验正在进行之中。

8）细胞免疫反应的新靶点

已发现一些新的备选胃肠道肿瘤靶抗原及表位。这些新的靶抗原包括SART-1，经研究发现其可诱导作为HLA-A24限制性的T细胞免疫反应；酪氨酸激酶lck常常在转移性结肠癌细胞中高表达，现已证明可诱导HLA Ⅰ类限制性肿瘤特异性CTL反应；Her2/neu在胃肠道肿瘤原发灶和转移灶中均有高表达，Her2/neu抗原一个有较高结合活性的HLA-A24限制性T细胞表位已明确；另外，P53表达的异常也常常发生在胃肠道肿瘤细胞中，一种新的HLA-A24限制性P53来源的多肽已证明能够诱导特异性的CTL反应，相信不久就会进入相关的临床试验，但结果尚难以预料。

9）热休克蛋白疫苗

热休克蛋白（heat shock protein，HSP）家族是一群进化上非常保守的管家基因家族，一般根据其分子量将HSP分为HSP90、HSP70、HSP60、HSP40和小分子量HSP等。HSP的主要功能是作为伴侣分子调节蛋白的正确折叠、转运以及变性蛋白的复性等。另外，HSP 蛋白可以发挥细胞因子样作用，促进单核细胞和 DC 分泌细胞因子和趋化因子等免疫调控分子。目前，人们把 HSP 又称为“伴侣因子”(chaperonin)，即伴侣分子样的细胞因子。在肿瘤细胞中虽然发现了 HSP 表达水平的上升或下降，但是并无规律性的突变。HSP 蛋白最基本的特征是在受到热及其它应激刺激后表达水平迅速升高，并且保护细胞免于应激诱发的细胞凋亡。近年来，HSP 尤其是 HSP70 家族的免疫学特征受到了人们的关注，发现其在天然免疫和获得性免疫中起着广泛和重要的作用。最初人们发现肿瘤细胞中提取的结构正常的 HSP 可以诱导机体产生特异性抗肿瘤免疫反应，而正常细胞的 HSP 则不能。后来的研究证明，HSP 可以结合肿瘤内源性抗原多肽。具有抗原肽结合活性的 HSP 分子主要有 HSP90、HSP70 和 HSP60。HSP 结合的抗原多肽多为肿瘤细胞所特有，含有未知的某些抗原信息，因此可以作为特异性主动免疫治疗的方式之一，通过皮内免疫诱导特异性抗肿瘤免疫应答。HSP 还可以作为免疫佐剂，通过与专职的抗原递呈细胞（主要是单核巨噬细胞和树突状细胞）表面的 HSP 受体结合，通过 CD91 介导的内吞方式将抗原肽递呈给 MHC 分子（交叉递呈）并且表达于细胞的表面进行有效的抗原递呈，同时有效活化 DC 和单核巨噬细胞，促进后者分泌细胞因子和迁移到 T 细胞部位完成抗原递呈。因此 HSP 的免疫调控功能正是依赖于 HSP 的结合抗原能力、免疫佐剂样效应和交叉抗原递呈和激活能力，可以应用于肿瘤免疫治疗。

HSP 在免疫学原理中不断显现出的作用已经激起了开发 HSP 作为肿瘤疫苗的兴趣。许多公司已经开发了 HSP 疫苗，如 HSPPC－96 等，已经基本完成Ⅰ/Ⅱ期临床试验。HSP 疫苗的基本的策略是：① 分离纯化自体 HSP；② 制备 HSP-抗原多肽复合物；③ 通过调控 HSP 在肿瘤内的表达水平和定位制备肿瘤疫苗。纯化的肿瘤源 HSP 在胃肠道肿瘤、肺癌、恶性黑色素瘤、淋巴瘤、纤维肉瘤、恶性肉瘤、前列腺癌和乳腺癌中均取得了一定的疗效，但是由于其个体性强，不利于大规模的推广和应用，因此商品化的 HSP-抗原肽复合物更为引人注意。已经进行的 HSP 疫苗临床试验证明 HSP 免疫治疗安全性高，仅有轻微的发热和疼痛（也可能由于本身引起）以及轻微的潮红，而且针对核蛋白、单链或双链 DNA、线粒体、甲状腺球蛋白、微体、核周和胞质抗原的自身抗体在患者血中的滴度没有升高。另外，通过局部热疗等手段增加肿瘤细胞表达 HSP 的水平也是临床试验可以考虑的手段。目前，HSP 疫苗的研究集中于基因修饰肿瘤细胞的全细胞疫苗研究，即通过增加肿瘤细胞表面 MHC－Ⅰ分子、共刺激分子、膜性 HSP 等修饰促进 HSP 的效果。

国内目前仍没有 HSP 疫苗临床试验的报道，但是国外已有的报道强烈提示 HSP 疫苗完全是一种低毒、有效、可行的免疫疗法。同时由于 HSP 的免疫调控功能仍然没有完全阐明，因此其在临床的大规模应用仍然需要病例的继续积累以进一步确认该疗法的某些不确定因素。

（郭　军）

## 参考文献

1. 游伟程. 胃癌流行病学研究进展. 中华预防医学杂志，1999，33：49
2. Takashima S，Kosaka T. Results and controversial issues regarding a para-aortic lymph node dissection for advanced gastric cancer. Surg Today，2005，35（6）：425-31
3. Akoh JA，Macintyre IM. Improving survival in gastric cancer：review of 5－year survival rates in English language publications from 1970. Br J Surg，1992 Apr，79（4）：293-9
4. Meyerhardt JA，Mayer RJ. Systemic therapy for colorectal cancer. N Engl J Med，2005，352（5）：476-87
5. Mochiki E，Kamiyama Y，Aihara R，et al. Laparoscopic assisted distal gastrectomy for early gastric cancer：Five years' experience. Surgery，2005，137（3）：317-22

6. Douillard JY. Irinotecan-based regimens in the adjuvant therapy of colorectal cancer. Clin Colorectal Cancer，2005，5 Suppl 1：S34-7
7. Loeffler TM，Hausamen TU. High-dose infusional 5 - fluorouracil combination therapy of metastatic gastric and colorectal cancer. J Infus Chemother，1996，6 (3)：137-40
8. Karimine N，Nanbara S，Arinaga S，et al. Lymphokine-activated killer cell activity of peripheral blood，spleen，regional lymph node，and tumor infiltrating lymphocytes in gastric cancer patients. J Surg Oncol，1994，55 (3)：179-85
9. 毕锋，张学庸，牟震先等. 单克隆抗体 MGB2 和 LAK 细胞的协同抗胃癌作用. 中国肿瘤生物治疗杂志，1996，3 (2)：119
10. Kiessling R，Wasserman K，Horiguchi S，et al. Tumor-induced immune dysfunction. Cancer Immunol Immunother，1999，48 (7)：353-62
11. Pawelec G，Zeuthen J，Kiessling R. Escape from host-antitumor immunity. Crit Rev Oncog，1997，8 (2-3)：111-41
12. Hensler T，Hecker H，Heeg K，et al. Distinct mechanisms of immunosuppression as a consequence of major surgery. Infect Immun，1997，65 (6)：2283-91
13. Lopez-Nevot MA，Esteban F，Ferron A，et al. HLA class I gene expression on human primary tumours and autologous metastases：demonstration of selective losses of HLA antigens on colorectal，gastric and laryngeal carcinomas. Br J Cancer，1989，59 (2)：221-6.
14. Moretti S，Pinzi C，Spallanzani A，et al. Immunohistochemical evidence of cytokine networks during progression of human melanocytic lesions. Int J Cancer，1999，84 (2)：160-8
15. Tsushima H，Kawata S，Tamura S. High levels of transforming growth factor beta 1 in patients with colorectal cancer：association with disease progression. Gastroenterology，1996，110 (2)：375-82
16. Kobie JJ，Wu RS，Kurt RA，et al. Transforming growth factor beta inhibits the antigen-presenting functions and antitumor activity of dendritic cell vaccines. Cancer Res，2003，63 (8)：1860-4
17. Almand B，Resser JR，Lindman B，et al. Clinical significance of defective dendritic cell differentiation in cancer. Clin Cancer Res，2000，6 (5)：1755-66
18. Saito H，Tsujitani S，Ikeguchi M，et al. Relationship between the expression of vascular endothelial growth factor and the density of dendritic cells in gastric adenocarcinoma tissue. Br J Cancer，1998，78 (12)：1573-7
19. Oyama T，Ran S，Ishida T，et al. Vascular endothelial growth factor affects dendritic cell maturation through the inhibition of nuclear factor-kappa B activation in hemopoietic progenitor cells. J Immunol，1998，160 (3)：1224-32
20. Ferroni P，Spila A，Martini F. Prognostic value of vascular endothelial growth factor tumor tissue content of colorectal cancer. Oncology，2005，69 (2)：145-53
21. Sugai H，Kono K，Takahashi A，et al. Characteristic alteration of monocytes with increased intracellular IL - 10 and IL - 12 in patients with advanced-stage gastric cancer. J Surg Res，2004，116 (2)：277-87
22. Chen XL，Su BS，Sun RQ，et al. Relationship between expression and distribution of cyclooxygenase - 2 and bcl - 2 in human gastric adenocarcinoma. World J Gastroenterol，2005，11 (8)：1228-31
23. Zheng HC，Sun JM，Wei ZL，et al. Expression of Fas ligand and caspase - 3 contributes to formation of immune escape in gastric cancer. World J Gastroenterol，2003，9 (7)：1415-20

24. Mann B, Gratchev A, Bohm C. FasL is more frequently expressed in liver metastases of colorectal cancer than in matched primary carcinomas. Br J Cancer, 1999, 79 (7 - 8): 1262-9
25. Lee TB, Min YD, Lim SC, et al. Fas (Apo - 1/CD95) and Fas ligand interaction between gastric cancer cells and immune cells. J Gastroenterol Hepatol, 2002, 17 (1): 32-8
26. Lim SC. Fas-related apoptosis in gastric adenocarcinoma. Oncol Rep, 2003, 10 (1): 57-63
27. Wolf AM, Wolf D, Steurer M, et al. Increase of regulatory T cells in the peripheral blood of cancer patients. Clin Cancer Res, 2003, 9 (2): 606-12
28. Kawaida H, Kono K, Takahashi A, et al. Distribution of CD4+CD25high regulatory T-cells in tumor-draining lymph nodes in patients with gastric cancer. J Surg Res, 2005, 124 (1): 151-7
29. Baselga J. Why the epidermal growth factor receptor? The rationale for cancer therapy. Oncologist, 2002, Suppl 4: 2-8
30. Mayer A, Takimoto M, Fritz E, et al. The prognostic significance of proliferating cell nuclear antigen, epidermal growth factor receptor, and mdr gene expression in colorectal cancer. Cancer, 1993, 71: 2454-2460
31. Hemming AW, Davis NL, Kluftinger A, et al. Prognostic markers of colorectal cancer: an evaluation of DNA content, epidermal growth factor receptor, and Ki - 67. J Surg Oncol, 1992, 51: 147-152
32. Baselga J, Albanell J. Epithelial growth factor receptor interacting agents. Hematol Oncol Clin North Am, 2002, 16: 1041-1063
33. Saltz L, Rubin M, Hochster H, et al. Cetuximab (IMC - C225) plus irinotecan (CPT - 11) is active in CPT - 11 - refractory colorectal cancer (CRC) that expresses epidermal growth factor receptor (EGFR). Prog Proc Am Soc Clin Oncol, 2001, 20: 3a
34. Saltz LB, Meropol NJ, Loehrer PJ Sr, et al. Phase Ⅱ trial of cetuximab in patients with refractory colorectal cancer that expresses the epidermal growth factor receptor. J Clin Oncol, 2004, 22: 1201-1208
35. Cunningham D, Humblet Y, Siena S, et al. Cetuximab monotherapy and cetuximab plus irinotecan in irinotecan-refractory metastatic colorectal cancer. N Engl J Med, 2004, 351: 337-345
36. Saltz L, Kies M, Abbruzzese JL, et al. The presence and intensity of the cetuximab-induced acne-like rash predicts increased survival in studies across multiple malignancies. Prog Proc Am Soc Clin Oncol, 2003, 22: 204a
37. Folkman J. Tumor angiogenesis: therapeutic implications. N Engl J Med, 1971, 285: 1182-1186
38. Ferrara N, Gerber HP, LeCouter J. The biology of VEGF and its receptors. Nat Med, 2003, 9: 669-676
39. Kabbinavar F, Hurwitz HI, Fehrenbacher L, et al. Phase Ⅱ, randomized trial comparing bevacizumab plus fluorouracil (FU) /leucovorin (LV) with FU/LV alone in patients with metastatic colorectal cancer. J Clin Oncol, 2003, 21: 60-65
40. Hurwitz H, Fehrenbacher L, Novotny W, et al. Bevacizumab plus irinotecan, fluorouracil, and leucovorin for metastatic colorectal cancer. N Engl J Med, 2004, 350: 2335-2342
41. Berlin JD. Targeting vascular endothelial growth factor in colorectal cancer. Oncology (Huntingt), 2002, 16: Suppl 7: 13-15
42. Kabbinavar F, Schulz J, McCleod M, et al. Bevacizumab (Avastin), a monoclonal antibody to vascular endothelial growth factor, prolongs progression-free survival in first-line colorectal cancer in subjects who are not suitable candidates for first-line CPT - 11. J Clin Oncol, 2004, 22: Suppl:

3516-3516

43. Giantonio BJ, Catalano PJ, Meropol NJ, et al. High-dose bevacizumab in combination with FOLFOX4 improves survival in patients with previously treated advanced colorectal cancer: results from the Eastern Cooperative Group (ECOG) study E2300. In: Proceedings of the 2005 Gastrointestinal Cancers Symposium, 2005: 168
44. Jain RK. Normalizing tumor vasculature with anti-angiogenic therapy: a new paradigm for combination therapy. Nat Med, 2001, 7: 987-989
45. W Timmermann, B Illert, H Reindl, et al. Prognostic effect of CD55SC-1 in gastric carcinoma (GC) and survival after treatment with the monoclonal antibody SC-1. ASCO Meeting Abstracts, 2004, 22: 4067
46. Saleh MN, Khazaeli MB, Grizzle WE, et al. A phase I clinical trial of murine monoclonal antibody D612 in patients with metastatic gastrointestinal cancer. Cancer Res, 1993, 53 (19): 4555-62
47. J-F Chatal, J-L Harousseau, F Griesinger, et al. Radioimmunotherapy in non-Hodgkin's lymphoma (NHL) using a fractionated schedule of DOTA-conjugated, 90Y-radiolabeled, humanized anti-CD22 monoclonal antibody, epratuzumab. ASCO Meeting Abstracts, 2004, 22: 2545
48. Yu B, Carrasquillo J, Milenic D, et al. Phase I trial of iodine 131-labeled COL-1 in patients with gastrointestinal malignancies: influence of serum carcinoembryonic antigen and tumor bulk on pharmacokinetics. J Clin Oncol, 1996, 14 (6): 1798-809
49. M Jaeger, M A Stroehlein, A Schoberth, et al. Immunotherapy with the trifunctional antibody removab leads to significant elimination of tumor cells from malignant ascites in ovarian cancer: Results of a phase Ⅰ/Ⅱ study ASCO Meeting Abstracts, 2004, 22: 2504
50. Savas B, Kerr PE, Ustun H, et al. Lymphokine-activated killer cell susceptibility and multidrug resistance in small cell lung carcinoma. Anticancer Res, 1998, 18 (6A): 4355-61
51. Verma V, Sharma V, Shrivastava SK. Nadkarni JJIL-12 and IL-2 potentiate the in vitro tumor-specific activity of peripheral blood cells from cervical cancer patients. J Exp Clin Cancer Res, 2000, 19 (3): 367-74
52. Kikuchi T, Joki T, Abe T, et al. Antitumor activity of killer cells stimulated with both interleukin-2 and interleukin-12 on mouse glioma cells. J Immunother, 1999, 22 (3): 245-50
53. Sosman JA, Stiff P, Moss SM, et al. Pilot trial of interleukin-2 with granulocyte colony-stimulating factor for the mobilization of progenitor cells in advanced breast cancer patients undergoing high-dose chemotherapy: expansion of immune effectors within the stem-cell graft and post-stem-cell infusion. J Clin Oncol, 2001, 19 (3): 634-44
54. Iwahashi M, Tanimura H, Yamaue H, et al. Ubenimex treatment enhances the susceptibility of gastric cancer cell lines to lymphokine-activated killer cells. Anticancer Res, 1994, 14 (4A): 1563-8
55. Rosenberg SA, Spiess P, Lafreniere R. A new approach to the adoptive immunotherapy of cancer with tumor-infiltrating lymphocytes. Science, 1986, 233 (4770): 1318-21
56. Ridolfi L, Ridolfi R, Riccobon A, et al. Adjuvant immunotherapy with tumor infiltrating lymphocytes and interleukin-2 in patients with resected stage Ⅲ and Ⅳ melanoma. J Immunother, 2003, 26 (2): 156-62
57. 许祥裕，朱敏生，虞冠华等. 异体脾 LAK 细胞的制备及其对恶性胸腹水的治疗作用. 中华消化杂志，1991，11 (1)：35

58. Tsunoda T, Tanimura H, Yamaue H, et al. Tumor specific CTL therapy for advanced cancer and development for cancer vaccine. Hepatogastroenterology, 1999, 46 Suppl 1: 1287-92
59. Dudley ME, Wunderlich JR, Yang JC, et al. Adoptive cell transfer therapy following non-myeloablative but lymphodepleting chemotherapy for the treatment of patients with refractory metastatic melanoma. J Clin Oncol, 2005, 23 (10): 2346-57
60. Schmidt RE, Murray C, Daley JF, et al. A subset of natural killer cells in peripheral blood displays a mature T cell phenotype. J Exp Med, 1986, 164 (1): 351-6
61. Lanier LL, Le AM, Civin CI, et al. The relationship of CD16 (Leu-11) and Leu-19 (NKH-1) antigen expression on human peripheral blood NK cells and cytotoxic T lymphocytes. J Immunol, 1986, 136 (12): 4480-6
62. Schmidt-Wolf IG, Negrin RS, Kiem HP, et al. Use of a SCID mouse/human lymphoma model to evaluate cytokine-induced killer cells with potent antitumor cell activity. J Exp Med, 1991, 174 (1): 139-49
63. Mehta BA, Schmidt-Wolf IG, Weissman IL, et al. Two pathways of exocytosis of cytoplasmic granule contents and target cell killing by cytokine-induced $CD3^{+}CD56^{+}$ killer cells. Blood, 1995, 86 (9): 3493-9
64. 童春容，耿彦彪，陆道培等. 自体细胞因子诱导的杀伤细胞治疗急性白血病的临床研究. 北京医科大学学报，2000，32 (5)：473-477
65. 陈复兴，刘军权，张南征等. 自身细胞因子诱导的杀伤细胞过继性免疫治疗恶性肿瘤的临床观察. 癌症，2002，21(7)：797-801
66. L inn YC, Hui KM. Cytokine-induced killer cells: NK-like T cells with cytotolytic specificity against leukemia. Leuk Lymphoma, 2003, 44 (9): 1457-62
67. Holcombe RF, Stewart RM, Betzing KW, et al. Alteration in lymphocyte phenotype associated with administration of adjuvant levamisole and 5-fluorouracil. Cancer Immunol Immunother, 1994, 38 (6): 394-8
68. AbdAlla EE, Blair GE, Jones RA, et al. Mechanism of synergy of levamisole and fluorouracil: induction of human leukocyte antigen class I in a colorectal cancer cell line. J Natl Cancer Inst, 1995, 87 (7): 489-96
69. Laurie JA, Moertel CG, Fleming TR, et al. Surgical adjuvant therapy of large-bowel carcinoma: an evaluation of levamisole and the combination of levamisole and fluorouracil. The North Central Cancer Treatment Group and the Mayo Clinic. J Clin Oncol, 1989, 7 (10): 1447-56
70. Moertel CG, Fleming TR, Macdonald JS, et al. Levamisole and fluorouracil for adjuvant therapy of resected colon carcinoma. Engl J Med, 1990, 322 (6): 352-8
71. Moertel CG, Fleming TR, Macdonald JS, et al. Fluorouracil plus levamisole as effective adjuvant therapy after resection of stage Ⅲ colon carcinoma: a final report. Ann Intern Med. 1995, 122 (5): 321-6
72. Leichman CG, Fleming TR, Muggia FM, et al. Phase Ⅱ study of fluorouracil and its modulation in advanced colorectal cancer: a Southwest Oncology Group study. J Clin Oncol, 1995, 13 (6): 1303-11
73. Porschen R, Bermann A, Loffler T, et al. Arbeitsgemeinschaft Gastrointestinale Onkologie. Fluorouracil plus leucovorin as effective adjuvant chemotherapy in curatively resected stage Ⅲ colon cancer: results of the trial adjCCA-01. J Clin Oncol, 2001, 19 (6): 1787-94
74. Haller DG, Lefkopoulou M, Macdonald JS, et al. Some considerations concerning the dose and

schedule of 5FU and leucovorin: toxicities of two dose schedules from the intergroup colon adjuvant trial (INT-0089). Adv Exp Med Biol, 1993, 339: 51-4

75. Kobayashi H, Matsunaga K, Oguchi Y. Antimetastatic effects of PSK (Krestin), a protein-bound polysaccharide obtained from basidiomycetes: an overview. Cancer Epidemiol Biomarkers Prev, 1995, 4 (3): 275-81
76. Ikuzawa M, Matsunaga K, Nishiyama S, et al. Fate and distribution of an antitumor protein-bound polysaccharide PSK (Krestin). Int J Immunopharmacol, 1988, 10 (4): 415-23
77. Niimoto M, Hattori T, Tamada R, et al. Postoperative adjuvant immunochemotherapy with mitomycin C, futraful and PSK for gastric cancer. An analysis of data on 579 patients followed for five years. Jpn J Surg, 1988, 18 (6): 681-6
78. Nakazato H, Koike A, Saji S, et al. Efficacy of immunochemotherapy as adjuvant treatment after curative resection of gastric cancer. Study Group of Immunochemotherapy with PSK for Gastric Cancer. Lancet, 1994, 343 (8906): 1122-6
79. Yasutomi M. Surgery and adjuvant therapy of cancer of the large intestine. Gan To Kagaku Ryoho, 1986, 13 (7): 2307-17
80. Sakamoto J, Morita S, Oba K, et al. Efficacy of adjuvant Immunochemotherapy with polysaccharide K for patients with curatively resected colorectal cancer: a meta-analysis of centrally randomized controlled clinical trials. Cancer Immunol Immunother, 2005, 20: 1-8
81. Ochiai T, Sato H, Hayashi R, et al. Randomly controlled study of chemotherapy versus chemotherapy in postoperative gastric cancer patients. Cancer Res, 1983, 43: 3001
82. Ito K, Nakazato H, Koike A, et al. Long-term effect of 5-fluorouracil enhanced by intermittent administration of polysaccharide K after curative resection of colon cancer. A randomized controlled trial for 7-year follow-up. Int J Colorectal Dis, 2004, 19 (2): 157-64
83. Kim R, Yoshida K, Toge T. Current status and future perspectives of post-operative adjuvant therapy for gastric carcinoma. Anticancer Res, 2002, 22 (1A): 283-9
84. Maehara Y, Okuyama T, Kakeji Y, et al. Postoperative immunochemotherapy including streptococcal lysate OK-432 is effective for patients with gastric cancer and serosal invasion. Am J Surg, 1994, 168 (1): 36-40
85. Morisaki T, Matsumoto K, Kuroki H, et al. Combined immunotherapy with intracavital injection of activated lymphocytes, monocyte-derived dendritic cells and low-dose OK-432 in patients with malignant effusion. Anticancer Res, 2003, 23 (6a): 4459-65
86. Sato Y, Kondo M, Kohashi S, et al. A randomized controlled study of immunochemotherapy with OK-432 after curative surgery for gastric cancer. J Immunother, 2004, 27 (5): 394-7
87. Sakamoto J, Teramukai S, Nakazato H, et al. Efficacy of adjuvant immunochemotherapy with OK-432 for patients with curatively resected gastric cancer: a meta-analysis of centrally randomized controlled clinical trials.. J Immunother, 2002, 25 (5): 405-12
88. Watanabe M, Nishida O, Kunii Y, et al. Randomized controlled trial of the efficacy of adjuvant immunochemotherapy and adjuvant chemotherapy for colorectal cancer, using different combinations of the intracutaneous streptococcal preparation OK-432 and the oral pyrimidines 1-hexylcarbamoyl-5-fluorouracil and uracil/tegafur.. Int J Clin Oncol, 2004, 9 (2): 98-106
89. Maehara Y, Okuyama T, Kakeji Y, et al. Postoperative immunochemotherapy including streptococcal lysate OK-432 is effective for patients with gastric cancer and serosal invasion. Am J Surg, 1994, 168 (1): 36-40

90. Tani M, Tanimura H, Yamaue H, et al. Augmentation of lymphokine-activated killer cell activity by lentinan. Anticancer Res, 1993, 13 (5C): 1773-6

91. Ogawa T, Ohwada S, Sato Y, et al. Koyama T, Morishita Y. Effects of 5'-DFUR and lentinan on cytokines and PyNPase against AH66 ascites hepatoma in rats. Anticancer Res, 1999, 19 (1A): 375-9

92. Hazama S, Oka M, Yoshino S, et al. Clinical effects and immunological analysis of intraabdominal and intrapleural injection of lentinan for malignant ascites and pleural effusion of gastric carcinoma. Gan To Kagaku Ryoho, 1995, 22 (11): 1595-7

93. Mashiko H, Satoh J, Hatayama H, et al. A case of advanced gastric cancer with liver metastasis completely responding to a combined immunochemotherapy with UFT, mitomycin C and lentinan. Gan To Kagaku Ryoho, 1992, 19 (5): 715-8

94. Kimura Y, Iijima S, Kato T, et al. TS-1 and lentinan combination immunochemotherapy for advanced or recurrent gastric cancer: a preliminary report, Gan To Kagaku Ryoho, 2003, 30 (11): 1791-3

95. Popiela T, Kulig J, Czupryna A, et al. Efficiency of adjuvant immunochemotherapy following curative resection in patients with locally advanced gastric cancer. Gastric Cancer, 2004, 7 (4): 240-5

96. Habal N, Gupta RK, Bilchik AJ, et al. CancerVax, an allogeneic tumor cell vaccine, induces specific humoral and cellular immune responses in advanced colon cancer. Ann Surg Oncol, 2001 Jun, 8 (5): 389-401

97. Nagashima S, Mailliard R, Kashii Y, et al. Stable transduction of the interleukin-2 gene into human natural killer cell lines and their phenotypic and functional characterization in vitro and in vivo. Blood, 1998, 91 (10): 3850-61

98. 顾琴龙，郭善禹. TK基因联合白细胞介素-2/GM-CSF基因治疗胃癌的实验研究. 中华消化杂志，2001，21 (3)：138

99. Cerea K, Romano F, Bravo AF, et al. Phase IB study on prevention of surgery-induced immunodeficiency with preoperative administration of low-dose subcutaneous interleukin-2 in gastric cancer patients. J Surg Oncol, 2001, 78 (1): 32-7

100. Arinaga S, Karimine N, Takamuku K, et al. Correlation of eosinophilia with clinical response in patients with advanced carcinoma treated with low-dose recombinant interleukin-2 and mitomycin C. Cancer Immunol Immunother, 1992, 35 (4): 246-50

101. Yamaguchi Y, Satoh Y, Miyahara E, et al. Locoregional immunotherapy of malignant ascites by intraperitoneal administration of OK-432 plus IL-2 in gastric cancer patients. Anticancer Res, 1995, 15 (5B): 2201-6

102. Romano F, Cesana G, Berselli M, et al. Biological, histological, and clinical impact of preoperative IL-2 administration in radically operable gastric cancer patients. J Surg Oncol, 2004, 88 (4): 240-7

103. Correale P, Cusimg, Tsang KY, et al. Bonmassar E, Francini G. Chemo-Immunotherapy of Metastatic Colorectal Carcinoma With Gemcitabine Plus FOLFOX 4 Followed by Subcutaneous Granulocyte Macrophage Colony-Stimulating Factor and Interleukin-2 Induces Strong Immunologic and Antitumor Activity in Metastatic Colon Cancer Patients. J Clin Oncol, 2005 [Epub ahead of print]

104. Tsunoda T, Tanimura H, Yamaue H, et al. Augmentation of cytotoxic activity by combination

with interleukin 2 and interferon gamma. Nippon Geka Hokan, 1991, 60 (6): 396-405

105. Pazdur R, Ajani JA, Winn R, et al. A phase Ⅱ trial of 5-fluorouracil and recombinant alpha-2a-interferon in previously untreated metastatic gastric carcinoma. Cancer, 1992, 69 (4): 878-82

106. Jager E, Bernhard H, Klein O, et al. Combination 5-fluorouracil (FU), folinic acid (FA), and alpha-interferon 2B in advanced gastric cancer: results of a phase Ⅱ trial. Ann Oncol, 1995, 6 (2): 153-6

107. Link KH, Kornmann M, Staib L, et al. Increase of survival benefit in advanced resectable colon cancer by extent of adjuvant treatment: results of a randomized trial comparing modulation of 5-FU+levamisole with folinic acid or with interferon-alpha. Ann Surg, 2005, 242 (2): 178-87

108. Zhang M, Tang H, Guo Z, et al. Splenic stroma drives mature dendritic cells to differentiate into regulatory dendritic cells. Nat Immunol, 2004, 5 (11): 1124-33

109. Chen T, Guo J, Yang M, et al. Cyclosporin A impairs dendritic cell migration by regulating chemokine receptor expression and inhibiting cyclooxygenase-2 expression. Blood, 2004, 103 (2): 413-21

110. Tsujitani S, Furukawa T, Tamada R, et al. Langerhans cells and prognosis in patients with gastric carcinoma. Cancer, 1987, 59 (3): 501-5

111. Lissoni P, Brivio F, Ferrante R, et al. Circulating immature and mature dendritic cells in relation to lymphocyte subsets in patients with gastrointestinal tract cancer. Int J Biol Markers, 2000, 15 (1): 22-5

112. Guo J, Wang B, Zhang M, et al. Macrophage-derived chemokine gene transfer results in tumor regression in murine lung carcinoma model through efficient induction of antitumor immunity. Gene Ther, 2002, 9 (12): 793-803

113. Guo J, Zhang M, Wang B, et al. Fractalkine transgene induces T cell-dependent antitumor immunity through chemoattraction and activation of dendritic cells. Int J Cancer, 2003, 130 (2): 213-220

114. Guo J, Chen T, Wang B, et al. Chemoattraction, adhesion and activation of natural killer cells are involved in the antitumor immune response induced by fractalkine/CX3CL1. Immu Lett, 2003, 89 (1): 1-7

115. Galetto A, Contarini M, Sapino A, et al. Ex vivo host response to gastrointestinal cancer cells presented by autologous dendritic cells. J Surg Res, 2001, 100 (1): 32-8

116. Kono K, Takahashi A, Sugai H, et al. Dendritic cells pulsed with HER-2/neu-derived peptides can induce specific T-cell responses in patients with gastric cancer. Clin Cancer Res, 2002, 8 (11): 3394-400

117. Ohta K, Yamaguchi Y, Shimizu K, et al. Novel system for generating cytotoxic effector lymphocytes using carcinoembryonic antigen (CEA) peptide and cultured dendritic cells. Anticancer Res, 2002, 22 (5): 2597-606

118. Liu BY, Chen XH, Gu QL, et al. Antitumor effects of vaccine consisting of dendritic cells pulsed with tumor RNA from gastric cancer. World J Gastroenterol, 2004, 10 (5): 630-3

119. Nagorsen D, Keilholz U, Rivoltini L, et al. Natural T-cell response against MHC class I epitopes of epithelial cell adhesion molecule, her-2/neu, and carcinoembryonic antigen in patients with colorectal cancer. Cancer Res, 2000, 60: 4850-4854

120. Tsang KY, Zhu M, Nieroda CA, et al. Phenotypic stability of a cytotoxic T-cell line directed

against an immunodominant epitope of human carcinoembryonic antigen. Clin Cancer Res，1997，3：2439-2449

121. Nukaya I，Yasumoto M，Iwasaki T，et al. Identification of HLAA24 epitope peptides of carcinoembryonic antigen which induce tumor-reactive cytotoxic T lymphocyte. Int J Cancer，1999，80：92-97

122. Kawashima I，Tsai V，Southwood S，et al. Identification of HLA－A3－restricted cytotoxic T lymphocyte epitopes from carcinoembryonic antigen and HER－2/neu by primary in vitro immunization with peptide-pulsed dendritic cells. Cancer Res，1999，59：431-435

123. Nair SK，Hull S，Coleman D，et al. Induction of carcinoembryonic antigen（CEA）-specific cytotoxic T－lymphocyte responses in vitro using autologous dendritic cells loaded with CEA peptide or CEA RNA in patients with metastatic malignancies expressing CEA. Int J Cancer，1999，82：121-4

124. Morse MA，Nair S，Fernandez-Casal M，et al. Preoperative mobilization of circulating dendritic cells by Flt3 ligand administration to patients with metastatic colon cancer. J Clin Oncol，2000，18：3883-3893

125. Hoover－HC J，Brandhorst JS，Peters LC，et al. Adjuvant active specific immunotherapy for human colorectal cancer：6. 5－year median follow-up of a phase Ⅲ prospectively randomized trial（see comments）. J Clin Oncol，1993，11：390-399

126. Harris JE，Ryan L，Hoover HC，et al. Adjuvant active specific immunotherapy for stage Ⅱ and Ⅲ colon cancer with an autologous tumor cell vaccine：Eastern Cooperative Oncology Group Study E5283. J Clin Oncol，2000，18：148-157

127. Vermorken JB，Claessen AM，van Tinteren H，et al. Active specific immunotherapy for stage Ⅱ and stage Ⅲ human colon cancer：a randomised trial. Lancet，1999，353：345-350

128. Bilchik AJ，Ravindranath M，Gupta R，et al. Cancervax，a polyvalent vaccine improves survival in refractory stage Ⅳ colon cancer：a phase Ⅱ trial. Proc Soc Clin Oncol，2001，20：252a

129. Sobol RE，Shawler DL，Carson C，et al. Interleukin 2 gene therapy of colorectal carcinoma with autologous irradiated tumor cells and genetically engineered fibroblasts：a phase Istudy. Clin Cancer Res，1999，5：2359-2365

130. Chen SH，Kosai K，Xu B，et al. Combination suicide and cytokine gene therapy for hepatic metastases of colon carcinoma：sustained antitumor immunity prolongs animal survival. Cancer Res，1996，56：3758-3762

131. Gimmi CD，Morrison BW，Mainprice BA，et al. Breast cancerassociated antigen，DF3/MUC1，induces apoptosis of activated human T cells. Nat Med，1996，2：1367-1370

132. Kim JA，Dayton MA，Aldrich W，et al. Modulation of CD4 cell cytokine production by colon cancer-associated mucin. Cancer Immunol Immunother，1999，48：525-532

133. Foon KA，Yannelli J，Bhattacharya CM. Colorectal cancer as a model for immunotherapy. Clin Cancer Res，1999，5：225-236

134. Tempero M，MacLean GD，Palmer M，et al. Theratope Vaccine in metastatic cancer：E. M. H. A. de Kleijn，C. J. A. Punt/European Journal of Cancer 38（2002）1016－1022 1021 immunogenicity and survival in a dose range study. Proc Soc Clin Oncol，2001，20：252a

135. Adluri S，Helling F，Ogata S，et al. Immunogenicity of synthetic TF-KLH（keyhole limpet hemocyanin）and sTn-KLH conjugates in colorectal carcinoma patients. Cancer Immunol Immunother，1995，41：185-192

136. Tsang KY, Zaremba S, Nieroda CA, et al. Generation of human cytotoxic T cells specific for human carcinoembryonic antigen epitopes from patients immunized with recombinant vaccinia - CEA vaccine (see comments). J Natl Cancer Inst, 1995, 87: 982-990

137. Marshall JL, Hawkins MJ, Tsang KY, et al. Phase I study in cancer patients of a replication-defective avipox recombinant vaccine that expresses human carcinoembryonic antigen. J Clin Oncol, 1999, 17: 332-337

138. Pervin S, Chakraborty M, Bhattacharya CM, et al. Induction of antitumor immunity by an anti-idiotype antibody mimicking carcinoembryonic antigen. Cancer Res, 1997, 57: 728-734

139. Foon KA, John WJ, Chakraborty M, et al. Clinical and immune responses in advanced colorectal cancer patients treated with anti-idiotype monoclonal antibody vaccine that mimics the carcinoembryonic antigen. Clin Cancer Res, 1997, 3: 1267-1276

140. Foon KA, John WJ, Chakraborty M, et al. Clinical and immune responses in resected colon cancer patients treated with antiidiotype monoclonal antibody vaccine that mimics the carcinoembryonic antigen. J Clin Oncol, 1999, 17: 2889-2895

141. Denton GW, Durrant LG, Hardcastle JD, et al. Clinical outcome of colorectal cancer patients treated with human monoclonal anti-idiotypic antibody. Int J Cancer, 1994, 57: 10-14

142. Sasatomi T, Yamana H, Shichijo S, et al. Expression of the SART1tumor-r ejection antigens in colorectal cancers. Dis Colon Rectum, 2000, 43: 1754-1758

143. Harashima N, Tanaka K, Sasatomi T, et al. Recognition of the Lck tyrosine kinase as a tumor antigen by cytotoxic T lymphocytes of cancer patients with distant metastases. Eur J Immunol, 2001, 31: 323-332

144. Umano Y, Tsunoda T, Tanaka H, et al. Tanimura H. Generation of cytotoxic T cell responses to an HLA - A24 restricted epitope peptide derived from wild-type p53. Br J Cancer, 2001, 84: 1052-1057

145. Feder ME, Hofmann GE. Heat-shock proteins, molecular chaperones, and the stress response: evolutionary and ecological physiology. Annu Rev Physiol, 1999, 61: 243-82

146. Nieland TJ, Tan MC, Monne-van Muijen M, et al. Isolation of an immunodominant viral peptide that is endogenously bound to the stress protein GP96/GRP94. Proc Natl Acad Sci, 1996, 93 (12): 6135-9

147. Li Z. Priming of T cells by heat shock protein-peptide complexes as the basis of tumor vaccines. Semin Immunol, 1997, 9 (5): 315-22

148.. Binder RJ, Han DK, Srivastava PK. CD91: a receptor for heat shock protein gp96. Nat Immunol, 2000, 1 (2): 151-5

149. Bayes M, Rabasseda X, Prous JR. Gateways to clinical trials. Methods Find Exp Clin Pharmacol, 2004, 26 (7): 587-612

150. Mazzaferro V, Coppa J, Carrabba MG, et al. Vaccination with autologous tumor-derived heat-shock protein gp96 after liver resection for metastatic colorectal cancer. Clin Cancer Res, 2003, 15; 9 (9): 3235-45

# 第四节　化学治疗与中医药联合

## 一、中药在胃癌治疗中的作用与地位

多学科综合治疗是目前提倡的肿瘤治疗模式，了解和客观评价中医在肿瘤治疗中的作用，才能发挥中、西医学不同的优势，使患者在治疗中受益。中医药在胃癌的综合治疗中，不仅仅是辅助治疗作用，近期的研究表明在提高疗效、增强免疫等方面有其独特的作用。

1. 增效作用

随着中西医结合治疗肿瘤研究的深入，在中药配合放、化疗减轻其不良作用的同时，人们发现治疗效果也在提高。因此，在用不同西医手段治疗肿瘤时，临床医生也配合不同法则的中药开展临床观察和前瞻性研究，取得了令人鼓舞的治疗效果。临床常用的法则有扶正培本法、活血化瘀法等。这两个法则无论在肿瘤临床应用和实验研究报道方面都比较多。例如扶正培本法配合化疗治疗晚期胃癌，比单用化疗 5 年以上生存率有明显提高。

化疗是胃癌内科治疗的重要手段之一，中药配合化疗能否增加疗效也有不少报道。辛明等人报道中药治疗以胃癌为主的消化道肿瘤，参芪扶正注射液加化疗组 99 例，化疗组 45 例，有效率分别为 87.9%和 68.9%，差异有显著性（$P<0.05$）。同时可明显改善生存质量和中医气虚症状，两组比较有显著差异（$P<0.05$）。其他指标证明参芪扶正注射液可提高自然杀伤（NK）细胞、巨噬细胞及 T 淋巴细胞亚群的活性，对心、肝、肾功能无明显损伤。参芪扶正注射液配合化疗对消化道肿瘤有一定的缓解和稳定作用，用药安全可靠。暴宪斌等报道参芪五味子片治疗进展期胃癌有一定的缓解和稳定作用，同时可改善神疲乏力、头晕目眩、心悸气短等症状，提高及保护骨髓造血功能。赵征等用生脉注射液配合化疗治疗老年晚期胃癌，在减轻老年性晚期胃癌患者化疗副作用、改善生存质量方面的作用显著。中药康艾注射液联合化疗治疗胃癌，联合中药组中位生存期为 16 个月，对照组为 12 个月。一些实验研究表明，中药配合化疗可明显增加抗癌效果，如苦参碱联合 5 - FU 对胃癌细胞株 SGC 7901 杀伤作用明显增加，并有明显的量效关系。另有报道，中药砒霜的有效成分三氧化二砷能逆转 SGC7901/ADM 细胞内高 P - gp 的表达，并将细胞阻滞于 $G_0/G_1$ 期。在胃癌耐药细胞系 SGC7901/ADM 中，三氧化二砷具有逆转耐药和诱导凋亡双重作用，并呈剂量依赖性。与其它化疗药等配伍有协同作用，可明显提高化疗方案的有效率。

2. 对重要器官功能的保护作用

化疗时根据化疗药的特点及患者的身体条件，会出现不同的副作用。而中药对机体功能，特别是重要脏器的功能，可起到一定的保护作用。

（1）肝功能损伤

丹参注射液：处方来源为研制方《中国药典》（1977 年版）。功能主治：活血化瘀，通络止痛，除用于血脉瘀阻的胸心痛外，现代药理研究，可改善肝脏的微循环，恢复肝细胞正常代谢，可使慢性肝炎和实验大鼠的炎症消失，抑制肝细胞坏死，促进肝细胞再生，防止肝硬化。

五味子：为木兰科北五味子的成熟果实，味酸性微温，主要含挥发油、有机酸、维生素 A、E 等。五味子甲素有明显的降酶作用，其机制主要在于对肝细胞的保护作用，促进肝细胞修复。

（2）心功能损伤

生脉散（饮）：处方来源于《内外伤感惑论》、《中国药典》（1995 年版）。主要成分：人参、麦冬、五味子。主要功能：益气生津，敛阴止汗。现代药理研究证实可改善心功能，增加冠脉流量，抗心肌缺血，调整心肌代谢，降低耗氧量，保护心肌细胞，抗心律失常等作用。

川芎嗪注射液：（苏卫药准字（83）7107 - 1 号）。主要功能：活血行气，祛风止痛，药理作用，改善微循环，扩张血管，增加冠脉流量，抗血栓形成等作用。

（3）肾功能损伤

川芎，为伞形科植物芎的根茎，辛、温，入肝胆心包经，主要功能：行气活血，祛风止痛，现代药理研究表明其有效成分川芎嗪可有效减轻家兔实验性肾小球肾炎基底膜的损伤，减少渗出，改善肾功能，减轻甘油所致的家兔肾功能衰竭，使肾血流量维持正常，加强肾血流量，临床除用于心血管疾病外，对慢性肾功能衰竭亦有效。

3. 中药对放化疗的减毒作用

减轻放化疗的毒副作用，是中药在肿瘤治疗中应用最广泛的方面之一。西药虽已有很多办法，如骨髓刺激因子可提升白细胞，保肝药可降低转氨酶，止吐药可减轻化疗时呕吐的发作，大量水化可预防化疗药顺铂引起的肾毒性等。但中药仍有其独特作用：① 中药在改善客观指标的同时，可改善患者的不适症状。如骨髓刺激因子可使白细胞指标正常，但仍有患者感到疲乏无力；用止吐药后不吐了，但仍不思饮食等。此时应用中药可改善症状，帮助患者恢复自身的功能。例如止吐西药多作用于呕吐中枢而止吐。中医则认为呕吐是由于脾胃升降功能失常造成的，因此采用调理脾胃功能的法则进行治疗。由于在改善呕吐症状的同时脾胃功能得到恢复，同时起到了改善食欲的作用。

中药对化疗常见副作用的治疗是根据临床表现，采用辩证治疗的原则进行整体调节。对胃癌化疗常见副作用的辩证治疗如下：

（1）骨髓抑制

化疗引起骨髓抑制的主要原因是：抗肿瘤药物作用于癌细胞增殖周期的不同环节，抑制 DNA 分裂，从而起到对肿瘤的治疗作用。但在杀伤大量肿瘤细胞的同时亦可杀伤不少正常骨髓细胞，尤其是对粒细胞系影响最大。胃癌常用的化疗药物 5－FU、顺铂、紫杉醇、阿霉素、开普拓等都可影响骨髓的造血功能，引起粒细胞减少。

临床表现及病机：

白细胞减少时一般有头晕、乏力、面色苍白或萎黄、四肢酸软、纳差、易感冒、心悸、失眠等症状。舌质淡或淡红，脉象多见沉细。

主要法则及常用方药：

由于血的生成来源于脾胃气化和肾脏藏精，故血虚证的治疗法则以益气养血、健脾补肾为主。常用的药物有：黄芪、党参、黄精、地黄、当归、白芍、龙眼肉、阿胶、鹿角胶、龟板胶、鸡血藤、枸杞子、菟丝子、女贞子、何首乌等。根据临床症状表现，采取不同的治则：

1）主证：心悸、气短、身倦乏力、头晕、食少、面色不华、寐差、舌质淡、有齿痕、苔薄脉沉细，证属心脾两虚。

治则：益气养血、健脾补肾。

方药：八珍汤或当归补血汤加减。

人参、黄芪、当归、甘草、茯神、远志、龙眼肉、大枣、阿胶、黄精、鸡血藤、枸杞子。

2）主证：头晕、耳鸣、腰膝酸软、手足心热、失眠多梦、舌质偏红或少苔、脉细数，证属肝肾阴虚。

治则：滋阴养血，补益肝肾。

方药：归芍地黄丸加减。

当归、白芍、生地、山药、丹皮、茯苓、泽泻、山芋肉、菟丝子、女贞子、鸡血藤、龟板胶。

3）主证：神衰体怠、面色苍白、畏寒肢冷、纳呆、边堂、腰膝酸软、舌淡胖、脉细，证属脾肾阳虚。

治则：温补脾肾，益气添精。

方药：右归饮加减。

生地、山药、山芋肉、肉桂、附子、枸杞子、甘草、杜仲、补骨脂、当归、黄芪。

临床常用中成药：生血宝，川黄口服液，生血片，参芪片，八珍冲剂等。

(2) 消化道反应

消化道反应是化疗常见的毒副作用之一，主要表现为恶心、呕吐、食欲不振或腹泻、便秘等。虽然有止吐药如：欧贝、枢复宁等西药可减少呕吐的发生，但患者仍有食欲不振，恶心的症状而影响进食，希望服用中药改善症状，减轻痛苦。根据患者的症状，主要治则有：

1) 降逆止呕，调中和胃法：主治胃气不降引起之呕吐、反胃症。

主证：恶心、反胃、呕吐、舌淡红、苔白或腻、脉强或滑细。

方剂：旋复代赭汤加减。

旋复花、代赭石、姜半夏、党参、生芪、甘草、大枣、藿香。

2) 启脾和中，滋养胃阴法：主治呕吐损伤胃阴造成纳呆，不思饮食等症。

主证：纳呆、食欲不振、口干不欲饮、舌淡红少津脉沉细。

方剂：沙参麦冬汤加减。

沙参、麦冬、山药、绿萼梅、生谷麦芽、炒内金、扁豆。

3) 养阴生津，理气通便法：主治津液干枯，燥涩难行之便秘。

主证：大便燥结，口干、乏力、舌红少津、脉强沉。

方剂：增液汤加减。

生地、玄参、麦冬、枳壳、太子参、麻仁、厚朴、甘草。

4) 健脾益气法：主治脾胃气虚，运化失司之大便溏稀，消化不良之症。

主证：大便溏稀、腹胀、气短。

方剂：参苓白术丸加减。

人参、白术、茯苓、扁豆、陈皮、生谷麦芽、山药、甘草、莲子、砂仁、薏米仁。

(3) 肝功能损害

化疗引起的肝功能损害除以上临床症状外，舌质常紫暗有瘀斑或暗红，脉多弦或弦细，其病机主要是毒、热、燥等邪气损伤肝脏，使肝的疏泄功能受到影响。气机升降失调导致肝气郁滞而出现胁胀、肝区痛，郁滞日久则影响脾的运化功能，使脾胃虚弱而出现腹胀、腹泻、乏力等症。气滞亦可使血循行不畅导致血瘀而出现舌质紫暗或有瘀斑、面色黧黑或晦暗。

主要治则及常用方药：由于肝藏血、主疏泄，故肝病应从血治。特别是化疗引起的肝损害以柔肝养血，调整气机，配以清热解毒是治疗的主要法则。主要药物有：当归、丹参、白芍、黄精、生地、生芪、甘草、公英、黄精、鸡内金、柴胡、五味子、白花蛇舌草等。根据临床辨证常用的方药如下：

1) 以肝区痛、胁胀不舒为主要症状者，治疗拟用舒肝解郁、柔肝养血法。

方剂：柴胡疏肝散合四物汤加减。

药物：柴胡、郁金、姜黄、甘草、黄芩、香附、当归、白芍、生地、川穹、元胡、川栋子。

2) 以黄疸为主要症状，面色鲜黄伴腹胀、舌红苔黄或弦者。治疗拟用清热利湿退黄法。

方剂：茵陈蒿汤加减。

药物：茵陈、栀子、郁金、姜黄、金钱草、赤芍、大黄、甘草、车前子、丹皮、大腹皮。

3) 以单项转氨酶高为主，其它临床症状不明显者，治疗拟用柔肝养血、清热解毒法。

方剂：当归六黄汤加减。

药物：当归、生地、熟地、黄芪、黄柏、黄芩、藿香、郁金、柴胡、丹参、甘草、公英、五味子、白花蛇百草。

临床常用中成药有护肝片、护肝宁、乌鸡白凤丸。

(4) 口腔、肠道粘膜炎

化疗可使胃癌患者的免疫功能下降，口腔粘膜溃疡，表现为口腔局部溃疡、疼痛，严重时影响进食，并可反复发作。肠道粘膜炎症可发生腹泻、腹痛，严重时可有肠道粘膜脱落，腹泻次数每日十余次以上，采用易蒙停等止泻药作用有限。

中医认为脾开窍于口，脾、胃互为表里，故口腔溃疡的治疗以清脾热、养胃阴为主。

1）主证：口腔溃疡、疼痛、舌红少津、苔薄或黄、脉细或弦。

方剂：竹叶石膏汤加减。

淡竹叶、生石膏、藿香、生蒲黄、甘草、麦冬、沙参。

有严重腹泻，伴肠鸣者，中医认为其脾胃升降失和，中焦运化不利，故治疗宜用辛升苦降法调理中焦。

2）主证：大便溏泻，次数多，每日可达10余次，伴肠鸣。

方剂：半夏泻心汤加减。

姜半夏、黄连、黄芩、党参、甘草、大枣。

(5) 周围神经炎

紫杉类药物、顺铂及长春花碱类药物的常见毒性之一是周围神经炎，表现为指（趾）端麻木，感觉异常或腱反射减退，严重者会出现不能耐受的感觉异常，如行走时有踩棉花感，甚至疼痛等运动障碍。

中医根据症状表现，主要采取活血通脉，舒筋活络之法，代表方为补阳还五汤加减。

黄芪、桔梗、赤芍、生姜、大枣、丹参、地龙、川芎、天麻、勾藤、海风藤、透骨草。

配合局部外洗：丹参、红花、制川乌、海风藤、鸡血藤、透骨草、艾叶。

4. 免疫增强作用

中药多为天然药物，药性温和，不良反应少，在协调机体整体平衡、增强机体抗病能力方面具有独特的药效。现代科学研究证明：人参、黄芪、灵芝、枸杞、板蓝根、金银花、川芎等200多种具有扶正或祛邪功效的中药均有良好的免疫调节作用，可调节机体免疫功能的各环节。主要作用表现在：① 改善免疫器官功能，如何首乌能明显延缓性成熟后胸腺的退化萎缩，增强胸腺和脾脏重量，显著增强胸腺和脾脏T细胞增殖反应。② 促进NK细胞的杀伤作用，能明显增强NK细胞活性，提高机体免疫力，从而增强机体抗感染及抗肿瘤能力。③ 促进补体、细胞因子的产生。④ 促进红细胞免疫功能：多种补益气血，滋阴助阳的补益类药或方剂，对红细胞免疫功能都有促进作用。黄芪提取物黄芪多糖，体外能直接作用于红细胞，提高其C R 1活性，增强红细胞携带免疫复合物的能力，促进癌症患者红细胞免疫粘附肿瘤细胞，灵芝、何首乌、麦冬、枸杞、鹿茸、淫羊藿等，以及一些传统的补益良方如四君子汤、补中益气汤、四物汤、当归补血汤、六味地黄汤、金匮肾气丸等，可促进免疫功能低下或衰老机体红细胞免疫功能的提高。⑤ 促进T淋巴细胞的免疫功能：中药或其有效成分对T细胞的活化、增殖、分化、不同T细胞亚群的水平、细胞因子的分泌等不同环节显示不同的促进作用。刺五加注射液和以人参、麦冬制备的参麦注射液联合应用，冬虫夏草能使脾脏功能低下的$CD8^+$ T亚群水平及$CD4^+/CD8^+$ T比值恢复正常，从而改善其低下的细胞免疫功能状态。⑥ 促进B淋巴细胞发育、增殖、分化及抗体的产生：很多补益类药如人参、当归、淫羊藿、菟丝子、刺五加等，以及清热解毒药金银花、侧柏叶等都具有促进抗体生成的作用。

## 二、中药与化疗结合的必要性

胃的功能主要是储存和消化食物，并通过蠕动将消化成食糜状态的食物通过幽门推进小肠，同时还有分泌内因子和胃泌素的功能；促进维生素$B_{12}$的吸收，参与造血功能，如果胃部长了肿瘤，将会出现胃胀、胃痛等胃部不适症状，有的患者还会因吸收不良或出血造成贫血，中医非常重视脾胃在人体的作用，祖国医学文献中有“胃脘痛”、“噎膈”、“反胃”、“心腹痞”等症的记载，其症状表现与胃癌临床表现相似。《金匮要略方论》提出“反胃”之病名，记有“趺阳脉浮而涩，浮即为虚，涩即伤脾，脾伤即不磨，朝食暮吐，暮食朝吐，宿谷不化，名曰胃反”，指出“反胃”病症与脾的关系，同时又记有“脾主运化水谷之精，以生养肌肉”《素问·五脏生成篇》，“胃者水谷气血之海也”《灵枢》。胃主受纳，脾主运化，脾与胃互为表里，在人体饮食、生命活动的新陈代谢中起着重要的作用。故称“脾为后天之本”，由于胃肠本身的生理特点，胃癌患者对化疗的耐受及消化道反应的治疗就显得更为重要。在化疗中配合中药减轻化疗药的胃肠反应，恢复脾胃的功能，提高患者对化疗的耐受性，使患者顺利完成化疗，增进食欲，改善症状，恢复体力均会使患者受益起着重要的作用。

常用的调理脾胃方药如下：

补中益气丸

主要成分：黄芪　党参　白术　陈皮　甘草　柴胡。

功能主治：补中益气、升阳举陷，用于脾胃虚弱，中气不足之食少腹胀、体倦乏力、久泻等。

用法用量：口服每次 6g，每日 2～3 次。

香砂养胃丸

主要成分：木香　砂仁　陈皮　厚朴　白术　神曲。

功能主治：健脾开胃，行气化滞，用于脾胃虚弱，消化不良引起的食欲不振，脘腹胀满，吞酸嘈杂，大便不调。

用法用量：口服每次 6g，每日 2 次。

参苓白术丸

主要成分：人参　茯苓　白术　莲子。

功能主治：补脾胃、益肺气，用于脾胃虚弱，食少便溏，肢倦乏力。

## 三、中药与化疗药联合用药的注意事项

由于中药副作用较少，人们往往忽略了药物的安全性，化疗患者常常用药种类较多，特别是在中药与化疗药合用时，更应该注意药物的安全性。

1. 活血化瘀药　常用的活血化瘀药有桃仁、红花、赤芍、丹参、益母草、三棱、莪术、丹皮、牛夕、水蛭等。在一些情况下药物剂量应减少或慎用：① 有明显出血倾向时；② 几种活血化瘀药合用时；③ 正在使用西药抗凝剂时。

2. 心血管疾病用药　中药冠心苏合丸与西药亚硝酸异戊酯同用，能生成含氯离子的有毒沉淀物，中药益心丹与西药心律平、奎尼丁合用则可导致心脏骤停。

3. 止痛药　患者疼痛时使用吗啡、可待因、杜冷丁与中成药蛇胆川贝液合用会导致呼吸衰竭，应慎用。

## 四、临床常用中成药介绍

1. 扶正类

(1) 参芪片　　（吉林恒和制药厂）

药物组成：人参、黄芪、当归等。

功能主治：补气养血、益肾生髓，适用于疲乏无力，血虚气短等，有促进白细胞生成的作用，故宜适于化疗期间白细胞低下者。

用法：口服，每日 3 次，每次 4～6 片。

(2) 贞芪扶正胶囊　　（甘肃定西扶正制药）

药物组成：黄芪、女贞子。

功能主治：补气养阴，用于久病虚损，气阴不足，配合手术，放疗化疗，促进免疫。

用法：口服，每日 3 次，每次 3～6 粒。

(3) 生脉胶囊　　（四川志远广和制药）

药物组成：人参、麦冬、五味子。

功能主治：益气养阴，固表止汗，适用于气阴两虚，自汗心悸等症。

用法：口服，每日 3 次，每次 2～3 粒。

(4) 参一胶囊　　（吉林亚泰制药有限公司）

药物组成：人参提取物、人参皂甙。

功能主治：培元固本，增加免疫力，适用于气虚免疫力低下者。

用法：口服，每日2次，每次2～3粒8周1疗程。

（5）康艾注射液　（长白山制药股份有限公司）

药物组成：黄芪、人参、苦参。

功能主治：益气扶正，增强机体免疫功能，适用于消化道癌、肺癌、恶性淋巴瘤等，各种原因引起的白细胞低下及减少症。

用法：每日40～60ml用5%葡萄糖或0.9%生理盐水250～500ml稀释后静脉点滴，30天1疗程。

2. 抑瘤及扶正抑瘤类

（1）华蟾素注射液、华蟾素片　（安徽金蟾生化股份有限公司）

药物组成：中华大蟾蜍的提取物。

功能主治：清热解毒，消肿止痛，适用于胃癌、食管癌、肠癌等。

用法用量：20ml加入5%葡萄糖或0.9%生理盐水500ml中静脉点滴，每日1次，28天为1周期，可连续应用2～3周期。

片剂每片2g，每次4～6片，日服3次。

（2）榄香烯乳注射液　大连金港制药有限公司

药物组成：从中药郁金中提取的有效成分。

功能主治：行气活血，消积散结，可用于胃癌、食管癌等。

用法用量：400～600mg加入5%葡萄糖或0.9%生理盐水500ml中静脉点滴，每日1次，21日为1周期。

（3）利佳片

药物组成：从昆虫斑蝥中提取的去甲斑蝥素。

功能主治：清热解毒，活血散结，适用于胃肠癌等消化道肿瘤。

用法用量：空腹口服，每日3次，每次5～20mg。

（4）西黄丸

药物组成：牛黄、麝香、乳香、没药。

功能主治：清热解毒，或血散结止痛，适用于疮毒痈肿等症。

用法用量：口服，每日2次，每次3g。

（5）艾迪注射液　贵州益佰制药

药物组成：黄芪、刺五加、人参、斑蝥。

功能主治：益气扶正，消瘀散结。

用法用量：每次50～100ml溶于5%葡萄糖或0.9%生理盐水500ml中静脉点滴，每日1次，单独使用15天为1周期，间隔3天，2周期为1疗程。

（6）消癌平片　（杨凌无为制药有限公司）

药物组成：乌骨藤。

功能主治：抗癌消炎，用于食管癌、胃癌、大肠癌等，亦可配合放、化疗及手术后治疗。

用法用量：口服，每日3次，每次8～10片。

（李萍萍）

## 参考文献

1. 辛明，王金华. 参芪扶正注射液配合化疗治疗消化道恶性肿瘤的临床观察. 中国中西医结合杂志，

1998，(11)：658-661
2. 暴宪斌，沈俊兰. 参芪、五味子片对进展期胃癌化疗患者的影响. 中国中医药信息杂志，2004，(11)：1004-1005
3. 赵征，廖子君. 生脉注射液配合老年晚期胃癌化疗的临床观察. 现代肿瘤医学，2005，(3)：387-388
4. 王达，陈树泉. 中药康艾注射液联合化疗治疗胃癌的临床观察. 临床医药实践杂志，2005，(5)：369
5. 曾辉，胡梅洁. 苦参碱联合5氟尿嘧啶对人胃癌细胞株增殖作用的研究. 中华消化杂志，2005，(1)：46-47
6. 赵国园，金峰等. 三氧化二砷对人胃癌耐药细胞系耐药逆转及凋亡诱导作用的探讨. 中国肿瘤临床，2005，(11)：611-613
7. 梁薇. 中药免疫调节作用的研究进展. 现代医药卫生，2005，21 (6)

## 第五节　消化道肿瘤患者的营养支持

1. 消化道肿瘤患者营养不良流行情况

调查显示，住院肿瘤患者中消化道肿瘤患者营养不良的发生率最高。据我院1999年调查，按照BMI≤18.5和体重下降百分比≥10%为标准，主要消化道癌营养不良的发病率分别为：胃癌36%和58%、食管癌28%和47.5%、结肠癌31%和44.6%、直肠癌30%和43.3%，最近我国11城市大医院六个科住院患者营养不良风险调查初步显示，消化内科患者营养不良的发生率达27%，营养不良风险达46%。主要原因包括肿瘤侵及胃肠道常常导致疼痛、早期饱腹感、机械性梗阻，手术治疗后常常影响经口进食、分解代谢增加，放化疗引起恶心、呕吐、消化道粘膜损伤等。

2. 消化道肿瘤患者营养不良的评估

早期干预是肿瘤患者营养干预是否有效的一个关键，等到明显恶液质出现时，营养支持也往往很难达到理想的疗效。因此，肿瘤一经诊断应对患者进行常规的营养筛查，以早期发现营养不良或存在营养不良风险的患者。其中风险筛查可采用欧洲肠外肠内营养协会制定的营养不良风险调查表，其主要内容包括患者疾病严重程度、体重改变、饮食情况、治疗手段等指标。而一旦发现患者存在营养不良的风险，就应由营养师或营养专家对患者进行系统的营养评价，同时制定明确的干预计划。营养评价应包括饮食史、消化道症状、体格检查、人体测量、实验室指标等，也可采用简单实用的指标如患者体重的动态测定、体质指数或通过复杂的综合评价指标主观营养评定表（SGA）来判断。常用的实验室指标包括血清蛋白浓度、血红蛋白、外周血淋巴细胞计数、血糖等。一般认为，如果在3个月内体重下降超过平常的5%或6个月内下降超过10%，BMI小于18.5或血清白蛋白低于35g/L就认为有热量-蛋白质缺乏性营养不良存在。总之，在抗肿瘤治疗的开始及过程中，重视营养监测和营养治疗，应与重视肿瘤患者的体力状态及生活质量评估一样同等重要。

3. 消化道肿瘤患者的一般营养干预措施

研究证实，严重的热量-蛋白质缺乏性营养不良使患者手术后免疫功能受抑制、并发症增多、住院时间延长，也使患者对抗癌治疗的耐受性及生活质量下降、生存时间缩短。而合理的营养支持可以延缓甚至逆转患者体重丢失，降低手术后感染性并发症的发生、缩短住院时间、提高生活质量。因此，对于发现有营养不良风险或已经发生营养不良的患者应尽早进行积极的营养干预，以维持机体充足的热量和蛋白质摄入，获取尽可能好的生活质量和功能状态，保证抗癌治疗顺利完成。

营养干预措施包括控制症状、给予患者营养指导、饮食管理及给予营养补充剂、肠内外营养支持等。

(1) 症状控制

控制不适症状应视为肿瘤患者营养支持的重要方面，因为肿瘤或抗癌治疗相关症状如疼痛、恶心呕吐、腹泻、焦虑等都将严重影响患者进食摄入、消化吸收、代谢以及机体消耗，而癌性恶液质患者中厌食、代谢改变是癌性消瘦最为重要的原因之一，因此，对这类患者首先应使用镇痛、镇吐、促进食欲、抗抑郁等多种药物控制相关症状。虽然尚无有效的办法逆转晚期恶液质患者的进行性消瘦，但目前在改善患者食欲，逆转分解代谢方面的研究已取得了初步进展。其中，针对恶液质性厌食使用最多的药主要有孕激素和糖皮质激素，代表药物有醋酸甲地孕酮、泼尼松等，有超过 12 项的随机对照试验显示甲地孕酮能增加晚期癌症患者的食欲及进食量，并增加体重，改善营养指标，虽然此类药增加的多为脂肪组织，目前已成为晚期恶液质患者改善食欲的一线治疗用药。多数试验显示，糖皮质激素仅在 4 周内可以明显改善恶液质的各种症状，但少有体重明显增加的案例。在调解代谢改变方面目前推荐的药物主要包括鱼油、非甾体类抗炎药、沙立度等，虽然仍缺乏相关大型临床对照试验，但有多项研究发现这些药物有稳定患者体重、稳定全身蛋白质动员、促进食欲等作用。其主要作用机制包括下调转录因子、阻断细胞因子、促进合成代谢等。

（2）营养指导和饮食管理

虽然不是所有的研究都支持营养咨询指导在治疗患者体重丢失的作用，仍有许多研究发现，对存在营养不良风险的患者进行营养咨询指导等营养干预可以减少抗癌治疗患者的体重丢失，改善患者的营养状况、生活质量和身体机能。最近一项对胃肠和头颈癌患者进行的研究也显示，为门诊放疗的该类患者提供营养建议和监督管理等措施可以使患者饮食摄入明显增加，缓解甚至逆转患者体重丢失情况，但应注意对患者进行患者营养管理的措施应该尽量个体化且应根据患者机体状况不断修正。

肿瘤患者主要消化道症状的营养干预措施见表 7－6：

**表 7－6　肿瘤患者消化道症状的相关营养干预措施**

| 消化道症状 | 干预措施 |
|---|---|
| 味觉改变 | 多选酸味的食物如泡菜、食物中多加调料，用塑料餐具 |
| 口干 | 进餐时配汤、多选浓汤类食物、木瓜等果汁、经常漱口；避免咖啡因、酒精和商业漱口剂 |
| 口腔炎或粘膜炎 | 避免酸辣刺激、粗糙、较咸的，多选温软容易吞咽的食物；食物制作尤其是蔬菜要切细煮烂、或用搅拌机制成菜泥或果泥；多喝肉汤 |
| 腹泻 | 避免高脂食物及咖啡因、酒精、烟草、强烈的调味料、香蕉、米饭、苹果酱、烧烤食物。腹泻早期宜选用低渣食物并慢慢增加一些可溶性纤维素，应暂时避免牛奶制品（酸奶例外），注意增加液体摄入（包括橘汁及清淡的肉汤等） |
| 倾倒综合征 | 宜采用少量多餐（每 2 小时一次）、高蛋白高脂膳食、两餐中间喝水、尽量避免食用简单的碳水化合物 |
| 便秘 | 逐渐增加多纤维素食物的摄入（如全谷类、大豆、蔬菜、白薯、香蕉等）或补充纤维素制剂、每天饮 8～10 杯水、增加体力活动、不行则加用软便药，不行再用泻药。 |
| 恶心 | 避免味重、油腻、调料多的食物；两餐间喝水；冷食可能容易耐受 |
| 呕吐 | 早期应禁食，慢慢过渡到清流食、流食、软食，维持液体的摄入（如橘汁、清淡的肉汤） |
| 早期饱腹感 | 避免过多摄入脂肪和纤维素、少量多餐、增加富含蛋白质和碳水化合物的食物；餐间饮水 |

4. 肠内外营养支持在消化道癌症患者中的应用

肠内外营养支持的目的在于维持患者的营养、生活质量和功能状况，耐受各种抗肿瘤治疗的打击，预防或延缓癌性恶液质的发生，对于胃肠道功能严重受损的患者，它也是维持生命的唯一方法。其适应证主要包括：消化道肿瘤外科手术前严重营养不良的患者、消化道手术后、消化道放疗及全身化疗导致严重胃肠功能障碍且估计在 7～10 天之内不能恢复正常经口进食者。应注意的是，原则上对所有需营养支持的患者在消化道功能存在的条件下应首选肠内营养支持，肠外营养支持仅适用于肠衰竭、严重肠梗阻、高流量低位肠瘘、短肠综合征、肠内营养不耐受及其他无法经肠内营养者。

(1) 围手术期患者的营养支持

消化道肿瘤手术后，只要条件允许推荐早期肠内营养，目前研究发现消化道手术后早期6～48小时内开展肠内营养支持，大部分人可以很好耐受，且与完全肠外营养支持相比可明显减少手术后并发症的发生率及缩短术后住院时间。Gabor等人在食管癌手术后采取逐步增加数量的方法，术后6小时即开始肠内营养支持，发现与完全肠外营养比较可以明显减少ICU住院时间和总的住院时间。此外，多项研究证实，对于存在严重营养不良的患者于手术前7～10天进行肠内营养支持（采用免疫营养支持效果更好），可以减少约10%的术后并发症，并且明显地改善患者手术后生活质量。

决定使用肠内营养支持后还应考虑的问题有营养支持的途径和营养制剂的选择，一般对于营养支持时间小于4周的患者推荐使用鼻胃管或鼻空肠管，当预计肠内营养时间大于4周，则是胃或空肠造口途径（PEG或PEJ）的适应证，通过PEG可以安全地进行肠内营养，并发症少，大多数患者最终可以恢复经口进食，还可以去除PEG管，仅有少部分患者需长时间地依赖肠内营养。PEG可以在97%的食管癌患者中进行，病死率不超过1%并且不影响进一步的食管切除和胃拖上术。一项研究报道，食管切除术后患者DPEJ管在84%的患者中置放成功，无操作相关的严重并发症，仅19%的患者出现小的并发症，所有患者在术后平均3天摆脱了TPN。整蛋白、全营养、标准能量密度型肠内营养制剂适于多数需肠内营养支持的围手术期消化道肿瘤患者，而要素制剂或糖尿病、肾病等其他专病配方制剂则适合某些特殊临床情况如高流量低位肠瘘、短肠综合征、糖尿病、肾病等患者。

(2) 放化疗患者的营养支持

对于营养正常的肿瘤患者，化疗期间使用肠外营养支持目前尚未发现可以明显改善包括骨髓抑制、肿瘤反应、生存期等预后指标的证据，因此对放化疗肿瘤患者不推荐常规肠外营养支持，只是对于预期7～10天内经口摄入严重不足，已发生严重营养不良（BMI＜17）的非临终放化疗患者，可以适当给予营养补充剂或肠内外营养支持治疗。有研究发现，营养不良的放化疗患者使用口服高能量、高蛋白营养补充品，患者可以缓慢但持续地获得体重增加、缩短住院时间，并有降低死亡率的趋势。对于严重感染性肠道疾病、严重放射性肠炎患者可选用短肽或氨基酸类要素制剂进行肠内营养支持。

(3) 家庭肠内营养支持

家庭肠内营养（HEN）指在专业的营养支持小组指导下，在家庭内进行的肠内营养支持，适于胃肠功能基本正常，但口服饮食不能满足需要者。因HEN有利于患者接受院外治疗，改善患者生活质量，减少医疗费用，所以对于某些临床情况，如肿瘤或抗肿瘤治疗引起吞咽障碍的食管或头颈癌患者、小流量的消化道瘘患者等，若肿瘤被消除后仍需进行较长时间营养的肠内营养支持而不需要其他治疗者，则可选择在家里进行。目前，肿瘤是HEN最常见的适应证，约占美国全部HEN患者的40%。其预后依赖于肿瘤的状态。北美登记处的结果表明30%的患者在第1年就可以摆脱肠内营养，恢复经口进食，36%接受HEN的肿瘤患者存活超过1年，HEN因安全，并发症低，每个患者每年仅0.4%住院次数。有报道30例头颈部、食管癌的患者接受28天HEN，结果喂养管可以很好耐受，生活质量评分有明显提高。也有另一项法国的研究发现，进行HEN的患者虽然能耐受PEG管，但生活质量和出院前没有明显改变。

5. 消化道肿瘤患者免疫营养支持

所谓免疫营养是在标准肠内外营养制剂中加入免疫营养物如谷氨酰胺、精氨酸、核苷酸、ω-3脂肪酸等进行营养支持的新方法。循证医学研究表明，对消化道肿瘤择期大手术的患者，肠内免疫营养不但改善患者的营养状况而且有利于提高机体免疫力、控制急性炎性反应、保护肠粘膜屏障功能，减少并发症，间接改善患者生活质量，缩短住院日，降低治疗费用。最近一项随机前瞻性临床研究发现，对于胃癌手术后的患者，早期加强免疫营养素的肠内营养可以增加氨基酸的合成，促进伤口愈合。最新综述表明，免疫营养无论单独使用或联合应用均可以在较大的范围内改善患者临床预后，尤其在外科领域，对于存在严重营养不良、经历大的腹部外科手术的患者，能发挥更好的疗效。也有研究发现在大手术后及危重患者中使用免疫营养支持制剂有不错的成本效益。

6. 消化道肿瘤患者肠屏障功能的影响和保护因素

近年来，人们在临床实践中发现全身炎症反应综合征（SIRS）及多器官功能障碍综合征（MODS）的发生与肠粘膜屏障功能障碍导致肠腔内细菌和毒素移位入血循环和其他组织有关，目前人们认为胃肠道是人体最大的免疫器官，肠道是应激反应的中心器官，危重病时，胃肠道的功能状态决定了患者的转归。因此重视肠道免疫屏障功能的完整性变得很重要。

多种因素包括长期全肠外营养、接受全身或腹部放射治疗以及大剂量细胞毒性药物治疗、大手术后应激反应等均可导致肠粘膜损伤、萎缩或通透性增高等并发症，胃肠道放疗对肠道屏障的损害与剂量、放射时间和患者营养状况等有关，可对胃肠道粘膜产生直接和（或）间接的影响，严重者可损伤肠屏障功能的完整性，并可能导致肠道细菌和毒素移位。针对这些有害因素的保护因素有：尽量使用肠内营养，在营养制剂中添加保护因子如谷胺酰氨、生长激素、多肽类生长因子、纤维素、核苷酸、益生菌制剂等营养物质，可对肠粘膜上皮细胞起到局部营养，并促进肠上皮细胞的生长、修复等作用，临床实践证明，尤其是在外伤、感染等严重应激状态下，营养制剂中添加上述营养物质有助于维持肠粘膜上皮细胞结构和功能的完整性，并显著减少相关并发症的发生。一项动物研究发现，长期肠外营养支持过程中只要提供占总量15%热量的低渣肠内营养就有预防粘膜萎缩的作用。北京协和医院最近一项研究发现围手术期合理使用抗生素，给益生菌类药可维持肠道菌群正常平衡，从而起到保护肠粘膜屏障的作用。

（张　联）

## 参考文献


1. 吴国豪. 刘中华. 郑烈伟等. 吴肇汉普外科住院患者营养状况评价及预后分析. 中华外科杂志，2005，43（11）：693-697
2. Zazzo JF. Preoperative screening and nutritional support of nutritional deficiencies. Annales de chirurgie，2004，129：323-331
3. Isenring EA，Capra S，Bauer JD. Nutrition intervention is beneficial in oncology outpatients receiving radiotherapy to the gastrointestinal or head and neck area. British journal of cancer，2004，91（3）：447-452
4. F Bozzetti，M Braga. Postoperative enteral versus parenteral nutrition in malnourished，patients with gastrointestinal cancer：a randomised multicentre trial. Lancet，2001，358：1487 - 92
5. 林　锋，王志度. 早期肠内营养支持在消化道肿瘤患者中的应用. 中国实用外科杂志，2002，22（11）
6. Gabor S，Renner H. Early enteral feeding compared with parenteral nutrition after oesophageal or oesophagogastric resection and reconstruction. Br J Nutr，2005，93（4）：509-13
7. Papapietro K，Diza E，Csendes A. Early enteral nutrition in cancer patients subjected to a total gastrectomy. Rev Med Chil，2002，130（10）：1125-30
8. Isenring E，Capra S，Bauer J，et al. The impact of nutrition support on body composition in cancer outpatients receivingradiotherapy. Acta Diabetol，2003，40（suppl 1）：S162-64
9. Milne AC，Potter J，Avenell A. Protein and energy supplementation in elderly people at risk from malnutrition. Cochrane Database Syst Rev，2002
10. Stratton RJ，Elia M. Are oral nutritional supplements of benefit to patients in the community? Findings from a systematic review. Curr Opin Clin Nutr Metab Care，2000，3：311-15
11. C Robergel，M Tran，C Massoud. Quality of life and home enteral tube feeding：a French pro-

spective study in patients with head and neck or oesophageal cancer. British Journal of Cancer, 2000, 82 (2): 263-269
12. Farreras N, Artigas V, Cardona D. Effect of early postoperative enteral immunonutrition on wound healing in patients undergoing surgery for gastric cancer. Clin Nutr, 2005, 24 (1): 55-65
13. Grimble RF. Immunonutrition. Curr Opin Gastroenterol, 2005, 21 (2): 216-22
14. 丁连安. 肠屏障功能障碍. 肠外与肠内营养, 2005, 12 (1): 55-58
15. 林国乐. 预防大肠癌术后肠道菌群失调的措施探讨. 中国临床营养杂志, 2005, 13 (增刊): 18

## 第六节　化学治疗与心理治疗

### 一、关于癌症患者生活质量（quality of life，QOL）的概念

随着科学的进步和现代社会生活的发展，人们对疾病和健康的概念有了新的认识，不仅仅满足于活着，而且追求生活得更美好。然而目前许多慢性病尚无根治手段，治疗的目的仅仅是缓解症状，尤其是晚期癌症患者，虽然目前的治疗手段能够起到延长生命的效果，但化疗、放疗本身引起的严重生理、心理反应（如脱发、胃肠反应、感染、焦虑、抑郁等），某些手术对患者体型、功能的损害，还有“疾病标签”作用对患者及家属造成的心理压力，无疑均使其生活质量下降，对此，应如何评价其治疗方法的利与弊？大量诸如此类的问题，使人们日益认识到，医学的目的不应只是延长生命，更应注重其质量。由于很难给生活质量下一个确切的定义，也缺乏对其进行客观测量的技术，因而有关生活质量的概念至今仍在医务人员和研究者中有所争议。尽管医学的目的是保护生命和拥有健康，但是多数的临床试验都难以对患者所经受的主观感受进行质量性评估。

为了给生活质量下定义，就必须承认生活质量的评估需要对其价值进行判断。在许多方面，患者可以判断他们自身的价值及其损失。最常见的研究内容是生理的、心理的、社会的、经济的以及综合健康方面的。采取自我报告的方式可使患者以他们自己的观点来描述其生活质量，其结果比由医生、家庭成员或其它人员的评估更可靠。在一个规定的短时间内重复地加以测量以进行检验，这样不但可以避免回忆的偏差且可以了解其个性特点。使生活质量可以从量和质这两方面来加以界定，由于生活质量与癌症治疗和康复措施有关，因此也有助于评价其治疗结果。

在临床实践中，一个医生不应该满足于仅仅知道患者生物性的一面，而应同时关注患者的心理和社会性的一面包括生活质量，应该知道如何系统地询问生活质量问题、问哪些问题、在作治疗决定时多大程度上应结合患者的意见。生活质量的测查可以提供比较丰富的疾病、治疗作用及其患者负担等方面的资料。如在随机性的Ⅲ期临床试验中进行生活质量的检查可以为治疗方案的选择提供答案，尤其是当生物效果相似或相同情况下，不同的治疗方法所致的毒性对患者生活质量的影响有差别，原因可能是对情绪或社会功能的影响不同。

目前大多数该领域的专家都认为生活质量的评估内容由四个主要部分所组成（图 7－1）：① 躯体功能（个人自理活动的操作、功能状态、运动、身体活动、角色活动等）；② 与疾病和治疗有关的症状（疼痛、气短、恶心、呕吐、脱发等）；③ 心理功能（焦虑、抑郁等）；④ 社会功能（日常社会活动的中断等）。此外，生活质量的评定还应包括物质方面、性功能、身体形象以及对健康关注的满足感等。因此，不论生活质量的定义多么复杂和抽象，一个可操作的生活质量的定义可以描述为“包括心理的、社会的、躯体的功能，以及完好的正性方面和疾病或虚弱的副性方面的结合”。

### 二、癌症治疗对生活质量的影响

尽管一些癌症的生存率有比较大的提高，但是人们仍然对“癌症”这个词感到恐惧。不仅是因为疾病本身会带来痛苦，而且还有在治疗中可能受到的折磨。因为这一切使患者的躯体功能、对生活的满意

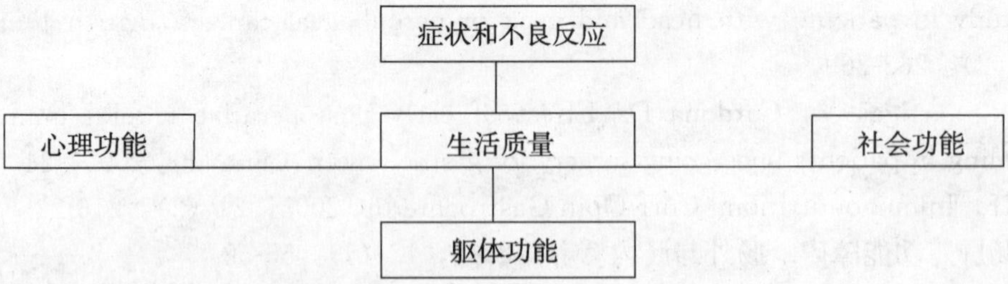


**图 7-1　生活质量多维结构示意图**

（选自 Ganz，P. A.，1994）

感、社会交往等都下降，即伴随有生理的、心理的、社会的功能均下降，使整个生活质量受到影响。在有外科治疗以前，影响患者生活质量的主要因素是疾病本身，由于手术的运用，接着是放、化疗和生物治疗的出现，使患者不得不面临和对待由这些治疗所带来的各种各样的不良反应。化疗对生活质量的影响是双重的，一方面通过化疗可提高生活质量，另一方面治疗的不良反应可使生活质量降低。因此，对化疗进行评价时，应从它对 QOL 正反两方面的影响和平衡全面考虑。如怎样确定最佳的治疗剂量、治疗时间；如何选择适合的诊治和护理指标，怎样提高患者接受化疗的顺应性，甚至如何推断预后。

化学治疗是一种全身性治疗。人们普遍对化疗存在一些恐惧反应，如“我会恶心、呕吐吗?”，“我会脱发吗?”，“化疗意味着我的疾病已经不是早期了”，种种类似想法都会降低患者对化疗的顺应性，医生一方面要向人们解释及宣传化疗的作用及益处，同时采取一些辅助性或支持性药物减少化疗不良反应发生的程度及频度，从而在提高生存率的同时改善患者的生活质量。总之，临床医生应以科学的态度，针对患者对化疗认识的误区与患者交流，使其积极接受化疗。

（一）肿瘤及其治疗引起的心理障碍

抑郁和焦虑是患者常见的心理障碍，可见于近 50%的患者。

抑郁是指从日常生活中持续的情绪低落状态（如悲伤）到一种与精神病学定义的精神障碍相一致的严重的躯体及心理症状（严重抑郁性障碍）。在癌症患者中，相同的症状可能因为躯体因素（例如肿瘤部位，疼痛）、心理因素（例如紧张，发病前的职责）及社会因素（例如经济，人际关系）所引起或影响。抑郁更多见于病情严重的患者，一份住院癌症患者的研究报告显示其发生率为 25%～40%。

抑郁的症状：心理症状包括持续两周以上的情绪低落、烦躁不安（悲伤）、缺乏快感（普遍缺乏行动快感）、自责和自罪感、想到死亡或自杀。躯体症状包括睡眠障碍、食欲改变、性欲缺乏、疲劳、注意力不集中、精神运动性亢进或低下。

与抑郁相同，焦虑也是指一种主观情绪体验和一种源于身体或心理而产生的体征和症状。通常见于疾病的关键和转折时期，特别是初次诊断复发时和晚期进展。

焦虑的症状和体征：焦虑患者典型主诉为担忧、易怒和恐惧。患者通常过于警觉和警惕，感情状态易变，可能突然哭泣或突然发脾气。思维过程长，患者无法使自己摆脱忧虑。

如果焦虑发展为惊恐障碍，患者可有濒临死亡的感觉。高度觉醒状态使患者入睡困难，食欲下降，紧随着体力与心理上感到疲乏与精疲力竭。可以表现为各种体征，特别是焦虑更严重时。心血管症状和体征，包括心悸、心动过速和主观的胸闷或胸痛。呼吸道症状包括呼吸困难，患者可以过度通气和感觉头轻或头昏。常见胃肠道症状包括吞咽困难、腹部绞痛、恶心、腹泻和便秘。患者出汗，早期疼痛加剧。

（二）化疗前患者的心理反应

化疗前应尽可能减轻患者对化疗的焦虑和恐惧情绪反应，增加对化疗的依从性。首先医生应取得患者的信任，并向患者详细介绍化疗的利弊及不良反应的应对方式。有研究表明，在所有影响化疗顺应性的因素中，患者对医生的信任是至关重要的，是患者顺利进行化疗的基础。其次要调动患者在治疗过程中的主观能动性，化疗常持续数月并让患者感到痛苦，所以要经常鼓励患者，支持患者，及时发现患者存在的问题并及时解决。同时，让家属、朋友鼓励患者，激励患者坚持到化疗结束。重视化疗前患者的心理反应。许多研究提示，患者在同意接受化疗但还未进行化疗期间，最容易出现焦虑、恐惧情绪，其程度常常要比实际化疗时还要严重得多。

（三）化疗期间患者的心理反应

化疗期间既要忍受肿瘤本身所引起的一系列症状和痛苦，同时还要忍受化疗带来的不良反应。化疗的不良反应与化疗药的种类、剂量、给药途径等都有关。常见的躯体不良反应有：脱发、恶心呕吐、疲劳、厌食、肢体麻木或剧痛、腹泻等。患者多因这些躯体反应而出现情绪问题，如焦虑、愤怒、敌对等心理反应。严重的恶心、呕吐使得患者的大脑对化疗建立条件反射，形成预期性恶心、呕吐，甚至嗅觉变得极其敏感，闻到某种气味就联想到化疗，就开始恶心、呕吐。此外，对化疗引起神经系统及生殖毒性的担心，也同样影响对化疗的顺应性。有患者担心化疗会他们的认知能力、智力、记忆力产生不良影响。

（四）化疗后的心理反应

结束化疗常令患者有如释重负的感觉，但也有患者会产生反常的焦虑心理，担心化疗是否真的起到效果。也有人担心化疗停止后可能使肿瘤得不到控制而出现复发或转移的问题。此外，有些患者化疗结束后重新返回工作岗位会遇到困难，使患者产生一种被抛弃、远离社会的感觉。因而严重影响患者心理和社会功能的恢复。

（五）消化道肿瘤的特殊心理问题

大量研究表明，胃癌患者大多性格内向，表现为合作、善于克制自己，情绪压抑、防御和退缩，爱生闷气。患者在术后进食后常出现各种不适，有时这种不适与刚刚发病时的症状很类似，患者因此产生反射性焦虑，表现出厌食和恶心。医护人员的交流技巧对改善患者的问题很重要。由溃疡性结肠炎发展为结肠癌的患者，心理问题较多，不仅仅是长期慢性病问题，溃疡性结肠炎的发病本身与心理问题关系就非常密切，经常是一些心理问题的躯体化表现。家族中已经有消化道肿瘤的患者一般会承受更多的恐惧、抑郁和痛苦。做肠造口术的患者时常担心粪便溢出或臭味，这种担心使得患者回避社交场所，对性生活的影响也很明显。做好造口术指导，让患者清楚地知道如何覆盖瘘口、防止溢漏、使用去味剂，往往会增强患者的自信和回归社会的勇气。

## 三、心理社会因素的重要性

在医学进化过程中，最初为了更好地研究躯体，要求将整个人分为心理和躯体两部分。把躯体与心理分开来解释疾病，使医生将注意力只集中在疾病的各个躯体部分。将躯体分成许多系统和子系统，以便更精细地对躯体生物功能进行研究。遗憾的是在这个研究过程中，与躯体紧密联系的每个人独立的人格常常被忽视，并且被认为对治疗结果的影响甚小。如在肿瘤治疗中特别是晚期癌症的全身化疗，重点往往放在对病灶的疗效评估上，而常忽视患者的生存质量及延长生命的目的。

近年来，医学领域已经有了很大的改变，又回到了那些已被科学和医学方面简化了的研究方法上，并开始将分离的心身重新合并起来。呼唤将人作为整体，回复每个躯体中的个性，再一次考虑将人作为一个完整的人。在这种观念下，疾病的躯体方面仅仅是需要干预的大系统中的一个部分。心理对疾病的影响现在已经受到注意，社会方面也是如此。人的所有四个象限躯体、精神、情感、心灵，一并伴随着社会的影响，都在限定的疾病中起作用。这些影响，最典型的就是患病和疾病过程中的心理社会因素，心理社会因素在了解患病和疾病的生理过程方面已经变得非常重要。因为医学已经认识到人的整体性，疾病已经开始被重新定义为不仅仅包括躯体还包括其它三个象限即精神、情感和心灵方面。现在的医学已经成熟，对人体生物功能方面已有了高度的认识，因此它能够既把人体分成很细的部分，又能够综合人体所有方面来干预躯体的病痛，并有助于恢复健康和使患者拥有全面健康的感觉。

无疑，心理社会因素影响患者对疾病的概念，从而影响对诊断和治疗的行为反应及随后的护理。当发生患者不顺应医疗时，可能需要及时解决其心理社会决定因素，是焦虑吗？是家庭成员不配合吗？是经济问题吗？还是患者只是对临床检查或扫描感到恐惧？这些不是生物医学能够回答的问题。

## 四、心理社会干预的必要性

初步确立癌症诊断并没有包括癌症的全部含义。当患者从早期的反应中清醒过来时，意识到自己是一个癌症生存者，便开始了每天重新规范他们生活的各个方面。对癌症患者的心理社会关怀有四个主要观点，第一，生存状态的判断，作为癌症患者，他们开始在确诊后的最初三个月内经历着“生存危机”。虽然多数患者都在努力奋斗回复常态，但是还有一些人无法从这种强烈的感情痛苦中自拔出来，被迫承认再也无法回复以往的生活。第二，即使当疾病缓解时，也会感到每天都生活在癌症的阴影下，严重地影响他们的日常生活。第三，担心复发或是真的复发，更使每个患者的心理社会过程变得复杂。当患者在获得有关疾病和治疗的关键性信息和知识后，与医务人员及其它患者建立了支持性的关系，从而使患者能参与和理解以后复发的过程。即使患者并未复发，这些关键性的知识也可以减轻一旦复发时引起的痛苦。最后，如果治疗失败，疾病进入晚期和存在放弃治疗的潜在威胁，是否能适应是患者面临的最大挑战。有些患者能够适应他们的临终阶段，但对有些患者来说，死亡是他们永远都不能接受的。

目前研究认为，临床需要心理治疗性服务的理由至少有两个：一个是在医学各科临床中发生精神症状的比例比较高，尤其是焦虑和抑郁。据统计，有47%的癌症患者伴有具有诊断价值的精神障碍；另一个是对严重疾病所产生的应激反应，没有一个人会对威胁生命的疾病有准备，伴随这种疾病发生的恐惧、社会隔离、丧失能力、复杂的治疗以及对家庭和朋友的影响等，对一个人整个生活（尤其是情绪）的冲击是巨大的。虽然有些问题还没有达到精神疾病诊断的程度，但仍需要某种支持，尤其是对情绪的支持。

## 五、心理社会治疗的方法

（一）情绪支持（emotional support）

癌症常引起强烈的情绪反应，包括恐惧、焦虑、悲伤、抑郁、愤怒等，这些心理反应直接影响疾病的治疗和康复。许多患有严重疾病的个体常常感到他们被恐惧和悲伤等情绪所包围，不能与他们的健康专家、家庭成员或朋友交谈，不能宣泄自己的情绪，有研究证明，那些能够发泄他们强烈情感的患者，对癌症适应的比较好。情绪支持治疗是通过提供患者讨论的场所，使患者表述他们关心的所有有关疾病的问题及表达与疾病相关的恐惧、悲伤、愤怒等情绪，这种干预可以是职业性干预，即职业人员担任“听众”，并提供指导、支持，也可以是非专业性干预，即非专业人员担任“听众”和提供指导、支持。

（二）认知行为干预（cognitive intervention）

与癌症有关的疼痛、恶心、呕吐以及焦虑等反应是癌症患者最常见的有害症状。情感的、行为的、动机的和知觉的变化对这些症状有明显的影响。而认知-行为技术的出现成为治疗这些症状的主要方法。认知行为治疗方法起源于条件反射的学习条件规律。通过恰当的鉴别患者的思想、情感和行为之间相互作用的重要性（尤其是未被测查的自主反应），各种认知行为干预均可以被系统地应用。使患者获得应对策略，学会忍耐和处理与疾病有关的强烈情绪，更重要的是学会将问题搞清楚并能够有针对性地处理。

（三）社会支持（social support）

目前对社会隔离的研究发现，社会隔离增加了癌症患者死亡的危险，而较好的婚姻预示着癌症患者有较好的医疗结果；相反，社会刺激，比如离婚、失业、丧失亲人则与癌症的发生有关。因此，当疾病使一个人感到社会抛弃了他们而退缩和恐惧时，心理治疗性支持提供了一个比较好的社会接触，通过支持小组建立新的社会网络具有非常重要的医学意义，可以起到医学的和心理学的保护作用。良好的社会关系，尤其是亲属、朋友、同事、领导、工作单位和政府的关怀与支持对患者起到良好的心理保护作用。

（四）适应性行为训练（coping skill training）

许多集体和个体治疗方案是训练特殊的适应性行为技巧，包括寻求所需医疗信息的方法、增进与医务人员的交往，改善家庭和其他社会支持；还有许多训练自我行为控制技巧的有效方案，比如自我催眠、冥想、生物反馈、渐进性肌肉放松等。研究已经证明这些方法在减轻心理和躯体症状，如疼痛和焦虑方面有比较好的效果。

（五）精神药物治疗

表 7－7 和表 7－8 列出了用于癌症患者可选择的抗抑郁和抗焦虑药物。通常，根据副作用选择抗抑郁和抗焦虑药物。在一般人群中，抗抑郁药物通常至少服用 2 周或长至症状初步缓解。作为常规，抗抑郁治疗应该持续至症状稳定后 4～6 个月。根据焦虑的严重程度及服药状态选择对焦虑患者的初始治疗。

**表 7－7　癌症患者可选择的抗抑郁药物**

| 药物 | 起始剂量 | 维持剂量 | 评论 |
|---|---|---|---|
| 选择性复合胺再吸收抑制剂 | | | |
| 舍曲林 | 25～50mg qAM | 50～150mg/d | 通常耐受性好，可能出现恶心 |
| 氟西丁 | 10～20mg qAM | 20～60mg/d | 半衰期长；可能出现恶心，性功能减退 |
| 帕罗西丁 | 20mg/d qAM | 20～60mg/d | 可能出现恶心，镇静通常耐受性好，可 |
| 依他普仑 | 10mg | 10～20mg/d | 能出现恶心，性功能减退，疲乏 |
| 三环类抗抑郁药 | | | |
| 去甲阿米替林 | 25～50mg qhs | 50～200mg/d | 中度镇静；对神经性疼痛有效 |
| 阿密曲替林 | 25～50mg qhs | 50～200mg/d | 强度镇静；抗副交感神经效应；对神经性疼痛有效 |
| 去甲丙咪嗪 | 25～50mg qAM 或 hs | 50～200mg/d | 轻度镇静；抗副交感神经效应；对神经性疼痛有效 |
| 其他药物 | | | |
| 文拉法辛 | 18.75～37.5mg | 75～225mg/d | 可能出现恶心，对神经性疼痛有效，潮 |
| 盐酸丁氨苯丙酮 | 50～75mg | 150～450mg/d | 热激动性，无性功能减退 |
| 盐酸哌醋甲酯 | 5mg（2.5mg qAM，中午） | 10～60mg/d | 激动性，可能起效快，检测血压 |
| 米氮平 | 15mg qhs | 15～45mg qhs | 镇静，不同程度刺激食欲，止吐效果 |

**表 7－8　用于治疗肿瘤患者焦虑的选择性药物**

| 药物 | 剂量范围（prn 或按时间表） | 参考 |
|---|---|---|
| 苯二氮䓬类 | | |
| 劳拉西泮 | 0.5～2.0mg po/im/iv q4～12hr | 应用广泛，在少数患者中可持续静滴 |
| 三唑安定 | 0.25～1.0mg po q6～24hr | 快速起效及快速停止作用，快速耐受，抗抑郁作用 |
| 地西泮 | 2～10mg po/im/iv q6～24hr | 对广泛/持续焦虑有效，但对老年或严重患者存在问题 |
| 氯硝西泮 | 0.5～2.0mg po q6～24hr | 对广泛/持续焦虑有效，发作性焦虑，在一些 CNS 患者中有攻击性行为 |

（六）教育性干预（educational intervention）

是通过向患者提供有关诊断、治疗、治疗不良反应、预后、医疗费用等方面的信息，使患者对疾病及其治疗有一个比较客观、全面的认识，消除患者对疾病和治疗不必要的恐慌心理，减轻因癌症及其治疗而出现的适应不良。

## 六、目前存在的问题及对未来的展望

传播心理社会肿瘤学领域的知识颇为重要。对于如何真正理解癌症对患者及其家属所带来的全部影响，我们的能力还相当有限。我们现有的知识在多大程度上已经用于特殊的临床干预或服务？虽然已经有一些很好的例子，如认知行为干预和心理教育课程对癌症生存者进行干预。然而，我们现有的知识有多少已经真正地付诸于实践了？我们必须承认，心理治疗尤其是对疾病和治疗引起的症状干预在这个领域中仅仅是刚开始，从事心理治疗的专家还需要很好的训练，许多问题还需要长时间的研究，通过回顾过去的成绩和目前尚未实现的目标，预示着这一领域有着更广阔的前景。有学者研究认为，以下五个方面是这一领域研究有待解决的问题和未来的发展前景。

1. 多学科合作研究：在对疾病的各个方面实施综合治疗的过程中，应基于包括心理社会康复在内的多学科途径。由于医学已被分为许多专业和亚专业，任何强调疾病整个过程的综合性医疗模式都需要多学科的途径。当考虑癌症的诊断和疾病的每个阶段时，各个学科的专业人员必须将他们各自的专业技术综合在一起，对躯体的、精神的、情感的和心灵的每一部分给予必要的关注，无疑，目前医学发展的趋势，认为患病不仅涉及躯体，而且是一种影响人类其它特性的更为广泛的过程。因此，医生在寻找治疗疾病的方法时，必须将心理社会康复列为日常医疗。这种对疾病综合而统一的途径将很快变为肿瘤治疗的模式。

2. 加强基础性研究：这个领域近来的发展存在一种倾向，就是大多数研究为应用性研究，只想通过研究获得立即的应用效果。然而，该学科发展的基础，在很大程度上是依靠我们理解和测量基本的人类行为的能力，我们必须掌握这些基础性的内容，不要将所有的研究都作为应用性研究。要求每一个研究在减轻症状方面都有一个快速的结果，将有碍于这个领域的发展。研究者们应该努力确保基础性研究和应用性研究两方面的连续性，并且以适当的形式相互促进。

3. 干预机制的探讨：如果心理干预能够对症状进行调节，那么起作用的机制是什么？在实质上是生物的、心理的、还是社会的？过去的研究大多关心治疗的结果，而没有关注运用基本的机制来解释这些结果。临床结果固然重要，但机制研究对促进我们理解症状是如何发生的、应如何预防和治疗是最基本的，这些信息有助于我们辨别作出错误的假设，以及依据这些假设制定无效的或有害的措施或者构建误导性的理论，因而在将来的研究中应该更注重原因性因素的探讨。

4. 人员培训：如果不规划和制定很好的心理社会肿瘤学培训计划，那么这个领域就不可能持续的发展下去。因为不断有新的或是从别的领域转过来的研究者加入到这个领域，由于这个领域的复杂性和多学科的交叉性，特殊的训练也就变得越来越重要。即使是基础比较好的人员，对癌症和癌症治疗的生物学和心理学基础都应有比较好的理解。不论他们具有生物医学还是行为医学的教育基础，额外的特殊训练将是必要的。

（唐丽丽）

## 参考文献

1. 王建平，陈仲庚，崔俊南. 癌症患者的心理健康状况及影响因素分析. 中国临床心理学杂志，1997，5（1）：27-28
2. 徐光炜主译. 临床肿瘤学（美）. 沈阳：辽宁教育出版社，2000
3. 黄丽，罗健主编. 肿瘤心理治疗. 北京：人民卫生出版社，2000
4. $4^{th}$ Annual Conference of the International Society for Quality of Life Research. Qual Life Res，1997，6：613-753
5. Andersen，B L. Psychological Interventions for Cancer Patients to Enhance the Quality of Life. J

Consult Clin，1992，60（4）：552-568

6. Andersen B L，Kiecolt－Glaser J K，Glaser R. A Biobehavioral Model of Cancer Stress and Disease Course. Am Psychologist，1994，49（5）：389-404
7. Hose J s，Landis K R，Umberson D. Social Relationships and Health. Science，1988，241：540-544
8. Lovejoy NC，Matteis M. Cognitive－Behavioral Interventions to Mange Depression in Patients with Cancer：Research and Theoretical Initiatives. Cancer Nuring，1997，20（3）：155-167
9. Meyer TJ，Mark M. Effects of Psychosocial Interventions with Adult Cancer Patients：A Meta－Analysis of Randomized Experiments. Herlth Psychology，1995，14（2）：101-108
10. Osoba D. Current Applications of Health－Related Quality of Life Assessment in Oncology. Support Care Cancer，1997，5：100-104
11. Redd WH. Behavioral Intervention for Cancer Treatment side Effects. Acta Oncologica，1994，33（2）：113-117
12. Spiegel D. Psychosocial Intervention in Cancer. J Nati Cancer Inst，1993，85（15）：1198-1205

# 第八章　消化道癌区域治疗

## 第一节　光动力学疗法

### 一、激光光动力学治疗的概念与发展史

（一）概念

光动力学方法治疗肿瘤是激光肿瘤学中的一种治疗手段，所谓光动力学治疗（photodynamic therapy，PDT）是一种光激发的化学疗法，是指在光敏剂和分子氧的参与下由光引起的一种化学反应，可使有机体、细胞或生物分子发生机能及形态变化，严重的可致受伤或坏死，这种光敏反应导致肿瘤细胞被破坏而达到治疗癌症的目的。靶组织对光敏剂的特异性吸收和潴留作用是光动力学疗法的理论基础。

（二）发展概况

PDT 的早期观察可追溯至 1900 年英国学者 Rabb 的发现。他注意到在有氧条件下，草履虫在用吖啶类染料为光敏剂时会被可见光杀死。1903 年，Von Tappenier 和 Jesionek 发现人类肿瘤用 5%伊红水溶液染色也有光敏现象。1924 年，Policard 首先观察到肿瘤组织的卟啉荧光。1960 年，Lipson 等制成血卟啉衍生物，并首先用于肿瘤的临床定位诊断。进入 20 世纪 70 年代后，血卟啉荧光技术从诊断发展到治疗。1972 年，Diamond 等用光照射注射过血卟啉的实验动物，证实出现肿瘤坏死。1978 年，Dougherty 等人在动物实验的基础上，首次将 PDT 应用于临床治疗皮肤及皮下组织恶性肿瘤取得满意疗效。1981 年 7 月，北京同仁医院诊治 1 例左下睑基底细胞癌患者获得成功，从而开创了我国 PDT 治疗的先例。随后北京肿瘤医院金懋林等开展了 PDT 治疗食管癌及胃癌等消化道肿瘤的诊断研究和临床应用，并在国际上率先提出 PDT 联合化疗的增效协同作用。近 30 年来，国内外已有许多采用 PDT 治疗各种不同部位恶性肿瘤的报导，并且拓展了它在许多良性疾病中的应用。与此同时，人们对 PDT 的作用机制也做了深入细致的研究。现在 PDT 治疗肿瘤已经在美国、日本、加拿大、挪威、英国等许多国家得到批准和认可。

### 二、激光光动力学治疗的四要素

（一）基质

光动力作用首先须有受作用的物质，即基质。可以是正常的或异常的结构中的一些主要生物物质，也可以是细胞的代谢产物，甚至是氧化产生的毒物，但主要是蛋白质、酶和核酸等生物大分子及其组成成分氨基酸和碱基等。

（二）光敏剂

是一种本身（或其代谢产物）能选择性地富集于要作用的细胞的化学物质，它（或其代谢产物）在适当波长光的激发下能发生光动力反应而破坏靶细胞。PDT 的提出、发展及应用都是随着光敏剂应用的发展而逐渐完善和改进的。

目前认为理想的治疗肿瘤的光敏剂最好应具有以下特征：① 组分为单纯的化合物，而非混合物；② 对靶组织有高度选择性，且能使靶组织内的浓度迅速达到最高，在局部发挥高效杀伤作用；③ 最长的激发光波长可达到红区、近红外区，激发后活性氧的产量高；④ 在光疗窗口（600～900 nm）有强吸收，光穿透性强；⑤ 在体内的清除时间短，排泄快，避光情况下无皮肤光敏反应，即光毒性短和无暗毒性。

光敏剂的研究发展过程

1. 血卟啉衍生物（hematoporphyrin derivative，HpD，商品名为 Photofrin）

是第一代光敏剂，也是目前临床应用最多的光敏剂。主要从血红蛋白中提取，为多种结构不同的卟啉类物质的混合物，最大吸收峰波长在 405nm，较弱吸收峰在 630nm，也是治疗波长，有较好的肿瘤组织选择性和杀伤效应，但组织穿透性差。

采用小鼠进行的动物实验研究表明，静脉注射 HpD 后 24 小时，正常组织的实质细胞内的 HpD 大都已消失，只有网状内皮系统细胞及结缔组织中仍有一部分 HpD 保留，肾、肝、脾等组织含量 24 小时内无变化，但肿瘤细胞则将血卟淋衍生物潴留长达 7 天之久。血卟啉衍生物含量在正常组织及肿瘤组织中潴留时间长短的典型差异，为光动力学治疗恶性肿瘤提供了有利条件。

HpD 亲水性强，易从血管壁渗出，导致对血管的局部效应差。另一缺点是皮肤光毒性时间长，排泄缓慢，要求患者在用药后避光 4～6 周。

推荐使用剂量为每次 5mg/kg，静脉输注。

2. 二血卟啉醚（dihematoporphyrin ethers，DHE）

它是 HpD 纯化所得，由两个血卟啉分子通过醚键连接形成，有较强的光敏活性和较少的副作用，商品名为光敏素Ⅱ（PhotofrinⅡ），1993 年由加拿大 QLT 光药物公司正式投产，1994～1997 年在美国、加拿大、法国、日本、荷兰、意大利等国家注册上市。

治疗波长为 630nm。动物实验表明，HpD 剂量要高于 DHE 的 2 倍，才能在肿瘤组织中达到同样的光敏剂浓度水平。但作为卟啉类物质，体内潴留时间长及皮肤光毒性强仍是其主要缺点，在皮肤代谢的半衰期约 58 天。

推荐使用剂量为每次 1～2mg/kg，静脉输注。

3. 苯并卟啉单酸环衍生物（bezoporphyrin derivative-monoacid ring，BPD-MA）

由原卟啉与乙炔二羧酸二甲酯合成，其体内分布快，波长为 690 nm 处有最大吸收，用于皮肤癌和白血病的治疗，注射给药后 3 hr 即对肿瘤产生最大杀伤。通过静脉注射后用 690 nm 红光照射而达到破坏肿瘤的目的。BPD-MA 能在 24 hr 内经消化道迅速排出体外，皮肤光毒性时间短，不超过 1 周。由于它与血红蛋白的裂解产物有同源性，过敏危险性较低。

4. 二氢卟吩类

这是目前研究最广泛的光敏剂，包括邻四羟苯基二氢卟吩（meta-tetrahydroxyl phenyl chlorin，mTHPC），单天冬胺酰基二氢卟吩（mono-L-aspartyl chlorine 6，NPe6）等。与 HpD 相比它们的吸收光谱向红光区移动，明显增加了光敏活性，动物实验证实其活性是 HpD 的 100 倍，可以穿透组织达 1 cm 以上。目前正在美国和欧洲进行Ⅰ期和Ⅱ期临床试验。Mlkvy 等报道 mTHPC 治疗金黄地鼠胰腺癌时，药量仅 0.3mg/kg，光照能量 50 J 时，就可取得明显的疗效。

5. 5-氨基乙酰丙酸（5-aminolevulinic acid，5-ALA）

是生物体的内源性物质。5-ALA 是血红素合成的第一步，正常情况下，ALA 在细胞内的量很少，本身不产生光敏性。当外源性 5-ALA 进入体内后，体内的自然负反馈调节被打乱，原卟啉Ⅸ（PpⅨ）等卟啉类物质积聚，而细胞内的 PpⅨ是一种很强的光敏剂，起到内源性光敏化作用。原卟啉的积聚取决于组织的代谢活力和细胞内血红素合成能力，癌细胞较其他细胞具有更强的原卟啉聚集能力，这为应用 5-ALA 进行肿瘤的选择性治疗提供了基础。5-ALA 可以通过病变组织表面、口服或静脉给药，并能迅速从体内清除，皮肤光毒性不超过 24 hr。但 Maier 等人最近对气管癌性狭窄和进展期食管癌的对照研究认为，5-ALA 的效应较 HpD 差。

6. 紫红素（purpurin）

紫红素是疏水性光敏剂，其金属络合物已经合成得到。体内试验结果表明，紫红素在可见光辐射下能导致转移性肿瘤的坏死。

7. 血卟啉单甲醚（PsD-007）为我国自行生产的血卟啉醚衍生物，使用剂量为每次 5mg/kg，静脉输注。其光动力效应及不良反应方面均稍优于混合卟啉制剂，但目前还未正式批准上市使用。除上述以外，其他还有金属酞氰类、稠环醌类化合物、叶绿素、竹红菌素衍生物等，在 600～700nm 波长处吸收系数较 HpD 高一个数量级，且体内清除快，副作用较小，但临床应用报道较少。

（三）光源

合适的光源是光动力治疗必不可少的条件。既要具有特定的波长，又能给予特定的剂量。理想的光源应当：① 波长正好是特定光敏剂作用光谱的最佳波长；② 此波长的光又是对生物组织的穿透力极强的一种光；③ 这种波长的光具有足够的光能量。

由于激光的单色性、方向性好及能量强度高，易耦合入导光纤维，所以多用激光光源。在光动力治疗中，激光的波长、功率密度和能量密度对治疗效果有很大影响。不同的波长对组织有不同的穿透深度，人们总是追求吸收光谱的红移，以期增加治疗深度，最大限度杀伤肿瘤细胞。总的来说，波长越长对组织的穿透越深，比如光敏素治疗肿瘤时的最适宜波长为 630nm，在此波长的光照射下，药物可以被活化，而这一波长的光穿透组织的深度＜0.5cm。如果波长是 700nm，穿透深度就接近 0.8cm，波长 800nm 的光穿透可达 1cm。光对组织的穿透深度在肿瘤的治疗中具有重要意义，因为此时的光动力效应的大小主要取决于光的穿透深度。

目前常用光源

1. He－Ne 激光器

波长 632.8nm，能进入光导纤维传输，可用做治疗光源，优点是成本低，操作方便，但输出功率小，难以满足治疗的需要。

2. 金属蒸气激光器

包括铜蒸气激光器和金蒸气激光器。铜激光器输出波长 510nm，为绿光，可兼做诊断和治疗光源。金激光器则是一种治疗专用的大功率红光激光器，波长 628.5nm，常用功率经导光纤维耦合后也可超过 1W，而且输出比较稳定。

3. 染料激光器

是目前应用最广泛的一类激光器，常用 $Ar^+$ 激光泵浦的若丹明－B 染料激光器，波长可调至 630nm，是作用光谱的最佳波长。

4. 半导体激光器

是新型的激光光源，其优点在于波长可调，输出稳定，体积小。目前已逐渐取代上述激光器而应用于临床。

（四）氧

氧是启动光动力作用的前提，是不可缺少的条件。研究发现，PDT 在缺氧区很难达到理想的治疗效果。氧的存在是影响单态氧（$^1O_2$）生成率的决定性因素。尽管其他活性氧物质也可能与 PDT 的生物效应有关，但许多证据表明$^1O_2$是 PDT 的重要损伤物质。$^1O_2$不是自由基，而是一种氧的激活态物质，它产生于许多光化学反应中的强亲电子分子，并作为这一反应的结果，与多种生物分子有高反应性并极易与其化学结合，它能传递自身电子能给底物分子，使其产生激活态，而$^1O_2$本身回到基态（氧淬灭）。光动力反应中生成的活性氧物质有很高的化学反应活性，它能与多种细胞成分相互作用，如蛋白质、脂质和核酸等对$^1O_2$都很敏感，某些有机酸、醇、胺、碳水化合物、含氧杂合分子、激素、吡咯、维生素和细胞因子等也能与其发生反应，最终导致细胞杀伤效应。不全氧化物和过氧化物在细胞的光动力损伤中也起着重要作用。有相关的实验研究证实，在缺氧条件下，细胞对 PDT 反应不活跃。所以，组织中氧的浓度对光动力治疗的效果具有重要的作用。

## 三、激光光动力学治疗的原理

光敏剂进入机体并被靶组织吸收后，用一定波长和能量密度的激光进行照射，可发生一系列光敏反应，产生大量单态氧和活性氧物质，引起细胞膜、线粒体和核酸的损伤或抑制，导致病变组织细胞的坏死和凋亡。光敏剂与组织细胞的结合位点主要在脂性膜，因此，PDT 可造成溶酶体水解酶的释放，进一步加重细胞损害。此外，还发现 PDT 对细胞遗传物质也有影响，可引起 DNA 的损伤。由此可见，PDT 对靶组织的作用是多环节的。

（一）直接杀伤靶细胞

通过研究各种肿瘤的 PDT 治疗发现，光敏剂进入机体后，与血浆蛋白结合，被运至全身，因为肿瘤部位血管内皮裂隙较大，且淋巴管匮乏，因而在局部大量滞留；加之肿瘤局部巨噬细胞聚集，间质丰富，pH 值较低等原因，光敏剂在肿瘤组织中大量积存，通过细胞膜，进入肿瘤细胞内部与细胞器结合，光照后对其造成损害。主要杀伤部位是组织细胞中线粒体和生物膜。Hilf 和 Gibson 等发现光照后线粒体呼吸链中许多酶如细胞色素氧化酶、琥珀酸脱氢酶、单胺氧化酶、乳酸脱氢酶、磷酸激酶以及微粒体细胞色素 $P_{450}$ 的活性均受抑制，ATP 的合成可因此减少 60％以上，由于上述酶和 ATP 合成受抑制，$Ca^{2+}$ 通过线粒体内膜所需的离子梯度难以维持，线粒体膜钙的转运和释放减少，造成 $Ca^{2+}$ 积聚。Davies 等报道，膜蛋白氨基酸、膜不饱和脂肪酸和胆固醇是主要的膜光化学反应中心。当人黑色素瘤细胞接受血卟啉-激光作用后，细胞膜磷脂、固醇类和氨基酸受到氧化，蛋白质分子内部及分子间产生异常交联，使膜抗原表达和蛋白合成障碍。生物大分子构象的改变，导致 $Ca^{2+}$ 泵功能下降，葡萄糖、氨基酸、核苷酸转运受抑制。溶酶体膜损伤后，β-半乳糖苷酸酶、酸性磷酸酶、β-葡萄糖苷酸酶等释放到细胞浆，甚至弥漫至细胞外，这不仅引起受累瘤细胞自身溶解，也促使周围瘤细胞坏死。但 Christensen 等指出，通常所见的溶酶体膜破坏及其酶的释放多发生在细胞损伤的后期，故不排除是细胞损害的继发改变。

（二）损伤靶组织血管结构

脉管系统是间接光动力损伤效应的最主要靶部位。肿瘤组织由于毛细血管结构和功能不健全，无法通过迅速增加血流来清除光敏剂，因此其血管内皮滞留了更多的光敏药物。Benhur 等研究表明：PDT 主要损伤肿瘤组织内血管的内皮细胞。光照后，受照部位血小板和中性粒细胞释放花生四烯酸代谢产物如前列腺素、血栓素、血小板活化因子等，引起血管收缩、血栓形成、坏死。许多学者十分强调血管结构（如内皮细胞）损伤和血栓形成等血流动力学因素在瘤细胞死亡中的意义，认为激光-血卟啉首先作用并破坏肿瘤组织微循环，而后才引起血管周围瘤细胞的缺血坏死。

（三）诱导炎性反应

光动力效应的另一个间接作用是诱导较强的炎性反应。光动力治疗后，被损伤破坏的肿瘤细胞被巨噬细胞所吞噬。这些存在的细胞抗原可以产生肿瘤特异性抗原并出现在细胞膜的表面，诱导 T 淋巴细胞介导的细胞免疫反应。

（四）调节机体免疫功能

PDT 治疗后肿瘤组织出现大量的多形核白细胞，但这是细胞死亡后引起的炎性反应，还是活化的淋巴细胞去杀伤受到损伤的肿瘤细胞，一直不太清楚。过去人们一般认为是机体对坏死组织的清除反应，最近的研究证实它们中部分是活化的 T 细胞，参与了对肿瘤的杀伤作用。Sluiter 等研究了小鼠移植瘤对 PDT 的反应，认为两种作用均存在。光照造成的炎性反应激活了多形核白细胞，若无 PDT 参与，就不可能清除肿瘤；但如果没有活化的白细胞，PDT 效果也受影响。另外，有研究发现小剂量光动力作用可以促进人类外周血中性粒细胞及红细胞表面 $C_{3b}$ 受体活性，增强其免疫粘附功能。

（五）诱发肿瘤细胞凋亡

早期研究发现血卟啉本身虽不与 DNA 结合，但可抑制核酸并诱发其发生某些改变，包括不稳定碱基对形成，单链或双链 DNA 断裂，DNA-核蛋白体异常交联，姊妹染色体互换等畸形。Agarwal 等首次提出 PDT 能在体外迅速诱导细胞凋亡，甚至早在光照后 30 min 就出现了 DNA 梯带现象。Yow 等研究认为 mTHPC 介导的 PDT 可以诱发人鼻咽癌细胞系 HK1 和 CNE2 的凋亡，通过损伤线粒体而触发。

## 四、经胃镜激光光动力治疗的操作方法

（一）给药方法

可以经静脉，动脉注射给药，也可行肿瘤组织内注射。

1. 静脉注射：HpD 原液以皮肤划痕法做过敏试验，15min 后局部无红肿或硬结者为阴性，阴性反应者 HpD 按 5mg/kg 体重给药，加入 5%葡萄糖溶液或生理盐水 500ml 中静脉输注。患者在开始注射药物时即开始避光，48～72 小时后可选用 405 nm 波长的激光对肿瘤局部照射，进行荧光诊断，然后根据肿瘤的大小及部位选用合适的激光光纤进行照射。

2. 动脉给药：根据肿瘤的血液供应，选取其主要动脉，顺行或逆行注药，用药后 24 小时进行照光。

3. 肿瘤组织内注射：稀释 HpD 为 0.5%溶液，在肿瘤组织基底多点注射，使 HpD 浸润肿瘤组织中，注射药物后 1 小时可照光。腔内粘膜隆起性肿瘤可采用此法。

（二）操作方法

通过胃镜活检孔插入导光光纤，对准病变部位进行照射。根据病灶部位特点选择不同光纤，包括柱状、球状及点状光纤。根据病灶大小不同可多点照射，照射时每点之间需有重叠，且需超过病灶边缘至少 0.5cm，使光斑充分覆盖病灶。治疗后 1 个月复查胃镜判断疗效。

（三）照射剂量

各种不同脏器的不同肿瘤的照射剂量仍在探索研究中。能量密度计算公式为：

$$\text{能量（J/cm}^2\text{）}=\frac{\text{实测功率（W）}\times\text{照射时间（秒）}}{\text{照射面积（cm}^2\text{）}}$$

消化道肿瘤激光照射功率密度 380～420mW/cm²，治疗的有效能量密度为 250～400 J/cm²，视肿瘤的类型、大小、部位等具体情况而定。每点照光时间为 12～15 分钟。

## 五、经胃镜激光光动力治疗的临床应用

由于其作用机制的特点，决定了 PDT 可用于各种不同病理类型的肿瘤，临床实践表明，对鳞癌、腺癌、移行细胞癌、基底细胞癌、胶质细胞瘤、视网膜母细胞瘤等恶性肿瘤都有明显效果，而且对于不同部位和器官包括皮肤、头颈部、呼吸系统、消化系统、泌尿生殖系统等的肿瘤都可进行治疗。本文主要介绍对消化系统肿瘤的治疗。

（一）食管和贲门癌

Photofrin－PDT 被美国 FDA 及许多欧洲国家和加拿大批准多用于梗阻性食管癌的治疗，临床研究证实，与 Nd：YAG 激光对比，在缓解进食梗阻方面，两者近期疗效相似，但 PDT 组疗效持续时间长于 Nd：YAG 组（32%vs20%），而食管穿孔的发生率较低（1%vs7%）。食管和贲门癌单用 PDT 治疗的有效率（CR＋PR）为 23.2%～92.6%，病变小于 1cm 的 CR 率超过 90%，大于 5cm 者几乎无效，因此普遍认为病变不超过 3cm 为治疗的适应证。Buttar 等采用 PDT 联合内镜下粘膜切除（EMR）治疗 Barrett 食管癌变（表浅）17 例，平均随访 13 个月，16 例无病生存。贾方等观察了单纯 PDT 治疗与 PDT 联合局部化疗（用药 5－FU 250mg＋MMC 4mg，内镜下瘤内注射），结果单纯 PDT 治疗组 40 例有效率 37.5%，而联合治疗组 103 例有效率 66.0%（$P<0.05$），且联合治疗组的总生存期也明显延长（$P<0.01$）。张景伟将 60 例食管鳞癌的患者随机分为两组：单纯放疗组 30 例和 PDT 联合放疗组 30 例，观察治疗后的生存情况，结果单纯放疗组的 5 年生存率为 16.7%，而联合治疗组的 5 年生存率为 29.9%（$P<0.05$）。金懋林等治疗上消化道癌 207 例，总有效率 70.5%，其中胃癌 39 例，有效率为 71.8%。

（二）大肠癌

李峻亨等治疗直肠癌 11 例，PR8 例。汪连兴等治疗直肠癌 26 例，CR＋PR13 例（50%），结肠癌 9 例，CR＋PR3 例。

（三）肝癌

曾超英等治疗肝癌 70 例，其中小肝癌 2 例，大肝癌 68 例。采用 HpD 做光敏剂（5mg/kg），给药后 48 小时照光。激光器为氩离子泵浦染料激光，波长 630nm。B 超引导下经皮穿刺将光纤导入肝肿瘤内，行肿瘤内多点照射，多次治疗者间歇时间为 1 个月。结果 70 例患者共接受 170 次治疗，仅治疗 1 次者 1 年生存率为 10%，无生存超过 2 年者；治疗 3 次以上者 1 年生存率为 82%，3 年以上生存率为 32%。疗效与肿瘤大小有关，直径大于 15cm 者，2 年生存率为 14%，而直径小于 10cm 者，2 年以上生存率为 53%。主要副反应为：治疗后第 3 天出现发热者 17%，多在 38℃左右；治疗后 3～5 天因疼痛需口服止痛药者 30%；有 18%者出现一过性 ALT、AST、T-Bil 升高。

（四）胰腺癌

Bown 等治疗胰腺癌 16 例，肿瘤直径 2.5～6.0cm，伴梗阻性黄疸者先胆道内置支架缓解黄疸。光敏剂为 mTHPC，0.15mg/kg 静滴，给药后 72 小时照光。行 CT 引导下经皮穿刺肿瘤内照射。结果所有病例均可见肿瘤不同程度的坏死，中位生存时间为 9.5 个月，生存超过 1 年者 7 例（44%）。主要副反应：2 例出现消化道出血（因肿瘤侵及胃十二指肠动脉）；3 例发生十二指肠梗阻（肿瘤侵犯十二指肠壁）。

（五）胆管癌

文献报告 PDT 治疗胆管癌可以减少胆汁淤积，改善患者生活质量，延长生存（胆管癌不能手术者平均生存时间为 4～6 个月）。Rumalla 等结合胆道内镜置管术治疗 23 例，光敏剂为 Photofrin（2mg/kg）。治疗后 6 个月的生存率为 74%，TTP（至进展时间）为 3～8 个月。

（六）与全身化疗的联合应用

杨伯琴等治疗胃贲门癌 126 例，分为先 PDT 后全身化疗 52 例，PDT 与化疗同时 26 例，单纯化疗 48 例，化疗方案为 UFTM 方案，结果 PDT 与化疗同时组的近期有效率 65.4%，明显高于其他两组（$P<0.05$），且生存期延长（$P<0.05$）。有研究表明丝裂霉素可增强 PDT 杀伤结肠癌细胞，进一步研究发现丝裂霉素可阻滞结肠癌细胞于 $G_0$ 和 $G_1$ 期，增加光敏剂在静止期细胞内的含量，从而增强 PDT 杀伤作用。Snyder 等发现阿霉素可增强 PDT 杀伤癌细胞的作用，主要原因是 PDT 可增强阿霉素在肿瘤内浓度，而不增加在其他正常组织内阿霉素浓度。

## 六、光动力学治疗的优点

（一）选择性好

光动力疗法的主要靶病灶是光照区的病变组织，主要破坏肿瘤细胞，对病灶周边的正常组织细胞损伤轻微，这种选择性的杀伤作用是许多其他治疗手段难以实现的。

（二）适用性好

光动力疗法对不同组织细胞类型的肿瘤都有效，适用范围广。对消化道早癌或术后吻合口复发性早癌可以根治；对术后切缘阳性者可以降低吻合口复发率；对无法手术切除或术后吻合口复发无法再切除者可以减轻梗阻，控制症状，提高生活质量。

（三）不良反应轻

进入组织的光敏药物，只有达到一定浓度并受到足量光照射，才会引发光化学反应而杀伤肿瘤细胞，是一种局部治疗的方法。除皮肤光毒性外，对机体各组织器官均无明显不良反应，因此适用于老年体弱、肝肾功能异常、凝血障碍等不能接受手术治疗者。

（四）可重复治疗

癌细胞对光敏药物无耐药性，患者也不会因多次光动力治疗而增加毒性反应，所以可以重复治疗。

## 七、经胃镜激光光动力治疗的并发症及处理

光动力治疗的并发症少见，主要为治疗后创面出血、溃疡形成，治疗后嘱患者当天禁食，常规使用抑酸剂及胃粘膜保护剂，可以减少出血，促进溃疡愈合。治疗后还可能出现低热，多在疗后 2～5 天自

行恢复。另外，绝大多数患者会出现皮肤色素沉着，约20%的患者可出现轻-中度光敏反应，严重时引起剥脱性皮炎，因此，治疗后应注意避光，避免直接光照。

## 八、问题和展望

光动力学疗法作为一种肿瘤治疗的新技术在临床应用已近三十年，在欧美日等许多发达国家，已经获得政府药品主管机构的审查批准，在越来越多的医院成为一种新的常规治疗手段，临床应用不断加深。但也存在局限性：① 因为是一种局部治疗，所以仅对局部病变有效，对已发生转移者无效；② HpD的皮肤代谢半衰期长，治疗后需严格避光4～6周，对生活造成诸多不便：③ 目前所使用的光敏剂光照穿透深度有限（不超过1cm），对深部肿瘤难以治愈，是导致局部复发的根源。今后需致力于开发光毒反应轻、光照穿透更深的光敏剂及光源，并且寻找最佳的联合放化疗或其他治疗的方案，包括抗血管生成的药物。

# 第二节　内镜下化学治疗

## 一、经胃镜局部注射化学药物的作用机制

将抗癌药物直接注射到肿瘤组织中，通过药物的局部作用使其坏死脱落，达到杀灭癌细胞、破坏癌组织的目的。另外，某些非特异性免疫激活剂还可通过调节机体的免疫机制，对肿瘤产生非特异性的杀伤作用。

## 二、经胃镜局部注射常用化学药物

（一）常用化疗药物有

1. 丝裂霉素（mitomycin C，MMC）：含有苯醌、氨基甲酸酯和氮丙啶，这些基团对其抗肿瘤活性均有意义。在体内经酶作用还原为活性的烷化剂与DNA交叉连接，抑制DNA复制，导致DNA链断裂。高浓度时对RNA也有抑制作用，属细胞周期非特异性药物。对多种实体瘤，特别是消化道肿瘤有效。主要毒副反应为骨髓抑制，并有恶心、呕吐、腹泻、胃肠炎等胃肠道反应。本品刺激性较大，可引起注射局部组织坏死。

多与氟尿嘧啶联合应用，每次4～6mg，每周一次。治疗后局部出现溃疡的发生率较高。

2. 博莱霉素（bleomycin，BLM）：有一复杂的糖肽结构，一为双噻唑环状结构，可通过嵌入作用与DNA产生紧密连接，另一个是包括伯胺、嘧啶及咪唑氮在内的复杂结构，可作为配基与金属共价结合，BLM降解DNA时需氧与铁参与。本品对局部刺激小，在体内全身分布，以皮肤、肺、腹膜及淋巴组织中积聚较多，肿瘤组织中浓度高于临近组织。对鳞癌疗效较好，在病灶组织中含量较高，且不易灭活。对食管癌、头颈部鳞癌、皮肤鳞癌、睾丸癌及恶性淋巴瘤有效。主要不良反应为肺毒性，表现为肺炎样症状及肺纤维化，骨髓及胃肠道毒性很轻微。

3. 平阳霉素（pingyangmycin，PYM）：可与DNA结合，产生自由基，引起DNA链断裂，放出部分游离核酸，破坏DNA模板，阻止DNA复制。为细胞周期特异性药物，将细胞阻断于$G_2$期。疗效与给药方案有关。对头颈部鳞癌、食管癌、皮肤癌、宫颈癌等有效。可局部用药治疗恶性胸腔积液。骨髓抑制毒性较轻，可引起化学性肺炎或肺纤维化，但较BLM少见。

多与氟尿嘧啶联合应用，每次8～16mg，每周一次。治疗后部分患者可出现发热，但通常不超过38℃，可不予特殊处理。

4. 氟尿嘧啶（flurouracil，5-FU）：在体内转化为5-氯-2'脱氧尿嘧啶-5'-磷酸（fdUMP）和dUMP竞争性与腺苷酸合成酶及N5，10-甲基四氢叶酸共价形成三联复合物，这是胸腺嘧啶核苷酸合成反应的关键，抑制DNA合成，此外，5-FU转化为5-氟尿嘧啶三磷酸掺入RNA，干扰RNA合成

和功能。为细胞周期特异性药物，主要作用于S期。对消化道肿瘤有较好疗效。局部应用治疗多发性、浅表性的基底细胞癌和鳞癌均有良好疗效。主要毒性为胃肠道反应和骨髓抑制。

作为溶剂，多与其他药物联合使用，每次250～500mg（10～20ml），每周一次。单独使用时不良反应轻微。

5. 顺铂（cisplatin，CDDP）：分子中的中心铂原子对抗肿瘤作用有重要意义，并且只有顺式才有意义，反式无效。分子中氯原子配位体为不稳定部分，在循环中氯浓度较高，CDDP分子结构稳定并可通过细胞膜进入细胞。细胞内氯浓度降低，CDDP水解为阳离子水化物，与DNA链上碱基发生作用，改变其复制功能，抑制细胞分裂。对细胞周期中各时相均有不同程度影响。为临床最常用药物之一，属广谱抗肿瘤药，对头颈部肿瘤、卵巢癌、乳腺癌、消化道肿瘤等有效。可局部给药，治疗恶性胸腹腔积液。主要毒性为胃肠道反应，以厌食、恶心、呕吐为主，肾毒性为剂量限制性毒性。还可见外周神经毒性。

6. 榄香烯乳注射液（elemente emulsion）：本品由β-榄香烯为主的榄香烯类化合物和对癌细胞有较强亲和力的乳化剂组成。对癌细胞的DNA、RNA及蛋白质合成均有抑制作用，可使癌细胞核酸含量降低，DNA熔点下降，从而影响其功能。可直接作用于细胞膜，使瘤细胞破裂死亡。且对正常细胞无上述作用，属非细胞毒性抗肿瘤药。对癌性胸腹腔积液、宫颈癌等有效。毒性反应较轻，主要为发热、静脉炎及消化道反应，局部给药时疼痛较严重。

每次单药使用100mg（20ml），每周一次。给药后局部疼痛较重，少部分患者需阿片类药物对症止痛。

（二）非特异性免疫激活剂

常用的是从溶血性链球菌制成的OK-432制剂，其对T细胞有诱导作用，对宿主巨噬细胞、NK细胞和LAK细胞等起直接的免疫活化作用。巨噬细胞及杀伤T细胞又能诱导白介素-1和白介素-2等生物活性物质的产生，进一步对肿瘤产生非特异性杀伤作用。每次注射量10kE（1kE相当于干燥菌体0.1mg），用5ml生理盐水稀释。与化疗药物连用内镜下注射有增效作用。主要反应为局部疼痛及治疗后发热。

此外，肿瘤坏死因子、重组白介素-2、卡介苗等内镜下注射也有一定的疗效。

## 三、经胃镜局部注射操作方法

选用前视或前斜视胃镜及相应的内镜注射针。按胃镜常规检查进镜，到达病变部位后，用特制的注射针头连于塑料管经活检孔导入胃内，注射点选在瘤体基底部，进针深度约4～5mm。胃镜直视下在瘤体中心及周边行多点注射，每点0.5～1.5ml，每周治疗一次，具体治疗次数视病灶大小及疗效而定。

## 四、经胃镜局部注射的临床应用

经胃镜局部注射治疗国内多有报道，且得到较好姑息治疗效果。我们采用5-FU（250mg/次）联合MMC（4mg/次）、5-FU（250mg/次）联合PYM（16mg/次）及榄香烯乳单药（100mg/次）治疗不宜手术或拒绝手术的进展期食管癌、贲门癌，以及上消化道癌术后食管-胃吻合口复发的患者，经化疗和（或）放疗后症状不能缓解，而给予经内镜局部注射化疗，取得较好疗效，近期有效率52.4%（32/61），61例中有50例吞咽困难症状得到不同程度改善。

抗肿瘤药注射治疗食管癌或贲门癌，以及上消化道癌术后吻合口复发等局部晚期肿瘤，可以解除部分患者的癌性狭窄，缓解症状。但是一种局部姑息治疗，对于远处转移无效，要取得较好疗效，需结合全身化疗。

（李　洁）

## 参考文献

1. Ackroyd R, Kelty C, Brown N, et al. The history of photodetection and photodynamic therapy. Photochem Photobiol, 2001, 74 (5): 656
2. 刘慧龙，刘凡光，顾瑛. 影响光动力疗法的几个主要因素. 中国激光医学杂志，2002，11 (2)：121
3. 丁新民，徐勤枝，顾瑛等. 光动力学治疗肿瘤的简史和现状. 中国肿瘤，2003，12 (3)：151
4. 许德余. 光动力治癌药物的历史、现状、进展、问题和前景. 中国激光医学杂志，2001，10 (2)：115
5. 张丽，顾瑛，刘凡光. 光动力疗法与氧效应. 中国激光医学杂志，2002，11 (4)：241
6. Cilento G, Adam W. Photochemistry and photobiology without light. J Photochem Photobiol, 1998, 48: 361
7. 吴继明，熊建文，肖化. 用于肿瘤治疗的光动力疗法. 激光杂志，2003，24 (1)：70
8. 顾欣，李迎新. 恶性肿瘤的 PDT 及其计算机辅助治疗. 国外医学生物医学工程分册，2003，26 (1)：20
9. Maolin J, Boqin Y, Wei Z, et al. Photodynamic therapy for upper gastrointestinal tumors over the past 10 years. Seminars Surg Onco, 1994, 10: 111
10. 李洁，金懋林，杨伯琴等. 金蒸汽激光光动力疗法治疗上消化道癌的临床研究. 中国激光医学杂志，2001，10 (1)：25
11. 于晓辉，王普选，余西林等. 经内镜铜蒸汽激光光动力学疗法治疗上消化道癌. 中华消化内镜杂志，2002，19 (1)：51
12. 南克俊，肖菊香，赵新汉等主编. 现代肿瘤内科治疗学. 陕西：世界图书出版公司，2003
13. 陈祖林，葛海燕，肖卫东. 激光光动力治疗胃肠肿瘤. 世界华人消化杂志，2004，12 (8)：1918
14. 李洁，金懋林，杨伯琴等. 经内镜局部注射治疗食管及贲门部癌性狭窄近期疗效观察. 中华消化内镜杂志，2001，18 (6)：365
15. 王晓宇，方璐. 胃镜下介入治疗的临床应用. 中华消化内镜杂志，2001，18 (3)：172

## 第三节　介入化学治疗

### 一、概述

（一）介入化学治疗简史

介入化学治疗主要基于动脉内药物灌注术（intraarterial infusion，IAI）的原理，20 世纪初，Beichroder 报道了对产妇盆腔感染而进行的局部动脉内药物灌注治疗。到 20 世纪 50 年代则有将此方法用于恶性肿瘤的报道。但到 60 年代，本方法并未普及。70 年代外科兴起术中动脉插管，术后经导管给予化疗药物治疗恶性肿瘤的小高潮，后因技术原因，如无影像设备监视插管定位仅靠美蓝染色，导管移位、错位、堵塞等情况发生率较高，逐渐减少了使用。

进入 80 年代，随着影像监视设备的进步以及选择性和超选择性插管技术的成熟，经动脉插管灌注化疗和化疗栓塞术已经成为恶性肿瘤治疗中重要的手段，从基础研究到临床应用均证明是恶性肿瘤治疗的有效方法。

（二）介入化学治疗基本原理

选择性经肝动脉灌注化疗基于如下原理：① 大多数恶性肿瘤为血供丰富型，并且供血主要来自于动脉系统，经动脉灌注化疗可使化疗药物直接到达肿瘤处产生较高浓度，发挥最大的治疗效果，且有利于保护其它器官；② 经典的药代动力学理论认为，抗癌药具有以下特征：一定范围内抗癌药的细胞杀伤作用呈浓度依赖性，即局部药物浓度增加一倍，杀死肿瘤细胞数量可增加10～100倍；在达到有效浓度后，作用时间愈长，疗效愈好。

药代动力学（pharmacokinetics）研究表明，药物经由静脉内灌注后，可有Ⅱ相或者Ⅲ相分布。分布Ⅰ相是指在药物分布达到平衡之前的一段时相。此时药物的分布是由局部血流量决定的，器官供血量大时药物在局部分布就多。而经动脉灌注时，药物首先进入靶器官，其分布Ⅰ相较静脉改变有了很大改变，使靶器官的药物分布量不受血流分布的影响，成为全身药物分布量最大之所在。外周血浆的最大药物浓度（$C_{max}$）和血浆药物浓度-时间曲线下面积（AUC）为药代动力学研究的重要参数，其值过高将增加药物的毒副作用，过低则影响治疗效果。IAI时由于靶器官的首过代谢（特别在肝脏）以及首过提取作用，使$C_{max}$和AUC较同等量的经静脉注射明显降低，可达到提高疗效和降低毒副作用的目的。

（三）常用化疗药物

常用的化疗药物分为细胞周期非特异性药物和细胞周期特异性药物。细胞周期非特异性药物对癌细胞杀伤作用较强烈，为剂量依赖性药物，即提高肿瘤取得药物浓度比提高药物与肿瘤的接触时间更重要，适宜一次性冲击治疗，注射药物时间通常为30分钟至4小时。常用的药物有：阿霉素、丝裂霉素、顺铂、卡铂等。细胞周期特异性药物对癌细胞的杀伤作用相对较弱且缓慢，为时间依赖性，即达到有效量后延长药物与肿瘤的接触时间能相对提高杀伤能力，适宜持续性灌注，注药时间常达8小时到5天，常经导管药盒系统注药。常用药物有氟尿嘧啶、长春新碱、氨甲喋啶等。

（四）药物灌注技术

1. 一次性大剂量灌注术

又称弹丸注射或一次性冲击疗法，是指在短时间内，通常在20～30分钟至数小时内将可耐受最大剂量的化疗药物经导管注射到靶动脉，然后结束治疗的方法。操作步骤是从股动脉穿刺插管，选择性或超选择性将导管插入靶血管，造影证实为肿瘤供血动脉后即可缓慢注射稀释的化疗药物。灌注完毕拔出导管，局部压迫止血15分钟，加压包扎。术后对症处理化疗药物引起的化疗反应，使用抗生素，防止感染。

该方法简单，对患者创伤小，术后恢复快，并发症很少，缺点是高浓度药物接触肿瘤时间偏短需要多次重复插管治疗（一般间隔一月）。为提高疗效，近年来许多学者提出一些改进方法，主要有采用药物载体携带抗癌药物进行灌注化疗、动脉阻滞化疗、动脉升压化疗、高热化疗以及隔离器官灌注化疗等。

2. 长期或连续性药物灌注

与一次性灌注化疗不同，长期或连续药物灌注时保留导管数日或者数月，持续或者间隔性的以低剂量缓慢灌注化疗药物。保留导管的方法有普通导管置留、植入式灌注泵和植入式导管药盒系统等。植入途径可经股动脉、腋动脉或者锁骨下动脉。操作步骤为穿刺所选择的动脉血管，选择或者超选择将导管头端置于靶血管内，以尽量减少正常组织接触药物并保证疗效。经血管造影证实管头位置良好后，在穿刺局部固定导管末端或者接药盒并将其埋于局部皮下。长时间留置导管应定时透视以核实管头位置，同时每天使用肝素盐水冲管，防止血栓形成。

该方法一次置管可反复使用，但操作复杂，同时有伤口感染或者置管阻塞的并发症。

（五）常见并发症及预防

介入化学治疗的并发症主要有如下三个方面的原因：① 化疗药物引起的并发症；② 合并栓塞治疗时的并发症；③ 介入治疗操作引起的并发症。介入治疗中对并发症的出现应给予充分认识，以利预防，同时应严密观察，一旦出现及时处理。常见的并发症包括：

1. 穿刺局部血肿

穿刺部位的局部血肿形成的原因可以是多次损伤性的动脉穿刺；使用较粗的穿刺针、导管；穿刺技术不熟练；术后压迫时间不足或者肝素用量过大等。提高穿刺水平，使用较小口径的导管，术后压迫止血彻底以及合理包扎，严格控制肝素用量，有助于防止该并发症。一旦发生穿刺部位再出血，再次足够时间的压迫止血可解决问题，并注意观察。

2. 血管痉挛及内膜剥离

动脉痉挛常见的原因是导丝及导管刺激了血管内皮细胞，导管在血管内停留时间过长，特别是患者动脉有粥样硬化或者肿瘤侵犯等，更易发生；内膜剥离常是在操作过程中导丝或者导管进入血管内膜下将血管内膜掀起所致。上述并发症均与操作手法粗暴或者不规范有关，规范治疗以及轻柔操作可避免上述情况。出现血管痉挛时应停止进管，可用少量利多卡因局部注射，待痉挛缓解后再行治疗；出现内膜剥离原则上应停止该支血管的治疗，以免出现更严重的并发症，如血管闭塞等。

3. 造影剂过敏

现在所使用的造影剂一般为非离子造影剂，过敏反应已非常罕见，但术前的常规碘过敏试验，有助于防止该反应的发生。一般注射造影剂前使用的地塞米松 10mg 经血管灌注，以预防过敏反应。过敏反应可轻可重，常见的症状有恶心呕吐、头痛头昏、潮红发热、寒战、全身荨麻疹、喉头水肿、气管痉挛、心律失常、心脏停跳等，一旦出现过敏反应为临床急症，应立即停止造影剂注射，使用激素、抗过敏药物如异丙嗪、严重时可使用肾上腺素。

4. 发热

常出现在栓塞治疗后的患者，是因为缺血引起的炎性反应性发热或肿瘤坏死的吸收热，一般不高，持续在 37～38℃，一般 3 天后缓解。抗生素治疗无效，可使用解热镇痛药口服或者消炎痛肛栓，易于缓解。

5. 恶心、呕吐

为化疗灌注后常见的并发症，许多患者可出现不同程度的恶心呕吐。灌注化疗药前 15 分钟常规使用欧贝 16mg 经动脉灌注可有效预防术中该反应发生，术后常规使用上述药物以及加用胃肠动力药物如胃复安、吗丁啉等可明显减轻该反应。

6. 消化道粘膜损伤

部分患者经导管灌注化疗后以及化疗栓塞术后可出现消化道粘膜损伤，严重者可有胃十二指肠应激性溃疡出血。术后应严密观察患者情况，一旦出现患者胃部持续性疼痛应想到该并发症。防治措施包括：① 术前、术后可静脉或者口服 $H_2$受体阻滞剂、胃粘膜保护剂等；② 一旦出现溃疡，应按溃疡病处理；③ 有消化道出血者，应根据出血量大小及时治疗。

7. 骨髓抑制

多数抗癌药物均可抑制骨髓和淋巴组织的细胞分裂，造成白细胞、血小板减少，成为限制化疗药物使用剂量的主要原因之一。术前常规检查、术后定期检查血常规，严密观察血细胞的情况非常重要。出现骨髓抑制应及时处理，措施包括：① 输新鲜全血，以防止感染或出血；② 使用升白细胞药物如瑞白、惠尔血等。

此外特定的化疗药物可出现特殊的并发症，如阿霉素可出现心肌损害、顺铂可导致肾脏损害等，使用上述药物时应严格使用常规，术前检查心脏、肾脏情况，使用后注意心肌保护和加强水化治疗保护肾脏等。

## 二、食管癌的介入化学治疗

食管癌是临床常见疾病，手术治疗以及放射治疗是最常见的方法，但是不少患者诊断时已为晚期，失去手术机会，放射治疗对于溃疡比较明显者，有并发穿孔、出血的危险，一些成为放射治疗的禁忌证。全身静脉化疗疗效低，肿瘤局部控制效果不佳。采用经动脉插管，肿瘤供血血管内的灌注化疗，由于能有效地提高肿瘤局部的药物浓度，从而使疗效明显提高。同时由于全身其他器官药物分布少，可以明显减轻全身副作用。

（一）食管的动脉解剖

食管的血管供应复杂和细小，了解其供血特点，有利于灌注化疗的正确进行。

1. 颈段食管

颈段食管血供丰富，主要供血动脉是双侧甲状腺下动脉的食管支，通常有1～2支。也可有锁骨下动脉、主动脉、颈总动脉以及椎动脉的细小分支。

2. 胸上段食管

这段食管从胸廓入口到至气管分叉处，主要供血动脉是支气管动脉的食管支，双侧支气管动脉均可供血。此外，锁骨下动脉、甲状腺下动脉、肋颈干也可分出食管支支配此处。

3. 胸下段食管

该段从支气管分叉到膈肌水平，供血动脉主要是上、下食管固有动脉，此外还接受左右肋间动脉的食管支。食管固有动脉上支多与双侧支气管动脉吻合，下支多与胃左动脉或者膈下动脉吻合。

4. 腹段食管

血供主要来自胃左动脉或者膈下动脉的分支。

（二）适应证

1. 确诊为食管癌不能手术或者放射治疗的患者，或者介入化疗后再行手术或者放射治疗者。

2. 手术后局部有残留或者手术或者放射治疗后局部复发的患者。

3. 与放射治疗同时进行，可以增加放射治疗的敏感性。

动脉插管化疗或与全身化疗同时进行，合并使用。

（三）禁忌证

年老体弱、恶液质、凝血功能障碍、重要器官衰竭、感染患者、食管有出血或者穿孔倾向、造影及过敏者应视为禁忌。

（四）造影表现

文献报道，根据肿瘤区肿瘤血管的多少，肿瘤染色深浅，食管癌的血管造影表现分多血管型和少血管型两种。多血管型占91%，表现为：肿瘤血动脉主干增粗，分支增多、迂曲、粗细不均，可见较多的走行紊乱呈网格状或者簇状的新生肿瘤血管，部分可见动静脉瘘、血管湖或者出血表现；实质期表现为明显的肿瘤染色，可浓淡不均，此时多能显示肿瘤的大小及侵犯范围。少血供型占肿瘤的9%，表现为：肿瘤供血动脉分支少，血管细，瘤体仅见少数纤细如毛发样的新生肿瘤血管，动脉主干可呈包绕状存在，部分主干血管受侵；实质期，肿瘤染色浅淡，或者无明显肿瘤染色。

（五）药物选择

CDDP+5－FU是近年来国内外治疗食管癌成熟的联合方案，有效率在50%～60%之间，由于疗效满意且毒副作用不大，被认为是食管癌的标准治疗方案。多数作者均以此为基础，辅以作用机制不同且为浓度依赖性的MMC或ADM。治疗时为4～5周一次，2～3次后评价疗效。然后根据效果进一步选择手术或放射治疗。

（六）疗效评价标准

多数学者认为的疗效评价标准为：完全缓解（CR）：X线食管钡餐造影X线征消失，食管恢复正常，体检无肿瘤存在征象，疗效持续超过一个月。部分缓解（PR）：X线食管钡餐造影及体检可测量肿瘤缩小50%以上，无新病灶出现，持续超过一个月。无变化（NC）：X线食管钡餐造影及体检可测量肿瘤缩小不足50%，肿瘤增大不足25%，持续超过一个月。进展（PD）：X线食管钡餐造影及体检可测量肿瘤增大25%以上，或者有新病灶出现。PR+CR为有效。

（七）临床疗效

术前化疗方面，吴昕齐等用术前动脉插管5－FU持续灌注，MMC、VCR间断注射的方法治疗贲门癌52例，术后1、3、5年的生存率分别为75%、50%、29%，与单纯手术组的60%、23%、16%相比，差异有显著意义。

姑息治疗方面，路小军等采用选择性动脉灌注化疗加放射治疗晚期食管癌，动脉灌注化疗组使用

ADM60mg、5－FU1000mg、CDDP40mg，放射量为 DT50Gy/5w；单纯放射治疗组放射量为 DT60～70Gy/6～7w。结果近期疗效前组明显好于后者，1 年生存率分别为 63.7%和 36.7%，两者有显著差异。丁永生等报道经胃左动脉灌注化疗治疗贲门癌 33 例，使用药物有 5－FU1000mg、CDDP60～100mg、MMC10～20mg、ADM40～60mg，两药或者三药合用。结果 32 例临床症状明显改善，半年生存率 69.7%，1 年生存率 42.4%。宋太民 2005 年的报告经导管动脉灌注化疗治疗溃疡型和伴溃疡髓质型食管癌显示，共 67 患者有效率达 89.54%，其中 CR 为 37.31%，98.51%的患者吞咽功能改善，疼痛、声嘶等症状消失或者明显减轻。5 例食管穿孔者，病变缩小或消失的同时均见食管壁得到修复，食管少量出血的患者治疗 3～7 天后出血消失。11 例术后病理检查提示，4 例镜下未见癌细胞，食管壁呈广泛淋巴细胞浸润，粘膜表面鳞状上皮细胞空泡变性，核固缩。7 例癌巢有不同程度变性坏死、间质纤维化急炎性细胞浸润。作者总结疗效时发现，治疗效果和病变长度有关，病变越短，效果越好。

（八）并发症

除上述一般并发症外，有文献报道，个别可出现脊髓损伤、食管穿孔、出血、坏死性食管炎等。治疗中宜注意预防。

（九）食管癌的其他介入治疗

食管癌最常见的症状是食管梗阻，并且是最常见的致死原因，采用介入治疗的方法食管内支架置入可以有效改善症状，提高患者的生存质量，并为其他治疗提供机会，食管癌所导致的食管-气管瘘是另一严重并发症，采用带膜支架治疗可取得很好的治疗效果。近年作者进行了药膜支架以及放射性支架的基础以及临床研究，相信会成为食管癌的重要局部治疗方法。

## 三、胃癌的介入化学治疗

胃癌是最常见的恶性肿瘤之一，无论是早期胃癌还是进展期胃癌，手术治疗是首选方法。但胃癌的介入化学治疗无论在围手术期还是针对进展期者，均有重要作用。围手术期介入治疗的目的是：术前介入治疗可利于手术治疗，提高手术切除率，提高手术治疗效果，是新辅助化疗的重要方法；术后介入治疗可降低或预防肿瘤的复发及转移。进展期胃癌治疗手术切除率低，治疗效果欠理想，国内资料显示进展期胃癌的 5 年生存率有 15%，国外资料为 5%～40%。同时易发生穿孔、出血、梗阻等严重并发症。介入治疗进展期胃癌有一定的优势和较好的治疗效果。

（一）胃供血动脉的解剖

胃的供血动脉来自腹腔干，在胃大弯和胃小弯处形成 2 个动脉弓，由此发出许多小支供血于胃的前后壁，这些血管支在胃壁内相互吻合，形成血管网。参加胃的供血动脉有：

1. 胃左动脉：多由腹腔干发出，向左上方行走，供血于胃底、贲门以及食管下端，与胃右动脉吻合。

2. 胃右动脉：该支细小，多起自肝固有动脉，一部分发自胃十二指肠动脉，沿幽门上缘和胃小弯向左行，分支供血于幽门和胃小弯，与胃左动脉形成小弯动脉弓。

3. 胃网膜右动脉：是胃十二指肠动脉的主要分支，沿胃大弯左行，供血于胃前后壁及大网膜，终止于胃网膜左动脉吻合。

4. 胃网膜左动脉：在脾门处发子脾动脉，沿胃大弯右行，分支供血于胃大弯左侧，与胃网膜右动脉形成胃大弯动脉弓。

（二）适应证

1. 拟进行手术治疗的各期患者和术后患者。

2. 进展期胃癌介入治疗的适应证广泛，包括不能手术切除的中晚期胃癌患者；有肝脏以及胰腺转移的患者；胃邻近脏器侵犯以及远端淋巴结转移者；腹腔弥漫性播散以及有癌性腹水着；胃癌手术后复发者。

（三）禁忌证

严重肝、肾及心功能不全者；有明显凝血功能障碍者；合并严重感染者；存在全身重要脏器如脑、骨髓转移者；有使用化疗药物禁忌证者；全身衰竭者；碘过敏试验阳性者等。

（四）介入治疗化疗药物的选择

目前对胃癌比较有效的药物有 5－FU、MMC、ADM、BCNU、CDDP 等。由于同一群增殖细胞并非处于同一增殖周期，因而同时应用不同作用的抗癌药物可发生协同作用而增加效果，减少癌细胞耐药性的发生，因而联合化疗代替了单剂化疗。国内大多主张以 5－FU 为核心，辅以 MMC、ADM、CDDP 3 种药或 4 种药联合化疗，采用 FCM 或者 FAM 方案。如对上述药物无效或者产生耐药，国内外一致认为可使用 5－FU＋VP－16 的 FE 方案。今年，EADM、THP、羟基喜树碱等也用于胃癌治疗。单纯灌注化疗效果相对欠佳，如结合栓塞治疗可提高治疗效果。常用的栓塞剂有碘油、明胶海绵以及可降解淀粉微球等。对于血供丰富的肿瘤可以采用“夹心面包”的方法进行治疗，既先将 MMC 或者 ADM 与碘油混合成混悬液，初步栓塞肿瘤血管，血流缓慢后再灌注化疗药物，最后再用碘油栓塞肿瘤血管或使用明胶海绵栓塞主血管。这样可以使化疗药物在肿瘤内停留时间提高，带药的碘油亦可持续释放抗癌药物，提高治疗效果。

（五）介入操作方法

1. 血管造影

胃癌的动脉供血均来自腹腔干的分支，因此均应首先进行腹腔动脉造影，明确肿瘤的部位及数量。然后根据肿瘤所在位置进行超选择性插管造影。当肿瘤位于胃下部时常规进行胃十二指肠动脉和胃网膜右动脉造影；肿瘤位于胃体、贲门时进行胃左动脉以及胃网膜左动脉造影。

2. 肿瘤血管造影表现

① 肿瘤所在区域血供增加：表现为肿瘤供血动脉的增粗、分支增多，部分病例可见其他部位血管供血，如膈下动脉等；② 血管受侵：表现为胃左动脉、胃右动脉、胃网膜动脉等呈现不均匀的狭窄或者闭塞，或者出现上述血管的推压移位；③ 肿瘤血管以及肿瘤染色：肿瘤血管表现为动脉期出现在肿瘤局部的出现的粗细不均、分布杂乱、广泛增多的病理性的血管；肿瘤染色表现为实质期肿瘤内因造影及存留出现的高密度团块影，密度可均匀或不均匀，后者往往出现于肿瘤内部有坏死或者出血；④ 邻近器官的改变：若出现肝脏、胰腺、脾脏或者腹腔淋巴结转移可见到相应脏器的血管改变或与胃癌相似的肿瘤血管及染色等。

3. 治疗中的注意事项

若肿瘤侵犯范围广泛或者多发病变，可进行腹腔干灌注治疗，因胃的各支供血动脉均起自腹腔动脉，这样不至于遗漏肿瘤供血动脉。若病灶局限可使用超选择技术将导管置于肿瘤供血动脉内，这样不仅使肿瘤局部药物浓度增加，同时利于保护正常胃粘膜不受影响。灌注化疗药物时应首先使用生理盐水稀释，每种药物稀释到 50～70ml，缓慢灌注，总时间约 20～30 分钟。如需栓塞治疗则必须进行超选择性插管，必要时使用同轴导管技术，将导管置于肿瘤供血动脉，并注意避开重要脏器的血管，如胰腺、脾脏等，栓塞剂普遍选择碘化油或者可降解的微球以及明胶海绵块，这样除起到阻断肿瘤血供的目的外，不至于造成胃粘膜的坏死、糜烂，甚至胃穿孔。

围手术治疗时，术前灌注治疗后，先多主张 7～10 天内手术；术后治疗在术后 2～3 周进行，应间隔 3～4 周再行治疗，以 2～3 次为宜，若患者条件许可，半年后可重复治疗。进展期胃癌 3～4 周治疗一次，3 次后评价疗效。

（六）疗效评价标准

完全缓解（CR）：可测知病灶或可评估病灶和肿瘤的继发病变完全消失，且无新病灶出现。以上至少持续四周。部分缓解（PR）：两方面可测病灶或可评估病灶缩小 50％以上，继发病变不恶化，无新病灶出现，持续四周以上。无变化（NC）：可测或可评估病灶缩小不足 50％，肿瘤增大不足 25％，继发病变不恶化，无新病灶出现，持续超过四周以上。进展（PD）：可测或可评估病灶增大 25％以上，或者有新病灶出现。PR＋CR 为有效。

（七）临床疗效

围手术期患者治疗方面，张根山等研究了 74 例可根治性手术切除的胃癌患者，分为两组，一组在根治性切除术前行经胃动脉灌注化疗或经胃动脉灌注化疗栓塞；另一组直接行根治性切除术。结果显示术前介入治疗的患者术后 6、12、18、24 个月的复发率分别为 0%、2.8%、11.1%、25%；38 例直接行根治性切除术的患者分别为 5.3%、10.5%、23.7%、39.5%。两组患者术后远期复发率存在显著差异。作者认为胃癌切除前行介入治疗安全有效，对减少术后复发有显著的临床效果，值得推广。肖乾虎等对 40 例经病理确诊的胃癌患者（治疗组）于术中经供应肿瘤的区域动脉行插管化疗，同时进行手术治疗，并与同期术中行全身静脉化疗的 24 例胃癌患者（对照组）进行临床疗效比较。术后病理检查显示，治疗组原发灶中的癌细胞均有不同程度的变性坏死，其近期有效率为 95%，对照组有效率为 41.67%，两组比较差异显著（$P<0.05$）。该结果显示胃癌患者术中经动脉灌注化疗，其近期抗癌效果好，毒副反应轻，对减少或防止术中癌细胞的医源性扩散与种植以及术后复发，均有重要的临床意义。

进展期胃癌方面，据 Shchepotin1988 年～1996 年前瞻性随机对照研究，386 例经外科手术证实的不可切除的进展期胃癌患者经过胃镜和腹部、盆腔 CT 检查，除外肝转移、腹膜转移、后腹膜淋巴结增大以及肿块侵及周围脏器者随机分为三组：① 对照组；② 系统性经静脉化疗组；③ 超选择性经动脉化疗组。结束治疗后三组患者均行外科探查，三组患者的中位生存时间分别为 91、96 和 401 天。从而说明超选择性经动脉化疗较未化疗及经静脉化疗明显延长生存时间（$P<0.0001$）。国内王新华报道 54 例晚期胃癌，经动脉灌注化疗以及使用碘化油栓塞治疗，化疗方案选用 FMC 或者 FAC，所有病例中病灶均有不同程度缩小，临床症状减轻，半年、1 年、2 年的生存率分别为 94.4%、50%、40.7%。李茂全等对 104 例病理证实的无手术指征的进展期胃癌患者及 43 例影像诊断的胃癌同时检出其它部位转移而无病理诊断者，行胃动脉内化疗栓塞、转移灶化疗栓塞结果进行分析。其中 97 例胃癌原发灶可测定者 CR1%、PR59.8%、SD23.2%、PD17%。

（八）胃癌的其他介入治疗

胃癌所导致的出血及梗阻常是患者死亡的主要原因，前者可以使用经导管灌注血管紧张素的方法或者出血动脉栓塞的方法治疗，后者可通过金属支架植入术治疗，这些治疗已经成为重要的和有效的治疗方法。

## 四、结直肠癌的介入化学治疗

结直肠癌是我国常见的恶性肿瘤，近年的发病率不断上升，根据不同的统计，已占恶性肿瘤死因的 4～6 位。目前主要治疗仍是外科手术，尽管 70%～80%的患者在诊断时可以切除，但仍有 40%～70%的复发或者转移。因此如何提高治疗效果是目前研究的重点。进来，采用外科手术结合放疗、化疗等综合治疗提高了大肠癌的治疗水平，尤其是经动脉灌注化疗和栓塞术在结直肠癌术前以及术后的应用，显著提高了患者的生存率。

（一）结直肠癌的血供

结直肠的血液供应来自如下动脉：

1. 肠系膜上动脉

起自腹主动脉前壁的腰 1 水平，除向小肠分出 12～16 支供血动脉外，向结肠分出的结肠动脉有 3 支：① 中结肠动脉：主要供血于横结肠；② 右结肠动脉：供血于升结肠中上 2/3 以及结肠肝曲；③ 回结肠动脉：供血于回肠末端以及升结肠的下 1/3。

2. 肠系膜下动脉

在腹主动脉腰 3 水平自腹主动脉前壁偏左发出，其分支有 3 条：① 左结肠动脉：是肠系膜下动脉的第一分支，分为升、降两支，升支与中结肠动脉吻合，供血于结肠脾曲以及横结肠末端；降支与乙状结肠动脉吻合，供血于降结肠；② 乙状结肠动脉：供血于乙状结肠；③ 直肠上动脉：是肠系膜下动脉主干的延续，是直肠动脉血液供应的最大分支。与直肠下动脉和肛门动脉吻合。

3. 髂内动脉

供血于直肠以及肛门的分支有直肠下动脉和肛门动脉。直肠下动脉常与阴部内动脉或者膀胱下动脉共干起始，分布于直肠和提肛肌等处。肛门动脉起自阴部内动脉，分布于会阴部皮肤、肛管齿状线以下及肛门内、外括约肌。

（二）适应证

1. 手术前动脉灌注化疗可杀伤肿瘤细胞、预防术中转移，提高远期治疗效果。

2. 晚期直肠癌患者估计术中切除困难可使用栓塞术，以减少术中缺血，提高手术切除率。

3. 无法手术的结直肠癌，可控制肿瘤生长，提高生存时间。

4. 术后复发或有局部淋巴结转移者。

（三）禁忌证

感染、恶液质患者，心、肝、肾等重要脏器衰竭，白细胞、血小板降低以及凝血功能障碍者，造影剂过敏者等不宜进行该治疗。

（四）介入治疗化疗药物的选择

结直肠癌有效的化疗药物和常用剂量包括，MMC 10～20mg、5－FU 750～1000mg、ADM 50～60mg、CDDP 80～100mg，常三联或者两联使用。

（五）介入治疗方法及造影表现

常经股动脉穿刺进管，根据肿瘤的部位将导管置于相应的供血动脉，当肿瘤位于直肠上段时单纯行直肠上动脉造影和灌注，若位于直肠下段除行直肠上动脉造影和灌注外，尚需行双侧髂内动脉造影和灌注，以保证治疗效果。术前灌注后一周行手术治疗，姑息性治疗每 4 周一次，连续 3 次治疗后评估治疗效果。灌注时将每种药物溶于 100ml 生理盐水中，缓慢灌注，约 30 分钟灌注完毕。

若直肠癌需栓塞治疗，则超选择至直肠上动脉，选用明胶海绵颗粒进行栓塞，栓塞时应在透视下进行，直至造影剂走行缓慢，同时防止造影剂反流，以防止非靶血管误栓。

结直肠癌的造影表现依据血供多少分为多血供型和少血供型。多血供型表现为：供血动脉增粗、迂曲，肿瘤局部见增多、紊乱的肿瘤血管，实质期见明显的肿瘤染色，偶见肿瘤内部血管池以及动脉静脉瘘，但肿瘤巨大内部有坏死时可见局部少血管区。少血供肿瘤常见供血动脉增粗不明显，但肿瘤区见动脉血管受压移位，部分可见血管破坏，新生肿瘤血管不明显，实质期肿瘤染色轻微。结直肠癌以多血供肿瘤为主。

（六）临床疗效

疗效评价标准同胃癌。

结直肠癌的介入化疗国内外已有很多研究。顾晋等报道了 30 例术前采用此方法治疗术后的病理改变，结果显示所有患者均见癌细胞细胞核固缩碎裂，细胞浆凝固坏死，细胞间质出现水肿，同时发现局部纤维组织增生、炎性细胞浸润、血管内膜增生、血管炎等。王西京等将可切除的 75 例直肠癌患者随机分成两组，其中治疗组 38 例，经肠系膜下动脉灌注化疗；对照组 37 例，直接手术治疗。结果表明：治疗组和对照组的手术切除率分别为 100％和 94.3％，两组无明显差别，但是根治性切除率分别为 86.8％和 67.6％，两者有显著差别。两年内复发率治疗组和对照组分别为 2.63％和 17.14％，五年生存率分别为 75.8％和 48.0％，两组间均有明显差别。上述结果提示结直肠癌的介入化疗可明显杀伤肿瘤细胞，术前治疗不仅可以提高手术的根治率，同时可明显减少复发并提高患者生存率。

不能手术的晚期结直肠癌患者，是临床治疗中的难点。Miura 等观察了 74 例无法手术的结直肠癌患者的治疗结果，单纯选择性动脉灌注化疗组中位生存期、平均生存期、1 年生存率分别为 10.5 个月、11.6 个月、39％；动脉灌注化疗结合放疗分别为 17.0 个月、15.6 个月、63％；动脉灌注化疗结合冷冻治疗分别为 12.5 个月、15.6 个月和 58％。上述结果与未治疗者相比生存期明显提高，平均延长 2～2.5 倍。高中度等研究了介入化疗加放疗治疗晚期结直肠癌的效果，并和单纯化疗进行了比较，结果显示前者的有效率为 84.2％，后者为 37.5％；前者的一年生存率为 64.5％，后者为 31.8％。上述结果说明。对于不能手术的结直肠癌患者，使用介入化疗的方法，结合放射治疗以及其他治疗也能取得较好的治疗效果。

（七）结直肠癌介入化疗的并发症

基本并发症如前所述，结直肠癌介入化疗时个别患者可出现腹痛加重以及腹泻或者便血，常因化疗药物对大肠粘膜刺激所致，同时化疗药物刺激血管内膜造成血管损伤亦可加重上述症状，对症治疗可以缓解。个别报道见有肠穿孔和腹膜炎，但极少发生。

（八）结直肠癌其他介入治疗

下消化道出血以及晚期患者的肠梗阻比较常见。下消化道出血可以选择性地进行垂体后叶素的灌注，若将导管超选择性插入肿瘤动脉亦可使用栓塞的方法止血，但是栓塞时务必小心，防止正常血管被栓塞。结肠梗阻者可使用金属支架扩张梗阻段，缓解梗阻症状，提高患者的生存质量。

## 五、胰腺癌的介入化疗

胰腺癌是消化道相对少见的恶性肿瘤，但近年发病率逐步提高。随着医学影像学的进步，2cm 以下的小的胰腺癌即可作出诊断。但是在日常工作中仍以进展期的胰腺癌更为常见，因此患者往往失去手术机会。因为胰腺癌为少血供肿瘤，单纯静脉化疗效果欠佳，很少有生存期超过半年者。介入化疗可以作为治疗方法之一，与放射治疗等手段结合，提高患者的生存时间。

（一）胰腺的血供

胰腺的血供相对复杂，其动脉供血分别来自胃十二指肠动脉、肠系膜上动脉和脾动脉。胃十二指肠动脉的分支以十二指肠上动脉和来自肠系膜上动脉的胰十二指肠下动脉相互吻合，形成胰头部的血管弓，供应胰头部血液；脾动脉分出胰背动脉、胰大动脉和胰尾动脉供血于胰腺体尾部。这些分支往往相互吻合。

（二）适应证

1. 早期胰腺癌患者术前介入化疗，可使肿瘤缩小有利于手术；或者术后患者介入灌注，防止术后复发。

2. 晚期胰腺癌患者或不能承受手术的患者。

（三）禁忌证

恶液质，心、肝、肾等重要脏器衰竭，白细胞、血小板降低以及凝血功能障碍患者，造影剂过敏者等为介入化疗禁忌。伴有全身感染者首先应抗感染治疗，合并阻塞性黄疸患者应首先解除梗阻，大量腹水的患者慎用该治疗。

（四）化疗药物选择

胰腺癌治疗中常用的化疗药物和剂量为 MMC 10～20mg、ADM 50～60mg、CDDP 80～100mg，常三联或者两联使用。近年来一些新药在胰腺癌的治疗中显示出很好的治疗效果如健择和草酸铂等，这些药物同样是浓度依赖性的化疗药物，适合于介入化疗，临床中可选择性使用。

（五）介入治疗方法

根据影像学资料判定胰腺癌所在位置，若位于胰头部，可选择性地进行胰十二指肠上动脉和胰十二指肠下动脉插管、造影以及灌注化疗，个别患者上述血管选择困难可行胃十二指肠以及肠系膜上动脉造影、灌注。肿瘤位于体尾部则行脾动脉插管、造影和灌注。

胰腺癌为少血供的肿瘤，肿瘤中的血流仅为正常胰腺血流的 1/3，此时造影效果往往不满意，灌注治疗效果也受影响。有作者提出使用药物性血管造影以及灌注化疗。方法是在腹腔动脉或者肠系膜上动脉使用 5～10μg 的肾上腺素，此时正常血管收缩，而肿瘤血管因为缺乏受体收缩不明显。

胰腺癌的血管造影表现为：血管包绕以及受侵，相应的动脉壁不光滑或呈锯齿状，实质期可见胰腺染色，而肿瘤部分表现为充盈缺损，当使用药物性血管造影时可表现为肿瘤染色。此外有时可发现静脉受侵的情况以及动静脉瘘等。

灌注化疗中，当导管头位置满意后，将所选化疗药物分别溶于50～100ml生理盐水中，缓慢灌注，时间约半小时。灌注过程中注意观察患者的情况，出现不适应暂缓治疗，查明原因后再决定是否治疗。

此外可以选择导管药盒系统，将锁骨下动脉安装，利于持续灌注。

近年有作者提出隔离胰腺进行灌注化疗的方法，但是治疗方法复杂，临床上尚未普及。

（六）临床疗效

疗效评价按实体瘤的疗效评定标准。

尽管胰腺癌为少血供的肿瘤，但是经动脉灌注化疗同样可以提高肿瘤局部的药物浓度，理论上符合动脉灌注的优点，可提高治疗的效果。80年代初 Miura 即通过动脉对胰腺癌进行了介入化疗，50%的患者生存时间超过了6个月。该作者还采用术中灌注的方法治疗不能手术的胰腺癌患者，使用MMC以及5-FU进行灌注，结果疼痛和黄疸均减轻，CT扫描显示肿瘤缩小。卢武胜使用介入化疗的方法治疗了31例晚期胰腺癌患者，并和13例静脉化疗患者进行了比较，采用的化疗药物为：ADM、FUDR、CBP。结果显示：治疗组患者临床症状明显改善，疼痛明显减轻，其中58%的患者不需继续使用止疼药物。黄疸、腹泻等症状亦明显好转。相反，对照组上述症状改善不明显。介入灌注治疗者治疗者平均生存期为4.6个月，5例存活7～25个月，而对照组平均生存期仅为2.7个月。徐浩等运用介入化疗治疗胰腺癌22例，所用化疗方案为ADM、CDDP、5-FU，75%的患者疼痛明显减轻和消失，影像学检查45%的患者肿块缩小，并且发现术前灌注化疗有利于肿瘤的手术切除。

在胰腺癌的治疗中，有作者采用采用化疗泵治疗的方法，如李华宝等将泵置于胃十二指肠动脉或者胰十二指肠上动脉，化疗药物选用5-FU、丝裂霉素、卡铂等，29例患者中，PR6例，NC15例，平均生存时间为9个月。也有作者尝试使用综合介入治疗的方法，将灌注治疗和胆道内支架植入以及胆道引流术结合，取得很好的治疗效果。

总之，鉴于胰腺癌现有的治疗手段，对于晚期不能手术的患者，介入化疗或者综合性的介入治疗是有一定优越性的，在姑息性治疗中，发挥着重要作用。

（七）并发症

除常规的介入化疗并发症外，值得注意的消化道的反应和急性胰腺炎的可能。前者主要是由于高浓度的化疗药物经胃十二指肠动脉或者肠系膜上动脉灌注直接刺激胃粘膜导致粘膜的破坏而出现炎症、溃疡以致出血等，因此术前开始加用保护胃粘膜的药物非常必要，有助于防止类似并发症的出现。后者主要是药物直接刺激正常胰腺，术中灌注时应密切观察患者的情况，出现腹痛剧烈应停止治疗，但这种并发症非常少见。

（八）胰腺癌的其他介入治疗

胰腺癌特别是胰头癌早期就可以侵及或者压迫胆总管下端，出现梗阻性黄疸，梗阻性黄疸不仅可以造成肝功能的破坏，而且直接导致患者病情的进一步加重，给后续治疗造成困难，因此有效的治疗非常关键。手术治疗解除黄疸，往往创伤大，患者不好耐受，介入治疗在这方面有成熟的经验，根据患者的不同情况，可以选择经皮穿刺胆管引流或者胆管内支架治疗。该治疗不但创伤小而且疗效可靠，引流治疗可以待患者病情缓解后手术，不仅不会影响进一步手术切除而且可以为手术奠定很好的基础。此外胰腺癌导致的十二指肠梗阻亦可选用十二指肠支架治疗，提高患者的生存质量。胰腺癌肝转移非常常见，采用肝动脉化疗栓塞术是非常好的选择。

## 六、胆囊癌和胆管癌的介入化疗

胆囊癌和胆管癌早期临床表象不明显，因此患者发病时多处于晚期，因此临床治疗效果不理想，预后很差。如何提高这部分患者的治疗水平，提高患者的生存时间，成为肿瘤治疗者包括介入放射学工作者的重要任务。

（一）胆囊和胆管的血供

胆囊的供血动脉为胆囊动脉，通常1～2支，一般纤细，有病变时可较粗大。胆囊动脉一般起自肝右动脉，少数起自肝固有动脉。胆总管动脉的血供复杂，胆总管上部一般由胆囊动脉的分支供血，胆总管中部由肝固有动脉的小分支供血，胆总管下部主要由胰十二指肠上动脉后支供应。因此在胆管癌的治疗中，应注意肿瘤的位置，以便选择合适的血管进行治疗。

（二）适应证

1. 不能手术的胆囊癌和胆管癌患者，使用介入化疗进行姑息治疗，部分患者经此治疗争取手术机会。

2. 手术前介入化疗以及手术后介入化疗，可提高手术治疗效果，防止术后复发。

（三）禁忌证

患者已有恶液质或者心、肝、肾等重要脏器衰竭，白细胞、血小板降低以及凝血功能障碍，造影剂过敏为介入化疗禁忌。全身感染者首先应抗感染治疗，待感染好转后再考虑该治疗，阻塞性黄疸、大量腹水的患者慎用该治疗。

（四）化疗药物选择

目前公认的适宜介入化疗，对于胆囊癌和胆管癌有效的化疗药物包括：ADM、MMC、5-FU、CDDP、FUDR等，临床常三联或者两联联合使用，以提高治疗效果，防止多药耐药性。使用剂量同胰腺癌或者结直肠癌的使用剂量。

（五）介入治疗方法

常经股动脉穿刺进管，根据肿瘤所在位置选择靶血管，经造影证实后固定导管，进行灌注化疗。如胆囊癌应首选肝右动脉造影或者肝固有动脉造影，胆管癌应根据病变位置进行选择。

胆囊癌和胆管癌的造影表现根据肿瘤供血的多少而不同，多血供的肿瘤表现为：肿瘤供血动脉较正常时增粗、迂曲，肿瘤局部见新生的、走行紊乱的肿瘤血管，实质期可见肿瘤染色，界限可清楚或者欠清，尽管肿瘤常常位于肝门处，但是门静脉常保持通畅，仅个别患者有受侵现象。少血供肿瘤常表现为局部血管受压或者受到侵蚀，肿瘤局部新生血管不明显，也没有明显肿瘤染色现象。因此少血供肿瘤造影时更应仔细观察，并注意和其它影像学检查对比观察。

灌注时将所选择的化疗药物分别稀释于50～100ml的生理盐水中，缓慢灌注，通常灌注时间为30分钟。灌注治疗中应尽量将导管超选择到肿瘤附近，不仅可以增加治疗效果，同时有利于保护正常器官或组织。

（六）临床疗效

疗效判定标准按实体瘤的疗效判定标准。

在胆囊癌和胆管癌的介入化疗中，尽管早有作者进行治疗，但是大宗病例不多，而且报道也比较少，因此更深入的研究很有必要。尽管如此，一些研究显示，介入化疗仍是胆囊癌和胆管癌的重要治疗手段。

Inoue等报道了8例不能手术的胆囊癌患者使用CDDP进行动脉灌注化疗，治疗后患者的生存时间达到一年以上，而且临床症状明显改善，提高了生存质量，作者认为CDDP以及动脉灌注治疗的方法对胆囊癌有明显效果。Makela等报道了27例晚期胆囊癌的治疗情况，选择的化疗药物是MMC，灌注途径为肝总动脉，治疗方法是20mgMMC30分钟内灌注完毕，隔6周一次，MMC总剂量为75～80mg，所有患者有效率为48%，有效的患者平均生存时间达到34个月，而无效者平均生存时间为8个月。Smith等报道了11例经病理证实的胆管癌和胆囊癌的治疗情况，治疗方法是经肝动脉每天灌注5-FU1200mg/$m^2$和MMC6mg/$m^2$，持续4天，结果表明效果良好，其中CR 1例，PR 6例，全部患者的中位生存期为12.5个月。

（七）并发症

除常规介入化疗的并发症外，未见其他特殊并发症的报道，但是经肝动脉灌注化疗药物时宜注意术前以及术后的胃粘膜的保护，防止化疗药物导致的胃粘膜损伤。

（八）胆囊癌和胆管癌的其他介入治疗

胆囊癌和胆管癌常见的并发症是胆管梗阻，尤其是胆管癌，若不及时治疗患者除生存质量下降外会导致致命的后果。此时解除梗阻是治疗的关键。采用经皮肝穿胆管内外引流或者单纯外引流均可延缓病情。但是若患者条件许可，胆管内支架植入术是最佳选择，同时可以和灌注化疗结合使用，会明显提高患者的治疗效果。

总之，消化道肿瘤的治疗中，介入治疗是不可缺少的重要手段，经动脉的介入化疗在消化道肿瘤的治疗中已经取得了很好的治疗效果，同时介入治疗在解除包括食管、胆管、十二指肠、结肠的梗阻中发挥着重要作用。此外消化道肿瘤并发症，如出血的治疗，同样可以选择介入放射学的手段。相信随着介入放射学的进步，会有更多的手段应用于消化道肿瘤的治疗。

（杨仁杰　刘士辰）

## 参考文献


1. 郭启勇主编．介入放射学．北京：人民卫生出版社，2000．90
2. 李天晓，樊青霞，王瑞林主编．恶性肿瘤介入治疗学．河南：河南医科大学出版社，2000．195 ·
3. 宋太民．经导管动脉灌注化疗治疗溃疡型和伴溃疡髓质型食道癌．中国介入影像与治疗学，2005，2（2）：117
4. 路小军，缪锐涵，李晓群等．选择性动脉灌注化疗加放疗联合治疗晚期食道癌的临床研究．中国肿瘤临床，1995，22（4）：262
5. 丁永生，郭玉林，潭少青等．胃左动脉化疗灌注治疗晚期贲门癌．临床放射学杂志，1996，15（5）：304
6. 吴听齐，蒋向明．贲门癌术前持续性的远期疗效．中华医学杂志，1987，67（6）：334
7. Maruta K，Sato E，Nishi M，et al. Effect of arterial infusion of bleomycin on esophageal carcinoma：An evaluation by nuclear cytophotometry. Jpn J Clin Oncol，1983，13（4）：683
8. 刘福坤，陈忠豪，李国立等．胃癌术前介入治疗后血管变化与癌组织坏死的关系．华人消化杂志，1998，6（8）：696
9. 孙碎康，蒲青凡，严律男等．胃癌患者术前选择性动脉栓塞化疗对肿瘤血管的影响．中国普通外科杂志，2002，11（4）：202
10. 彭大为，刘维希．选择性动脉插管灌注化疗栓塞治疗中晚期胃癌的疗效观察．中国肿瘤临床与康复，2002，9（4）：40
11. 肖乾虎，彭 兵，赖 毅等．胃癌术中动脉区域灌注化疗与全身静脉化疗的临床疗效比较．华西医大学报，2001，32（4）：585
12. 李茂全，林贵，胡锡琪等．胃动脉内化疗药物灌注合用栓塞病理学研究．肿瘤，1994，14（1）：29
13. 彭大为，刘维希．选择性动脉插管灌注化疗栓塞治疗中晚期胃癌的疗效观察．中国肿瘤临床与康复，2002，9（4）：40-43
14. 顾晋，马朝来，叶颖江等．结直肠癌术前区域动脉灌注化疗的临床病理研究．中国胃肠外科杂志，1998，1（2）：91
15. 王西京，王聪霞，秦兆已等．直肠癌术前灌注化疗的临床意义．陕西医学杂志，1998，27（11）：665
16. Miura M，Terashima Y，Yamazaki S，et al. Secondary hepatic resections in a case of sigmoid colon cancer with multiple liver metastasis after successful continuous hepatic artery infusion chemotherapy oriented by in vitro chemosensitivity test. Gan To Kagaku Ryoho，1997，24（5）：1031
17. 高中度，许锡元，茅爱武等．放疗合并动脉灌注化疗及栓塞术治疗晚期直肠癌的临床观察．上海预防医学，1998，10（4）：162
18. Miura T. Hyperthemia for advanced cancer：Combination therapy with intra-arterial infusion

chemotherapy and hyperthemia. Digestive Surg，1981，4（2）：181
19. 卢武胜，廖方义，官永松等. 晚期胰腺癌动脉灌注化疗与静脉化疗对比分析. 介入医学杂志，1997，2（4）：173
20. 徐浩，祖茂衡，王健. 胰腺癌的血管造影表现及药物灌注治疗. 临床医学影响杂志，1993，4（2）：94
21. 李华宝，马妙发，王为民等. 胰腺癌的区域灌注化疗. 中国局部手术学杂志，1998，7（3）：134
22. Inoue M，Onda M，Tajiri T，et al. Two cases of improved quality of life with intra-arterial infusion of DDP or unresectable gallbladder and pancreatic cancer. Gan To Kagaku Ryoho. 1993，20（11）：1676
23. Makela JT，Kairauoma MI. Superselective intra-arterial chemotherapy with Mitomycin for gallbladder cancer. Br J Surg，1993，80（7）：912
24. Smith GW，Bukowsri RM，Hewlett JS，et al. Hepatic artery infusion of 5－fluorouracil and mitomycin C in cholangiocarcinoma and gallbladder carcinoma. Cancer，1984，54（8）：1513
25. 杨仁杰. 被覆支架成形术在食道癌姑息治疗中的作用. 中华放射学杂志，1995，29（7）：461
26. 杨仁杰. 应用自膨胀式 Z 型金属支架治疗十二指肠降段不全梗阻. 中华放射学杂志，1997，31（4）：284
27. 茅爱武，高中度，杨仁杰等. 内支架置入结合动脉内化疗治疗十二指肠恶性梗阻. 中华放射学杂志 1998，32（10）：655
28. 沈琳，杨仁杰，金懋林等. 内支架结合胃镜下局部治疗上消化道癌性狭窄. 中国肿瘤，2000，9（9）：420
29. 程英升，杨仁杰，李明华等. 消化道良恶性狭窄或阻塞的介入治疗. 世界华人消化杂志，2002，10：1111
30. 王洪武，杨仁杰主编. 肿瘤微创治疗技术. 北京：北京科学技术出版社，2007

## 第四节　腹腔化疗

### 一、腹腔化疗的理论基础

消化道癌出现腹腔复发和恶性腹水常是其病程中最差的阶段，中位生存时间常仅有几个月，并严重影响患者的生存质量。尽管生存期有限，但适当的姑息治疗患者仍可取得较好的改善生活质量的疗效。术后复发的胃癌患者，50%存在腹膜种植，只有 30%的患者有肝脏及其它部位远处转移。因此，近年来人们不断地探讨消化道癌术后腹腔化疗，以减少局部复发和腹膜种植，延长生存时间。

腹腔内化疗（intraperitoneal chemotherapy，IPC）药物能长时间与肿瘤接触，使肿瘤细胞直接浸泡在高浓度药液中，提高了局部细胞毒作用，腹腔内药物浓度高于血浆浓度 20～500 倍，毒性反应比静脉给药轻。腹腔中高浓度的抗癌药物经腹膜缓慢吸收，经门静脉系统和腹膜后淋巴系统吸收入血，从而对门静脉系肝内癌细胞也有抗癌作用。另外，经门静脉吸收的血浆内药物浓度亦可达到静脉给药水平，同样具有较好的全身疗效。基于以上理论，临床上将腹腔内化疗应用于胃及其他消化道癌术后防止腹腔游离细胞的种植和肝转移及晚期胃癌腹水的治疗，它是一种简单、安全、实用、副作用少、可重复应用的有效治疗手段，已成为胃癌及其他消化道肿瘤治疗的一种不可缺少的方法。

### 二、腹腔化疗的药代动力学

药物从腹腔清除越慢，腹腔内药物高浓度持续时间越长，局部治疗效果越好。实验证实，IPC 的药物浓度时间曲线下的面积（AUC）显著大于静脉给药，是其数十倍至数百倍，提高了药物对局部肿瘤细胞的杀灭作用，能有效地控制癌细胞的扩散。IPC的血浆药物浓度相对较低，减轻了抗癌药物对全身的毒副作用。由于IPC时，药液体积大，可较理想地分布到腹腔内各个部位，有利于抗癌药和游离癌细胞充分接触。大分子的水溶性离子化合物排出腹腔速度远较小分子的脂溶性非离子化合物为慢。如顺铂（CDDP）为水溶性药物，分子量较大，腹腔给药后腹膜内清除排出率远低于血浆，因而有药代动力学上的优越性。5－FU腹腔注射后药代动力学的研究，其结果表明，用高剂量、大容积5－FU腹腔化疗后，腹腔药液峰值浓度及平均浓度分别为股静脉的288倍和145倍，门静脉浓度次之，分别为股静脉血浓度的13.8倍和6.8倍，肝静脉平均血浓度为股静脉的3.7倍。在组织中药物浓度的测量结果表明，肝组织药物浓度最高，胃、结肠次之，肺及肾脏药物含量少。腹腔注射丝裂霉素后，药浓度为血药浓度的100倍。以上这些实验结果表明，腹腔注射化学药物后，腹腔内有较高、恒定、持久的抗癌药物浓度，门静脉血和肝脏组织中药物浓度较高。因此，为腹腔化疗治疗腹腔内恶性肿瘤及肝转移灶提供了理论依据。

## 三、腹腔化疗常用药物

目前腹腔化疗常用药物尚无统一的标准，选择的原则是：① 药物能直接通过组织内代谢转化物杀灭肿瘤细胞；② 药物具有较强的腹膜渗透性及较低的腹膜通透性；③ 药物在血浆内能迅速被清除；④ 药物和腹腔肿瘤有剂量—药物效应；⑤ 药物对腹腔组织刺激性小。

消化道恶性肿瘤常用腹腔注射的药物有顺铂（CDDP）、5－氟尿嘧啶（5－FU）、氟尿脱氧核苷（FUDR）、丝裂霉素（MMC）、拓扑异构酶抑制剂（HCPT）、生物制剂等。以CDDP、5－FU（FUDR）最常用。

常用剂量：CDDP　60～80mg（60～70mg/$m^2$）
　　5－FU（FUDR）　750～1000mg（15mg/kg）
　　MMC　10～20mg（10mg/$m^2$）
　　HCPT　10～15mg

## 四、腹腔化疗的适应证

1. 晚期胃肠道恶性肿瘤伴大量腹水。
2. 胃肠道癌术后：

腹腔恶性肿瘤行减瘤术后；
有局限性的腹腔肿瘤种植；
穿孔后的胃肠道恶性肿瘤；
肿瘤侵透浆膜或与邻近结构有粘连者；
根治术后有危险因素：浆膜受侵面积＞10$cm^2$，弥漫性生长，低分化粘液腺癌。

## 五、晚期胃癌并腹水的腹腔灌注化疗

（一）方法

胃肠道癌晚期由于广泛的腹膜侵犯、腹腔静脉或淋巴管阻塞，回吸收障碍，常常合并腹水，严重的影响生活质量。有效的腹水控制即可明显改善生活质量，又可为进一步的治疗赢得时间。IPC的具体应用方法没有公认的方法，药物用量、用药时间、如何联合用药等都无统一标准，较公认的是：① 应在腹腔给药前尽可能放干净腹水，否则疗效受影响。可放置腹腔引流管，首次放腹水不超过1000ml，以后在48～72小时内尽量放完腹水；② 腹腔灌注液量应大，大容积药液易克服腹腔内液体自由流动阻力。多数学者认为至少需要2升溶液才能克服腹腔内自由流动阻力，根据患者的具体情况决定最合适的药液容量，总量应1500～2000ml。腹腔灌注液应为生理盐水；③ 应腹腔内保留置管进行腹腔灌注化疗，避免反复穿刺造成损伤。应用药物目前以CDDP和5－FU或FUDR为主，其疗效很好，腹腔的刺激小，其他药物不良反应重，疗效也没有明显优于 CDDP 和 5－FU 或 FUDR；④ 为防止腹腔粘连，可给予地塞米松 10mg/次；⑤ 灌注药液后，保留 48 小时以上，每周重复，一般 2～3 次腹水可基本控制。

注意：

① 放腹水时应缓慢均速，避免速度过快造成腹压下降过快而引起血流动力学的改变。也可行腹带加压，保持一定的腹腔压力，防止腹压下降过快。

② 注意补充蛋白质和电解质。

③ 注意加温至 37℃左右，避免腹腔刺激造成肠痉挛。

④ 如给予大剂量 CDDP 应注意水化。

（二）并发症及防治

腹腔化疗最常见的并发症是大容量化疗药液注入腹腔后有腹胀感，但可耐受。其次为化学性腹腔炎，一般与药物的种类和剂量有关。表现为腹疼、腹胀、腹泻，重者可有发热。另外还可见有恶心、呕吐、白细胞减少、药物外渗、持续性肠麻痹，严重者可出现肠瘘、吻合口瘘和肠粘连、粘连性肠梗阻。IPC 可引起局部刺激性疼痛，多与置管的局部刺激有关。有学者对 60 例患者行早期腹腔内化疗，其并发症有白细胞减少（30％），肺部感染（23.3％），腹腔感染（13.3％），持续性肠麻痹（3.3％）及吻合口漏（3.3％），死亡率为 5.0％。

避免选择对腹腔有较强刺激的药物、充分的腹腔灌注量、灌注液中加用利多卡因、地塞米松、尿激酶、反复活动变换体位等，均可减少腹腔粘连和化学性腹腔炎的发生；避免长期反复的 IPC 治疗，可降低肠粘连和梗阻的发生。

（三）新进展及存在问题

虽然大多数学者对 IPC 的可行性持乐观态度，它对预防和减少腹腔肿瘤的术后复发、控制腹水，改善胃癌晚期患者的生活质量有一定价值，但仍存在以下问题：化疗药物穿透肿瘤的能力有限，使其疗效存有争议；持续性温热腹腔灌注化疗受技术和条件的限制，无大样本的研究结果。目前人们关注的问题是：联合多种细胞毒药物和生物制剂进行 IPC 以及 IPC 联合全身化疗，以达到增加药物对肿瘤组织的局部毒性作用、减少不良反应和提高疗效的目的，如：丝裂霉素＋5－FU；顺铂＋5－FU；顺铂＋5－FU＋干扰素；5－FU 腹腔化疗＋草酸铂静脉给药等。值得注意的是有些在消化道癌全身化疗中有很好疗效的新细胞毒药物如草酸铂、紫杉醇等，是否应用于腹腔灌注治疗也有同样的疗效还有待于进一步研究，我们曾经就草酸铂和 CDDP 用于腹腔灌注治疗的小鼠动物试验，初步结果是疗效与 CDDP 相当，但腹膜炎症反应重，总体评价没有优于 CDDP。

（张晓东）

## 六、胃肠道癌术后腹腔内温热化疗

（一）概述

近年发展起来的腹腔内温热化疗技术（intraperitoneal chemo-hyperthermia，IPCH）是目前颇受重视的治疗手段，它综合了区域性化疗、热疗的抗癌作用，并充分利用了热疗与化疗的协同作用，无论在预防或治疗进展期胃肠道癌术后腹膜的转移或复发中，均具有显著疗效，且不良反应小，操作简便，已成为一种比较理想的术后辅助疗法。

癌细胞脱落入腹腔内的主要途径包括：① 癌瘤侵犯至浆膜层，即有可能脱落入腹腔内。Mikarni 等依据国际胃癌 TNM 新分期法，发现限于粘膜层（T1）、肌层（T2）的胃癌 121 例中无 1 例发现腹腔内游离癌细胞；而癌瘤侵及浆膜层（T3），腹腔内游离癌细胞检出率为 17.7％，一旦癌瘤穿透至浆膜外（T4），则该检出率即升至 75％。所以，浆膜面脱落癌细胞应是“种子”的主要来源。Kainara 等发现，脱落入腹腔内癌细胞的数量与胃浆膜受侵范围、肿瘤的生物学行为等有关。胃浆膜受浸润面积＜$10cm^2$ 组，腹腔游离癌细胞的检出率为 22％；10～$20cm^2$ 组为 24％，＞$20cm^2$ 组则高达 72％；② 膈腹膜和大网膜富含淋巴管，手术进程中，被切断组织中的淋巴管及血管内癌栓细胞可随淋巴液和血液溢入腹腔内，随着肿瘤的进展，淋巴管及血管内癌细胞增多，故术中溢入腹腔内的机会亦明显增加。临床上发现某些胃癌并未侵及浆膜，日后也发生腹膜的种植性复发，显然与此因素有关；③ 术中随胃肠液溢入腹腔内。

（二）IPCH 的作用机制

IPCH 的作用机制主要是基于温热对癌细胞的多重效应。在分子水平，温热效应能促使癌细胞膜上的蛋白质变性，使得维持细胞内自稳状态的某些分子复合物如受体、转导或转录酶的功能失调，干扰蛋白质、DNA 和 RNA 合成；在细胞水平，温热效应能激活溶酶体、破坏胞浆和胞核，且由于癌细胞分裂过程中的 S 期和 M 期对温热特别敏感，故温热效应可直接导致 S 期或 M 期癌细胞死亡；在组织水平，温热效应能干扰肿瘤组织内糖的无氧酵解，造成氧分压和 pH 值下降，导致瘤内酸环境；此外，癌组织受温热效应作用后，不能像正常组织那样通过扩张血管来散热，造成肿瘤组织内微小血管内栓塞，进而加重了癌细胞缺氧、酸中毒和营养摄入障碍，最终亦可导致肿瘤细胞变性、坏死。

另一方面，由于存在着“腹膜-血浆屏障”作用，经腹腔内使用化疗药物可以在局部达到较高的药物浓度，而在外周血管内保持着较低浓度，依据化疗药物分子量和亲脂性的不同，腹腔内与血浆中的化疗药物浓度可相差数倍至数十倍不等。Fujimura 等用 300mg 顺铂（CDDP）作腹腔内温热化疗术，术毕时腹腔内药物总浓度和游离药物浓度分别为 12.2μg/ml 和 10.1μg/ml，而血浆中则分别为 2.1μg/ml 和 1.0μg/ml；用 30μg 丝裂霉素（MMC）灌洗后，腹腔内和血浆中的药物浓度分别为 1.0 和 0.05μg/ml，由于存在这样一个药物浓度梯度差，腹腔内注入的温热化疗药物不仅可直接增强杀瘤效应，且又不会导致严重的全身性不良反应。此外，温热效应还可大大提高肿瘤细胞对某些化疗药物的敏感性，由此产生的效果不是单纯的累加作用，而是倍增关系。例如在 43℃条件下，肿瘤细胞对 MMC 的摄取量可增加至 78%，药物的细胞毒作用也从 30%提高至 50%左右。

温热效应还可以刺激机体免疫系统的功能。热疗时产生的热休克蛋白在细胞坏死时可被释放入血，可全面激活机体免疫系统以消除体内肿瘤细胞。这些免疫反应包括：自然杀伤细胞、CD4 和 CD8 细胞的激活，IL－12 等细胞因子的释放等，从而对体内同时存在的肿瘤细胞起到强烈的杀伤作用。

热疗对抑制肿瘤转移同样具有疗效。恶性肿瘤的转移和种植播散有赖于癌细胞分解细胞外基质、突破肿瘤基底膜。癌细胞分泌的基质金属蛋白酶（matrix metalloproteinases，MMP）是肿瘤侵袭转移过程中降解细胞外基质的重要酶类，基质金属酶的活性与肿瘤的侵袭转移密切相关。实验证实，把肿瘤细胞加温至 42℃/3 小时能降低肿瘤细胞内部 cAMP 浓度，因而明显抑制肿瘤细胞Ⅰ型基质金属蛋白酶的基因表达和蛋白质合成，进一步抑制明胶酶原 A 的激活。同时，体外肿瘤细胞的侵袭性实验表明，42℃/3 小时的热效应能明显抑制肿瘤细胞的侵袭活动。从而抑制肿瘤的转移倾向。新生血管的形成是肿瘤转移的关键环节，通过新生血管可将肿瘤细胞转移到其它部位，并可使肿瘤组织获得新的营养和氧气而不断生长。

（三）IPCH 操作系统和常用药物

IPCH 主要在胃肠道癌切除术毕后即刻开始，且仍需在全麻状态下进行。首先，给患者头枕冰袋，背垫冷水袋，使体温降至 31.0～32.0℃，其目的在于避免因腹腔内升温对大脑神经中枢的不利影响。然后分别在左、右膈下腔隙内（输入端）和盆腔 Douglas 窝（输出端）置无菌硅胶管（内径 0.8cm、外径 1.0cm）3～5 根，连接于一可调温灌流驱动装置，使灌流驱动装置、管道及腹腔组成一个循环系统。操作时需注意：① 控制腹腔内输入、输出端灌流液温度分别在 44.0～49.0℃和 41.0～43.0℃之间，使腹腔内液体的温度恒定在 43.0±1.0℃，以确保疗效和安全性达到最佳状态；② 通常 IPCH 的治疗时间维持在 1～2 小时，故选用的化疗药物应不依赖于细胞增殖周期，而以具有直接细胞毒作用的药物为宜，例如 MMC、CDDP 或依托泊苷（etoposide）等。

容量选择：含有高浓度的抗癌药液在腹腔均匀分布，使整个腹膜腔和腹腔脏器表面与之相接触是腹腔内化疗的根本基础。为了使灌流液体与腹膜面有足够的接触面积，以充分发挥 IPCH 的表面效应

(surface reaction)。为此，临床上常采用腹腔扩容器（peritoneal cavity expander，PCE)，并采用开放式灌流，腹腔内灌注的液体增至10L以上，从而大大增加腹膜面与液体的接触面积，避免腹腔内存在IPCH灌注的“死腔”。根据腹腔液流体动力学研究表明，只有注入大容量液体达到腹腔膨胀时才能确保腹腔脏器和整个腹膜表面与抗癌药液体相接触。Rosensheir等在腹腔灌注液中注入放射性示踪剂研究腹腔流体力学发现，至少需灌注2000ml液体才能克服腹腔内液体的自由流动阻力，确保液体在腹腔内均匀分布。所以，开放腹腔灌注具有灌注量大、均一性好的优点，但同时也存在易污染、医护人员直接接触化疗药物，且必须在术后进行等缺点。而封闭腹腔灌注可以克服上述缺点，并可重复进行，但灌注量有限制，均一性差。为解决这些问题，在封闭腹腔内进行正压灌注正在尝试中，希望可以在封闭腹腔内灌注较大量的液体，并使灌注液在腹腔内均匀分布。

药物选择：腹腔内化疗液主要由抗癌药和溶剂组成。等渗溶液应用较普遍，常为生理盐水或林格液或1.5%Inpersol溶液。高渗溶液具有强化药物分布的作用，目前正在尝试中。腹腔内化疗最常用的抗癌药物是顺铂（CDDP)、丝裂霉素（MMC）等。多种化疗药物正进行Ⅰ、Ⅱ期研究，如卡铂、奥铂、吉西他滨CPT-11等。目前有人根据腹腔清除大分子物质比小分子慢的特点，腹腔内化疗中应用一些大分子的生物制剂如干扰素、白介素-2、单克隆抗体等，以增强抗癌的治疗效果。

在实施IPCH治疗过程中，应该密切观察腹腔内温热状态下对患者重要器官的影响，保证治疗的安全性。术中监护的重点是：① 回心血流的温度，可采用经肺动脉内置导管的直接测温法或在食管下端插入温度计的间接测温法，回心血流的温度不得高于41℃，以策安全；② 心功能指标，包括血压、心率、心功能指数（cardiac index，CI）等；③ 动脉血氧分压等。

（四）IPCH的适应证

胃肠道癌患者无肝、肺、脑、骨骼等远处转移，不伴有心、肺、肝、肾等重要脏器严重器质性疾病，且其原发性癌灶已获根治或姑息性切除，具有下列情况之一者，均适于进行IPCH治疗：① 腹腔内游离癌细胞（free cancer cells，FCC）检测阳性；② 癌瘤浸润至浆膜或浆膜外，或伴有腹膜种植转移者；③ 术后腹膜散在性复发或伴有少、中量癌性腹水，可施行较彻底的减瘤手术（cytoreductive surgery）的患者，即术中尽可能地切除肉眼所见的转移灶，尤其是种植于腹膜面的癌性结节。相关的文献报道指出，热灌注化疗仅对3～5mm的肿瘤结节具有疗效。所以，尽量减少腹腔内肿瘤负荷，再施行IPCH疗法，才能获得较好疗效。

为使患者的选择具有量化的标准，国外的研究者为腹腔内原发或转移的肿瘤制定了多种评分系统，介绍几个比较常用的评分系统。法国医生Francois N Gilly通过对9个治疗中心的370例患者进行回顾性研究，于1994年提出的腹膜转移癌分级方法是目前应用较多的分级方法之一，具体的评分标准如表8-1。1、2级的腹膜转移癌患者在进行较彻底的根治术或减瘤术后，再进行腹腔热灌注化疗，其疗效和中位生存期均明显高于进行了同样治疗的3、4级患者。Gilly分级方法的一个不足点是没有通过分级来表示出转移结节可切除性的大小。

**表8-1　腹膜转移癌Gilly分级**

| 分级 | 转移范围 |
|---|---|
| Stage 0 | 无肉眼腹膜转移 |
| Stage 1 | 转移结节直径小于5mm，局限于腹膜一处 |
| Stage 2 | 转移结节直径小于5mm，腹腔广泛播散 |
| Stage 3 | 局限的或播散的转移结节直径在5～20mm之间 |
| Stage 4 | 局限的或播散的转移结节直径大于20mm |

另一应用较普遍的分级方法是由Jacquet和Sugarbaker创制的PCI分级法（peritoneal cancer index，PCI)。具体方法如图8-1所示，将腹腔和盆腔分为0～8，共9个区域；空肠近段和远段分别为

9、10 区域，回肠近段和远段分别为 11、12 区域，总计是 13 个区域。对 13 个区域内的肿瘤结节分别进行评分：无结节为 0 分；结节直径不超过 5mm 为 1 分；结节直径大于 5mm 而小于 5cm 为 2 分；结节直径大于或等于 5cm 为 3 分。将 13 个区域的分数相加，小于 16 分的患者进行较彻底的根治术或减瘤术后，再进行腹腔热灌注化疗，其疗效明显好于评分大于或等于 16 分的患者。

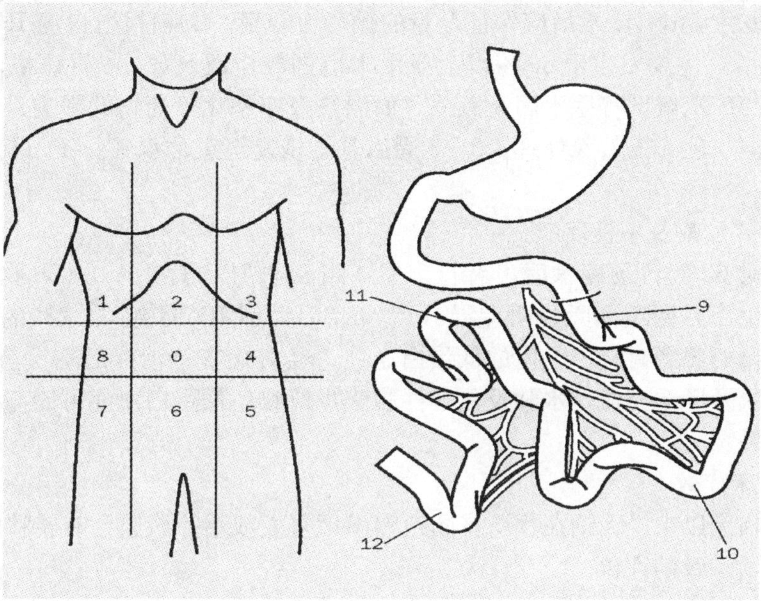


**图 8-1　PCI 分级法**

（五）IPCH 的并发症和不良反应

用 IPCH 后的并发症及不良反应一直是人们关注的重点，对其深入地研究和观察关乎 IPCH 的进一步发展。文献中迄今尚未见到应用 IPCH 后因并发症而导致患者死亡的报道。

1. 非手术 IPCH 的并发症及不良反应

由于患者并未进行手术治疗，因此这一类患者的并发症及不良反应还是以急慢性腹痛和消化系统反应为主。祁超等报道晚期腹盆腔恶性肿瘤患者 IPCH 后发生急性腹痛 31.5%，慢性腹痛 30.3%，短暂肠麻痹 1 例，但开腹后未见异常，GPT 异常 5%，休克 1.3%（1/76），腹壁硬块 1 例。龚黎燕等报道进展期胃肠癌 IPCH（外加温法）＋化疗组的并发症及不良反应主要是消化系统反应，较单纯化疗组多见，Ⅲ～Ⅳ恶心、呕吐发生率达 36.0%，较单纯化疗组 15.3%有显著性差异（$P<0.05$）。

2. 术中 IPCH 的并发症及不良反应

Shime 等报道，IPCH 术中 30min 和 60min 时患者的心率分别为（100±21）/min 和（102±15）/min，较术前（81±13）/min 有明显增快，血压由术前（94±17）mmHg 降至术中的（76±11）mmHg，均有显著性差异。腹腔内热灌注化疗使内脏血管扩张，加之灌注期间腹内压上升，下腔静脉回流减少，回心血量减少，心脏前负荷降低，心率加快以调节心搏出量增加。另外 IPCH 时大量出汗，如果伴有血容量不足，心率很快超过 120 次/分，患者难以接受。因此在治疗前应注意监测生命体征变化，特别是中心静脉压（CVP），及时纠正血容量不足。IPCH 时循环变化量虽然较大，但由于心脏的能量消耗并未发生明显的变化，因此并不会导致术中急性心脏功能衰竭。Gilly 等在动物实验中发现，经 IPCH 治疗后 3 天内吻合口周围组织受温热作用而水肿、绒毛破坏、部分隐窝消失，且由于化疗药物对 DNA 合成的抑制作用，使胶原纤维合成减少，吻合口张力有所下降；而治疗 1 周后，肠壁水肿消退、吻合口肌层增厚、呈现明显纤维化，导致吻合口张力明显增强，因而认为 IPCH 术后并不会增加吻合口瘘的发生率。因此，以 43℃为基础的 IPCH 术对胃肠道吻合口是安全的。事实上，临床应用 IPCH 后，也具有类似的结果，Koga S报道胃癌术后IPCH患者中28.8%出现并发症，而单纯手术组为20.3%，吻合口瘘两组无差别，出血及腹腔内感染有所增加，其他并发症有：中、重度腹痛24%，腹腔引流时间延长7%，短暂的白细胞减少2.4%。Fijimoto，Yonemura等分别报道30例和29例胃癌作IPCH治疗后，各组均仅有1例发生小吻合口瘘，经非手术治疗后愈合。Yonemura等报道胃肠道癌术后IPCH肾功能障碍发生率1.2%，可能是由于IPCH导致腹膜通透性增大，腹膜渗出增多和循环血量不足而致肾前性肾衰。为预防发生，IPCH术后应保证足量的循环血容量。文献报道胃癌IPCH后粘连性肠梗阻发生率为3.1%～5.1%，主要发生于60岁以上或手术范围较广泛（如D4胃癌根治术）的病例中，因而其发生的原因主要与广泛解剖等手术因素有关，而温热效应和化疗药物的影响是有限的。术后血浆蛋白与血小板可降低，但一般无需特殊处理，2～3周后基本恢复至正常水平。IPCH对肝功能的影响是轻微的、可逆的。

3. 术后IPCH的并发症及不良反应

尹春柱等报道，对62例胃肠癌术后患者行IPCH组和非IPCH组的观察，吻合口瘘、腹腔感染、粘连性肠梗阻等的发生率，两组间无显著差异（$P>0.05$），但IPCH组34.2%的患者术后10天内有轻、中度的腹痛，28%的患者有轻、中度的低蛋白血症，经对症支持治疗后均缓解。腹痛考虑与反复、多次热灌注化疗使腹膜及肠壁充血、水肿及化学性腹膜炎所致，低蛋白血症可能与多次热灌注时丢失含蛋白的大量渗出物有关。

（六）IPCH的临床疗效

自IPCH应用于临床以来，无论在预防胃肠道癌术后复发或治疗腹膜已有转移的晚期患者均取得了较明显的疗效，获得了一致的评价。

1. 非手术IPCH的疗效

（1）人工腹水法：该方法操作简单，并发症少，易开展，但腹腔内温度不均匀，加上腹腔面积大，散热快，很难维持有效温度，临床上虽有报道，但疗效值得进一步探讨。

（2）人工腹水外加温法：该方法创伤小，腹腔内温度相对均匀，且能维持有效温度。龚黎燕等对51例进展期胃肠癌患者分IPCH（外加温法）＋化疗组和单纯化疗组进行对比观察，结果IPCH＋化疗组有效率56.0%（CR＋PR），单纯化疗组有效率26.9%，两组有显著性差异。

2. 术中IPCH的临床疗效

术中IPCH自20世纪80年代应用于临床以来，取得了良好的疗效，临床报道较多。Kainara等对82例侵及浆膜的胃癌患者随机分为两组，根治术后进行对照观察，IPCH组术后5年生存率为71.5%，对照组为59.7%；IPCH组术后腹膜转移率45%，低于对照组57%。可见IPCH有提高侵及浆膜的胃癌术后患者的生存率，降低复发率的作用。多数学者认为IPCH对尚未发生腹膜转移的进展期胃肠癌，尤其是侵犯浆膜层的病例，或伴有少量微小腹膜转移（直径＜5mm）的病例，效果肯定，但对晚期病例包括腹腔广泛转移的患者，是否有效存在不同的看法。Konno等报道对41例进展期胃癌伴腹膜转移或癌性腹水的患者施行减瘤术后进行IPCH，几乎所有患者的癌性腹水迅速消失，反复检测腹腔游离癌细胞为阴性。术后一年生存率IPCH组为68%，对照组为30%；三年生存率分别为30%和0%。但也有些资料显示IPCH并不能阻止胃癌术后腹膜种植转移。上述不同的结果考虑是由于适应证，化疗方案的选择，IPCH时有效温度及持续时间不同等多种因素所致。

3. 术后早期IPCH的疗效

术后早期IPCH是近年来开展起来的一种新的治疗方法，由于引流管不畅等原因术后早期反复大流量（＞500ml）持续循环热灌注化疗的报道较少。该方法腹腔内温度相对均匀，术后早期可多次进行。

对于腹腔热灌注化疗传统的认识，主要是治疗癌性腹水及微小病灶，化疗药物的疗效与其对肿瘤组织的渗透性有关。一般来讲，肿瘤越小越易被渗透，直径＜5mm的肿瘤，使用腹腔化疗会有最大益处。腹腔温热化疗是选择性杀灭游离癌组织及微小癌灶的有力武器，被部分吸收的药物通过门静脉系统进入肝和全身组织，故对胃癌伴肝转移者尤为合适，而且由于“腹膜屏障”的存在，使腹腔内清除率远低于静脉给药后机体清除率。同时抗癌药物经门静脉入肝，对转移至肝脏者可提供高浓度的抗癌药物，可消灭腹腔内微小癌灶以及脱落的癌细胞，对预防转移的效果也较满意。总之，对业已出现腹膜复发或转移并伴有癌性腹水的晚期胃肠癌患者，单纯手术或静脉内化疗已难奏效，但经 IPCH 治疗后，往往可获得较为满意的效果。临床研究结果还表明，在温热与抗癌药物的协同作用下，腹腔内游离癌细胞可即刻发生核固缩或核溶解，且已种植于腹膜面甚至腹膜下 5mm 内亦可出现类似的现象，故对腹膜业已转移或复发的胃肠道癌患者应积极施行去肿瘤负荷手术，若能辅以 IPCH，仍可望明显改善患者的预后。

（七）影响 IPCH 疗效的因素

除选择的化疗药物、药物浓度、腹腔内持续的温度和作用的时间外，IPCH 的疗效还与下列因素有关。

1. IPCH 疗法选择的时机

肿瘤切除后，即使体内肿瘤负荷减至最小程度，为了避免手术创伤对残留癌组织转移增殖的影响，防止手术野瘢痕组织形成或腹腔内粘连等因素降低腹腔内化疗的效果，术中肿瘤切除后即刻进行 IPCH 是最佳时机。通常我们在术中或术后早期即开始治疗。

2. 持续大容量腹腔内灌注

在应用腹腔扩容器（peritoneal cavity expander，PCE）后，能大大增加 IPCH 的液体灌注量，使灌入腹腔内的液体增至 10L 以上，从而大大增加腹膜面与液体的接触面积，避免腹腔内存在 IPCH 灌流的“死腔”，使得化疗药液能均匀地分布于整个腹腔内，与腹膜充分作用，最大程度地杀灭腹腔内游离癌细胞和腹膜表面的微小癌灶。

3. 腹膜种植转移的程度

由于 IPCH 的有效作用范围仅为腹膜及其腹膜下 0.5cm 内的结缔组织，故腹膜转移的病理分期是影响 IPCH 疗效的重要因素。日本胃癌协会按照腹膜转移的分布分为 3 级，P1：腹膜转移病灶在横结肠以上的腹膜区域；P2：全腹膜腔散布少量可以计数的腹膜转移病灶；P3：全腹膜腔散布难以计数的腹膜转移病灶。Fujimoto 等报道 29 例 PI 和 18 例 P2 的胃癌患者，在施行肿瘤去负荷手术后即予 IPCH 治疗，Pl 患者术后 2 年、4 年、8 年的生存率分别为 73.0％、55.6％和 55.6％；P2 患者分别为 62.4％、62.4％和 20.8％，而另 19 例 P3 患者均在治疗后 2 年内死亡，逐年生存率显著低于前二者。Sugarbaker 按照腹膜转移肿瘤病灶的大小分为 4 级，0 级：肉眼未见有腹膜转移病灶；Ⅰ级：病灶直径＜0.5cm；Ⅱ级：病灶直径 0.5～5cm；Ⅲ级：病灶直径＞5cm。Sugarbaker 和 Jacquet 还将腹盆区划分为 0～8 区，将小肠划分为 9～12 区。同时提出了 PCI（Peritoneal Cancer Index，腹膜转移指数）的评分标准，总分为 39，Sugarbaker 建议在结肠癌转移的患者中，当 PCI＜20 时，可以施行 IPCH。国内的一些学者认为，在 PCI＜12 时适宜进行 IPCH。

4. 肿瘤去负荷手术

尽可能地切除肿瘤组织，减少腹腔内肿瘤负荷，是提高 IPCH 疗效的一个重要因素。Yonemura 等发现对较晚期胃癌施行积极的肿瘤去负荷手术，再辅以 IPCH 后疗效有明显差异，若肿瘤组织能被较彻底切除，IPCH 术后，平均生存期可达 419 天，1 年、5 年生存率分别为 61％和 17％；反之，平均生存期仅 205 天，1 年、5 年生存率分别降低至 30％和 2％。该作者还报道，即使施行肿瘤去负荷术后，IPCH 对直径＜1～2mm 小结节型腹膜转移灶有较好疗效，而对弥漫型或大结节型则疗效欠佳，故提出对腹膜的转移灶，亦应积极施行包括腹膜次全切除术（subtotal peritonectomy）在内的肿瘤去负荷术，以期提高 IPCH 的疗效。

（八）IPCH 的发展方向

在传统的肿瘤综合治疗方法中，比如手术、放疗、化疗等，它们的指导思想都是杀灭肿瘤细胞，将它们互相结合起来，比如放疗＋化疗、手术＋化疗，也都是为了增加对肿瘤细胞的杀伤力。但热疗和这些传统的治疗方法存在着一定的区别，它不仅可以杀灭肿瘤细胞，同时可以调动人体自身的免疫能力，而且和放疗或化疗（最好同时进行）协同，有增敏的作用。胃肠道癌术后的腹膜转移与复发是目前仍未解决的难题之一，它不仅降低了患者的生存时间，而且降低了患者的生活质量。IPCH是以热疗与化疗的协同作用为基础的一种新的综合治疗手段，疗效好，并发症及不良反应少，受到了各国学者的重视。但IPCH开展的时间短，很多基础临床方面的工作还需要进一步的研究和完善。

1. 与腹腔镜的联合应用

目前对于腹膜转移尚缺乏有效的早期诊断方法，特别是对于未经开腹根治手术和不伴有临床症状的患者，往往无法准确及时地通过内镜、消化道造影、CT、B超等常规检查来得到早期诊断，腹腔镜检查可以更准确、更直观地检测。Fujimura等报道8例胃癌患者，术前各项检查均未能提示远处转移。经腹腔镜检查，5例有腹膜播散，2例经腹腔冲洗作细胞学检测证实，另2例活检证实。腹腔镜检查同时可以放置引流管为IPCH做好准备。尽管腹腔镜用于胃肠道癌的诊断与治疗时日尚短，费用昂贵，但它与IPCH的联合应用已显示出了广阔的前景。

2. 更有效的化疗药物及更合理的联合化疗方案

近几年随着一系列新化疗药物（比如三代铂类）的开发成功和新化疗方案的提出，全身静脉化疗在恶性肿瘤治疗中的地位日益提高。能否将这些新药物和新方案用于IPCH，需要今后深入的基础与临床研究。

3. 进一步明确IPCH中最佳温度、时间，解决IPCH中不均衡的温度及药物分布运用科学手段，在临床实践中摸索到IPCH杀灭肿瘤细胞的最佳温度，灌注的最佳时间，尽量使化疗药物均匀分布到腹腔各处。

4. 多中心、大样本、标准化的临床研究

通过地区乃至全国数家科研单位及医院的强强联合，运用循证医学，制定标准化的临床研究方案，扩大研究的样本量，客观评价IPCH的疗效，并与其他不同治疗方法比较。

近几年来，IPCH在国内外临床实践中已取得了可喜的疗效。随着基础与临床研究的深入进行，IPCH可能更有效地控制胃肠道癌术后腹膜转移及复发，提高肿瘤患者的生存质量，延长患者的生存期。

（吴晓江　宗祥龙　季加孚）

## 参考文献

1. Bosch B，Guller U，Schnider A，et al. Perioperative detection of disseminated tumour cell is an independent prognostic factor in patients with colorectal cancer. Br J Surg，2003，90：882-888
2. Kim SH，Milsom JW G，ramlish TL，et al. Does laparoscopic vs，conventional surgery increase exfoliated cancer cell in the peritoneal cavity during resection of colorectal cancer? Dis Colon Rectum，1998，41：971-978
3. Moertel CG，Fleming TR，Mac Donald JS，et al. Fluorouracil plus levamisole as efective adjuvant chemotherapy after resection of stage Icolon carcinoma：A final report. Ann Intern Mod，1995，122：321-326
4. Elias D，Matsuhisa T，Sideris L，et al. Heated intra-operative intraperitoneal oxaliplatin plus irinotecan after complete resection of peritoneal carcinomatosis：pharmacokinetics，tissue distribution and tolerance. Ann Oncol，2004，15（10）：1558-65
5. Elias D，Sideris L，Pocard M，et al. Efficacy of intraperitoneal chemohyperthermia with oxaliplatin in colorectal peritoneal carcinomatosis. Preliminary results in 24 patients. Ann Oncol，2004，15（5）：781-5
6. Glehen O，Osinsky D，Cotte E，et al. Intraperitoneal chemohyperthermia using a closed abdominal

procedure and cytoreductive surgery for the treatment of peritoneal carcinomatosis: morbidity and mortality analysis of 216 consecutive procedures. Ann Surg Oncol, 2003, 10 (8): 863-9

7. Ohta Y, Ohta N, Tamura M, et al. Vascular endothelial growth factor expression in airways of patients with lung cancer: a possible diagnostic tool of responsive angiogenic status on the host side. Chest, 2002, 121 (5): 1624-7
8. Yamaguchi M, Maekawa M, Nakamura Y, et al. Long-term remission of blastic natural killer-cell lymphoma after autologous peripheral blood stem-cell transplantation. Am J Hematol, 2005, 80 (2): 124-7
9. Glehen O, Mohamed F, Gilly FN. Peritoneal carcinomatosis from digestive tract cancer: new management by cytoreductive surgery and intraperitoneal chemohyperthermia. Lancet Oncol, 2004, 5 (4): 219-28
10. 吴志扬，胡以则，张明等. 术后腹腔化疗改善胃肠癌预后的疗效观察. 中国现代医学杂志，1997，7 (4)：54～56
11. Guner Z, Schmidt U, Dahlke MH, et al. Peritoneal carcinomatosis from digestive tract cancer: new management by cytoreductive surgery and intraperitoneal chemohyperthermia. Lancet Oncol, 2004, 5 (4): 219-228
12. Guner Z, Schmidt U, Guner Z, et al. Cytoreductive surgery and intraperitoneal chemotherapy for pseudomyxoma peritonei. Int J Colorectal Dis, 2005, 20 (2): 155-160
13. Sugarbaker PH. Cytoreductive surgery and peri-operative intraperitoneal chemotherapy as a curative approach to pseudomyxoma peritonei syndrome. Eur J Surg Oncol, 2001, 27 (3): 239-243
14. Yu W, Whang I, Averbach A, et al. Morbidity and mortality of early postoperative intraperitoneal chemotherapy as adjuvant therapy for gastric cancer. Am Surg, 1998, 64 (11): 1104-1108

# 下篇

XIA PIAN

# 第九章　食管癌

## 一、概述

（一）发病率和死亡率

食管癌是最常见的恶性肿瘤之一，在全世界各国都是一种主要的肿瘤致死原因。我国是食管癌的高发国，1993—1997 年全国试点市、县恶性肿瘤发病率统计，21 个地区中位发病率为 13.4/10 万，最高的地区为 133.9/10 万；死亡率为 9.6/10 万，最高的地区为 103.8/10 万，在恶性肿瘤中排前 4～5 位，在西方恶性肿瘤死因排序中占第 7 位。男性患者发病率高于女性，特别是农村男性人口，食管癌已成为主要的致命性疾病。食管癌发病有明显的地域区别，主要分布在东南亚贫穷落后地区，随着生活水平的提高，食管鳞癌的发病率有下降的趋势，但食管-胃结合部腺癌的发病率有上升的趋势，特别是在欧美地区腺癌的发病率占食管癌的 2/3，因此受到了广泛的关注。

（二）病因

食管癌的病因与多数肿瘤一样，至今仍不清楚，可能的因素有吸烟、饮酒、慢性刺激、遗传因素、化学因素和生物因素等。其中吸烟和饮酒与食管癌的关系越来越受到关注，吸烟量越大危险性越大。饮酒会增加嗜烟者的高危性，嗜烟、酒者较仅嗜烟者发病率高出 10～40 倍。吸烟和饮酒也是欧美的主要危险因素。食管-胃结合部腺癌的发生与反流性食管炎和肥胖有关。

（三）食管癌的组织类型

主要有四种，即鳞状细胞癌、腺癌、小细胞未分化癌和癌肉瘤。食管鳞、腺癌占食管癌的 98%以上，是食管癌的主要病理类型，其他类型少见。在东南亚以鳞癌为主，但在西方国家，食管下段腺癌的发生率明显高于亚洲国家，占全部食管癌的 60%左右，特别是近年来，来源于 Barrett 食管的腺癌发病率呈明显上升趋势，因此，食管癌的组织类型由以往的以鳞癌为主渐渐转变为以腺癌为主要的病理类型。食管癌的组织类型决定放、化疗药物的选择，而食管癌的发生部位、侵犯和转移情况决定着综合治疗方法的选择。

（四）食管癌的分期和分类

食管癌的分期对制定食管癌的治疗方案和判断预后也是至关重要的，最常用的是 TNM 分期（表 9-1）。国际抗癌联盟（UICC）自 20 世纪 50 年代末开始制定了食管癌的 TNM 分期，在近半个世纪的时间里反复修改了数次，到 1997 年为止，已做了 5 次修改，最重要的改动是：①pN0 必须有 6 个以上被检淋巴结；②将 M1 分为 M1a 和 M1b（淋巴结的非局部转移归为 M1a）；③SⅣ期也被分为 A、B 两个亚期。

**TNM 分期：**

T 指原发瘤的大小，N 指有无区域淋巴结转移，M 指有无远处转移。

1. 原发瘤：

Tx：不能明确的原发癌，如拉网等细胞学检查发现瘤细胞，但未能发现瘤体。

T0：无原发瘤证据。

Tis：原位癌，指局限在上皮层内、未侵出基底膜的肿瘤。有人不严格地将高度不典型增生归为 Tis。但要注意，在食管腺体内的原位癌，可能随腺体超过了食管上皮的基底膜，但其并未超出腺管的基底膜。

T1：肿瘤侵犯了固有膜，但局限在粘膜层（T1m）或粘膜下层（T1sm）。以往的浅表型癌指肿瘤仅限于粘膜层内（T1m）的早期癌。

T2：肿瘤侵犯肌层，未及食管外膜。

T3：肿瘤侵犯食管外膜。

T4：肿瘤侵犯邻近器官。

**表 9－1　1997 年国际 TNM 分期**

| 定义 | x | 0 | is | 1 | 2 | 3 | 4 |
|---|---|---|---|---|---|---|---|
| T 原发肿瘤侵及深度 | 不能确定的原发瘤 | 无原发瘤证据 | 原位癌 | 侵及固有膜或粘膜下层 | 侵及食管肌层 | 侵及食管外膜 | 侵及周围邻近器官 |
| N 区域淋巴结转移 | 不能确定 | 无区域淋巴结转移 | 区域淋巴结转移 | | | | |
| M 远处转移 | 不能确定 | 无远处转移 | 远处转移 | | | | |

2. 淋巴结转移（N）

N 指临床或病理的区域淋巴结分期，为必选指标。UICC 将其分为两组，即颈部淋巴结组（包括锁骨上淋巴结群）及纵隔、胃周淋巴结组（不包括腹腔淋巴结群），前者为颈段食管癌的区域淋巴结，后者为胸段食管癌的区域淋巴结。

Nx：不能确定区域淋巴结有无转移。

N0：无区域淋巴结转移。pN0 的诊断必须满足以下两个条件：①纵隔淋巴结切除的标本数量达 6 个或更多；②所有淋巴结组织学检查均未见转移。如果病理检查纵隔淋巴结未见转移瘤，但检查的数量不足 6 个，应记录为 pNX。

N1：区域淋巴结转移，即：颈段食管癌的颈部淋巴结组转移；胸上、中、下段食管癌的纵隔、胃周淋巴结组转移。

3. 远处转移（M）

M 指临床或病理的远处转移分期，虽为必选指标，但因其涉及的组织器官很多，临床上仅对有选择的病例及器官做出评估。包括两个概念，一为远处脏器转移，如肝、脑、骨、肺等脏器的转移，另一为远处淋巴结的转移，其具体分期如下：

胸下段食管癌：M1a 指腹腔淋巴结转移；M1b 指其它远处转移（包括颈部淋巴结转移及其它脏器转移）。

胸上段食管癌：M1a 指颈部淋巴结转移；M1b 指其它远处转移（包括腹腔淋巴结转移）。

胸中段食管癌：M1a 未指定。M1b 指非区域淋巴结（包括腹腔淋巴结及颈部淋巴结组）转移或其它远处组织脏器的转移。

颈段食管癌：$M_1$ 指纵隔淋巴结转移；M1b 指其他部位淋巴结或远处组织脏器的转移。

**病期分类**

食管癌分为四期，其中因Ⅱ期有无淋巴结转移，Ⅳ期因 M 分为亚期，其预后稍有不同，故又被分为 A、B 两亚期，见表 9－2。

**表 9－2　TNM 分期与病期分类（S 分期）**

| 病期 | T | N | M |
|---|---|---|---|
| Stage 0： | Tis | N0 | M0 |
| Stage Ⅰ： | T1 | N0 | M0 |

续表

| 病期 | T | N | M |
|---|---|---|---|
| Stage Ⅱ：A： | T2 | N0 | M0 |
| | T3 | N0 | M0 |
| B： | T1 | N1 | M0 |
| | T2 | N1 | M0 |
| Stage Ⅲ： | T3 | N1 | M0 |
| | T4 | 任何 N | M0 |
| Stage Ⅳ： | 任何 T | 任何 N | M1 |
| A： | 任何 T | 任何 N | M1a |
| B： | 任何 T | 任何 N | M1b |

（五）诊断

与所有恶性实体瘤一样，食管癌的早期诊断也是我们面临的棘手问题之一。50%以上的患者在最初诊断时已有远处转移。由于在食管癌的早期阶段患者无或仅有轻微症状，因此不易引起患者的重视，一旦出现明显症状再去检查，疾病已属晚期。目前食管癌的诊断仍以内镜及镜下病理活检为诊断的金标准。内镜检查辅以碘染色下病理活检是食管癌的早期诊断国内外公认的最佳方法。在农村和基层医疗单位，X线钡餐检查仍广泛应用于食管癌的诊断。由于食管癌的分期在治疗和估计预后方面与其确诊有相同的重要性，因此近年来，内镜超声（endoscopic ultrasound ，EUS)、CT（computed tomography)、FDG（18F-Fluorodeoxyglucose)、腹腔镜等较为广泛地应用于临床新辅助分期和治疗监测。PET（positron emission tomography）在国外已应用于食管癌诊断和治疗效果的判定，但由于经济的原因在我国还没有广泛应用。食管癌的生物学检测研究很多，但至今没发现对食管癌的早期诊断理想的标志物。目前应用在临床的血液检测癌胚抗原（CEA)、鳞状上皮细胞癌抗原（SCC）等针对食管鳞癌的检查，阳性率很低，对早期诊断和复发转移的诊断临床意义不大。

（六）治疗进展

食管癌的治疗很长的一段时间内是以外科手术为标准的治疗手段，但由于术后较高的复发率，约有90%的患者复发转移。即使是分期很早的患者（T1)，仍有近50%的患者在5年内复发。因此，人们开始探讨多学科的综合治疗方法。已被证实食管癌是放疗中度敏感的肿瘤，特别是在食管鳞癌的治疗中，自20世纪50年代以来被广泛应用于食管癌的治疗。化疗对食管癌较不敏感，随着新药在食管癌中的应用，很多临床研究证实在食管癌中疗效显著。近年来化疗与放疗联合应用治疗食管癌无论是新辅助、术后和姑息治疗都起着至关重要的作用，两者即有协同抗癌作用，化疗又有放疗增敏作用。总之，目前食管癌的治疗是以综合治疗为主，在所有实体瘤中，食管癌最能体现综合治疗的理念，几乎包括了所有的实体瘤治疗手段。

（七）预后

食管癌的预后极差，50%的患者在诊断时已为晚期，自然病程仅6～8个月，5年生存率5%～7%，超过90%的诊断病例最终死亡。单独手术2年生存25%～30%，5年生存率仅为20%或更低。单独放疗的中位生存时间仅6～12个月，5年生存率10%左右，局部复发率高达68%～84%。影响食管癌预后的因素很多，包括病变浸润深度和长度、淋巴结受侵情况、临床分期、病理类型、年龄和性别及治疗情况等，其中以病变侵及深度和长度、淋巴结是否受侵最重要。

## 二、食管癌的化学治疗

（一）化疗在综合治疗中的地位

Czerny在1877年首次为1例51岁女性患者行颈部食管癌部分切除，1909年，人们开始尝试放射治疗食管癌。相对外科和放射治疗食管癌，内科化疗是年轻学科，但化疗治疗食管癌却发展得很快。以往由于食管癌以鳞癌为主，占90%以上，对顺铂（Cisplatin，CDDP）等传统化疗药相对不敏感，其化疗的地位仅用于晚期和手术后复发转移者，且多采用单药CDDP化疗，其缓解期短，很少超过4个月，疗效较差。近年来，大量研究显示，放、化疗联合有协同作用，所以化疗与放疗及手术联合治疗越来越受到重视。一些新药的引进，使食管癌成为化疗相对敏感的肿瘤，化疗疗效有所提高，因此化疗在食管癌治疗中的应用也越来越广泛，包括新辅助治疗、辅助治疗和姑息治疗，成为食管癌综合治疗中不可缺少的重要组成部分。新细胞毒药物联合靶向治疗和放疗已成为今后改善食管癌预后的主要研究方向。在2004年ASCO关于食管癌治疗的文献共计30篇，新辅助放、化疗文章11篇，姑息放化疗14篇，靶向药物治疗文献5篇，可见化疗在食管癌的综合治疗中占有很重要的地位，但到目前为止还没有一个单药或联合方案的随机研究证实是食管癌的标准治疗方案。

（二）传统化疗方案

1. 单药化疗

在20世纪70年代随着CDDP在食管癌中的应用，给食管癌的化疗带来了希望，无论是局部进展不能手术的食管癌还是转移复发的食管癌，仅从近期疗效上考虑，CDDP已获得了很好的疗效。161例患者的6个Ⅱ期临床研究资料显示，CDDP单药平均疗效为20%，且不良反应小，患者的耐受性好，因此CDDP无论在传统化疗方案中还是在新药的联合化疗方案中，也不论是鳞癌还是腺癌均为首选的化疗药物。其他食管癌传统化疗药的单药有效率15%～20%左右，且缓解期短，未能延长生存期，并且有些药物的不良反应重，特别是在联合方案中不良反应更加明显，目前有些药物在食管癌的治疗中已被取缔（表9-3）。

**表9-3　食管癌的单药传统化疗方案**

| 药物 | 病例数（研究组数） | 有效率（CR+PR，范围） |
|---|---|---|
| 顺铂（CDDP） | 316（3） | 21%（18～24） |
| 博来霉素（BLM） | 191（3） | 23%（15～30） |
| 平阳霉素（PYM） | 19（3） | 21%（19～28） |
| 丝裂霉素（MMC） | 118（3） | 24%（15～33） |
| 氟尿嘧啶（5-FU） | 113（4） | 22%（15～38） |
| 甲氨蝶呤（MTX） | 161（4） | 27%（12～48） |
| 长春酰胺（VDS） | 159（3） | 23%（17～26） |
| 足叶乙甙（VP-16） | 36（2） | 19%（19～20） |
| 异长春花碱（NVB） | 208（3） | 25%（20～28） |
| 卡铂（CBP） | 71（3） | 7%（7～9） |

2. 联合化疗方案

最早用于食管癌化疗的联合方案是20世纪80年代初发表的，CDDP+BLM和CDDP+MTX等，治疗食管鳞癌的疗效在30%左右，与单药对比没有优势。到20世纪80年代末和90年代，相继有数个CDDP+5-FU的为基础的联合方案问世，明显提高了疗效，直至今天，CDDP+5-FU为基础的联合方案仍被广泛应用于食管鳞癌和食管腺癌的各种治疗中，包括新辅助化疗、辅助化疗和姑息化疗，疗效在25%～35%左右，不良反应较小，临床耐受性很好。近年来。随着5-FU给药方法的改变和生物调节作用的应用，CDDP+5-FU为基础的联合方案应用更广泛，食管鳞癌以CDDP治疗为主，食管腺癌化疗则以5-FU为主。之后，人们相继研究了CDDP+VP-16治疗食管鳞癌和食管腺癌，疗效在30%左右，与CDDP+5-FU相当，但血液毒性和脱发毒性较大，Ⅲ度以上的骨髓抑制在80%以上，因此CDDP+VP-16治疗食管癌没有优于CDDP+5-FU联合方案。有研究CBP取代CDDP的联合化疗方案，疗效很低，这是因为CBP单药的疗效仅6%。

（1）食管癌的传统联合化疗方案疗效

传统联合化疗方案主要是针对食管鳞癌的研究，近几年由于食管腺癌的发病率增加，一些针对食管腺癌的研究才相继问世，单独化疗的研究缺少大样本随机对比研究结果，常见的老药联合化疗方案有CDDP+5-FU、CDDP+VP-16、CDDP+BLM、CDDP+MTX、CDDP+VDS等，疗效虽没有新药联合方案的疗效好，但对于受经济条件限制的患者仍不失为一种治疗的手段。

（2）传统食管癌联合化疗方案

1）DF方案：此方案的药物用量主要参考国外文献报告，5-FU的用量较大，我们常用的5-FU用量为500～600mg/（$m^2$·d）

| | | | |
|---|---|---|---|
| CDDP | 20mg/$m^2$ | iv | d1～5 |
| 5-FU | 750mg/（$m^2$·d） | civ | d1～5 |

每21天为1周期

| | | | |
|---|---|---|---|
| CDDP | 70mg/$m^2$ | iv | d1 |
| 5-FU | 700mg/（$m^2$·d） | civ | d1～5 |
| CF | 20mg/（$m^2$·d） | iv | d1～5 |

每21～28天为1周期

| | | | |
|---|---|---|---|
| CDDP | 100mg/$m^2$ | iv | d1 |
| 5-FU | 1000mg/（$m^2$·d） | civ | d2～6 |

每21天为1周期

2）DF+IFN方案

| | | | |
|---|---|---|---|
| CDDP | 100mg/$m^2$ | iv | d1 |
| 5-FU | 750mg/（$m^2$·d） | civ | d1～5 |
| IFN-α | 300万IU | sc | d1～28 |

每28天为1周期

3）CDDP+MTX方案

| | | | |
|---|---|---|---|
| CDDP | 20mg/（$m^2$·d） | iv | d2～6 |
| MTX | 200mg/$m^2$ | iv | d1 |

每21天为1周期

4）PEF方案

| | | | |
|---|---|---|---|
| CDDP | 30mg/（$m^2$·d） | iv | d6～8 |
| VP-16 | 120mg/（$m^2$·d） | iv | d1～3 |
| 5-FU | 300mg/（$m^2$·d） | iv | d1～5 |

每21天为1周期

5）PVB方案

| | | | |
|---|---|---|---|
| CDDP | 3mg/kg | iv | d1 |

VDS　　3mg/$m^2$　　iv　　d1，8，15，22

BLM　　10U/$m^2$　　iv+10U/$m^2$/24hr，iv，d3～6，8，15，22

每28天为1周期

6）CDDP+5-FU+PYM

CDDP　　40mg/（$m^2$·d）　　iv d1～8

5-FU 500mg/（$m^2$·d）iv d1～3

PYM　　6mg/$m^2$　　im d1

每21天为1周期

（三）新药及其联合方案

1．概述

食管癌在消化道恶性肿瘤中发病率是低的，但在美国和西方国家其死亡率比任何其他实体瘤的死亡率都高，腺癌的发病率呈上升趋势，60%以上的食管癌患者在诊断时已发生转移，常规5-FU+CDDP联合放疗疗效的限制使新药的疗效评估迅速，数个新药在过去的10年中被证实对食管癌有活性，包括紫杉类、CPT-11、三代铂和健择等，其中以紫杉类研究的最多，在2004年ASCO关于食管癌治疗的文章中，紫杉类化疗的文献就占40%之多，其他新药仅占23%。靶向治疗是近年来的研究热点，占所有文献的17%，从以上的分析来看，研究关注的方向是新药和新的治疗方法，研究者试图从研究中寻找更好的方法治疗食管癌，以期望进一步提高食管癌的治疗效果，但到目前为止，没有一个单药或联合方案的随机研究证实是食管癌的标准治疗方案。新药的联合方案在疗效上较传统的联合方案有所提高，然而有效持续时间没有延长多少，生存期很少超过1年。由于新药的联合方案研究样本量小，还没有形成统一的和公认的治疗模式，在临床应用上还需个体化分析（图9-1）。

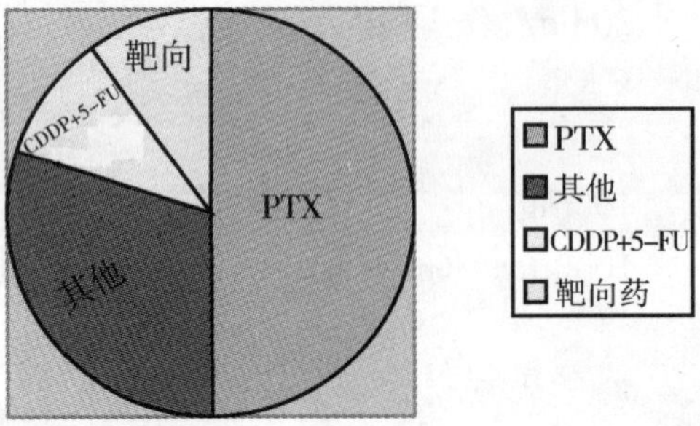


**图9-1　各种新药所占比例**（以2004ASCO文献统计）

2．常见治疗食管癌的新药

近年来治疗食管癌的新药研究较多的有紫杉醇（PTX）、多西紫杉醇（TXT）、伊立替康（CPT-11）、健择（GEM）等。单药的疗效除紫杉类高一些外，其他的均在15%～20%之间（表9-4）。

**表9-4　新药单药疗效**

| 新药 | 例数 | 有效率（%） |
|---|---|---|
| 紫杉醇（TAX） | 51（1） | 31 |
| | 49 | 20 |
| | 50 | 32 |
| | 33 | 32 |

续表

| 新药 | 例数 | 有效率（%） |
|---|---|---|
| 多西紫杉醇（TXT） | 101（2） | 21.5 |
| | 49 | 20 |
| | 41 | 17 |
| 伊立替康（CPT－11） | 34（1） | 15 |
| 健择（GEM） | 21（1） | 0 [1] |

（1）紫杉类

紫杉类药物是近10年来被用于食管癌各种化疗最多的新药，也是研究报告疗效最好的单药，无论是食管腺癌还是鳞癌紫杉醇均有良好的效果，疗效18%～32%。

紫杉醇（Paclitaxel，Taxol，PTX）是一种新型的抗微管药，通过防止多聚化过程使微管稳定化而抑制微管网的正常重组和解聚，导致微管束的排列异常，使纺锤体失去正常功能，导致细胞死亡。自紫杉醇上市以来，许多研究都证实其在卵巢癌、乳腺癌和非小细胞肺癌有很高的疗效，对食管癌的治疗研究见于Ajani 1995年一项食管癌单药紫杉醇治疗，51例初治者评价疗效，总有效率31%，包括1例完全缓解和15例部分缓解。这一结果使食管癌的化学治疗有了较大的进展，随后各国进行了大量的单药研究验证，均得出了很好的疗效。

多西紫杉醇（Docetaxel，Taxotere，DOC）也是近年来活跃在恶性实体肿瘤治疗中的新药，是20世纪80年代半合成的紫杉烷类药物，其作用机制与PTX相同，为M期周期特异性药物，已证实对多种恶性实体肿瘤有效，抗瘤谱较广，包括非小细胞肺癌、卵巢癌、乳腺癌等，近年来，许多研究证实其在胃、胃食管连接部肿瘤和食管癌均有效，单药多西紫杉在胃食管癌有效率17%～24%。尽管多西紫杉醇在食管癌化疗中是有效的，但其单药疗效没有超过CDDP的单药疗效。Muro K在2004年发表的单药多西紫杉醇治疗转移性食管癌Ⅱ期临床研究结果，49例可评价疗效的患者中有10例PR，有效率为20%，在10例有效的病例中有6例既往应用过CDDP治疗，因此，在CDDP治疗失败的治疗转移性食管癌多西紫杉醇仍有效。多西紫杉醇与PTX相同也有放疗增敏作用。

1）常用的紫杉类药物单药方案：

Paclitaxel 250 mg/m$^2$静脉点滴＞1～2 hr，d1　　21天为一周期
Paclitaxel 250 mg/m$^2$持续灌注 24hr　　21天为一周期
Paclitaxel 140 mg/m$^2$持续灌注 96hr　　21天为一周期
Docetaxel 100 mg/m$^2$静脉点滴＞1～2 hr，d1　　21天为一周期
Docetaxel 70 mg/m$^2$静脉点滴＞1～2 hr，d1　　21天为一周期
Docetaxel 35mg/m$^2$静脉点滴＞1～2 hr，d1，8　　21天为一周期

以上单药紫杉类治疗食管癌的方案为文献中常用方案，仅供参考。

2）紫杉类药物联合方案

**紫杉类联合CDDP和/或5－FU**

由于紫杉醇是治疗食管癌很有效的单药，为进一步提高疗效，将其与传统的食管癌治疗药物联合是符合逻辑的。因此，各国都进行了紫杉醇和多西紫杉醇联合其他抗肿瘤药的Ⅱ期临床研究，其中与CDDP和/或5－FU的联合方案最多（表9－5）。

表 9-5 紫杉类联合 CDDP/5-FU 方案疗效

| 文献 | 例数 | 方案 | RR (%) | | mOSR | OSR |
|---|---|---|---|---|---|---|
| | | | CR | PR | | |
| Polee MB | 50 | PTX 180 mg/m$^2$ | 59 | | 20m | 30% (3y) |
| Ann Oncol, 2003 | | CDDP 60 mg/m$^2$ | 14 | 45 | | |
| | | 每 2 周重复 | | | | |
| Petrasch S | 20 | PTX 90 mg/m$^2$ | 40 | | | |
| Br J Cance, 1998 | | CDDP 50 mg/m$^2$ | 15 | 25 | / | / |
| | | 每 2 周重复 | | | | |
| Ilson DH | 22 | PTX 200～250mg/m$^2$ | 44 | | 6.9m | / |
| Cancer J. 2000 | | CDDP 75mg/m$^2$ | | | | |
| | | 每 3 周重复 | | | | |
| Ilson DH | 61 | PTX175 mg/m$^2$ d1 | 48 | | | |
| | | 5-FU 1000 mg/m$^2$ d1～5 | | | | |
| | | CDDP 75mg/m$^2$ d1～5 | 12 | 36 | 10.8m | / |
| | | 每 3 周重复 | | | | |
| Schull B | 37 | DOX 50 mg/m$^2$ | 46 | | | |
| OncoloGy, 2003 | | CDDP 50mg/m (2)<br>每 2 周重复 | 11 | 35 | 11.5m | |
| Tanaka T | 10 | DOX 50 mg /m$^2$ | | | | |
| Gan To Kagaku Ryoho, | | CDDP 10 mg/body d1～5 | | | | |
| 2003 | | 5-FU 500 mg/body d1～5 | 44 | | / | / |
| | | 每 3 周重复 | | | | |

从表 9-5 中可以看到紫杉醇和多西紫杉醇联合 CDDP 和/或 5-FU 方案疗效较好，有效率在 40%～59%，而且毒性可耐受，常见的不良反应为血液毒性，非血液毒性较轻，常见的有消化道反应、乏力和末梢神经毒性。由于以上这些原因使紫杉醇和多西紫杉醇联合 CDDP 和/或 5-FU 无论是在临床治疗还是在临床研究中，应用得最多，使食管癌的化疗疗效有了很大的提高，增加了人们治疗食管癌的信心。在众多的研究中人们也发现紫杉类联合 CDDP 的疗效已经很好，再加 5-FU 不但没有提高疗效反而增加了毒性，进一步的临床研究还在进行中。此方案能否成为食管癌化疗的标准方案还需进一步验证。

**紫杉类联合其他抗肿瘤药**

紫杉类药物联合其他抗肿瘤药治疗食管癌近几年也相继见于报道，但最大的问题是血液毒性而使耐受性较差，能否通过改变给药方式和方法而使疗效提高，并降低毒性是研究的方向（表 9-6）。

表 9-6 紫杉类联合其他抗肿瘤药

| 文献 | 例数 | 方案 | RR (%) | mOSR | >3 度血毒性 |
|---|---|---|---|---|---|
| El-Rayes BF | 33 | PTX200 mg/m$^2$ | 43 | 9m | 53% |
| Ann Oncol, 2004 | | 卡铂 AUC 5 mg/hr/ml | | | |
| | | 每 3 周重复 | | | |

续表

| 文献 | 例数 | 方案 | RR（%） | mOSR | >3 度血毒性 |
|---|---|---|---|---|---|
| Lordick F<br>Br J Cancer，2003 | 24 | DOX 25 mg/$m^2$，d1，8，15，<br>55 mg/$m^2$<br>Irinotecan<br>每 4 周重复 | PR 12.5<br>SD 33.3 | 6.5m | 少见 |
| Airoldi M，<br>Med Oncol，2003 | 20 | DOX 80mg /$m^2$<br>Vinorelbine 20 mg/$m^2$<br>每 3 周重复 | 45 | 7m | 100% |
| Govindan R<br>OncoloGy，2003 | 40 | DOX　60 mg/$m^2$<br>Irinotecan　160 mg/$m^2$<br>每 3 周重复 | 30 | 4.3m | 71%<br>（伴发热）<br>43% |
| James Y<br>ASCO，2004 | 26 | DOX　40mg/$m^2$　d1，8<br>卡铂 AUC=2　d1，8<br>Capecitabine 2000mg/$m^2$，d1～10 | 46.2 | / | 31% |

以上是近两年来的研究结果，不难看出紫杉类药物在联合其他抗肿瘤药时血毒性相当大，但疗效并没有较联合 CDDP 和/或 5-FU 方案有显著提高，因此限制了临床应用和推广，还需进一步的临床研究，寻找更合理的联合方式方法。

（2）健择（Gemcitabine，Gemzar，GEM）

健择是一个核苷类似物，化学结构与阿糖胞苷类似的周期特异性抗肿瘤药，为核糖核苷还原酶抑制剂，主要作用在 DNA 合成期，即 S 期细胞。研究显示对多种实体瘤有效，特别是非小细胞肺癌、胰腺癌、乳腺癌、卵巢癌及头颈鳞癌等。因此，近年来用于食管癌治疗的研究较多。Sandler AB 等进行了健择单药治疗食管癌的Ⅱ期临床研究，21 例初治的食管癌应用健择 1250 mg/$m^2$，30～60 分钟静脉点滴，第 1、8、15 天给药，每 28 天为一周期，虽然耐受性很好，但无有效病例（CR+PR=0%）。

健择单药治疗食管癌虽然疗效不理想，但人们发现其与 CDDP 联合治疗食管癌的临床研究确实令人鼓舞。最近 Kroep JR 等报告了 34 例食管鳞癌和腺癌应用 CDDP+健择治疗，疗效为 41%，其中有两例完全缓解的患者（CR=2/34，PR=12/34）。Urba SG 等报告 64 例转移和复发的复治食管癌给予 CDDP+健择治疗，仍有 26%的疗效，1 年生存率 20%，中位生存 7.3 个月。可见健择在联合化疗中仍有疗效，不失为食管癌化疗的可选药物之一。值得注意的是，健择联合 CDDP 治疗食管癌的化疗方案其血液毒性较重，Ⅲ度以上的中性粒细胞减少大于 75%，在 Kroep JR 的Ⅱ期临床试验中有 4 例相关死亡。另外，健择和 CDDP 联合化疗时，给药的顺序影响化疗的效果，先用顺铂后用健择治疗胃癌和食管癌有显著的疗效且患者耐受良好。

1）健择单药方案

健择 1250 mg/$m^2$，30～60 分钟静脉点滴，第 1、8、15 天给药，每 28 天为一周期。

健择 1000 mg/$m^2$，30～60 分钟静脉点滴，每周给药，连用 7 周为一疗程。

健择 1000 mg/$m^2$，30～60 分钟静脉点滴，第 1、8、15 天给药，每 28 天为一周期。

2）健择联合方案（表 9-7）

① CDDP 50mg/$m^2$，d1，d8

Gemcitabine　800 mg/m²，d2，9，16

28 天 1 周期

② Gemcitabine　1000 mg/m²，d1，8，15，

cisplatin　100 mg/m²，d15

21 天 1 周期

③ Gemcitabine　1250 mg/m²，d1，8，

cisplatin　75mg/m²，d1

21 天 1 周期

④ Paclitaxel　150 mg/m²，d1

Gemcitabine　900 mg/m²，d1，8

21 天 1 周期

⑤ Gemcitabine　1000mg/m²，d1，8，15

甲酰四氢叶酸　200mg/m²，d1，8，15

5 - FU　500mg/m²，d1，8，15

28 天 1 周期

**表 9-7　健择联合方案疗效**

| 例数 | 方案 | RR% | 中位生存时间 |
|---|---|---|---|
| 17 | GEM+CDDP | 47% | 8.7 个月 |
| 34 | GEM+CDDP | 41% | 9.8 个月 |
| 62 | GEM+CDDP | 26%（复治） | 7.3 个月 |
| 17 | GEM+5-FU/CF | 47% | / |
| 25 | GEM+CDDP+5-FU/CF | 32% | / |

3）健择联合方案的不良反应

健择联合方案的主要不良反应是血液毒性。Ⅲ度以上的白细胞和中性粒细胞下降发生率在 30%～80%，差别在于剂量强度的不同。健择与 CDDP 联合方案还有不同程度的消化道反应，但一般是可耐受的，很少有Ⅲ度以上的消化道反应。总之，健择联合方案的耐受性尚可。

（3）伊立替康（Irinotecan，CPT - 11，开普拓，Campto）

伊立替康为抑制细胞生长的拓扑异构酶Ⅰ抑制剂，可特异性抑制 DNA 拓扑异构酶Ⅰ，阻断 DNA 的复制，产生细胞毒作用，特异性作用在 S 期。主要应用于结直肠癌的治疗，近年来很多研究证实其在胃癌和食管癌有活性。最近两个Ⅱ期临床研究显示单药疗效在 15%左右。CPT - 11 单药治疗食管癌的给药方法通常是每周给药，125mg/m²静脉滴注 60min，每周一次，连用 4 周休息 1 周，此方案的耐受性好，毒性反应小。另外，CPT - 11 240mg/m²静脉滴注 60min，每 3 周一次的方案也见于Ⅱ期临床研究结果，以上两方案均有较好的耐受性。

由于 CPT - 11 单药治疗食管癌有效，因此，将其与其他抗肿瘤药联合应用的临床研究近几年来越来越多地见于文献报告，最常见的也是 CPT - 11 与 CDDP 和/或 5 - FU 的联合。Ⅱ期临床显示 CPT - 11 联合 CDDP 治疗胃和食管癌疗效在 30%～50%，与其他抗肿瘤药联合应用的疗效与 CPT - 11 联合 CDDP 治疗的疗效相近（表 9 - 8）。

表 9-8　CPT-11 联合方案治疗食管癌

| 文献 | 例数 | 方案 | RR（%）（CR+PR） | mOSR |
|---|---|---|---|---|
| Ilson DH<br>J Clin Oncol，1999 | 35（初治） | Irinotecan 65 mg/$m^2$<br>Cisplatin 30 mg/$m^2$<br>1 周重复，连用 4 周，休 2 周 | 57 | 14.6 m |
| Assersohn L<br>Ann Oncol，2004 | 38（复治） | Lrinotecan 180 mg/$m^2$<br>5-FU 400 mg/$m^2$ bolus<br>leucovorin 125 mg/$m^2$<br>5-FU 1200 mg/$m^2$ civ 48 hr<br>每 2 周重复 | 29 | 6.4 m |
| Lordick F<br>Br J Cancer，2003 | 24（复治） | Irinotecan 55 mg/$m^2$<br>Docetaxel 25 mg/$m^2$<br>d1，8，15<br>每 28 天重复 | 12.5 | 6.5m |
| Jatoi A<br>Int J Gastrointest Cancer，2002 | 46（初治） | Docetaxel 40 mg/$m^2$<br>Irinotecan 100 mg/$m^2$<br>每 21 天重复 | 26 | 7.3 m |
| Govindan R<br>OncoloGy，2003 | 40（初治） | Irinotecan at 160 mg/$m^2$<br>Docetaxel at 60 mg/$m^2$<br>每 21 天重复 | 30 | 4.3m |
| ASCO，2004<br>Kulke P | 10（初治） | Irinotecan 50mg/$m^2$<br>Docetaxel 30mg/$m^2$<br>Cisplatin 25mg/$m^2$<br>每 1 周重复，连用 4 周，休 2 周 | 63 | / |

CPT-11 联合方案治疗食管癌是有效的，但从目前的研究结果看，由于研究的样本小，缺少大样本对比研究结果，所以疗效有限，生存期改善不明显，但不失为一种二线治疗的可选择方案。

（4）草酸铂（奥沙利铂，Oxaliplatin，OXA）

草酸铂为第三代铂类细胞毒抗肿瘤药物，其作用机制与 CDDP 相似，均以 DNA 为作用的靶部位，铂原子与 DNA 形成交叉连结，阻断其复制和转录，与 CDDP 无交叉耐药性，消化道反应、肾毒性和血毒性均较 CDDP 轻，但其遇冷加重的末梢神经毒性较大。草酸铂在结直肠癌中的成功应用后，又被引入其它恶性肿瘤的治疗中，包括胃等上消化道肿瘤的治疗，近年来在食管癌的治疗中也显示出了很好的疗效。Mauer AM 等应用草酸铂联合 5-FU/LV（FOLFOX4）治疗胃癌和食管癌 34 例患者，有效率为 48%，包括 1 例 CR 的病例。此方案治疗食管癌的耐受性好，毒性反应小。另外，草酸铂也是放疗增敏剂，因此，应用 OXA 与其他药物的联合方案与放疗联合也取得了令人鼓舞的疗效。Khushalani NI 在 2002 年，应用 OXP 85 mg/$m^2$ d1，15，29；5-FU 180 mg/$m^2$/d，24 hr，35 d；放疗在第 8 天开始，共获得 38%的病理 CR 率。耐受性好，3～4 度的毒性反应发生率为 21%。

总之，草酸铂是近两年应用于食管癌的治疗，其疗效并没有优于 CDDP 和 5-FU 的联合方案。在欧美国家的食管腺癌发生率高于鳞癌，由于草酸铂在胃和食管-胃移行部腺癌治疗中的良好表现，其在食管癌治疗中的地位，特别是对食管鳞癌的治疗疗效还有待于进一步的研究证实。

3. 靶向治疗

与所有消化道实体肿瘤一样，传统的细胞毒药物和新药的治疗研究，使肿瘤治疗的近期疗效有所提高，总生存期改善不明显，食管癌的治疗也是如此。于是人们开始寻找其他的治疗手段和方法，近几年研究较多的是靶向治疗，有些药物已成功地应用于消化道肿瘤的治疗，如表皮生长因子受体拮抗剂 Cetuximab（MIC－C225，Erbimx/艾比特斯）；血管内皮生长因子受体拮抗剂（Bevacizumab，Avastin™）、Tarceva（Erlotinib，OSI－774）；酪氨酸激酶抑制剂 Iressa（吉非替尼 Gefitinib，ZD l839）和 Imatinib/伊马替尼（STl571，格列卫/Gleevec™）；环氧化酶－2 抑制剂（cyclooxygenase－2 inhibitor，COX－2 inhibitor）等均在消化道肿瘤的治疗中有一定的疗效。靶向药物在食管癌的治疗中近几年也越来越多地见于报告，由于研究刚刚起步，研究样本量少，临床疗效需进一步验证（表 9－9）。

**表 9－9　靶向药物治疗食管癌**

| 文献 | 例数 | 治疗 | RR（%） | SD（%） | 毒性 |
|---|---|---|---|---|---|
| Anderson K | 26（复治） | Gefitinib　500mg/d | 12 | 46 | 轻 |
| ASCO，2004 | | 两个月评价 | | | |
| C Van Groeningen D | 34（复治） | Gefitinib　500mg/d | 9 | 18 | 轻腹泻 58% |
| ASCO，2004 | | 两个月评价 | | | 轻皮损 42% |
| W L Vervenne | 14 | Gefitinib　250mg/d | / | 21 | 轻 |
| ASCO，2004 | | Celecoxib　400mg/bid | | | |
| | | 两个月评价 | | | |
| D Radovich | 15（复治） | OSI－774　150mg/d | 7 | 46 | 轻 |
| ASCO，2004 | | 一个月评价 | | | |

以上资料表明，靶向治疗在复治的食管癌治疗中虽然有效率不高，但有较好的稳定率也是很受鼓舞的，进一步与新药联合治疗的研究正在进行中。

（四）食管癌新辅助化疗

食管癌较差的预后和治疗效果不能令人满意促使各国学者不断探讨新的治疗方法，局部进展期食管癌的最佳治疗一直存有争议，以往单独手术切除是标准的治疗手段，但是由于术后较高的复发率和 5 年生存率仅有 20%或更低，研究者开始探讨综合治疗的途径。目前多学科的综合治疗是公认的局部进展期食管癌的治疗方法，特别是近年来随着化疗在食管癌治疗中地位的不断提高，新辅助化疗在局部进展期食管癌中的应用受到人们的关注，但还不及新辅助化疗在其他胃肠道肿瘤中的应用，在食管癌中还没有被普遍的接受，新辅助化疗对生存期是否有意义还有争议。

新辅助化疗的目的有：①缩小肿瘤的体积降低分期，保证手术尽可能完全切除；②消灭远处微小转移灶。

1. 新辅助化疗与单独手术疗效比较

要证实新辅助化疗优于单独手术需有大量的研究支持，在现有的研究中有数个随机临床研究证实新辅助化疗有意义，但这些研究的共同缺点是样本量小，对生存期是否有意义不能下结论。另外，这些研究中均包括食管鳞癌和腺癌，这两种病理类型在发生部位和肿瘤的生物学行为不同，对不同化疗的反应也是有区别的。

英国医学研究协会（MRC）食管癌组的一项研究，共有病例 802 例，其中鳞癌 31%，腺癌 66%，新辅助给予 5-FU+CDDP 化疗两周期与单独手术的患者对比，化疗组在镜下完全缓解率和总生存均高于单独手术组（表 9-10）。

**表 9-10　新辅助化疗与单独手术随机对照研究结果（$n$=802）**

| | 化疗组 | 单独手术组 |
|---|---|---|
| 方法 | CDDP　80mg/m²　静脉点滴　d1<br>5-FU　1g　civ　d1～4<br>每 21 天重复，共 2 周期 | |
| 镜下完全切除率 | 60% | 54%　$P$=0.0001 |
| pCR | 4% | 0% |
| 手术并发症 | 41% | 42% |
| 中位生存期 | 16.8m | 13.3m |
| 2 年生存 | 43% | 34% |

另有一项研究是美国 440 例局部进展期食管癌随机对比新辅助化疗和单独手术。鳞癌 46%，腺癌 54%，化疗方案为 5-FU 和 CDDP 三周期，其结论为总生存期和术后并发症无区别，仅单独手术组的切缘阳性率高于化疗组（15% vs 4%，$P$=0.001）。

以上两组随机研究样本量较高，其结论的差别还有待今后进一步验证。还有一些小样本的随机研究对比新辅助化疗和单独手术，结论也是有差别。2002 年加拿大发表的一个随机研究荟萃分析，共有 1976 例食管癌患者；另一个美国发表的 11 个随机研究荟萃分析，共有 2311 例食管癌患者被分析，两年生存在化疗组均高于单独手术组，这些荟萃分析证实了新辅助化疗对食管癌的生存期是有意义的，也未增加手术的并发症。

2. 新药新辅助化疗疗效研究

这些随机研究中的新辅助化疗方案基本上是 5-FU 和 CDDP，对于食管癌的化疗此两药是较常用的联合方案，但疗效有限。近年来许多新药已在食管癌的治疗中被证实是有效的，有些药物的疗效令人鼓舞，如紫杉醇、多西紫杉醇、CPT-11 等，特别是这些药与 5-FU 和 CDDP 联合治疗食管癌，无论是鳞癌还是腺癌均有较好的疗效，因此人们开始将这些联合方案应用于局部进展期食管癌的新辅助化疗中（表 9-11）。

**表 9-11　新药新辅助化疗疗效**

| 研究者 | 病理 | 例数 | 方案 | RR | PCR | 3 年 |
|---|---|---|---|---|---|---|
| polee MB<br>2003 | 鳞癌 | 50 | PTX180mg/m²<br>CDDP60mg/m²<br>每 2 周重复 | 59% | 14% | 31% |
| Keresztes RS | 鳞癌<br>腺癌 | 11<br>15 | PTX200mg/m²<br>CBP6/AUC<br>每 3 周重复 | 61% | 11% | 48% |

目前应用在食管癌新辅助化疗的新药以紫杉类药物为主，其他新药还在探讨中，多西紫杉醇、CPT-11、草酸铂已被证实其单药对食管癌是有效的，其联合 5-FU 和 CDDP 方案在晚期食管癌的化

疗中也有较好的表现，今后是否应用在食管癌的新辅助化疗中还需大量研究验证。

目前还有一个随机多中心的研究正在进行中，验证用希罗达（Capecitabine）代替 5－FU 持续灌注与草酸铂联合治疗进展期食管癌，预计此项研究应能够评价草酸铂和希罗达在食管癌中的疗效。总之，目前食管癌新辅助化疗的临床总有效率在 30%～50%之间，病理完全缓解率在 10%～15%，还有许多问题有待解决，例如什么是标准的化疗方案、新辅助应用多少周期等。另外，在我国食管鳞癌占食管癌的 90%以上，现有的研究资料以欧美的研究为主，这些结果是否符合食管鳞癌的治疗还有待于进一步的研究验证。

3. 新辅助放、化疗与新辅助化疗的疗效研究

因食管癌对放疗是中度敏感的，特别是食管鳞癌，另外食管对放疗的耐受性较其他消化道好，故在食管癌的治疗中放射治疗是很重要的一部分，新辅助放、化疗联合治疗也越来越多地应用于局部进展期食管癌的治疗中。虽然新辅助放、化疗比新辅助化疗病理 CR 率高（25%～30% vs 10%～15%），但其代价是术后并发症和手术死亡率高。现有的对比新辅助放、化疗和新辅助化疗临床研究样本量少，要得出两者的差异还要做大量得临床研究工作。

（五）食管癌术后辅助化疗

食管癌手术治疗失败的主要原因是复发和转移，理论上认为手术切除肿瘤原发灶后，体内的残存肿瘤细胞负荷大大减少，使处于 $G_0$ 期的癌细胞大量进入增殖期，肿瘤的倍增时间缩短，另外手术创伤使机体的抵抗力下降，免疫功能降低，这些都是肿瘤细胞发生转移的有利条件，因此手术后应尽早开始化疗，以便杀灭处于增殖期的肿瘤细胞，一般应在术后 2～4 周内进行化疗。

食管癌术后辅助化疗怎样做？化疗多久是人们常常争论的话题，随着近几年研究工作的进展，使人们渐渐认识到术后辅助化疗也是食管癌综合治疗的一部分。目前辅助化疗还没有在研究以外被推荐，研究关注的问题主要是辅助化疗对比单独手术是否延长生存期；辅助化疗是否较术后放、化疗联合疗效更好，是否一样能取得良好的防止术后复发和转移的目的备受人们的关注。

日本研究者 2003 年报告了多中心随机研究 242 例食管鳞癌患者术后 5－FU＋CDDP 化疗对比单独手术的 5 年无病生存率结果。120 例手术加术后 5－FU＋CDDP 化疗两个月，5 年无病生存率为 55%，122 例单手术的 5 年无病生存率为 45%，$P=0.037$。淋巴结转移阳性的能降低术后复发的风险，结论是术后化疗对比单独手术可减少术后复发。另一位日本研究者报告 211 例手术加术后 5－FU＋CDDP＋VDS 化疗对比单独手术，其结论是有较多淋巴结转移的患者（淋巴结≥8 个）术后化疗受益。美国学者 Leonard GD 2004 年发表的术后化疗研究也认为仅可延长无病生存期。因此认为，食管癌术后辅助化疗对有淋巴结转移的患者有意义，延长无病生存期，但对总生存期的意义还需进一步的研究验证。

Tachibana M 2003 年对比了术后单独化疗和术后放、化疗联合治疗对生存期的影响，结果显示单独化疗和术后放、化疗联合治疗对生存期的影响无统计学意义（表 9－12）。

**表 9－12　食管癌术后单独化疗与术后放化疗的治疗结果**

| | 术后单化疗（$n=23$） | 术后放化疗（$n=22$） |
|---|---|---|
| 1 年生存率 | 100% | 80% |
| 3 年生存率 | 63% | 58% |
| 5 年生存率 | 38% | 50% |
| $P=0.97$ | | |

这篇研究报告术后单独化疗和术后放、化疗联合治疗的研究样本量少，不足以说明问题，化疗仅应用了传统 5－FU 和 CDDP 联合，今后新药的联合化疗是否能提高疗效，使单独化疗取代放、化疗联合治疗，有待于今后进一步研究证实其意义。NCCN 临床指导推荐食管远端的腺癌淋巴结阳性的可行术

后辅助化疗，对于食管中段的鳞癌或腺癌不建议行术后辅助化疗。食管鳞癌在我国和亚洲其他国家为高发，但术后辅助化疗的研究刚刚起步，特别是在我国研究少，仅是单中心小样本的研究，这方面的研究工作有待于今后多中心随机研究的验证。目前 NCCN 临床治疗指导不推荐局部进展期食管癌新辅助单独应用化疗，但对于老年患者和不适于放疗的患者新辅助化疗仍是一个治疗选择。

（六）晚期食管癌的姑息化疗

由于食管癌早期发现有困难，预后极差，>50%的患者在诊断时已为晚期，自然病程仅 6～8 个月，5 年生存率 5%～7%。另外接受手术的患者中有 90%复发转移，即使是分期很早的患者（T1），仍有近 50%的患者在 5 年内复发，因此姑息化疗是晚期食管癌综合治疗中必不可少的一部分。以往认为食管鳞癌是化疗不敏感肿瘤，因此食管癌一旦出现远处转移往往放弃了治疗，或仅在转移部位行放疗，以控制症状。近 10 年来，一些新药在食管癌中取得了很好的疗效，使人们对晚期食管癌的姑息化疗有了重新的认识，临床研究不断的深入已证实食管癌是化疗敏感的肿瘤，通过化疗和放、化疗联合治疗能取得很好的疗效，使患者带瘤生存期延长。

晚期食管癌的平均生存期为 6～10 个月，姑息化疗的目的是缓解症状，提高生活质量。在选择化疗联合方案之前，应充分考虑患者的一般状况、化疗耐受性和患者的治疗意向，避免过度治疗对患者造成伤害。

1. 传统联合化疗方案

在传统化疗方案中 5－FU 和 CDDP 是最常用的两个药，到目前为止仍活跃在食管腺、鳞癌的治疗中，在我国和亚洲国家食管癌以鳞癌为主，因此 CDDP 在食管癌中应用更广泛。其他较常用的药物有 NVB、VP－16、CBP、平阳霉素（PYM）等。

（1）5－FU＋CDDP：2001 年日本食管癌协作组（JCOG9407）公布的 46 例复发转移的晚期食管癌 5－FU＋CDDP 治疗研究结果，CDDP 20 mg/m²，d1～5，5－FU 800 mg/m²持续灌注 5 天，28 天重复，4 周期后评价。有效率为 33.3%，中位生存 6.7 个月，1 年生存率 27.8%。

（2）5－FU＋CDDP＋VP－16：2001 年荷兰 Polee MB 发表的一个 5－FU＋CDDP＋VP－16 治疗 69 例晚期食管癌Ⅱ期临床结果，CDDP 80 mg/m²，iv d1，VP－16 125 mg/ m²，iv d1，VP－16 200 mg/m²，口服 d3，5，5－FU 375 mg/（m²·d）持续灌注 4 天，亚叶酸钙 30 mg 口服 ，6 次/天，d1～4。总有效率 34%（CR4%，PR30%），中位生存期 9.5 个月，1 年生存率 36%。

（3）5－FU＋CDDP＋PYM：2000 年中国的周宝宁报告 5－FU＋CDDP＋PYM 治疗晚期食管癌，总有效率 61.5%。具体方案为：CDDP40 mg/ m²，d2～4，5－FU 500 mg/ m²，静冲 d2～4，PYM6mg/ m²，肌注，d1，8，21 天重复。

（4）BLM＋MTX＋NVB：2003 年意大利报告一篇 BLM＋MTX＋NVB 二线治疗晚期食管癌 26 例，BML 15 IU，MTX 30 mg/m²，NVB 30 mg/m²，每 2 周重复，直到疾病进展，有效率 27%，部分缓解和稳定的病中位生存期为 6.47 个月。

（5）MTX＋CDDP＋5－FU/L：2002 年台湾发表的一篇 97 例晚期食管癌 MTX＋CDDP＋5－FU/L 治疗，MTX 40mg/m² iv d1，8，15；CDDP 35mg/m²，静点 24hr，d2，9，16；5－FU 2600mg/m²，静点 24h，d2，9，16；LV 300mg/m²，静点 24hr，d2，9，16；28 天重复。有效率为 28%，中位生存期 5 个月。

（6）NVB＋CDDP：欧洲胃肠道癌研究治疗组织 2002 年公布的一项 NVB＋CDDP 治疗晚期食管癌的研究结果，71 例患者入组，NVB25 mg/m²，d1，8；CDDP 80 mg/m²，d1，21 天重复。有效率 33.8%，中位生存期 6.8 个月。

总之，治疗晚期食管癌的传统化疗方案总有效率在 30%～40%之间，虽然近几年来新药的联合方案疗效远高于传统化疗方案，但由于新药的价格昂贵，限制了一些患者的使用，因此目前这些传统用药还是晚期食管癌治疗的选择用药。

2. 新药化疗联合方案

近年来活跃在食管癌化疗上的新药主要是紫杉类，其紫杉醇单药有效率在 25%～32%，多西紫杉醇有效率也有18%，其联合方案的有效率在50%左右，使食管癌的化学治疗进入了一个崭新的阶段，使之成为化疗敏感的肿瘤之一，特别是食管鳞癌。其他在食管癌化疗有活性的新药还有 CPT-11、OXA、GEM 等。

(1) CDDP＋PTX：2003 年 Polee MB 发表的 50 例食管癌患者应用 PTX 180 $mg/m^2$，CDDP 60$mg/m^2$，每 2 周重复，总有效率为 59%，中位生存期 20 个月，3 年生存率 30%。

(2) CDDP＋5-FU＋PTX：1998 年 Ilson DH 报告的 61 例晚期食管癌应用 CDDP＋5-FU＋PTX，PTX175 $mg/m^2$，d1，CDDP 75$mg/m^2$，d1～5，5-FU1,000 $mg/m^2$，d1～5，21d 总有效率为 48%，中位生存期 10.8 个月。

(3) DOX＋CDDP：Schull B2003 年报告 37 例食管癌 DOX＋CDDP 治疗，DOX 50 $mg/m^2$，CDDP 50$mg/m^2$，每 2 周重复，总有效率为 46%，中位生存期 11.5 个月。

(4) CDDP＋健择：最近 Kroep JR 等 34 例食管鳞癌和腺癌应用 CDDP＋健择治疗，疗效为 41%，其中有两例完全缓解的患者（CR＝5.8%，PR＝35.3%）

(5) CPT-11＋CDDP：Ilson DH 在 1999 年对 35 例初治的食管癌进行 CPT-11 65 $mg/m^2$，CDDP 30 $mg/m^2$治疗，每周重复，连续 4 周，休 2 周，总有效率为 57%，中位生存期 14.6 个月。

从以上的新药联合方案中可以看出，总有效率在 50%左右，较传统的化疗方案疗效有较大的提高，但人们对目前的疗效仍不满意，对那些治疗失败的患者人们还在坚持不懈地寻找更好的治疗方法。近年来分子靶向治疗也渐渐进入到食管癌的治疗中，并取得了令人鼓舞的疗效，今后食管癌的化疗将集中在新药和分子靶向药物的联合治疗上，进一步延长生存期是我们治疗的目的。

## 三、食管癌放、化疗联合治疗

食管癌的治疗以往以手术和放疗为主，手术治疗食管癌已有 130 多年的历史，在很长的时间内是食管癌的标准治疗方法，但由于术后较高的复发率，研究者开始探讨多学科的综合治疗方法。放疗治疗食管癌也有近百年的历史了，它在食管癌治疗中的作用不容置疑，但通过改变放疗的方式方法来进一步提高食管癌的疗效已很有限。在人们长期的研究治疗中逐渐发现，消化道恶性实体瘤的治疗应综合多种方法和手段，特别是食管癌的治疗更应以综合治疗为主。因此，早在 1970 年代有学者就将放疗和化疗联合应用，特别是近十几年来，手术和放、化疗联合治疗食管癌已成为食管癌治疗的主导方向，许多研究证实，无论是新辅助、术后或针对性放化疗（definitive chemoradiotherapy），联合治疗使不同分期的食管癌生存期较单一方式的治疗有了明显的改善。放疗和化疗联合的理论基础是：放疗和化疗有协同抗肿瘤的作用，相互补充对不敏感肿瘤的杀伤作用；很多抗肿瘤药可提高放射线的生物效应，即放疗增敏作用，如 CDDP、5-FU、PTX、CPT-11、GME 等除有自己的抗肿瘤作用外还是放疗增敏剂；充分发挥放疗对局部病灶的强大杀伤作用和化疗对全身肿瘤细胞的杀灭作用。因此，放、化疗联合治疗使临床疗效互补和相加，既提高局部控制率又减少远处复发转移，是食管癌综合治疗中必不可少的组成部分，在食管癌治疗中的地位越来越重要。

1. 食管癌新辅助放、化疗联合治疗（preoperative chemoradiotherapy for esophageal cancer，PCRT）

(1) 新辅助放、化疗的现状

对于局部进展期有可能切除的食管癌，单独手术和放疗的疗效不佳，治疗后的复发率很高。近 10 年来，各国学者进行了新辅助放、化疗联合治疗的尝试，以期望能降低分期，提高根治性切除的可能；追求病理完全缓解率（pathologic complete response，PCR）；延长生存期。

以往单独手术切除是标准的治疗手段，但是由于术后较高的复发率，2 年生存率 25%～30%和＜20%的 5 年生存率。单独放疗的中位生存时间仅 6～12 个月，5 年生存率＜10%，局部复发率高达 68%～84%。因此，研究者开始探讨综合治疗的途径，越来越多的研究提示术前放化疗对提高食管癌患者的手术切除率和生存较单独的放疗或手术是有益处的。

1996 年爱尔兰的 Wals 报告的食管腺癌术前联合放化疗对比单独手术的随机研究，入组 114 例患者，放化疗组的病理完全缓解率 25%，两组术后并发症的发生分别为 48%和 58%，无统计学意义。中位生存时间 16 个月 vs 11 个月，$P=0.01$。后期的随访其放化疗组的生存优势还在扩大，3 年生存率 32%和 6%，$P=0.01$。这是较早报告的较大型阳性结果的随机研究，术前放化疗对患者的生存期延长有统计学意义，但此研究的不足是两组没有按照疾病分期分层，治疗组的淋巴结阳性为 42%，单独手术组为 82%，这就使其预后因素分析变得较为复杂。

欧洲癌症治疗研究组织（EORTC）多中心临床研究对比了 282 例食管鳞癌术前放化疗和单独手术，其结果显示中位生存时间均为 18.6 个月，术前放化疗没能改善总生存期，但在治疗组无病生存时间长和局部控制率高，两者有显著性差异（$P=0.003$）。治疗组病理完全缓解率 26%，明显降低了临床分期，治疗组的术后死亡率显著高于单独手术组，分别为 16.7%和 5%（$P=0.012$）。

2001 年 Urba SG 等报告了 100 例食管癌（腺癌 75 例，鳞癌 25 例）随机对照术前放化疗和单独手术的研究结果，中位随访 8.2 年。两组在生存上无意义，中位生存时间分别为 16.9 个月对 17.6 个月，3 年生存率为 30%和 16%（$P=0.15$）。病理完全缓解率为 28%，获得病理完全缓解的患者其中位生存时间和 3 年生存率为 49.7 个月和 63%，可见在术前放化疗中受益的患者其在生存上是有明显改善的。

最近 Burmeiter 等 2005 年在 Lancet Oncol 报告了他们的 256 例食管癌术前放化疗对单独手术的随机研究结果，放化疗组对比单独手术组在中位生存和 3 年生存率上均无统计学差异，放化疗组仅在 $R_0$ 切除率上明显高于单独手术组（$P=0.0002$），分层分析时还发现在术前放化疗对食管鳞癌患者的生存有意义。

总之，以上是有代表意义的几个多中心随机研究的结果（表 9-13），除 Walsh 的结果是明确阳性以外，其他的均认为术前放化疗对比单独手术在改善食管癌的生存期上无意义，仅仅是提高了局部控制率，但相应的并发症也有一定的增加，因此新辅助放、化疗在食管癌治疗中的地位还有待于进一步研究证实。以上四个研究中的化疗方案均为 CDDP 和 5-FU 的联合方案，其疗效不及现在的新药联合方案，今后的研究要在更新化疗方案上进一步验证。NCCN 的食管癌治疗指南上建议对于可切除的食管癌可选择手术切除或术前放化疗。

在我国食管癌高发，并且以鳞癌为主，但其综合治疗中新辅助放、化疗的应用是滞后的，原因是多方面的，主要原因还是临床医师对此认同不一致，担心增加术后并发症和病源的流失，其次还有患者愿意尽快接受手术和经济原因的考虑等。要想改变这一现状，需要广大研究人员的共同努力，开展多中心随机的临床研究，以验证新辅助放、化疗在食管鳞癌中的应用价值。

**表 9-13 新辅助放、化疗与单独手术疗效比较**

| 研究者 | 例数 | 方案 | 中位生存时间（月） | | 3 年生存率（%） | |
|---|---|---|---|---|---|---|
| | | | 放化疗组 | 单手术组 | 放化疗组 | 单手术组 |
| Walsh | 114 | CDDP+5-FU | 16 | 11 | 32 | 6 |
| 1996 | | 40Gy | $P=0.01$ | | $P=0.01$ | |
| EORTC | 282 | CDDP | 18.6 | 18.6 | 36 | 36 |
| 1997 | | 37 Gy | | | | |
| Urba SG | 100 | CDDP+5-FU+NVB | 16.9 | 17.6 | 30 | 16 |
| 2001 | | 45 Gy | $P=0.15$ | | $P=0.15$ | |
| Burmeister | 256 | CDDP+5-FU | 无统计学差异 | | | |
| 2006 | | 35 Gy | $P=0.38$ | | | |

在现有已发表的文献中，新辅助放、化疗治疗中的化疗药物仍然是 5－FU 和 CDDP 为其基础用药，在早先的新辅助放、化疗研究中 5－FU 和 CDDP 也是化疗的主要药物。以 5－FU 和 CDDP 加放疗的新辅助放、化疗，其术后中位 PCR 率为 29.5%（15%～49%），从表 9－14 中可以看出，以 5－FU 和 CDDP 加放疗的新辅助放、化疗病理完全缓解率高，但中位生存期和总生存期并没有明显延长。

**表 9－14　5－FU+CDDP 新辅助放、化疗的 PCR 率**

| 研究者 | 病例数 | PCR（%） | 中位生存（m） | 年生存（%） |
|---|---|---|---|---|
| Slater MS<br>美国 2001 | 33 | 15 | 20.6 | / |
| Lee JL<br>韩国 2004 | 51 | 43 | 27.3 | 49（2 年） |
| De Vita F<br>意大利 2002 | 39 | 23 | / | 40（3 年） |
| Terrosu G<br>意大利 2002 | 50 | 29.5 | 25 | / |
| Kleinberg L<br>美国 2003 | 92 | 33 | 35 | 40（5 年） |
| Kim JH<br>韩国 2001 | 53 | 49 | 32 | 40.3（5 年） |
| Heath EI<br>美国 2000 | 39 | 28.2 | / | 62（2 年） |

（2）常用 5－FU 和 CDDP 新辅助治疗的化疗方案

| | | | | |
|---|---|---|---|---|
| 1） | CDDP | $75mg/m^2$ | iv | d1 |
| | 5－FU | 15mg/（kg·d） | iv | d1～5 |
| | 21d | | | |
| | 放疗 | 40 Gy | d1～21 | |
| 2） | CDDP | $60mg/m^2$ | iv | d1，22 |
| | 5－FU | 1000mg/（$m^2$·d） | iv | d2～5 |
| | 放疗 | 45.6 Gy | d1～28 | |
| 3） | CDDP | $100mg/m^2$ | iv | d1 |
| | 5－FU | $5000mg/m^2$ | civ | d1～5 |
| | CDDP | $75mg/m^2$ | iv | d56 |
| | 5－FU | $3750mg/m^2$ | civ | d56～61 |
| | 放疗 | 45Gy | | d28～63 |
| 4） | CDDP | $60mg/m^2$ | iv | d1，29 |
| | 5－FU | 1000mg/（$m^2$·d） | iv | d2～6，30～34 |
| | 放疗 | 45Gy | | d1～28 |

（3）新药在新辅助放、化疗中的应用

随着新药的联合方案在食管癌治疗中取得了良好的治疗效果，人们开始将其引入新辅助放、化疗中，期望能使可切除性食管癌患者的生存期有所提高。在食管癌治疗中紫杉醇联合方案的疗效最好，因此在食管癌新辅助放、化疗中也是应用最多的新药，特别是在与5－FU和CDDP的联合方案，加入紫杉醇后，有报道认为其疗效提高，但其毒性也备受人们关注。到目前为止还存有争议，仅有小样本的单中心研究，PCR率和总生存期较5－FU和CDDP的联合方案没有突破性进展（表9－15），但联合方案的毒性反应和术后并发症增高。因此，新药在新辅助放、化疗中如何应用还有待大样本、随机多中心的联合研究予以明确。

**表9－15　新药在新辅助放、化疗中的疗效**

| 研究者 | 病例数 | 方案 | PCR（%） | 中位生存（m） | 3年生存（%） |
|---|---|---|---|---|---|
| Urba SG<br>美国 2003 | 69 | PTX＋CDDP | 19 | 24 | 50 |
| Meluch AA<br>美国 2003 | 105 | PTX＋CBP＋5－FU | 38 | 22 | 41 |
| Choi N<br>美国 2004 | 40 | PTX＋CDDP＋5－FU | 45 | 34 | 50 |
| Swisher SG<br>美国 2004 | 38 | PTX＋CDDP＋5－FU | PCR＋PPR<br>71 | / | 63 |
| Keresztes RS<br>美国 2003 | 20 | PTX＋CBP | 11 | / | 48 |
| Goldberg M<br>美国 2002 | 36 | PTX＋CDDP | 26 | / | / |
| 傅剑华<br>中国 2004 | 34 | NVB＋CDDP＋5－FU | 25 | / | / |
| Ajani JA<br>美国 2004 | 39 | CPT－11＋CDDP | 28 | 22.1 | / |
| Ilson DH<br>美国 2003 | 19 | CPT－11＋CDDP | 27 | / | / |

新药常用方案

| | | | | |
|---|---|---|---|---|
| 1） | PTX | 60 mg/m$^2$ | iv | d11，8，15，22 |
| | CDDP | 75mg/m$^2$ | iv | d1 |
| | 放疗 | 45Gy | | d1～5，8～12，15～19 |
| 2） | PTX | 200 mg/m$^2$ | iv | d1，22 |
| | CBP | AUC＝6 | iv | d1，22 |
| | 5－FU | 225mg/（m$^2$·d） | civ | d1～42 |
| | 放疗 | 45 Gy | | d1～5/w，连用5周 |
| 3） | PTX | 200 mg/m$^2$ | iv | d1 |
| | CDDP | 15mg/（m$^2$·d） | iv | d1～5 |
| | 5－FU | 750mg/（m$^2$·d） | civ | d1～5 |
| | 放疗 | 45 Gy | | d5～40 |

| | | | |
|---|---|---|---|
| 4）CPT-11 | 65 $mg/m^2$ | iv | d11，8，15，22，29 |
| CDDP | 30 $mg/m^2$ | iv | d1，8，15，22，29 |
| 放疗 | 50.4 Gy | | 8～13w |

食管癌 PCRT 的另一问题是手术死亡率和术后并发症高于单独手术者，而单独手术者在我国手术死亡率＜3.5%，术后并发症＜4%，而食管癌 PCRT 后的手术死亡率和术后并发症分别平均为 5.7%和 34.5%。这也是一部分学者放弃 PCRT 的原因之一，并发症主要为肺炎、吻合口瘘、心血管并发症和感染。西班牙一项研究中食管癌 PCRT 组共入组 19 例患者，其中 1 例死于感染，4 例死于术后并发症，因此提前终止研究，尽管此化疗方案中的 CDDP 和 5-FU 剂量较大，但也说明食管癌 PCRT 有较高的风险。

总之，对于食管癌新辅助放、化疗所持的态度，各国和不同的学者不一样，大多数的学者对 PCRT 是持可以观察研究的态度，希望用此方法提高治疗食管癌的疗效，改善其预后。NCCN 食管癌治疗指南建议对于Ⅰ～Ⅲ的食管癌可以选择单独手术或新辅助放、化疗治疗的任一种方法。食管癌的治疗更强调综合治疗和个体化治疗。治疗前充分了解患者的体力状况、肿瘤分期、合并疾病、经济情况和患者在治疗前的期望等。例如，老年患者或合并其他疾病者，应尽量选择手术而放弃新辅助放、化疗治疗。

在中国和亚洲国家，食管癌新辅助放、化疗前瞻性研究较少，大多数的医生所持的态度保守，在日本对 T2-3NanyM0 的患者手术仍是标准的治疗手段。这与亚洲国家与西方国家的食管癌病理类型不同有关。亚洲国家以食管鳞癌为主，化疗的敏感性较差，亚洲人的化疗耐受性也较西方人低，很难耐受西方人的化疗剂量强度。在中国的食管癌新辅助放、化疗前瞻性研究更少，主要问题是：① 病理 CR 率较低，20%～40%之间，仅获得 PCR 的患者生存期有所延长，绝大多数的患者在新辅助放、化疗中不受益；② 增加手术的风险；③ 延长了患者的住院时间和增加患者的经济负担。

目前人们关注的焦点是如何在新辅助治疗前准确地预测哪些患者对放化疗敏感，能达到病理完全缓解；用什么方法判断患者是否达到了病理完全缓解。这也是今后研究的重点，期待进行更多样本的随机对照研究，应用分子生物学方法寻找可预测的肿瘤标记物，以明确食管癌新辅助放、化疗的意义。

2. 食管癌术后辅助放、化疗联合治疗

食管癌常因病变范围过长、肿瘤侵及邻近器官、淋巴结转移等原因仅可以行姑息性切除术；术后病理报告有残留；根治性切除术后仍有相当的患者术后复发和转移等，那么术后辅助治疗是否能减少术后复发、转移和提高肿瘤局部控制成为人们关注的问题，也有不少学者进行了大量的研究，不断地寻找各种治疗方法，以力争减少或推迟术后复发和转移，延长患者的生存期。早先的食管癌根治性切除术后辅助治疗是以放疗为主，但治疗效果不令人满意，随后人们开始将放疗和化疗联合进行，化疗与放疗有协同抗肿瘤的作用，也有放疗增敏的作用，因此近年来在食管癌术后辅助治疗中起着相当重要的作用。Rice TW 在 2003 年发表了 83 例食管癌单独手术对比术后辅助放化疗治疗结果，生存期和术后复发时间均有区别（表 9-16），行术后辅助放化疗治疗的患者生存期均较单独手术的患者延长，可见术后辅助放化疗是有意义的。

**表 9-16　食管癌单独手术与术后辅助放化疗治疗结果**

| | 术后放化疗（$n$=32） | 单独手术（$n$=51） | |
|---|---|---|---|
| 中位生存期 | 28m | 14m | |
| 1 年生存率 | 68% | 60% | |
| 4 年生存率 | 44% | 17% | $P$=0.01 |
| 复发时间 | 25m | 13m | $P$=0.02 |

（1）食管癌术后辅助放化疗适应证

食管癌术后辅助放化疗治疗的选择主要决定于食管癌的术后分期，分期较早的Ⅰ期食管癌术后可不行放化疗治疗，但术后Ⅱ-Ⅲ期的食管癌可根据具体情况给予放疗、化疗或放、化疗联合治疗。术后辅助放疗治疗的目的是杀灭残留的肿瘤组织，化疗的目的有杀灭可能存在的微小转移肿瘤组织和放疗协同和增敏。因此食管癌术后辅助放化疗治疗的适应证有：① 肿瘤根治术后分期≥T3，N≥1；② 姑息切除术后；③ 吻合口有残留；④ 无放化疗禁忌证。

（2）食管癌术后辅助放、化疗治疗的禁忌证

老年患者，不能耐受放、化疗者；吻合口瘘未愈合；有严重感染、心脑血管疾病等其他放、化疗禁忌证者。

（3）食管癌术后常用辅助放、化疗联合方案

食管癌术后辅助放、化疗联合治疗的方式有三种形式：序贯应用——先放疗后化疗或先化疗后放疗；放、化疗同时应用和化疗放疗增敏。由于放疗可以使放疗野的小血管、淋巴管闭塞，降低了后续化疗药物的局部渗透，降低了化疗的疗效，因此临床多采用先化疗两个周期再放疗，以达到良好的局部控制率。但年老体弱的患者如不能耐受化疗的可先行放疗或化疗放疗增敏。预防性照射的剂量一般为 50～60Gy。术后辅助化疗的用药、化疗方案和化疗多少周期直到目前仍没有标准，现有的报告仍以 5-FU 和 CDDP 联合为主，化疗周期一般多为三周期。一些新药在食管癌的联合治疗中有良好的表现，今后是否应用于术后化疗中还有待于临床的进一步研究。放、化疗同时和化疗放疗增敏的报告较多，一些新药的介入使这一研究领域更加活跃，包括紫杉醇、开普拓、健择等。

常用方案有：

1）PTX　175mg/$m^2$　d1
　 CDDP　75mg/$m^2$　分 2～3 天
　 21d 重复，完成 2 周期后开始放疗 50～60Gy，放疗结束 30 天后再重复以上方案 2 周期。

2）放疗 50～60Gy/5～6w，同时 5-FU250mg/d/5～6w

3）放疗 50～60Gy/5～6w，5-FU250mg/d1～5/w，连用 5～6w，
　 CDDP3～6mg/$m^2$，d1～5，22～26

4）放疗 50～60Gy/5～6w，Capecitabine 1000mg，bid，d1～28

5）放疗 50～60Gy/5～6w，PTX 30mg/$m^2$，d1，8，15，21，29

3. 食管癌针对性放化疗（definitive chemoradiotherapy，DCRT）

大多数的食管癌患者（约 75%）在诊断时已为局部进展期食管癌，以往外科手术被认为是标准的治疗。然而，由于目前非外科治疗手段的进展使这一标准的治疗发生了变化，特别是放、化疗联合治疗的介入。局部进展期食管癌其治疗方法包括：单独手术或放疗、新辅助或术后放疗、新辅助或术后化疗，新辅助放、化疗和 DCRT 治疗。哪种方法是最佳的治疗目前缺少随机研究资料证实。最新的 NCCN 食管癌治疗指南支持对于局部进展期食管癌综合治疗，包括单独手术、新辅助放、化疗联合治疗和 DCRT。DCRT 被认为是不能手术和不能切除的局部进展期食管癌标准治疗。以往人们还在探讨局部进展期食管癌的针对性治疗是单独放疗还是放、化疗联合治疗更有意义，但现在食管癌的 DCRT 已是多数学者认可的食管癌治疗方法，只要患者能够耐受，DCRT 是较单独放疗有优势的。对于局部进展期食管癌 DCRT 与手术治疗也有好的趋势，特别是对中下段局限性食管鳞癌，DCRT 治疗的总生存期不低于食管癌切除术的总生存期。DCRT 被认为是不能手术和不能切除的食管癌标准治疗。

（1）DCRT 的适应证

DCRT 的适应证主要包括：①有外科手术禁忌证的；②肿瘤的位置使局部结构受侵，在手术技术上不能切除的；③颈段食管癌需行喉食管切除的；④胸外科医师缺少足够的经验行食管切除术的；⑤患者拒绝手术的；⑥老年患者不能耐受手术的。

（2）DCRT 的疗效

Crosby TD 对 73 例不能手术的食管癌行 DCRT 治疗，化疗方案为 Cisplatin 60 mg /$m^2$，d 1，5-fluorouracil 300 mg/$m^2$，d1，持续灌注，两周期后 5-FU 减量为 225mg/$m^2$，d1，同时放疗 50Gy，中

位生存期26个月，2年和5年生存率51%和26%。

DCRT治疗和新辅助放、化疗治疗均是局部进展期食管癌的治疗方法，两种方法的对比研究是近几年来研究的热点。Liao Z在2004年对比了新辅助放、化疗和DCRT治疗，结论为新辅助放、化疗较DCRT治疗有较高的5年局部控制率、5年总生存率、中位生存期，但此研究DCRT中的分组条件有差别，因此还需进一步随机研究证实，没有一个决定性的研究证明放化疗加手术优于单独放化疗治疗。

另外，DCRT治疗和单独放疗治疗的疗效对比结果也是人们的关注点，Al-Sarraf M早在1997年就发表了相关的文章，123例局部进展期食管癌随机分为单独放疗组（64Gy）和放疗（50Gy）加同时化疗两周期和放疗后在行两周期化疗，化疗应用5-FU 1000 mg/（$m^2$·d），d1～4，CDDP 75 mg/$m^2$ d1，28d重复。放化疗组和单独放疗组对比中位生存期14.1个月和9.3个月，5年生存率27% vs 0%（$P<0.0001$），很明显放化疗较单独放疗的生存有意义。

DCRT治疗与其他针对局部进展期食管癌的治疗方法对比还需进一步的随机研究证实，但目前就此问题争论是无意义的，对这部分患者的治疗选择主要根据个体差异决定，选择DCRT治疗和新辅助放、化疗治疗均有积极的意义，目前多数学者认为对中下段局限性食管鳞癌DCRT治疗的总生存期不差于食管癌切除术；新辅助放、化疗用于局部进展期的腺癌疗效较好。

（3）DCRT治疗后的补救手术

从以上的结果看，DCRT治疗与新辅助放、化疗的生存相似，所以新辅助放、化疗的价值有争议。然而，DCRT治疗后的局部残留和复发是较常见的，对于这些患者的进一步治疗又是摆在我们面前的一个问题。为解决DCRT治疗后的局部残留和复发，DCRT治疗后的补救手术成为人们关注的对象。Nakamura T 2004年报告了27例DCRT后再行手术治疗和例行新辅治疗后手术的患者，两组在生存期上无意义，但DCRT有手术风险，因此研究结论不支持DCRT后再行补救手术治疗。近年来这方面的研究没有定论，认为DCRT治疗后的补救性手术对一部分患者是可选择的，但补救性手术后的并发症高于新辅助放、化疗后手术，这对外科医生是一个挑战。

4. 化疗放疗增敏

许多化疗药具有放疗增敏的作用，其中5-FU的放疗增敏作用研究的较多。还有一些新药也具有较好的放疗增敏的作用，例如吉西他滨和紫杉醇等。

5-FU抑制DNA的放射损伤修复是其主要的放射增敏机制。另外，通过影响细胞周期重新分布，使周期敏感细胞成分增加也是其可能的放射增敏机制之一。吉西他滨临床前研究也证实有很强的放射增敏作用，可进一步提高放疗的效果。上述药物常用的放疗增敏剂量为：5-FU250mg/d1～5/w，连用5～6w。吉西他滨500mg/（$m^2$.w），连用6w。紫杉醇50mg/（$m^2$.w），连用3周休1周。

## 四、影响食管癌预后的因素

食管癌在诊断时已有>50%的患者为局部进展期和晚期患者，预后很差，局部进展期食管癌手术后的5年生存率20%左右，晚期患者的自然病程仅6～10个月。影响食管癌预后的因素很多，其中以临床分期、病理类型、肿瘤部位、治疗方法等为影响食管癌预后最主要的因素。

1. 临床TNM分期

在诸多影响生存的因素中，TNM分期能较全面地反映肿瘤浸润的深度和广度，是判断预后的主要依据。我国学者曾报告9107例食管癌外科手术后5年生存率与不同分期的差异，Ⅰ、Ⅱ、Ⅲ、Ⅳ期的5年生存率分别为90%、50%、35.8%和16.9%。

由于大多数的食管癌在诊断时已为晚期，即使能行手术治疗其TNM分期也较晚。根据病变的侵犯深度和淋巴结受侵情况能很准确地判断其预后。有学者分析了359例食管癌标本，发现T分期越高淋巴结受侵率越高，预后越差。脉管癌栓和淋巴结转移数目越多说明肿瘤进入血液转移的几率越大。Brucher BL等在2001年分析了366例食管癌手术标本，有淋巴管浸润者2、5年生存率分别为28.5%和11%，而无淋巴管浸润者2、5年生存率分别为63.4%和46.6%，中位生存期分别为11.4和28.6个月。能够早期诊断和治疗是提高食管癌生存时间的关键。

2. 病理分化和组织分型

病理分化程度与预后密切相关。资料显示肿瘤的高、中、低分化 10 年的生存率有明显不同，分别为 38.8%、17.86%、8.96%。分化程度的高低与肿瘤浸润的深度和淋巴结转移情况关系密切，与这些因素对预后的影响是相一致的。

食管癌的病理组织分型主要有鳞癌、腺癌、小细胞癌、类癌等，在我国鳞癌占 90%以上，其次为腺癌。虽有报告认为腺癌的生存率低于鳞癌，但一般无显著性差异。低分化小细胞癌的预后最差，生存期较其他病理类型的食管癌低。

3. 肿瘤的大小

食管癌肿瘤的大小直接关系到手术的切除率，生存率与肿瘤的大小呈负相关。我国学者报告 169 例食管癌术后，病变长度＜3cm 的 5 年生存率 48%，＞3cm 的 5 年生存率 28.9%，＞15cm 的 3 年生存率 0%。

4. 治疗方法

近年来人们越来越关注食管癌的多学科综合治疗，单一的治疗方法生存期远不及综合治疗手段，这已形成共识。很明显对不同时期的食管癌所采取的治疗方法将决定食管癌的预后。早期食管癌手术治疗仍然是首选的治疗，但随着手术技术的提高，近年来晚期食管癌切除病例增多，切缘残留明显增加而影响预后，这就需要放化疗的联合治疗来进一步改善这部分患者的生存期。

目前在食管癌的治疗中最有争议的是局部进展期的患者，新辅助化疗、新辅助放化疗、新辅助放疗、术后放化疗、术后放疗、术后化疗等如何应用值得研究，但有一点很明确，对局部进展期的食管癌患者采取单一的治疗手段是错误的。强调个体化治疗，综合考虑患者的一般状况、治疗耐受性和对治疗的期望是临床医师在制定治疗方案时的依据。

## 五、存在的问题及展望

随着食管癌发病率的升高，食管癌的治疗越来越受到各国学者的关注。高效低毒化疗药物在食管癌治疗中的应用，彻底改变了食管癌的治疗理念，特别是放、化疗联合治疗取得的疗效，使食管癌由单一手术和放疗发展为多学科的综合治疗。尽管如此，放、化疗联合手术治疗食管癌仅使局部控制率提高，但不良反应也增加了，远期生存改善的患者仅是在放、化疗中受益的小部分患者。今后研究的方向应是：新药的联合方案，提高疗效，降低毒性；分子靶向药物的应用和研究，进一步提高放、化疗的疗效；进一步评估新辅助放、化疗后的手术价值；可切除性食管癌术后化疗的应用等。中国是食管癌高发国之一，有众多的学者为提高食管癌患者的治疗疗效和生存期在不懈的努力，但多中心研究不多，其原因是多方面的，例如，受患者经济原因的影响、国内研究基金对临床研究支持力度不够等。期望我国学者共同努力，得出我们第一手的资料，并使之成为国人食管癌的治疗标准。

注：本文内列举的化疗方案及药物剂量仅供参考，因文献多来源于欧美国家临床研究，有些药物剂量不适宜亚洲人群，不能作为临床治疗的标准剂量。

（张晓东）

## 参考文献

1. Brown LM, Devesa SS. Epidemiologic trends in esophageal and gastric cancer in the United States. Surg Oncol Clin N Am, 2002, 11: 235-256
2. Devesa SS, Blot WJ, Fraumeni JF Jr. Changing patterns in the incidence of esophageal and gastric

carcinoma in the United States. Cancer, 1998, 83: 2049-2053

3. Bollschweiler E, Wolfgarten E, Gutschow C, et al. Demographic variations in the rising incidence of esophageal adenocarcinoma in white males. Cancer, 2001, 92: 549-555
4. Homs MY, Kuipers EJ, Siersema PD. Palliative therapy. J Surg Oncol, 2005, 92 (3): 246-256
5. Ryu JS, Choi NC, Fischman AJ, et al. FDG-PET in staging and restaging non-small cell lung cancer after neoadjuvant chemoradiotherapy: correlation with histopathology. Lung Cancer, 2002, 35 (2): 179-87
6. Yap CS, Czemin J, Fishbein MC, et al. Evaluation of thoracic tumors with 18F-fluorothymidine and 18F-fluorodeoxyglucose-positron emission tomography. Chest, 2006, 129 (2): 393-401
7. Davies AR, Penman I, Plevris JN, et al. The multidisciplinary team meeting improves staging accuracy and treatment selection for gastro-esophageal cancer. Dis Esophagus, 2006, 19 (6): 496-503
8. Zhang X, Watson DI, Lally C, et al. Endoscopic ultrasound for preoperative staging of esophageal carcinoma. Surg Endosc, 2005, 19 (12): 1618-21
9. Akiyama S, Kodera Y, Koike M, et al. Small incisional esophagectomy with endoscopic assistance: evaluation of a new technique. Surg Today, 2001, 31 (4): 378-82
10. Ott K, Weber W. The importance of PET in the diagnosis and response evaluation of esophageal cancer. Dis Esophagus, 2006, 19 (6): 433-42
11. W Scheithauer . Esophageal cancer: chemotherapy as palliative therapy. Ann Oncol, 2004, 15 (Supplement 4): 97-100
12. Koshy M, Esiashvilli N, Landry JC, et al. Multiple Management Modalities in Esophageal Cancer: Combined Modality Management Approaches. Oncologist, 2004, 9: 147-159
13. Westerp M, Koppert LB, Buskens CJ, et al. Outcome of surgical treatment for early adenocarcinoma of the esophagus or gastro-esophageal junction. Virchows Arch, 2005, 446 (5): 497-504
14. Ilson DH, Saltz L, Enzinger P, et al. Phase II trial of weekly irinotecan plus cisplatin in advanced esophageal cancer. J Clin Oncol, 1999, 17: 3270-3275
15. Polee MB, Eskens FA, van der Burg ME, et al. Phase II study of bi-weekly administration of paclitaxel and cisplatin in patients with advanced oesophageal cancer. Br J Cancer, 2002, 86: 669-673
16. Petrasch S, Welt A, Reinacher A, et al. Chemotherapy with cisplatin and paclitaxel in patients with locally advanced, recurrent or metastatic oesophageal cancer. Br J Cancer, 1998, 78: 511-514
17. Ajani JA. Treatment of patients with upper gastrointestinal carcinomas. Semin Oncol, 1997, 24 (6 Suppl 19): 1972-1976
18. Ilson DH. Oesophageal cancer: new developments in systemic therapy. Cancer Treat Rev, 2003, 29 (6): 525-532
19. Anderson SE, Minsky BD, Bains M, et al. Combined modality therapy in esophageal cancer: the Memorial experience. Seminars in Surgical Oncology, 2003, 21: 228-232
20. evesa SS, Blot WJ, Fraumeni JF Jr. Changing patterns in the incidence of esophageal and gastric carcinoma in the United States. Cancer, 1998, 83: 2049-2053
21. Bollschweiler E, Wolfgarten E, Gutschow C, et al. Demographic variations in the rising incidence of esophageal adenocarcinoma in white males. Cancer, 2001, 92: 549-555
22. Enzinger PC, Ilson DH, Kelsen DP. Chemotherapy in esophageal cancer. Semin Oncol, 1999, 26: 12-20
23. Bleiberg H, Conroy T, Lacave AJ, et al. Randomised phase II study of cisplatin and 5-fluorouracil versus cisplatin alone in advanced squamous cell oesophageal cancer. Eur J Cancer, 1997, 33:

1216-1220

24. Bleiberg H, Conroy T, Lacave AJ, et al. Randomised phase II study of cisplatin and 5-fluorouracil versus cisplatin alone in advanced squamous cell oesophageal cancer. Eur J Cancer, 1997, 33: 1216-1220
25. El-Rayes BF, Shields A, Zalupski M, et al. A phase II study of carboplatin and paclitaxel in esophageal cancer. Ann Oncol, 2004, 15 (6): 960-5
26. Ajani JA, Ilson DH, Daugherty K, et al. Paclitaxel in the treatment of carcinoma of the esophagus. Semin Oncol, 1995, 22 (3 Suppl 6): 35-40
27. Ilson DH, Ajani J, Bhalla K, et al. Phase II trial of paclitaxel, fluorouracil, and cisplatin in patients with advanced carcinoma of the esophagus. J Clin Oncol, 1998, 16 (5): 1826-34
28. Ilson DH, Forastiere A, Arquette M, et al. A phase II trial of paclitaxel and cisplatin in patients with advanced carcinoma of the esophagus. Cancer J, 2000, 6 (5): 316-23
29. Schull B, Kornek GV, Schmid K, et al. Effective combination chemotherapy with bimonthly docetaxel and cisplatin with or without hematopoietic growth factor support in patients with advanced gastroesophageal cancer. Oncology, 2003, 65 (3): 211-7
30. Muro K, Hamaguchi T, Ohtsu A, et al. A phase II study of single-agent docetaxel in patients with metastatic esophageal cancer. Ann Oncol, 2004, 15 (6): 955-9
31. Airoldi M, Cortesina G, Giordano C, et al. Docetaxel and vinorelbine: an effective regimen in recurrent squamous cell esophageal carcinoma. Med Oncol, 2003, 20 (1): 19-24
32. Govindan R, Read W, Faust J, et al. Phase II study of docetaxel and irinotecan in metastatic or recurrent esophageal cancer: a preliminary report. Oncology (Huntingt), 2003, 17 (9 Suppl 8): 27-31
33. Anderson SE, O'Reilly EM, Kelsen DP, et al. Phase II trial of 96-hour paclitaxel in previously treated patients with advanced esophageal cancer. Cancer Invest, 2003, 21 (4): 512-6
34. Anderson SE, O'Reilly EM, Kelsen DP, et al. Phase II trial of 96-hour paclitaxel in previously treated patients with advanced esophageal cancer. Cancer Invest, 2003, 21 (4): 512-6
35. Petrasch S, Welt A, Reinacher A, et al. Chemotherapy with cisplatin and paclitaxel in patients with locally advanced, recurrent or metastatic oesophageal cancer. Br J Cancer, 1998, 78 (4): 511-4
36. Polee MB, Eskens FA, van der Burg ME, et al. Phase II study of bi-weekly administration of paclitaxel and cisplatin in patients with advanced oesophageal cancer. Br J Cancer, 2002, 86 (5): 669-73
37. Polee MB, Tilanus HW, Eskens FA, et al. Phase II study of neo-adjuvant chemotherapy with paclitaxel and cisplatin given every 2 weeks for patients with a resectable squamous cell carcinoma of the esophagus. Ann Oncol, 2003, 14 (8): 1253-7
38. Lokich JJ, Sonneborn H, Anderson NR, et al. Combined paclitaxel, cisplatin, and etoposide for patients with previously untreated esophageal and gastroesophageal carcinomas. Cancer, 1999, 85 (11): 2347-51
39. Tanaka T, Sueyoshi S, Sasahara H, et al. Preliminary evaluation of chemotherapy with docetaxel, 5-FU, CDDP for recurrent esophageal cancer--a pilot study. Gan To Kagaku Ryoho, 2003, 30 (12): 1955-8
40. Tanaka T, Sueyoshi S, Sasahara H, et al. Preliminary evaluation of chemotherapy with docetaxel, 5-FU, CDDP for recurrent esophageal cancer--a pilot study Gan To Kagaku Ryoho, 2003, 30 (12):

1955-8
41. Kim ES, Khuri FR. Docetaxel and radiation as combined-modality therapy. Oncology (Huntingt), 2002, 16 (6 Suppl 6): 97-105
42. Lordick F, von Schilling C, Bernhard H, et al. Phase II trial of irinotecan plus docetaxel in cisplatin-pretreated relapsed or refractory oesophageal cancer. Br J Cancer, 2003, 89 (4): 630-3
43. Kroep JR, Pinedo HM, Giaccone G, et al. Phase II study of cisplatin preceding gemcitabine in patients with advanced oesophageal cancer. Ann Oncol, 2004, 15 (2): 230-5
44. Sandler AB, Kindler HL, Einhorn LH. Phase II trial of gemcitabine in patients with previously untreated metastatic cancer of the esophagus or gastroesophageal junction. Ann Oncol, 2000, 11 (9): 1161-4
45. Kroep JR, Peters GJ, van Moorsel CJ, et al. Gemcitabine-cisplatin: a schedule finding study. Ann Oncol, 1999, 10 (12): 1503-10
46. Urba SG, Chansky K, VanVeldhuizen PJ, et al. Gemcitabine and cisplatin for patients with metastatic or recurrent esophageal carcinoma: a Southwest Oncology Group Study. Invest New Drugs, 2004, 22 (1): 91-7
47. Kroep JR, Pinedo HM, Giaccone G, et al. Phase II study of cisplatin preceding gemcitabine in patients with advanced oesophageal cancer. Ann Oncol, 2004, 15 (2): 230-5
48. Urba SG, Chansky K, VanVeldhuizen PJ, et al. Gemcitabine and cisplatin for patients with metastatic or recurrent esophageal carcinoma: a Southwest Oncology Group Study. Invest New Drugs, 2004, 22 (1): 91-7
49. Assersohn L, Brown G, Cunningham D, et al. Phase II study of irinotecan and 5-fluorouracil/leucovorin in patients with primary refractory or relapsed advanced oesophageal and gastric carcinoma. Ann Oncol, 2004, 15 (1): 64-9
50. Lordick F, von Schilling C, Bernhard H, et al. Phase II trial of irinotecan plus docetaxel in cisplatin-pretreated relapsed or refractory oesophageal cancer, Br J Cancer, 2003, 89 (4): 630-3
51. Slater S, Shamash J, Wilson P, et al. Irinotecan, cisplatin and mitomycin in inoperable gastro-oesophageal and pancreatic cancers - a new active regimen. Br J Cancer, 2002, 87 (8): 850-3
52. Muhr-Wilkenshoff F, Hinkelbein W, Ohnesorge I, et al. A pilot study of irinotecan (CPT-11) as single-agent therapy in patients with locally advanced or metastatic esophageal carcinoma. Int J Colorectal Dis, 2003, 18 (4): 330-4
53. Jatoi A, Tirona MT, Cha SS, et al. A phase II trial of docetaxel and CPT-11 in patients with metastatic adenocarcinoma of the esophagus, gastroesophageal junction, and gastric cardia. DOX+CPT-11. Int J Gastrointest Cancer, 2002, 32 (2-3): 115-23
54. Ilson DH, Saltz L, Enzinger P, et al. Phase II trial of weekly irinotecan plus cisplatin in advanced esophageal cancer. J Clin Oncol, 1999, 17 (10): 3270-5
55. Ilson DH, Minsky B. Irinotecan in esophageal cancer. Oncology (Huntingt), 2003, 17 (9 Suppl 8): 32-6
56. Govindan R, Read W, Faust J, et al. Phase II study of docetaxel and irinotecan in metastatic or recurrent esophageal cancer: a preliminary report. Oncology (Huntingt), 2003, 17 (9 Suppl 8): 27-31
57. Hoff PM, Fuchs CS. The experience with oxaliplatin in the treatment of upper gastrointestinal carcinomas. Semin Oncol, 2003, 30 (4 Suppl 15): 54-61
58. Goldwasser F, Gross-Goupil M, Tigaud JM, et al. Dose escalation of CPT-11 in combination with

oxaliplatin using an every two weeks schedule: a phase I study in advanced gastrointestinal cancer patients. Ann Oncol, 2000, 11 (11): 1463-70

59. Stahl M. Chemotherapy of esophageal carcinoma. Onkologie, 1999, 22: 98-104
60. Lovett D, Kelsen D, Eisenberger M, et al. A phase II trial of carboplatin and vinblastine in the treatment of advanced squamous cell carcinoma of the esophagus. Cancer, 1991, 67: 354-356
61. Kroep JR, Pinedo HM, Giaccone G, et al. Phase II study of cisplatin preceding gemcitabine in patients with advanced oesophageal cancer. Ann Oncol, 2004, 15 (2): 230-5
62. Urba SG, Chansky K, VanVeldhuizen PJ, et al. Gemcitabine and cisplatin for patients with metastatic or recurrent esophageal carcinoma: a Southwest Oncology Group Study. Invest New Drugs, 2004, 22 (1): 91-7
63. Urschel JD, Vasan H, Blewett CJ. A meta-analysis of randomized controlled trials that compared neoadjuvant chemotherapy and surgery to surgery alone for resectable esophageal cancer. Am J Surg, 2002, 183 (3): 274-9
64. Chan AC, Lee DW, Griffith JF, et al. The clinical efficacy of neoadjuvant chemotherapy in squamous esophageal cancer: a prospective nonrandomized study of pulse and continuous-infusion regimens with Cisplatin and 5-Fluorouracil. Ann Surg Oncol, 2002, 9 (7): 617-24
65. Ancona E, Ruol A, Santi S, et al. Only pathologic complete response to neoadjuvant chemotherapy improves significantly the long term survival of patients with resectable esophageal squamous cell carcinoma: final report of a randomized, controlled trial of preoperative chemotherapy versus surgery alone. Cancer, 2001, 91 (11): 2165-74
66. Archer VR, Mulholland PJ, Stocken DD, et al. Combined results from three phase II trials of neoadjuvant chemotherapy in operable adenocarcinoma of the oesophagus. Clin Oncol (R Coll Radiol), 2001, 13 (3): 164-9
67. Aroori S, Parshad R, Kapoor A, et al. Neoadjuvant chemotherapy in squamous cell carcinoma of the esophagus using low dose continuous infusion 5-fluorouracil and cisplatin: results of a prospective study. Indian J Cancer, 2004, 41 (1): 3-7
68. Stahl M, Wilke H, Stuschke M. Clinical response to induction chemotherapy predicts local control and long-term survival in multimodal treatment of patients with locally advanced esophageal cancer. J Cancer Res Clin Oncol, 2005, 131 (1): 67-72
69. Medical Research Council Oesophageal Cancer Working Group. Surgical resection with or without preoperative chemotherapy in oesophageal cancer: a randomised controlled trial. Lancet, 2002, 359 (9319): 1727-33
70. Kelsen DP, Ginsberg R, Pajak TF. Chemotherapy followed by surgery compared with surgery alone for localized esophageal cancer. N Engl J Med, 1998, 339 (27): 1979-84
71. Kaklamanos IG, Walker GR, Ferry K, et al. Neoadjuvant treatment for resectable cancer of the esophagus and the gastroesophageal junction: a meta-analysis of randomized clinical trials. Ann Surg Oncol, 2003, 10 (7): 754-61
72. Polee MB, Tilanus HW, Eskens FA, et al. Phase II study of neo-adjuvant chemotherapy with paclitaxel and cisplatin given every 2 weeks for patients with a resectable squamous cell carcinoma of the esophagus. Ann Oncol, 2003, 14 (8): 1253-7
73. Keresztes RS, Port JL, Pasmantier MW, et al. Preoperative chemotherapy for esophageal cancer with paclitaxel and carboplatin: results of a phase II trial. J Thorac Cardiovasc Surg. 2003, 126 (5): 1603-8

74. Rice TW, Adelstein DJ, Chidel MA, et al. Benefit of postoperative adjuvant chemoradiotherapy in locoregionally advanced esophageal carcinoma. J Thorac Cardiovasc Surg, 2003, 126 (5): 1590-6
75. Tachibana M, Yoshimura H, Kinugasa S, et al. Postoperative chemotherapy vs chemoradiotherapy for thoracic esophageal cancer: a prospective randomized clinical trial. Eur J Surg Oncol, 2003, 29 (7): 580-7
76. Ando N, Iizuka T, Ide H, et al. Surgery plus chemotherapy compared with surgery alone for localized squamous cell carcinoma of the thoracic esophagus: a Japan Clinical Oncology Group Study--JCOG9204. J Clin Oncol, 2003, 21 (24): 4592-6
77. Ilson DH. Oesophageal cancer: new developments in systemic therapy. Cancer Treat Rev, 2003, 29 (6): 525-532
78. Anderson SE, Minsky BD, Bains M, et al. Combined modality therapy in esophageal cancer: the Memorial experience. Seminars in Surgical Oncology, 2003, 21: 228-232
79. W Scheithauer . Esophageal cancer: chemotherapy as palliative therapy. Ann Oncol, 2004, 15 (Supplement 4): 97-100
80. Koshy M, Esiashvilli N, Landry JC, et al. Multiple Management Modalities in Esophageal Cancer: Combined Modality Management Approaches. Oncologist, 2004, 9: 147-159
81. Westerp M, Koppert LB, Buskens CJ, et al. Outcome of surgical treatment for early adenocarcinoma of the esophagus or gastro-esophageal junction. Virchows Arch, 2005, 446 (5): 497-504
82. Hayashi K, Ando N, Watanabe H, et al. Phase II evaluation of protracted infusion of cisplatin and 5-fluorouracil in advanced squamous cell carcinoma of the esophagus: a Japan Esophageal Oncology Group (JEOG) Trial (JCOG9407). Jpn J Clin Oncol, 2001, 31 (9): 419-23
83. Polee MB, Kok TC, Siersema PD, et al. Phase II study of the combination cisplatin, etoposide, 5-fluorouracil and folinic acid in patients with advanced squamous cell carcinoma of the esophagus. Anticancer Drugs, 2001, 12 (6): 513-7
84. Moroni M, Giannetta L, Gelosa G, et al. Second-line chemotherapy with bleomycin, methotrexate, and vinorelbine (BMV) for patients with squamous cell carcinoma of the head, neck and esophagus (SCC-HN&E) pretreated with a cisplatin-containing regimen: a phase II study. J Chemother, 2003, 15 (4): 394-9
85. Conroy T, Etienne PL, Adenis A, et al. Vinorelbine and cisplatin in metastatic squamous cell carcinoma of the oesophagus: response, toxicity, quality of life and survival. Ann Oncol, 2002, 13 (5): 721-9
86. Hsu CH, Cheng AL, Hsu C, et al. A phase II study of weekly methotrexate, cisplatin, and 24-hour infusion of high-dose 5-fluorouracil and leucovorin (MP-HDFL) in patients with metastatic and recurrent esophageal cancer-improving toxicity profile by infusional schedule and double biochemical modulation of 5-fluorouracil. Anticancer Res, 2002, 22 (6B): 3621-7
87. Airoldi M, Cortesina G, Giordano C, et al. Docetaxel and vinorelbine: an effective regimen in recurrent squamous cell esophageal carcinoma. Med Oncol, 2003, 20 (1): 19-24
88. El-Rayes BF, Shields A, Zalupski M. A phase II study of carboplatin and paclitaxel in esophageal cancer. Ann Oncol, 2004, 15 (6): 960-5
89. 周宝宁，钟一玲，李云等. 剂量顺铂、氟尿嘧啶、平阳霉素治疗晚期食管癌临床观察. 实用癌症杂志，2000，15 (3)：303-305
90. Sun DR. Ten-year follow-up of esophageal cancer treated by radical radiation therapy: analysis of 869 patients. Int J Radiat Oncol Biol Phys, 1989, 16: 329-334

91. Okawa T, Kita M, Tanaka M, et al. Results of radiotherapy for inoperable locally advanced esophageal cancer. Int J Radiat Oncol Biol Phys, 1989, 17: 49-54

92. Walsh TN, Noonan N, Hollywood D, et al. A comparison of multimodal therapy and surgery for esophageal adenocarcinoma. N Engl J Med, 1996, 335: 462-7

93. Bosset JF, Gignoux M, Triboulet JP, et al. Chemoradiotherapy followed by surgery compared with surgery alone in squamous cell cancer of the esophagus. N Engl J Med, 1997, 337: 161-7

94. Urba SG, Orringer MB, Turrisi A, et al. Randomised trial of preoperative chemoradiation versus surgery alone in patients with locoregional esophageal carcinoma. J Clin Oncol, 2001, 19: 305-13

95. Swisher SG, Ajani JA, Komaki R, et al. Long-term outcome of phase II trial evaluating chemotherapy, chemoradiotherapy and surgery for locoregionally advanced esophageal cancer. Int J Radiat Oncol Biol Phys, 2003, 57: 120-127

96. Cooper JS, Guo MD, Herskovic A, et al. Chemoradiotherapy of locally advanced esophageal cancer: Long-term follow-up of a prospective randomized trial (RTOG 85-01). Radiation Therapy Oncology Group. JAMA, 1999, 281: 1623-1627

97. Hironaka S, Ohtsu A, Boku N, et al. Nonrandomized comparison between definitive chemoradiotherapy and radical surgery in patients with T (2-3) N (any) M (0) squamous cell carcinoma of the esophagus. Int J Radiat Oncol Biol Phys, 2003, 57 (2): 425-433

98. Burmeister BH, Smithers BM, Gebski V, et al. Surgery alone versus chemoradiotherapy followed by surgery for resectable cancer of the oesophagus: a randomised controlled phase III trial. Lancet Oncol, 2005, 6 (9): 659-668

99. Fu JH, Rong TH, Li XD, et al. Chemoradiotherapy followed by Surgery in Treatment of Locally Advanced Esophageal Carcinoma: A Phase II Trial. Ai Zheng, 2004, 23 (11 Suppl 1): 1473-6

100. Slater MS, Holland J, Faigel DO, et al. Does neoadjuvant chemoradiation downstage esophageal carcinoma? Am J Surg, 2001, 181 (5): 440-4

101. Triboulet JP, Amrouni H, Guillem P, et al. Long term results of esophageal epidermoid cancers in complete remission after preoperative chemo-radiotherapy. Ann Chir, 1998, 52 (6): 503-8

102. Lee JL, Park SI, Kim SB, et al. A single institutional phase III trial of preoperative chemotherapy with hyperfractionation radiotherapy plus surgery versus surgery alone for resectable esophageal squamous cell carcinoma. Ann Oncol, 2004, 15 (6): 947-54

103. Geh JI, Crellin AM, Glynne-Jones R. Preoperative (neoadjuvant) chemoradiotherapy in oesophageal cancer. Br J Surg, 2001, 88 (3): 338-56

104. Ajani JA, Walsh G, Komaki R, et al. Preoperative induction of CPT-11 and cisplatin chemotherapy followed by chemoradiotherapy in patients with locoregional carcinoma of the esophagus or gastroesophageal junction. Cancer, 2004, 100 (11): 2347-54

105. Ajani JA, Komaki R, Putnam JB, et al. A three-step strategy of induction chemotherapy then chemoradiation followed by surgery in patients with potentially resectable carcinoma of the esophagus or gastroesophageal junction. Cancer, 2001, 92 (2): 279-86

106. De Vita F, Di Martino N, Orditura M, et al. Preoperative chemoradiotherapy for squamous cell carcinoma and adenocarcinoma of the esophagus: a phase II study. Chest, 2002, 122 (4): 1302-8

107. Terrosu G, Cedolini C, Bresadola V, et al. Preoperative chemoradiotherapy in cancer of the thoracic esophagus. Dis Esophagus, 2003, 16 (1): 9-16

108. Balart J, Balmana J, Rius X, et al. Treatment of oesophageal cancer with preoperative chemoradiotherapy may increase operative mortality. Eur J Surg Oncol, 2003, 29 (10): 884-9

109. Tachibana M, Yoshimura H, Kinugasa S, et al. Postoperative chemotherapy vs chemoradiotherapy for thoracic esophageal cancer: a prospective randomized clinical trial. Eur J Surg Oncol, 2003, 29 (7): 580-7
110. Saeki H, Ohga T, Ito S, et al. Evaluation of multi-mobality treatment for the patients with advanced esophageal cancer Fukuoka Igaku Zasshi, 2002, 93 (12): 259-65
111. Fiorica F, Di Bona D, Schepis F, et al. Preoperative chemoradiotherapy for oesophageal cancer: a systematic review and meta-analysis. Gut, 2004, 53 (7): 925-30
112. Ohtsu A. Chemoradiotherapy for esophageal cancer: current status and perspectives. Int J Clin Oncol, 2004, 9 (6): 444-50
113. Kleinberg L, Knisely JP, Heitmiller R, et al. Mature survival results with preoperative cisplatin, protracted infusion 5-fluorouracil, and 44-Gy radiotherapy for esophageal cancer. Int J Radiat Oncol Biol Phys, 2003, 56 (2): 328-34
114. Kim JH, Choi EK, Kim SB, et al. Preoperative hyperfractionated radiotherapy with concurrent chemotherapy in resectable esophageal cancer. Int J Radiat Oncol Biol Phys, 2001, 50 (1): 1-12
115. Heath EI, Burtness BA, Heitmiller RF, et al. Phase II evaluation of preoperative chemoradiation and postoperative adjuvant chemotherapy for squamous cell and adenocarcinoma of the esophagus. J Clin Oncol, 2000, 18 (4): 868-76
116. Posner MC, Gooding WE, Lew JI, et al. Complete 5-year follow-up of a prospective phase II trial of preoperative chemoradiotherapy for esophageal cancer. Surgery, 2001, 130 (4): 620-6; discussion 626-8.
117. El Nakadi I, Van Laethem JL, Houben JJ, et al. Squamous cell carcinoma of the esophagus: multimodal therapy in locally advanced disease. World J Surg, 2002, 26 (1): 72-8
118. Urschel JD, Vasan H. A meta-analysis of randomized controlled trials that compared neoadjuvant chemoradiation and surgery to surgery alone for resectable esophageal cancer. Am J Surg, 2003, 185 (6): 538-43
119. 李辉主编. 现代食管外科学. 北京：人民军医出版社，2004. 382
120. 焦兴元，任建林主编. 消化系肿瘤学. 北京：人民军医出版社，2004. 57-64
121. 南克俊，肖菊香，赵新汉等. 现代肿瘤内科治疗学. 西安：世界图书出版公司，2003. 357-358
122. Rice TW, Jr GZ, Adelstein DJ, et al. Esophageal carcinoma: depth of tumor invasion is predictive of regional lymph node ststus. Ann Thorac Surg, 1998, 65: 787
123. Brucher BL, Stein HJ. Lymphatic vessel invasion is an independent prognostic factor in patients with a primary resected tumor with esophageal squamous cell carcinoma. Cancer, 2001, 92 (8): 2228-2233

# 第十章　胃　癌

## ——含食管胃结合部腺癌（贲门腺癌）

## 第一节　概况与进展

### 一、胃癌发病与防治研究现状

胃癌是世界上最常见的恶性肿瘤之一，其发病率及死亡率居恶性肿瘤第二位，中国大中城市居第二位，农村多为第一位。全国年死于胃癌者约 16 万人，占年癌症死亡人数的 23%。从近年的发病趋势看，发达国家如胃癌高发国日本的发病下降，而发展中国家则持平或略升，中国一些城市或地区如上海市发病降至第二位，但大多数农村还没有下降趋势，有些地区还略升。从病变部位观察，发病降低主要是胃体、胃窦部癌，胃食管结合部（贲门部，gastroesophageal junction，GEJ）腺癌世界各地包括中国在内未降反而上升。从发病年龄分析近年还有年轻化的趋势，40 岁以下的患者并不少见。从性别分析发病男多于女，年轻患者中女性比例增多。

中国胃癌防治现状可归纳为“一高三低”的特点：发病率及死亡率高，早诊率低（Ⅰ期仅占 10%左右），手术切除率低（根治切除率 50%～65%），5 年生存率低（各期总体生存率 30%左右）（表 10－1）。

**表 10－1　各期（TNM）胃癌检出率与 5 年生存率**

| TNM 分期 | 检出率（%）（国外，国内） | 5 年生存率（%）（国外，国内） |
|---|---|---|
| Ⅰ | 18，9 | 90，87 |
| Ⅱ | 15，19 | 68，59 |
| Ⅲ | 27，35 | 37，28 |
| Ⅳ | 39，37 | 9，8 |

表 10－1 显示Ⅰ期胃癌的 5 年生存率高，而占 60%以上的Ⅲ期和Ⅳ期患者手术根治切除率低，5 年生存率明显下降。对晚期胃癌采取综合治疗有望延长生存期，改善生活质量。

### 二、胃癌的治疗状况

外科手术治疗目前仍是胃癌治愈的唯一方法，根治性切除是彻底切除原发灶、转移淋巴结及侵犯的组织，做到没有癌残留，根据病期与患者全身状况决定根治术式。早期粘膜内癌可行缩小切除术，对于粘膜下癌以及Ⅱ期、Ⅲ期胃癌行标准 D2 根治术，应完全彻底切除原发癌灶，清除区域淋巴结，包括 N1（第 1～6 组）、N2（第 7～11 组），总清扫淋巴结数目不得少于 15 个。至于扩大根治切除术 D3、D4，应依据患者全身与局部状况慎重选择。D2 标准根治术虽已为国外大多数学者认同，并已被 USNCCN（the US National Comprehensive Cancer Network）推荐，但从文献报告看，尽管对Ⅲ期胃癌患者施以 D2 或 D2＋甚至 D3、D4 根治术，5 年生存率仍不及 30%，单纯提高手术切除技术难以提高生存率，因此围手术期的全身与局部非手术综合治疗日益引起重视，并以化学治疗作为主要手段开展临床研究，确认其地位与作用。

Ⅳ期胃癌属于局部进展期或转移性胃癌（advanced gastric cancer，AGC），即晚期胃癌。具有T4N1－3M0，T1－3N3M0，TanyNanyM1任一项者可确定为TNM分期的Ⅳ期（表10－2）。

**表10－2 胃癌TNM分期（1997，UICC）**

| M0 | | N | | | | M1 |
|---|---|---|---|---|---|---|
| | | N0 | N1 | N2 | N3 | |
| | T1 | Ⅰa | Ⅰb | Ⅱ | Ⅳ | Ⅳ |
| M0 | T2 | Ⅰb | Ⅱ | Ⅲa | Ⅳ | Ⅳ |
| | T3 | Ⅱ | Ⅲa | Ⅲb | Ⅳ | Ⅳ |
| | T4 | Ⅲa | Ⅳ | Ⅳ | Ⅳ | Ⅳ |
| M1 | | Ⅳ | Ⅳ | Ⅳ | Ⅳ | Ⅳ |

Ⅳ期胃癌无法行手术根治切除，其原因是病灶侵犯了大血管，或有其他脏器侵犯与转移、腹膜种植、腹水形成等，对胃原发灶行姑息切除可以防止出血、穿孔、梗阻等并发症，还可减少患者肿瘤负荷量有利于化学治疗及其他治疗，不能切除原发癌灶时行改道或造瘘术也可缓解症状、改善患者生活质量。不能手术、非根治术及根治术后复发转移无法再切除的晚期患者，如无化疗禁忌都应采取以化学治疗为主的综合治疗措施，期望获得缓解症状、提高生活质量、延长生存期。

综上所述，胃癌的治疗首先需明确诊断及分期。诊断的原则包括定性、定位、定期及定状，即确定病理诊断分型、解剖部位及大小和范围后，明确TNM临床分期，同时需判定体力状况和重要脏器状况。在此基础上，决定治疗决策如下（表10－3）：

**表10－3 胃癌分期及相应的治疗决策**

| 分期 | | 治疗决策 |
|---|---|---|
| Tis | | EMR |
| Ⅰ | 淋巴结阴性 | EMR，或腹腔镜下手术，D0或D1手术 |
| | 淋巴结阳性 | D2手术 |
| Ⅱ | | D2手术，术后辅助化疗 |
| Ⅲ | | D2手术，术后辅助治疗（放疗、化疗、放化疗） |
| Ⅳ | M0 | 新辅助治疗－降期－争取手术－术后治疗 |
| | M1 | 挽救化疗或放化疗 |

诊断定期术前判定可采用超声内镜、腹腔镜、B型超声波、CT、MRI、PET等检查手段。

## 三、胃癌化学治疗的地位

（一）化学治疗使患者受益

化学药物的抗癌作用机制主要是影响、干扰、破坏癌细胞DNA的合成及其结构与功能，对生长活跃的正常组织如造血器官、消化道粘膜、毛发会有一定影响，而产生一些不良反应，严重时可出现致命毒性。半个世纪以来，化学药物治疗恶性肿瘤的有效性与安全性一直是人们十分关注的问题，对于已处于晚期，对化疗相对敏感的胃癌患者，是否接受化疗在医患、家属与社会中存在疑虑。早在十年以前有学者就进行了四项晚期胃癌全身化疗与最佳支持治疗（best supportive care，BSC）的随机对照试验，受试患者体力状况（performance status，PS）0～2级，无化疗禁忌（表10-4）。

表10-4 晚期胃癌全身化疗 vs BSC

| 方案 | 例数 | mOS（月） | 1年生存率 | 2年生存率 |
|---|---|---|---|---|
| FAMTX | 30 | 10 $P<0.001$ | 40% | 6% |
| BSC | 10 | 3 | 10% | 0 |
| FEMTX | 17 | 12 $P<0.001$ | — | — |
| BSC | 19 | 3 | — | — |
| ELF | 10 | 10 $P<0.05$ | — | — |
| BSC | 8 | 4 | — | — |
| ELF | 52 | 10.2 $P<0.05$ | 35% | 10% |
| BSC | 51 | 5 | 8% | 0 |

FAMTX：5-FU，ADM，MTX；FEMTX：5-FU，EPI，MTX；ELF：VP-16，LV，5-FU。OS：overall survival。引自 Wils J. The treatment of advanced gastric cancer，Semin Oncol 1996；23：297 修改

表10-4所采用化疗方案均为20世纪90年代左右的传统方案，虽然总数仅有197例，四项试验结果均显示化疗组生存期明显延长，有两项试验还报告化疗组1年和2年生存率有明显优势。

（二）化学治疗在胃癌各期中的地位与作用

胃癌化疗可分为以下四种：① 新辅助化疗（neoadjuvant chemotherapy）又称术前化疗；② 辅助性化疗（adjuvant chemotherapy）指规范根治切除术后的化疗；③ 姑息性化疗（palliative chemotherapy）指晚期胃癌的挽救治疗，以改善生活质量及延长生存期为目标；④ 区域性化疗（local chemotherapy）应用于术前、术后或晚期胃癌，提高局部癌灶杀伤作用，如区域动脉介入化疗、腹腔内化疗、经内镜对胃内癌灶注射化疗药及光动力学疗法。以上四种化疗应用于胃癌的不同阶段。在各期胃癌中占到60%～70%的Ⅲ、Ⅳ（M0）期的新辅助化疗是研究重点，Ⅲ期根治性切除术后辅助化疗是最可能使患者受益的措施，Ⅳ期胃癌全身化疗使患者获益，已有循证医学证据（表10-4）。全身或区域化疗以及双路化疗成为主要方法，已被国内外公认。对占30%的Ⅰ、Ⅱ期胃癌化疗主要用于术后，虽然临床随机对照试验尚未认可是否有益，但对于具有高危因素，如病理类型分化差、侵犯胃壁全层、淋巴结转移数目较多、年轻人（<40岁）等病例给予辅助化疗会有助于减少复发与转移。影响辅助化疗效果的因素较多，其中最重要的因素之一是化疗方案，20世纪的传统方案，经不起新药方案的挑战，在以循证医学方法进行的随机对照试验中，传统方案均处于劣势，新方案取代传统方案已成定论，这在围手术期化疗方面也将改观，新药化疗在围手术期治疗中将会发挥更突出的作用。

（三）胃癌化学治疗是肿瘤内科学的难题

恶性肿瘤化学治疗只有半个多世纪的历史，是癌症治疗三大手段中后进的学科。继手术疗法、放射疗法局部治疗癌症之后，化学疗法兴起，其作用于全身以及局部，以杀灭和消除癌细胞为目标，对原发灶与转移灶均有治疗作用。一些对化疗药物敏感的血液肿瘤、某些实体瘤已可以治愈。但对大多数晚期肿瘤化疗还只是姑息性治疗，化学药物靶向目标不强，肿瘤对抗癌药原发与继发耐药，肿瘤体积过大、转移播散广泛，药物不良反应特别是对心脏、肝脏、肾脏及造血器官的毒性等都影响其发挥更大作用。为克服以上缺点，开发研制高效、低毒的新药就成为了热点。高发病率的消化道癌属于化疗相对敏感肿瘤，自2000年以来新药、新方案使消化道癌化疗效果得到了改善。以结直肠癌为例，20世纪60—80年代以5-FU为主的方案治疗晚期结直肠癌有效率仅10%～20%，中位生存期10个月左右，自2000年以来开发的新药如OXA、IRI与5-FU联合有效率提高到了50%，中位生存期达20个月，近年分子

靶向药物用于治疗晚期结直肠癌又使疗效达到了新水平。治疗晚期结直肠癌已有公认的标准一线规范化疗方案，对围手术期辅助化疗特别是根治术后辅助化疗，随机对照试验证明肯定可以延长生存期，从而推荐出标准辅助化疗方案。胃癌化学治疗起步早，是最先开展化疗的癌症之一，但至今处于滞后状态。治疗晚期胃癌推出了很多化疗方案，但经不起时间考验，在随机对照试验中结果均无统计学差异，因此至今尚无标准化疗方案。有些方案治疗晚期胃癌提高了有效率，但生存期延长不显著。根治术后辅助化疗试验了30多年，多项随机荟萃分析（Meta-analysis）并未得到明确肯定的结论。术后放化疗的有效性结论也有争议，新辅助化疗已有成功报道，但还缺少大样本随机试验。近年来开发研制成功了许多新药，以循证肿瘤学方法开展临床试验，使化疗的有效性与安全性判断更趋科学、客观、可靠、可信，使化疗在胃癌各期的治疗中发挥了更大作用，胃癌化疗滞后的局面将会改变。

## 四、胃癌化学治疗研究的发展与进步

### （一）胃癌化学治疗目前的水平

20世纪50年代出现了用化学药物单药治疗晚期胃癌，主要药物有氟尿嘧啶（5-FU）、甲氨蝶呤（MTX）及环磷酰胺（CTX）。至今已发展至四大类40余种最常用的有效药物联合治疗的形势，晚期胃癌化学治疗水平与时俱进。当前治疗水准主要表现在有效性与安全性两方面（表10-5）。

**表10-5 AGC全身化学治疗当前水准**

| 项目 | 治疗水准 |
|---|---|
| 近期有效率（RR%） | 单药＞20%，两药30%～50%，三药40%～70%<br>（总体水平40%～50%），RECIST标准 |
| mTTP（median time to progress） | 6个月（3～8个月） |
| mOS（median overall survival） | 9个月（5～16个月） |
| QOL（quality of life） | 50%改善（PS增分，CBR有效） |
| 1年生存率（%） | 30%～40% |
| 不良反应（NCI-CTC 3/4级） | ＜20%，无化疗相关死亡事件 |

PS（performance status），CBR（clinical benefit response）

有效性包含起始目标与最终目标两方面，即RR%与mOS是两项主要指标，体现了消除癌灶效果与患者延长生命的整体目的。起始目标与最终目标有相关关系，高RR%才能有长OS，但两者并非平行关系。不少试验结果RR%高，但OS没有明显延长，这样的结果常经受不住考验会被淘汰。当然影响生存时间的还有很多因素，如中断后续治疗、继发耐药、综合治疗措施（心理、免疫、支持、扶正及联合其他治疗等）以及治疗毒性、疾病并发症的及时正确处理等都会影响患者的生存。评价本次所采用化疗方案的指标除RR%外，还常以TTP或PFS（progression-free survival）进行判定，更多报告使用了TTP，即从本方案开始治疗日至病灶出现进展的时间，按照RECIST（response evaluation criteria in solid tumors，NCI，2000）进行疗效评价，没有报告TTP及OS的研究是不完整的，将影响试验质量。

安全性是评价化疗方案的重要因素，在新药临床Ⅰ期试验中将药物毒性反应列为核心内容，以不良反应的程度决定用药剂量的大小、频度与剂量强度，在Ⅱ期临床试验中报告疗效同时必须报告不良反应的种类、程度及可逆、可测、可控情况，特别关注重要脏器累积性毒性的发生情况，此外应注意因毒性出组的病例，患者拒绝治疗以及死亡事件等。

### （二）胃癌化学治疗的有效药物

1942年Gilman报告化学药物氮芥治疗恶性淋巴瘤的成功开创了肿瘤化疗的新纪元。胃癌化学治疗已有50年历史，有效药物有四大类：烷化剂（alkylating agents）、抗代谢药（antimetabolites）、抗生素类（antibiotics）及植物生物碱（plant alkaloids）。各类的有效代表药物如下（表 10－6）。

**表 10－6 胃癌常用的主要化学药物**

| 年代 | 药物（单药治疗胃癌首报年代） |
|---|---|
| 1960— | 氟尿嘧啶（5－Fluorouracil，5－FU，1960） |
| | 丝裂霉素（Mitomycin C，MMC，1966） |
| 1970— | 替加氟（Tegafur，Ftorafur，FT－207，TGF，1974） |
| | 甲氨蝶呤（Methothexate，MTX，1975） |
| | 阿霉素（Adriamycin，Doxorubicin，ADM，1975） |
| | 羟基喜树碱（Hydroxycamptothecine，HCPT，1977） |
| 1980— | 顺氯氨铂（Cisplatin，CDDP，1982） |
| | 足叶乙苷（鬼臼乙叉苷、Etoposide，VP－16、1982） |
| | 复方喃氟啶（优福定，UFT，1983） |
| | 卡铂（Carboplatin，CBP，1984） |
| | 表阿霉素（Epirubicin，EPI，1985） |
| 1990— | 伊立替康（Irinotecan，IRI，1993） |
| | 多西紫杉醇（Docetaxel，DCT，TXT，1994） |
| | 替吉奥（TS－1，S－1，1995） |
| | 紫杉醇（Paclitaxel，TAX，1998） |
| 2000— | 吉西他滨（Gemcitabine，GEM，2000） |
| | 卡培他滨（Capecitabine，CAPE，2001） |
| | 奥沙利铂（Oxaliplation，OXA，2001，联合用药） |

表中所列药物至今是临床常用的品种，有些药如阿糖胞苷（Ara－C）、亚硝脲类的卡氮芥（BCNU）、环乙亚硝脲（CCNU）、甲环亚硝脲（Me－CCNU）、里莫斯定（ACNU）以及羟基脲（HU）、卡莫氟（HCFU），进入 2000 年以来已很少报道，均未列入。卡铂（CBP）单药治疗胃癌有效率低，国外极少用于胃癌，国内少数报道用于介入化疗或腹腔化疗，但未见与 CDDP 有随机对照试验的报道。

常用化疗药物单药治疗晚期胃癌的有效率如下（表 10－7）。

**表 10－7 单药治疗晚期胃癌有效率**

| 分类 | 药物 | 例数 | RR（%） |
|---|---|---|---|
| 抗代谢药 | 5－FU | 392 | 21 |
| | FT－207 | 19 | 27 |
| | UFT | 286 | 28 |
| | S－1 | 368 | 44 |
| | CAPE | 39 | 28 |

续表

| 分类 | 药物 | 例数 | RR（%） |
|---|---|---|---|
| | MTX | 28 | 11 |
| | GEM | 15 | 0 |
| 烷化剂 | CDDP | 139 | 19 |
| | CBP | 41 | 5 |
| 抗生素类 | MMC | 211 | 30 |
| | ADM | 141 | 17 |
| | EPI | 80 | 19 |
| 植物生物碱 | VP-16 | 35 | 20 |
| | IRI | 66 | 23 |
| | TAX | 98 | 17 |
| | TXT | 163 | 21 |

从表10-7可以看出5-FU及其衍生物单药RR%较高，5-FU前药CAPE、S-1成为亮点，尤其是日本报告S-1，RR%最高达到联合化疗水平，最新报告S-1治疗晚期胃癌随访结果3801例的mOS，8.3个月，1年生存率33.3%。第三代铂类OXA在国内外已有不少联合方案治疗晚期胃癌报告（如FOLFOX），但尚未见到单药治疗试验。中国研制的喜树碱（CPT），单药RR 40%（1974），羟基喜树碱（HCPT）单药RR 46.9%（1977），此后未见以WHO或RECIST疗效标准验证的报告，HCPT治疗胃癌是国内最常用的药物之一，仅次于5-FU类及CDDP。近年其他受关注的新药还有喜树碱类IRI及紫杉类的TAX与TXT。

（三）胃癌联合化学治疗

恶性肿瘤的联合化疗的疗效优于单药治疗已有共识，联合用药不是药物的随意相加，而是有其组合原则（表10-8）。

**表10-8　胃癌联合用药组合原则**

| |
|---|
| 药理作用机制或实验研究、体外试验证明两药有协同或相加作用 |
| 单药治疗有效率高，最好在20%及以上，若在10%以下，无联合价值 |
| 联合不同种类、不同抗癌机制的药物，形成多环节抑癌 |
| 采用药物毒性不同者进行联合，以免相同毒性迭加 |
| 采用单药Ⅰ期试验结果推荐剂量用于联合方案时，剂量应相应减少约20%左右为宜 |
| 临床验证表明，过多药物联合无助于提高疗效，而毒性加重，以2～3种联合为佳 |
| 联合方案的组合可以借鉴治疗其他肿瘤的经验 |
| 联合用药的给药次序、剂量、用法、频度与周期应有证据依循 |
| 合理有据的剂量强度与剂量密度。大剂量未必增效，推荐最小有效剂量联合使用 |

从1976年太田报告FMC（5-FU，MMC，Ara-C）以来至2000年，各种两药、三药乃至四、五药联合化疗方案治疗胃癌的试验报告甚多。不少报告例数少，只报告有效率，没有报告mOS，也未被后人验证，更未按循证医学方法随机对照进行试验，可信度差，近二十余年报告较多，有代表性的联合方案列入下表（表10-9）。

**表 10-9　晚期胃癌联合化学治疗**

| 方案 | 组成 | 文献数 | 例数 | RR（%） | mOS（月） |
|---|---|---|---|---|---|
| FMC | 5-FU，MMC，Ara-C | 1 | 87 | 40 | NA |
| FP | 5-FU，CDDP | 5 | 260 | 41 | 9.3（8～10.6） |
| UFTM | UFT，MMC | 2 | 285 | 54 | 10.1 |
| FAM | 5-FU，ADM，MMC | 18 | 755 | 28 | 6～10 |
| FAMTX | 5-FU，ADM，MTX | 8 | 517 | 35 | 7（3.5～10.5） |
| EAP | VP-16，ADM，CDDP | 8 | 262 | 47 | 7.5（6～18） |
| ELF | VP-16，LV/5-FU | 4 | 163 | 33 | 7（6.5～11） |
| ECF | EPI，CDDP，5-FU | 4 | 399 | 52 | 8～9 |
| LFEP | LV/5-FU，EPI，CDDP | 5 | 254 | 54 | 8～11 |

表 10-9 列出了 20 世纪最常用的传统方案，除 EAP 方案外，均含有 5-FU 类药，其次是 CDDP，因此公认 5-FU+CDDP 是治疗晚期胃癌的基本联合用药。二联与三药联合 RR 28%～54%，多数在 40%以上，但生存期延长不明显，多在 10 个月以内，而且不同方案 mOS 差别不大。自 20 世纪 90 年代以来循证医学兴起并引起重视，对肿瘤治疗以循证医学方法进行临床试验，审视其可靠性。近年对上列方案，进行了大样本随机对照试验（randomized-controlled trial，RCT）（表 10-10）。

**表 10-10　晚期胃癌联合化疗随机对照试验**

| 报告者 | 方案 | 例数 | RR（%） | *P* 值 | mOS（月） | *P* 值 |
|---|---|---|---|---|---|---|
| Cullinan | 5-FU | 51 | 18 | | 7.2 | ns |
| (1985) | FA | 49 | 27 | | 7.2 | |
| | FAM | 51 | 38 | | 7.2 | |
| EORTC | FAM | 103 | 9 | <0.0001 | 7.2 | 0.004 |
| (1991) | FAMTX | 105 | 41 | | 10.5 | |
| Kelsen | FAMTX | 30 | 33 | ns | 7.3 | ns |
| (1992) | EAP | 30 | 20 | | 6.1 | |
| Kim | 5-FU | 94 | 26 | <0.01 | 7.7 | ns |
| (1993) | FAM | 98 | 25 | | 7.3 | |
| | FP | 103 | 51 | | 9.2 | |
| Cocconi | FAM | 52 | 15 | | 5.6 | ns |
| (1994) | PELF | 85 | 43 | | 8.1 | |
| Waters | FAMTX | 130 | 21 | 0.02 | 5.7 | 0.0009 |
| (1999) | ECF | 126 | 45 | | 8.9 | |
| EORTC | FAMTX | 133 | 12 | ns | 6.7 | ns |

续表

| 报告者 | 方案 | 例数 | RR（%） | P值 | mOS（月） | P值 |
|---|---|---|---|---|---|---|
| （2000） | ELF | 132 | 9 | | 7.2 | |
| | FP | 134 | 20 | | 7.2 | |
| Cocconi | PELF | 98 | 38 | 0.009 | 7.7 | ns |
| （2001） | FAMTX | 97 | 21 | | 6.9 | |
| JCOG | 5-FU | 106 | 10 | | 7.2 | |
| （2003） | UFTM | 70 | 9 | | 6 | |
| | FP | 104 | 34 | | 7.2 | |
| Ajani | TCF | 111 | 39 | 0.012 | 10.2 | 0.0064 |
| （2003） | CF | 112 | 23 | | 8.5 | |
| Bouche | LV5FU2 | 45 | 13 | | 6.8 | |
| （2003） | LV5FU2+CDDP | 44 | 27 | | 9.5 | |
| | LV5FU2+IRI | 45 | 40 | 11.3 | | |

EORTC（European Organization for Research and Treatment of Cancer）
JCOG（Japan Clinical Oncology Group）

表10-10中FAM（1980年）推出后，十多年间受到后起的FAMTX、PELF挑战，FAMTX vs-FAM、vs EAP凸显FAMTX优势，一度被誉为“金标准”方案；但在不到5年间又受到ECF、PELF甚至FP方案的挑战，FAMTX全无优势。自2000年以来新药研究兴起，一些随机对照试验结果表明，TCF vs CF（5-FU+CDDP）Ⅲ期试验凸显TCF优势，一项以EOF/EOX vs ECF/ECX的试验向ECF挑战，以新药OXA、CAPE取代了CDDP、5-FU，结果显示含新药OXA、CAPE的EOX在有效性与安全性方面均具有优势。

（四）胃癌新药治疗进展

抗肿瘤化学药物有主要靶向癌细胞的细胞毒作用，其缺点是靶向选择性差，毒性反应大，易产生耐药。针对这些问题，改造老药，开发新药，注意剂量强度与剂量密度，改进给药途径与方法，新老药或新药与新药合理组合以及将分子靶向药物与化疗药联合均可提高治疗的有效性与安全性。进入21世纪以来研制应用新药形成了高潮，从晚期胃癌全身化疗研究观察及ASCO（2004至2006年）报告文献来看，含新药方案从占98%上升到了100%，我国CSCO（2004至2006年）报告治疗胃癌的新药方案从76%上升到了96%，治疗胃癌的化疗新药被国内外十分关注的主要有以下四类（表10-11）。

**表10-11 胃癌化学治疗新药**

| 分类 | 药物 |
|---|---|
| 口服新5-FU前药类 | 卡培他滨（Capecitabine，CAPE，Xeloda） |
| | 替吉奥（S-1，TS-1） |
| 紫杉类 | 紫杉醇（Paclitaxel，Taxol，TAX，PCT） |
| | 多西紫杉醇（Docetaxel，Taxotere，TXT，DCT） |
| 第三代铂类 | 奥沙利铂（Oxaliplatin，Eloxatin ，LOHP，OXA） |
| 拓扑异构酶Ⅰ抑制剂 | 伊立替康（Irinotecan，Camptosar，IRI，CPT-11） |
| | 羟基喜树碱（Hydroxycamptothecine，HCPT） |

CAPE 有在肿瘤细胞内选择性激活杀伤癌细胞的特点，是高效、安全、方便的口服抗癌药。CAPE 与铂类、紫杉类联合治疗胃癌已有可喜成果。S-1 是 FT-207 新一代的口服制剂，降低了剂量强度，增加了细胞毒作用，减少了不良反应，使 RR%达到了高水平，将在中国、美国上市，并扩大应用到各国。紫杉类治疗胃癌有显著进展，形成了新热点。OXA 联合方案治疗胃癌已成为国内外关注的重点，正在开展多项临床试验，并有取代 CDDP 之趋势。HCPT 是老药，国内应用已有 30 年，至今仍是治疗胃癌最常用的药物之一，仅次于 5-FU 与 CDDP，由于多年临床未按 GCP 标准进行Ⅰ、Ⅱ、Ⅲ期试验，在联合方案中无规范用法可依，近年从制药生产规范、药理实验及临床Ⅰ期试验研究到治疗都走向了规范，可列为老药新用，争取得到国际认同。IRI 是喜树碱类人工合成药，在阐明其作用于拓扑异构酶Ⅰ的特有机制以来，已成为治疗肿瘤的新药，广为使用，在大肠癌治疗中与 5-FU、OXA 并列为最主要的药物之一，在国外已有不少用于治疗胃癌的报告，但在国内处于滞后局面。

（五）国内近年胃癌化学治疗进展

进入 21 世纪以来，中国内地（不含港澳台地区）在胃癌化学治疗研究方面出现全面进展，以晚期胃癌全身化学治疗为重点开展新药临床试验，设计验证新药联合方案，开展国内外多中心协作研究。胃癌的全身化疗，围手术期辅助化疗，区域化疗特别是腹腔化疗、介入治疗均有长足进步。

1. 胃癌全身化学治疗　以 2000—2004 年国内（大陆）正式发表的分析治疗状况与进展的 140 篇论文来看，最常用的化疗药物有 8 种（图 10-1）。

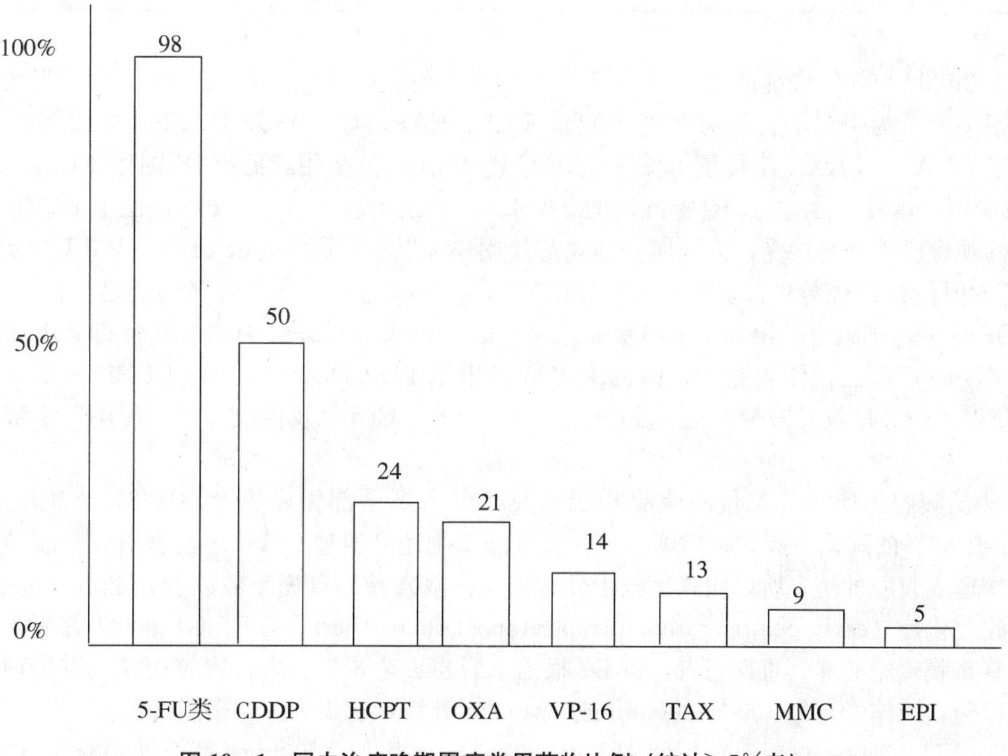


**图 10-1　国内治疗晚期胃癌常用药物比例（统计≥5%者）**

5-FU 类含口服 5-FU 前药，其中最普及的是 UFT，常与 LV 联合增效。CAPE 已在国内进行临床试验，如 CAPE+CDDP（XP）、CAPE+Taxanes，前者 XP 多中心协作试验结果已在 ASCO（2006 年）发表。S-1 也在国内进行临床注册试验，设计方案为 S-1 单药 vs S-1+CDDP vs FP 多中心随机对照试验。TAX/TXT 联合化疗也在国内开展多中心试验，主要是验证 PFC（TAX，5-FU，CDDP）与 TCF（TXT，CDDP，5-FU）以及与 CAPE 的联合方案。HCPT 是最常用的药物之一，国内已形成规范的治疗方案。而 IRI 仍处于滞后状态，至 2006 年没有报告，也未组织多中心临床试验，预期不久这种状况将改观。值得关注的是第三代铂类治疗胃癌已形成高潮，FOLFOX 治疗胃癌是在国际上最早报道的方案之一，在国内 OXA＋LF 治疗晚期胃癌正式报告例数已超过国外报道的总和，并已开展辅助化疗、新辅助化疗。开展新药研究影响因素较多，与新药上市早迟、药价高低、国产仿制快慢、毒性反应大小均有关系。

国内常用的治疗晚期胃癌化疗方案有 24 个，最常用的有 7 个（表 10－12）。

**表 10－12　国内（大陆）晚期胃癌常用化疗方案**

| 方案 | 组成 | 备注 |
|---|---|---|
| FOLFOX | OXA＋LV＋5－FU | FOLFOX4 或 FOLFOX6 |
| OXA＋LF | OXA＋LV＋5－FU | LF 采用 LV/5－FU，drip×5 |
| HLFP | HCPT＋LV＋5－FU＋CDDP | HCPT 10mg/次×5d，<br>LD CDDP iv×5d＋LF |
| PF±C | TAX＋5－FU±CDDP | ±LD CDDP，5－FU，civ/drip |
| ELF±P | VP－16＋LV＋5－FU±CDDP | ±LD CDDP |
| FAM | 5－FU＋ADM＋MMC | 有以 EPI 代 ADM |
| PELF | CDDP＋EPI＋LV＋5－FU | LD　CDDP |

作者于 20 世纪 90 年代统计国内 38 家重点医院常用的化疗方案，在近五年发生了明显变化。当年新药方案很少，多为引进的传统方案如 FAM、ELF、EAP、UFTM 及 HLFP。近五年新药方案占半数，包括了 OXA 与 TAX，原传统方案只有 FAM、HLFP 仍常用，而 ELF 则以 ELFP 取代，EAP、UFTM 较少用，国外一度誉为“金标准”的 FAMTX 已很少使用。在 5－FU 用法上 LV 使 5－FU 生化调节增效的观念已被普遍接受，但如何合理规范使用还无共识。de Gramont 的 LV5FU2 及改良用法日渐推广，5－FU civ 的优势也被认同。如何规范使用 5－FU 这一四十年的老药还是当前一个议题。5－FU＋CDDP 这一基础组合也得到了国内验证，表中以 5－FU＋CDDP 为主的联合方案占了四项，还有两项是5－FU＋OXA 三代铂类组合，国内大多数采用了 LD CDDP 法，即 CDDP10～20mg/$m^2$×5d，q3w，也获得了较好疗效并减少了不良反应。关于 5－FU、CDDP 及传统方案，使用评价将在第二节详细阐述。

2. 胃癌的腹腔化疗　胃癌侵犯浆膜相当常见，可占到全部胃癌患者的 2/3，当浆膜面癌侵犯＞20$cm^2$时，有 60％的病例在腹腔检出癌细胞。此外癌细胞还可通过血管或淋巴管引起腹膜转移，还可由于手术操作造成腹腔种植，所以腹膜播散十分常见，占复发转移胃癌半数以上，是治疗上的一大难题。术后早期腹腔化疗（early postoperative intraperitoneal chemotherapy，EPIC）的 42 篇报告中，治疗对象主要是有浆膜侵犯的Ⅱ、Ⅲ期患者，行 D2 根治术后当日至 8 日之内行腹腔化疗，以生理盐水或低渗液稀释化疗药，液体量多用 1000～2000ml 或 20ml/kg 计算，有 1/3 报告采用加温至 43～45℃，最常用的药物有 5－FU（750～1000mg）、CDDP（40～60mg，有报告达 100mg）联合使用，还有的使用 MMC（10～40mg）、CBP（100～200mg，有用至 400mg）、HCPT（20～30mg），有 23 篇与单纯手术或全身辅助化疗随机对照，1～3 年生存率腹腔化疗组明显提高，两组不良反应多无差别。腹腔化疗组可出现腹胀、腹痛症状，极少发生肠梗阻，没有出现肠穿孔的报告。对晚期胃癌双路化疗报告 20 篇中多为伴有腹水者，随机对照报告少，联合全身化疗方案多为传统方案，对于有腹腔转移晚期胃癌不伴有腹水者国内外还未见到用新药全身化疗与全身化疗加腹腔化疗的大样本量随机对照试验报告。作者认为晚期胃癌应以全身化疗为主，在出现癌性腹水时可选择全身加腹腔双路化疗。

# 第二节 传统化学治疗药物与方案

## 一、5－FU治疗应用的发展与进步

5－FU自首次用于治疗胃癌至今已有四十多年历史，至今5－FU本身以及其衍生物一直为胃癌化疗的主体。至少有75%以上的胃癌化疗方案中含有5－FU类。对5－FU本身，由于使用方法的进步，有效性提高，同时不增加或减少了毒性，而使之长盛不衰。5－FU的用法演进有以下四个阶段，治疗晚期胃癌的有效率也随之不断提高（表10－13）。

**表10－13 5－FU治疗晚期胃癌的疗效与时俱进**

| 年代 | 1960— | 1985— | 1990— | 2000— |
|---|---|---|---|---|
| 5－FU用法 | push，drip | LV/5－FU，bolus | LF（b），（civ） | LF（b），（civ）＋（另1～2种药） |
| 方案 | 单药 | Mayo | FP，LV5FU2 | ECF，TCF，FOLFOX |
| RR（%） | 15 | 30 | 40 | 50 |

drip：iv 4～6hr，bolus：iv经壶输入5～15min（＜30min）

LV/5－FU bolus：Mayo Clinic LV 20mg/m$^2$（b），5－FU 425mg/m$^2$（b）或LV 200mg/m$^2$(iv 2hr)，5－FU 370mg/m$^2$（b）

civ（continuous intravenous infusion）持续24hr

LV5FU2（de Gramont）LV 200mg/m$^2$（iv 2hr），5－FU 400 mg/m$^2$（b），5－FU 600 mg/m$^2$（civ，22hr）×2d，q2w

四十年中5－FU的两大用法进步是LV（CF，亚叶酸钙）生化调节使5－FU增效，及5－FU采用持续静脉输注（civ），外源输入LV使5－FU抑制TS的作用增强（图10－2）。

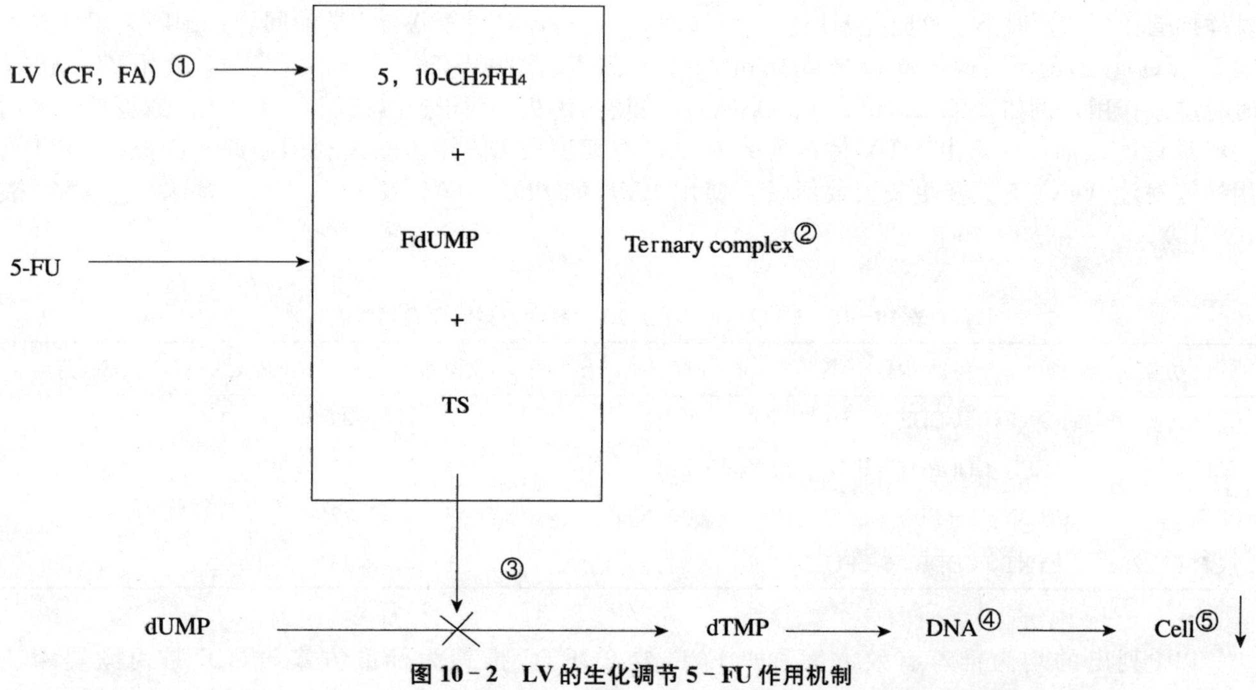


**图10－2 LV的生化调节5－FU作用机制**

① LV（Leucovorin，CF calcium folinate，亚叶酸钙，甲酰四氢叶酸钙，醛氢叶酸钙）是四氢叶酸的甲酰衍生物（在体内的叶酸活化形式），还原成$CH_2FH_4$。

② FdUMP为5－FU活化物，抑制TS（胸苷酸合成酶），二者结合需$CH_2FH_4$参加，形成三重复合物（ternary complex）。

③ 外源输入 LV（iv 或 po）使 $CH_2FH_4$增加，形成三重复合物结合更牢固，FdUMP 抑制 TS 增强，阻止 dUMP（脱氧尿苷酸）生成 dTMP（脱氧胸苷酸）的作用大，使 dTMP 无法形成。

④ dTMP（脱氧胸苷酸）是构成 DNA 的重要组分之一，dTMP 生成障碍，导致 DNA 生成障碍。

⑤ 细胞繁殖被抑制。

为达到 LV 使 5－FU 增效的最佳作用，二者给药次序与方法很重要，使 LV 与 5－FU 血药浓度同时达到峰值时，增效效果最好。实验证明先入 LV，后给 5－FU，LV 输入≥200 mg/m² 时，在 iv 2hr 时达到血中峰值，并可维持 2～4hr 后渐下降。5－FU 采用 push 或 bolus 后在 5～10min 后即达血中峰值，为此采用 LV200 mg/m² iv 2hr 后 5－FU bolus 是合理的，如 Mayo Clinic 方法与 de Gramant LV5FU2 方法，若 LV 采用 20 mg/m² 则用 bolus。这种标准给药方法得到了临床验证与共识（表 10－14）。

**表 10－14　5－FU＋LV 治疗晚期胃癌**

| 方法 | 文献数 | 总例数 | 有效数 | RR |
|---|---|---|---|---|
| 5－FU iv | 11 | 577 | 110 | 19％（3％～46％） |
| 5－FU（b）＋LV | 7 | 225 | 66 | 29％（8％～61％） |
| LV5FU2 | 1 | 23 | 10 | 44％（95％CI 23％～64％） |

5－FU＋LV 比单用 5－FU 的 RR％高。

5－FU 的另一用法新进展是静脉持续输注给药，5－FU 属于细胞周期特异性药物，只作用于细胞周期的 S 期（DNA 合成期），其半衰期仅 10～20min，iv、push 或 bolus 或只滴注数小时与增殖细胞处于 S 期的接触短暂，细胞毒作用差。采用持续输入法（civ），使肿瘤细胞持续与 5－FU 接触，抑制 TS 的作用大，从而阻止 DNA 合成的作用加强，提高了 5－FU 日剂量，但每小时血药浓度并未加大，发挥抑瘤作用的同时不良反应并未加重。对采用 5－FU civ 时是否联合 LV 的问题，国际共识认为每次 5－FU civ 给药高剂量（如 1.2～3.0/m²/24hr）先入 LV200～500mg/m²，iv 2hr，使用 24～48 小时有增效作用，例如 de Gramont FOLFOX7，AIO 德国用法。至于连续使用 5－FU 5 天或更长，采用一般剂量或低剂量时，由于 LV 体内库容有限，连续输入 LV 并不能被利用还原，因此 5－FU 采用持续输注（civ）5 天及更长天数不联合使用 LV，如 PFC、TCF 及 ECF 方案中均未加用 LV（表 10－15）。

**表 10－15　5－FU civ（不加 LV）联合方案治疗晚期胃癌**

| 方案 | 药物组成 | 5－FU civ mg/m² | 文献数 | *n* | RR（％） | mOS（月） |
|---|---|---|---|---|---|---|
| FP | 5－FU，CDDP | 200～500，×5d/w | 5 | 89 | 50.0 | 4～9.0 |
| ECF | EPI，CDDP，5－FU | 200，×21d | 4 | 399 | 52.0 | 8～9.0 |
| PFC | TAX，5－FU，CDDP | 600～750，×5d | 2 | 77 | 67.0 | NA |
| TCF（V325） | TXT，CDDP，5－FU | 750，×5d | 1 | 115 | 39.0 | 10.2 |

以上列出的均为推荐有效方案，如 ECF 被 EORTC 推荐为标准方案，TCF 是由欧美牵头（EORTC，MD Anderson）进行的多国多中心随机Ⅲ期临床试验，美国 FDA 批准了（2006 年）TCF 治疗胃癌。这些成功方案中均含有 5－FU civ，连用≥5 天，均不加 LV。

在 5－FU civ 这一新进步出现的同时，有报道提出采用时辰给药法（chronomodulated infusion，

CHR)，可提高疗效，降低毒性。但需有专门设备及人力投入，对此尚有不同意见。也还未见 5 - FU civ 与 CHR 的随机对照试验，国内外多还采用 civ，应用便携式微型输注泵，方便患者日常生活行动，很少采用 CHR 法。

5 - FU civ 增效的同时并未增加毒性，一组大样本量治疗结直肠癌的临床试验比较了 5 - FU civ 与 bolus 的不良反应（表 10 - 16）。

**表 10 - 16　5 - FU civ vs bolus 不良反应（WHO Ⅲ～Ⅳ级），ACRC 2107 例结果**

| 不良反应种类 | 5 - FU civ | bolus | LV/5 - FU civ | bolus |
|---|---|---|---|---|
| 血液学 | 3% | 26% | 2% | 13% |
| 非血液学 | 11% | 11% | 26% | 27% |
| 手足综合征 | 33% | 11% | 8% | 1% |

上表见到 5 - FU civ 明显减少了血液学毒性，非血液学毒性如胃肠道反应等与 bolus 相同，但 5 - FU civ 时手-足综合征明显增加，在 LV/5 - FU civ 组不比 5 - FU civ 组毒性显著加重。

近年（2000—2004 年）国内晚期胃癌化疗中 5 - FU 是最常用的主药，80%的报告使用 5 - FU，均是联合方案的主要组成药物，使用方法见表 10 - 17。

**表 10 - 17　国内晚期胃癌化疗 5 - FU 用法（113 篇文献）**

| 使用方法 | 占报告% | 说明 |
|---|---|---|
| iv drip 4～6hr | 13 | 参与传统方案如 FAM，FP，FAMTX 组合 |
| LV drip＋F drip 4～6hr | 55 | 无国际共识，被称做“中国方案” |
| LV5FU2 及改良法 | 17 | 多与 OXA 联合，如 FOLFOX 方案 |
| F civ | 15 | 其中 civ×5d 加 LV，占 3% |

在 20 世纪的传统方案中，5 - FU 单用 iv、push 或 drip。在国内只占有十分之一，其余大多数采用了 LV/5 - FU 及 5 - FU civ 两项新进步，应指出在国际上推荐的 de Gramont 法与 5 - FU civ×5d 法仅占到 1/3，同时也看到占半数以上使用了 LV 与 5 - FU，均采用滴注的“中国方案”引起了国内外异议与困惑，为此作者做一分析与讨论，并提出 5 - FU 合理规范用法建议。

“中国方案”LV 多用 200mg/m$^2$，iv 2hr，这与 Mayo Clinic HD LV 及 de Gramant LV5FU2 相同。不同点是 5 - FU 国内采用 4～6hr 滴注或更长时间（多不超过 8hr），而后二者 5 - FU 均采用 bolus，理由已在前面陈述，目的是使 LV 与 5 - FU 血中峰值同步，进入细胞内同时与 TP 结合，加强三重结合使 5 - FU 增效。采用 5 - FU 缓慢滴注后，LV 与 5 - FU 血药浓度峰值不同步，5 - FU 滞后，必将影响三重结合含量与力度，降低了 LV 使 5 - FU 增效的作用。“中国方案”未见到在国际文献中使用推广与验证，国内尚未见到大样本的严格随机对照试验，不可否认 LV/5 - FU，drip 是有一定疗效，也会优于 5 -FUdrip，但缺乏理论根据与循证医学检验。此外国内少数报告采用 5 - FU civ×5d 时先加 LV drip 也缺乏根据。

de Gramont 于 1984 年设计了 LV5FU2 给药方法，体现了 LV/5 - FU 与 5 - FU civ 两大进步巧妙结合，也可以解读为 Mayo Clinic HD LV/5 - FU 的发展与创新。用法前半步，LV 200mg/m$^2$，iv 2hr 后 5 -FU400 mg/m$^2$，bolus 与 Mayo 相同，随后 22hr 采用了 5 - FU600 mg/m$^2$，civ。LV5FU2 vs Mayo Clinic 大样本随机对照试验治疗结直肠癌证明 LV5FU2 的有效性与安全性均优于后者，成为欧洲标准方

法之一。近年由 Mayo Clinic 的 Goldberg 牵头的 N9741 多国多中心大样本随机对照治疗晚期结直肠癌试验 FOLFOX4（LV＋5－FU＋OXA）胜出，又一次得到证明，FOLFOX 治疗胃癌是国际最常用的新药方案之一，也是国内最常用的新药方案。

胃癌化学治疗中 5－FU 的推荐规范用法如下：

LV5FU2：LV200mg/$m^2$，iv 2hr，5－FU400mg/$m^2$，bolus，5－FU600mg/$m^2$，civ 22hr，d1，2，q2w

LV5FU6：LV400mg/$m^2$，iv 2hr，5－FU400mg/$m^2$，bolus，5－FU2.4g/$m^2$，civ 46hr，q2w

LV5FU7：LV400mg/$m^2$，iv 2hr，5－FU2.4g/$m^2$46hr，q2w

以上三法与 OXA 联合时称 FOLFOX4、FOLFOX6、FOLFOX7，OXA 用量分别为 85 mg/$m^2$、100 mg/$m^2$、130 mg/$m^2$，国际上以 FOLFOX4 及 6 报告较多。

三周五日方案：与其他药联合：

5－FU 500～750 mg/$m^2$，civ，d1～5，q3w，推荐 600 mg/$m^2$，civ。

常与 TAX，CDDP（PFC），TXT，CDDP（TCF），CDDP（FP），EPI，OXA（EOF），HCPT，CDDP（HFP）组成联合方案。

## 二、5－FU＋CDDP 的基础组合

铂（Pts）类药物属于细胞周期非特异性药物，有类似烷化药物的烷化作用，因此把这一类药物列入烷化剂，Pts 类最主要有顺氯氨铂（Cisplatin，CDDP，DDP），卡铂（Carboplatin，CBP）与第三代铂奥沙利铂（Oxaliplatin，OXA，又称草酸铂）。铂原子与 DNA 形成链间和链内交联，破坏了 DNA 的结构，干扰了 DNA 的功能，使其不能复制与转录，从而破坏癌细胞。当前使用最多的是 CDDP，三代铂 OXA 为新药，在下节论述。而 CBP 由于血液学毒性大，又因单药治疗胃癌效果差，在联合方案中极少使用。治疗晚期胃癌中含 CDDP 的方案仅次于 5－FU，占到 50%，而与 5－FU 联合者占大多数，以 5－FU＋CDDP 为基础的联合方案既有其理论根据也得到了临床验证，CDDP 的标准推荐用法如下：

HD CDDP　60～80 mg/$m^2$/d1，q3～4w

LD CDDP　15～20 mg/$m^2$/d1～5，q3～4w

均可与其他化疗药组合成二联、三联方案，而 CDDP 与 5－FU 联合（HD，CDDP 或 LD，CDDP）属于细胞周期非特异性药与细胞周期特异性药的组成，并更有其理论根据。

HD CDDP＋5－FU 是互补性协同作用，两药作用靶点都是细胞内 DNA，5－FU 阻碍 DNA 合成，CDDP 破坏 DNA 的结构与功能（图 10－3）。

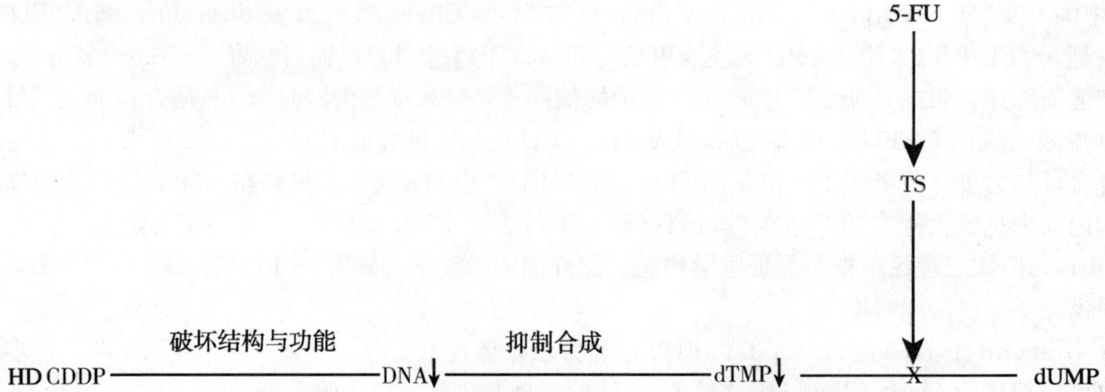


图 10－3　5－FU 与 HD CDDP 对 DNA 的互补性抑制作用

LD CDDP+5-FU 有生化调节作用，LD CDDP 可以增强 5-FU 疗效。低剂量 CDDP 改变了细胞膜通透性，阻碍蛋氨酸（methionine）进入细胞内，从而使细胞内蛋氨酸合成亢进，刺激了叶酸代谢，使细胞内还原型叶酸（$CH_2$-$FH_4$）合成增加，与 5-FU、TS 形成三重复合物增多，加强了抑制 dTMP 的生成作用，干扰了 DNA 形成（图 10-4）。

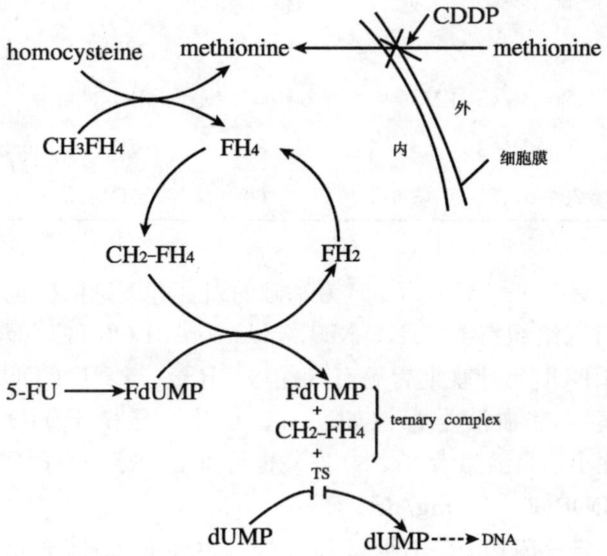


**图 10-4 5-FU+LD CDDP 的生化调节作用**

HD/LD CDDP 与 5-FU 联合的理论基础得到了临床试验证实，国内外文献报告了 HD/LD CDDP 联合的疗效（表 10-18）。

**表 10-18 HD/LD CDDP+5-FU 联合治疗晚期胃癌**

| 文献数 | CDDP mg/m² | 5-FU mg/m² | RR（%） | 备注 |
|---|---|---|---|---|
| *4（1986—1995） | 50～100 | 500～1000 | 53 | 不良反应 3/4 级 10%～26% |
| 7（1994—1999） | 3～10 | 200～500 | 49 | 0%～5% |

*引自 KonishiT. Chemotherapy of gastric cancer. Jpn J Cancer Chemother，1998；25（4）：504

HD/LD CDDP+5-FU 联合化疗报告 RR%无差别，不良反应 LD CDDP 低。结合国内外临床试验，胃癌化学治疗 5-FU+CDDP 联合用药的推荐标准用法如下：

LD CDDP　　10～20 mg/m²，iv 4hr，d1～5，q3w

HD CDDP　　75 mg/m²，iv 4hr，d1，q3w

5-FU　　500～600 mg/m²，civ，d1～5，q3w

以此为基础加第三药构成三联化疗方案治疗晚期胃癌得以广泛应用，并获得了良好疗效（表 10-19）。

**表 10-19 5-FU+CDDP+第三药治疗晚期胃癌**

| 方案 | 5-FU civ mg/m² | CDDP mg/m² | 第三药 mg/m² | 周期 | RR（%） |
|---|---|---|---|---|---|
| ECF Preusser（1997） | 200/d×21 | 60 | EPI 50 | 3w | 52 |
| PELF Cascinu（1997） | 500，d1+LV/w | 40/w | EPI 35/w | qw×3 | 62 |
| ELFP Mochizuki（2001） | 370/d×5，+LV | 70 | VP-16 70×2 | 4w | 47 |

续表

| 方案 | 5－FU civ mg/m² | CDDP mg/m² | 第三药 mg/m² | 周期 | RR% |
|---|---|---|---|---|---|
| PFC Kim（1999） | 750/d×5 | 20/d×5 | TAX 175 | 3w | 65 |
| TCF Ajani（2003） | 750/d×5 | 75 | TXT 75 | 3w | 54 |
| HLFP GCMSG（2001） | 500/d×5，＋LV | 20/d×5 | HCPT 6/d×5 | 3w | 49 |
| FMP kikuyama（2001） | 360/d×5/w×2 | 7/d×5/w×2 | MMC 13 | 4w | 48 |
| IFP Schleucher（2003） | 2000/d/w＋LV | 50/d×2/w | IRI 80/d/w | 6w | 74 |
| FEP Sohn（2002） | 1000/d×3 | 80 | VP－16 100/d×3 | 3w | 20 |
| ACF Morgan（2000） | 200/d×21 | 60 | ADM 30 | 3w | 38 |

以上多项临床试验也表明以5－FU＋CDDP为基础的组合有理论依据也得到了临床验证，得到了国内外肿瘤学界共识，这些研究组织有NCCN、MD Anderson、EORTC、JRSGC以及国内CACA GCMSG等。5－FU civ＋LD CDDP治疗晚期胃癌有其优势，RR%与HD CDDP相同，未发现有增加耐药的证据，血液学毒性少而轻，非血液学毒性如恶心、呕吐明显少于HD CDDP，LD CDDP用量＜10mg/m²不必水化，肾毒性小，高龄患者（＞80岁）也可承受治疗，因此国内采用LD CDDP明显多于HD CDDP，而国外多用CDDP 60～75 mg/m²。

以口服氟化嘧啶药代替5－FU已有不少试验报告，主要有UFT、5'－DFUR以及新药S－1与CAPE，以三代铂OXA取代CDDP更有优势，这将在新药治疗胃癌一节详述。

## 三、主要传统联合化学治疗方案

四十年前开始化疗单药治疗胃癌，三十年前开始联合用药治疗胃癌，认为联合化疗优于单药，最早的报告是1976年由太田和雄设计FMC（5－FU，MMC，Arc－C）治疗晚期胃癌82例，有效率40%。国内也有类似验证报告，不久研制出复方喃氟啶（FT－207＋Uracil，UFT）。木村与太田等推出UFTM方案（UFT＋MMC），并认为优于FMC，于1980年以后推广到中国与世界成为国内流传最广的方案之一，与此同时蒽环类与铂类研制成功，开创了胃癌化疗新阶段。以5－FU为主联合ADM或CDDP的方案为数甚多，如FAM、FAP、FAMTX、EAP、ECF、PELF等。自1980年Macdonald报告FAM治疗80例晚期胃癌（RR 42%）算起，已走过了二十年。在20世纪末作者统计国内流传最多的都是这些方案，乃至21世纪国内还有不少应用FAM、EAP、ELF、FAMTX的报告，这些流传多年的联合化疗方案，经过时间考验，反复实践检验，令临床医生产生怀疑与困惑。他们根据初报高效的方案，当时认为是新药新方案，应用于自己面对的患者，一试再试并未见成效，而且文献报告也未能验证首报的疗效。如20世纪90年代很著名的EAP方案，首报RR73%，而不久德国另一作者以EAP治疗晚期胃癌49例，其RR仅18%，并认为毒性大而持否定态度，出现这些情况并不少见，对于临床医生如何对待与运用前人的经验是很重要的现实问题。20世纪90年代兴起循证医学，以其严谨、科学、客观的方法判断医学信息的可靠、可信与可行性。近年进行了多项大样本随机对照试验（randomized－controlled trial，RCT）评价了传统化疗方案，得出客观、公正、公平的评价，以下对国内外流传最广的常用方案进行点评。

UFTM

| | |
|---|---|
| UFT | 300～350mg/m²/d，po，分三次×6w |
| MMC | 6～12mg/m²，d1，iv q3w |

UFT是FT－207＋Uracil（尿嘧啶）的复方制剂，又称复方喃氟啶或优福定，每胶囊（片）含

FT－207 50mg，Uracil 112mg。Uracil本身无抗癌作用，为生化调节剂，因此方案中UFT用量以FT－207计算，不将Uracil计算在内，每胶囊（片）按50mg计，按中国常人体表面积计算，每日需服9～12胶囊（片）。FT－207口服后，在体内经肝中P450酶作用转化成5－FU，Uracil抑制肿瘤组织中活化的5－FU分解代谢，提高了5－FU的抗癌作用。1978年滕井研究发现以分子量计FT－207：Uracil为1：4混合（重量相当1：2.24）。单药治疗晚期胃癌，木村（1980年）报告228例，RR25.4%，国内报告国产UFT（1987年）治疗49例，RR30.6%，均比FT－207或5－FU单药疗效高。

UFTM治疗晚期胃癌，木村（1980年）报告RR 64%，国内多中心协作组（1989年）14个单位报告285例，RR 54.1%。金懋林（1994年，Semin Surg Oncol）报告93例，RR 60%，mOS 10.1个月。统计此后国内（1990—1999年）后续10篇临床报告超过300例，RR 36%～62%，同期国外8篇报告，RR 17.6%～63.2%，差距很大。JCOG，Ohtsu（2003年，J Clin Cancer）随机对照了5－FU单药，UFTM与FP的Ⅲ期临床试验，共计280例。5－FU、UFTM、FP的RR%分别为10%、9%及34%，UFTM联合化疗与5－FU单药相同，mOS UFTM 6个月，5－FU 7.2个月，UFTM也无优势。此报告不足之处是UFTM入组例数少，仅70例，5－FU、FP组分别是106与104例，入组例数相差较大，这一结果是历年国内外文献报告UFTM治疗晚期胃癌RR%的最低者，这项Ⅲ期RCT还是原研发国日本报告，值得重视与验证。

至20世纪90年代，LV生化调节5－FU增效也用于口服氟化嘧啶UFT，以LV口服与UFT合用达到双重生化调节增效作用（Uracil与LV二者均使5－FU增效）。Kim，YH（1997年）以LV＋UFT治疗晚期胃癌37例，UFT360mg/m$^2$/d，＋LV25mg/m$^2$/d，po分三次同服，服三周，休息一周为一疗程，RR 27%（CR 5.4%），mOS 7.5个月，LV/UFT＋MMC治疗胃癌未见报告。

UFTM方案不良反应较轻，WHO 3～4度反应，WBC减少15.4%，PLT下降7.4%，本方案使用方便，可在门诊治疗，药价低廉，患者经济负担轻，依从性好，已用于胃癌术后辅助化疗。

FAM

| | | | |
|---|---|---|---|
| 5－FU | 600mg/m$^2$/d， | iv d1，8，29，36 | |
| ADM | 30mg/m$^2$， | iv d1，29 | |
| MMC | 10mg/m$^2$， | iv d1 | q6w |

本方案由Mac Donald JS（1980年）设计，治疗80例，RR42%。至1997年十多年中世界各国验证报告18篇，由Preusser（1997年）综合755例，CR12（2%），PR197（26%），RR 209/755（28%），mOS 5～10个月，mS 6～10个月。国内应用FAM，RR33%（12%～61%）。统计国外以FAM＋第三药或取代MMC的疗效见表10－20。

**表10－20 FAM加药或FAMs治疗晚期胃癌**

| 方案 | 例数 | RR（%） |
|---|---|---|
| FAM＋Triazinate | 31 | 13 |
| FAM＋methyl－CCNU | 49 | 29 |
| FAM＋BCNU | 75 | 31 |
| FAM＋Leucovorin | 26 | 38 |
| FAB（BCNU） | 177 | 43 |
| FAT（Triazinate） | 31 | 19 |
| FAP（CDDP） | 217 | 34 |
| FAMe（methyl－CCNU） | 147 | 24 |

在 FAM 基础上加药成为四联方案，并未提高 RR%。以 5-FU、ADM 为基础，置换掉 MMC 的新三联方案，除 FAB 的 RR%超过 40%，其余仅 19%～34%。此外以 EPI 代替 ADM、FEM 方案，报告三篇治疗 158 例，RR13%～26%，mOS 7.9～8.0 个月，也未见更好结果。

1991—1994 年间有三项随机对照Ⅲ期临床试验评价了 FAM 方案的优劣（表 10-10），表 10-10 中 EORTC，Wils，J.（1991 年）报告 FAM vs FAMTX，结果 FAMTX 胜出（RR%，mS 均显著优于 FAM）。Kim（1993 年）比较 5-FU 单药 vs FAM vs FP，结果 RR% FP 显著高于 5-FU、FAM，而 5-FU 与 FAM 相同。

经过二十年的多项临床验证与随机对照试验，都没有达到或超过当初报告的疗效。一般认为 RR 在 30%左右，近年已少有临床应用报告。不良反应 3/4 度者 5%～10%，脱发者 20%，FAM 及其改良方案过去有辅助化疗或新辅助化疗报告。

EAP

| | | | | | |
|---|---|---|---|---|---|
| ADM | $20\ mg/m^2$， | iv | d1，7 | | |
| VP-16 | $120\ mg/m^2$， | iv | d4，5，6 | | |
| CDDP | $40\ mg/m^2$， | iv | d2，8 | 水化 | q4w |
| >60 岁者 | VP-16 $100\ mg/m^2$ | | | | |

EAP 方案由德国 Preusser P. 与 Wilke H. 报告（1987 年），药物排除了 5-FU 这一治疗胃癌主药，治疗晚期胃癌 56 例，CR21%，PR52%，RR 达到 73%，引起了轰动。前面提到的也是德国作者 Rath U.（1990 年）报告 EAP 治疗 49 例，RR18%，且毒性反应大，对此方案持否定态度。自 1989—1992 年国际上纷纷验证，RR 没有达到最初报道的水平，反而逐年下降，mOS 仅为一般水平（表 10-21）。

**表 10-21　EAP 治疗晚期胃癌**

| 报告者 | *n* | RR（%） | mOS（月） | 毒性死亡（%） |
|---|---|---|---|---|
| Katz（1989） | 29 | 72 | 6 | 7 |
| Taguchi（1989） | 31 | 45 | 8 | 6 |
| Taal（1990） | 26 | 15 | — | 12 |
| Sparano（1990） | 10 | 13 | — | 20 |
| Kelsen（1992） | 30 | 20 | 6.1 | 13 |
| Lerner（1992） | 36 | 33 | 7.5 | 11 |
| 合计 | 162 | 36 | 6～8 | 6～20 |

又过了五年至 1997 年，EAP 报告 10 年，共计有 15 篇验证结果，计 582 例，RR42%（38%～46%），其中 CR8%（Preusser），国内胃癌专业委员会（1999 年）多中心验证 171 例，CR11%，PR48%，RR59%。这些报告表明 RR 可达到 40%以上，但 mOS 并未显示延长，共同的结果提示严重的不良反应令人担扰，WHO3～4 度，WBC 减少 64%（加 1～2 度达到 99%），PLT 下降 28%，感染 6%，恶心、呕吐 15%，脱发 91%，毒性致死占到 10%～14%。近年一些学者认为 EAP 有严重不良反应以及随机对照试验不具优势，应放弃使用本方案。

国内外随机对照试验 EAP 与 FAMTX，LV/5-FU，ELF 见表 10-22。

表 10-22 EAP vs FAMTX，LV/5-FU，ELF

| 报告者 | 方案 | $n$ | RR（%） | mOS（月） |
| --- | --- | --- | --- | --- |
| Kelsen（1992） | EAP | 30 | 20 | 6.1 |
| | FAMTX | 30 | 33 | 7.3 |
| Sencan（2000） | EAP | 14 | 31 | — |
| | LV/5-FU | 11 | 27 $P=1.0$ | — |
| 李亮（2001） | EAP | 39 | 44 | 10 |
| | ELF（civ） | 37 | 57 $P<0.01$ | 12 |

国内李亮报告 ELF 与 Wilke（1990 年）方法不同，LV/5-FU 采用 de Gramont FOLFOX6 方法疗效更好，不良反应也明显低于 EAP（$P<0.05$），从表中三项随机对照试验，EAP 的有效率与生存期均未见任何优势。

ELF

| | | | | |
| --- | --- | --- | --- | --- |
| LV（CF） | 200mg/m²， | iv | 10min d1～3 | |
| 5-FU | 500 mg/m²， | iv | 10min d1～3 | |
| VP-16 | 120 mg/m²， | iv | 50min d1～3 | q4w |

WHO3/4 度不良反应出现时，5-FU 用量减少 10%

Wilke H. 与 Preusser P. 等设计 EAP 方案的同时还设计了本方案，适合于 65 岁以上的老年胃癌患者。LV/5-FU 均采用 bolus， 而不用 5-FU drip 4～6 小时的国内方法，这是合理的（参阅第二节，一）。1990 年首报治疗 46 例，CR13%，PR37%，RR50%，mRD8 个月，mS10.5 个月，不良反应 3/4 度，中性粒细胞减少 6%，PLT 下降 4%，此两药（5-FU+VP-16）联合方案毒性明显轻于 EAP。

ELF 方案经历了近十年的国际验证，其中也包括作者 Wilke（1995 年）验证，治疗 42 例，RR 仅 21%，mOS 只 7 个月。作者统计了 11 篇报告，RR%从 0%～73%，仅有 3 篇达到 50%以上，而多数在 30%以下，mOS 6.5～11 个月。

由 Vanhoefer U. 等（EORTC，2000 年）报告了一项大样本量的随机对照Ⅲ期临床试验，入组总数 245 例，分入 FAMTX vs ELF vs FP 三组，结果 RR%分别是 12%、9%、20%，mOS（月）分别为 6.7、7.2、7.2，均无统计学差别。三组不良反应相同。7 例治疗相关死亡发生在 FAMTX 组 5 例，FP 组 2 例，这一结果并未证明 ELF 的优势（表 10-10）。

20 世纪 90 年代中期以后，多项随机对照试验显示 5-FU+HD/LD CDDP 具有优势，并公认为最佳基础联合，推出以 FP+第三药联合方案，取得了良好的疗效（表 10-19），ELF+CDDP（即 FP+VP-16）的三联方案设计，CDDP 用 80mg/m²/3w 或 20～30 mg/m²/d×3～5d，q3w，Preusser（1997 年）汇总治疗 117 例，CR11%，PR43%，RR54%，mOS 9～11 个月。国内 2000—2003 年 7 篇报告治疗 329 例，CR11%，PR45%，RR56%，与国外报告相同。ELFP 方案不良反应 3/4 度，白细胞减少 19%，PLT 下降 9%，胃肠反应 3%，比 ELF 稍有加重，现尚未见到 ELF vs ELFP 的随机对照试验结果。

FP

| | | | | |
| --- | --- | --- | --- | --- |
| 5-FU | 500～750mg/m²， | civ | d1～5 | |
| HD CDDP | 75 mg/m²， | iv | 4hr，d1 或 | |
| LD CDDP | 10～20 mg/m²， | iv | 2～4hr，d1～5 | q3w |

国外在欧美多用 HD CDDP 与 5-FU 联合，中日多报告 LD CDDP 与 5-FU，国内常用5-FU500～

600mg/$m^2$ civ＋LD CDDP 10～20 mg/$m^2$，NCCN 胃癌治疗指导原则认为 5－FU＋CDDP 是基本方案，疗效 20%～50%。国内外报告 HD/LD CDDP＋5－FU 的 RR%无差别（表 10－18）。近年一些新药联合方案治疗晚期胃癌常与 FP 对照试验，如 TCF vs CF（FP），S－1＋CDDP vs FP 等。FP 治疗晚期胃癌报告见表 10－23。

**表 10－23　5－FU＋CDDP（FP）治疗晚期胃癌**

| 报告者 | *n* | RR（%） | mOS（月） | 毒性死亡（%） |
|---|---|---|---|---|
| Lacave（1991） | 56 | 41 | 10.6 | 0 |
| Ohtsu（1991） | 20 | 45 | — | 0 |
| KRGCGC（1992） | 21 | 24 | — | 0 |
| Kim（1993）* | 103 | 51 | 9.2 | 0 |
| Wilke（1995） | 44 | 27 | 8 | 5 |
| Cervantes（1999） | 119 | 50 | 9.3 | 0 |
| EORTC（2000）* | 134 | 20 | 7.2 | 0 |
| Ajani（2003）* | 117 | 23 | 8.5 | 0 |
| JCOG（2003）* | 104 | 34 | 7.2 | — |
| Bouche（2003）* | 44 | 27 | 9.5 | — |
| 合计 | 762 | 34（20～50） | 7.2～10.6 | |

* 为Ⅲ期随机对照试验，参见表 10－10

以 FP 为基础加第三药的三联方案，治疗晚期胃癌是当前流行趋势，从表 10－19 看到不少三联方案 RR%高，其中包括新药三联方案。如 TCF 是Ⅲ期随机对照试验胜出的新方案，RR%高，mOS 长，1 年生存率高。欧洲 ECF 与 PELF 也在多项Ⅲ期随机试验中凸显优势，被推荐为标准方案之一。

以新药口服氟化嘧啶即 5－FU 前药 CAPE 或 S－1 取代 5－FU 加 CDDP 已有报告，取得了良好疗效，这也是 FP 方案的新发展。OXA 代替 CDDP 与 5－FU 联合是又一新进步，引起了广泛重视。OXA 与CDDP作用机制相同，但比 CDDP 作用更快、更强、更好，新药的进展将在下节详细阐述。

FP 方案与传统化疗方案的随机对照试验，与著名的三联方案 FAM、ELF、FAMTX、及 UFTM 进行比较，由 Kim（1993 年）报告 5－FU vs FAM vs FP，EORTC（2000 年）报告 FAMTX vs ELF vs FP 以及 JCOG（2003 年）报告 5－FU vs UFTM vs FP，结果 FP 均胜出（表 10－10）。

FAMTX

| | | |
|---|---|---|
| 5－FU | 1500mg/$m^2$，iv | d1（MTX，iv，1hr 后） |
| ADM | 30 mg/$m^2$，　iv | d14 |
| MTX | 1500 mg/$m^2$，iv | d1 |
| LV | 15 mg/$m^2$，　po， | q6hr×48hr，于 MTX 24hr 后开始 |

MTX 可提高细胞内 5－FU 活性产物 FdUMP 的水平，加强对胸苷酸合成酶（TS）的抑制，增加对 DNA 合成的抑制作用，由于 5－FU iv 后血药浓度上升快，故应提前 1 小时输入 MTX，以达到 MTX 与 5－FU 同步发挥作用，MTX 抑制二氢叶酸还原酶使二氢叶酸（$FH_2$）不能还原成四氢叶酸（$FH_4$），抑制 dUMP 生成 dTMP，口服 LV 在体内形成 $FH_4$，拮抗 MTX 起到解毒作用。Klein（1992 年）报告治疗 100 例晚期胃癌，CR12%，RR59%，有效患者 mOS 15 个月，一度被誉为治疗胃癌的“金标准”方案。1993—1995 年以 FAMTX 与 BSC 进行随机对照试验，mOS 比 BSC 组延长了 3～4 倍，

1年、2年生存率比BSC明显提高（表10－4）。

FAMTX在Klein报告前也有报道，1992年至2000年有不少验证报告，大多数报告并没有重复出Klein的结果（表10－24）。

**表10－24 FAMTX治疗晚期胃癌**

| 报告者 | $n$ | RR（%） | mOS（月） | 毒性死亡（%） |
|---|---|---|---|---|
| Hermann（1984） | 20 | 0 | 3.5 | 10 |
| Wils（1986） | 67 | 33 | 6 | 6 |
| Weh（1989） | 50 | 34 | 7 | 0 |
| Klein（1989） | 116 | 58 | 9 | 3 |
| Wils（1991） | 81 | 41 | 10.5 | 4 |
| Kelsen（1992） | 30 | 33 | 7 | 0 |
| Wilke（1995） | 45 | 20 | 7 | — |
| Massuti（1995）* | 49 | 15 | — | — |
| Webb（1997）* | 108 | 21 | 5.7 | — |
| Venhoefer（2000）* | 133 | 12 | 6.7 | — |
| 合计 | 699 | 29 | 3.5～10.5 | |

*为Ⅲ期随机对照试验

Shipper（1996年）综合了FAMTX治疗637例，RR32%。作者（1998年）统计了国内7篇报告，RR5%～47%（中位29%），2000年以后国内很少有应用报告。

FAMTX推出以后，先去与FAM及EAP等著名方案对比，EORTC报道（1991年）FAM vs FAMTX，Kelsen报道（1992年）FAMTX vs EAP两项Ⅲ期随机对照试验FAMTX胜出，特别是FAMTX vs FAM，RR%及mOS均有明显优势（$P$均$<0.005$）（表10－10）。此后未出五年又进行了三项随机对照试验，Webb（1997年），Waters（1999年）FAMTX vs ECF，结果RR%、mOS、ECF明显优于FAMTX（$P<0.005$）。EORTC（2000年）FAMTX vs ELF vs FP：FAMTX RR%又不及FP。Coccni（2001年）FAMTX又落后于PELF（RR%21%：38%，$P=0.009$）。FAMTX各国临床验证（表10－24）无优势，RCT结果还不及近年采用的方案，至本世纪众多新药问世以后，FAMTX已很少应用。

ECF

| | |
|---|---|
| EPI | 50mg/m$^2$，civ，d1，q3w×8个周期 |
| CDDP | 60 mg/m$^2$，civ d1，q3w×8个周期 |
| 5－FU | 200 mg/m$^2$/d，civ 24hr×24w |

ECF方案以FP为基础，5－FU civ 24hr×3w，不用LV，与每3w一次HD CDDP及EPI联合组成，最多8个周期。EPI单药治疗晚期胃癌，RR21%（Findlay，1991年）高于ADM RR 17%（Preusser，1988年），EPI心脏毒性低于ADM，是治疗胃癌的常用药物之一。EPI 50mg/m$^2$/q3w是治疗胃癌公认的标准用法，比其他敏感肿瘤用量低。ECF方案首先由Cunningham，D.（ASCO，1991年）报告，之后十年中各国进行了验证（表10－25）。

表 10－25 ECF 治疗晚期胃癌

| 报告者 | *n* | CR | PR | RR（%） | mOS（月） |
|---|---|---|---|---|---|
| Findlayt（1994） | 128 | 15 | 76 | 71 | 8.2 |
| Zaniboni（1995） | 33 | 8 | 22 | 56 | 10.0 |
| Bamias（1996） | 135 | 15 | 67 | 61 | 8.0 |
| Mclcher（1996） | 27 | — | 15 | 56 | — |
| Waters（1999） | 274 | — | — | 46 | 8.7 |
| Thuss－Patience（2002） | 25 | 2 | 9 | 44 | — |
| Roth（2004） | 40 | — | — | 46 | 8.0 |
| 合计 | 662 | | | 56 | 8～10 |

从以上验证 662 例结果来看，RR56%（44%～71%），处于高水平，被欧洲推荐为最佳方案。

在 ECF 方案（EPI. CDDP，5－FU）基础上又改进为每周给药的 PELF（LFEP）见后及以 MMC 代替 EPI，以利于心脏病患者使用的 MCF 方案。Ross. P.（2002 年）将 MCF vs ECF 治疗晚期胃癌做了一项随机对照试验结果如下（表 10－26）。

表 10－26 ECF vs MCF 治疗晚期胃癌

| 项目 | ECF | MCF |
|---|---|---|
| *n* | 278 | 272 |
| 方法 | EPI 50 mg/m$^2$，q3w | MMC 7～14 mg/m$^2$，q6w |
| | CDDP60 mg/m$^2$，q3w | CDDP 60 mg/m$^2$，q3w |
| | 5－FU200 mg/m$^2$/d，civ | 5－FU 300 mg/m$^2$/d，civ |
| RR（%） | 42.4（mCy 6） | 44.1（mCy 5） |
| mOS（月） | 9.4 | 8.7 |
| 1 年生存率% | 40.2 | 32.7 |
| 主要不良反应 | 中性粒细胞减少 | 血小板减少 |

从表 10－26 显示：ECF vs MCF 有效性无显著差别　　mCy（m Cycle，中位周期）

ECF 方案与传统方案及新药方案随机对照试验已有报告，表 10－10 列出 ECF vs FAMTX 结果，RR%与 mS ECF 均显著优于 FAMTX（$P$ 均＜0.005）Thuss－Patience（ASCO，2002 年）报告 ECF 与新药 DF（TXT 75 mg/m$^2$/d1，5－FU200 mg/m$^2$/d，civ×21d，q3w）对照，各 25 例，RR%相同（44%），不良反应无差别。Roth（ASCO，2004 年）报告 TC（TXT，CDDP）vs TCF（TXT，CDDP，5－FU）vs ECF（EPI，CDDP，5－FU）共 119 例，RR%分别为 42%、55%、46%，mOS 分别是：11、10.4、8 个月，并无显著差别。

从 ECF 方案衍化出的新药方案有的以 CAPE 替代 5－FU 与 EPI，CDDP 联合。Cho，EK（2004 年）报告了 ECX 方案治疗晚期胃癌 50 例，CR7%，PR52%，RR59%，mTTP6 个月，mOS 9.6 个月。Tebbutt N（ASCO，2003）设计了 ECF vs EOF（EPI，OXA，5－FU）vs ECX（EPI，CDDP，CAPE）vs EOX（EPI，OXA，CAPE），已于 2006 年正式报告，EOX 新药方案胜出（见第三节，表 10－44）。以 CAPE 替代 5－FU civ，方便患者，免除长期持续静脉输注之苦。

PELF（LFEP）

| | | |
|---|---|---|
| CDDP | 40 mg/m²＋NS | 200ml，iv 30min，qw（应水化） |
| EPI | 35 mg/m² | iv，bolus，qw |
| LV | 250 mg/m²＋NS | 250ml，iv，4hr，qw |
| 5－FU | 500 mg/m²＋NS | 100ml，iv　15min，qw |
| 以上四药同日使用，次日给 G－CSF sc，5μg/kg×5d，用 8 周一疗程 | | |

药物组成与 ECF 相同，而用法不同，用 LV 高剂量，drip 后，5－FU bolus 使 LV 与 5－FU 血药浓度峰值同步，生化调节 5－FU 增效（与 Mayo Clinic 相似）。将 EPI、CDDP 改为每周给药，剂量强度比 ECF 方案明显加大，因而有必要于给药次日用 G－CSF 支持，预防白细胞减少。Cocconi G（1994 年）首报 85 例，RR43％，mOS 10.7 个月，与 ECF 疗效相当，1996—2001 年有五篇验证报告（表 10－27）。

**表 10－27　PELF 治疗晚期胃癌**

| 报告者 | *n* | RR（％） | mOS（月） |
|---|---|---|---|
| Stahl（1996） | 27 | 50 | 20 |
| Wilke（1996） | 17 | 66 | 13 |
| Cascinu（1997） | 105 | 62 | — |
| Raid（1998） | 20 | 55 | 14 |
| Cocconi（2001）* | 98 | 38 | 7.7 |
| 合计 | 267 | 51（38～66） | 7.7～20 |

* Ⅲ期随机试验

从上表看，PELF 方案与 ECF 的 RR％相近，有些报告 mOS 延长至一年以上。

PELF 与 FAM，FAMTX 有两项Ⅲ期随机对照试验（表 10－10），PELF 的 RR％均显著优于 FAM，FAMTX（$P<0.05$），但 mOS 无差别，PELF 分别为 8.1 与 7.7 个月，均未超过 1 年。从不良反应比较，PELF 大于 FAM，胃肠道反应 PELF 也大于 FAMTX。PELF 方案将 ECF 方案中 5－FU 用法改为 Mayo 法，免除持续静脉输注之苦，又因改为 EPI、CDDP、5－FU 每周给药，剂量强度加大，血液毒性重，需 G－CSF 支持，加重患者经济负担。

## 第三节　新药化学治疗晚期胃癌

回顾过去四十年胃癌化学治疗的历史，不断开发新药，改造老药，组成众多联合用药方案，以循证医学方法展开随机对照试验，随着时间的推移研究不断深入。对于胃癌生物学行为，肿瘤-宿主-药物的相关关系加深了解。胃癌对化学药物相对敏感，有天然抗药性，且容易形成抗药及多药耐药。在早年研制的化学药物及联合用药治疗晚期胃癌的研究中在客观有效性上关注较多，确实提高了缓解率（有效率）。但无进展生存（TTP）及总生存期（OS）效果并不显著，生活质量改善也不够满意。有些近期疗效好的化疗方案由于严重不良反应难以承受而被淘汰。至今尚无标准规范化疗方案。改变这种滞后的局面就要求化学药物靶向性强，细胞毒力度大，对正常组织伤害少的高效、低毒、安全、方便的新药产生。进入 21 世纪以来，晚期胃癌化学治疗迎来新时代。新药新化疗方案成为临床研究的主流，并已取得可喜进展。这些新药有些是新研制开发的药物如 CAPE、S－1、OXA，有些是在其他肿瘤获肯定效果的药物，近年在治疗胃癌上启用，也作为新药列入，如紫杉类的 TAX、TXT。这些新药成为晚期胃癌化疗的主流与热点。20 世纪的传统化疗方案已极少有研究报告了。四类六种新药与含新药方案构成了胃癌化学治疗的平台。这些新药包括新5－FU前药CAPE与S－1，紫杉类TAX与TXT，第三代铂类OXA，拓扑异构酶Ⅰ抑制剂IRI。

## 一、新5－FU前药类

（一）卡培他滨（Capecitabine，CAPE，Xeloda，希罗达）

口服氟化嘧啶都属于5－FU前体，这一类药有FT－207、UFT、S－1、5′－DFUR、CAPE、HC-FU，以及5－乙炔基－尿嘧啶，BOF－A2等，CAPE还可认为是5′－DFUR前体物，与S－1二者是近年治疗胃癌报告最多的新药，这些5－FU前体药口服吸收后，经一种或一种以上的特定酶作用生成5－FU，起治疗作用。

1. CAPE的抗癌机制：CAPE经由三种酶转化成5－FU发挥抗癌作用如下

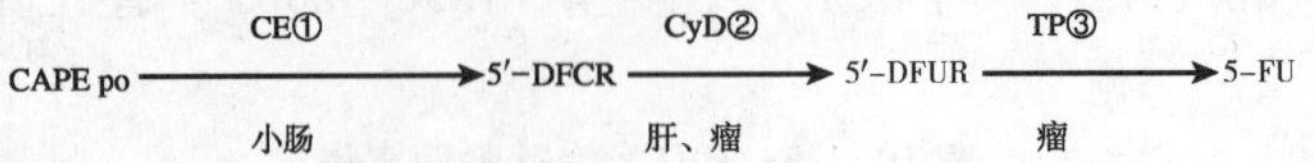


三种酶：CE（carboxylesterase，羧酸酯酶）

CyD（cytidine deaminase，胞苷脱氨酶）

TP（thymidine phosphorylase，胸苷磷酸化酶）

二种中间物：5′－DFCR，脱氧氟胞苷

5′－DFUR，脱氧氟尿苷（Furtulon）

① CAPE经小肠吸收，由肝内的CE作用生成5′－DFCR。

② 5′－DFCR经过肝和肿瘤内的CyD作用转变成5′－DFUR。

③ 5′－DFUR经过关键的TP催化转变成5－FU发挥抗癌作用。

④ TP与PyNpase：PyNpase是尿苷磷酸化酶（UP）与胸苷磷酸化酶（TP）的总称，在小鼠主要是前者（UP），在人主要是后者（TP）。

⑤ TP的活性在肿瘤中比正常组织高3～10倍，故将CAPE的选择性抗癌作用认定为细胞靶向药物。

⑥ 定时每12小时早晚服CAPE，可保持恒定血药浓度，相似于5－FU civ的作用，又方便患者，不必静脉置管。

⑦ CAPE抗瘤谱广，用于治疗乳腺、胃肠、宫颈、卵巢、膀胱、前列腺等部位癌症，胃癌是继大肠癌之后才开展治疗研究的，在21世纪进行了多项联合化疗试验得到成功。

2. CAPE的标准用法：一项由Van Cutsem（EORTC，2000）牵头的随机对照试验，目的是对CAPE单药治疗进展转移期结直肠癌（MACRC）选择最佳用药方法（表10－28）。

**表10－28　CAPE治疗MACRC结果**

| 项目 | 连续服药 | 间歇服药 | LV＋间歇服药 |
|---|---|---|---|
| $n$ | 39 | 34 | 35 |
| 方法CAPE mg/m²/d | 1331，分2次 | 2510，分2次×2w，q3w | 1657，分2次×2w，q3w |
| LV | — | — | 60mg/d，×2w，q3w |
| CR | 2 | 1 | 2 |
| PR | 6 | 7 | 6 |
| RR（%） | 20.5 | 23.5 | 22.9 |
| TTP（月） | 4.2 | 7.5 | 5.4 |
| 3/4级腹泻及H－FS | 少见 | 少见 | 多见 |

CAPE连服或LV＋CAPE未增效，LV＋CAPE不良反应多，因此推荐间歇给药为标准方法，CAPE 2500 mg/m²/d，分两次服用，连服两周，休息一周做为一个周期，至少用两个周期，这是单药用法，如联合其他药物剂量可减少20%。

CAPE血液学毒性低于LV/5-FU（Mayo Clinic法），胃肠反应方面腹泻常见，1～4级48%（3～4级占13%），手足综合征（H-FS）1～4级54%（3～4级17%），有报告大剂量维生素$B_6$（300mg/d）可减少或减轻H-FS，并不影响CAPE疗效。

3. CAPE单药治疗晚期胃癌，采用间歇给药不加LV成为标准方法，2001—2003年已有三篇报告（表10-29）。

**表10-29 CAPE单药治疗晚期胃癌**

| 报告者 | *n* | 方法（mg/m²/d） | RR（%） | mTTP（月） | mOS（月） | 3～4级不良反应 |
|---|---|---|---|---|---|---|
| Koizumi（2001） | 25 | 1657，×3w，q4w | 24 | 2.8 | 8.3 | <5% |
| Hong（2002） | 39 | 2500，×2w，q3w | 28 | — | — | H-FS 6.8% |
| Kondo（2003） | 55 | 1656，×3w，q4w | 26 | 3.4 | 8.8 | H-FS 13% |

表中CAPE采用间歇给药，日剂量1656～2500 mg/m²/d，RR%无明显差别，提示在联合化疗中减少20%剂量可行。

4. CAPE联合方案治疗晚期胃癌：FP（5-FU civ＋CDDP）已被认为基本联合方案，CAPE作用相似于5-FU civ，以CAPE代替5-FU civ合理可行，CAPE＋CDDP（XP）治疗晚期胃癌报告见表10-30。

**表10-30 CAPE＋CDDP治疗晚期胃癌**

| 报告者 | CAPE (mg/m²/d×14) | CDDP (mg/m²/d) | Cy | *n* | RR（%） | mPFS（月） | mOS（月） | 3～4级ANC↓ | H-FS |
|---|---|---|---|---|---|---|---|---|---|
| Kim（2002） | 2500 | 60，d1 | q21d | 38 | 55 | 6.3 | 10.1 | 32.5% | 7.5% |
| Viteri（2004） | 2500 | 60，d1 | q21d | 16 | 37.5 | — | — | 6.3% | 6.3% |
| Kang（2005） | 2500 | 60，d1 | q21d | 30 | 28 | 5.8 | 11.2 | 38% | 31% |
| Jin（2006） | 2000 | 20×5d | q21d | 141 | 46 | 9.0* | 12.0 | 0 | 2.3% |
| Moehler（2006） | 2000 | 80，d1 | q21d | 31 | 42 | 5.0 | 9.4 | 24% | 2% |
| Lee（2007） | 2000～2500 | 60～80 d1 | q21d | 123 | 46 | 6.3* | 11.1 | NR | |

*mTTP（月）

六项报告高剂量CAPE＋CDDP RR 28%～55%。低剂量CAPE＋分次CDDP中国多中心报告RR46%（CR10%），mOS长，不良反应少，且报告例数多，值得扩大验证。

既往以5-FU＋CDDP治疗晚期胃癌（1991—2003年）十篇报告762例。RR34%（20%～50%），mOS 8.5个月（7.2～10.6个月）。2006年（ASCO）报告Ⅲ期国际多中心XPvsFP随机对照试验结果见表10-31。

表 10－31　XP vs FP 一线治疗晚期胃癌

| 方案 | 方法（mg/m²） | *n* | RR（%） | mPFS（月） | mOS（月） |
|---|---|---|---|---|---|
| XP | CAPE（X）2000/d×14<br>CDDP（P），80，d1，q3w | 160 | 41 | 5.6 | 10.5 |
| FP | 5－FU（F）800/d×5<br>CDDP（P），80，d1 q3w | 156 | 29 | 5.0 | 9.3 |
| | | *P* 值 | 0.03 | 0.081 | 0.27 |

XP vs FP 结果 XP 有效率有优势，与表 10－30 结果相近，不良反应血液毒性少。非血液学胃肠反应无差别，XP 组 H－FS 高。

CAPE＋taxanes 是 CAPE 联合方案新热点，两者均是新药，单药治疗胃癌有效率高，是两强联合，二者合用又有理论根据：CAPE 选择性杀伤肿瘤细胞强度的大小，决定于 TP 的活性高低，从实验研究结果显示，一些化疗药可以上调 TP 活性，最为显著的有 TAX、TXT、MMC 及 OXA。在临床试验中治疗乳腺癌二线（蒽环类耐药）以 CAPE＋TXT 有明显优势。CAPE＋MMC 还是晚期结直肠癌三线可选方案。近年 CAPE＋TAX 或 TXT 治疗晚期胃癌报告增多，有效性与安全性均初步显出优势，TAX 与 5－FU 前药联合治疗晚期胃癌结果如下（表 10－32）。

表 10－32　5－FU 前药＋TAX 治疗晚期胃癌

| 报告者 | *n* | 5－FU 前药（mg/m²/d） | TAX（mg/m²/d） | RR（%） | mOS（月） |
|---|---|---|---|---|---|
| Kang（2004） | 33 | CAPE 1650×14d | 175. d1，q3w | 53 | 15 |
| Taxeyoshi（2005） | 26 | 5'－DFUR，533×5d/w | 80，d1，8，15，q4w | 46 | 8.6 |
| Narahara（2004） | 33 | S－1　80×14d | 50，d1，8，q3w | 50 | — |
| Chao（2005） | 33 | LV/UFT，300×14d | 100，d1，8，q3w | 39 | 7.7 |

以上是Ⅱ期非随机试验，初步提示疗效有优势，需扩大验证并开展Ⅲ期对照试验。CAPE＋TXT 报告较多（表 10－33）。

表 10－33　CAPE＋TXT（DCT）治疗晚期胃癌

| 报告者 | *n* | CAPE（mg/m²/d） | TXT（mg/m²/d） | RR（%） | mOS（月） |
|---|---|---|---|---|---|
| Hee Y（2003） | 35 | 2500×14d | 75，dl，q3w | 67 | 17 |
| Kim HK（2004） | 47 | 2000×14d | 36，dl，8，q3w | 40 | 12 |
| Kim JG（2005） | 30 | 2000×14d | 75，dl，q3w | 44 | 8.4 |
| Thuss－Patience PC（2005） | 17 | 2000×14d | 75，dl，q3w | 55 | — |
| Catalano（2005） | 21 | 1250×14d | 36，dl，8，q3w | 37 | — |
| Thuss－Patience PC（2006） | 40 | 2000×14d | 60，dl，q3w | 55 | 9.5 |

以上报告 CAPE 2000mg/m²/d×14＋TXT 60～75mg/m²，dl，q3w 可行，RR44%～67%，mOS 8.4～17 个月。不良反应 3/4 级中性粒细胞减少 10%～37%，H－FS 13%～52%。

CAPE＋TAX/TXT 治疗晚期胃癌疗效初显优势，有报告 mOS 长达 15～17 个月。但仍待扩大验证。CAPE＋TAX vs CAPE＋TXT 孰为优，CAP＋Taxanes 二联 vs CAPE＋Taxanes＋铂类三联还没有

随机对照试验。国内于2006年开始，CAPE＋TAX序贯CAPE多中心开放试验一线治疗晚期胃癌200例，CAPE 2000mg/m$^2$/d×14＋TAX 175mg/m$^2$，d1，q3w×6。后序贯CAPE 2000mg/m$^2$/d×14，q3w×6。首要终点目标为TTP，次要目标为RR%，OS与安全性试验在进行中。

CAPE三联方案也有研究报告，ECF方案中以CAPE替代5－FU也取得了很好疗效，Shin（ASCO，2003年）报告EPI 50 mg/m$^2$，d1，CDDP 60 mg/m$^2$，d1，CAPE 2000 mg/m$^2$/d×14，q21d，治疗37例晚期胃癌，CR3例，PR21例，RR65%，mTTP 5.2个月，mOS 13个月。另一项随机对照试验ECF vs EOF vs ECX vs EOX，两项含有CAPE的随机对照试验在OXA新药一项中详述。

（二）替吉奥（S－1，TS－1）

S－1是FT－207新一代复方制剂，治疗胃癌已有十年历史，但均来自日本。治疗多种肿瘤疗效好，不良反应轻，受到国际关注，其中尤以治疗胃癌的效果最为突出。

1. S－1的组成及作用机制：S－1由FT－207、CDHP、OXO以分子量1∶0.4∶1组成，作用机制见下图：

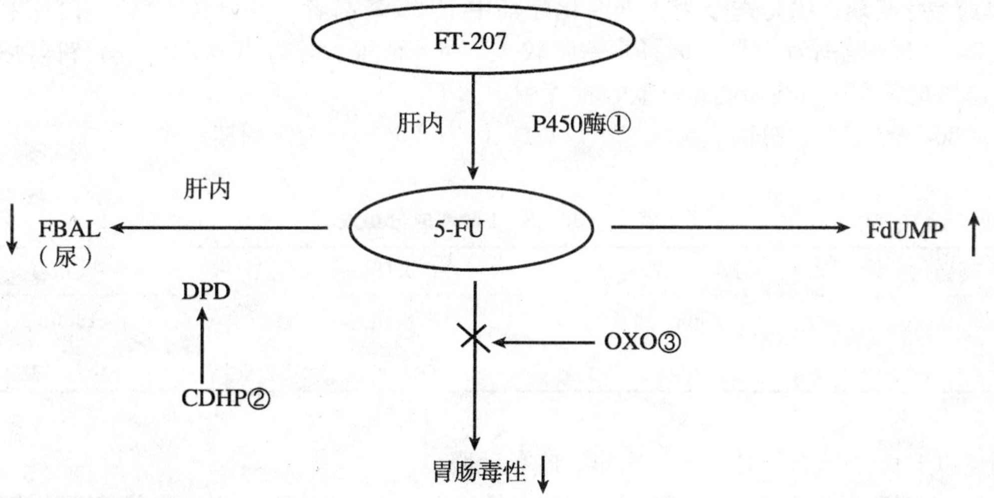


FT：FT－207（呋喃氟尿嘧啶）

CDHP：gimeracil二羟基吡啶（吉莫斯特）

OXO：Oteracil potassium，氧嗪酸钾（奥替拉西）

FdUMP：氟尿嘧啶脱氧核苷酸

DPD：dihydropyrimidine dehydrogenase，二氢嘧啶脱氢酶

FBAL：F－β－alanine，丙氨酸

① FT－207口服后吸收入肝脏，经肝微粒体中P450酶作用生成5－FU，再活化成FdUMP。

② 肝内存在的DPD使5－FU降解失活，产生FBAL由尿中排泄，CDHP抑制DPD，阻止5－FU不被降解，提高5－FU含量生成FdUMP增加，使抑制胸苷酸合成酶（TS）加强，阻止DNA合成加重。

③ OXO的作用是使5－FU对消化道粘膜损害减轻，从对照试验证明加入OXO后呕吐，腹泻减少了85%～90%。

2. S－1单药治疗胃癌自1995—2005年有10篇来自日本的单药治疗晚期胃癌的报告（表10－34）。

**表10－34 S－1单药治疗晚期胃癌**

| 报告者 | *n* | CR | PR | RR（%） |
|---|---|---|---|---|
| Sugimchi（1995） | 28 | 0 | 15 | 15/28（54%） |
| Sakata（1998） | 101 | 1 | 44 | 44/101（45%） |
| Takuchi（1999） | 129 | 0 | 60 | 60/129（47%） |

续表

| 报告者 | *n* | CR | PR | RR（%） |
|---|---|---|---|---|
| Tsujitani（2001） | 16 | 0 | 8 | 8/16（50%） |
| Teruya（2001） | 26 | 0 | 10 | 10/26（38%） |
| Imamura（2001） | 21 | 0 | 5 | 5/21（24%） |
| Yoshida（2001） | 19 | 0 | 9 | 9/19（47%） |
| Kobayashi（2002） | 28 | 0 | 11 | 11/28（39%） |
| Yonemori（2004） | 111 | 2 | 27 | 29/111（26%） |
| Johira（2005） | 33 | 0 | 11 | 11/33（30%） |
| 合计 | 512 | 3 | 200 | 203/512（40%） |

S－1单药治疗晚期胃癌是迄今为止众多化疗药中RR%最高者，并已接近联合化疗治疗胃癌的水平，表10－34中RR范围为24%～54%，差距较大，且CR很少，仅占0.6%，有待国际扩大临床验证。现在中国内地正在进行注册临床试验，推荐用法如下：

S－1　80 mg/m²/d，分两次服×28d（4w），休14d（2w）为一周期。

**表10－35　S－1胶囊成分组成**

| S－1胶囊 | FT－207 | CDHP | OXO |
|---|---|---|---|
| 20 | 20mg | 5.8mg | 19.6mg |
| 25 | 25mg | 7.5mg | 24.5mg |

服药剂量以FT－207含量计，分二次早、晚餐后服。

表10－34中多数报告未统计mTTP与mOS，最近Yonemori（2004年）报告单药治疗胃癌mTTP为4.7个月，mOS为12.6个月。Nagashima（2005年）统计1999—2000年3801例S－1治疗晚期胃癌随访结果，mOS为8.3个月，1年生存率为33.3%，也处于单药治疗胃癌的高水平。

S－1不良反应较轻，近两年报告（2004—2005年）不良反应总和发生率，NCI－CTC 3－4级14%～22%。4级者少见，3级不良反应≥5%者：中性粒细胞减少7%，厌食5%，腹泻5%。

3. S－1联合治疗晚期胃癌：S－1与CDDP或IRI联合方案报告较多，均来自日本，这些报告显示有较高的有效率（表10－36）。

**表10－36　S－1联合用药治疗晚期胃癌**

| 方案 | *n* | 方法（mg/m²） | RR（%） | mOS（月） | Ref. no. |
|---|---|---|---|---|---|
| S－1＋HD CDDP | 138 | S－1，80/d×2～3w，q4～5w<br>CDDP　60～75/d8，q4～5w | 55～74 | 10～13 | 3（2001—2007） |
| S－1＋LD CDDP | 36 | S－1，80/d×3w<br>CDDP，7～15/d/w×3，q5w | 56 | 12 | 3（2003—2004） |
| S－1＋IRI | 93 | S－1，80/d×2～3w<br>IRI，100～150，d1，15，q4w | 55 | — | 6（2002—2003） |

不良反应中血液学毒性3～4级者S-1+HD/LD CDDP均在5%以下，S-1+IRI可达40%。非血液学反应均较轻，S-1+IRI腹泻6%。

S-1做为新一代口服氟化嘧啶药还要多国扩大验证，联合用药方案除表10-36列出者外，还要与更多新药如TAX、TXT、OXA等联合进行临床试验。

## 二、紫杉类（Taxanes）

Taxanes属于紫杉烷类化合物，作用于细胞周期M期，为CCSA类药，其靶点是微管蛋白，使微管聚合，形成无活性的微管聚合物，阻止细胞分裂，致使细胞死亡。其抗瘤谱广，对许多肿瘤有效。体外试验对MGC80-3胃癌细胞敏感。十年前即开始单药治疗胃癌，21世纪以来TAX或TXT联合方案治疗晚期胃癌出现了高潮，是报告最多的新药方案之一。

（一）紫杉醇（Paclitaxel，Taxol，PTX，TAX）

1. 紫杉醇单药治疗晚期胃癌：自1998年至2003年，已有五篇单药治疗晚期胃癌报告（表10-37）。

**表10-37　TAX单药治疗晚期胃癌**

| 报告者 | *n* | 方法（$mg/m^2$） | RR（%） |
|---|---|---|---|
| Ohtsu（1998） | 15 | 210，iv 3hr，q3w | 20 |
| Ajani（1998） | 17 | 210，iv 3hr，q3w | 24 |
| Cascinu（1998） | 36 | 225，iv 3hr，q3w | 22 |
| Yamada（2001） | 60 | 210，iv 3hr，q3w | 23 |
| Arai（2003） | 26 | 80，iv 1hr/w×3，q4w | 23 |

表中单药用量多为210 $mg/m^2$，q3w，另有每周1次，80 $mg/m^2$/w×3报告，未见疗效有明显差别。与TAX相关的过敏反应预防方法推荐Bookman（1997年）改良法；即在用TAX前30min，用苯海拉明50mg po，西咪替丁300 mg iv（或用雷尼替丁50mg），地塞米松5～20mg，iv，安全方便，过敏反应发生率降至4.6%。

2. 紫杉醇联合治疗晚期胃癌：TAX与5-FU或5-FU+CDDP联用最多，国内外均有报告（表10-38）

**表10-38　PF或PFC治疗晚期胃癌（国内外报告）**

| 方案 | *n* | 方法（$mg/m^2$） | RR（%） | mTTP（月） | mOS（月） | Ref. no |
|---|---|---|---|---|---|---|
| PF（TAX+5-FU） | 128 | TAX，175/3w，90/2w，60～75/w×2<br>5-FU，civ，600～750×5d，LV5FU2 | 62 | 4～6.4 | 11.5 | 5（2000—2004） |
| PFC（TAX+5-FU+CDDP） | 283 | TAX，175/3w，60～70/w×2<br>5-FU，civ，750×5d<br>CDDP，20×5 q3～4w | 58 | 4～6 | 6.2～13 | 10（1999—2004） |

TAX单药用量210 $mg/m^2$/3w，联合用药175 $mg/m^2$/3w，减量约20%。联合方案中5-FU采用civ600～750 $mg/m^2$×5d/3w，CDDP20 $mg/m^2$×5d/3w，均是常用给药方法。从表中可见二药与三联方

案RR%、TTP、OS并无差别。曾有一篇报告PC方案，TAX175 mg/m²，d1＋CDDP60 mg/m² d1，q3w治疗晚期胃癌51例，RR41%，并不如PF或PFC，至今还未见Ⅲ期随机对照PF vs PFC vs PC试验，还没有推荐最佳方案。此外在CAPE＋TAX（表10-32）报告也有很好效果，特别是mOS长达15个月，值得注意。

二药或三联方案，不良反应主要有白细胞减少，3～4级者15%～35%。应注意TAX有心脏毒性，如心律紊乱、心力衰竭等发生率20%～30%，胃肠反应不重。过敏反应在预防用药后发生率<5%。

（二）多西紫杉醇（Docetaxel，taxotere，DCT，TXT）

TXT与TAX同属Taxanes类药，TXT由欧洲紫杉树叶半合成，药理试验显示对微管的作用是TAX的两倍，在细胞内潴留的浓度与时间大于TAX三倍，TXT与TAX之间无完全抗药性，二者抗瘤谱相同，不良反应比较，过敏反应TAX大于TXT，而血液学毒性TXT重，心脏毒性TAX多。TXT治疗胃癌报告早，单药治疗已有十年历史。

1. TXT单药治疗晚期胃癌：自1994—2002年已有7篇报告（表10-39）。

**表10-39　TXT单药治疗晚期胃癌**

| 报告者 | *n* | 方法（mg/m²） | CR | PR | RR（%） |
|---|---|---|---|---|---|
| Sulkes（1994） | 33 | 100，iv 1hr，q3w | 0 | 24 | 24 |
| Einzig（1996） | 36 | 100，iv，q3w | 6 | 14 | 20 |
| Taguchi（1998） | 59 | 60，iv，q3～4w | 2 | 22 | 24 |
| Vanhoefer（1999） | 25 | 100，iv，q3w | 4 | 16 | 20 |
| Mai（1999） | 59 | 60，iv，q3～4w | 2 | 22 | 24 |
| Mavroudis（2000） | 30 | 100，iv，q3w | 3 | 17 | 20 |
| Bang（2002） | 40 | 75，iv，q3w | 0 | 17.5 | 17.5 |

除Mavroudis为单中心外，余均是多中心临床报告，总计282例，用法60～100mg/m²，q3w，RR17.5%～24%，单药100mg/m²与60～75 mg/m²之间RR%并无差别，后者为东方报告的给药方法。单药不良反应最主要是中性粒细胞减少，3～4级者达到81%～90%，使用G-CSF预防可使发生率降至36%。

2. TXT二联方案治疗晚期胃癌，TXT单药用量以100 mg/m²为多，在两三药联合中以60～75 mg/m²多用，近年报告TXT＋5-FU或CAPE＋IRI以及TC（TXT＋CDDP）方案见表10-40。

**表10-40　TXT二联用药治疗晚期胃癌**

| 方案 | *n* | 方法（mg/m²） | RR（%） | mTTP（月） | mOS（月） | Ref. no |
|---|---|---|---|---|---|---|
| TF | 62 | TXT 75，d1 | 55 | — | — | 2（2000—2001） |
| | | 5-FU，200，civ×14d，q3w | | | | |
| XD（TX） | 82 | TXT 75，d1或36，d1 8 | 52 | 5 | 2～17 | 2（2003—2004） |
| | | CAPE，2000～2500/d×2w，q3w | | | | |
| TC | 248 | TXT，75～85，d1 | 43 | 4 | 11 | 5（2000—2004） |
| | | CDDP，75，d1，q3w | | | | |
| TI | 99 | TXT，60，d1 | 31 | 4.5 | 9～11 | 3（2003） |
| | | IRI，160～250，d1，q3w | | | | |
| | | 或IRI，50，d1，8，15，q4w | | | | |

从联合用药看 TXT 与 5－FU、CAPE 及 CDDP RR%较高，mOS 均达到 10 个月以上，最长者达 17 个月。TXT 联合方案用量推荐 75 mg/m²/3w，二联方案不良反应主要是白细胞减少，中性粒细胞减少，但并不比 TXT 单药明显加重。

3. TC vs TCF（Ⅱ期）与 CF vs TCF（Ⅲ期）多国多中心随机对照试验，由 Ajani（MD Anderson）与 Van Cutsem（EORTC）共同牵头，欧、美、亚多国多中心参加的一项 V325 试验，为 TCvs TCF vs CF 的Ⅱ～Ⅲ期试验，也是迄今为止紫杉类治疗晚期胃癌惟一完成的Ⅲ期临床研究（表 10－41）。

**表 10－41 V325 Ⅱ TC vs TCF→Ⅲ CFvsTCF**

| 方案 | *n* | 方法（mg/m²） | RR（%） | mTTP（月） | mOS（月） | ANC3/4 级（%） |
|---|---|---|---|---|---|---|
| TC | 63 | TXT 85，d1<br>CDDP 75，d1 q3w | 31.8 | — | — | 60 |
| TCF | 61 | TXT 75，CDDP75，d1<br>5－FU 750，civ，d1～5 q3w | 54.1 | — | — | 49 |
| Ⅱ 期结果由独立专家委员会评估，决定 TCF 进入Ⅲ期试验 | | | | | | |
| CF | 117 | CDDP 100，d1<br>5－FU 1000，civ，d1～5，q4w | 23.0 | 3.7 | 8.5 | 60 |
| TCF | 115 | TCF 用法同Ⅱ期 | 39.0 | 5.2 | 10.2 | 84 |
| | | | *P*＝0.012 | 0.0008 | 0.0064 | |

TC 是临床报告治疗胃癌最多的方案，Ⅱ期试验要证明 TC vs TCF 方案 RR%的优劣，决定胜出方案进入Ⅲ期试验，与 CF（5－FU＋CDDP）基本方案比较。当 TCF 胜出后，TCF vs CF 试验还要证明 TXT 在 TCF 方案中的地位与作用，并以终点目标 TTP 与 OS 为依据，结果不仅 RR%、mTTP、mOS 显著优于 CF，而且一年生存率 TCF 为 44.1%，也高于 CF（31.6%），TCF 方案 ANC 减少 3～4 级 84%是严重缺欠，作者等减少 5－FU 用量对减轻血液学毒性作用不大，因此减少 TXT 剂量强度以减少血液毒性是必要的（表 10－42）。

**表 10－42 TXT＋CDDP＋CAPE /S－1 治疗晚期胃癌**

| 报告者 | *n* | 方法 mg/m² | TXT | CDDP | 5－FU 前药 | RR（%） | mTTP（月） | mOS（月） | ANC3/4↓（%） |
|---|---|---|---|---|---|---|---|---|---|
| Kang（2003） | 35 | | 60 | 60 | CAPE<br>1875～2500×2w，q3w | 54.3 | 7.9 | 11.9 | 17% |
| Takayama（2005） | 11 | | 60 | 60 | S－1<br>80×2w，q3w | 91.0 | — | 14 | 0 |

表中 TXT 60mg/m²/3w 比 TCF 或 TC 中 TXT 用量降低，疗效好而血液毒性明显减轻。TCF 方案如采用 TXT 60mg/m²，dl，CDDP 75mg/m²，dl 或 CDDP 15mg/m²，dl～5，5－FU 600mg/m²/d，civ×5，q3w 可行，血液学毒性可减轻。

TAX 与 TXT 治疗 AGC 孰为优是临床关注的问题。Park（2006 年）报告Ⅱ期 RCT 的结果：PF（TAX 175mg/m²，d1，5－FU 500mg/m²/d，civ，d1～5，q3w）vs DF（TXT75mg/m²，d1，5－FU 用法同 PF，q3w），共收治 AGC77 例，PF vs DF：RR% 42∶33（*P*＝0.53），mTTP（月）3.6∶4.2（*P*＝0.92），mOS（月）9.9∶9.3（*P*＝0.42），3/4 级不良反应为 68%∶85%（*P*＝0.09）。两方案均无

统计学差异。仅在治疗中用药减量者 PF9%，DF19%，有差别（$P<0.01$）。在治疗 AGC 时选择 TAX 或 TXT 可参照患者具体情况个体化决定。

## 三、第三代铂类——奥沙利铂（Oxaliplatin，LOHP，OXA，Eloxatin）

OXA 的结构特点是以 1，2—二氨基环已烷基团（DACH）取代 CDDP 的 NH4，另以草酸基代 Cl，因此又称草酸铂。由于 DACH－Pt 比 NH4－Pt 抑制 DNA 作用更强，与 DNA 结合速度快 10 倍以上，而且结合牢固，有更强的细胞毒作用。实验证明 OXA 与 5－FU 对胃癌细胞株有协同杀伤作用。OXA 结构与 CDDP、CBP 不同，无交叉耐药性。OXA 无心脏、肝脏、肾脏及耳毒性，不引起脱发，血液学毒性少于 CBP，非血液学毒性方面胃肠反应轻于 CDDP。OXA 有限制性可逆性周围感觉神经障碍。21 世纪以来多项多国大样本量的随机对照试验公认 OXA＋5－FU（FOLFOX，FULFOX）为治疗晚期结直肠癌的一线方案，完全取代了 CDDP 治疗大肠癌的地位。在胃癌全身化疗中，OXA 联合化疗已成为国内外研究的热点，在国内是治疗胃癌最常用的药物之一，居 5－FU、CDDP、HCPT 之后列第四位，在新药中是使用报告最多的药物，已有用于术前化疗的报告，并已用于根治术后辅助化疗。借鉴大肠癌治疗成功的 FOLFOX 方案用于治疗晚期胃癌结果如下（表 10－43）。

**表 10－43　FOLFOX4/FOLFOX6 治疗晚期胃癌（2001—2004）**

| 方案 | 文献数 | *n* | CR | PR | RR（%） | mTTP（月） | mOS（月） |
|---|---|---|---|---|---|---|---|
| FOLFOX4 | 9 | 278 | 16 | 119 | 48.6 | 5～7 | 8～11 |
| FOLFOX6 | 8 | 221 | 7 | 100 | 48.5 | 5～6 | 8 |
| 合计 | 17 | 499 | 23 | 219 | 49 | 5～7 | 8～11 |

FOLFOX4：OXA 100 mg/m²，iv，d1，LV 200 mg/m²，iv2hr，5－FU 400 mg/m²，bolus，5－FU600 mg/m²，civ 22hr，d1～2，q2w

FOLFOX6：OXA 100 mg/m²，iv，d1，LV 400 mg/m²，iv2hr，5－FU 400 mg/m²，bolus，5－FU 2400～3000mg/m²，civ 46hr，d1～2，q2w

FOLFOX 治疗晚期胃癌的不良反应轻，3～4 级 ANC 减少 15%～20%，PLT 减少 10%，胃肠道反应 10%～20%，3 级周围神经感觉异常 20%。

国内还有 12 篇 OXA＋LV/5－FU drip 4～6hr 治疗晚期胃癌的文献共报告 357 例，RR50%（范围 33%～64%），即使 LV/5－FU drip 用法无理论依据（已在前节阐述），仍获较好的疗效。以循证医学原则 LV/5－FU drip 没有随机对照试验又无合理之处，作者不推荐 OXA＋LV/5－FU drip×5d 法，建议采用 FOLFOX 治疗晚期胃癌，在国内观察 TTP、OS 较少，还应更多验证报告。

OXA 联合其他药物的报告较少，已有 OXA 二线治疗 FP（LV/5－FU＋CDDP）失败的晚期胃癌报告，OXA 85 mg/m²，d1＋CAPE1250 mg/m²/d×2w，q3w，治疗 17 例，RR24%（Retrovic，ASCO，2003 年）。还有 OXA85 mg/m²，d1＋IRI　125mg/m²，d1，q2w 或 IRI 200 mg/m²，d1，q3w 治疗晚期胃癌 43 例，RR 40%～46%，mTTP 5 个月，mOS 10 个月，不良反应 3～4 级者 ANC20%，腹泻 30%。还有报告 OXA 130 mg/m²，d1＋Raltitrexed 3 mg/m²，d1，q3w，治疗 36 例，RR 仅 36%，mOS 只有 5.9 个月（ASCO，2004 年）。

三药联合方案值得关注的是以 OXA 取代 CDDP 的Ⅲ期随机对照试验，ECF 在欧洲已被推荐为一线治疗晚期胃癌的规范方案。由 Sumpter 等设计了以 OXA 替代 CDDP 及以 CAPE 替代 5－FU 的四项随机对照试验，于 2000 年 6 月开始，计划入组 600 例，设计分组如下（图 10－5，表 10－34）。

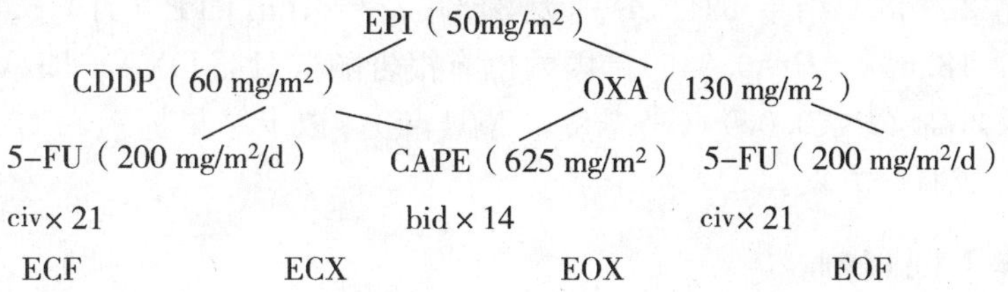


**图 10－5　ECF/ECX vs EOF/EOX（1cy=3w）**

**表 10－44　ECF vs ECX vs EOF vs EOX 治疗晚期胃癌**

| 项目 | ECF | ECX | EOF | EOX | ECF vs EOX *P* 值 |
|---|---|---|---|---|---|
| *n* | 263 | 250 | 245 | 244 | |
| RR（%） | 41 | 46 | 42 | 48 | |
| mOS（月） | 9.9 | 9.9 | 9.3 | 11.2 | 0.025 |
| 1yr 生存（%） | 37.7 | 40.8 | 40.4 | 46.8 | |

引自 Cunningham D. J Clin Oncol 2006；24（Suppl 18s）：934s

含有 CAPE、OXA 的 EOX 显示优势，mOS 明显高于 ECF。不良反应中，EOX 中性粒细胞减少低于其他三组，但非血液学毒性较高。

XELOX（CAPE＋OXA）治疗晚期结直肠癌被认为是标准方案，治疗晚期胃癌结果如下（表 10－45）。

**表 10－45　XELOX（OX）治疗晚期胃癌**

| 报告者 | CAPE mg/m²/d×14 | OXA mg/m²，q21d | *n* | RR（%） | mTTP（月） | mOS（月） |
|---|---|---|---|---|---|---|
| Jatoi（2005） | 2000 | 130，dl | 44 | 34 | 3.8 | 6.4 |
| Park（2005） | 2000 | 130，dl | 20 | 60 | — | — |
| 苏安（2005） | 1650 | 100，dl | 20 | 30 | 4.5 | 8.3 |
| Quek（2006） | 2000 | 130，dl | 27 | 59 | 5.9 | 7.6 |
| Prak（2006） | 2000 | 130，dl | 54 | 63 | 5.8 | 11.9 |

CAPE＋OXA 二联方案有五篇报告，多数疗效较好。mOS 也达到 11.9 个月，不良反应少。EOX vs OX（XELOX）何为优，还没有随机对照试验，这也是关注热点之一。

国内近年也报告了以 5－FU＋OXA 为基础的三联方案，治疗晚期胃癌的结果如下（表 10－46）。

**表 10－46　以 5－FU＋OXA 为主三联方案治疗晚期胃癌**

| 报告者 | *n* | 5－FU | OXA | 第三药 | RR（%） | mTTP（月） | mOS（月） |
|---|---|---|---|---|---|---|---|
| 周建华等（2003） | 21 | LV5FU2 | 130 mg/m² | EPI | 43 | 6 | 8 |
| 胡国清等（2004） | 36 | LV5FU3 | 130 mg/m² | HCPT | 50 | — | — |
| 沈琳等（2004） | 36 | LF civ | 100 mg/m² | EPI | 42 | — | — |

OXA 做为第三代铂具有比 CDDP、CBP 更强的抗癌作用，在治疗晚期胃癌上已显示其疗效，AL－Batran（ASCO，2006 年）Ⅲ期 RCT 一线治疗 AGC：FLO（LV/5－FU civ＋OXA）vs FLP（LV/5－

FU civ＋CDDP），入组 220 例。结果 RR％分别为 34％、27％，mTTP（月）5.7∶3.8（$P=0.019$），3/4 级不良反应 8.9％∶18.6％（$P=0.046$）。国内也有报告随机对照 OXA＋LF vs CDDP＋LF 各 30 例晚期胃癌，OLF 组 RR％高（$P<0.05$）（马恩奇，2004 年）。以上结果提示 OXA 治疗晚期胃癌显出优势，并可取代 CDDP 组成联合方案。

## 四、拓扑异构酶Ⅰ抑制剂

细胞内存在一种 DNA 拓扑异构酶（topoisomerase），其生理功能主要是参与 DNA 的双链解旋、切开、复制及链接修复过程，此酶分为拓扑异构酶Ⅰ与Ⅱ（TOPOⅠ、Ⅱ）。喜树碱类（CPTs）是惟一抑制 TOPOⅠ的药物，CPTs 与 TOPOI－DNA 形成稳定的复合物，CPTs－TOPOI－DNA 使 DNA 单链断裂，不得再结合且不能复制，使 DNA 造成不可逆损伤，导致肿瘤细胞死亡。CPTs 药物有 CPT、HCPT、IRI（CPT－11）、TPT（Topotecan）及 Rubitecan 等，属于 CCSA 类药，作用于 S 期，对胃癌有效，而在国内外报告多的有 HCPT 与 IRI。

（一）伊立替康（Irinotecan，Camptosar，IRI，CPT－11）

CPT－11（IRI）是人工半合成喜树碱类化合物，组成与喜树碱相似的五环化学结构，在体内被羧酸酯酶代谢为 SN－38，为 IRI 的活性产物与 TOPOI－DNA 结合成稳定复合物，最后使肿瘤细胞死亡。应用于治疗胃癌已有十年历史。

1. IRI 单药治疗晚期胃癌：近十年中有 5 篇报告（表 10－47）。

**表 10－47　IRI 单药治疗晚期胃癌**

| 报告者 | $n$ | 用法（$mg/m^2$） | RR（％） |
|---|---|---|---|
| Futatsuki（1994） | 60 | 100，qw | 23 |
| Köhne（1998） | 35 | 350，q3w | 17 |
| Lin（2001） | 21 | 125，qw×4 | 14 |
| Enzinger（2001） | 34 | 125，qw×4 | 15 |
| Wilke（2002） | 11 | 350，q3w | 21 |

IRI 单药治疗胃癌或结直肠癌，国外采用三周一次高剂量 300～350$mg/m^2$/3w，但也有报告采用 100～125$mg/m^2$/w 用法，虽然没有对高低剂量做随机对照试验，以剂量强度计算，每周给药不低于三周高剂量给药。对于 CCSA 类药分次给药更合理，以表 10－47 列出的 HD IRI（350$mg/m^2$/3w）RR17％，LD IRI（100～125$mg/m^2$/w）RR 18％，两组无差别。不良反应比较 HD 高于 LD，采用了每周或两周分次给药的联合方案保证疗效，减少了毒性。

2. IRI 联合用药治疗晚期胃癌：IRI 联合化疗用量减少，一般采用两周一次，剂量 180～200$mg/m^2$；每周一次 80～100$mg/m^2$/w×2，q3w；有报告每三周一次，用量 250$mg/m^2$，比单药 350$mg/m^2$/3w，减少了 30％，已报告与多种化疗药联合治疗晚期胃癌（表 10－48）。

**表 10－48　IRI 联合用药治疗晚期胃癌**

| 报告者 | $n$ | RR（％） | Ref. no |
|---|---|---|---|
| IRI＋CDDP | 192 | 18～60 | 4（2001—2002） |
| IRI＋5－FU | 198 | 22～44 | 4（2001—2003） |
| IRI＋S－1 | 106 | 53～71 | 7（2002—2004） |
| IRI＋MMC | 35 | 20～65 | 3（1999—2001） |

续表

| 报告者 | $n$ | RR（%） | Ref. no |
|---|---|---|---|
| IRI＋TAX | 14 | 29 | 1（2002） |
| IRI＋TXT | 141 | 25～38 | 4（2002—2003） |
| IRI＋OXA | 30 | 40 | 1（2003） |
| IRI＋LF＋CDDP | 16 | 63 | 1（2002） |

IRI 已在国内上市五年，但至今还未见到治疗胃癌的报告。国外报告众多，与传统化疗药如 5－FU、CDDP、MMC 联合，RR%差别在一两倍以上。与新药联合的方案中，仅 IRI＋S－1 RR%较高，可是均来自日本，没有其他国家的验证。与 TXT、TAX、OXA 联合，RR%并不高，一篇文献中三联 IRI＋LF＋CDDP 类似 HCPT 三联方案，RR63%，但仅报告 16 例，因此有待进一步做随机对照试验。IRI 二药联合何药最佳没有定论，是否三联优于二联也有待论证。近年有三项随机对照试验证明 IRI＋5－FU 的优势，Pozzo（ASCO，2001 年）报告了 IRIC vs IRILF 治疗晚期胃癌的结果（表 10－49）。

**表 10－49 IRIC vs IRILF 治疗晚期胃癌**

| 项目 | IRIC | IRILF | $P$ |
|---|---|---|---|
| $n$ | 40 | 38 | |
| 方法（$mg/m^2$） | IRI 200，d1 | IRI 80/w | |
| | CDDP 60，d1，q3w | LV500/w＋ | |
| | | 5－FU 2000，civ 22hr/w | |
| | | ×6 q8w | |
| RR%（CR%） | 28（0） | 42（3） | |
| mTTP（月） | 4.5 | 6.5 | 0.0001 |
| mOS（月） | 6.9 | 10.7 | 0.003 |
| 1 年生存率（%） | 25 | 44 | |
| 3～4 级不良反应 | | | |
| WBC 减少（%） | 56 | 25 | |
| 腹泻（%） | 15 | 24 | |

IRI＋LF（AIO 法）有效性显著优于 IRI＋CDDP，此后 Bouche（ASCO，2003 年）在法国进行 FFCD9803 随机对照试验 LV5FU2 vs LV5FU2C vs LV5FU2I 也证明了 IRILF 的优势（表 10－50）。

**表 10－50 LV5FU2 vs LV5FU2C vs LV5FU2I 治疗晚期胃癌**

| 项目 | LV5FU2 | LV5FU2C | LV5FU2I |
|---|---|---|---|
| $n$ | 45 | 44 | 45 |
| 方法（$mg/m^2$） | LV5FU2，q2w | LV5FU2＋ | LV5FU2＋ |
| | (de Gramont) | CDDP 50，d1，q2w | IRI 180，d1，q2w |
| RR（%） | 13 | 27 | 40 |

续表

| 项目 | LV5FU2 | LV5FU2C | LV5FU2I |
| --- | --- | --- | --- |
| mFS（月） | 3.2 | 4.9 | 6.7 |
| mOS（月） | 6.8 | 9.5 | 11.3 |
| 1年生存率（%） | 31 | 43 | 43 |
| 3～4级不良反应 | | | |
| ANC减少（%） | 11 | 61 | 40 |
| Hb减少（%） | 16 | 30 | 16 |
| 腹泻（%） | 2 | 2 | 22 |

LV5FU2I疗效优于LV5FU2及LV5FU2C，血液学毒性轻。LV5FU2I即FOLFIRI是晚期结直肠癌标准方案之一。治疗晚期胃癌也得到证明。IRI＋5－FU是优化二联组合。Moehler（ASCO，2004）又随机对照ILF vs ELF治疗晚期胃癌（表10－51）。

**表10－51 ILF vs ELF治疗晚期胃癌**

| 项目 | ILF | ELF |
| --- | --- | --- |
| $n$ | 48 | 52 |
| 方法（mg/m$^2$） | IRI 80/ w＋ | VP－16 120，LV300 |
| | AIO法 LF×6w，q7w | 5－FU500，d1～3，d22～24，q6w |
| RR（%） | 44 | 17 |
| mTTP（月） | 4.3 | 2.1 |
| 3～4级不良反应 | | |
| ANC减少（%） | 7 | 47 |
| 腹泻（%） | 20 | 0 |
| 相关死亡例数 | 1 | 2 |

IRI是TOPOI抑制剂，VP－16是TOPOⅡ抑制剂，属同类药，ELF又是使用多年的传统方案。试验结果ILF优于ELF，血液学毒性轻，而IRI＋5－FU＋CDDP是否更优于以上两药联合方案，临床上还有待验证。

3. IRI治疗胃癌的不良反应：IRI不良反应与使用剂量相关，在联合用药中适当减少用量可减轻毒性反应。IRI不良反应主要有三类，即急性胆碱能综合征、迟发性腹泻、中性粒细胞（ANC）减少。不良反应还有三个特点，即可预测、可控制、不累积（表10－52），在重复给药后随用药次数增加而初次发生的不良反应减轻或消失。

**表 10-52 IRI 治疗胃癌的不良反应（NCI-CTC 3～4 级）**

| 项目 | 单药（%） | 联合（%） |
|---|---|---|
| 急性胆碱能综合征（即刻～24hr） | 9 | 1.4 |
| 迟发性腹泻（中位发生时间在用药后第 5 天） | 22 | 13～23 |
| ANC 减少（中位发生时间在用药后第 8 天） | 14～31 | 45～54 |
| 药物相关死亡 | 1 | 0 |

表中显示单药 IRI 多用 350mg/m²，三种不良反应重，在联合方案中 IRI 降低了用量，急性胆碱能综合征与迟发性腹泻未见加重，ANC 减少加重可能与联合药种相关，如与 TXT 合用 ANC 减少可达 60%～80%，临床使用时应注意。

急性胆碱综合征：在注药后可即刻出现，在 24hr 内发生，表现有流涎、潮红、腹痛、腹泻等，治疗可用阿托品（Atropine）0.25mg 皮下注射，首次用药不主张预防用阿托品，出现急性胆碱能综合征者再次用 IRI 时可预先给阿托品。

迟发性腹泻，发生在注药 24hr 以后，中位发生时间为第 5 日，稀便，水泻乃至血便，一旦出现腹泻应及时用易蒙停（Loperamide），立即服用 4mg，以后每 2hr 服 2mg，持续 12～48hr，止泻后维持 12hr，重症应同时用抗生素，使用易蒙停无效者改用生长抑素如奥曲肽。

3～4 级 ANC 减少，中位数出现日为第 8 天，常伴发热、感染，应采取积极治疗如应用 G-CSF 及应用广谱抗生素类药。

（二）羟基喜树碱（Hydroxy camptothecine，HCPT，羟喜）

我国早在 20 世纪 70 年代从喜树根皮、树干及果实中提取出 CPT（喜树碱），治疗胃癌 RR40%（1974 年），1975 年以后，研制出高效低毒的 10-羟基喜树碱（HCPT）。据当时报告治疗胃癌 RR46.9%（1977 年），至 1980 年以后才发现 CPT 与 HCPT 的作用机制是通过抑制 DNA 拓扑异构酶、干扰细胞增殖达到抗癌目的，此后引起国外重视研制出人工合成的 IRI（CPT-11）、TPT 及其它衍生物，成为一类广谱抗癌药。IRI 已成为治疗结直肠癌最主要的药物之一，在胃癌治疗上也广泛开展研究。而我国自行研制的 HCPT 开发早，使用广，是治疗胃癌居第三位的药物（居 5-FU、CDDP 后），但至今没有公认的规范方案。三十年中，未被国际验证与认同。近年国内开始重视 HCPT 制药，基础与临床研究，当研制出 HCPT 后多家厂商纷纷生产，由于工艺技术水准不一，不同厂家产品药效与不良反应不同，造成临床应用上的混乱局面。在基础研究上 HCPT 与 IRI 在药理药效上存在争议。在临床上单药与联合方案的用法没有公认的标准，这些问题正在逐步解决。这一 20 世纪 70 年代的老药，仍可做为新药在临床上再认识。

1. HCPT 的推荐剂量与用法：国内近年以 GCP 标准进行了 HCPT Ⅰ期临床试验，得出单药 12 mg/m²/d 为标准用量，有报告主张以同样剂量用于联合化疗治疗胃癌，近五年国内报告 25 篇与 LF 或 LFP 联合方案治疗结果，分析 HCPT 的剂量与用法见表 10-53。

**表 10-53 HLFP，HLF 治疗晚期胃癌（2000—2004）**

| 方案 | *n* | 方法 | RR（%） | 不良反应 3～4 级（%） | | | 文献数 |
|---|---|---|---|---|---|---|---|
| | | | | 恶心呕吐 | 腹泻 | WBC↓ | |
| HLF | 137 | HCPT 6 mg/m²/d×5+LF | 38～52（43） | — | 5～6 | 5～6 | 5 |
| HLFP | 554 | HCPT 6 mg/m²/d×5+LF+P | 31～75（48） | 0～22 | 0～3 | 0～22 | 18 |
| HLFP | 24 | HCPT 12 mg/m²/d×5+LF+P | 46 | 4～11 | 9～11 | 17～20 | 2 |

（）内为中位 RR%

从五年25篇HCPT联合治疗晚期胃癌的报告来看，HCPT大多数采用6 mg/m²/d（10mg/d）×5，q3w，仅两篇采用12 mg/m²（=20 mg/d）×5，q3w，虽然是非随机对照试验，从疗效与安全性比较，高剂量HCPT并未显优势，低剂量HCPT组中一篇由唐勇（2001年）报告HLFP采用10mg/d、15mg/d、20mg/d ×5d，q3w随机对照治疗消化道癌130例，三组RR%无显著差别，20mg/d×5组血液学及非血液学毒性重，3/4级不良反应达70%，与另两组有显著差别（$P<0.05$）。还出现心电图异常、肝损害及血尿，化疗相关死亡另二组为0，此组4例，发生率9%。我国胃癌专业委员会（2001年）建议HCPT（水针剂）联合化疗中用法7 mg/m²（10mg/次）/d×5，q3w。近年已有干粉针剂上市，采用前述推荐用量有个别患者出现严重不良反应，因此建议应做Ⅰ期试验做出粉剂HCPT联合方案的推荐用法。

2. HCPT联合治疗晚期胃癌：HCPT联合方案主要是与5-FU+CDDP联用。1997年召开全国多中心协作会议，讨论HCPT治疗消化道癌，论证了联合方案。由于5-FU+CDDP已被认为是基础组合，LV/5-FU可使5-FU增效，CDDP推荐LD（20 mg/m²/d）分次用法，HCPT推荐7 mg/m²/d ×5，q3w的HLFP，至2004年报告14篇（CSCO，2003—2004年）（表10-54）。

**表10-54 HLFP治疗晚期胃癌结果**

| 文献数 | *n* | 方法（mg/m²） | CR | PR | RR（%） | 不良反应3～4级（%） |
|---|---|---|---|---|---|---|
| 14<br>（2001—2004） | 405 | HCPT 7，d1～5<br>LV 100～200，drip+<br>5-FU 375，drip，d1～5<br>CDDP 10～20，d1～5<br>q 3w | 26 | 166 | 47.4<br>（31～75） | 恶心/呕吐 9.4～22<br>腹泻 2.9～5.6<br>WBC↓ 4.0～26.0<br>PLT↓ 2.0<br>无3～4级反应3篇 |

在HLFP方案中HCPT 7 mg/m²（10mg/d）×5，q3w，已得到国内公认，CDDP采用LD分次（5d）也是标准给药方法，而LV/5-FU是传统非规范用法，为了规范用药建议推荐HFP方案：

| | | |
|---|---|---|
| HCPT（水剂） | 7 mg/m²（10mg/d）， | iv 4hr d1～5 |
| 5-FU | 500～600 mg/m²， | civ 24hr d1～5 |
| CDDP | 10～20 mg/m²， | iv 4hr，d1～5 q3w |

5-FU civ×5d不加LV，与LD CDDP联合时CDDP生化调节使5-FU增效，低剂量CDDP还减少了胃肠道毒性反应，5-FU civ也降低了血液学毒性，5-FU civ+CDDP的基础联合加HCPT三联方案用药合理、方法规范。

HCPT与IRI同属TOPOI抑制剂，HCPT+FP vs IRI+FP孰优孰劣尚无对比试验。关于IRI三联方案（IRI+5-FU+CDDP）仅见一份报告RR%高达63%，但只观察了16例，还有待扩大验证。因此TOPOI抑制剂联合治疗胃癌还有许多工作要做，首先应有合理规范的方案，其次是如何联合其他药物，是两药还是三药联合进行大样本量多中心随机对照试验，使这一类药在胃癌化疗中发挥更大作用。

3. HCPT的不良反应：出现不良反应的影响因素较多，首先是联合用药时不推荐HCPT一次剂量≥12 mg/m²，而7 mg/m²（10mg/次）是安全的，如采用粉针剂型7 mg/m²×5d，q3w不一定适当，应酌情减量。其次，国内有多家药厂生产HCPT，产品纯度有差别，如含有过多CPT、果胶与杂质，出现则血液学毒性严重，应该注意选用质量可靠的产品。第三是HCPT对不同患者的不良反应个体差异较大，对常出现的血液学与非血液学毒性难以预测。对HCPT+LF或HCPT+LFP（HCPT 10mg/d ×5d，q3w）国内2000—2004年23篇报告691例统计主要不良反应如下（表10-55）。

表 10-55 HLF/HLFP 治疗晚期胃癌主要不良反应（3～4 级%）

| 文献数 | n | 恶心/呕吐 | 腹泻 | 口腔炎 | 脱发 | WBC↓ | PLT↓ |
|---|---|---|---|---|---|---|---|
| 23 | 691 | 5% | 3% | 4% | 6% | 6% | 3% |
| (2000—2004) | | (0%～28%) | (0%～6%) | (0%～6%) | (0%～8%) | (0%～25%) | (0%～16%) |

国内报告 HCPT 未见急性胆碱能综合征，但有药物引起皮疹的报告。腹泻与白细胞减少均比 IRI 联合化疗轻，安全性较好。

## 第四节 国内胃癌新化学治疗方案推荐

胃癌是最常见的恶性肿瘤之一，也是化学治疗研究开展最早的肿瘤之一。虽然已有四十余年历史，至今没有公认的标准方案，20 世纪 80-90 年代推出多项化疗方案，首报疗效十分突出，但经受不住各国验证。特别是 20 世纪 90 年代以来，循证医学被提倡与重视，遵循科学可靠的证据，以循证医学的方法审视判断得出结论，对化学治疗的有效性与安全性进行大样本随机对照试验（randomized-controlled trial，RCT）及对 RCT 的系统综述（systematic reviews，SR），多项 RCT 对采用的胃癌化学治疗方案做出了全面评估（参阅第二节，三）。进入 21 世纪后开发出许多新药，设计了多项新药化疗方案，已在胃癌化学治疗研究中形成主流，首先应由晚期胃癌全身化学治疗起步，进行Ⅰ、Ⅱ、Ⅲ期临床研究，确认的最佳有效方案再应用于辅助化疗、新辅助化疗以及区域化疗。在国内胃癌化疗研究正方兴未艾，新药研究在逐年增加并得出初步成果。中国抗癌协会胃癌专业委员会内科学组 2001—2004 年开展了多中心研究协作项目，以新药联合方案全身化疗治疗晚期胃癌，重点进行Ⅱ期临床试验，对国外报告的新化疗方案进行临床验证。2001—2004 年开展八项多中心协作试验，已完成六项。

### 一、FOLFOX4（IGCC 2001，ASCO 2002，中华肿瘤杂志 2003）

| 中心 | 方法（$mg/m^2$） | n | CR | PR | RR（初治，复治） | mTTP | mOS | 不良反应 3/4 级 |
|---|---|---|---|---|---|---|---|---|
| 7 | OXA（Eloxatin）100，d1，<br>LV5FU2，d1，2<br>2w×4 | 40 | 4 | 13 | 43%（50%，25%） | 5 个月 | 8 个月 | WBC↓ 16.3%<br>PLT↓ 7.0%<br>恶心呕吐 2.3%<br>ALT↑ 2.3% |

背景：第三代铂 OXA，以 DACH 基团取代 CDDP 的 NH4，DACH-Pt 比 NH4-Pt 抑制 DNA 强，与 DNA 结合快，结合牢固，细胞毒作用大，与 CDDP 无交叉耐药，CDDP 治疗胃癌失败者换用 OXA 仍可有效，体外实验 OXA 对胃癌细胞株有明显抑制作用，联合 5-FU 有互补性抑制作用，FOLFOX4（OXA＋LV5FU2）治疗结直肠癌取得了突出疗效，已被欧美以及国内确认为一线方案，FOLFOX6 治疗晚期胃癌首报 RR46%（Artru，2001 年），国内 2002 年以后相继发表许多报告。

结果：FOLFOX4 与 FOLFOX6 治疗晚期胃或结直肠癌均有报告，在治疗晚期胃癌方面国内外报告前者 278 例，后者 221 例，总计 499 例，本试验 RR50%（一线）与国内外报告相同，其他国内外 8 篇报告 RR%范围 41.2%～53.3%，包括本文在内只有 3 篇报告 mTTP 5～7 个月，4 篇报告 mOS 8～11 个月。以上结果与国内外报告 FOLFOX6 疗效相同，本文报告不良反应比国外报告（Artru，2001 年）轻，ANC 减少无 3～4 级，1～2 级仅 9.3%。外周感觉异常是 OXA 所特有的不良反应，文献报告 3 级发生率 20%，本文仅 1～2 级，发生率 49%，手-足综合征只有 1～2 级者 4.7%，全组无相关死亡。

讨论：FOLFOX4/6 国内外报告（2001—2006 年）已有 37 篇，共计 1188 例，RR%高（范围

29%～62%，中位48%），重复验证较好，出现疗效一般在4个周期，国外报告中位数8个周期可获最佳疗效，因此推荐临床验证至少4个周期，当4个周期结束，获CR+PR者应继续巩固用药，获SD者建议继续至8个周期仍可有获PR希望，若仍为SD时继续用药达到PR可能性小，而累积神经毒性增加。mTTP 5～7个月与mOS 8～11个月结果不太理想，处于一般水平。不良反应3/4级发生率：中性粒细胞减少15%～20%，血小板减少10%，胃肠反应减少10%～20%，毒性较轻。关于外周感觉异常3度者多出现在OXA累积用药达800mg/m²以上者，但停药以后可以逐渐恢复，并可消失。

结论：FOLFOX4/6治疗晚期胃癌近期有效率高，安全性好，国内外多篇报告验证结果一致，应更多观察TTP与OS。已有用于手术后辅助化疗的报告。

**二、OHLF3（CSCO 2004，中国肿瘤临床 2004）**

| 中心 | 方法（mg/m²） | *n* | CR | PR | RR（初治，复治） | 不良反应3/4级 |
|---|---|---|---|---|---|---|
| 10 | OXA（奥铂）130，d1<br>HCPT（羟喜）6，d1～5<br>LV5FU3 d1～3<br>q3w | 36 | 1 | 18 | 50%（57%，40%） | Hb↓ 8.3%<br>ANC↓ 13.9%<br>恶心呕吐 5.9%<br>感觉异常 22.2% |

背景：HCPT是国内最常用的治疗胃癌药物之一，HCPT+5-FU+CDDP是国内报告常用于治疗胃癌的联合化疗方案，以第三代铂代替CDDP会加强联合方案的抗癌作用，采用三周方案时HCPT使用推荐用法6 mg/m²/d×5，OXA用130 mg/m²/3w，5-FU采用LV5FU3，合理组合又不加重不良反应。

结果：由国内10个中心参加完成，试验结果有三个突出特点：一是有效率高，初治达到57%；二是二线疗效也高（RR40%），一般报告仅20%左右；三是肝转移19例中获CR2例（10.5%），PR8例（42.1%），RR52.6%，高于一般文献报告水平。不良反应并不因三药联合而加重，血液与非血液学毒性均较轻，惟感觉异常3/4级发生率22.2%，有一例（2.8%）出现运动神经障碍。肝功能异常仅1级1例（2.8%），无肾功能异常。

讨论：国内以HCPT+LF或HCPT+LF+CDDP报告较多，统计近五年报告25篇计715例，RR43%～48%，而未见HCPT+CDDP报道。杨春旭（2002年）报告HCPT 10mg/d×5+OXA130 mg/m²/d，q3w 24例，RR58%，无3/4级毒性。本文设计OAX+5-FU+HCPT有根据有合理性，HCPT+OXA还可与5-FU civ×5d 合用。

结论：HCPT+OXA+5-FU设计合理，有效率高安全性好，羟喜与奥铂均为国产药，患者经济负担较轻，适合扩大推广验证。

**三、ECLF（中国癌症杂志 2003）**

| 中心 | 方法（mg/m²） | *n* | CR | PR | RR（初治，复治） | 不良反应3/4级 |
|---|---|---|---|---|---|---|
| 10 | EPI 50，d1<br>LV 200，5-FU 600，d1～3<br>CDDP20，d1～3<br>q3w×3 | 66 | 4 | 18 | 33%（37%，31%） | Hb↓ 1.8%<br>ANC↓ 8.0%<br>PLT 1.4%<br>恶心呕吐 2.3%<br>脱发 5.1% |

背景：ECF 或 PELF 均是以 EPI+5-FU+CDDP 组成的三联化疗方案，在 20 世纪 90 年代首报后，多篇验证疗效好，Ⅲ期随机对照试验均优于过去常用方案，（参阅第二节三），但 ECF 与 PELF 均有一定实用上的难处，前者需长期留置深静脉管，每周期 3 周，化疗 8 个周期需置管达 6 个月，患者依从性差，国内至今未加验证与推广。PELF 每周给药虽免去置管之苦，但化疗次日起要连用 5 日 G-GSF 保护血象，又增加了患者经济负担。国外早在五年前有改良用法报告，Dilauro（ASCO，2000 年）报告 95 例晚期胃癌，方案为 PEF（CDDP 25mg/m$^2$，EPI 20mg/m$^2$，5-FU 500mg/m$^2$，d1～3，q4w）获 CR11 例，PR32 例，RR45%，且血液学毒性可承受，不必化疗后用 G-CSF，不用长期置管。本试验 ECLF 也采用 3 日方法，EPI 剂量在敏感肿瘤可达到 120mg/m$^2$/d（如乳腺癌 EPI 化疗），在胃癌文献查询联合化疗中 EPI 标准用量 50mg/m$^2$/d1/3w，与 LV/5-FU+CDDP 联合应用合理，目的是观察 ECLF 简化方案的疗效与安全性。

结果与讨论：有 10 个中心参加，共 66 例，总有效率 33%，初治 37%，复治 31%，比文献报告 ECF 或 PELF RR%平均水平低，探讨原因与方法设计有关，其一是当年对 LV/5-FU 还均采取滴入的传统不规范方法，会影响 LV 使 5-FU 生化调节增效，其二，5-FU600 mg/m$^2$/d×3 降低了剂量强度。第三，CDDP 标准给药是 20 mg/m$^2$/d×5，q3w，本文也偏低，如参照 taxanes+FP 三联方案设计采用 5-FU600 mg/m$^2$/d civ×5，CDDP 20 mg/m$^2$/d×5，EPI 50mg/m$^2$/d1，q3w，有效性会提高。本文没有随访 TTP 与 OS 也是不足之处。不良反应比较轻，不用 G-CSF 是一优点。

结论：ECLF 修改方案可行，安全性与依从性好，推荐改良 5-FU civ 与 CDDP×5d 法与 EPI 联合。

**四、OELF（全国肿瘤大会，胃癌学术会议，2004）**

| 中心 | 方法（mg/m$^2$） | *n* | CR | PR | RR（初治，复治） | 不良反应 3/4 级 |
|---|---|---|---|---|---|---|
| 11 | OXA（Eloxatin）100，d1<br>EPI 50，d1<br>LV200，5-FU600，civ，d1～3<br>q3w×3 | 36 | 2 | 13 | 42%（45%，38%） | 感觉异常 10% |

背景：ECF 及 PELF 方案被欧洲认为是推荐最佳方案，已在上面进行讨论。OXA 在胃癌化疗中引起重视，除应用 FOLFOX 治疗晚期胃癌外，OXA 在三联方案中代替 CDDP 构成的 FO 为基础加第三药再进行临床试验，如 EOF/EOX vs ECF/ECX 及 OHLF3（本节二）。本方案设计思路是在 ECLF（本节三）基础上以 OXA 代替 CDDP，又将 5-FU drip 改为 civ，目的在于考察 OXA 在三联方案的有效性与安全性。

结果与讨论：本方案由 11 个中心参加，初治疗效 RR45%比 ECLF RR37%高，国内有类似报告，以 OXA 130 mg/m$^2$/d1，EPI 50 mg/m$^2$/d1，+LV5FU2，q3～4w，治疗晚期胃癌 21 例，RR43%，mTTP 6 个月，mOS 8 个月（周建华，2003 年）结果相同，本文未报 TTP 与 OS。本方案设计中不足之处有二：一是每三周一次 OXA 100 mg/m$^2$，剂量偏低，标准用量是 130 mg/m$^2$/d1/3w；二是 LV/5-FU 只用 3 天，也是不够的，应改为 5-FU 600 mg/m$^2$，civ×5d，不加 LV 或采用 LV5FU3，有可能获更佳效果。从周建华等报告看 TTP、OS 仍不太理想。本方案不良反应并不重，具有一定优势。

结论：OELF 治疗晚期胃癌近期疗效较好，不良反应轻，方案设计建议改为 OXA 130 mg/m$^2$/d1，EPI 50 mg/m$^2$/d1，5-FU600 mg/m$^2$，civ，d1～5（或 LV5FU3）q3w，并应随访 TTP 与 OS。

五、XP（ASCO，2006）

| 中心 | 方法（$mg/m^2$） | n | RR | mTTP（月） | mOS（月） | 不良反应 3～4 级 |
|---|---|---|---|---|---|---|
| 27 | CAPE（Xeloda）1000<br>Bid，po，d1～14<br>CDDP 20，iv d1～5<br>q3w | 141 | 46% | 9 | 12 | 无 4 级不良反应<br>恶心/呕吐 2.0%<br>腹泻 1.0%<br>H-FS 2.3%<br>ALT↑ 3.0% |

背景：FP（5-FU+CDDP）已被国际认同为基础联合化疗方案，HD CDDP/LD CDDP+5-FU作用机制不同，临床试验疗效相当（参阅第二节二），NCCN 中对胃癌化疗指导原则也指出晚期胃癌推荐以CDDP、5-FU 为基础的联合化疗方案。CAPE 口服方便，可选择性杀伤癌细胞，每 12hr 给药类似于5-FU civ 作用，在胃肠癌化疗中已有替代 5-FU 的临床试验报告。本方案以 CAPE 与 CDDP 联用，有据可循，均为标准给药方法。

结果与讨论：本项由国内 27 个中心参加，观察 CAPE+CDDP 的疗效与安全性，试验结果：有效率高，其中 CR10%。比同期国外报告（CR2%～2.4%）高。不良反应少，无 3/4 级血液学毒性，随访生存期较长。CAPE+分次低剂量 CDDP（剂量强度比一次 $60mg/m^2/3w$ 高）值得推荐，已为国外认同，应扩大验证。

结论：CAPE+分次 LD CDDP 治疗晚期胃癌疗效好，不良反应少，使用方便。

## 第五节　综合治疗

### 一、围手术化学治疗

胃癌采用外科手术根治切除是唯一可获得治愈的方法，胃癌的外科治疗经历了 120 余年，由于对胃癌生物学行为的认识及胃癌手术技术的改进，现在对根治手术的共识是应充分切除癌灶没有残留，彻底清除区域淋巴结（D2 术）。对中、晚期胃癌（Ⅲ，Ⅳ期）还选择了 D3 或 D4 清扫手术，期望获得 R0 根治。尽管改进了手术方式，提高了操作技术，仍会有半数以上患者复发与转移，胃癌根治术的总体 5 年生存率仅 50%左右。在当前胃癌中晚期患者占多数的状况下，外科医生也认为仅靠手术难以提高生存率，因为实体肿瘤是全身性疾病，在施术时已存在亚临床转移灶，可能存在于淋巴系统或血行中，还可种植于腹腔中，胃癌与其他实体瘤一样，应采取多学科的综合治疗，围手术辅助化学治疗是综合疗法的主要手段之一，半个世纪以来化学治疗的进展已经证明其作为辅助治疗的有效性，这在乳腺癌及结直肠癌等临床研究中得到了验证。

（一）根治术后辅助化学治疗

1. 胃癌根治切除术：手术切除癌灶应完全彻底，不能有残留，应行 D2 术式，清扫 N1、2 站淋巴结（N1 第 1～6 站，N2 第 7～11 站），清除的淋巴结数目应至少 15 个，不规范的根治术式会影响术后化疗的效果。

2. 根治术后辅助化疗的理论根据：

（1）行规范 D2 根治切除术后仍有 50%及以上患者复发转移，扩大根治术并不能提高生存率。

（2）术前已存在亚临床微转移灶，常规检查方法难以发现与确定。

（3）各临床病期胃癌患者淋巴管或血流中可能存在游离的癌细胞，可发生淋巴结或脏器转移灶。

（4）原发癌灶切除后可能刺激残留的微小病灶癌细胞生长。

（5）手术过程可能遗留癌细胞于腹腔内或进入血流中。

3. 术后辅助化学治疗史：百余年来，对于根治手术后辅助化疗是否有效仍有争议，据不完全统计自1968年至今有超过30项随机对照临床研究及10个以上的荟萃分析（Meta分析）比较单纯手术与术后辅助化疗，也没有一致的结论，虽存在争议但不能否定辅助化疗的效果，目前仍在努力探索并逐渐得到认同与肯定。欧美、日本与中国所做的随机对照研究结论不一致，不过近年来趋向共识，对Ⅲ期胃癌根治术后行辅助化疗是有益的（表10-56）。

**表10-56 胃癌根治术后辅助化疗进展史**

| | 1960—— | 1980—— | 1990—— | 2000—— |
|---|---|---|---|---|
| | 5-FU/TSPA，BCNU | FAM | FEM，ELF | LF+RT，ECF |
| 欧美 | 否定 | 稍有益 | Ⅲ期，LN（+）延长生命 | 可延长生命 |
| 日本 | 5-FU，MMC | FMC | UFTM，FP | FP |
| | 有益 | 延长生命 | 延长生命 | 延长生命 |
| 中国 | | FAM，ELF，FMC | 同左 | EPIC，IHPC vs iv 化疗 |
| | | 延长生命 | | 前者优于 iv 化疗 |

EPIC（early postoperative intraperitoneal chemotherapy）早期术后腹腔化疗

IHPC（intraperitoneal hyperthermic perfusion chemotherapy）腹腔热化疗

4. 术后辅助化学治疗随机对照试验：根治术后辅助全身化疗（单药或联合化疗）与单纯手术的对照研究已有近四十年，超过三十项试验报告结论不一，对近十年报告的结果列于表10-57：

**表10-57 辅助全身化疗 vs 单纯手术（Surg）结果**

| 报告者 | RCT：CT vs Surg | $n$ | 5yrOS% | $P$ 值 | 结论 |
|---|---|---|---|---|---|
| Coombes（1990） | FAM vs Surg | 133∶148 | 46∶35 | 0.21 | 高危者有益 |
| Krook（1991） | F+ADM vs Surg | 61∶64 | 32∶33 | NS | 无益 |
| Grau（1993） | MMC vs Surg | 68∶66 | 41∶26 | <0.025 | 有效 |
| Chou（1994） | FT-207 vs Surg | 59∶56 | Ⅱ期34∶31，Ⅲ期29∶21 | <0.05 | Ⅲ期有效 |
| Lise（1995） | FAM vs Surg | 155∶159 | 42：36 | 0.295 | 无益 |
| Macdonald（1995） | FAM vs Surg | 93∶100 | 37∶32 | 0.57 | 无益 |
| Neri（1996） | LF+EPI vs Surg | 48∶55 | 20.4∶13.6 | <0.05 | 有效 |
| Tsavaris（1996） | FEM vs Surg | 42∶42 | 21∶15 | 0.248 | 无益 |
| Nakajima（1999） | FM vs Surg | 288∶291 | 85.8∶82.9 | 0.17 | 无益 |
| Cirera（1999） | FT+M vs Surg | 76∶72 | 56∶36 | 0.04 | 有效 |
| Di Bartolomeo（2000） | EAP+LF vs Surg | 137∶137 | 52∶48 | NR | 无益 |

近十年主要RCT结果提示辅助化疗对提高五年生存率有效与无效者各半，对Ⅲ期者术后辅助化疗较为有益，采用不同的辅助化疗方案也会影响结果（表10-58）。

表 10-58　随机对照不同辅助化疗方案的结果

| 报告者 | 辅助化疗方案 | *n* | 5 年生存率（%） |
|---|---|---|---|
| Nakazato（1994） | FM＋PSK vs FM | 124：129 | 73.3：60.0 |
| JCOG（1994） | MFC＋FUpo vs MFC＋UFT vs MFC | 155：155：156 | 70.8：66.7：62.5 |
| Arima（1994） | UFTM vs FTM | 77：75 | 55：39 |
| Grau（1998） | FTM vs MMC | 40：45 | 67：44 |

表中显示不同的辅助化疗联合方案效果不同，联合化疗优于单药，加入免疫调节剂如 PSK 也可提高五年生存率，表内均是老旧方案，若以新药方案取代会有更好结果。

5. 随机对照研究辅助化疗的荟萃分析（Meta-analysis）：强调循证研究医学证据，肿瘤学的临床主张随机对照试验与 Meta 分析，表 10-59 列出的多为 2000 年以后的结果。

表 10-59　胃癌辅助化疗的荟萃分析

| 报告者 | RCT 数 | 总例数 | odd ratio | 结论 |
|---|---|---|---|---|
| Hermans（1993） | 11 | 2096 | 0.88 | — |
| Hermans（1994） | 13 | 2414 | 0.82 | ＋ |
| Earle（1994） | 13（不含亚洲） | 1990 | 0.80 | 效微，LN（＋）有效 |
| Mari（2000） | 20 | 3568 | 0.80 | 延长生存期 |
| Gianni（2001） | 17（不含亚洲） | 2913 | 0.72 | 延长生存期 |
| Panzini（2002） | 18 | 3118 | 0.72 | 延长生存期 |
| Hu（2002） | 14 | 4543 | 0.56 | 延长生存期 |
| Janunger（2002） | 21 | 3962 | 0.84 | 延长生存期 |
| Chen（2003） | 17 | 2915 | 0.66 | 延长生存期 |

从荟萃分析可以看出，2000 年以后的结果提示辅助化疗从分歧争议走向共识认同，比较公认的是胃癌Ⅲ期术后辅助化疗有益，可提高五年生存率。

6. 根治术后辅助化疗效果的重要影响因素：

临床分期：一般认为 TNMⅠ～Ⅲ是可根治切除的，Ⅳ期是不可根治切除的晚期胃癌，对Ⅰ期患者五年生存率可达到 90%，只有 10%患者需要辅助化疗延长生存期，总体而言，不加区别地均接受辅助化疗显然是不适宜的，对Ⅱ期患者而言根治术后多数（60%～70%）可生存五年以上，对有高危因素者施以辅助化疗有利于延长生存期，对于临床上占到胃癌患者 1/3 的Ⅲ期来看，绝大多数都具有 1 项或以上的高危险因素，有报告分析独立危险因素有：术式、Borrmann 分型、淋巴结转移、浸润深度以及 pTNM 分期。

手术根治度：根治切除要求达到 R0 切除，现已可达到 50%～80%. 采用术式有 D0～D4，D0 是指不清扫淋巴结，现已被公认不可取，采用 D1 术式还是 D2 术式还存在分歧，D1 是仅清除第 1～6 站（N1 组）淋巴结，D2 术式除清扫 N1 组淋巴结外还要清除第 7～11 站（N2 组）淋巴结，D1 还应切除胃受累的远端部分及大小网膜，D2 还应清除网膜囊及其血管，有时还一并行脾和胰尾切除，对于 N3 和 T4N2 的Ⅳ期者，＜70 岁，一般状况好，又无肝脏与腹膜转移者采用 D4 术或 D3 术，以期达到 R0 切除延长患者生存期。手术方式直接影响辅助化疗效果，瘤负荷愈小化疗作用愈好，目前根治术式的选择主要在 D1 与 D2 之间存在分歧。Bonenkamp（1999）对 D1 与 D2 做前瞻性随机对照试验，结果并发症的发生率D2高于D1，43%∶25%（$P<0.001$）；手术死亡率D2高于D1，10%∶4%（$P=0.004$）；而五年生存率无差别。尽管也有类似报告，但日本、美国主要肿瘤中心，中国抗癌协会胃癌专业委员会均主张以D2术式为标准手术，提高手术技术可以降低并发症与手术死亡率，国内报告术后并发症5%，手术死亡率<1%，D2术还有利于pTNM分期，有利于手术后辅助化疗成功。

辅助化学治疗方案：胃癌对化学药物相对敏感，很多单药治疗晚期胃癌抗癌活性并不大，RR在0%～10%者不少，达到RR20%以上者仅有少数药物。20世纪80年代以来，曾将FAM、FAMTX做为"金标准"方案，但近些年新方案随机对照试验结果均优于FAM、FAMTX。21世纪以来若干新药联合方案推出，对胃癌化疗带来新的希望，期待从中产生晚期胃癌一线标准方案，晚期胃癌化疗进步直接带动辅助化疗的进步。上面已分析的不同辅助化疗方案均是老旧方案，在RCT中这些方案与单纯手术相比就难以证明辅助化疗的作用。

辅助化疗的时限：一般在手术后3～4周进行，但化疗应进行多长时日，并没有规定，也缺乏依据，在辅助化疗公认有益的肿瘤如乳腺癌、结直肠癌均以6个月为限，在胃癌辅助化疗时限长短不一，据统计在众多临床试验中从3个月至36个月不等，其中≤6个月占1/3，6～12个月占1/4，而>12个月有40%。辅助化疗时限长短不应划定一个界限，应依据胃癌复发转移的生物学特点而定。复发可分为早期复发<2年，中期复发2～5年，晚期复发>5年。TNM分期晚、病理类型分化差，复发则多在2年以内，分期早的Ⅰ期胃癌如果复发则多在5年以后，所以重点在Ⅲ期胃癌辅助化疗。两年之内预防早期复发是关键，辅助化疗少于6个月或超过两年均是不当的。由于胃癌至今没有标准化疗方案，应采用最佳化疗方案包括新药方案，时限至少6个月，Ⅲ期根治术后至少1年，第二年视存在高危因素与否与具体情况决定是否再行辅助化疗，原则上不应超过两年。

7. 早期胃癌根治术后的辅助化疗问题

淋巴结转移是胃癌复发的独立危险因素，并与淋巴结转移数量密切相关，早期胃癌淋巴结转移5%～25%，有报告统计早期胃癌淋巴结转移数>6时，术后复发率47.4%。一般粘膜内癌（mEGC）行D1术，粘膜下癌（smEGC）行D2术，但浅表广泛型与多发型早期胃癌术后易残留，导致残胃复发。

从病理类型分析，未分化、低分化与印戒细胞癌恶性度高于高中分化腺癌。40岁以下青年胃癌预后不及老年人胃癌，其病理类型低分化、未分化及印戒细胞癌占到90%。

凡具有以上一项或一项以上者有必要术后辅助化疗，化疗方案以5-FU类为主，辅化期限以6个月为准，不宜超过12个月，当前国内早期胃癌辅助化疗的一个误区是不区分病情而过度辅助化疗。

8. 胃癌根治术后辅助化疗指导意见

辅助化疗对象：标准D2根治术后R0患者，pTNM：Ⅰ期原则上不进行辅助化疗，有淋巴结转移，病理类型恶性度高，浅表广泛型、多发型及年轻患者属于辅助化疗对象；Ⅱ期可行适度辅助化疗；Ⅲ期是重点辅助化疗对象。

辅助化疗方案：尚无标准规范方案，建议以5-FU类或5-FU类+CDDP/OXA为基础的二联或三联方案。

辅助化疗计划：根治术后辅助化疗宜早开始，一般术后2～3周，不超过1个月，时限不少于6个月，以6～12个月为宜，不超过两年。

注意事项：确定化疗方案应个体化，注意安全性、有效性与依从性，可以与心理治疗、免疫治疗、营养治疗、中药扶正治疗联合应用，不主张加用抗癌中药。

系统随访：所有各期根治术后均要随访。前两年每3个月一次，后三年每6个月一次，以后每年一次，记录病史，体检，血常规、生化检验及主要肿瘤标记物检查，影像学检查，必要时胃镜检查，胸部X线检查。

（二）新辅助化学治疗

1. 新辅助化疗的历史：围手术辅助化疗中的术前化疗被称做新辅助化疗（neoadjuvant chemotherapy），区别手术后的辅助化疗（adjuvant chemotherapy）而言，又称起始化疗（primary chemotherapy）。提出新辅助化学治疗之名称的最早是 1982 年 Frei，主要用于头颈部癌、骨肿瘤及乳腺癌等。而胃癌术前化疗早在 1965 年日本已经报告术前化疗的效果，强调其临床意义与必要性，主张术前短期给药，当年采用单药注射。Jinnai（1975）报告手术前一周，每日 MMC 0.04mg/kg，iv，共 4 日，手术日 MMC 0.16 mg/kg，iv，并腹腔内给 4mg，对胃癌Ⅲ期患者有效，5 年生存率提高。以后随着联合化疗研究进展，术前化疗采用联合用药如 5－FU＋MMC、5－FU＋MeCCNU 等。至 1980 年以后许多治疗晚期胃癌有效的联合方案也用于新辅助化疗，如 FAM、FP、FMTX、EAP、ELFP 及 ECF 等。这些术前化疗研究的共同点是联合用药方案同晚期胃癌，治疗周期多在 1～2 个月，疗效均比晚期好。新辅助化疗除全身给药外，也开展了区域化疗。日本 Fujimoto 早在 1960 年报告经股动脉插管至腹腔动脉或胃左动脉，对 62 例胃癌术前一周化疗用 MMC＋MTX 或 5－FU＋MTX，治疗组两年生存率 54.2％，对照组 37.1％，有显著差别。国内王舒宝（1992）报告术前介入化疗 ADM＋5－FU，治疗有效率 65％，还有术前腹腔化疗或经内镜注射化疗药的报告，如王娟、陈峻青（1996）报告不能切除伴有腹水的进展期胃癌术前以 5－FU＋CDDP 腹腔化疗，切除率 55％。

2. 新辅助化疗的理论证据：术前化疗的目的是针对中晚期胃癌降期，使不能切除者获得切除机会，并减少术后复发提高生存率，其理论证据可归纳为以下几点：

（1）有效的化学药物术前起始治疗是对胃癌的首次打击与杀灭，此时的癌细胞未产生继发耐药，易于杀灭处于增殖周期的肿瘤细胞，可使肿瘤体积缩小，肿瘤与周围组织侵犯减少，粘连及组织水肿减轻，有利于手术切除。

（2）胃壁内淋巴管十分丰富，引流淋巴网至淋巴结，胃癌淋巴结转移是最常见的转移方式，可从区域所属淋巴结向远隔淋巴结转移，还可出现跳跃式淋巴结转移。微小的淋巴结转移灶术中难以发现，不易清除，造成遗留亚临床微小转移灶，是术后复发的重要根源之一。这些微小癌转移灶可被术前化疗杀灭清除，减少复发危险性。

（3）胃癌患者血流中可以发现游离癌细胞，晚期者约 80％血流中可检出癌细胞，尸检中 50％以上可有血管内癌栓，手术切除癌灶病理检查也常发现血管内癌栓。这些情况说明在手术切除肿瘤时已有潜在血行转移的危险，术前化疗可以杀灭侵入血道游离的癌细胞，防止发生转移与种植。

（4）胃癌当侵犯至浆膜面时癌细胞可从破损的浆膜面进入腹膜腔，造成腹膜种植转移。另外手术操作也可造成医源性种植转移，都是术后复发的原因。术前化疗使游离出的癌细胞受到杀伤，其生物活性受到抑制，不易种植繁衍，减少术后种植转移危险，使医源性种植的可能性减少。

（5）动物实验证明肿瘤切除后血清中出现生长因子和促血管生长因子，从而激发残留癌细胞生长，促使转移或复发产生，术前化疗可以起到抑制作用。

（6）术前化疗的效果可以指导术后辅助化疗选择用药，为决定辅助化疗方案提供依据。

3. 新辅助化疗临床应用指导原则：

（1）适用对象：胃癌 T3～4，Nany，M0，无化学治疗禁忌证，PS 0－2，血常规在正常范围，心脏、肝肾功能正常，患者知情同意。

（2）化疗方案：选用治疗晚期胃癌确实有效的方案，首选联合方案应是经Ⅲ期随机对照试验验证后，在有效性与安全性均胜出的方案。由于目前还没有公认的标准方案可循，从研究趋势看以 5－FU 为主与铂类联合，选用新药组成的二联或三联方案是主流。已采用的新方案有 FOLFOX 、PC（TAX、CDDP）、TCF（TXT、CDDP、5－FU）、S－1＋CDDP 以及 ECF、EOX 等。

（3）化疗周期：术前化疗期限以 6～8 周为宜，短周期集中用药，以两周两天给药或三周五天给药计划为佳，术前可执行 2～4 个周期。

（4）给药途径：最常用的是静脉输注，5－FU采用持续输入，其他药采用推注或1～3hr滴入，也可采用口服制剂。动脉介入化疗，腹腔化疗均属初步试验阶段，还不能做为规范给药途径。

（5）防范不良反应：重点防治消化道反应和造血功能受抑制，并保护心、肝、肾功能。

（6）在实施术前化疗的同时应采取综合治疗措施，包括营养支持、免疫调节治疗、中医药扶正固本、调理脾胃、生血养血，不应同时用抗癌中药。

4. 新辅助化疗临床Ⅱ期试验：近10年来报告多篇应用传统方案及新方案的新辅助化疗结果（表10－60）。

表10－60　胃癌新辅助化疗Ⅱ期试验结果

| 方案 | *n* | 有效数（%） | 手术数（%） | 根治数（%） | 文献数 |
|---|---|---|---|---|---|
| E（VP－16）LFP | 35 | 18（51.4） | 20（57.1） | 5（14.3） | 1（1994） |
| FP | 51 | 26（51.0） | 28（54.9） | 18（35.3） | 2（1996） |
| EAP | 151 | 82（54.3） | 97（64.2） | 84（55.6） | 6（1997） |
| ECF | 62 | 43（69.3） | 38（61.3） | 22（35.5） | 2（1997） |
| FAMTX | 99 | —— | 67（67.7） | 41（41.4） | 4（1997） |

近年还开展了含taxanes、OXA、CPT－11的新辅助化疗试验以及术前放化疗报告，Satch（2006）报告以S－1＋CDDP术前化疗45例，原发灶80%切除，有55.6%降期或R0切除的Ⅲ期患者2年总生存率90.9%均得出肯定结论，开展Ⅲ期临床试验推出最佳术前化疗方案是今后的方向。

## 二、化学治疗与放射治疗

放射治疗是有效的局部疗法，但胃癌对放射治疗不太敏感，单独治疗进展转移期（晚期）胃癌有一定作用，特别是用于食管胃接合部（贲门部）癌晚期姑息放射治疗有缓解梗阻效果，对术后胃或贲门残留癌及残胃复发癌，当不能再切除时局部放射治疗有一定疗效，作为治疗晚期或围手术治疗的手段，目前认为与化学治疗联合既有协同又有增效作用。

（一）晚期胃癌的化学治疗与放射治疗联合

早年有报告单用放射治疗60Gy（1.5～2.0Gy/d）治疗晚期胃癌后3年及5年生存率达到11%及7%（Wieland及Hymmen，1970），以后Takahashi及Abe（1986）报告术中放射治疗延长了术后生存期。在同期更多的报告主张采用化疗与放疗联合治疗晚期胃癌，经随机对照试验证明了联合治疗的优势（表10－61）。

表10－61　晚期胃癌（不能切除或残留）化疗与放疗联合结果

| 报告者 | *n* | 放疗 | 化疗 | 结果 |
|---|---|---|---|---|
| Mayo Clinic（1974） | 48 | 35～40Gy<br>9～12Gy/w | 5－FU/15mg/kg<br>d1～3/w1 | RT＋5－FU mOS：13个月，5yr%：12%<br>RT alone 5.9个月 0% |
| GITSG（1985） | 90 | 50Gy/8w | 5－FU 500mg/m²<br>d1－3/w1＋6RT＋<br>5－FU＋MeCCNU | RT＋CT 3～4yr%：18%（$P<0.05$）<br>5－FU＋MeCCNU 7% |
| MGH（1983） | 32 | 45～55Gy/5w | 5－FU 500mg/m²<br>×3d/w±FAM/<br>5－FU＋ MeCCNU | RT＋CT术后mOS：镜下残留者24个月，肉眼残留者15个月，未切除者14个月 |

近年 Mayo Clinic（2000）报告体外放疗与术中放疗结合联合 LV+5－FU 治疗胃及食管胃连接部癌 87 例，mOS 镜下残留者 17 个月，肉眼残留者 9 个月，未切除者 12 个月，局部复发者 10 个月，4 年生存率镜下与肉眼残留者≤9%，未切除或局部复发者 18%，这些病例由于采用体表与术中放射治疗得以延长生存期。此外增加化疗周期数也有助于延长 mOS，<2 个化疗周期者 mOS 5.2 个月，2～3 个周期者 mOS11.5 个月，≥4 周期者 mOS14.5 个月，$P=0.014$，以上报告说明放射治疗与化学治疗对局部晚期（无肝、肺、腹膜转移）胃及食管胃连接部癌比单用放疗或化疗效果好，延长了患者的生存期。

（二）根治术后辅助化放疗

术后辅助治疗目的在提高生存率，单纯辅助化疗并未得出一致意见，而术后单纯辅助放射治疗也没有改善生存期（表 10－62）。

**表 10－62　单纯手术与手术+放射治疗对比**

| 报告者 | n | 治疗分组 | 3yrS（%） | 5yrS（%） | 评价（P 值） |
|---|---|---|---|---|---|
| Hallissey（1994） | 145 | 单纯手术 | 27 | 20 | 无意义 $P=0.14$ |
| | 153 | 术后放疗 | 23 | 12 | |
| Kramling（1996） | 64 | 单纯手术 | 64 | 未报 | mS：手术 30.8 个月 |
| | 51 | 术中放疗 | 51 | | 放疗 26.9 个月 |

表中两项对照研究结果显示，手术切除胃癌，不管术后或术中是否联合放射治疗均未能延长生存期，因为放疗仅对局部残留有作用，如已存在亚临床转移灶或淋巴及血行中游离癌细胞仅局部放疗不能达到杀灭作用。化放疗联合用于辅助治疗已有 20 余年历史，其中引起关注的是近年 Macdonald（2001）的报告（表10－63）。

**表 10－63　辅助化放疗与单纯手术治疗对比**

| 报告者 | n | 治疗分组 | 3yrS（%） | 5yrS（%） | 评价（P 值） |
|---|---|---|---|---|---|
| Dent（1979） | 17 | 单纯手术 | | 未报 | 随访至 140 周时生存率手术 |
| | 18 | 5－FU+放疗 | | | 组 40%，化放疗组仅 32% |
| Moertel（1984） | 23 | 单纯手术 | 7 | 4 | $P=0.024$ |
| | 39 | 5－FU+放疗 | 35 | 20 | |
| Macdonald（2001） | 275 | 单纯手术 | 41 | 28 | $P=0.005$ |
| | 281 | 5－FU/LV+放疗 | 50 | 40 | |

Macdonald（2001）INT－0116 试验报告，研究对象是胃癌及食管胃接合部腺癌（贲门癌）患者，病期 T3±N+切缘阴性者，化放疗组术后每月一周期 5 天 LV/5－FU（Mayo Clinic 法）LV 20mg/m²/d，5－FU 425mg/m²/d×5d，在第 2、3 周期同时加放射治疗总量 45Gy（1.8Gy/d），入组根治术式<D1占 54%，D1 占 36%，D2 仅占 10%（表 10－64）。

表 10-64　单纯手术 vs 手术加化放疗（INT-0116，SWOG9008）

| | 单纯手术 | 手术+CRT | P 值 |
|---|---|---|---|
| $n$ | 275 | 281 | |
| 方法 | 单独手术不加辅助治疗 | 手术后，Mayo LF×5d/mo ×5，RT45Gy | |
| mDFS | 19 个月 | 30 个月 | <0.001 |
| 3yrS（%） | 41 | 50 | |
| 5yrS（%） | 28 | 40 | |
| mS | 27 个月 | 36 个月 | 0.005 |

结论：术后辅助化放疗提高了生存期，减少了 10%局部复发，自报告发表后引起了广泛关注，NCCN 列入胃癌术后治疗指导原则，但是这个结果也导致欧洲、中国对这一结果可信性提出质疑，主要有以下几点：

1. 入组主要是 T3±N，但范围包括了 IB～IV，其中 IB 有 39 例，占 7%，Ⅰ期术后辅助化放疗难以说明效果。

2. 手术方式：国际已有共识多推荐 D2 为标准术式，至少应采取 D1 式，不推荐 D0 式，美国的主要肿瘤中心也认可 D2 术式。美国 NCCN 治疗指导原则指出，根治术应达到 D2 淋巴结清除，D1 也可选用，但是 D0 是不可取的，本组大多数是中晚期患者，施行术式中 D0 竟占 54%，D1 占 36%，仅有 10%行 D2 术式，如果全组均行 D2 术式，结果会如何？

3. 化疗方案陈旧，LV/5-FU（Mayo 法）治疗晚期胃癌 RR 不到 30%，近年已有报告治疗结直肠癌 LV5FU2 优于 Mayo LF，而且毒性反应前者轻，如若采用联合化疗如 ECF 或新药化疗如 FOLFOX、TCF 结果又如何，是否辅助化疗会优于辅助化放疗，本试验无法回答。

4. 术后获 R0 的患者放疗的设定靶区有实际困难，范围过大常造成不必要的伤害，增加不良反应。

5. 本试验组术后化放疗的安全性是另一十分关注的问题，发生 3～4 级不良反应达到 73%（3 级 41%，4 级 32%），有 3 例治疗相关死亡，有 36%的患者未完成治疗计划，这些不良反应包括血液学 54%，胃肠反应 33%，感染 6%，心血管系统及神经系统毒性各占 4%。

国内尚未见到根治术后化放疗采用 INT-0116 设计的验证报告，中国抗癌协会胃癌专业委员会外科学组不推荐国内推广采用，也建议如进行验证应慎重行事。

## 三、全身与区域联合化学治疗

（一）腹腔化学治疗

胃癌腹腔内转移复发常见，术后腹腔转移 42.5%～61.5%，因腹腔转移致死者占 70%，腹腔转移中最常见的是腹腔淋巴结转移，腹膜种植播散及肝转移，静脉全身化学治疗药物经肝首过效应代谢后，腹腔内药物浓度小，特别是腹膜种植腹水形成后难以全身化疗控制腹水。腹腔化疗控制腹腔转移优于全身化疗已由实验与临床研究证明。

1. 常用腹腔化疗药如 5-FU、CDDP 的腹腔药物高峰浓度是血中的浓度的 10～100 倍，腹膜及腹腔内脏药物浓度是静脉给药浓度的 2.5～8 倍，腹腔液药物峰值及药时曲线下面积（AUC）均比血浆大。

2. 腹腔给药由于腹膜屏障作用，腹腔内清除率低，保持局部高浓度，有利于杀灭腹腔内游离癌细胞与腹膜种植癌灶。

3. 腹腔给药后药物由脏层腹膜吸收入淋巴道与静脉入门脉系统至肝脏，门脉高浓度化疗药有利于预防及治疗肝转移。

4. 由于腹腔化疗时血药浓度低，不能杀灭血行中的癌细胞，对腹腔以外的转移灶作用小，因此腹腔与全身化疗联合应用是合理的，从不良反应分析由于腹腔化疗血药浓度低，全身作用小，全身毒性反应轻，又有利于联合全身化疗。

5. 腹腔化疗杀灭腹腔内炎性细胞与血小板，减少生长因子释放，阻断对肿瘤细胞的增殖促进作用，适合胃癌术后腹腔化疗。

6. 腹腔加温化疗（IPHC，intraperitoneal hyperthermic perfusion chemotherapy），加温 41～43℃的生理效应阐明；可使癌细胞无氧糖酵解增加，ATP 生成减少，pH 值降低，干扰细胞代谢过程，温热可使细胞膜正常结构与功能破坏，通透性增加，加强化疗药的细胞毒作用，试验证明 5－FU＋CDDP 在加温＞41℃时，抗癌作用增强，所以 IPHC 常用于术后早期辅助治疗。

（二）全身与腹腔双路化学治疗

在腹腔化疗的同时或随后进行全身化疗时，双路同期化疗多用于晚期胃癌，对根治术后多用早期腹腔化疗或热化疗后进行全身辅助化疗。

1. 晚期胃癌双路化疗：2000 年以来国内报告双路化疗较多，据统计 2000—2004 年国内晚期胃癌化学治疗 168 篇中，全身化学治疗（经静脉或口服）140 篇（占 83％），介入化疗 10 篇占 6％，双路化疗 18 篇（11％）。在晚期胃癌全身静脉化疗联合腹腔化疗 18 篇报告中，有 8 篇随机对照全身化疗 vs 双路化疗，其余均为Ⅱ期试验。全身化疗方案（包括对照试验除两篇使用新药 TAX 或 OXA 外，其他均是老旧方案如 ELF、FP、HLF 等。腹腔化疗对象有或无癌性腹水均可，有腹水者应先抽出适量腹水，平均水量 5000ml 左右，无腹水者应将化疗药溶于 1500～2000ml 生理盐水（约 20ml/kg 体重）。最常用化疗药是 CDDP±5－FU、CDDP 为 CCNSA 类药杀伤全增殖周期与 G0 期细胞，使 G0 期进入增殖期，同时使用 5－FU（CCSC 类）杀伤 S 期细胞发挥作用，常用剂量 5－FU 750mg/m$^2$，CDDP 60 mg/m$^2$，其他药物还有 MMC、HCPT、CBP、FUDR 等。一般每周一次共 4 次，伴随腹腔用药可用地塞米松（DXM）、利多卡因，有腹水者还可加入速尿、多巴胺，利尿有利腹水消退的作用。腹腔化疗控制腹水有效率达 50％～80％。随机对照试验双路化疗 vs 全身静脉化疗有效性多数显示双路化疗有优势，RR％高。少数报告 1 年生存率提高，安全性报告双路化疗并不加重血液学毒性，非血液学不良反应主要有腹腔化疗后出现腹胀腹痛，发生腹膜炎、肠粘连、肠梗阻者少见。

双路化疗治疗晚期胃癌国内已积累了不少成功经验，从循证医学角度审视这一联合疗法有其理论根据，也有了一些临床验证，但还存在诸多问题值得商榷。全身化疗多采用老旧方案，统一的最佳推荐方案还未认定，势必影响疗效，规范的腹腔用药方法也没有共识，临床试验都是单一中心报告，随机例数较少。多数报告未系统评估疗效仅统计了近期有效率，未报告 mTTP、mOS 以及 QOL。今后对双路化疗应采用大数量、多中心的规范研究方法开展随机对照试验做出系统评估。

2. 根治术后早期腹腔化疗联合辅助化疗：

根治术后腹腔化疗的理由是：术后腹腔复发者占多数（50％±），有浆膜侵犯者易腹膜播散种植，术中肉眼未见播种者半数可检出癌细胞，癌侵浆膜面积＞20cm$^2$，腹腔检出脱落癌细胞者达 60％。这些患者多在两年内复发，采用术后早期腹腔化疗及时杀灭腹腔游离癌细胞或亚临床种植癌灶是合理的。国外自十多年以来的辅助腹腔化疗与手术对照试验如下（表 10－65）。

**表 10－65　手术切除后胃癌辅助腹腔化学治疗 vs 单独手术对照**

| 报告者 | $n$ | 治疗分组 | 3yrS（％） | 5yrS（％） | 评价（$P$ 值） |
|---|---|---|---|---|---|
| Schiessel | 33 | 单独手术 | 未报 | | 2yrS（％）　35％ |
| （1989） | 31 | IP（CDDP） | | | 37％ |
| Hagiwara | 25 | 单独手术 | 27 | 未报 | $P<0.01$ |
| （1992） | 25 | IP（MMC） | 69 | | |

续表

| 报告者 | $n$ | 治疗分组 | 3yrS（%） | 5yrS（%） | 评价（$P$值） |
|---|---|---|---|---|---|
| Sautner | 34 | 单独手术 | 30 | 24 | NS（$P$=0.6） |
| (1994) | 33 | IP（CDDP） | 33 | 21 | |
| Hamazoe | 40 | 单独手术 | 56 | 52.5 | NS（$P$=0.24） |
| (1994) | 42 | IP（MMC） | 67 | 64.2 | |
| Rosen | 45 | 单独手术 | 未报 | | NS mS 739d vs 515d |
| (1998) | 46 | IP（MMC） | | | $P$=0.44 |
| YU | 92 | 单独手术 | | 41 | NS（$P$=0.194） |
| (1998) | 92 | IP（5-FU+MMC） | | 56 | |

表中随机对照试验来自东西方，除 Hagiwara（日本）报告术后腹腔化疗 3 年生存率明显高于单独手术外，余报告两组均无显著差别。当然以上报告腹腔化疗以单药为主，联合用药如 5-FU+CDDP 是否有意义，而且试验例数也较小，尚待积累更大数量的病例对照试验结果。

国内近年（2000—2004）报告胃癌术后早期腹腔化疗或热化疗明显增多，统计胃癌术后辅助化疗 40 篇中行早期腹腔化疗或热化疗报告 32 篇占到 80%。其中半数报告是腹腔早期化疗与术后辅助全身化疗对照，入组对象大多数为 T3N+的中晚期患者，随机对照组单独手术不做辅助全身化疗显然有违患者权益，腹腔化疗药物用法与双路化疗大致相同。由于是术后腹腔用药，无大量癌性腹水均应以生理盐水稀释，有些报告主张加温至 41～45℃，可增强化疗杀伤癌细胞作用，不过还未见随机对照加温与常温的临床试验报告。术后腹腔化疗多主张术毕或术后次日开始，每周 1 次，连用 3～4 次，后续全身辅助化疗。多数报告术后早期腹腔化疗或热化疗后全身辅助化疗与术后只做全身辅助化疗对照，术后 1 年、3 年及 5 年生存率腹腔化疗+全身辅助化疗组明显提高。这些报告为单一中心，病例数较少，全身化疗方案陈旧，还需扩大验证，得到国际共识，才可将 EPIC（early postoperative intraperitoneal chemotherapy）列为根治术后规范治疗。

## 四、全身化学治疗与免疫治疗

化学治疗与免疫治疗结合称做化学免疫治疗（chemoimmunotherapy），临床用于晚期胃癌及胃癌术后辅助治疗，常用的免疫治疗药物有 levamisole、BCG、OK-432（picibanil）、PSK（polysaccharide K）、cimetidine，其他还有多糖类的香菇多糖（lentinan）、某些中药等。关于中药与化疗联合应用在相关章节已有阐述，至于前几种制剂已有一些辅助治疗或晚期胃癌治疗的报告（表 10-66）。

**表 10-66 胃癌术后化学免疫治疗 vs 单独手术对照试验**

| 报告者 | $n$ | 治疗分组 | 3yrS（%） | 5yrS（%） | 评价（$P$值） |
|---|---|---|---|---|---|
| Ochiai（1983） | 40 | 单独手术 | 32 | 32 | $P$<0.01 |
| 含姑息切除 | 49 | FMC | 36 | 18 | |
| | 49 | FMC+BCG | 52 | 35 | $P$<0.05 |
| Yamamura（1986） | 34 | 单独手术 | | | |
| | 32 | FM | 未报 | | 无意义 |
| | 33 | FM+OK-432 | | | |

续表

| 报告者 | $n$ | 治疗分组 | 3yrS（%） | 5yrS（%） | 评价（$P$值） |
|---|---|---|---|---|---|
| Bonfanti（1988） | 69 | 单独手术 | 66 | 50 | |
| | 75 | 5-FU+mCCNU | 65 | 50 | 无意义 |
| | 69 | 5-FU+ mCCNU +levamisole | 55 | 50 | |
| Jakesz（1988） | 34 | 单独手术 | 37 | 29 | 无意义 |
| | 53 | FMC±OK-432 | 55 | 45 | |
| Kim（1992） | 64 | 单独手术 | 44 | 23 | $P<0.05$ |
| | 74 | FMC+OK-432 | 54 | 45 | |
| Popeila（1982） | 44 | 单独手术 | | | 随访 2yrS%化学免 |
| | 16 | 5-FU | 未报 | | 疫组 71%；对照 45% |
| | 39 | 5-FU+BCG | | | $P<0.005$ |
| Imaizumi（1990） | 284 | 单独手术 | | 73 | |
| | 253 | FM | | 76 | 无意义 |
| | 282 | FM+PSK/OK-432 | 74 | | |
| Kim（1997） | 100 | 单独手术 | 35 | 24 | |
| | 100 | FM | 50 | 30 | $P<0.05$ |
| | 170 | FM+OK-432 | 61 | 45 | |
| Langman（1999） | 220 | 单独手术 | 25 | 18 | 无意义 |
| | 215 | cimetidine | 28 | 21 | |

FMC（5-FU、MMC、Ara-C），FM（5-FU、MMC）

BCG（bacillus Calmette-Guerin）

以上报告结论意见不一，有些试验例数较多也未见到单独手术与化学免疫治疗的差别。有些报告显示有意义，还可见到化学免疫治疗优于化学治疗，说明免疫治疗的作用，应进一步验证。所报化学治疗方案过于陈旧（如 FMC），若采用最新有效方案，结果又会如何将等待研究。

## 第六节　胃癌化学治疗展望

### 一、新药化学治疗形成高潮

回顾胃癌化学治疗的五十年历史，在众多恶性肿瘤中起步早、进展慢、方案多、成效少，处于常见癌症化疗的落后状态。从胃癌本身分析，其对药物处于相对敏感状态，仅对部分药物较为敏感，而且在初治失败后对其他药物常出现继发多药耐药性，难以得到延长生存期与改善生活质量的目的，影响胃癌化疗的有效性。再从安全性方面观察，癌灶发生于胃与发生于其他脏器有所不同，胃癌首先影响消化系统的功能，继而影响造血系统功能。对化学药物毒性的反应方面胃肠与造血系统更为敏感，胃癌患者对化学药物耐受性差，如对蒽环类、紫杉类药物敏感的肿瘤用量比胃癌大，疗效高、毒性低，同剂量治疗胃癌不能提高效果而出现明显的血液学毒性。为了使胃癌治疗达到高效低毒的目的，应促使化疗药物研究与时俱进，鼓励创新，将新药治疗胃癌推向高潮。

新药研究从开发新药、改造老药、衍化新药、改变给药方法与途径、联合用药，综合治疗等诸多方面进行。在20世纪的四十多年中胃癌化学治疗从单药走向联合用药，但组合用药均为传统老药，以循证医学方法评价这些联合方案，使流行一时的方案纷纷落败。但优势方案并未在延长生存期方面取得显著成效。老药重组方案未必是改变胃癌化疗滞后状况之路。新药开发及在其他肿瘤治疗的成功，能启发胃癌新药化疗之路，自21世纪之始四类六种新药治疗胃癌报告已形成主流。在国内外报告中占到76%～98%，其有效性不只是RR%提高，还显示TTP与OS延长。这些最有希望的主要新药有：CAPE、S-1、TAX、TXT、OXA、IRI。

## 二、推介出最佳标准化学治疗方案

晚期胃癌全身化学治疗至今没有标准方案，直接影响胃癌化疗的整体疗效，包括围手术辅助化疗、区域化疗。过去二十年仅依据个别报告，在没有充分验证与随机对照的状况下，曾先后将FAM、FAMTX誉为“金标准”方案，随着时间流逝，各国反复验证均不能得出初报的疗效。临床医生对“金标准”化疗方案产生疑问，无所适从。对这些方案用什么方法以什么标准去评价其效果，很显然，仅以一篇单中心的初报疗效判定是十分不够的。至20世纪90年代，循证医学被重视，遵循证据、全面、客观、明智地评价化学治疗试验，循证肿瘤治疗学要求对每个方案的有效性与安全性进行大样本随机对照试验，对结果做系统评估，独立专家委员会判定。在近十多年来对十多项这样的试验结果做出了客观公正的判断，过去誉为“金标准”的方案均被淘汰。

晚期胃癌化学治疗的目标是使这些患者最终达到高质量的长期生存，也就是QOL提高，OS延长，并不能达到彻底治愈。经过十多年临床试验，近期疗效RR%提高显著。但获CR者很少，没有近期高效就难获生存期延长，二者是相关的。但随机对照研究的胜出方案最终目标并未都达到生存期延长。近年对新药方案试验更关注mOS与1年生存率，TCF方案在这两项指标优于CF，可认为是登上了新高度。国内临床Ⅱ期试验或随机对照试验多数未报告mTTP、OS及1年生存率以及生活质量是很不够的。考察一个成功的化疗方案，另一项重要指标是安全性，过去一时流行的EAP方案除在有效性不具优势外，严重的毒性反应是被淘汰的一个重要原因。最新推出的TCF方案有效性优势凸显，但有严重的血液学毒性，中性粒细胞减少3～4级者达84%，是此方案的重要不利因素。从有效性与安全性两方面全面考评出胃癌标准规范方案是当务之急。

前人多年的临床实践是宝贵的财富，为走向发现胃癌标准化疗方案打下了基础。从过去的验证结果可以看出，以传统老药的不同组合不可能得出标准方案，依靠新药与传统老药或新药加新药的联合是一条通往规范方案之路。多年经验及验证5-FU类是胃癌化疗的主药，LV/5-FU及5-FU civ是最佳标准给药方法。新衍化出的氟尿嘧啶口服剂如CAPE、S-1显出了优势，铂类CDDP、OXA与5-FU类组合成为联合方案的基础，已得到国际共识，认同是胃癌化疗的基本方案，口服5-FU类衍化药取代5-FU、OXA代替CDDP是新动向。预料胃癌新标准方案会由5-FUs+Pts+第三药的模式构成，第三药有优势的有EPI、TAX、TXT、IRI等。

以循证医学方法确认的标准化疗方案可靠、可信、可行。临床医生首先要全面了解，熟练掌握标准方案，结合自己的知识智慧、技术能力及临床经验。掌握患者全面病情，化疗方案是否适合具体病况，预计疗效与不良反应，并征得患者同意，做出个体化疗计划。化学治疗是整体综合治疗内容的主要方面，还应采取包括心理、支持、免疫、护理等的综合疗法，才能使患者获得最大益处。

## 三、确定化学治疗在胃癌手术中的辅助作用

其他恶性肿瘤围手术辅助化疗的作用也经历了从不确定到确定的过程，如结直肠癌在十多年前对术后辅助化疗有无作用还在争议，现在已一致认为辅助化疗肯定提高生存率，减少了复发危险性。胃癌新辅助化疗争议较小，根治术后辅助全身化疗分歧较大。随着研究进展，已由否定到可能有益，到稍有效果，到目前认为Ⅲ期LN（+）有延长生存期的共识。但具体指导意见还存在争论，这主要有以下几个

主要方面，首先是哪些患者是根治术后辅助化疗的对象，需要术后辅助化疗哪种根治术式D0、D1还是D2。第二是辅助化疗的标准方案是什么，这要依靠晚期胃癌的治疗产生标准方案。第三，辅助化疗时限长短的合理确定，<6个月显然不够，但>1年或2年有否必要。第四，只进行全身辅助化疗还是化放疗联合或全身加腹腔化疗。对于以上问题开展了许多大样本随机分组对照试验以及荟萃分析，现已见到从分歧争议走向认同共识的趋势。

## 四、分子靶向药物治疗胃癌展望

抗肿瘤药物的靶点可分为靶向肿瘤发生器官（器官水平），靶向肿瘤细胞（如癌细胞的DNA、蛋白质、基因，属细胞水平），靶向肿瘤细胞异常分子（针对生物大分子或小分子，属分子水平），分子靶向药物的作用靶点分：

（一）肿瘤细胞表面特异性抗原或受体为靶点

信号转导抑制剂（如Imatinib，Gefitinib，Tarceva）

分子靶点单克隆抗体（如Rituximab，Herceptin，Cetuximab）

（二）肿瘤新生血管内皮细胞表面特异性抗原或受体为靶点

Bevacizumab，PTK787/ZK222584

这些分子靶向药与化学抗癌药物不同，具有特定靶点指向性非细胞毒性，所以其特点是高效、低毒、特异性强，成为抗癌治疗新的里程碑。这些药物首先在乳腺癌、头颈部肿瘤、肺癌、消化系的胃肠道间质瘤（GIST）、结直肠癌的临床试验取得了成功。分子靶向药物治疗胃癌也在起步，受关注的有Herceptin（赫赛汀），Cetuximab（C225），Erlotinib（tarceva，OSI－774），Gefitinib（irressa，ZD1839）等。此外Bevacizumab（avastin）与化学药物联合治疗胃癌也在进行试验。

（金懋林）

## 参考文献

1. 郑莹，李德禄，徐耀昌．上海市胃癌发病率和死亡率的变化与预测．外科理论与实践，2000，5（3）：152
2. 雷通海，何兆毅．中国恶性肿瘤死亡率20年变化趋势图．中国肿瘤，1997，6（6）：3
3. Alberts SR，Cervantes A，van de Velde CJH．Gastric cancer：Epidemiology，pathology and treatment．Annals of Oncology，2003，14（Suppl 2）：ii31
4. Theuer CP，de-Virgilio C，Keese G，et al．Gastric adenocarcinoma in patients 40 years of age or younger．Am J Surg，1996，172（5）：473
5. 张天泽，徐光炜主编．肿瘤学．第二版．天津：天津科学技术出版社，沈阳：辽宁科学技术出版社，2005，1460
6. 徐光炜．胃癌治疗的现状及问题．外科理论与实践，2003，8（1）：3
7. Hermanek P，Altendorf－Hofmann A，Mansmann U，et al．Improvements in staging of gastric carcinoma from using the new edition of TNM classification．Eur J Surg Oncol，1998，24：536
8. Sasaki T，Maeda Y，Kobayashi T，et al．Standard chemotherapy for gastrointestinal malignancies based on evidence．Jap J Cancer Chemother，2000，27（20）：166
9. 严仲瑜，万远廉主编．消化道肿瘤外科学．北京：北京大学医学出版社，2003，502
10. 金懋林 编著．最新胃癌化学治疗方案．北京：北京科学技术出版社，2003，14
11. 孙燕主编．内科肿瘤学．北京：人民卫生出版社，2001，549
12. Cullinan SA，Moertel CG，Fleming TR，et al．A comparison of three chemotherapeutic regimens in

the treatment of advanced pancreatic and gastric carcinoma. JAMA, 1985, 253: 2061

13. Wils J, Klein HO, Wagener DJ, et al. Sequential high-dose methotrexate and fluorouracil combined with doxorubincin: A trial of the European Organization for Research and Treatment of Cancer. Gastrointestinal Tract Cooperative Group. J Clin Oncol, 1991, 9: 827
14. Kalsen D, Atiq O, Saltz L, et al. FAMTX versus etoposide, doxorubincin, and cisplantin: a random assignment trial in gastric cancer. J Clin Oncol, 1992, 10: 541
15. Kim NK, Park YS, Heo DS, et al. A phase III randomized study of 5-fluorouracil and cisplatin versus 5-fluorouracil, doxorubincin and mitomycin C versus 5-fluorouracil alone in the treatment of advanced gastric cancer. Cancer, 1993, 71: 3813
16. Cocconi G, Bella M, Ziromi S, et al. Fluorouracil, doxorubincin and mitomycin combination versus PFLP chemotherapy in advanced gastric cancer: a prospective randomized trial of the Italian oncology group for clinical research. J Clin Oncol, 1994, 12: 2687
17. Waters JS, Norman A, Cunningham D, et al. Long-term survival after epirubicin, cisplatin and fluorouracil for gastric cancer: results of a randomized trial. Br J Cancer, 1999, 80: 269
18. Vanhoefer U, Rougler P, Wilke H, et al. Final results of randomized phase III trial of sequential high-dose methotrexate, fluorouracil, and doxorubincin versus etoposide, leucovorin and fluorouracil versus infusional fluorouracil and cisplatin in advanced gastric cancer: A trial of the European Organization for Research and Treatment of Cancer Gastrointestinal Tract Cancer Cooperative Group. J Clin Oncol, 2000, 18: 2648
19. Ohtsu A, Shimada Y, Shirao K, et al. Randomized phase III trial of fluorouracil alone versus fluorouracil plus cisplatin versus uracil and tegafur plus mitomycin in patients with unresectable, advanced gastric cancer: The Japan Clinical Oncology Group Study (JCOG9205). J Clin Oncol, 2003, 21: 54
20. Ajani JA, Van Cutsem E, MoiseyenkoV, et al. Docetaxel (D), cisplatin 5-fluorouracil compare to cisplatin (C) and 5-fluorouracil (F) for chemotherapy-naive patients with metastatic or locally recurrent, unresectable gastric carcinoma (MGC): interim results of a randomized phase III trial (V325). Proc Am Soc Clin Oncol, 2003, 22: 249a
21. 朱正纲. 充分重视胃癌腹膜转移的预防、诊断与治疗. 外科理论与实践，2003，8 (1)：16
22. 金懋林. 胃癌化学治疗的发展与运用. 中国肿瘤临床，2000，27 (10)：792
23. Aiba K. Biochemical modulation of 5-fluorouracil by high-dose leucovorin. Jpn J Cancer Chemother, 1998, 15: 392
24. de Gramont A, Krulik M, Cady J, et al. High-dose folinic acid and 5-fluorouracil bolus and continuous infusion in advanced colorectal cancer. Eur J Cancer Clin Oncol, 1988, 24: 1499.
25. Louvet C, de Gramont A, Demuynck B, et al. High-dose folinic acid, 5-FU bolus and continuous infusion in poor prognosis patients with advanced measurable gastric cancer. Ann Oncol, 1991, 2: 229
26. Macmillan WE, Wolberg WH, Welling PG. Pharmacokinetics of 5-fluorouracil in humans. Cancer Res, 1978, 38: 3497
27. Lokich J, Bothe A, Fine N, et al. Phase I study of protracted venous infusion of 5-fluorouracil. Cancer, 1981, 48: 2565
28. Schmoll H, Büchele T, Grothey A, et al. Where do we stand with 5-fluorouracil? Semin Oncol, 1999, 26 (6): 589
29. Keisuke A. 5-fluorouracil. Jpn J Cancer Chemother, 2001, 28 (10): 1368

30. de Gramont A, Bosset JF, Milan C, et al. Randomized trial comparing monthly low-dose leucovorin and fluorouracil bolus plus continuous infusion for advanced colorectal cancer: a French Intergroup Study. J Clinic Oncol, 1997, 15 (2): 808
31. Maindrault-Goebel F, de Gramont A, Louvet C, et al. High-dose intensity oxaliplatin added to the simplified bimonthly leucovorin and 5-fluorouracil regimen as second-line therapy for metastatic colorectal cancer (FOLFOX 7). Eur J Cancer, 2001, 37: 1000
32. Ohtsu A, Shimada Y, Yoshida S, et al. Phase II study of protracted infusional 5-fluorouracil combined with cisplatinum for advanced gastric cancer: report from the Japan Clinical Oncology Group (JCOG). Eur J Cancer, 1994, 30A: 2091
33. 金懋林. 进展期胃癌化学治疗现状. 中国肿瘤, 1999, 8 (1): 33
34. Shirasaka T, Simamoto Y, Ohshimo H, et al. Metabolic basis of the synergistic antitumor activities of 5-fluorouracil and cisplatin inrodent tumor model in vivo. Cancer Chemother Pharmacol, 1993, 32: 167
35. Ajani JA. Current status of therapy for advanced gastric carcinoma. Oncology, 1998, 12 (8 suppl 6): 99
36. Ogawa M. A recent overview of chemotherapy for advanced stomach cancer in Japan. Appl Cancer Chemother, 1978, 24: 149
37. Jin ML, Yang BQ, Zhang W, et al. High-dose mitomycin C-containing regimens in the treatment of advanced gastric cancer. Seminars Surg Oncol, 1994, 10: 114
38. 金懋林, 左中孔, 陈雪良等. UFTM 联合治疗晚期胃癌 140 例分析. 中华肿瘤杂志, 1989, 11 (2): 130
39. MacDonald J, Woolley P, Smythe T, et al. 5-fluorouracil, adriamycin, and mitomycin-C (FAM) combination chemotherapy in the treatment of advanced gastric cancer. Cancer, 1979, 44: 42
40. Fujii S, Kitano S, I Kenaka K, et al. Effect of coadministration of uracil or cytosine on the antitumor activity of clinical doses of 1- (2-tetrahydrofuryl) - 5-fluorouracil and level of 5-fluorouracil in rodents. Gann, 1979, 70: 209
41. Fujii S, Kitano S, I Kenaka K, et al. Effect of coadministration of thymine or thymidine on the antitumor activity of 1- (2-tetrahydrofuryl) - 5-fluorouracil and 5-fluorouracil. Gann, 1980, 71: 100
42. 孙燕, 韩锐主编. 肿瘤化学治疗新进展. 济南: 山东科学技术出版社, 1987, 184
43. Hanauske AR. UFT in gastric cancer: current status and future developments. Oncology, 1997, 54 (suppl 1): 12
44. Kim YH, Shin SW, Kim BS, et al. A phase II trial. Oral UFT and leucovorin in patients with advanced gastric carcinoma. Oncology, 1997, Sep 11: 119
45. MacDonald JS, Schein PS, Woolley PV, et al. 5-fluorouracil, mitomycin-C, and adriamycin (FAM): a new combination chemotherapy for advanced gastric carcinoma. Ann Intern Med, 1980, 93: 533
46. Preusser P, Achterrath W, Wilke H, et al. Chemotherapy of gastric cancer. Cancer Treat Rev, 1988, 15: 257
47. Preusser P, Wilke H, Achterrath W, et al. Phase II study with the combination etoposide, doxorubicin and cisplatin in advanced measurable gastric cancer. J Clin Oncol, 1989, 7: 1310
48. Katz A, Gansl R, Simon S, et al. Phase II trial of VP-16, adriamycin, and cisplatin in patients with advanced gastric cancer. Proc Am Soc Clin Oncol, 1989, 8: 98
49. Taguchi T. Combination chemotherapy with etoposide, adriamycin, and cisplatin (EAP) for ad-

vanced gastric cancer. Proc Am Soc Cllin Oncol, 1989: 8, 108
50. Sparano JA, Schwartz EL, Saiva KM, et al. Phase II trial of etoposide, doxorubicin (adriamycin), and cisplatin (EAP regimen) in advanced gastric cancer. Am J Clin Oncol, 1990, 13: 374
51. Lerner A, Steel GD, Mayer RJ. Etoposide, doxorubicin for advanced gastric adnocarcinoma: Results of a phase II trial. Proc Am Soc Clin Oncol, 1990, 9, 103
52. Sugimura T, Sasako M. Gastric cancer. Tokyo: Oxford University press, 1997, 271
53. Wohrer SS, Raderer M, Hejna M. Palliative chemotherapy for advanced gastric canner. Ann Oncol, 2004, 15: 759.
54. Wilke H, Preusser P, Fink U, et al. New developments in the treatment of gastric carcinoma. Semin Oncol, 1990, 17, Suppl 2: 61
55. Wilke H, Wils J, Rougier P, et al. Preliminary analysis of a randomized phase III trial of FAMTX versus ELF versus cisplatin /FU in advanced gastric cancer. A trial of the EORTC Gastrointestinal Tract Cancer Cooperative Group and the AIO (Arbeitsge-Meinschaft Internistische Onkologic). Proc Am Soc Clin Oncol, 1995, 14: 206
56. Lacave AJ, Elaron FJ, Anton LM, et al. Combination chemotherapy with cisplatin and 5-fluorouracil 5-day infusion in the therapy of advanced gastric cancer: A phase II trial. Annals Oncol, 1991, 2: 751
57. KRGCGC (Kyoto Research Group for Chemotherapy of Gastric Cancer). A randomized, comparative study of combination chemotherapies in advanced gastric cancer, 5-fluorouracil and cisplatin (FP) versus 5-fluorouracil, cisplatin, and epirubincin (FPEPIR). Anticancer Res, 1992, 12: 1983
58. Sasaki T, Maeda Y, Kobayashi T, et al. Standard chemotherapy for gastrointestinal malignancies based on evidence. Jpn J Cancer Chemother, 2000, 27 (2): 166
59. Cadman E, Heimer R, Davis L. Enhanced 5-fluorouracil nucleotide formation after methotrexate administration: Explantation for drug synergism. Science, 1979, 205: 1135
60. Weh H, Platz D, Garbreth M, et al. Ergobinis eines modifzerten FAMeth chemotherapei protokolls beim metastasierten magenkarzinom. Deutsch Med Wschenschs, 1989, 114: 1391
61. Herr mann R, Fritze D, Queisser W, et al. Chemotherapie des Magenkarzinoms. Dtsch med Wschr, 1984, 109: 1704
62. Wils J, Bleiberg H, Dalesio D, et al. An EORTC gastrointestinal group evaluation of the combination of sequential methotrexate and 5-fluorouracil combined with adriamycin in advanced measurable gastric cancer. J Clin Oncol, 1986, 4: 1799
63. Klein HO, Wickramanyake PD, Farrkh GR. 5-fluorouracil (5-FU), adriamycin (ADM) and methotrexate (MTX) - a combination protocol (FAMTX) for treatment of metastasized stomach cancer. Proc Am Soc Clin Oncol, 1986, 84: C-325
64. Massuti B, Cervantes A, Aranda E, et al. A phase III multicenter randomized study in advanced gastric cancer (GC): fluorouracil+leucovorin +epirubicin+cisplatin (FLEP) versus fluorouracil+adriamycin+methotraxate+ leucovorin (FAMTX). Proc 2nd International Conference on Biology. Prevention and Treatment of GI Malignancies, 1995, abstr 50
65. Webb A, Cunningham D, Scarffe HJ, et al. Randomized trial comparing epirubicin, cisplatin and fluorouracil versus fluorouracil, doxorubicin and methotraxate in advanced esophagogastric cancer. J Clin Oncol, 1997, 15: 261
66. Cunningham D, Cohn A, Menzies -Grow N, et al. Cisplatin, epirubicin and 5-fluorouracil (CEF)

has significant activity in advanced gastric cancer. Proc Am Soc Clin Oncol，1990，9：123

67. Findlay M，Cunningham D，Norman A，et al. A phase II study in advanced gastroesophageal cancer using epirubicin and cisplatin in combination with continuous infusion 5-fluorouracil (ECF). Annals Oncol，1994，5：609
68. Zariboni A，Barni S，Labianca R，et al. Epirubicin，cisplatin，and continuous infusion 5-fluorouracil is an active and safe regimen for patients with advanced gastric cancer. Cancer，1995，76 (suppl. 10)：1694
69. Bamias A，Hill ME，Cunningham D，et al. Epirubicin，cisplatin，and protracted venous infusion of 5-fluorouracil for esophagogastric adenocarcinoma：response，toxicity，quality of life and survival. Cancer，1996，77：1978
70. Thuss-Patience PC，Kretzschmar A，Vielhaber A，et al. Docetaxel and 5-FU continuous infusion (DF) versus epirubicin，cisplatin and 5-FU (ECF) for advanced gastric adenocarcinoma：a randomized phase II study. Proc Am Soc Clin Oncol，2002，21：162
71. Roth AD，Maibach R，Fazio N，el al . 5-Fluorouracil as protracted continuous intravenous infusion can be added to full-dose docetaxel (taxotere) -cisplation in advanced gastric carcinoma：a phase Ⅰ-Ⅱ trial. Ann Oncol，2004，15：759
72. Ross P，Cunningham D，Scarffe H. Results of a randomized trial comparing ECF with MCF in advanced oesophageal gastric cancer. Proc Am Soc Clin Oncol，1999，18：272
73. Sumpter K，Harper-Wynne C，Cunningham D，et al. Randomized multicenter phase III study comparing capecitabine with fluorouracil and oxaliplatin with cisplatin in patients with advanced oesophagogastric caner receiving ECF：confirmation of dose escalation. Proc Am Soc Clin Oncol，2003，22：1031
74. Cunningham D，Rao S，Starling N，et al. Randomised multicentre phase Ⅲ study comparing capecitabine with fluorouracil and oxaliplatin with cisplatin in patients with advanced oesophagogastric canner：The REAL 2 trial. Proc Am Soc Clin Oncol，2006，24：182
75. Coconi G. Fluorouracil，doxorubincin and mitomycin combination versus PELF chemotherapy in advanced gastric cancer：a prospective randomized trial of the Italian Oncology Group for Clinical Research. Cancer，1999，85：295
76. Taguchi T. Gastrointestinal cancer and oral anticancer agents. Jpn J Cancer Chemother，1999，26 (3)：284
77. Hirata K，Horikoshi N，Aiba K，et al. Pharmacokinetic study of S-1，a novel oral fluorouracil antitumor drug. Clin Cancer Res，1999，5：2000
78. 田口铁男. 共同研究中的 5'－DUFR (5'-deoxy- 5-fluorouridine) 对各种恶性肿瘤的临床第 2 相试验. 癌与化学疗法，1985，12：2179
79. 沈琳，杨伯琴，李洁等. 5'－DUFR (氟铁龙) 联合化疗方案治疗进展期胃癌. 中华消化杂志，1998，18 (3)：177
80. 李春启，张秀荣. 胃癌的化学治疗. 北京：中国医药科技出版社，1995，60
81. 胥彬，许建华主编. 抗癌药物与肿瘤化学治疗进展. 北京：科学出版社，2001，55
82. Van Custm E，Findlay M，Osterwalder B，et al. Capecitabine，an oral fluoropyrimidine carbamate with substantial activity in advanced colorectal cancer：results of a randomized phase II study. J Clin Oncol，2000，18：1337
83. Koizumi W，Taguchi T. A phase II sthdy of capecitabine (Xeloda™) in patients with advanced/metastatic gastric carcinoma. Proc Am Soc Clin Oncol，2001，20：142

84. Hong Y, Song S, Cho J, et al. A Phase II trial of capecitabine (Xeloda) in chemotherapy naive patients with advanced and/or metastatic gastric cancer. Pro Am Soc Clin Oncol, 2002, 21: 156
85. Kondo K, Chin K, Sakamoto J, et al. A multicenter phase II trial using 4-week cycles of capecitabine in advanced / metastatic gastric cancer (AGC). Proc Am Soc Clin Oncol, 2003, 22: 321
86. Kim T, Ahn J, Lee J, et al. A phase II trial of capecitabine (X) and cisplatin (P) in previously untreated advanced gastric cancer (AGC). Proc Am Soc Clin Oncol, 2001, 20: 166
87. Jin M, Shen L, Hu B, et al. Mature data on capecitabine (X) + fractionated cisplatin (P) as first line therapy in patients (pts) with advanced gastric carcinoma (AGC). Proc Am Soc Clin Oncol, 2006, 24: 196
88. Kang H, Kim T, Chang H, et al. A phase II study of palitaxel and capecitabine combination chemotherapy in patients with advanced gastric cancer as a first-line therapy. Proc Am Soc Clin Oncol, 2004, 23: 325
89. Yeon Hee P, Choi SJ, Ryoo BY, et al. A prospective phase II study of capecitabine and docetaxel combination chemotherapy in patients with advanced gastric cancer. Proc Am Soc Clin Oncol, 2003, 22: 307
90. Shin D, Cho E, Lee WK, et al. A phase II trial of epirubincin (E), cisplantin (C), and capecitabine (X) combination chemotherapy for previously untreated advanced gastric cancer (AGC). Proc Am Soc Clin Oncol, 2003, 22: 328
91. Yonemori K, Shimada Y, Goto A, et al. Retrospective analysis of clinical results and predictors of response in chemo-naïve patients with advanced gastric cancer treated with S-1, an oral fluoropyrimidine derivative, as single-agent chemotherapy . Gastric Cancer , 2004, 7: 204
92. Nagashima F, Ohtsu A, Yoshida S, et al. Japanese nationwide postmarketing survey of S-1 in patients with advanced gastric cancer. Gastric Cancer, 2005, 8 (1): 6
93. Emi Y, Kakeji Y, Baba H, et al. Current combination chemotherapy containing paclitaxel for advanced, recurrent gastric cancer. Jpn J Cancer Chemother, 2004, 31 (12): 1978
94. Di Cosimo S, Ferretti G, Fazio N, et al. Docetaxel in advanced gastric cancer-review of the main clinical trials. Acta Oncol, 2003, 42: 693
95. Ajani JA, Van Cutsem E, Moiseyenko V, et al. Docetaxel (D), cisplantin, 5-fluorouracil compare to cisplantin (C), and 5-fluorouracil (F) for chemotherapy-naïve patients with metastatic or locally recurrent, unresectable gastric carcinoma (MGC): Interim results of a randomized phase III trial (V325). Proc Am Soc Clin Oncol, 2003, 22: 249
96. 寇小格，牛红蕊，路平．泰索帝联合 5-氟尿嘧啶及顺铂治疗晚期胃癌的临床研究．齐齐哈尔医学院报，2004，25 (9)：982
97. Raymond E, Sandrine F, Woynarowski JM, et al. Oxaliplantin: mechanism of action and antineoplastic activity. Semin Oncol, 1998, 25 (suppl 5): 4
98. Armand JP, Boige V, Raymond E, et al. Oxaliplantin in colorectal cancer: An overview. Semin Oncol, 2000, 27 (suppl 10): 96
99. Petrovic Z, Tarabar D, Doder R, et al. Oxaliplantin (L-OHP) and capecitabine (X) as second line chemotherapy in patients with advanced gastric cancer. Proc Am Soc Clin Oncol, 2003, 22: 299
100. 周建华，张立臣，陆海波等．5-FU 持续静脉注射治疗晚期胃癌近期疗效．肿瘤防治研究，2003，30 (6)：500
101. 胡国清，傅强，金懋林等．草酸铂联合羟基喜树碱、氟尿嘧啶、甲酰四氢叶酸钙治疗晚期胃癌的临床研究．中国肿瘤临床，2004，31 (9)：506

102. 沈琳，李洁，张晓东等，奥沙利铂联合表阿霉素、5-FU/CF 治疗晚期胃癌，2004，第三届全国肿瘤学术大会.
103. 马恩奇，李志强. 奥沙利铂联合亚叶酸钙和 5 氟尿嘧啶治疗晚期胃癌的临床疗效. 中国医师杂志，2004，6（8）：1141
104. 刘健，胥彬. 羟基喜树碱类药物作用机制及在合并治疗机理中的研究. 中国肿瘤临床，1998，25（2）：382
105. Pozzo C，Bugal R，Peschel C，et al. Irinotecan in combination with CDDP or 5-FU and folinic acid is active in patients with advanced gastric or gastro-oesophageal junction adenocarcinoma：final results of a randomized phase II study. Proc Am Soc Clin Oncol，2001，20：531
106. Bouche O，Raoul J，Giovanini M，et al. Randomized phase II trial of LV5FU2，LV5FU2-cisplatin or LV5FU2-irinotecan in patients（pts）with metastatic gastric or cardial adenocarcinoma（MGA）：final results of study FFCD9803. Proc Am Soc Clin Oncol，2003，22：1033
107. Moehler MH，Siebler J，Hoehler T，et al. CPT-11/FA/5-FU versus ELF in chemonaive patients with advanced or metastatic adenocarcinoma of the stomach or gastroesophageal junction：A randomized phase II study. Proc Am Soc Clin Oncol，2004，23：4064
108. 胥彬，刘健，张振德. 羟基喜树碱的药理研究与临床应用. 中国肿瘤临床，2000，27：3
109. 唐勇，单利，杨顺娥等. 不同剂量羟基喜树碱联合化学治疗消化道肿瘤临床观察. 实用肿瘤杂志，2001，16（6）：425
110. 金懋林，陈强，程凤歧等. 奥沙利铂联合亚叶酸钙和 5-氟尿嘧啶治疗晚期胃癌的研究. 中华肿瘤杂志，2003，25（2）：172
111. Artru P，Andre T，Tigaud，et al. Oxaliplantin（OXA），5-fluorouracil（FU）and folinic acid（FA）（FOLFOX6）in advanced/metastatic gastric carcinoma（A/MGC）patients（pts）：final results of a multicenter phase II study. Proc Am Soc Clin Oncol，2001，20：164
112. 杨春旭，黄海欣，李桂生等. 奥沙利铂联合羟基喜树碱治疗晚期胃癌临床分析. 癌症，2002，21（8）：885
113. 陈强，金懋林，沈琳等. 表柔比星、亚叶酸钙、氟尿嘧啶与顺铂联合化疗方案（ECF-L）治疗晚期胃癌的疗效与安全性研究. 中国癌症杂志，2003，13（2）：102
114. Di Lauro L，Carpano S，Morelli M，et al. Cisplatin，epirubincin and fluorouracil（PEF）for measurable advanced gastric carcinoma：evaluation of two different schedules. Proc Am Soc Clin Oncol，2000，19：273
115. Kang HJ，Chang HM，Kim TW，et al. Phase II study of capecitabine and cisplatin as first-line combination therapy in patients with gastric cancer recurrent after fluoropyrimidine-based adjuvant chemotherapy. British J Cancer，2005，18：1
116. Bajetta E，Buzzoni R，Mariana L，et al. Adjuvant chemotherapy in gastric cancer：5-year results of a randomized study by Italian Trials in Medical Oncology. Ann Oncol，2002. 13（2），299
117. Hu JK，Chen ZX，Zhou ZG，et al. Intravenous chemotherapy for resected gastric cancer：meta-analysis of randomized controlled trials，World J Gastroenterol，2002，（6）；1023
118. Panzini I，Gianni L，Fattori PP，et al. Adjuvant chemotherapy in gastric cancer ：a meta-analysis of randomized trials and a comparison with previous meta-analysis. Tumori，2002，88（1）：21
119. 陈志新，胡建昆，周总光等. 胃癌根治术后静脉化疗效果的系统评价. 外科理论与实践，2003，8（1）：21
120. Shin D，Noh S，Hyung W，et al. Indication of radical lymph node dissection and adjuvant chemotherapy in early gastric cancers. Proc Am Soc Clin Oncol，2000，19：320

121. 栗原 稔，中島聰總. 胃癌的化学疗法. 东京：新兴医学出版社. 1981，159
122. DeVita VT，Hellman S，Rosenberg SA，et al. Cancer Principles and Practice of Oncology. 7th Edition，Philadelphia：Lippincott-Raven，2005，1：909
123. Sugimura T，Sasako M. Gastric Cancer，Oxford：Oxford University Press，1997，283
124. Holbrook MA. Radiation therapy. Current concepts in cancer. Gastric cancer：Treatment principles. JAMA，1974，228：1289
125. Chevalier TL，Smith FP，Harter WK，et al. Chemotherapy and combined modality therapy for locally advanced and metastatic gastric carcinoma. Semin Oncol，1985，12：46
126. Gunderson LL，Hoskins B，Cohen AM，et al. Combined modality treatment of gastric cancer. Int J Radiat Oncol Biol Phys，1983，9：965
127. Hallissey MT，Dunn HA，Ward LC，et al. The second British Stomach Cancer Group trial of adjuvant radiotherapy or chemotherapy in resectable gatric cancer：five-year follow-up. Lancet，1994，343：1309
128. Kramling HJ，Wilkowski R，Duhmke E，et al. Adjuvant intraoperative radiotherapy of stomach carcinoma. Langenbecks Archiv fur Chirurgie-Supplement-Kongressband，1996，113：211
129. Dent DM，Werner ID，Novis B，et al. Prospective randomized trial of combined oncological therapy for gastric carcinoma. Cancer，1979，44：385
130. Moertel CG，Childs DS，O'Fallon JR，et al. combined 5-fluorouracil and radiation therapy as a surgical adjuvant for poor prognosis gastric carcinoma. J Clin Oncol，1984，2：1249
131. Macdonald JS，Smalley SR，Benedetti J，et al. Chemoradiotherapy after surgery compared with surgery alone for adenocarcinoma of the stomach or gastroesophageal junction. New Eng J Med，2001，345（10）：725
132. Schiessel R，Funovics J，Schick B，et al. Adjuvant intraperitoneal cisplatin therapy in patients with operated gastric carcinoma. Results of a randomized trial. Acta Med Austriaca，1989，16：68
133. Hagiwara A，Takahashi T，Kojima O，et al. Prophylaxis with carbon absorbed mitomycin against peritoneal recurrence of gastric cancer. Lancet，1992，339：629
134. Sautner T，Hofbauer F，Depisch D，et al. Adjuvant intraperitoneal cisplatin chemotherapy does not improve long-term suvival after surgery for advanced gastric cancer. J Clin Oncol，1994，12：970
135. Hamazoe R，Maeta M，Kaibara N. Intraperitoneal thermochemotherapy for prevention of peritoneal recurrence of gastric cancer. Final results of a randomized controlled study. Cancer，1994，73：2048
136. Rosen HR，Jatzko G，Repse S，et al. Adjuvant intraperitoneal chemotherapy with carbon-absorbed mitomycin in patients with gastric cancer：results of a randomized multicenter trial of the Austrian Working Group for Surgical Oncology. J Clin Oncol，1998，16：2733
137. Yu W，Whang I，Suh，et al. Prospective randomized trial of early postoperative intraperitoneal chemotherapy as an adjuvant to resectable gastric cancer. Ann Surg，1998，228：347
138. Ochiai T，Sato H，Hayashi R，et al. Postoperative adjuvant immunotherapy of gastric cancer with BCG-cell wall akeleton. 3-to-6-year follow up of a randomized clinical trial. Cancer Immunol Immunother，1983，14：167
139. Yamamura Y，Nishimura M，Sakamoto J，et al. A randomized controlled trial of surgical adjuvant therapy with mitomycin C，5-fluorouracil and OK-432 in patients with gastric cancer. Ganto kagaku Ryoho，1986，13：2134

140. The Italian Gastrointestinal Tumor Study Group. Adjuvant treatments following curative resection for gastric cancer. Br J Surg, 1988, 75, 1100
141. Jakesz R, Dittrich C, Funovics J, et al. The effect of adjuvant chemotherapy in gastric carcinoma is dependent on tumor histology: 5-year results of a prospective randomized trial. Recent Results Cancer Res, 1988, 110, 44
142. Kim JP. Results of surgery on 6589 gastric cancer patients and immunochemosurgery as the best treatment of advanced gastric cancer. Ann Surg, 1992, 216: 269
143. Popiela T, Zembala M, Oszacki J, et al. A follow-up study on chemoimmunotherapy (5-fluorouracil and BCG) in advanced gastric cancer. Cancer Immunol Immunother, 1982, 13: 182
144. Immaizumi M, Kondo T, Kamei H, et al. Cooperative studies on surgical adjuvant immunochemotherapy for prevention of postoperative recurrence of gastric cancer (II). Gan to Kagaku Ryoho, 1990, 17: 2397
145. Kim JP. Recent advances in gastric cancer therapy with immunochemosurgery. Asian J Surg, 1997, 20; 115
146. Langman MJ, Dunn JA, Witing JL, et al. Prospective, double-blind, placebo-controlled randomized trial of cimetidine in gastric cancer. Br J Cancer, 1999, 81: 1356
147. AL-Batran S, Hartmann J, Probst, et al. A randomized phase Ⅲ trial in patient with adenocarcinoma of the stomch receiving first-line chemotherapy with fluorouracil, leucovorin and oxaliplatin (FLO) versus fluorouracil, leucovorin and cisplatin (FLP). Proc Am Soc Clin Oncol, 2006, 24: 182s
148. Lee SS, Lee JL, Ryu MH, et al. Combination chemotherapy with capecitabine (x) and Cisplatin (p) as first line treatment in advanced gastric cancer: experience of 223 patients with prognostic factor analysis. Jpn J Clin Oncol, 2007, 37 (1): 30
149. Lenz HJ, Lee FC, Haller DG, et al. Extended safety and efficacy date on S-1 plus cisplatin in patients with untreated, advanced gastric carcinoma in a multicenter phase Ⅱ study. Cancer, 2007, 109 (1): 33

# 第十一章 小肠癌

## 一、概述

虽然小肠全长约600cm，占胃肠道全长的70%～80%，且其粘膜表面积约200cm$^2$，但是小肠原发性肿瘤少见，仅占胃肠道肿瘤的1%～5%。小肠恶性肿瘤更为罕见，仅占胃肠道恶性肿瘤的1%～2%，占全部恶性肿瘤的0.4%。小肠原发性恶性肿瘤中腺癌最多见，占27%～58%，其次为类癌、恶性淋巴瘤、肉瘤和小肠恶性间质瘤等（本章主要讨论原发性小肠腺癌）。

统计数据显示，西方国家小肠腺癌的年发病率约为2.2～5.7/10万人口，平均发病年龄在50岁以上，男性稍多于女性。最好发部位为十二指肠，占47%～63%。小肠癌起病隐匿，无特异性症状和体征，并且尽管内镜检查技术和设备不断更新（比如小肠镜和胶囊内镜等），但早期诊断仍然困难，确诊时多数已属晚期。手术切除为主要治疗手段，对于进展期无法手术者给予全身化疗为主的综合治疗。小肠腺癌的预后较差，5年生存率约为20%。

## 二、病因及发病机制

小肠癌发生与腺瘤性息肉有关，息肉可以是单发或多发，或者是多发性息肉综合征（其中特别与家族性腺瘤性息肉病、Peutz-Jeghers综合征、遗传性幼年性息肉病有关）。小肠癌的另一危险因素为克罗恩病（Crohn’s disease），一项Meta分析的结果表明克罗恩病发生小肠癌的危险性增加27倍，如果同时吸烟更增加其风险。伴有克罗恩病的小肠腺癌与散发性小肠腺癌的不同在于：①常侵及回肠，而不是十二指肠；②发病年龄比一般小肠腺癌的高发年龄提前10～20岁；③常表现为多发病灶。

目前对小肠腺癌的发病机制所知甚少。小肠介于胃和结肠之间，且小肠粘膜上皮细胞的更新速度与结肠上皮相似，但小肠癌明显比胃癌和结肠癌少见，与结肠癌的发病率之比大约为1∶40。综合小肠肿瘤发生率低的原因可能有：①肠内容物为碱性且通过较快，减少了肠粘膜与致癌物质的接触和机械性刺激；②小肠内细菌量少，因而致癌物质的形成减少；③存在保护性酶，使潜在的致癌物质被解毒；④肠粘膜中含有高浓度的免疫球蛋白α，可中和潜在的致癌病毒；⑤胚胎发育过程中中肠的形成较晚，避免了不典型组织的种入。

## 三、临床表现

小肠癌症状无特异性，早期可无任何不适。多个研究资料显示进展期时的症状，主要是腹痛（15%～68%）、恶心/呕吐等肠梗阻或幽门梗阻症状（10%～39%）、体重下降（10%～42%）、贫血（18%～24%）、腹部包块（8%～21%）、消化道出血、乏力、腹泻/便秘等，十二指肠癌时还可有无痛性黄疸（3%～18%）。

1. 腹痛　为常见症状，可因肿瘤表面溃烂、刺激肠管引起肠痉挛所引起，也可因肠梗阻或肠套叠所致。当肿瘤巨大、突入肠腔，可引起肠腔阻塞；肿瘤侵犯肠壁可引起肠管狭窄、梗阻。这类梗阻较多见于小肠恶性肿瘤。肠套叠多半是小肠良性肿瘤所致。可急性发作，也可反复慢性发作。

2. 消化道出血　约有1/3～2/3患者因肿瘤表面溃烂而引起出血。多数为隐性出血，表现为大便隐血试验阳性或黑便，长时间也可产生缺铁性贫血。也可出现间断少量出血，甚至大量便血。

3. 腹部包块　由于小肠活动度大、位置又不固定，所以小肠肿瘤在体检时偶可扪到肿块，但有时又扪不到，时有时无。可扪及肿块的多半是体积较大的肿瘤。

4. 全身症状　除肿瘤反复出血导致贫血外，小肠恶性肿瘤常可引起体重下降、乏力等全身症状。

5. 并发症：少数恶性肿瘤发展到晚期可形成肠穿孔，引起弥漫性腹膜炎或可慢性穿孔，形成脓肿或内瘘；肠套叠在恶性肿瘤中较少见。

## 四、诊断

由于小肠癌缺乏特异性症状和体征，至今也没有直接有效的诊断方法，因此早期诊断比较困难，术前确诊率只有9.5%～49.8%，而文献报告的误诊率可达65%～90%。另外也由于症状不典型，而延误诊治，文献报告从症状发作至确诊的时间为0.5～24个月，平均4个月，29%的患者确诊过程超过6个月。也有报道从出现症状到行手术切除平均需要30.2±6.6周。

当临床发现患者有不规律腹痛，反复出现肠梗阻、肠套叠、消化道出血、腹部包块等四大类症状中的1～2项，同时伴有体重减轻、吸收不良、贫血、慢性腹泻/便秘等症状时，应考虑小肠肿瘤的可能，需要进行相应的辅助检查以确诊。

（一）诊断检查方法

1. X线检查　气钡双重对比造影检查是屈氏韧带以远的小肠粘膜及腔内异常病变的敏感检查手段，可发现83%的病变，一系列研究显示其敏感性优于小肠镜检查。具体方法为经鼻胃管从十二指肠直接注入钡剂和空气，使小肠充分扩张，粘膜展平，以利于病变的观察。对于回肠末端肿瘤，可采用结肠气钡逆行灌注回肠法进行检查。

2. CT检查　由于小肠内存在较多气体和液体，影响CT对较小肿瘤的判断，因此CT对小肠癌原发病灶的检查准确率约47%。CT检查对于确定肿瘤在肝内、腹腔淋巴结的转移等分期检查有重要意义。

3. 内镜检查　胃镜或十二指肠镜对于十二指肠肿瘤可直接观察其部位、病灶大小，并活检以获得确切病理诊断，是十二指肠肿瘤的最佳检查方法。近年来小肠镜设备和技术不断发展，通过小肠镜检查可以看到全部小肠，直接观察粘膜病灶并对可疑病变进行活检，是理想的检查手段。但由于操作困难，检查过程中患者痛苦大，目前开展尚不普及，而且有文献报道由于漏诊，其准确性甚至低于X线造影检查。另外还有胶囊内镜检查，但由于设备及检查昂贵，开展较少。

4. 选择性肠系膜上动脉造影　是诊断小肠肿瘤的有效方法。其对小肠恶性肿瘤的诊断准确率高，能确定病变的部位、大小、范围，并能显示其供血动脉，为手术提供有用的资料。另外，当肿瘤大出血时，通过动脉造影还可以显示出血部位，利于对症治疗。

（二）分期

小肠癌的分期仍采用AJCC的TNM分期方法（表11-1）。

**表11-1 小肠癌的分期及发生率和预后**

| AJCC分期 | TNM | 发生率（%） | 5年生存率（%） |
|---|---|---|---|
| Ⅰ期 | T1/2N0M0 | 12 | 65.1 |
| Ⅱ期 | T3/4N0M0 | 27 | 48.1 |
| Ⅲ期 | 任何TN1M0 | 26 | 35.4 |
| Ⅳ期 | 任何T任何NM1 | 32.3 | 4.2 |

注：T1：侵犯粘膜固有层或粘膜下层；T2：侵犯固有肌层；T3：侵出浆膜外不超过2cm的范围；T4：穿透脏层（壁层）腹膜或侵犯邻近器官。

## 五、治疗

手术目前仍然是小肠癌唯一能够获得根治的治疗手段。有关放化疗的报道由于样本量均较小，或缺乏前瞻性随机临床研究结果，目前尚无标准推荐方案。

（一）手术治疗

手术治疗可以是根治性切除，也可以为缓解症状而行姑息性切除。手术切除方式取决于肿瘤原发病灶的部位。十二指肠早期癌可采用内镜下切除，局部病灶较大时对于远端病灶可行保留胰腺的十二指肠切除术，其余则行根治性胰十二指肠切除术。空回肠腺癌的根治性切除包括病灶的整块切除和引流区域的淋巴结清扫。但经腹腔镜行小肠癌根治性切除的报道很少。

出现并发症时可行姑息性治疗。对于十二指肠腺癌合并肠道或胆道梗阻时，可考虑行经内镜肠道或胆道支架置入术，对于无法放置支架的梗阻可行姑息性病灶切除或改道短路手术。当原发肿瘤合并消化道出血内科保守治疗无法控制时，可以行病灶姑息性局部切除或经选择性肠系膜上动脉造影行局部栓塞止血治疗。肝转移者也可以考虑行肝动脉介入治疗或射频消融等局部治疗，以减瘤控制症状，改善生活质量。

（二）化学治疗

由于小肠腺癌发病较罕见，文献报道样本量均较小，且多为回顾性总结，另外选择用药多种多样，因此目前缺乏足够的证据表明小肠腺癌的化疗可以使患者获益。统计资料显示，病灶局限于小肠时接受化疗者约 14.2%，局部晚期时接受化疗者约 35.4%，出现远处转移时接受化疗者约 36.9%，接受术后辅助化疗者约 17.5%（表 11－2）。

**表 11－2　进展期小肠腺癌姑息化疗临床研究**

| 研究者 | 研究设计 | 化疗者/病例数 | 化疗方案 | 有效例数（比率%） | 中位生存时间（月） |
|---|---|---|---|---|---|
| Jigyasu | 回顾性 | 14/14 | 5－FU 为基础 | ORR：3（21）；PR：1（7），MR：2（14） | 9 |
| Ouriel | 回顾性 | 6/65 | 5－FU 为基础 | NA | 化疗者 10.7；不化疗者 4.0 |
| Copson | 回顾性 | 7/7 | ECF | ORR：4（57）；CR：1（14），PR：3（43） | 11 |
| Crawley | 回顾性 | 8/8 | 5－FU 为基础（包括 ECF） | ORR：3（38）；CR：1（12.5），PR：2（25） | 13 |
| Polyzos | 回顾性 | 3/3 | CPT－11 单药 | ORR：2；PR：2 | 11 |
| Craykowski | 回顾性 | 16/47 | 5－FU 为基础 | ORR：2（12.5）；PR：2（12.5 | 化疗者 15.6；不化疗者 7.7 |
| Gibson | 前瞻性Ⅱ期 | 39/39 | FAM | ORR：7（18.4）；CR：2（5），PR：5（13.4） | 8 |

注：ECF：表阿霉素（EPI），顺铂（CDDP），静脉输注 5－FU；FAM：5－FU，阿霉素（ADM），丝裂霉素（MMC）；ORR：总有效率，CR：完全缓解，PR：部分缓解，MR：微效；NA：未列出。

许多研究者常参考治疗胃癌、胰腺癌或结肠癌的临床试验的结果选择方案治疗小肠腺癌。最常用化疗药物为 5－FU（或其衍生物），或以 5－FU 为基础联合其他化疗药物。既往报道的药物多种多样，包括蒽环类、顺铂（CDDP）、丝裂霉素（MMC）、环磷酰胺（CTX）、羟基喜树碱（HCPT）等。近年来临床研究表明吉西他滨（Gem）、伊立替康（CPT－11）等新药有较好疗效（表 11－2）。

在一项样本量相对较大的回顾性研究中，Fishman 等人一共总结了 113 例小肠腺癌患者的治疗情况，其中 44 例接受了姑息化疗，44 例中又有 7 例曾接受过术后辅助化疗，接受化疗者比不化疗者的生存时间延长 5.2 个月。作者所总结的化疗方案非常繁多，包括 5－FU 为基础的方案、卡培他滨单药化疗、Gem 单药或联合氟尿嘧啶类的方案、CDDP 为基础的方案、CPT－11 为基础的方案、FOLFOX 方案等，其中治疗病例数较多的是 5－FU 为基础的方案（28 例），Gem 单药或联合治疗的方案（17 例）及 CPT－11 为基础的方案（12 例）。总结发现一线化疗的客观有效率为 29.5%（13/44），其中 4 例完全缓解（CR）者的总生存时间为 17.1～28.5 个月。44 例患者的总的中位生存时间为 11.1 个月，获得疾病控制者（CR＋PR＋SD）的中位 TTP 为 8.5 个月，中位生存时间为 23.1 个月；而化疗无效者的中位生存时间只有 9.5 个月。44 例中 18 例接受了二线化疗，其中 4 例采用 Gem 或 CPT－11 化疗的患者仍然获得病灶部分缓解（PR），有效率为 22.2%，从二线化疗开始统计的总的中位生存时间为 9.4 个月。但 8 例接受三线化疗者中无一例客观有效，从三线化疗开始统计的总的中位生存时间为 7.2 个月。本研究分析结果表明含有新药 Gem 和 CPT－11 等的方案比既往以 5－FU 为基础的方案显示出较高的近期疗效，但需要进行前瞻性随机临床试验进行验证。

Gibson 等报告了一项前瞻性 II 期临床试验结果。39 例进展期或复发转移的小肠腺癌患者接受 FAM 方案的化疗，具体给药方法是：5－FU 600mg/（$m^2$・d），静脉输注，d1，8，29，36；ADM 30mg/（$m^2$・d），静脉注射，d1，29；MMC 10mg/（$m^2$・d），静脉注射，d1，每 8 周为一周期。结果 39 例中 36 例可评价疗效，CR2 例，PR5 例，总有效率为 18.4%；2 年生存率 13%，TTP 5 个月，中位生存时间 8 个月；主要的不良反应是中性粒细胞减少和恶心/呕吐，有一例化疗相关性死亡。作者认为 FAM 方案对小肠腺癌有效，且耐受性较好，但并不优于文献报道的其他联合化疗方案。

过去二三十年以 5－FU 为基础的化疗方案被推荐用于进展期或复发转移小肠腺癌的姑息化疗，综合报道的有效率约为 13%，远低于报道的其他化疗方案（FAM、ECP 等）。20 世纪 90 年代起 Gem、CPT－11、奥沙利铂（OXA）等新药先后开始用于小肠腺癌的化疗，有效率可达 30%～40%。铂类或 CPT－11 为基础的方案一线或二线治疗的有效率相当，均为 42%左右，而尚无法证实 CPT－11 为基础的方案的耐受性优于 CDDP 为基础的方案。我们采用 FOLFOX 或 XELOX 方案治疗数例小肠腺癌患者，结果不令人满意（无 CR 或 PR）；国内外也有报告采用含奥沙利铂（OXA）及 5－FU 联合化疗，但样本量均较小，无法说明疗效。

单药 Gem 在一线或二线化疗报告的有效率达 33%，联合 5－FU 或卡培他滨一线或二线治疗的有效率为 50%，另外由于 Gem 报告的不良反应除骨髓抑制外其余均较轻，因此被认为是一个有进一步研究价值的新药。

没有关于小肠腺癌术后辅助化疗的前瞻性临床研究结果。M. D. Anderson 肿瘤中心报告 217 例小肠腺癌回顾性研究中，59 例患者接受了辅助化疗，多变量分析表明这部分患者并未从化疗中获益，生存时间没有延长。尽管缺乏数据资料，但对于分期较晚的小肠腺癌术后的辅助化疗在逐渐增加，一些回顾性研究建议对于有预后不良因素者应考虑行辅助化疗。

总之，目前小肠腺癌化疗缺乏成熟和可推荐方案，但由于本病发病相对罕见，给临床设计和实施前瞻性大样本量随机临床试验带来很多困难，因此有研究者提出可先进行一些有关小肠腺癌的基础研究，筛选有价值的分子标志物，然后进行有针对性的药物研究，这样也许在即使只有小样本量的情况下，也能获得对某一化疗药物或方案的有统计学差异的结果。

（三）放射治疗

研究认为小肠癌是放疗相对不敏感肿瘤，而且目前文献报道放疗对小肠癌的作用也不明确。另外小肠对放疗的耐受性差，因此目前临床应用较少。统计资料显示，病灶局限于小肠时接受放疗者约 8.2%，局部晚期时接受放疗者约 15.6%，出现远处转移时接受放疗者约 11.5%，接受术后辅助放疗者约 6.1%。

十二指肠腺癌接受放疗的比率相对较高，为 15.4%。有研究者报道针对十二指肠腺癌和胰腺癌进行术前放化疗，具体为放疗的同时给予 2 周期 5－FU 联合 MMC 的化疗，结果其中 4 例十二指肠腺癌者放化疗后获得肿瘤的手术切除，生存时间为 12～90 个月。

总之，目前尚无充分证据表明小肠癌的放疗能否使患者获益，可以考虑用于术后预防局部复发或术中放疗。

## 六、预后

大样本量的回顾性研究表明小肠腺癌 5 年生存率为 20%～38%，中位生存时间 13.4～17.9 个月。影响小肠癌预后的主要因素是确诊时的 ECOG 评分、原发肿瘤部位、TNM 分期和手术治疗方式（根治性切除或姑息手术）。十二指肠是小肠腺癌最常见的发病部位，但十二指肠腺癌患者的生存率低于空肠或回肠腺癌者。

（李洁）

## 参考文献


1. 郝希山，王殿昌主编. 腹部肿瘤学. 北京：人民卫生出版社，2003
2. Hutchins RR，Hani AB，Kojodjojo P，et al. Adenocarcinoma of the small bowel. ANZJ Surg，2001，71：428-437
3. 徐光炜主译. 临床肿瘤学. 辽宁：辽宁教育出版社，1999
4. Howe JR，Karnell LH，Menck HR，et al. Adenocarcinoma of the small bowel：review of the National Cancer Data Base，1985-1995. Cancer，1999，86：2693-2706
5. Friedrich M，Ell C. Early-stage small-bowel adenocarcinoma：A review of local endoscopic therapy. Endoscopy，2005，37（8）：755-759
6. 陈宣章. 86 例小肠癌的病理观察. 诊断病理学杂志，1995，2（3）：150-152
7. Dabaja BS，Suki D，Pro B，et al. Adenocarcinoma of small bowel cancer：presentation，prognostic factors and outcome of 217 patients. Cancer，2004，101：518-526
8. Fishman PN，Pond GR，Moore MJ，et al. Natural history and chemotherapy effectiveness for advanced adenocarcinoma of the small bowel：a retrospective review of 113 cases. Am J Clin Oncol，2006，29：225-231
9. Gibson MK，Holcroft CA，Kvols LK，et al. Phase II study of 5-fluorouracil，doxorubicin，and mitomycin C for metastatic small bowel adenocarcinoma. Oncologist，2005，10：132-137
10. Jess T，Gamborg M，Matzen P，et al. Increased risk of intestinal cancer in crohn's disease：A meta-analysis of population-based cohort studies. Am J Gastroenterol，2005，100：2724-2729
11. Jigyasu D，Bedikian AY，Stroehlein JR. Chemotherapy for primary adenocarcinoma of the small bowel. Cancer，1984，53：23-25
12. Ouriel K，Adams JT. Adenocarcinoma of the small intestine. Am J surg，1984，147：66-71
13. Copson ER，Darby D，Harvey M，et al. Epirubicin，cisplatin and infusional 5-fluorouracil for locally advanced and metastatic small bowel adenocarcinoma. Proc Am Soc Clin Oncol 2002 Annual Meeting（abstract 2347）
14. Czaykowski P，Hui D. Chemotherapy in small bowel adenocarcinoma：10-year experience of the British Columbia Cancer Agency. Clin Oncol，2007，19：143-149
15. Ugurlu MM，Asoglu O，Potter DD，et al. Adenocarcinomas of the jejunum and ileum：A 25-year experience. 2004 SSAT Annual Meeting（poster presentation）
16. Crawley C，Ross P，Norman A，et al. The Royal Masden experience of a small bowel adenocarcinoma treated with protracted venous infusion 5-fluorouracil. Br J Cancer，1998，78：508-510

17. Polyzos A, Kouraklis G, Giannopoulos A, et al. Irinotecan as salvage chemotherapy for advanced small bowel adenocarcinoma: a series of three patients. J Chemother, 2003, 15: 503-506
18. Cunningham JD, Aleali R, Aleali M, et al. Malignant small bowel neoplasms: Histopathologic determinants of recurrence and survival. Ann Surg, 1997, 225: 300-306

# 第十二章　结直肠癌

## 第一节　概述

### 一、结直肠癌的流行病学特征

结直肠癌是世界上最常见的恶性肿瘤之一，在欧美发达国家其发病率居恶性肿瘤的第三位，在美国，结肠癌在与癌症相关的死亡中是第二大致死疾病。据美国癌症协会统计，在2006年被确诊为大肠癌的人数约有148610人，其中55170人死于该病。而我国为第四位，估计每年新增102.3万例患者和52.9万例死亡。从近年流行趋势看，世界范围内发患者数在逐年上升。在我国，随着人们生活方式的改变，发患者数也在增加，尤其是在一些发达城市或地区，在我国北京和上海等大城市结直肠癌的发病率已上升至第2位或第3位，我国农村也上升较快，目前已居第5位。从发病率看，20世纪90年代与70年代相比，城市上升了31.95％，农村8.51％。根据全国12个县市登记结直肠癌死亡率已居第4～5位。

不同国家、不同种族的人结直肠癌的好发部位不同，一般来说亚洲和拉丁美洲人直肠癌发病率较高，占整个结直肠癌的70％左右，而欧洲和北美洲的结肠癌较多见，占结直肠癌的60％左右。大多数国家，结肠癌的男、女发病率无明显差异，但在直肠癌男性普遍多于女性，有的国家甚至超出女性1倍以上。

结直肠癌确诊时不同分期的发生率与5年生存率见表12－1。从表中可以看出，诊断时50％以上的患者为IIb以上分期。迄今，结直肠癌术后的患者5年生存率在50％左右，这部分患者除接受手术治疗以外，还需要辅以化疗，如何预防复发，提高手术治愈率，是结直肠癌综合治疗的主要课题。术后出现复发和转移的患者以及失去手术机会的结直肠癌患者，采用以化疗为主的综合治疗是主要手段。长期以来，以氟尿嘧啶类药物为主体的化疗方案治疗结直肠癌延续了近四十年的历史，奥沙利铂和伊立替康的出现提高了化疗疗效，而分子靶向药物进一步提升了结直肠癌的治疗效果。近年来的治疗理念和治疗药物等方面的进步使结直肠癌的治疗水平得以明显的提高，甚至部分IV期患者得到治愈的机会。

**表12－1　确诊时各期结直肠癌的发生率与5年生存率**（美国癌症联合委员会，第6版）

| 分期 | | 发生率 | 5年生存率 |
|---|---|---|---|
| Ⅰ | T1或T2，N0 M0 | 15％ | 93％ |
| Ⅱa | T3 N0 M0 | 30％ | 85％ |
| Ⅱb | T4 N0 M0 | 6％ | 72％ |
| Ⅲa | T1或T2，N1 M0 | 2％ | 83％ |
| Ⅲb | T3或T4，N1 M0 | 17％ | 64％ |
| Ⅲc | 任何T，N2 M0 | 9％ | 44％ |
| Ⅳ | 任何T，任何N，M1 | 22％ | 8％ |

## 二、结直肠癌治疗方式

迄今为止，肿瘤病灶的手术完全切除仍是结直肠癌的唯一根治性治疗手段。尽管确诊时 70%～80%的患者可以进行根治性手术切除，但总体的 5 年生存率仍只有 50%～60%。约有三分之二接受过根治手术的患者会发生复发或远处转移，85%的复发转移发生在术后 2 年半之内，这些复发转移的发生可能与确诊时就已存在微转移灶有关，而目前的检查手段还无法发现这种微转移。一旦出现转移，病情进展，患者的平均生存时间只有 6～10 个月，在这期间，许多患者的生理和精神会承受很大的痛苦，而导致其生活质量明显下降。

Ⅳ期结直肠癌不能行手术根治切除者，其原因是转移灶侵犯了大血管，或有其他脏器侵犯与转移，不能进行完全切除，另外是腹膜种植腹水形成等，这时对原发灶进行切除可以防止出血、穿孔、梗阻等并发症，还可减少患者肿瘤负荷，有利于化学治疗及其他治疗。对原发癌灶无法切除者行改道或造口手术也可以缓解症状，改善患者生活质量。不能手术、非根治手术及根治术后复发转移无法再切除的晚期患者，如无化疗禁忌，则采用以化疗为主的综合治疗是主要治疗手段。

结直肠癌的全身化疗主要有以下 3 种目的：

1. 预防根治性切除术后的局部复发或远处转移——辅助化疗；
2. 对于进展期结直肠癌，控制症状，改善生活质量，延长生存期——姑息化疗；
3. 通过化疗使肿瘤缩小、降期，提高根治性切除率，消除潜在的微转移灶，延长无进展生存时间，或增加再次手术切除的机会——新辅助化疗。

在化疗领域，结直肠癌之间无明显区别，但与其它治疗手段特别是放疗的合理结合对直肠癌就尤为重要，特别是手术前后的放化疗，是提高手术根治率、保肛率，防止术后局部复发、转移的重要环节，也是提高患者生活质量的重要保证。

本章主要讨论结直肠癌的化学治疗，以及目前的热点——分子靶向治疗。

# 第二节　结直肠癌的化学治疗药物

氟尿嘧啶（5 - FU）用于结直肠癌的治疗已有将近 50 年的历史，此后包括顺铂（CDDP）、丝裂霉素（MMC）、长春新碱（VCR）、Me - CCNU、羟基喜树碱（HCPT）等药物都曾先后用于结直肠癌的治疗（单药治疗的有效率见表 12 - 2），但由于疗效欠佳或不良反应较重，已逐渐被新的有效的化疗药物所替代。最近在 NCCN 肿瘤治疗指南中用于结直肠癌治疗的药物有细胞毒药物包括氟尿嘧啶类（含口服氟尿嘧啶类衍生物）、奥沙利铂、伊立替康，分子靶向药物有西妥昔单抗、贝伐单抗。本节主要介绍这几种细胞毒药物的特点，以及对结直肠癌治疗的疗效和安全性。分子靶向药物将在下节叙述。

**表 12 - 2　结直肠癌单药化疗疗效**

| 药物 | 例数 | 有效率（%） |
|---|---|---|
| 5 - FU | 339 | 17 |
| FUDR | 147 | 22 |
| MMC | 69 | 12 |
| CCNU | 75 | 9 |
| Me - CCNU | 38 | 18 |

## 一、氟尿嘧啶及其衍生物

（一）氟尿嘧啶（5-FU）

5-FU 自从 1956 年问世以来一直是治疗结直肠癌的主要化疗药物，而且直至 20 世纪 90 年代初期仍是结直肠癌治疗的唯一有效药物。5-FU 在细胞内转化为其活性代谢产物——磷酸氟尿嘧啶脱氧核苷（FdUMP），FdUMP 抑制胸苷酸合酶（TS）防止胸苷酸合成从而影响 DNA 的合成。这种作用主要为细胞周期 S 期特异性的。5-FU 也可以与 RNA 结合，干扰蛋白质的合成。

5-FU 的主要不良反应有粘膜炎、腹泻、足底手掌的红斑、色素沉着等，骨髓抑制较轻。

很长一段时间，在结直肠癌的治疗中，5-FU 都是采用每天每次 15～30 分钟静脉注射（bolus injection）连续 5 天，每 4 周重复的给药方法。多个采用严格疗效判定标准进行的临床研究证实，5-FU 治疗结直肠癌的单药有效率仅为 10%左右。

为了提高疗效降低不良反应，研究者也在不断探寻 5-FU 的最佳给药方式。由于 5-FU 属于细胞周期特异性药物，只作用于细胞周期的 S 期（DNA 合成期），其半衰期短，分解代谢快，因此短时静脉推注与处于 S 期的增殖细胞接触时间短暂，其细胞毒作用差。所以研究者在理论上推测延长 5-FU 的给药时间，就会增加对 5-FU 敏感的细胞的比例，从而提高其细胞毒作用。采用持续静脉输注（Continuous intravenous infusion，civ）的方法，使肿瘤细胞持续与 5-FU 接触，抑制胸苷酸合酶的作用加强，从而阻止 DNA 合成的作用提高。另外，延长静脉输注时间，降低了给药后的血浆峰值，而且曲线下面积浓度减小，因此疗效提高的同时不良反应并未加重。随后进行了多个有关的临床研究，比较静脉推注与静脉输注 5-FU 治疗结直肠癌的一项荟萃分析的结果表明，静脉输注的有效率为 22%，而静脉推注的有效率为 14%（$P=0.0002$）；而且生存期延长，尽管静脉输注与静脉推注的平均生存时间分别为 12.1 个月和 11.3 个月，非常接近，但仍然有显著性差异（$P=0.04$）。两种给药方式的不良反应也不相同：静脉输注的粘膜炎和中性粒细胞减少的发生率较低，但手足综合征（hand-foot syndrome）较多见。

持续灌注 5-FU 的剂量和时间各不相同，以一周疗法和双周疗法最为常用。但在结直肠癌的化疗中最常应用的是双周疗法，是 de Gramont 于 1984 年根据 LV 与 5-FU 药代动力学特点设计的合理组合，常以 LV5FU2 或 de Gramont 方案表示，采用 LV 与 5-FU 推注和持续灌注相结合的 48 小时方案。具体用法为：

CF 200 mg/m²，静脉滴注 2hr，d1，2
5-FU 400 mg/m²，bolus，d1，2
5-FU 600 mg/m²，持续静脉灌注（civ），d1，2
（以上 q2w）

临床Ⅲ期随机对照研究比较 de Gramont 方案与 Mayo 方案治疗结直肠癌的疗效，结果显示无论是疗效（32.6% vs 14.4%）、中位生存期（62 周 vs 52.8 周），还是 3/4 度不良反应的发生率（11.1% vs 23.9%），均以 de Gramont 方案为优。其后对 de Gramont 方案又进行了许多简化和调整，目前常用的两种调整方案为：

A：LV 400 mg/m²，静脉滴注 2hr，d1
5-FU400 mg/m²，bolus，d1
5-FU2400～3600 mg/m²，持续静脉灌注（civ），46hr
（以上 q2w）

B：LV 400 mg/m²，静脉滴注 2hr，d1
5-FU2400～3600mg/m²，持续静脉灌注，46hr
（以上 q2w）

调整方案的目的是为了方便应用，且提高了持续灌注的 5-FU 剂量，减少了静脉推注的剂量，以减轻毒性提高疗效。目前上述三种双周方案都成为与奥沙利铂和伊立替康联合的基本方案，也是目前标准的结直肠癌一线化疗方案。

另一个含5-FU持续灌注的方案是AIO方案：CF 500 mg/m²，静脉滴注2hr，5-FU2600mg/m²，持续静脉灌注24hr，每周一次，连用6周，休息2周。EORTC40952研究比较了AIO与Mayo方案的疗效，结果显示AIO组的中位无进展生存期（TTP）延长（5.6个月 vs 4.0个月，$P=0.02$），但总生存期无明显改善。

提高疗效的另一个方式是采用生化调节，5-FU的有效的生化调节剂包括左旋咪唑、甲氨蝶呤和甲酰四氢叶酸（leucovorin，LV）。

左旋咪唑作为5-FU的生化调节剂曾一度被推荐用于结直肠癌的化疗，后经大样本量的临床随机对照研究发现，与单用5-FU相比，联合方案无论是疗效还是生存期皆无优势。目前已不推荐应用于临床。

后来的研究发现通过与甲酰四氢叶酸联合用药可以明显提高5-FU疗效。甲酰四氢叶酸是一种还原型叶酸，可以稳定5-FU与胸苷酸合酶的结合，三者紧密结合形成三联体，从而增强了5-FU对DNA合成的抑制。其后进行了一系列的临床研究，最近一项比较5-FU/LV联合与单用5-FU的疗效的Meta分析包括了19个试验，共计3300例患者。结果显示，静脉注射5-FU，联合LV，疗效比单用5-FU提高1倍（21% vs 11%，$P<0.0001$），中位生存期明显延长（11.7个月 vs 10.5个月，$P=0.004$），因此5-FU/LV的联合应用已成为进展期结直肠癌的常用化疗方案及联合方案中的基本用药。代表方案为Mayo Clinic方案：

| | | |
|---|---|---|
| LDLV | 20 mg/m²，bolus，d1～5 | q4w |
| 5-FU | 425 mg/m²，bolus，d1～5 | |

Mayo Clinic方案另一标准给药方法为：

| | | |
|---|---|---|
| HDLV | 200 mg/m²，iv，2hr d1～5 | q4w |
| 5-FU | 375mg/m²，bolus，d1～5 | |

LV作为5-FU的生化调节剂可以协同增效已无异议，但其临床应用的剂量范围从20 mg/m²到500mg/m²不等，临床随机对照研究证实高、低剂量组间的疗效无明显差异。现一般认为以200 mg/m²较为合适，也是目前国内外最常推荐的剂量。

在LV/5-FU用法方面，各国选用有所不同，美国多选用Mayo方案，因其方便，不需深静脉置管，门诊进行即可。欧洲选用de Gramont或AIO方案为多。国内两者都有，部分选用5-FU持续静脉点滴4～8小时，但到目前为止尚无循证医学证据证实其优劣。综合比较连续静脉持续灌注与bolus临床特点和各自优劣，国内外越来越多的选用de Gramont或AIO方案，并以此作为基础与其它药物组成联合方案治疗结直肠癌。

在晚期CRC患者中，给予氟尿嘧啶与甲酰四氢叶酸治疗可以使大约20%患者的肿瘤缩小50%或以上，并使中位生存期由未治疗的6个月延长至大约11个月。氟尿嘧啶的不良反应取决于给药方法。给予每4～5周连续5天给药时，中性粒细胞减少和口腔炎是常见的毒性反应。当每周1次推注给药时，中性粒细胞减少和腹泻是最常见的毒性反应。使用便携式输液泵连续静脉滴注时，血液系统和胃肠道的毒性反应较少，但手足综合征较常见。

（二）卡培他滨（希罗达）

早期的氟尿嘧啶口服剂疗效不佳主要是药物代谢动力学认为肠道粘膜上有不同浓度二氢嘧啶脱氢酶分布，它是口服氟尿嘧啶的主要代谢酶，从而导致药物吸收不完全。为克服此缺点而研制的氟尿嘧啶前体药物可以经肠道完全吸收后，代谢成有活性药物或者同时应用二氢嘧啶脱氢酶抑制药物，减少口服制剂的分解。新型氟尿嘧啶口服制剂卡培他滨（希罗达，Capecitabine，Xeloda）是一种氟尿嘧啶氨基甲酸酯类药物，属5-FU的前体药物，它的出现是化疗史的一项重大发展。人体药代动力学研究表明，口服给药后以原型自胃肠道吸收，经过一系列代谢过程可在肿瘤细胞内转变为 5 - FU，主要是通过三个步骤：①通过主要位于肝脏内的羧酸酯酶催化转变为 5'-脱氧- 5 -氟胞嘧啶（5'-DFCR）；②5' - DFCR 通过位于肝和肿瘤组织中的氟胞嘧啶脱氨酶催化转变为 5' -脱氧- 5 -氟尿嘧啶（5' - DFUR）；③最后 5' - DFUR 通过在肿瘤组织中表达上调的重要催化酶——胸腺嘧啶磷酸酶（dThd - Pase，TP）的催化转变为 5 - FU 而发挥抗肿瘤作用。与正常组织相比，多种肿瘤中都存在胸苷磷酸酶，包括结直肠癌、乳腺癌和胃癌等。卡培他滨在体内的一系列转变使其具有相对的肿瘤选择性。

经过Ⅰ期临床对不同给药剂量和不同给药方法对患者的安全性、耐受性及药代动力学的研究，推荐卡培他滨每次 1250 $mg/m^2$，每日口服 2 次，连续服用 14 天，每 3 周重复。卡培他滨的不良反应与长时间持续静脉输注 5 - FU 时相似，但手足综合征更明显。Van Custem 等在进展期结直肠癌中进行了卡培他滨不同给药剂量以及联合 LV 方案的Ⅱ期临床研究。三种给药方案分别为 A：1331mg/（$m^2$ · d），bid，d1～14；B：2510mg/（$m^2$ · d），bid，d1～14，和 C：1657mg/（$m^2$ · d），bid，联合口服甲酰四氢叶酸 60mg/d，bid，d1～14，三周重复。结果发现，三组的总体有效率相似，添加甲酰四氢叶酸并未提高有效率和延长生存期，反而腹泻和手足综合征增加。在随后的临床实践中发现，在剂量强度 2500 $mg/m^2$/d 时患者的手足综合征发生率较高也较为严重，通过调整为 1000 $mg/m^2$ 口服 2 次，连续服用 14 天，每 3 周重复以后，患者的手足综合征发生率明显改善，而且并不影响疗效，所以现在临床实践中及临床研究中多采用 1000 $mg/m^2$ 甚至 825 $mg/m^2$ 口服 2 次，连续服用 14 天，每 3 周重复作为治疗结直肠癌单药或联合用药剂量。

临床试验表明，作为一线方案治疗晚期结直肠癌（$n$=1207），卡培他滨与 Mayo 方案相比，疗效为 26% vs 17%（$P$<0.0002），中位疾病进展时间为 4.6 个月 vs 4.7 个月，总生存期为 12.9 个月 vs 12.8 个月，而毒性明显降低。更多的Ⅲ期临床试验结果也与此类似，接受卡培他滨治疗的客观有效率较 Mayo Clinic 方案提高（19%～25% vs 15%），而两种治疗方案总中位生存期相当（12～13 个月）。接受 Mayo Clinic 方案治疗的患者更易发生口腔溃疡和骨髓抑制，而接受卡培他滨治疗的患者不良反应主要表现为手足综合征，其他不良反应包括腹泻、恶心、呕吐和骨髓抑制，但均较轻。所以安全性较好，特别是对那些预后差、体力状况差、耐受性差的患者更为适用。目前已与多种药物联合治疗进展期结直肠癌，并成为推荐的一、二线治疗方案。

（三）优福定（UFT）

优福定是由 FT207（Tegafur）和尿嘧啶（Uracil）以克分子量 1∶4 的比例组成的复合物，FT207 为 5 - FU 的前体药物，口服易吸收，经细胞色素 P450 酶转化为 5 - FU。尿嘧啶本身无抗癌作用，在体内与 5 - FU 竞争结合 DPD（二氢嘧啶脱氢酶），而 DPD 是 5 - FU 的主要降解酶，因而阻止 5 - FU 的降解，减少 5 - FU 的清除，延长其半衰期。同时口服 LV 可起双重生化调节作用。此药在国内已应用多年，服用方便，价格适中，临床试验表明疗效与静脉应用 5 - FU/CF 相似，但更为安全、方便。

近年在欧美开始上市。日本学者曾对比日本患者和美国患者（非随机）应用此药的疗效，发现两组结果相当，但美国人更易发生腹泻，考虑可能与药物在体内的分布稍有差异有关，但样本量较小。Ⅲ期临床试验表明（$n$=760），与 Mayo 方案比较一线治疗晚期结直肠癌：UFT 300 mg/（$m^2$ · d）；CF 75 或 90 mg /d，共口服 28 天，每 35 天重复，中位生存期：UFT vs Mayo=12.4 个月 vs 13.4 个月（$P$=0.63）；RR：11.7% vs 14.5%（$P$=0.232），mTTP：3.5 个月 vs 3.8 个月（$P$=0.011），中性粒细胞减少和感染较少见（$P$<0.05），但胆红素升高的发生几率稍高，说明 UFT 与 5 - FU/CF（Mayo 方案）相比疗效相当，安全性好，口服方便，UFT 的主要常见不良反应为腹泻、恶心、粘膜炎，骨髓抑制较轻。现已被推荐作为晚期结直肠癌的一线化疗及辅助化疗方案。

（四）替吉奥（S - 1，TS - 1）

TS - 1 是 FT - 207、CDHP（gimeracil，吉莫斯特，5 -氯- 2，4 -二羟基吡啶）及 OXO（Oteracil potassium，乳清酸钾）三者按照 1∶0.4∶1 组成的复合物，为口服化疗药。CDHP 抑制 DPD 的作用为尿嘧啶的 200 倍。OXO 可阻止 5 - FU 被胃肠道组织磷酸化，从而减少腹泻的发生。主要的不良反应为腹泻及骨髓抑制，发生率较低，且程度较轻。

目前用于胃肠道肿瘤治疗的报告主要来源于日本，但样本量小。常见推荐剂量为80～120mg /d。与其他抗肿瘤药物相比，S-1单药有效率最高，大约40%，而联合其他药物后则有效率高达55%～72%。但目前全部文献均仅出自日本，因此尚待国际验证。近年开始在亚洲及欧美部分国家进行大样本量的上市前临床研究，以其报告疗效好，不良反应轻而受到国际关注。

（五）雷替曲塞（Raltitrexed，Tomudex，ZD-1694）

雷替曲塞是一种新的叶酸类的胸苷酸合酶抑制剂，可直接抑制胸苷酸合酶，不需要经代谢活化，不易迅速分解。它通过还原型叶酸甲氨蝶呤细胞膜载体被细胞主动摄取，进入细胞后能快速地被叶酸基聚谷氨酸合成酶代谢为一系列多聚谷氨酸类化合物。这些多聚谷氨酸类化合物是比雷替曲塞更强的胸腺嘧啶合成酶（TS） 抑制剂，从而抑制细胞DNA的合成，发挥细胞毒性，并且能在细胞潴留，长时间的发挥抑制作用。雷替曲塞与氟尿嘧啶相比，是一种更强的人结肠癌肿瘤细胞株活性抑制剂。对10个人肿瘤细胞株异种移植的受试动物给予低于最大耐受剂量的雷替曲塞，每天一次，连续15天，肿瘤生长均延滞15天。而以类似的给药方式给予最大耐受剂量的氟尿嘧啶和甲氨蝶呤，分别仅有4和2只动物达到同样效果。

雷替曲塞对结肠癌细胞系的抑制作用强于氟尿嘧啶。雷替曲塞长期给药$IC_{50}$为1.3～3.9nM，短期给药$IC_{50}$为80nmol/L，而氟尿嘧啶与甲酰四氢叶酸合用长期给药的$IC_{50}$为330～5800nM，短期给药达150000nmol/L。

Ⅱ期实验已评估雷替曲塞单药治疗其他肿瘤的效果。在乳腺癌（26%）、卵巢癌（7%）、非小细胞肺癌（9%）和胰腺癌（12%）患者中已观察到完全反应和部分反应。Rougier等报告治疗33例肝细胞癌患者，虽无完全反应或部分反应，但有2例（8%）可见较小的客观反应，其中1例血浆甲胎蛋白水平持续显著降低（从188μg/L降至5μg/L）；另有3例降低率超过25%。对176例晚期结直肠癌患者进行了Ⅱ期临床试验，雷替曲塞3mg/m$^2$，每3周给药一次，有25.6%产生综合性疗效，TTP平均为4.2个月，存活期平均为11.2个月。近期一项Meta分析包括了4个Ⅲ期、5个Ⅱ期临床试验，共计1300例结直肠癌患者，应用Tomudex作为一线治疗方案与Mayo方案进行对照研究。结果表明，其疗效与5-FU/CF方案相当，平均存活期为10.1～12.3个月，有效率为14.3%～19.3%。主要毒性反应为腹泻、骨髓抑制及肝功能损害。推荐剂量为：3 mg/m$^2$，每3周一次。但应注意剂量的调整和对肾功能的评价，以避免严重不良反应。雷替曲塞的推荐剂量为750 mg/m$^2$，d1～5，每3～4周重复。本品目前已在国外上市，是一种新的具有治疗结肠直肠癌活性的胸核苷酸合成酶抑制剂。但目前尚需扩大临床验证，还未作为标准治疗用药。

## 二、奥沙利铂（草酸铂）

奥沙利铂是继顺铂和卡铂之后的第三代铂类衍生物，其化学名左旋反式二氨环已烷草酸铂，国际通用名草酸铂。具有很强的亲脂性，半衰期较短，静脉滴注2 hr后外周循环中就不能检出。与其他铂类一样，其通过产生烷化结合物作用于DNA，形成链内和链间交联，抑制DNA的合成及复制。奥沙利铂其中铂原子与1，2-二氨基环已烷（DACH基团）形成复合物，且链间交联中产生的DNA局部扭曲与顺铂不同。因而推测识别奥沙利铂复合物和顺铂复合物的蛋白质不同，从而导致两种铂类具有不同的临床疗效。对于奥沙利铂诱发肿瘤细胞发生的凋亡机制一直未明确。Marchetti等发现，在人类结肠癌HCT15细胞株中，奥沙利铂可激活caspase-8、9、3及增加CD95受体和CD95配体的水平，从而诱发肿瘤细胞发生凋亡。奥沙利铂的作用机制虽与顺铂或其它铂类化合物的作用机制相似，但是临床前研究表明奥沙利铂具有一些独特的细胞毒和抗肿瘤活性：已证明其在体内和体外都具有广谱细胞毒和抗肿瘤活性；对耐顺铂的细胞株，对顺铂治疗无效的结肠肿瘤都有治疗作用。Ⅱ期临床试验显示出它对5-FU耐药的大肠癌患者单药有效率10%，毒性轻微。此外，奥沙利铂联合5-FU对多种体内肿瘤模型都具有协同抗增殖活性的作用。

奥沙利铂的Ⅰ期临床试验包含了6个研究的共125例实体瘤患者，在这些试验中，奥沙利铂的给药方法多为静脉输注1～6小时，每3周重复一次为一周期。研究结果表明：当第一天给药每3周重复时，奥沙利铂的最大耐受剂量（MTD）为200 mg/m²，累积性、剂量相关的外周感觉神经病变为其剂量限制性毒性，特点是遇冷诱发或加重的末梢感觉异常及由此引起的症状；急性的、剂量相关的胃肠道毒性包括恶心、呕吐和腹泻，还有轻度的血液学毒性，主要表现为粒细胞减少和血小板减少；脱发比较少见；未报告有耳毒性或有临床症状的心脏毒性。

当单次给药剂量超过150 mg/m²时，出现3～4度的消化道毒性和较严重的外周感觉神经病变，因此，推荐奥沙利铂单次剂量130 mg/m²静脉输注2小时、每3周重复一次，作为进一步Ⅱ期临床研究的给药剂量。

另外，临床研究还表明，奥沙利铂以130 mg/m²每3周一次给药时，在肾功能轻至中度受损的患者，耐受性良好，而且当肌酐清除率（CrCL）≥20 ml/min时无需进行剂量调整；此外，在这一给药剂量下，肝功能轻至重度受损的患者，亦耐受良好。

（一）奥沙利铂单药治疗结直肠癌

奥沙利铂用于转移性结直肠癌（ACRC）的一线治疗，以130 mg/m²每3周一次给药，单药治疗的有效率（ORR）为12%～24%，中位疾病无进展时间（PFS）为4个月，中位总生存时间（OS）为13～14个月。而奥沙利铂以85 mg/m²每2周一次单药一线治疗转移性结直肠癌时，其疗效较差（表12-3）。

**表12-3　奥沙利铂单药治疗ACRC的Ⅱ期临床试验**

| 研究者 | 剂量方案 | 病例数 | ORR（%） | PFS（月） | OS（月） |
|---|---|---|---|---|---|
| Diaz-Rubio | OXA 130 mg/m²，iv 2hr，q3w | 25 | 12 | 4 | 14 |
| Becouarn | OXA 130 mg/m²，iv 2hr，q3w | 38 | 24 | 4 | 13 |
| Zori-Comba | OXA 85 mg/m²，iv 2hr，q2w | 35 | 9 | 2 | NA |

对于5-FU治疗失败的结直肠癌，奥沙利铂作为二线治疗的单药有效率可达10%，PFS约为5个月，OS约8～10个月。但单药三线治疗的疗效较差，一项Ⅱ期临床的研究表明，对于先用5-FU治疗失败，再给予伊立替康化疗再次失败的患者，采用奥沙利铂治疗时，有效率只有6%，PFS 2.7个月，OS 7.8个月。

（二）奥沙利铂联合给药治疗结直肠癌

Oxaliplatin联合5-FU/LV的FOLFOX方案是治疗晚期结直肠癌的一线方案，临床试验已表明其毒副反应低患者耐受性较好，近期客观疗效在50%左右，TTP在9个月左右，生存期14～15个月。一线有效率34%～67%，二线有效率20%～30%。由于奥沙利铂在CF/5-FU的基础上提高了疗效和无进展生存时间，因此于2000年被FDA推荐应用于晚期结直肠癌一线治疗。

1999年，孙燕等在中国多个临床中心进行了奥沙利铂单药及联合氟尿嘧啶和醛氢叶酸的Ⅱ期临床验证实验，观察奥沙利铂治疗晚期大肠癌的临床疗效和安全性。给药方案为：A组奥沙利铂单药130mg/m²静脉滴注2hr，每3周一次；B组奥沙利铂130mg/m²静脉滴注2hr，d1，加甲酰四氢叶酸钙（CF）200mg/m²+5-氟尿嘧啶300mg/m²静脉滴注4hr，d1到d5，每3周一次。治疗3周期后评定疗效，有效病例在4周后确认疗效。结果：共收入114例，在可统计近期疗效的100例中，CR1例，PR26例，SD32例，PD41例，总有效率27%。A组36例单药治疗有效率为13.9%；B组64例有效率为34.4%。不良反应主要为恶心、呕吐、贫血和感觉神经毒性。对白细胞和血小板影响较小。结论：经考核奥沙利铂对大肠癌疗效和不良反应与欧洲的结果相近，和氟尿嘧啶合用疗效突出；多数患者耐受良好，是一治疗大肠癌有希望的新药。

## 三、伊立替康（CPT－11）

伊立替康（Irinotecan，Camptosar，IRI，CPT－11）是一种天然生物碱喜树碱的半合成衍生物，它是一种前体药物，通过肝脏羧酸酯酶的作用水解为活性代谢产物 SN－38，通过与拓扑异构酶Ⅰ和 DNA 形成稳定的复合物，特异性地破坏 DNA 的双链结构。而 SN－38 者用于拓扑异构酶Ⅰ的活性比伊立替康强 100～1000 倍，且对几种鼠和人肿瘤细胞系的细胞毒性也强于伊立替康。CPT－11 为特异性的拓扑异构酶Ⅰ抑制剂， SN－38 或伊立替康可诱导单链 DNA 损伤，从而阻断 DNA 复制叉，由此产生细胞毒作用。这种细胞毒性是时间依赖性的，并特异性作用于细胞周期 S 期。在体外实验中，并未发现伊立替康和 SN－38 可被 P－糖蛋白 MDR 有效识别，且显示出对阿霉素和长春花碱耐药的细胞系仍有细胞毒作用。另外，在体内实验中，伊立替康对鼠肿瘤模型显示了广谱的抗瘤活性（包括 PPO3 胰导管腺癌，MA－16/C 乳腺癌，C38 和 C51 结肠腺癌），并有抗人异种移植肿瘤的活性（Co－4 结肠腺癌，MX－1 乳腺癌，St－15 和 SC－6 胃腺癌）。伊立替康对表达 P－糖蛋白 MDR 的肿瘤（长春新碱和阿霉素耐药的 P3.88 白血病）也有抗瘤活性。伊立替康除具有抗肿瘤活性外，最相关的药理学作用为抑制乙酰胆碱酯酶。药代动力学资料表明 5－氟尿嘧啶/亚叶酸与伊立替康之间没有协同作用。

使用伊立替康后，不良反应主要为骨髓抑制、恶心呕吐、迟发性腹泻。主要不良反应的强度（如白细胞减少和腹泻）与母体药物及其代谢产物 SN－38 的曲线下面积相关。非血液学毒性反应中迟发性腹泻（用药 24 小时后发生的腹泻）是其剂量限制性毒性。单药治疗采用每次 CPT－11 350mg/m$^2$，静脉输注 90 分钟，每 3 周重复给药的方法，在所有听从腹泻处理措施忠告的患者中有 20％发生严重腹泻。输注伊立替康后发生腹泻的中位时间为 5 天。在联合 5－FU/LV 治疗时，采用每次 CPT－11 180mg/m$^2$，静脉输注 90 分钟，每 2 周重复给药的方法，在所有听从腹泻处理措施忠告的患者中有 13.1％发生严重腹泻。个别病例出现伪膜性结肠炎。迟发性腹泻多发生在化疗后第 5～8 天，严重者可危及生命，故应及时治疗，尽快应用止泻药洛哌丁胺（易蒙停）。首次稀便出现后应立即服用易蒙停 4mg，以后每 2 小时服 2mg，大便停止后继续服用 12 小时。如经上述治疗 48 小时后，腹泻仍未控制，则开始应用抗生素，并适时停用易蒙停，改用其它止泻药治疗。必要时可应用生长抑素八肽（奥曲肽）。

伊立替康引起的腹泻与其活化代谢产物 SN－38 水平的增加有关，SN－38 的葡萄糖醛基化致其灭活，葡萄糖醛基化由肝脏的尿苷二磷酸葡萄糖醛酰基转移酶 1A1（UGT1A1）调节，在不同患者其醛基化差异很高，导致伊立替康引起的毒性差异很大，多项研究表明 UGT1A1* 28 等位基因纯合或杂合性缺失的患者，接受含伊立替康方案化疗时，发生腹泻的危险性明显增加。国内虽然临床研究不多，但发现迟发性腹泻的发生率较国外文献报道偏低，我们组织的北京地区几家医院进行的临床多中心试验，FOLFIRI 二线治疗转移性结直肠癌，迟发性腹泻的发生率为 7.6％，仅有国外报道的一半，结合国内其它研究结果，我们考虑其原因是否为中国人 UGT1A1 基因型与西方人之间有差异，目前尚难确定，对此国内正在进行相关性的研究，相信不久可能会得出结论。

血液学毒性反应中中性粒细胞减少症是其剂量限制性毒性。中性粒细胞减少症是可逆转和非蓄积的；无论在单药治疗或联合治疗中，到最低点的中位时间为 8 天。通常在第 22 天左右完全恢复正常。较少发生血小板减少症。急性胆碱能综合征是其另一特殊的不良反应，发生于给药后 24 小时之内。在单药治疗中 9％的患者出现短暂严重的急性胆碱能综合征，而在联合治疗中仅为 1.4％。主要症状表现为：早发性腹泻、腹痛、结膜炎、鼻炎、低血压、血管舒张、出汗、寒战、全身不适、头晕、视力障碍、瞳孔缩小、流泪及流涎增多等。以上症状于给予阿托品（每次 0.25～0.5mg 皮下注射，一般不得超过 1mg/d）治疗后迅速缓解。常见脱发，为可逆转的毒性反应。

另外，临床研究发现，当患者的胆红素超过正常值上限的 1.0～1.5 倍时（ULN），发生重度中性粒细胞减少症的可能性增加，在此人群中应经常进行全血细胞计数的检查。当患者的胆红素超过正常值上限的 1.5 倍时，不可用伊立替康治疗。

综上所述，伊立替康虽然可以引起骨髓抑制、腹泻、急性胆碱能综合征，但因为了解了其发生的规律，而且可以通过药物给予预防和及时治疗，所以其不良反应可预防、可控制，并无明显蓄积性。

CPT－11 作为一线化疗方案治疗结直肠癌的有效率为 15%～32%，二线治疗时其疗效大于 17.7%～27.0%，与 5－FU/CF 方案疗效相似。一项Ⅲ期临床试验比较 CPT－11 单药和最佳的支持治疗（BSC），结果显示 CPT－11 较单纯 BSC 治疗有 2.6 倍的临床益处。在 5－FU 治疗失败后的转移性结直肠癌患者中，大规模临床Ⅲ期验证试验（V301 和 V302）的结论为：CPT－11 的疗效明显优于 BSC 及 5－FU 持续灌注。2000 年，CPT－11 成为美国 FDA 继 5－FU 之后第一个批准用于转移性结直肠癌一线治疗的化学药物。目前，其与 5－FU 的联合应用也是最常用的一、二线治疗转移性结直肠癌的方案之一。主要毒性反应为迟发性腹泻和骨髓抑制、脱发、乏力、恶心、呕吐、乙酰胆碱综合征，剂量限制性毒性为迟发性腹泻和骨髓抑制。

1999 年，国内进行临床试验，评价伊立替康单药治疗晚期大肠癌的临床疗效及其不良反应。在可评价疗效者 50 例中，以前未接受过任何化疗的患者 25 例 ，经过一个 5－FU 为主方案化疗后耐药的患者 25 例。CPT 11 300mg/$m^2$，静脉点滴 ，每 3 周为一疗程。除 PD 患者外 ，至少用药 3 周期。结果：在可评价病例中 ，8 例（16.0% ）获 PR ，第一线及第二线患者缓解率分别为 12.0%及 20.0 % ，中位缓解时间 5.42 个月。全部可评价病例中位进展时间 3.75 个月。4%及 52%患者分别获 MR 或稳定。主要剂量限制性毒性为迟发性腹泻（Ⅲ、Ⅳ度 27.5% ）及中性粒细胞减少（Ⅲ、Ⅳ度 47.8%），因治疗毒性死亡一例。结论认为伊立替康是治疗晚期大肠癌的有效药物 ，对 5－FU 耐药的病例仍可有效 ，主要剂量限制性毒性为迟发性腹泻与中性粒细胞减少 ，中国患者使用本品治疗晚期大肠癌的疗效及毒性与欧洲及美国的报告相似。

## 第三节　结直肠癌的分子靶向治疗

近年来，随着对肿瘤细胞信号传导途径研究的不断深入，针对细胞受体、信号传导、细胞周期和血管生成等的分子靶向治疗已成为肿瘤内科治疗的新的方向。这类药物具有特异性，在治疗过程中通常显示出良好的耐受性，不会引起传统的放、化疗相关的毒性反应。通常，这些毒副效应会削弱相应的治疗效果；此外，在与某些类型的化疗、放疗方法联合应用时，分子靶向药物可以显著增强那些药物的疗效，而且不会明显增加它们的毒性。

分子靶向治疗主要可以归纳为五个方面：①针对血管内皮生长因子（VEGF）的靶向治疗；②针对表皮生长因子受体（EGFR）的靶向治疗；③RAS 信号通道的靶向治疗；④基质金属蛋白酶（MMP）抑制剂；⑤选择性环氧化酶－2（COX－2）抑制剂。

用于结直肠癌治疗的单克隆抗体（MAbs）已有许多临床研究报道（表 12－4），其中以 VEGF 和 EGFR 为靶点的单克隆抗体已获批准用于结直肠癌的临床治疗。

相信随着肿瘤分子生物学的深入研究，可供临床研究和应用的分子靶向药物越来越多，对这些新药还需进行严格的临床观察和评价，以循证医学的原则进行严格筛选，以开辟结直肠癌治疗的新选择。

本节主要介绍贝伐单抗和西妥昔单抗，选择性 COX－2 抑制剂（塞来昔布，Celecoxib），以及部分用于结直肠癌临床试验研究的分子靶向药物。

表 12-4 用于结直肠癌治疗的单克隆抗体

| 名称 | 抗体类型 | 作用靶点 |
| --- | --- | --- |
| 贝伐单抗 | 人源化（Humanised）IgG1 | 血管内皮生长因子 |
| 西妥昔单抗 | 嵌合性 IgG1 | 表皮生长因子受体 |
| Edrecolomab | 鼠类 IgG2a | 17-1A 抗原 |
| ABX-EGF | 人类 IgG2 | 表皮生长因子受体 |
| EMD 72000 | 人源化 IgG1 | 表皮生长因子受体 |

## 一、针对血管内皮生长因子（VEGF）的分子靶向治疗

VEGF 是最重要的促血管生成因子之一，是在肿瘤血管新生过程中起调控作用的细胞因子，通过与内皮细胞表面的受体结合，刺激内皮细胞分裂和迁徙，直接促进血管内皮细胞增殖，从而促进新生血管的生成。对肿瘤细胞的生存、原位生长及远处转移起重要作用。

许多恶性肿瘤细胞均有自分泌 VEGF 的功能，发生转移的肿瘤细胞在局部可以释放 VEGF，刺激局部血管的形成。研究显示，60%～80%的结直肠癌有 VEGF 高表达，而在正常的肠粘膜和腺瘤中低表达或不表达。因此，VEGF 是抗血管生成治疗的重要靶点。靶向 VEGF 的抗肿瘤治疗，除了能避免细胞毒药物的非特异性毒性之外，还不需要进入肿瘤细胞内，减少了获得性耐药的机会 。

1. 针对 VEGF 的单克隆抗体——贝伐单抗（Bevacizumab，Avastin）

贝伐单抗是针对 VEGF 的一种重组人源化单克隆抗体，含有 93%人 IgG 骨架及 7%鼠源结合区域，人源化有利于延长半衰期及减少免疫原性。它能够识别并封闭 VEGF，使 VEGF 不能与其受体相结合，从而抑制肿瘤新生血管的形成，阻止肿瘤的生长和转移。动物实验表明，贝伐单抗能与 VEGF 结合，阻止其与 VEGF 受体酪氨酸激酶 VEGFR1 和 VEGFR2 发生相互作用，最终抑制了小鼠体内人肿瘤细胞系的生长。早期临床试验显示，贝伐单抗单药治疗时，不良反应相对较少，并可与其他细胞毒类化疗药物联合应用。在一些大型临床试验中，贝伐单抗被分别用于包括结直肠癌在内的数种不同癌症的治疗。

贝伐单抗单药治疗晚期结直肠癌的有效率为 12%。Kabbinavar 等报道一项Ⅱ期临床试验结果：104 例转移性结直肠癌患者接受不同剂量的 Avastin（5mg/kg，10mg/kg）与 5-FU/CF 合用，并与 5-FU/CF 比较，证实 5mg/kg Avastin 组的有效率和 TTP 均明显改善。主要不良反应为血栓形成、出血及高血压。为此，Hurwitz 等进行了随机Ⅲ期临床研究，比较 IFL 联合 Avastin 治疗组与 IFL 联合安慰剂组，其有效率为 45% vs 35%，中位有效持续时间为 10.4 个月 vs 7.1 个月，TTP 为 10.6 个月 vs 6.2 个月，中位生存期分别为 20.3 个月和 15.6 个月。血栓的发生率分别为 19.3%和 16.1%，3 度高血压的发生率分别为 10.9%和 2.3%。目前，Avastin 已被美国 FDA 批准联合一线治疗应用于转移性结直肠癌患者（与 5-FU/CF 或 FOLFOX、IFL、FOLFIRI 联合）。

E3200 研究是一项随机Ⅲ期临床研究，比较了 FOLFOX4 方案联合或不联合贝伐单抗与单用贝伐单抗对以前接受过治疗的转移性结直肠腺癌患者的疗效。该研究由美国国立癌症研究所发起，由 ECOG 牵头进行。2001 年 10 月至 2003 年 4 月共入组 822 例患者，随机分为三组，对以往接受化疗的进展期结直肠癌患者采用大剂量贝伐单抗（10 mg/kg）联合 FOLFOX4 方案（289 例，A 组）、FOLFOX4 化疗（290 例，B 组）和贝伐单抗单药（243 例，C 组）治疗。结果显示，中位随访 18.7 个月后，联合应用贝伐单抗和化疗的患者较单用化疗及单用贝伐单抗的患者有明显的生存优势，3 组中位生存时间分别为 12.9、10.8 和 10.2 个月（A 组比 B 组，$P=0.0018$），中位无进展生存时间分别为 7.2、4.8 和 2.7 个月（A 组比 B 组，$P=0.0001$），客观有效率分别为 21.8%、9.2%和 3%（A 组比 B 组，$P=0.0001$）。A 组患者的死亡危险降低了 26%（风险比为 0.74）。研究者认为，E3200 试验结果的重要性

在于，该试验采用FOLFOX4方案这一近年来公认的一线治疗转移性结直肠癌的有效方案，尽管是一个二线治疗试验，但却是第一个贝伐单抗联合FOLFOX4方案的Ⅲ期临床研究，其在生存方面的优势提示在FOLFOX4一线治疗结直肠癌的基础上加用贝伐单抗可能优于单用FOLFOX4方案。现正进行随机Ⅲ期临床试验以验证该联合方案应用于Ⅱ、Ⅲ期结直肠癌术后患者的辅助治疗的疗效。

2. 抗VEGFR的小分子酪氨酸激酶抑制剂（TKIs）

目前已有数种血管生成途径受体的TKIs在进行临床试验。SU5416是一种小分子化合物，作用于VEGFR的酪氨酸激酶系统，为VEGFR-2的小分子酪氨酸激酶的ATP竞争性抑制剂。在体外模型中可观察到抑制内皮细胞增殖，在体内模型中证实可抑制CRC细胞系的肿瘤生长，因此能抑制肿瘤转移、微血管形成和细胞增殖。SU5416联合标准IFL方案治疗转移性结直肠癌的一项Ⅰ期研究，纳入患者11例，确认的PR达27%，未确认PR达18%，SD为36%。在JCO公布的另外一项Ⅰ期临床试验中，研究了SU5416合并CPT-11方案治疗既往治疗失败的二线晚期结直肠癌的疗效和毒性反应。可评价疗效的9例患者中，2例PR，3例SD，4例PD。纳入研究的10例患者中，Ⅲ度头痛和Ⅲ度呕吐个发生一例，Ⅰ/Ⅱ度的毒性反应主要包括腹泻、腹部痉挛痛、贫血和恶心。无Ⅳ度不良反应发生。

另外一种新型抗VEGFR小分子酪氨酸激酶抑制剂是Vatalanib（PTK787/ZK 222584，PTK/ZK）。Koehne等在2006年ASCO年会报道了伊立替康治疗失败转移性结直肠癌患者PTK/ZK联合FOLFOX4方案二线治疗的CONFIRM 2试验，共有855例既往接受过CPT-11治疗的患者入组，发现联合Vatalanib的方案与传统FOLFOX4方案相比，有效率分别为18.5%和17.5%，患者的无进展生存期（PFS 5.5个月 vs 4.1个月，HR = 0.83；$P$ = 0.026），到目前为止总生存期无差别（OS 12.1个月 vs 11.8个月，HR = 0.94；$P$ = 0.511），分层分析发现联合组对血乳酸脱氢酶（LDH）大于500IU/L者疗效增加，进一步针对这类患者的临床试验正在进行中，最终结果在期待中。Vatalanib+FOLFOX4组高血压、腹泻、呕吐、疲乏和血栓形成等不良反应发生率均高于FOLFOX4组。两组肠穿孔、出血和周围神经毒性的发生率无差别。

## 二、针对EGFR的单克隆抗体

EGFR是一类胞膜生长因子受体，近几年来越来越多的证据表明它与某些肿瘤恶变的进展过程有关，并且，阻断其信号传导通路可以成为肿瘤治疗中一种新的有效手段。

EGFR及其配体一起在细胞周期的运行、细胞的增殖、分化和细胞存活等生理过程中发挥重要的作用。当特异的内源性配体（例如表皮生长因子（EGF）和转化生长因子a（TGF-a））结合到EGFR时，会激活该受体具有的酪氨酸激酶活性，从而引发细胞内信号转导的级联反应，由此对肿瘤的细胞生长、存活、血管生长、侵袭和转移产生多重效应。

在新生组织的形成中，EGFR参与了新生血管（血管生成）的发展，这个发展对于新组织的形成是很重要的。而在癌瘤中，新生组织和肿瘤的进展与转移有关。如上所述，EGFR标志着刺激血管内皮生长因子（VEGF）的产生。此外，EGFR可以通过某些抗凋亡信号途径促进细胞的存活，以利于恶变组织的生长。

在某些恶性肿瘤中，EGFR的高表达意味着患者预后很差，存活率低。几项临床研究表明，在EGFR表达阳性的肿瘤患者中，EGFR的表达水平与患者的预后有关，具体表现为生存率降低和/或转移的可能性增加。临床研究发现，25%～77%的结肠肿瘤表达EGFR，而在伊立替康耐药的结肠中表达率为72%～82%。

EGFR通过其自然配体的刺激，与配体结合后发生聚合。二聚体形式改变了蛋白质构象，导致酪氨酸激酶活化和受体自身磷酸化，后者通过JAK-STAT和PI3K-Akt等转导途径将信号传递到核内，从而促进细胞增殖，血管生成，转移和抑制细胞凋亡EGFR启动信号转录途径，并且促进了细胞的分化、迁移和血管生成，从而抑制凋亡。因此，通过新的药物阻断EGFR的激活，是治疗肿瘤的一种新方法。

1. 西妥昔单抗（Cetuximab，Erbitux，C－225，爱必妥）

C－225是人鼠嵌合性IgG1单克隆抗体，对EGFR有高度亲和力。从而阻断了内源性配体的结合，阻止了受体后的下游信号转导和细胞效应。第一个关于C225的试验是由Saltz等实施并报道，该试验是用C225单药治疗结直肠癌的多中心、开放、单组试验，入选对象为EGFR阳性的转移性结直肠癌，并且已经接受过包含Irinotecan的方案的一线治疗后疾病进展，试验结果是单药西妥昔单抗治疗57例难治性ACRC患者，其有效率11%，疾病控制率46%。第二个临床试验是Ⅲ期、随机、开放、对照试验（BOND试验），一共有欧洲11个国家的56个中心参与，入选对象为329例伊立替康耐药的、EGFR过度表达的转移性结直肠癌患者，206例为男性，平均59岁（26～84岁），58%为结肠癌患者，40%为直肠癌患者，既往CPT－11化疗无效或失败的晚期结直肠癌患者，分别接受C－225＋CPT－11（$n$＝218）和C－225单药（$n$＝111），西妥昔单抗的初始剂量为每周400mg/m$^2$，随后每周250mg/m$^2$，研究终点为疾病进展或出现不能耐受的不良反应。伊立替康的使用剂量为每3周350mg/m$^2$，或每2周180mg/m$^2$，或每周一次125mg/m$^2$连用4周后休息2周再重复。两组间的有效率、中位进展时间、中位生存期分别为22.9%和10.8%，4.1个月vs 1.5个月，8.6个月vs 6.9个月。而且，在试验中发现，有皮肤损害的患者比无损害的患者疗效要好（联合组20% vs 6%，单药组13% vs 0%）。C－225的主要不良反应为皮疹，表现为痤疮样皮疹，发生率67%。其机制可能是影响EGFR参与维持皮肤完整性的功能。此外，过敏反应（3/4度占4%）、发热（13%）也有发生。由于多个报道显示其疗效与EGFR的表达无明显相关性，提示今后需要寻找能预测其疗效的可靠指标。

根据以上临床试验的结果，2004年2月美国FDA批准西妥昔单抗单用或联合CPT211作为二线方案治疗晚期大肠癌患者。

西妥昔单抗总体安全性良好，不引起细胞毒药物相关的传统不良反应。其最常见的不良反应是皮疹。在BOND试验中，出现0、Ⅰ、Ⅱ和Ⅲ度皮疹的患者的有效率分别为6.3%、8.6%、27.3%和55.2%，中位无进展生存期分别为1.4个月、1.5个月、4.2个月和8.2个月，中位生存期分别为3.0个月、6.5个月、10.3个月和13.7个月，差异有显著性。虽然肿瘤细胞表面的EGFR表达是否阳性与C225的临床有效率无关，但是经过C225治疗后出现痤疮样皮疹的患者比未出现皮疹者有效率明显增高（25.8% vs 13.0%；$P$＝0.005）。推测疗效可能与EGFR突变类型和复制拷贝数相关。

西妥昔单抗治疗的患者发生严重的输液反应与过敏反应相似，其发生率是4%，但致命性的输液反应不到0.1%。由于这些症状出现和进展都非常迅速，因此需要临床医师高度关注。

主要症状包括哮鸣/支气管痉挛、血管性水肿（尤其是喉头水肿）、低血压、瘙痒、荨麻疹、胃肠道后遗症（恶心、呕吐、腹痛、腹泻）、子宫挛缩 、和/或直接的心脏事件如心律不齐。过敏反应的症状通常出现在接触药物的瞬间，延迟到30～60分钟或更长时间才出现过敏反应较少见。因为过敏反应的症状发生迅速并且可能危及生命。

轻、中度输液反应可通过减慢输液速度处理，并在下一次治疗前持续给予抗组胺药。3度反应也可以继续给予抗组胺药预防和减慢输液速度。严重反应需要立即并且永久地停止西妥昔单抗治疗。适当的急症治疗包括肾上腺素、皮质类固醇类、静脉内给予抗组胺类药、支气管扩张剂和吸氧。在输液病房或床边应能立刻采取这些治疗。应该仔细观察患者直到所有的症状和体征完全消退。

另一项多中心单组开放性临床研究，评价了138例EGFR过度表达的转移性结直肠癌患者接受西妥昔单抗与伊立替康联合治疗的疗效。患者先前均接受过伊立替康治疗，其中74例在治疗后EGFR仍呈过度表达。西妥昔单抗的初始剂量为每周400mg/m$^2$，随后每周250mg/m$^2$，直至疾病进展或出现不能耐受的不良反应。伊立替康的使用剂量为每3周350mg/m$^2$，每2周180mg/m$^2$，或每6周4次125mg/m$^2$。总有效率为15%，平均疗效持续时间为6.5个月，而伊立替康治疗无效组有效率为12%，平均疗效持续时间6.7个月。

以上研究结果证实，Cetuximab无论是单药或联合伊替立康均可获得很好的临床疗效，因此2004年Cetuximab在美国和欧洲被批准用于晚期结直肠癌的二线治疗，目前已被53个国家和地区批准用于单药或与伊立替康联合治疗伊立替康治疗失败的 mCRC。2006 年 ASCO 年会共报道了 17 篇西妥昔单抗治疗结直肠癌的研究，其中 MABEL 研究进一步验证了西妥昔单抗联合伊立替康治疗伊立替康治疗失败的 mCRC 的有效性和安全性。CALGB8020 是一项比较 FOLFIRI 或 FOLFOX±C225 治疗初治的 mCRC 的Ⅲ期随机临床试验。截至 2005 年 1 月，共入组 238 例患者。中位随访 16 个月时，FOLFIRI 或 FOLFOX 疗效相似，总有效率分别为 34%和 32%，在联合西妥昔单抗后，缓解率从联合前的 33% 提高到 49%，而严重毒性反应的发生率并无明显差异。初步的生存分析显示，西妥昔单抗联合 FOLFIRI 和 FOLFOX 方案均可提高二者的有效率，而且与 XELIRI（CCI）和 XELOX（CCO）联合治疗 mCRC 亦有较高的有效率和可行性。另外还有西妥昔单抗与氟尿嘧啶持续灌注联合放疗治疗局部晚期直肠癌的研究等。目前 Cetuximab 主要应用于进展期结直肠癌的挽救治疗，在一线治疗中的作用正在研究之中。目前，已有多项Ⅱ期临床试验的初步结果显示西妥昔单抗无论联合以伊立替康还是联合以草酸铂为基础的化疗方案一线治疗晚期大肠癌均有较高的有效率。西妥昔单抗联合 IFL 方案、A IO 方案、FOLF IR I 方案、FOLFOX4 方案和 FUFOX 方案一线治疗晚期大肠癌的总有效率分别为 44%、67%、43%、81%和 55% 。为不可手术的晚期大肠癌转变成可手术的大肠癌、提高治愈率提供了一条新的途径，同时还有可能提高肝转移瘤的切除率。

西妥昔单抗耐受性较好，不良反应大多可耐受，最常见的是痤疮样皮疹、疲劳、腹泻、恶心、呕吐、腹痛、发热和便秘等。其他不良反应还有白细胞计数下降、呼吸困难等。皮肤毒性反应（痤疮样皮疹、皮肤干燥、裂伤和感染等）多数可自然消失。少数患者可能发生严重过敏反应、输液反应、败血症、肺间质疾病、肾衰、肺栓塞和脱水等。联用化疗药后不良反应可增重。故应用本品时，必须先予以抗组胺药，以预防过敏，必要时准备好抢救药品，以防输液反应，只能输注或静脉泵入。在接受单药治疗或与伊立替康联合治疗的患者中，分别为 5%和 10%的患者因不良反应退出。

Dr. Len Saltz 等在 BOND-1 研究的基础上进一步进行了 BOND-2 的研究，BOND-2 试验是第一个联合使用靶向药物的试验，评价了 Bevacizumab 和 Cetuximab 两种抗体联合应用的可行性及疗效。由 Saltz 等设计，选择伊立替康治疗失败的晚期结直肠癌患者，其中 80%的患者曾接受过 OXA 的治疗。将入选者随机分成两组，A 组（31 例）采用 CPT-11＋贝伐单抗＋西妥昔单抗治疗，B 组（34 例）采用贝伐单抗＋西妥昔单抗治疗，两组的有效率分别为 43%和 27%，中位无进展时间为 7.9 个月和 4.6 个月，中位生存期分别为 18 个月和 10.3 个月。两组患者Ⅱ度及以上皮疹的发生率分别为 65%和 64%，Ⅲ～Ⅳ度腹泻的发生率分别为 29%和 3%。该研究进一步证实了，贝伐单抗不仅可以增加化疗疗效，还可以增加其它分子靶向药物的疗效。

以上研究结果证实同时联合二种作用机制不同的分子靶向制剂 Bevacizumab、Cetuximab 可以进一步提高疗效。但应注意药品经济学的影响，国内的经济水平决定我们在选择治疗药物时，既要考虑疗效，还要考虑患者的经济负担，更重要的是效益。

2. 其他 EGFR 抑制剂

(1) ABX-EGF（Panitumumab）

ABX-EGF 是人源化的 IgG2 单抗，它与 EGFR 具有高度亲和性，能紧密的结合 EGFR，同时阻断 EGF 和 TGF-α 与之结合，且半衰期更长。2006 年 ASCO 会议上，Peeters 等报道了一项Ⅲ期临床研究的结果。463 例既往化疗（包括 5-FU、草酸铂和伊立替康）失败的晚期大肠癌患者随机分成两组，分别接受 Panitumumab 治疗和单纯支持治疗。结果显示两组的中位无进展生存期治疗组明显优于支持治疗组（$P<0.0001$），分别为 96 天和 60 天，其中 Panitumumab 组的有效率为 8%。Panitumumab 的主要不良反应包括皮疹、乏力、腹痛、恶心和腹泻。因此，美国 FDA 于 2006 年 9 月批准 Panitumumab 用于治疗既往化疗（包括 5-FU、草酸铂和伊立替康）失败的晚期大肠癌患者。

在晚期大肠癌的一线治疗方面，一项有 19 例患者入组的Ⅱ期临床试验采用 IFL＋Panitumumab 一线治疗晚期大肠癌。结果显示有效率为 47%，32%的患者疾病稳定，只有 1 例患者肿瘤进展。此试验显示了 Panitumumab 在一线治疗中初步的疗效，需要进一步进行Ⅲ期临床研究证实。

一项靶向药联合的III期临床试验PACCE，以标准化疗（FOLFOX或FOLFIRI）和Avastin联合化疗为对照组，标准化疗（FOLFOX或FOLFIRI）、Avastin和Panitumab联合化疗为实验组，用于晚期结直肠癌一线治疗，结果显示对照组在患者无病生存率和总存活率方面优于实验组，并有显著的统计学差异。由于安全性及不良反应，在2007年3月22日美国Amgen（Nasdaq：AMGN）宣布终止该临床研究。

（2）EMD72000

为靶向EGFR的人源化IgG单克隆抗体，具有高度的亲和性和更长的半衰期，因此在临床应用中使用2周或3周一次的给药方式。临床抗肿瘤研究主要用于结直肠癌和肾癌。Ⅰ期临床试验显示，EMD72000最大耐受剂量为每周1600mg，11例既往化疗失败的患者中，RR23％，SD27％，主要不良反应为1～2度皮疹。

3. EGFR的小分子酪氨酸激酶抑制剂（TKIs）

迄今为止，应用于ACRC的TKIs有三种：①吉非替尼（Gefitinib，ZD1839）；②埃罗替尼（Erlotinib，Tarceva），均是可逆的EGFR的特异性TKIs；③EKB-569，一种不可逆的EGFR特异性TKI。

吉非替尼（Gefitnib，ZD1839，Iressa，易瑞沙）是一种小分子苯胺喹唑啉化合物，选择性地抑制EGFR酪氨酸激酶，对其他酪氨酸激酶抑制作用很少。ZD1839可降低肿瘤组织中EGFR、A KT、ERK及细胞增殖标志Ki267的表达，并可通过上调p27表达起到促凋亡作用。2003年5月获得FDA批准，主要用于治疗化疗耐药的晚期非小细胞肺癌患者。Fisher等报道了一项吉非替尼联合FOLFOX4治疗转移性结直肠癌的Ⅱ期临床试验，一共有56例患者根据既往是否经过治疗分为两组。在未经治疗组中，PR达78％（21/27）；在经过既往治疗组中，PR达36％（8/22）。主要的毒性是粒细胞减少（53％）、腹泻（49％）、恶心（28％）和呕吐（21％）。

埃罗替尼（Erlotinib，Tarceva）也属于喹唑啉家族复合物，是可逆的ATP竞争性抑制剂。对EGFR过表达的肿瘤细胞EGFR自身磷酸化也有明显的抑制作用。2004年获得FDA批准用于肿瘤的治疗。它抑制患者肿瘤细胞的生长，也抑制对顺铂、阿霉素、紫杉醇、泰索帝耐药的许多肿瘤细胞系。Townsley等在一项Ⅱ期临床试验中，单用埃罗替尼150mg/d口服治疗38例转移性结直肠癌，39％的患者达SD，并且SD的患者疾病中位进展时间达116天。另外OSI－774试验中Tarceva联合卡培他滨、奥沙利铂治疗前期化疗失败的晚期结直肠癌，PR达20％，SD达64％。

其他小分子TKI：EKB-569为能不可逆地抑制EGFR酪氨酸激酶活性，选择性作用于EGFR和HER2，在体外有较好的活性。现已发现EKB-569对EGFR或HER2过表达细胞的生长有明显的抑制作用，其抑制作用与$G_0$、$G_1$期不可逆停滞有关。Fplprecht等报告了EKB-569联合FOLFIRI方案一线治疗进展期结直肠癌的Ⅰ期临床试验的初步结果，有效率达到38％，疾病控制率达到85％。

## 三、其它

1. 环氧化酶-2（COX-2）抑制剂

COX-2是花生四烯酸转变为前列腺素产物的关键酶，能增加VEGF和纤维母细胞生长因子，促进肿瘤新生血管形成；增加凋亡抑制基因Bcl-2水平以抑制凋亡；上调肿瘤细胞基质金属蛋白酶（MMP）和尿激酶型纤溶酶原激活物（uPA）的表达，促进肿瘤转移的潜能。COX-2的催化产物前列腺素$E_2$（$PGE_2$）能抑制T、B淋巴细胞的增生，抑制自然杀伤细胞活性，减少肿瘤坏死因子数量，抑制机体免疫监视功能。

因此，COX-2在肿瘤血管形成、抑制肿瘤细胞凋亡中有重要作用。COX-2的过度表达可见于包括结直肠癌在内的多种肿瘤。50％家族性腺瘤息肉患者和70％～90％的结直肠癌患者有COX-2的过度表达。

前期临床研究显示NSAIDs类药物对结肠癌有一定的抑制作用。而且，家族性腺瘤样息肉病患者使用NSAIDs类药物之后会出现息肉减少。COX-2抑制剂对结肠恶性细胞的增生具有化学预防作用。

1 项Ⅱ期临床试验中，23 个不能切除或转移性的结直肠癌患者入选参与，先用塞来昔布口服，400 mg，每天口服 2 次，接着进行 FOLFIRI 化疗，结果显示有 5 例（28%），10%稳定。现有的研究结果显示 COX－2 特异性抑制剂的不良反应主要是肾毒性，表现为体液潴留和高血压。另外，COX－2 抑制剂抑制肿瘤新生血管生成的同时也抑制了机体正常的血管生成，这有可能成为 COX－2 特异性抑制剂的潜在不良反应。

近期报告指出，因其可使患心血管方面疾病的风险性增加，其中罗芬昔布（Lofencoxib）已被收回。Celecoxib 仍在应用于临床。在结直肠癌患者应用 Celecoxib 结合 IFL，有效率可达 28%（$n=18$）；与单药卡培他滨比较，联合 Celecoxib，TTP 有所延长，同时减少了手足综合征的发生，但随后的Ⅲ期临床试验入选 692 例患者，随机分为四组，FOLFIRI（5－FU＋ CPT－11＋CF)、CAPIRI（Xeloda＋CPT－11）和塞来昔布或安慰剂组成 2×2 对照研究，结果显示塞来昔布组化疗有效率和无进展生存期均低于安慰剂组，该研究表明塞来昔布与化疗联合并不能提高疗效。目前 celocoxib 更多地用于预防家族性非腺瘤性息肉病恶变为大肠癌。目前不推荐用于结直肠癌的治疗。

2. 反应停（Thalidomide）

近期有研究发现反应停（Thalidomide）具有抗肿瘤活性，其作用机制包括抑制肿瘤坏死因子、纤维母细胞生长因子、VEGF、白介素、干扰素的作用，并下调细胞表面粘附因子等。Govindarajan 等报道在 20 个未治疗过的转移性结直肠癌患者中应用反应停联合 CPT－11，有效率达 40%，且并没有增加毒性，但也有报道未能证实有效。

## 第四节　结直肠癌的联合化疗方案

目前常用的联合化疗方案都是 CPT－11 或 OXA 与 5－FU 类药物的联合方案（表 12－5）。

**表 12－5　Bevacizumb 联合 IFL 及单药 Cetuximab 作为一线或二线治疗 mCRC 的疗效**

| 临床试验 | 病例数 | 有效率（%） | 中位 PFS（月，除非特别提示） | 总生存期（月） |
|---|---|---|---|---|
| 伊立替康一线治疗 | | | | |
| Saltz，et al. 2000 | | | | |
| IFL | 231 | 39[a] | 7.0 | 14.8 |
| FU/LV iv | 226 | 21[a] | 4.3 | 12.6 |
| 伊立替康 | 226 | 18[a] | 4.2 | 12.0 |
| Douillard，et al. 2000 | | | | |
| FOLFIRI | 198 | 34.8[b] | 6.7 | 17.4 |
| FU/LV | 187 | 21.9[b] | 4.4 | 14.1 |
| Koehne，et al. 2003 | | | | |
| FOLFIRI | 214 | 54.2 | 8.5 | 20.1 |
| FU/LV | 216 | 31.5 | 6.4 | 16.9 |
| 奥沙利铂一线治疗 | | | | |

续表

| 临床试验 | 病例数 | 有效率（%） | 中位 PFS（月，除非特别提示） | 总生存期（月） |
|---|---|---|---|---|
| De Gramont，et al. 2000 | | | | |
| FOLFOX | 210 | 50.7 | 9.0 | 16.2 |
| LVFU2 | 210 | 22.3 | 6.2 | 14.7 |
| Goldberg，et al. 2004 | | | | |
| FOLFOX | 267 | 45 | 8.7[c] | 19.5 |
| IFL | 264 | 31 | 6.9[c] | 15.0 |
| IROX | 264 | 35 | 6.5[c] | 17.4 |
| Grothey，et al. 2002 | | | | |
| FULFOX | 118 | 48.3 | 7.9 | 20.4 |
| FU/LV iv | 124 | 22.6 | 5.3 | 16.1 |
| 卡培他滨一线治疗 | | | | |
| Van Cutsem，et al. 2001 | | | | |
| 卡培他滨 | 301 | 18.9 | 5.2 | 13.2 |
| FU/LV | 301 | 15.0 | 4.7 | 12.1 |
| Hoff，et al. 2001 | | | | |
| 卡培他滨 | 302 | 24.8 | 4.3 | 12.5 |
| FU/LV | 303 | 15.5 | 4.7 | 13.3 |
| Bevacizumb 一线治疗 | | | | |
| Hurwitz，et al. 2004 | | | | |
| IFL/Bevacizumb | 402 | 44.8 | 10.6 | 20.3 |
| IFL | 411 | 34.8 | 6.2 | 15.6 |
| 伊立替康二线治疗 | | | | |
| Cunningham，et al. 1998 | | | | |
| 伊立替康 | 189 | NA | NA | 9.2 |
| BSC | 90 | NA | NA | 6.5 |
| Rougier，et al. 1998 | | | | |
| 伊立替康 | 133 | NA | 4.2 | 10.8 |
| FU | 134 | NA | 2.9 | 8.5 |
| 奥沙利铂二线治疗 | | | | |
| Rothenberg，et al. 2003 | | | | |
| FOLFOX | 152 | 9.9 | 4.6[c] | NA |
| FU/LV | 151 | 0 | 2.7[c] | NA |
| 奥沙利铂 | 156 | 1.3 | 1.6[c] | NA |

续表

| 临床试验 | 病例数 | 有效率（%） | 中位 PFS（月，除非特别提示） | 总生存期（月） |
|---|---|---|---|---|
| Cetuximab 二线治疗 | | | | |
| Saltz，et al. 2004 | | | | |
| Cetuximab | 57 | 8.8 | 1.4 | 6.4 |

除非特别提示，氟尿嘧啶均为静脉给药。

[a]经确认的有效率

[b]自愿治疗者

[c]疾病进展时间

缩写：BSC＝最佳支持治疗；FU＝氟尿嘧啶；FOLFIRI＝氟尿嘧啶/甲酰四氢叶酸联合伊立替康；FOXLFOX＝氟尿嘧啶/甲酰四氢叶酸联合奥沙利铂；FUFOX＝FU/LV 静脉给药，每周一次，6 周重复，联合奥沙利铂；IFL＝氟尿嘧啶静脉推注联合伊立替康；IROX＝伊立替康联合奥沙利铂，3 周重复；LV＝醛氢叶酸，LVFU2＝静脉推注及静脉滴入氟尿嘧啶/醛氢叶酸，2 周重复；mCRC＝转移性结直肠癌；NA＝结果未得出；PFS＝无进展生存期。

（一）CPT－11 联合 5－FU 类药物：

IFL：（Salts 方案） CPT－11 125 mg/ $m^2$，CF 20 mg/ $m^2$，d1～5 } 1/w×4，q6w

5－FU 500 mg/ $m^2$，

FOLFIRI： CPT－11 180 mg/ $m^2$，d1；CF 400 mg/ $m^2$，d1；5－FU 2.4～3.6g/ $m^2$，46hr } q2w

AIO： CPT－11 80 mg/ $m^2$，CF 500 mg/ $m^2$，2hr；5－FU 2300mg/ $m^2$，24hr } 1/w×4，q6w

IFL 方案与 Mayo 方案及单药 CPT－11 比较，共 666 例患者，疗效分别为 33%、18%、17%，中位 PFS 分别为 6.9 个月、4.4 个月、4.2 个月，FDA 已批准其为一线治疗方案。

Douillard（V303）应用 FOLFIRI 对照 FOLF 进行研究，$n=387$，有效率 41% vs 23%（$P<0.0001$），中位 PFS 6.7 个月 vs 4.4 个月（$P<0.0001$），中位生存期 17.4 个月 vs 14.1 个月（表 12－5）。虽然中位生存期无统计学差异，但 FOLF 组中治疗失败的患者又进入 FOLFIRI 组，所以生存期的比较无差异，但总体来看 FOLFIRI 组疗效明显优于 FOLF 组。

从表 12－5 可以看出 CPT－11 联合 5FU/CF 方案的近期客观疗效及生存期方面都比 5FU/CF 有明显优势。2000 年 3 月，美国 FDA 已批准其为治疗晚期结直肠癌的一线化疗方案。

CPT－11 除与上述 5－FU/CF 的联合应用取得良好疗效外，近期与卡培他滨的联合应用也取得了比较满意的结果。Patt 报告一项Ⅱ期临床研究结果，$n=52$ 例，中位年龄 58 岁，方案：CPT－11 250mg/$m^2$ d1，Xeloda 2000mg/$m^2$/d，d1～14，三周重复，总有效率为 45%，TTP 为 7.1 个月。主要不良反应是中性粒细胞减少和腹泻（与 CPT－11 和 5－FU/CF 联合方案相似）。

（二）L－OHP 联合 5－FU 类药物

从表 12－5 可以看出，FOLFOX 及 FUFOX 较 LV5FU2 及 Mayo 方案在有效率及无进展生存期方面有明显改善，而总生存期方面无明显差异。但两对照组的患者在疾病进展后因为又接受了含 L－OHP 的后续联合化疗，所以生存期方面的影响未能显现，也有可能病例数尚未达到可以显现生存期差异的样本量。

20 世纪 90 年代之前，尽管 FU 静脉推注疗效较低，但一直占据着结直肠癌化疗的主流。自从 meta -分析得出 LV 可以增强 5-FU 疗效后，LV 与 5-FU 的联合方案得到不断发展和完善，在众多的 LV5-FU 方案中，LV5FU2 两周方案（CF200mg/$m^2$，IVgtt d1，2；5-FU400mg/$m^2$，bolus d1，2，5-FU600mg/$m^2$ civ d1，2；q2w）与 Mayo Clinic 相比提高了有效率和无病生存期，且安全性高于后者。另一个Ⅱ期的临床试验显示 5-FU 持续静脉滴注替代静脉推注与 LV 组成 FOLF 高剂量方案（CF 500mg/$m^2$，IV d1，2；5-FU1500-2000mg/$m^2$ civ d1，2；q2w），不影响疗效和增加毒性。LV5FU2 和 FOLF 高剂量方案的低毒性使得其与新的药物联合应用成为可能，新药之中奥沙利铂与之组成的 FOLFOX 方案成为目前结直肠癌化疗的经典组合。

法国 GERCOD 中心于 1993 年开始进行奥沙利铂与 5-FU/LV 组成的针对结肠癌的时辰给药化疗方案的临床试验研究，即 FOLFOX 方案。OXA 分别与 FOLF 联合组成 FOLFOX1，2，3；与 LV5FU2 联合组成 FOLFOX4，5。

FOLFOX1 方案（OXA130mg/$m^2$，d1+CF 500mg/$m^2$，d1+5-FU1.5～2g/$m^2$，civ，d1～2）可行性研究中显示出神经毒性较显著。后续 FOLFOX2 方案将 OXA 减为 100mg/$m^2$，46 例前期接受 5-Fu/LV 治疗的结直肠癌患者，二线治疗有效率 46%，中位疾病无进展生存期 7 个月，中位生存期 17 个月，主要的剂量限制毒性为中性粒细胞减少和外周神经毒性，3～4 度中性粒细胞减少（21 例）达 46%，2～3 度外周神经毒性（15 例）达 33%。从而可见 FOLFOX2 方案疗效确切，但不良反应较重。

FOLFOX3 方案将 OXA 减量至 85mg/$m^2$，FU/LV 用法同 FOLFOX2，以期获得较低的毒性反应。入组的 30 例患者中，6 例达部分缓解（PR），15 例患者（50%）达到疾病稳定（SD），9 例出现疾病进展（30%），试验结果客观有效率 20%，中位无进展时间 6 个月，中位生存期 10 个月。一共有 8 例患者出现 3～4 度不良反应。3～4 度中性粒细胞减少（6 例）20%，血小板减少（4 例）13%，过敏（2 例）7%，2 度周围神经毒性（4 例）13%，FOLFOX3 方案与 FOLFOX2 方案相比有效率降低（20%vs 46%），不良反应减少（1～2 度感觉神经障碍 13% vs 33%，3～4 度感觉神经障碍 20% vs 40%），中位疾病无进展生存期相似（6 个月 vs7 个月）。分析原因可能与 OXA 减量或者病例选择有关。

在 LV5FU2 方案基础上第一天加用奥沙利铂 85mg/$m^2$，即得 FOLFOX4 方案。在Ⅱ期二线治疗的试验中，与 FOLFOX3 相比，二者疗效相近，有效率分别为 20.6%和 21.6%，疾病无进展生存期分别为 4.6 个月和 5.1 个月，总生存期分别为 10.6 和 11.1 个月，两组患者毒性反应方面最主要区别在于中性粒细胞减少发生率分别为 15%和 36.9%，分析认为与 FOLFOX4 方案中 5-FU 的静脉推注有关。自 1998 年 10 月启动一项Ⅱ、Ⅲ期结肠癌术后辅助 Oxaliplatin/5-FU/LV 治疗的多中心国际研究（简称 MOSAIC 试验）。有 20 个国家 146 家医院参加，至 2001 年 1 月共入组 2 246 例患者。2004 年 ASCO 会上发表 MOSAIC 初步结果，试验组 3 年无病生存率为 78.2 %，优于对照组（72.9 %），复发危险下降 23 %。2005 年 de Gramont 等又报告 4 年随访结果，根据两次随访结果，FOLFOX4 方案成为目前结肠癌标准的辅助化疗方案。

为了在现有方案的基础上探索更大疗效，从 FOLFOX5 方案开始 OXA 剂量又逐渐加大，FOLFOX5 方案在 4 方案的基础上 OXA 加到 100mg/$m^2$，5-FU/LV 用法不变。

为了获得更高疗效和较低的毒性反应，该研究组尝试降低 5-FU 的剂量减少血液学毒性的发生率，增加 OXA 剂量强度，由此形成了随后的 FOLFOX6，7 方案。FOLFOX6 方案是在 FOLFOX4 的基础上将 OXA 剂量提高到 100mg/$m^2$，后面的 LV5FU2 方案中 5-FU 维持给药简化为 2.4～3g/$m^2$，维持 46 小时，把 LV 两日的推注量合并到第一日，5-FU 推注的次数从 2 次减到 1 次，取消 5-FU 静脉推注可以减少中性粒细胞降低的发生率，Ⅱ期研究显示在二线治疗有效率 27%，无进展生存期 5.3 个月，中位生存期 10.8 个月，主要 3～4 度不良反应，中性粒细胞减少 24%，外周神经毒性 16%。FOLFOX2，3，4，6 方案的有效率与 FOLFOX2 的 46%相比仍有较大差距，研究显示 OXA 剂量强度对客观疗效和 PFS 有显著影响，OXA 低于 85mg/$m^2$ 组有效率仅为 19%，接受 OXA85mg/$m^2$ 以上组则为

39%，$P=0.03$，而且高的 OXA 剂量并未增加毒性反应，FOLFOX 系列方案的毒性相似，主要的剂量限制毒性为 3/4 度中性粒细胞减少和外周神经毒性，基于上述结论，随后的 FOLFOX7 则在 FOLFOX6 的基础上进一步提高 OXA 剂量至 130mg/m²，5-FU 维持给药减为 2.4g/m²，8 个周期后停止给药，该方案的设计既增加了 OXA 的剂量强度，又可以降低血液学毒性和 OXA 的神经毒性的发生。Ⅱ期研究显示有效率 42%，无进展生存期 6 个月，中位生存期 16.1 个月，主要 3～4 度不良反应中，中性粒细胞减少 9%，外周神经毒性 15%，疗效确切，耐受性好（表 12-6）。

**表 12-6 FOLFOX 演变历程、年代和具体设计**

| 方案 | 年代 | 方案组成 |
| --- | --- | --- |
| FOLFOX1 | 1993 | L-OHP 130mg/m²，iv，2hr d1；<br>CF 500mg/m²，iv，d1、2；<br>5-FU 1500～2000mg/m² civ，d1，2；q2w |
| FOLFOX2 | 1993 | L-OHP 100mg/m²，iv，2hr d1；<br>CF 500mg/m²，iv，d1，2；<br>5-FU 1500～2000mg/m²，civ，d1，2；q2w |
| FOLFOX3 | 1994 | L-OHP 85mg/m²，iv，2hr d1；<br>CF 500mg/m²，iv，d1，2；<br>5-FU 1500mg/m² civ，d1，2；q2w |
| FOLFOX4 | 1995 | L-OHP 85mg/m²，iv，2hr d1；<br>CF 200mg/m²，iv，2hr d1，2；<br>5-FU 400mg/m²，iv，d1，2，<br>5-FU 600mg/m² civ d1，2；q2w |
| FOLFOX5 | 1995 | L-OHP 100mg/m²，iv，2hr d1；<br>CF 200mg/m²，iv 2hr d1，2；<br>5-FU400mg/m²，iv，d1，2，<br>5-FU 600mg/m² civ d1，2；q2w |
| FOLFOX6 | 1996 | L-OHP 100mg/m²，iv，2hr d1；<br>CF 400mg/m²，iv 2hr d1，2；<br>5-FU 400mg/m²，iv，d1，<br>5-FU 2400～3000mg/m² civ 46hr；q2w |
| FOLFOX7 | 1997 | L-OHP 130mg/m²，iv，2hr d1；<br>CF 400mg/m²，iv，2hr d1；<br>5-FU 400mg/m²，iv，d1，<br>5-FU2 400mg/m²，civ 46hr；q2w |

后续的 OPTIMOX 等临床研究发现两周给药 OXA 剂量达 130mg/m²时，神经毒性增加，所以又有了调整后的 FOLFOX6 和 7，临床研究证实其疗效相似，不良反应减轻。目前 L-OHP 与 5-FU/CF 联合最常用的有以下几种形式：FOLFOX4、FOLFOX6、FOLFOX7。改良的 FOLFOX 也成为最常用的临床实用方案：

L-OHP　85～100 mg/m²，静脉滴注 d1
LV　200 mg/m²，　静脉滴注 d1
5-FU　2.4～2.6g/m²，　持续静脉灌注 48hr
每 2 周重复

目前 FOLFOX 及 FUFOX 也已被 FDA 批准应用于晚期结直肠癌的一、二线治疗。另外，为了减少 L-OHP 的外周神经毒性，人们在连续用药方面进行了调整。OPTimox 方案（stop and go）就是先用 FOLFOX7 6 个周期，然后用 LV5FU2 维持 12 周期，再继续用 FOLFOX7 方案。临床试验结果显示此方案可以延长患者的 TTP 时间，同时减少了外周神经毒性。

综上所述，FOLFOX 方案的发展过程正是循证医学不断探索的过程，其目的是获得能达到最大疗效、较好耐受性的合理药物剂量、配伍及给药方式。这些方案之间的疗效无明显差异。减少静脉推注的 5-FU 剂量，目的是减少骨髓和消化道不良反应。改良 FOLFOX 方案的目的是应用方便、疗效好、不良反应低。在临床使用时应根据患者的身体状况、耐受性和肿瘤符合，综合治疗的需求来选择合适的方案。

Oxaliplatin 联合 5-FU/LV 的 FOLFOX 方案是治疗晚期结直肠癌的一线方案，临床试验已表明其毒副反应低，患者耐受性较好，近期客观疗效在 50%左右，TTP 在 9 个月左右，生存期 14～15 个月。一线有效率 34%～67%，二线有效率 20%～30%。由于奥沙利铂在 CF/5-FU 的基础上提高了疗效和无进展生存时间，因此于 2000 年被 FDA 推荐应用于晚期结直肠癌一线治疗。

FOLFOX 在 mCRC 中已成为标准的一线或二线治疗方案，最新的研究集中于在化疗获益后如何维持治疗的问题上。由于奥沙利铂最突出的剂量限制性毒性为外周神经毒性，累积量达到 800mg/m²时，患者常因无法耐受而被迫终止治疗，因此 de Gramont 设计了著名的"Stop and go"的治疗方案，即 OPTIMOX1 方案，具体为 FOLFOX7×6 周期后，以 LV/5-FU 维持直至疾病进展，进展后再用 FOLFOX7 方案。该方案通过打打停停的方法减少奥沙利铂的外周神经毒性，增加患者的耐受性。为了探讨最佳的维持治疗，de Gramont 又设计了 OPTIMOX2，具体为 FOLFOX7×6 cycles 后暂停化疗，直至肿瘤进展至治疗前大小时再用 FOLFOX7 方案，并与 OPTIMOX1 进行对比研究。2006 年 ASCO 大会上这项大规模的 Ⅱ 期随机临床试验结果显示两组疗效无明显差异，但 LV/5-FU 的维持治疗能够提高无进展生存时间。

近年来奥沙利铂与卡培他滨组成的 XELOX 方案由于使用方便和安全有效在进展期大肠癌中日益引起重视，其疗效和安全性也不断得到验证。XELOX 给药方法为卡培他滨 1000mg/m² bid，d1～14，奥沙利铂 130mg/m²，d1，每三周重复，两项关于 XELOX 一线治疗复发转移性大肠癌的临床研究显示 RR 分别为 55%和 51%，PFS 分别为 7.7 和 7.2 个月，OS 分别为 19.5 个月和 17 个月以上。而国内两项研究显示 XELOX 方案有效率同国外报道基本相似，约 50%。NO16966 Ⅲ期临床研究 XELOX 方案一线治疗复发转移的结直肠癌，初步结果显示 XELOX 方案与 FOLFOX 比较无论是否联合贝伐单抗，PFS 两组相似，而血液学毒性及血栓和心功能紊乱等方面 XELOX 明显优于 FOLFOX。而且由于 XELOX 方案由于无需深静脉置管，减少了置管相关性感染和血栓性疾病的发生，无需繁杂的护理，可于门诊给药，因此较 FOLFOX 方案相比，患者的生活质量更加提高，尤其适用于老年体弱或者合并各种其他基础疾患的患者。

Ⅰ/Ⅱ期临床试验发现 CPT-11+ L-OHP 每三周方案（IROX）的疗效与 IFL 方案相似。N9741 是第一个评价 CPT-11+ L-OHP 联合方案的随机对照Ⅲ期临床试验。这一临床试验将其与 FOLFOX4、IFL 进行对比观察，共计 795 例患者入组，均作为一线方案治疗晚期结直肠癌患者。结果显示 FOLFOX4 方案的有效率（45% vs 35%）和无进展生存期（8.7 个月 vs 6.5 个月）优于 IROX 方案及

IFL 方案，而 IFL 方案与 IPOX 比较无明显差异。此试验结果导致 2004 年美国 FDA 批准 FOLFOX4 方案为晚期结直肠癌的一线治疗方案。但对于 N9741 的研究结果不能认为是 L-OHP 联合 5-FU/CF 就优于 CPT-11 联合 5-FU/CF，因为在 N9741 治疗方案的设计上，两药联合的 5-FU/CF 的用法有所不同，以及 FOLFOX4 与 IFL 两组患者的后续治疗都是更多的患者接受 CPT-11 治疗。这样既影响了近期疗效，同时也对不良反应和生存期的判断有影响。为此人们又针对这些问题进行了另外的临床试验。

GERCOR Tournigand 等进行的 V308Ⅲ期临床试验的试验设计为：晚期结直肠癌患者随机分为二组，一组先用 FOLFIRI 作为一线治疗方案，失败后进入 FOLFOX6 二线治疗，另外一组先用 FOLFOX6 作为一线治疗方案，失败后进入 FOLFIRI 二线治疗。两组结果详见表 12-7。

**表 12-7　V308 Ⅲ期临床随机对照研究结果**

| | FOLFIRI/FOXLFOX6 ($n$=109) | FOXLFOX6/FOLFIRI ($n$=111) |
|---|---|---|
| TTP（二线治疗后）(m) | 14.2 | 10.9 |
| OS（二线治疗后）(m) | 21.5 | 20.6 |
| RR（CR+PR） | | |
| 1 线（%） | 56 | 54 |
| 2 线（%） | 4 | 15 |

从表 12-7 中直观所见并做统计分析可以发现，两组间疗效及生存指标皆无统计学差异。另 Gtother 进行的Ⅱ期临床研究，即 L-OHP 联合卡培他滨（CapeOX）对照 CPT-11 联合卡培他滨（Cape/Iri）的结果也显示，两组间生存期的差异无统计学意义。说明 2 个方案可以互为一、二线。合理选择哪种方案作为一线治疗需根据患者的个体情况而定，包括体力状况分级、骨髓储备功能、消化道及肝、肾功能状态。但最好能够续贯治疗。Meta 分析显示，如果晚期结直肠癌患者在整个病程中能够全部接受以三药分别组成的方案作为一、二线治疗，那么中位生存期可以达到 22～24 个月左右，较单一方案治疗的生存期 15～16 个月延长近半年时间。

伊立替康联合 5-FU/CF 治疗晚期结直肠癌的研究也已成为公认的标准一线、二线治疗方案。两项随机分组临床研究结果显示，伊立替康单药用于 5-FU 治疗失败的晚期结直肠癌患者，中位总生存时间比最佳支持治疗提高 2～3 个月。这些试验包括 Saltz 的临床试验、Douillard（V303 试验），比较了 CF/5-FU+/-伊立替康作为一线治疗晚期结直肠癌的疗效。结果发现，不管是静注 5-FU 还是持续静滴，RR、PFS、OS 的差距均有明显的统计学意义。基于这些研究，依立替康/5-FU/LV（IFL）方案首先在美国被批准作为晚期结直肠癌的标准。

考虑到静脉持续滴注 5-FU 的方式优于静脉注射，目前均普遍采用 FOLFIRI 方案。一项前瞻性Ⅱ期临床研究显示，用 FOLFIRI 方案一线治疗晚期结直肠癌患者的 CR 6.3%，PR 33.3%，总有效率 39.6%，说明伊立替康联合 5-FU/CF 治疗奥沙利铂失败的转移性或局部晚期结直肠癌安全有效。

在 FOLFIRI 方案的疗效得到肯定的前提下，受到 OPTIMOX 方案的启发，Labianca 在 2006 年 ASCO 大会上，报道了其比较 FOLFIRI 化疗持续 2 个月停止 2 个月的方案与 FOLFIRI 化疗持续不停的方案的比较，发现两组的有效率（29% vs 35%）、肿瘤无进展时间（7.3 和 8.8 个月）和总生存期（16.9 和 17.6 个月）均相当，说明间断化疗可以获得与持续化疗相似的疗效，但减少了患者的经济支出，并改善了生活质量。

5-FU、奥沙利铂和伊立替康三种药物的组合方式亦值得探讨。美国组间研究 N9741 设计了一个临床试验，对比 IFL、FOLFOX4 和 IROX 三种方案。试验结果发现，FOLFOX4 无论 TTP，缓解率和中位生存时间均有显著优势。虽然试验结果认为奥沙利铂联合滴注 CF/5-FU 方案可作为晚期结直肠癌的标准治疗，但是 N9741 实验的设计备受争议，其实验结果的可靠性也受到质疑。这主要是因为 FOLFOX4 采用了疗效较高的静脉持续滴注 5-FU 的方法，而对照的 IFL 方案中却采用了疗效较差的静脉推注 5-FU 的方法，使两组间出现了不均衡性。此外，由于在最初美国 FDA 并没有批准奥沙利铂进入市场，因此在接受 FOLFOX 治疗的患者中，60%的患者后来接受了伊立替康的治疗，而在 IFL 组中只有 24%的患者后来接受了奥沙利铂的治疗，这也加大了两组间的不均衡性。

以上三种药物是否可安全有效的同时联用也进行了研究。2006 年 ASCO 大会上 G.O.N.O. 研究比较了 FOLFOXIRI 三药联合方案与 FOLFIRI 两药联合方案作为 mCRC 的一线治疗的有效率及对生存的影响。结果表明 FOLFOXIRI 方案能显著提高有效率、转移灶的根治性切除率、无进展生存时间及总生存时间，并且毒性反应可以控制。对于体质好，有希望通过接受强力化疗缩小病灶进行手术的患者可以推荐使用。但该研究对于 FOLFOXIRI 和 FOLFOX4 未进行随机对照研究比较。

奥沙利铂和伊立替康对治疗晚期结直肠癌均有良好的疗效，为了研究这两种药物联合方案序贯应用的效果，以确定哪一种方案的优先应用更有利设计了 GERCOR 试验。比较伊立替康-奥沙利铂和奥沙利铂-伊立替康两种给药顺序对有效率和生存期的影响，结果显示两组的一线有效率均为 55%左右，二线有效率虽分别为 15%和 4%，但差异无统计学意义，OS 亦相似，均为 21 个月左右。药物毒性方面虽有差异，但均可接受。近年来，美国对于 FOLFOX 的认同度较前明显增加，选用 FOLFOX 的比率以上升到与 FOLFIRI 相当的比率。因此在具体的临床实践中，以上两种化疗药物联合方案的用药顺序并无定论。初始治疗的选择可能取决于特定患者的具体情况，如患有基础神经病变者常首选含伊立替康方案，或有基础肠道功能障碍者常首选奥沙利铂方案。事实上，晚期结直肠癌患者的总生存与患者是否能够全部接受到氟尿嘧啶、奥沙利铂和伊立替康三种药物有关。因此，应创造条件使患者能接受包括这三种药物的抗肿瘤治疗。

## 第五节　结直肠癌的辅助化疗

手术切除一直是治疗结直肠癌最有效的首选手段。对多数患者来说，手术并不能完全避免复发的危险。病理学的预后因素包括了原发肿瘤的侵袭性、区域淋巴结转移以及远处转移，它们决定了疾病的复发风险。局限期的结直肠癌手术后 5 年生存率可以达到 70%；而Ⅲ期患者的 5 年生存率约为 30%～60%。因此，避免复发和转移成为治愈大肠癌的关键环节，在临床上备受重视。术后辅助化疗作为防治复发、转移的有效方法，显示出其日益重要的临床地位和价值。

辅助化疗是降低复发风险和提高治愈率的重要治疗手段。结直肠癌根治术后的辅助化疗是结直肠癌综合治疗的一个重要组成部分。辅助化疗的机制在于用化疗控制根治术后的残留病灶。术后机体的肿瘤负荷小，远处微小转移灶或局部残留灶对化疗的敏感性较高，同时辅助化疗也有利于减少耐药癌细胞克隆的形成。对于 TNM 分期Ⅲ期（淋巴结转移阳性）的结肠癌患者，根据大宗前瞻性临床试验的结果，辅助化疗的作用已得到一致肯定。

而对于Ⅱ期结肠癌患者（淋巴结转移阴性）是否需要辅助化疗？这个问题一直是争论的热点，至今仍未完全统一认识。2001 年在都柏林召开的第三届国际结直肠癌共识会指出Ⅱ期结肠癌就 T3 与 T4 不同，5 年生存率差很大，pT3N0M0 的 5 年生存率为 70%，而 pT4N0M0 则为 30%，类似Ⅲ期中 N2 的患者。因此提出有复发危险因素的Ⅱ期（“高危Ⅱ期”）可予以辅助化疗。高危因素包括 T4、肿瘤分化差、侵犯脉管、梗阻和穿孔。后来又把送检淋巴结不足 12 枚者列为分期不准确而应按“高危”处理。

直肠癌与结肠癌在辅助化疗方面的不同之处在于，直肠癌具有很高的局部复发风险。因此，直肠癌的辅助治疗应当是放化疗结合的方法。直肠癌 T3、T4 的患者，无论有无淋巴结的转移，均应当作术后辅助化疗。结直肠癌术后辅助化疗至今已走过了近 20 年的历史，从当初的 5-FU 联合左旋咪唑，到联合醛氢叶酸，单药口服药物以及联合奥沙利铂，多个随机Ⅲ期临床试验才得到现在的推荐治疗方法，这恰是肿瘤循证医学走过的路程。

结直肠癌辅助化疗的历史：

1990　5－FU/Lev 优于单纯手术

1994　5－FU/LV 优于单纯手术

1998　5－FU/LV 优于 5－FU/Lev

2000　周方案＝每月方案

2003　联合方案 FOLFOX 优于 5－FU/LV

2005　单药口服与 5－FU/LV 比较相似，被应用于辅助治疗

未来　联合分子靶向药物治疗?

## 一、5-氟尿嘧啶（5－FU）

氟尿嘧啶自 1957 年 5-氟尿嘧啶首次被用于抗肿瘤治疗以来，至今已近 50 年。目前仍为治疗大肠癌最常见、疗效相对较高的药物。5－FU 可在体内转变为 5－氟尿嘧啶脱氧核苷酸而具有抗肿瘤活性，其可抑制胸腺嘧啶核苷合成酶，阻断尿嘧啶脱氧核苷转变为胸腺嘧啶脱氧核苷，从而影响 DNA 的合成。此外，5－FU 对 RNA 的合成也有一定的抑制作用。

5－FU 的血浆半衰期约 8 到 14 分钟，它能特异性杀伤 S 期细胞。因此，静脉注射 5－FU 只能使小部分细胞敏感。而持续输注 5－FU 能使更多的细胞对化疗敏感，并且具有较低的胃肠道和血液系统毒性。国外荟萃分析证实，持续输注比静脉注射 5－FU 使粘膜炎、中性粒细胞减少，腹泻的发生率下降。

（一）5－FU 与左旋咪唑（Levamisole，Lev）联合

Lev 原为驱肠虫药，后来发现对免疫功能有影响，能使免疫缺陷或低下的宿主恢复其免疫功能。

Moertel 等报道国际多中心合作组对 318 例Ⅱ期患者随机采用术后标准左旋咪唑加氟尿嘧啶（Lev＋FU）辅助治疗及观察，7 年无病生存率分别为 79%和 71%（$P=0.10$），总生存率均为 72%，未能显示术后辅助治疗的益处。Moertel 组中虽然未能证实对其生存有益，但能减少复发率 31%，癌症相关死亡下降 21%。故仍主张对有高危因素（如梗阻、穿孔、脉管侵犯等）者采用术后辅助治疗，但 5－FU/ LV 优于 5－FU/ Lev 方案，单纯 Lev（左旋咪唑）无明显效果，且 LV 不必与 Lev 联用。因此，目前已不主张应用含有 Lev 的方案作为结直肠癌的辅助化疗。

（二）5－FU 与甲酰四氢叶酸（leucovorin，CF/FA/LV）联合

在肿瘤化疗中，LV 常作 MTX 大剂量治疗的解毒剂，近年来有以 LV 用作非细胞毒类药物与 5－FU 组成的联合化疗。肿瘤细胞内大量 CF 的存在可促使 5－FU 的活性代谢物 5－FdUMP（5－氟尿嘧啶脱氧核苷酸）与 TS（胸苷酸合酶）共价结合成三元复合物，从而加强 5－FU 的抗肿瘤作用。对于进展期大肠癌患者，单用 5－FU 并不能明显提高生存率，而 5－FU 加用 LV 与单用 5－FU 相比，其生存率可增加 4%～17%。

INT－0035 是第一个证实大肠癌辅助化疗具有有效性的临床试验。INT－0089 随机试验选取了Ⅱ期具有高危因素的患者和Ⅲ期结肠癌患者一共 3759 名，对比四种常用的大肠癌辅助化疗方案，包括 12 个月的 5－FU＋Lev 方案，6 个月的 5－FU＋低剂量的 CF 方案，5－FU＋高剂量的 CF 方案，5－FU＋低剂量的 CF＋Lev 方案，经过 5 年的随访，得出所有方案的总生存率没有显著差异，其中 12 个月的5－FU＋Lev 方案有效率最低。低剂量 LV 与高剂量 LV 效果相同，辅助化疗应用 5－FU/ LV 以低剂量 LV 为好。

C－03 临床试验（NSABP C－03），比较 MOF 与 5－FU/ LV 对Ⅱ、Ⅲ期结肠癌辅助治疗效果。1987～1989 年间 1 081 例结直肠癌患者入选，随机分配到 5－FU/ LV 组 539 例，（LV 500mg/$m^2$，滴注 2 小时，每周一次，共 6 次，5－FU 500 mg/$m^2$，在 LV 滴注一半后推注，每周一次，共 6 次，每疗程结束后休 2 周再重复，共用药 8 个疗程）；MOF 组 542 例（Me－CCNU130 mg/$m^2$，第 1 天口服，每 10 周 1 次，共用 5 次，VCR 1 mg/$m^2$，静注，第 1 和第 36 天，5－FU 325 mg/$m^2$，静注，第 1～5 天和第 36～40 天，10 周为 1 疗程，共用 5 个疗程）。结果，5－FU/LV 组比 MOF 组有更高的 5 年生

存率（66 %：54 %，$P=0.0004$）。

在1989～1990年间进行NSABP C-04临床试验，共有2 051例结直肠癌患者加入随机试验。5-FU/LV组719例（剂量同C-03），5-FU/ Lev组715例（450 mg/m²，术后3周静注，每天一次，连用5天，术后第29天开始每周1次，连用48次；Levamisole 50 mg每日3次，连服3天，停11天重复，用药一年）；5-FU/LV/Lev组717例（5-FU、LV和Lev剂量用法同前）。5年随访结果表明，采用5-FU/LV组方案比5-FU/Lev组有更高的无瘤生存率（65%：60%，$P=0.04$），总生存率也有所提高（74%：70%，$P=0.07$）；而5-FU/LV/Lev组比5-FU/LV组没有增加生存率（5年无瘤生存率为65%：64%，$P=0.67$；5年总生存率为74%：75%，$P=0.99$）。这些结果与C-03试验结果相同，从而确定了5-FU/LV是Ⅱ期和Ⅲ期结直肠癌患者可以接受的标准辅助治疗方案。

临床研究结果表明，术后接受5-FU/LV 24周辅助化疗的患者与不接受任何治疗的Ⅱ期或Ⅲ期结直肠癌患者相比，辅助化疗可降低22%的死亡率及35%的复发率，3年无病生存率显著提高。低剂量醛氢叶酸对比高剂量醛氢叶酸：一项随机对照试验（4927例Dukes' A、B、C期结直肠癌根治术后患者），比较氟尿嘧啶联合高剂量醛氢叶酸与低剂量醛氢叶酸静脉化疗，结果表明两者术后3年死亡率和复发率无显著性差异（死亡率：比值比1.04，95%可信区间为0.94～1.15；复发率：比值比1.00，95%可信区间为0.91～1.09），所以现常用低剂量或中剂量。直至20世纪末，Mayo Clinic方案一直是结直肠癌术后辅助治疗的标准方案。

（三）5-FU与干扰素（IFN）联合

临床研究表明，α-IFN在体外试验中，能从生化上调节5-FU的活性，提高细胞内5-FU活性代谢物FdUMP的水平，促进FdUMP与靶酶的结合。

在NSABP-C05临床试验中，一共有2176名Ⅱ期和Ⅲ期结直肠癌患者入选参与该试验，经过4年的随访证实，5-FU/CF与5-FU/CF+干扰素两种方案，在总生存期上无显著差异，且后者未能提高疗效，而且毒副作用增加。因此，目前尚无循证医学证据证实5-FU+IFN方案有效。

## 二、5-FU用法及时限在辅助化疗中的作用

GERCOR研究组报告了5-FU/LV用于ⅡB期和Ⅲ期结肠癌术后辅助治疗的5.9年随访结果。该项Ⅲ期临床研究比较LV5FU2方案与每月5-FU/LV方案用于ⅡB期和Ⅲ期结肠癌辅助治疗的结果。905例ⅡB期和Ⅲ期结肠癌患者被随机分入标准的LV5FU2组或每月5-FU/LV组，治疗24周或36周。结果显示，两组的5年无病生存率（DFS）和总生存率（OS）均为67%和80%，24周和36周化疗的DFS和OS也无显著差异。提示采用5-FU/LV术后辅助化疗进行24周即可。

美国中北部癌症治疗组（NCCTG）的临床试验证实，5FU+LV治疗6个月与12个月效果相同，故提倡辅助化疗应以6个月为宜。是否更短时间就能达到目前6个月的辅助化疗作用，目前缺乏临床试验证据，也没有证据证明超过一年的辅助化疗优于6个月，所以现在国内外推荐的术后辅助化疗时间是6个月。

## 三、5-FU联合奥沙利铂

MOSAIC临床试验结果的公布改变了5-FU单一用于结直肠癌辅助化疗的这一状况，使得5-FU联合奥沙利铂（OXA）组成的FOLFOX4方案被推荐作为结直肠癌术后辅助化疗的标准方案。MOSAIC临床试验共纳入2246例结直肠癌术后患者，其中Ⅱ期患者占40%、Ⅲ期患者占60%。该研究随机比较FOLFOX4方案与LV5FU2方案，主要评价指标是无病生存率（Disease Free Survival，DFS）。3年随访结果显示FOLFOX4方案组DFS明显高于LV5FU2方案组，分别为78.2%和72.9%（$P<0.05$）。2005年ASCO会议中报告了中位随访4年的研究结果，FOLFOX4方案组和LV5FU2方案组4年的DFS分别为76.4%和68.9%（$P<0.05$）。其中Ⅲ期患者两组的DFS分别为69.7%和61.0%（$P<0.05$），FOLFOX4方案组复发风险降低了25%；Ⅱ期患者两组的DFS分别为85.1%和81.3%，FOL-

FOX4 方案组复发风险降低了 20%。FOLFOX4 方案组和 LV5FU2 方案组 4 年生存率分别为 84.3%和 82.7%，显示了 FOLFOX4 方案组治疗的生存优势。研究结果表明该方案对Ⅱ、Ⅲ期患者同样有效。值得注意的是，经过 4 年随访，发现有 2.7%的患者表现为持续性的、中等度的外周神经感觉异常，其中 0.7%的患者因感觉异常而影响运动功能。后续的 NSABP C－07 研究随机对照每周方案的 5－FU/LV 联合奥沙利铂与单药 5－FU/LV 的比较，两组 5－FU/LV 用法相同：5－FU：500mg/m²，bolus，LV 500 mg/m²每周一次×6，每 8 周重复，共 3 周期，试验组在此基础上联合 OXA 85 mg/m²每周期第 1、3、5 周的第一天应用，总计 2492 例患者入组，结果与 MASAIC 相似，联合组 3 年 DFS 优于 5－FU/LV 组，有统计学差异，$P<0.004$，这两个临床研究结果进一步说明 5－FU 联合奥沙利铂方案可以被推荐用于结直肠癌的术后辅助治疗方案。

CALGB C89803 Ⅲ期临床研究观察 1263 例结直肠癌患者接受 IFL（Irinotecan ＋ bolus 5－FU/LV）方案与 5－FU/LV 每周 bolus 方案对比在结直肠癌术后辅助化疗中的作用，结果发现两组间未见明显疗效和生存差异，所以 IFL 方案不推荐用于Ⅲ期结直肠癌患者的术后辅助化疗。

## 四、Ⅱ期结直肠癌的术后辅助化疗

迄今为止，还没有关于Ⅱ期结直肠癌术后辅助化疗的随机临床试验的报告，大多数有关结直肠癌术后辅助化疗的研究均包括了Ⅱ期和Ⅲ期病例，通常两者所占的比例约为 40%和 60%。

Dukes'B 期患者术后是否应该化疗，一直存在争议。有些研究不支持 B 期结直肠癌术后给予辅助化疗：NACCP，NSABP C－01，NSABP C－04，Intergroup 合作组及 Schrag D 等人的研究认为 B 期结直肠癌术后给予辅助化疗不能获得生存受益；来自北美合作组的研究（INT0035）及癌症和白血病组 B（CALGB）关于 B 期的Ⅲ期随机试验均显示：B 期结直肠癌术后辅助化疗所获得的生存受益无统计学意义；1999 年，IMPACT 做了一个 Meta 分析，其资料来自 NSABP 研究以外的试验，其中 B 期结肠癌 1016 例，以 5－FU 为基础的化疗组的 5 年生存率为 82%，对照组的 5 年生存率为 80%，差异无统计学意义。因此，20 世纪 90 年代中期，在美国小于 75 岁的Ⅱ、Ⅲ期结直肠患者中，术后辅助化疗的结肠癌只有 30%～50%，直肠癌有 60%～80%，而在欧洲和澳洲的比例更低。不推荐 B 期化疗的原因有：①B 期有较好的愈后，5 年生存率在 80%左右，化疗受益小，且蒙受化疗的毒性和增加花费；②B 期和 C 期的生物学行为不同。也有一些研究赞成 B 期结直肠癌术后给予辅助化疗：NSABP C－02，NSABP C－03 的研究认为 B 期结直肠癌术后辅助化疗可获得生存受益；包括 40%B 期患者的 MOSAIC 研究显示 B 期结直肠癌术后辅助化疗可获得生存受益；Mamounas E 等回顾了 NSABP C－01～C－04 的资料，比较了这些研究中的最好组和最差组，发现术后化疗使 C 期的死亡率下降了 18%，使 B 期的死亡率下降了 32%，因此赞成 B 期患者化疗；另一个回顾性分析也支持 B 期患者化疗，研究者收集了 7 个随机试验，包括 B 期和 C 期患者共 3341 例，他们进行了多因素分析发现辅助化疗使 B 期和 C 期患者均获益。在当今社会，辅助化疗时既要注意化疗获益，又要考虑到化疗的毒性，因为 B 期患者即使不给予辅助化疗，单纯手术也有 70%～80%的治愈率，因此化疗的相关死亡率应低于 0.5%～1%，最大毒性必须可以处理且发生率低。

Dukes'B 期有相对好的预后，5 年生存率在 80%左右，获得化疗受益的仅是一小部分人，因此只有提高样本量才能提高功效，从而发现差异。Buyse M 和 Piedbois P 报道，只有当一个研究的病例数大于 1700，随访大于 5 年，才能达到发现 B 期化疗获益的功效，Dukes' B 期和 Dukes' C 期结肠癌化疗受益所需要的病例数不同。要发现辅助化疗后 3、4、5 年的生存受益，B 期需要 2 倍于 C 期的病例数。Schrag D 等报道，若把握度是 80%，发现化疗组和非化疗组之间 4%的生存差异需要 3572 例患者。Dube S 等的 Meta 分析结果显示，尽管结直肠癌辅助化疗的受益不大，但决不可以忽略。

另外，一些临床病理学因素也影响 Ducks'B 期的预后，如伴有肠梗阻或/和穿孔；肿瘤与周围组织粘连及 $B_2$期等，还有一些分子生物学及生化指标也影响 Ducks'B 期的预后，如血管浸润，$P_{53}$核积聚和多倍体及 CEA 升高等。也许分子标记物和病理分期结合能更好地决定哪些 B 期患者需要辅助化疗。有些学者针对这些不良因素，对 Dukes' B 期患者进行分层化疗，郝权等研究认为 $B_2$ 期辅助化疗组和单纯手术组比较，生存率差异有统计学意义（$P<0.05$），Buglioni S 等认为有 $P_{53}$ 核积聚和多聚体的患者是高危人群，应给予以 5－FU 为基础的化疗。

近期，包括 CPT－11 和草酸铂等新药的化疗方案不断出现并应用，B 期分为 $B_1$ 期和 $B_2$ 期研究，根据分子生物学及生化指标的分层研究以及研究患者数的增加，可能会发现 B 期可获得化疗受益。在此之前，关于 B 期是否化疗的争论将一直存在。

MOSAIC 试验的结果证明了 FOLFOX4 是结肠癌术后辅助化疗的标准方案，但是实验中 2，246 例患者中 40％为Ⅱ期，对于Ⅱ期和Ⅲ期进行亚组分析显示，在Ⅱ期患者中，疾病复发率 FOLFOX4 组比 LV5FU2 组有下降趋势，但差异无显著性，约为 3.5％。4 年总生存率 FOLFOX4 组与 LV5FU2 组分别为 84.9％和 82.8％，无显著性差别。因此推荐对于高危Ⅱ期患者推荐给予 LV5FU2 作为术后辅助化疗方案。

中山大学肿瘤医院万德森教授利用 Meta 分析探讨 Dukes'B 期患者术后是否需要辅助化疗 。他们收集国内外 1985～2003 年间关于 Dukes B 期结直肠癌根治性手术后给予辅助化疗的文章，将术后辅助化疗组和单纯手术组 5 年生存率进行综合比较。符合要求纳入分析的文献共 8 篇，8 个随机对照试验组，累计病例 6558 人。比较术后化疗组和单纯手术组的 5 年死亡率，其合并 OR 值为 0.79（95％CI＝0.7～0.9，$P<0.01$），化疗组可降低术后 5 年死亡率。认为 Dukes'B 期结直肠癌患者术后应给予辅助化疗，特别是那些有高危因素的患者。化疗方案选用 5－FU＋CF，最好持续灌注全身用药或口服卡培他滨，但是由于 Meta 分析本身的局限性，如发表偏倚、各研究组的研究条件不同（8 个研究者的对照组有的也给予了化疗），这一结论还需要多中心大规模的临床试验进一步证实。

回顾性荟萃分析的数据表明，Ⅱ期结直肠癌术后辅助化疗的绝对获益率仅为 2％～4％。有许多临床、病理等方面的危险因素增加了Ⅱ期结直肠癌患者术后复发的风险性，需要关注的包括：术前血清 CEA 水平、确诊时的临床表现（如梗阻或穿孔）、病理类型和分级、病灶周围脏器有无受侵、血管淋巴管及神经的浸润和手术切除的淋巴结数目等。

美国临床肿瘤协会（ASCO）对Ⅱ期结直肠癌术后辅助化疗的推荐意见为：辅助性化疗不推荐作为Ⅱ期结直肠癌术后的常规标准治疗，但对下列高危人群可以考虑辅助性化疗，即：T4N0M0（ⅡB 期）、手术标本淋巴结检出数目少于 12 个、伴有肠穿孔或肠梗阻、病理组织学分级较差的患者。

## 五、结直肠癌的新辅助化疗

新辅助化疗指进展期恶性肿瘤术前进行的化疗。目的在于缩小肿瘤体积，减少与周围组织的侵犯、粘连，提高手术切除率；并且可以杀灭血液循环中的游离癌细胞，预防远处转移；另外还可以杀伤肉眼不可见的亚临床病灶及微小的转移淋巴结，减少术后复发；依据术后病灶组织的病理结果，判断术前化疗的疗效，指导术后化疗用药。本节主要讨论的是可手术切除的进展期结直肠癌的化疗。

结直肠癌一旦发生远处脏器的血行转移，过去报道患者的 5 年生存率低于 10％。其中肝脏是结直肠癌最常见的转移部位，有机会接受手术的患者其生存期明显延长，术后中位总生存期可达 24～50 个月，而术后 5 年生存率提高至 25％～50％。由于 FOLFOX 或 FOLFIRI 等方案的一线化疗有效率可达 50％左右，使一部分不能手术的肝转移患者经化疗后肿瘤病灶缩小，使手术切除变为可能。研究表明，这类患者的预后与确诊时即可手术切除的肝转移患者类似，并且有获得治愈的机会。因此，对于只有肝脏（或肺）转移且病灶不可切除的进展期结直肠癌患者，应考虑选择最佳的化疗方案，以尽量争取手术切除的机会。

Wein 等进行的一项探索性Ⅱ期临床研究，应用 AIO 方案治疗了 53 例进展期结直肠癌患者，25 例病变累及一个转移部位，22 例只有孤立转移病灶。结果客观有效率为 42％，其中有 9 例患者接受了手术治疗，6 例病灶完全手术切除。对 151 例肝脏转移的结直肠癌患者进行的回顾性分析结果表明，确诊时无法手术切除，采用 FOLFOX 方案化疗后，77 例接受了手术治疗，48 例（31％）病灶完全切除

(R0 手术)，接受 R0 手术患者的 5 年生存率达到 58%。

在 EORTC40983 Ⅲ期研究中，研究者对可切除的结直肠癌肝转移患者术前进行 FOLFOX4 化疗的可行性和危险性进行了评价。364 例可切除的结直肠癌肝转移患者随机进入 FOLFOX4 术前化疗 6 周期、术后化疗 6 周期组和单手术组，主要观察 DFS，其次是安全性。对入组的前 346 例患者至少术后随访 3 个月，化疗组 174 例，单手术组 172 例，两组患者基线特征相似。中位随访期为 17 个月，化疗组术前 6 周期化疗后 24.8%的患者达到 CR，化疗组 28.2%的患者需剂量调整，3 度以上腹泻发生率 6.7%，呕吐发生率为 2.0%，中性粒细胞减少性发热发生率为 1.3%，3 度神经毒性发生率为 4.7%，没有治疗相关死亡。化疗组和单手术组术后 30 天内手术并发症发生率分别为 24.5%和 13.3%，需再接受手术治疗的患者分别占 4.5%和 2.3%，死亡率分别为 0.9%和 1.6%。该结果表明，术前 FOLFOX4 化疗安全，手术并发症和死亡率低。

有两项Ⅲ期随机对照临床试验的结果表明，接受 FOLFOX 方案化疗的患者比接受 Iri/5 - FU/LV 方案化疗者转移病灶的切除率更高。在 N9741 临床试验中，化疗后共有 24 例患者接受了转移病灶的手术切除，其中 FOLFOX 方案治疗组 11 例，IROX (Iri/OXA) 方案治疗组 11 例，而 IFL 方案治疗组仅有 2 例。接受手术切除病灶后的患者的中位生存时间为 42 个月，至研究者报告时仍有 7 例 (29%) 无复发生存。在 Tournigand 等人牵头组织的Ⅲ期临床试验中，一线化疗接受 FOLFOX 方案后有 22%的患者接受了转移病灶的手术切除，而一线化疗接受 FOLFIRI 方案后只有 9%的患者接受了转移病灶的手术切除 ($P$=0.02)；研究者报告的最终的随访结果，接受手术切除转移病灶的患者的中位总生存时间已超过 46 个月。

术前放疗已被证实对改善直肠癌根治率、保肛率和降低局部复发率有明确的疗效，与化疗药物联合特别 5 - FU 持续静脉灌注或口服卡培他滨可以增加放疗疗效，NCCN 已推荐用于 T3/T4 N0 或 Tany N1 - 2 期的患者。对于已有肝或其他部位转移的患者，如果无禁忌证，可以应用 FOLFOX 或 FOLFIRI 化疗，亦或联合 Avastin，适当控制转移灶后再进行原发灶的切除。如有可能，还可以同时或异时切除转移灶，使患者生存期延长。

对于低位直肠癌术前治疗可以降低肿瘤分期，减少不良反应，从而达到保留肛门和括约肌的功能。多个Ⅱ期临床研究表明，术前采用以 5 - FU 为基础的化疗联合常规放疗治疗局部晚期直肠癌 (T3 - 4 或 N+)，其病理完全缓解率为 10%～25%，而术前单纯放疗仅为 5%～10%。

NSABP R - 03 研究评价术前放化疗与术后放化疗对生存的益处，结果显示通过术前治疗获得病理完全缓解者的 3 年生存率可达 100%，而治疗后部分缓解或稳定者的 3 年生存率分别为 95%和 83%。术前与放疗联合使用时目前常用化疗药物为 5 - FU/LV 的各种给药方法的联合方案，也有用卡培他滨代替 5 - FU/LV 的治疗方案。韩国的一项随机临床研究比较以卡培他滨联合放疗与静脉推注 5 - FU/LV 联合放疗的疗效，结果卡培他滨组的 pCR 率为 22.2%，明显高于 5 - FU/LV 组的 11.4% ($P$=0.042)，且两组的降期率和保肛率也有明显差别，而卡培他滨组的不良反应发生率也低于 5 - FU/LV 组。因此目前许多研究推荐卡培他滨联合放疗作为局部晚期直肠癌的术前治疗方案。术前放化疗联合与既往治疗相比，使更多患者获得病理完全缓解或减少术后局部残留。但对于是否能够延长患者的生存期尚存在争议，并缺少大样本量随机研究的结论。

我院顾晋教授采用术前放化疗及介入化疗的联合方法，治疗 $20^+$ 例直肠癌、低位直肠癌 (≤6cm) 患者的保肛率>35%，而未进行术前治疗的患者，保肛率 0%。而且术后切除标本可见肿瘤缩小、变平、变软。免疫组化显示肿瘤细胞分化增殖指数降低。王振学等报道，术前 CF 20mg/m$^2$，5 - FU 750mg/m$^2$，CPT - 1170 mg/m$^2$联合短程中剂量 (25～30Gy) 的放疗，12 例术前检查皆为 T3 以上的患者，经放化疗以后，全部可接受手术治疗。还发现术前放化疗可使癌灶缩小，分期降低，并使癌细胞向远端及后方的浸润明显缩小，从而提高了保肛率。这些小型临床试验仅进行了初步的探索，介入治疗的作用尚待验证，有关短程放疗与常规分割放疗的比较在放疗一章中有详细叙述。

总之，直肠癌的治疗是以综合治疗为主，对于局部进展或远处转移而可以进行根治手术的患者，应采取合适的术前治疗。放化疗的联合应用是目前公认的的治疗模式，但合理选择适应患者群，将直接影响到治疗效果。同时应注意疗程的合理性。应在不增加围手术期风险的基础上尽量减少肿瘤负荷，提高保肛率、根治率。

## 第六节　进展期结直肠癌的化疗进展

奥沙利铂、伊立替康和氟尿嘧啶类药物仍是转移性结直肠癌化疗的三大类药物。卡培他滨作为氟尿嘧啶的前体口服制剂，在体内须经胸苷酸磷酸化酶 TP 酶活化方可转变为活性产物发挥抗肿瘤效应。与传统的 FU/LV 或 LV5FU2 相比，有效率、TTP 相当，除手足综合征外，无论血液学毒性还是非血液学毒性均明显下降。以这些药物为基础组成的化疗方案在一、二线结直肠癌的治疗中已达成共识。以 5 -FU/卡培他滨联合奥沙利铂组成的 FOLFOX/XELOX 方案和联合 CPT - 11 组成 FOLFIRI/XELIRI 方案治疗结直肠癌可以互为一、二线。在具体的临床实践中，以上化疗药物联合方案的用药顺序并无定论。初始治疗的选择可能取决于特定患者的具体情况，如患有基础神经病变者常首选含伊立替康方案，或有慢性肠道功能障碍者常首选奥沙利铂方案。事实上，晚期结直肠癌患者的总生存与患者是否能够全部接受到氟尿嘧啶、奥沙利铂和伊立替康三种药物有关。近年有关术后辅助治疗，stop and go 策略和结直肠癌肝转移综合治疗以及以抗 VEGF 单克隆抗体（贝伐单抗，Bevacizumab，商品名 Avastin）和抗 EGFR 的 Ig1 单克隆抗体（西妥昔单抗，Cetuximab，商品名 erbitux）为代表的靶向药物在转移性结直肠癌的治疗作用成为新的研究热点。

1. OPTIMOX 即 stop and go 策略

FOLFOX 和 FOFOIRI 在转移性结直肠癌中已成为标准的一线或二线治疗方案，最新的研究集中在化疗获益后的后续治疗问题。一直以来，结直肠癌的化疗主张以连续化疗直至患者病情进展成不能耐受，致使患者常常承受生命不息、化疗不止的痛苦。OPTIMOX 1 和 OPTIMOX 2 的临床研究打破了这一壁垒。Optimox1 临床试验是从 2004 年 ASCO 年会发布结果至今颇受关注的一项重要临床试验。多年以来，人们对于晚期结直肠癌的化疗理念采用的方法，多是不断化疗，只要患者获益或能够耐受，就主张采取连续多周期化疗，直至患者不能耐受或病情进展。这样导致患者的治疗似乎是生命不息，化疗不止。这种治疗模式一是不符合现在生物医学模式——以人为本，同时增加了患者的身体负担，不利于生活质量的改善，未必是最佳治疗，另外也增加了社会经济负担。

奥沙利铂联合 5 - FU/LV（LV5FU2）组成的 FOLFOX4 方案，近年来被应用于复发、转移性结直肠癌的一线治疗，但由于奥沙利铂的神经累积性不良反应，常常在连续应用 7～8 周期以后不得不停药，即使是后来改良的 FOLFOX 方案，简化了 LV5FU2 的给药方式，虽然减低了由于 5 - FU 静脉注射，中性粒细胞减少的不良反应，但随着奥沙利铂剂量强度增加至 $130mg/m^2$，反而加重累积性神经毒性。如何避免或减少这种累积性的不良反应，同时维持合适的治疗、延长患者生存，保证生活质量，成为近年临床研究的热点之一。Optimox1 临床研究基于这些目的。设计采用随机对照方法，试验组（B 组）在累积神经毒性出现前就停止给予含奥沙利铂的 FOLFOX7 方案，然后仅用不含奥沙利铂的 LV5FU2 维持治疗 12 周期，在疾病进展前、神经感觉异常基本恢复后再次开始应用第二阶段 FOLFOX7，与常规的连续应用 FOLFOX4 方案直至患者病情进展或不能耐受组（A 组）进行对照，观察新的化疗模式 A 组患者临床疗效和不良反应。试验结果表明，首次 6 周期化疗，FOLFOX4 连续给药组（A 组）与 FOLFOX7（B 组）客观疗效相似；而 TTP 及生存期两组之间皆无统计学差异；而 3～4 度不良反应有所减少（54.4%vs 48.7%），特别是在 LV5FU2 阶段，Ⅲ度神经毒性为 17.9%vs13.3%；B 组第二阶段应用奥沙利铂者仍有 69.4%的患者获益，而且维持治疗后再次应用含奥沙利铂的 FOLFOX7 方案者，生存期明显改善。

值得注意的是，在 B 组 LV5FU2 维持治疗期间，疾病进展后再次应用 FOLFOX7 方案者（$n$=89）RR 仅 6.7%，SD 42.7%；疾病进展后进入第二阶段 FOLFOX7 方案治疗者（$n$=33），RR 24.2%，

SD：54.5%，疗效显然是后者。而且在B组中，分层分析时发现，对于超过50%的患者接受第二阶段FOLFOX7方案治疗的中心，其患者总生存期超过了25个月，这一结果说明维持治疗后能再次接受较强力度的联合化疗有助于延长患者生存期。

在FOLFOX4的A组，大于60%的患者应用CPT-11作为二线治疗选择，这也是结直肠癌目前标准的化疗选择，其结果显示生存期超过20个月，与既往多个Ⅲ期临床试验结果一致。而在B组，仅FOLFOX7联合LV5FU2维持治疗同样达到了此目标，而且在维持治疗期间避免了3～4度不良反应。而改良的LV5FU2并未影响近期疗效，但给药更趋合理、方便，并有延长患者总生存期的趋势，这一结果显示出新理念的优越性。

从本实验结果还可以看出FOLFOX7作为密集治疗阶段，在达到控制肿瘤的前提下，采用维持治疗，在肿瘤进展或可能进展时再次密集治疗，这种模式符合结直肠癌的生物学特点，符合患者的病理生理特点，也符合奥沙利铂的药理特点，所以达到了等效减毒的目的。这一临床试验设计合理，为结直肠癌患者的化疗带来了新的理念和新的模式。

当然试验中也发现了一些问题，一是OPTIMOX1的FOLFOX7方案中奥沙利铂剂量比FOLFOX4方案增加了近50%，但并未带来更高的疗效，反而增加了血小板减少等不良反应的发生，而且影响了患者再次接受奥沙利铂的治疗几率。所以在随后进行的OPTIMOS2临床试验中将此进行了调整，奥沙利铂剂量改为100mg/m$^2$。另外本试验还发现维持治疗阶段，出现疾病进展后再接受FOLFOX7治疗，其疗效和生存期都比出现疾病进展前接受FOLFOX7治疗者差，但文献中并未对LV5FU2维持治疗阶段的中位进展时间给予分析和统计，但可以发现12个周期的维持治疗时间太长，致使30%的患者未能接受第二阶段的FOLFOX7治疗。而在接受者中70%的患者在接受二阶段FOLFOX7治疗时已经太晚，如果这部分患者在疾病进展前接受第二阶段的FOLFOX7治疗，生存期的改善可能会更好。

今年ASCO年会已经报告了OPTIMOX 2临床试验，观察维持期LV5FU2完全停用，对比OPTIMOX1，结果表明完全停止治疗组疾病控制时间略低于OPTIMOX1，但总生存期无统计学差异。所以现在又按此模式进行靶向药物的维持治疗（OPTIMOX 3），我们关注其试验结果。这种密集治疗一段时间，肿瘤控制或稳定后采用维持治疗或完全停止化疗，然后在疾病进展前再次采用密集性治疗，将可能成为新的标准治疗模式，而且这种模式也符合我国的国情，符合肿瘤及患者的生物学特点。

2. 结直肠癌辅助治疗

对于Ⅲ期结肠癌的辅助化疗基本达成共识，即术后进行6个月的FLOFOX、5-FU、LV5FU2或卡培他滨、XELOX辅助化疗将使患者受益。伊立替康已被证明应用于结直肠癌的辅助化疗中不能改善患者生存，而且毒副反应大。另外近年来开始了贝伐单抗（NSABP C08和AVANT）、西妥昔单抗（N0147和PETACC88）等分子靶向治疗药物应用于辅助化疗的研究，国内许多单位参加了部分临床研究。

但对于Ⅱ期结肠癌是否需要辅助化疗尚有争议。QUASAR研究和MOSAIC试验结果显示，如果对所有Ⅱ期的患者都给予辅助化疗，将仅有3%～6%的患者能获益。但是多项随机试验的荟萃分析显示针对高危Ⅱ期患者还是推荐辅助化疗，高危因素除包括传统的T4、穿孔、梗阻、淋巴结检测数目小于12个、组织学分型差、脉管神经受侵犯等，最近研究尚提出p53、RAS、mad2突变等分子水平的标志物亦具有重要意义，如目前正在进行的E5202试验，在检测微卫星不稳定性（MSI）和18q杂合性缺失（LOH）后，将入组患者分为高危组（MSS/18qLOH，MSI-L/18qLOH）和低危组（MSS/18Qloh(-)，MSI-L/18qLOH（-），MSI-H/18qLOH±），高危组予FOLFOX加或不加贝伐单抗的辅助化疗，低危组仅予观察，结果正在观察之中。

3. 结直肠癌肝转移的化疗

结直肠癌约60%的患者发生肝转移，而局限于肝的占50%左右，由于手术技术的提高，手术死亡率降低，能够得到手术完全切除的肝转移患者5年生存率达到29%～39%，有的甚至达到50%，这是化疗以及目前靶向药物治疗所不能达到的，但毕竟在结直肠癌肝转移患者中，能够进行R0切除的患者仅有10%～30%，如何提高手术切除率或使原本不能手术的患者通过新辅助治疗达到手术治疗的目的是近来临床关注的热点。目前研究表明术前新辅助化疗：FOLFOX或FOLFIRI等方案化疗可以使10%～30%的不能切除的肝转移患者再次获得R0切除机会，而且三药联合：FOLOXIRI方案可进一步提高肝转移切除率。2006年ASCO一项EORIC临床研究表明，术前FOLFOX4化疗可以缩小肿瘤直径，术后继续FOLFOX4 6个周期辅助化疗，防止术后复发，目前结果尚未可知。相信2007年底2008年初将得到初步结果。随着多学科综合治疗的发展，生物医学模式的改变，使结直肠癌肝转移的综合治疗将成为主要趋势。

4. 老年患者

2006年ASCO的年会上，Goldberg教授回顾分析4个临床试验中3742例应用FOLFOX4方案患者，其中617例年龄≥70岁，结果显示无论是辅助治疗及转移性结直肠癌的一线治疗、无病生存期及总生存期与5FU/LV比较都有明显改善。而二线治疗与5-FU/LV相似，安全性方面与年轻人相比无明显差异，仅中性粒细胞和血小板减少症的发生率略高，用药剂量强度亦无减低，从而对老年人的结直肠癌的化疗提供了循证医学依据。ASCO，NCCN指南中也已说明大于80岁患者只要脏器功能正常就可以接受化疗。

5. 化疗联合靶向药物

贝伐单抗是迄今为止作用最肯定的血管生长抑制剂，在转移性结直肠癌中已被批准作为一线用药。与FOLFIRI联合应用可将总生存期延长30%，BEAT研究正在观察其与FOLFOX、CAPOX和卡培他滨一线治疗转移性结直肠癌的安全性。目前对于贝伐单抗的研究进一步细化，如评价贝伐单抗联合化疗出现肠穿孔的高危因素，贝伐单抗剂量调整后的有效性，贝伐单抗对手术的影响，贝伐单抗同时联合放化疗等。随着贝伐单抗在结直肠癌的治疗中的地位日趋重要，深入研究尚需不断进行。

西妥昔单抗可高效地阻断表皮生长因子受体的表达，已被53个国家和地区批准单药或与伊立替康联合治疗用于伊立替康治疗失败的转移性结直肠癌。去年ASCO年会共报道了17篇西妥昔单抗治疗结直肠癌的研究，其中MABEL研究进一步验证了西妥昔单抗联合伊立替康治疗伊立替康治疗失败的转移性结直肠癌的有效性和安全性，而CALGB 80203研究结果显示西妥昔单抗联合FOLFIRI或FOLFOX方案均可提高二者的有效率，而且与XELIRI和XELOX联合治疗亦有较高的有效率和可行性。Ⅱ期临床研究还发现西妥昔单抗联合化疗一线治疗转移性结直肠癌，疗效超过80%。值得注意的是西妥昔单抗作用靶点是EGFR，但临床研究结果发现，其疗效与EGFR表达不完全相关，而与患者皮肤的反应相关。进一步研究发现与基因突变类型或EGFR基因拷贝量相关，但西妥昔单抗与患者肿瘤分子标志物的表达相关性尚不明了，有待于进一步探索。西妥昔单抗现在已经在我国上市，相信不久将来我们也将得到中国人的治疗资料。

BOND2试验证实了贝伐单抗联合西妥昔单抗治疗一线治疗失败的晚期大肠癌，结果显示了生存优势，BOND3 III期临床试验正在进行中，主要目的是评价贝伐单抗＋西妥昔单抗或分别单用联合化疗（FOLFOX或FOLFIRI）一线治疗晚期大肠癌的疗效，结果正在期待之中。2006年ASCO年会上Meyerhardt报道了FOLFOX、贝伐单抗和埃罗替尼联合用于转移性结直肠癌的II期临床试验结果，共入选31例初治或者结束5-FU/LV辅助化疗一年以上的结直肠癌患者，接受FOLFOX（奥沙利铂85mg/$m^2$，5-FU400mg/$m^2$，bolus，LV400mg/$m^2$和5-FU2.4/$m^2$，civ，46hr）d1、贝伐单抗5mg/kg d1和埃罗替尼150mg每日一次，结果显示78%的患者至少出现一种3～4度毒性反应（腹泻、中性粒细胞减少、皮疹、乏力、恶心呕吐及神经毒性等），大约40%的患者由于不良反应退出试验，最终数据还未见报告。这些研究初步显示出联合多靶点药物的可行性。而且目前，有关多个靶向药物联合应用以及在结直肠癌肝转移的新辅助、辅助治疗中也在开始进行临床试验，但靶向药物的治疗更多可能与肿瘤的分子分型相关，所以进一步探索结直肠癌患者的分子生物学行为，将为靶向药物的疗效提供更好的结果。

相信随着靶向药物的深入研究，患者的生存期将有可能突破三年，但目前对于中国现实来说，药品经济学不能不考虑，如何在中国现实情况下让更多的患者接受更合理的治疗，或者选用我国自主知识产权产品，如血管内皮抑素（恩度），将成为我国肿瘤学界的研究方向。

6. 密切随访

有系统综述分析了 5 项随机对照试验，1342 例接受根治性切除术的结直肠癌患者结直肠癌根治性手术之后，观察按时密切随访在肿瘤复发监测及孤立性转移病灶检测率方面的作用。结果发现对比常规随访，密切随访明显缩短肿瘤复发检测时限并增加孤立性转移病灶的检出率（密切随访与常规随访的中位复发检测时时限标准差为 8.5 个月，95%可信区间为 7.6 个月至 9.4 个月，$P<0.001$；另一篇系统综述分析了 6 项随机对照试验，（1679 例患者）比较密切随访对死因死亡率的影响。结果发现，对比常规随访，密切随访明显降低全死因死亡率（密切随访组 5 年死亡率：260/858 [31%]；常规随访组 5 年死亡率：306/821 [38%]；两组率比 0.80，95%可信区间为 0.70～0.91）。进一步分层分析发现对癌胚抗原（CEA）和肝脏影像学的监测有利于提高患者的总生存期（未进行 CEA 监测的总体死亡率：相对危险度 0.90，95%可信区间为 0.73～1.09；进行 CEA 监测的总体死亡率：相对危险度 0.71，95%可信区间为 0.60 至 0.85；未进行肝脏影像学监测的总体死亡率：相对危险度 0.91，95%可信区间为 0.73～1.14；进行肝脏影像学监测的总体死亡率：相对危险度 0.74，95%可信区间为 0.63～0.87）。也就是表明密切随访，包括观察 CEA 检测以及影像学检查可以缩短肿瘤复发的检测时限并增加孤立性转移病灶的检出率，并可以延长患者的总生存期。

NCCN 指南中推荐对于 T1－3 N1－2 M0 或者 T4 N1－2 M0 的结肠癌患者的随访应：前两年内每 3～6 个月进行一次查体和病史询问，以后可改为每半年一次至术后五年；前两年内每 3～6 个月复查 CEA，如 T 分期为 T2 及以上，则在第三年至第五年内仍应每半年复查 CEA；如患者复发风险很高，在前三年内应该每年行胸部/腹部/盆腔 CT 检查；术后一年行全结肠镜检查，如有异常则应在一年内复查。如未发现息肉，则每三年重复一次，以后改为每五年复查。如术前因肠梗阻未进行结肠镜检查。则应于术后 3～6 个月内行结肠镜检查。PET 扫描不推荐为常规检查。IV 期结肠癌患者和直肠癌患者的随访监测原则相同，即在术后前两年内每 3 个月复查 CEA，第三年至第五年则为每半年复查；在前两年内每 3～6 个月行胸部/腹部/盆腔 CT 检查，以后改为每 6～12 个月复查至术后五年；结肠镜复查同前。

但也有研究发现，密切随访不仅患者生活质量没有提高反而会增加患者的忧虑情绪。但大多数参与临床试验的患者却表示即便不能有助于早期检测肿瘤复发，他们仍愿意接受密切随访。并且目前随访方法的频率和强度是患者能够接受的。

（邓　薇　李　洁　沈　琳）

## 参考文献


1. Chapuis PH, Fisher R, Dent OF, et al. The relationship between different staging methods and survival in colorectal carcinoma. Diseases of the Colon and Rectum, 1985, 28: 158-61
2. Wingo PA, Tong T, Bolden S. Cancer Statistics 1995. CA Cancer J Clin, 1995, 45: 8-30
3. Weir HK, Thun MJ, Hankey BF, et al. Annual report to the nation on the states of cancer, 1975-2003, featuring the uses of surveillance data for cancer prevention and control. Journal of the National Cancer Institute, 2000, 95: 1276-99
4. Ries LAC, Eisner mp, Kosary CL, et al. SEER Cancer statistics review, 1975-2001, NIH, Bethesda, MD
5. Jemal A, Ram C, Tiwari, et al. Cancer statistics, 2004. CA Cancer J Clin, 2004, 54 (1): 8-29
6. Jemal A, Murray T, Ward E, et al. Cancer statistics, 2005. CA Cancer J Clin, 2005, 55: 10-30
7. Glimelius B, Hoffman K, Graf W, et al. Quality of life during chemotherapy in patients with symp-

tomatic advanced colorectal cancer. The Nordic Gastrointestinal Tumor Adjuvant Therapy Group. Cancer, 1994, 73: 556-562

8. Advanced Colorectal Cancer Meta-Analysis Project. Modulation of fluorouracil by leucovorin in patients with advanced colorecal cancer: evidence in terms of response rate. J Clin Oncol, 1992, 10: 896-903
9. Beerblock K, Rinaldi Y, Andre′ T, et al. Bimonthly high-dose leucovorin and 5-fluorouracil 48-hour continuous infusion in advanced colorectal cancer. Cancer, 1997, 79: 1100-1105
10. Meta-analysis Group in Cancer. Efficacy of intravenous continuous infusion of fluorouracil compared with bolus administration in advanced colorectal Cancer. J Chin Oncol, 1998, 16 (1): 301-308
11. Meropol NJ. Oral fluoropyrimidinesin the treatment of colorectal cancer. Eur J Cancer, 1998, 34 (10): 1509-1513
12. Mayer RJ. Moving beyond fluorouracil for colorectal cancer. N Engl J Med, 2000, 343: 963-964
13. Thirion P, michiess, Pignon JP, et al. Modulation of fluorouracil by leucovorin in patients with advanced colorectal Cancer : an updated meta-analysis. J Chin Oncol, 2005, 23 (6): 1337-8
14. Schuller J, Cassidy J, Durston S, et a1. Preferential activation of capecitabine in tumor following oral administration to colorectal cancer patients. Cancer Chemother Pharmacol, 2000, 45: 291-297
15. Van Cutsem E, Findlay M, Osterwalder B, et al. Capecitabine, an oral fluoropyrimidine carbamate with substantial activity in advanced colorectal cancer: results of a randomized phase II study. J Clin Oncol, 2000, 18 (6): 1337-45
16. Van Cutsem E , Hoff pm , Harper P, et al. Oral Capecitabin vs intravenous 5-FUand leucovorin: integrated efficacy data and novel analysis from two large, randomized , phase Ⅲ trials. Br J Canccer, 2004, 90 (6): 1190-1197
17. Douillard TY, Hoff pm, Skillings JR, et al. Multicenter phase Ⅲ study of uracil/tegafur and oral leucovorin versus fluorouracil and leucovorin in patients with previously untreated metastatic colorectal Cancer, J Clin Oncol, 2002 , 20 (17): 3605-16
18. Shirao K, Hoff pm, Ohtsu A, et al. Comparison of the efficacy, toxicity, and pharma cokinetics of a uracil/tegafur (UFT) plus oral leucovorin (LV) regimen between Japanese and American patients with advanced colorectal Cancer: joint United States and Japan study of UFT/LV. J Clin Oncol. 2004, 22 (17): 3441-2
19. Cunningham D, Zalcberg J, Maroun J, et al. Efficacy, tolerability and management of raltitrexed (Tomudex) monotherapy in patients with advanced colorectal Canner , a review of phase Ⅱ/Ⅲ trial. Eur J Cancer, 2002, 38 (4) 478-86
20. Cheeseman S, Joel S, Chester J, et al. A "modified de Gramont" regimen of fluorouracil, alone and with oxaliplatin, for advanced colorectal cancer. Brit J Cancer, 2002, 87: 393-399
21. Moreau S, Machover D, de Gramont A, et al. Phase II trial of oxaliplatin: L-OHP in patients with colorectal carcinoma (CRC) previously resistant to 5-fluorouracil (5-FU) and folinic acid (FA) [Abstract]. Proc Am Soc Clin Oncol, 1993, 12: 214
22. Scheetf ED, Howell SB. Computer modeling of the primary cisplatin and oxaliplatin DNA adducts and relevance to mismatch repair recognition. Proc Am Assoc Cancer Res, 1998, 39: 1082 (abstr)
23. Marchetti P, Galla DA . Russo FP, et a1. Apoptosis induced by oxaliplatin in human colon cancer HCT15 cell line. Anticancer Res, 2004, 24: 219-226
24. Cassidy J, Bjarnason G, Hickish T, et al. Randomized double blind (DB) placebo (Plcb) controlled

phase III study assessing the efficacy of xaliproden (X) in reducing the cumulative peripheral sensory neuropathy (PSN) induced by the oxaliplatin (Ox) and 5-FU/LV combination (FOLFOX4) in first line treatment of patients (pts) with metastatic colorectal cancer (MCRC). Program and abstracts of the 2006 Gastrointestinal Cancers Symposium; January 26-28, 2006; San Francisco, California. Abstract 229

25. 孙燕，管忠震，金懋林等. 奥沙利铂单药与氟脲嘧啶甲酰四氢叶酸钙联合应用治疗晚期大肠癌Ⅱ期临床试验报告. 癌症，1999，18 (3)：237～240

26. Rougier P, Van Custem E, Bajetta E, et al. Randomised trial of irinotecan versus fluorouracil by continuous infusion after fluorouracil failure in patients with metastatic colorectal cancer. Lancet, 1998, 352: 1407-1412

27. Cunningham D, Pyrh" nen S, James RD, et al. Randomized trial of irinotecan plus supportive care versus supportive care alone after fluorouracil failure for patients with metastatic colorectal cancer. Lancet, 1998, 352: 1413-1418

28. 李玉升，张弘刚，黄镜等. 含有 CPT-11 的联合化疗方案治疗晚期胃肠道癌 26 例临床观察. 临床肿瘤学杂志，2004，(03)

29. 管忠震，孙晓非，冯奉仪等. 伊立替康 (Irinotecan，CPT-11) 治疗晚期大肠癌临床研究. 癌症，1999，18 (6)：686-688

30. Ando M, Hasegawa Y, Ando Y, et al. Pharmacogenetics of irinotecan: a promoter polymorphism of UGT1A1 gene and severe adverse reactions to irinotecan. Invest New Drugs, 2005, 23 (6): 539-45

31. Massacesi C, Terrazzino S, Marcucci F, et al. Uridine diphosphate glucuronosyl transferase 1A1 promoter polymorphism predicts the risk of gastrointestinal toxicity and fatigue induced by irinotecan-based chemotherapy. Cancer, 2006, 106 (5): 1007-16

32. A djeiA A. Blocking oncogenic ras signaling for cancer therapy. J N at Cancer Inst, 2001, 93 (14): 1062-1074

33. Herbst RS. Role of novel targeted therapies in the clinic. Br J Cancer, 2005, 92 (Suppl 1): 21- 27

34. Fernando NH, Hurwitz HI. Inhibition of vascular endothelial growth factor in the treatment of colorectal cancer. Semin Oncol, 2003, 30 (Suppl 6): 39-50

35. Kabbinavar F, Hurwitz HI, Fehrenbacher L, et al. Phase II, randomized trial comparing bevacizumab plus fluorouracil (FU) / leucovorin (LV) with FU/ LV alone in patients with metastatic colorectal cancer. J Clin Oncol, 2003, 21 (1): 60-65

36. Fernando NH, Hurwitz HI. Targeted therapy of colorectal cancer: clinical experience with bevacizumab. Oncologist, 2004, 9 (Suppl) 1: 11-18

37. Hurwitz H, Fehrenbacher L, Novotny W, et al. Bevacizumab plus irinotecan, fluorouracil, and leucovorin for metastatic colorectal cancer. N Engl J Med, 2004, 350 (23): 2335-2342

38. Hochster HS, Welles L, Hart L, et al. Safety and efficacy of bevacizumab (Bev) when added to oxaliplatin/fluoropyrimidine (O/F) regimens as first-line treatment of metastatic colorectal cancer (mCRC): TREE 1 & 2 Studies. J Clin Oncol, 2005, 23: 3515

39. Giantonio B, Catalano D, Meropol NJ, et al. High- dose bevacizumab improves survival when combined with FOLFOX4 in previously treated advanced colorectal cancer: results from the Eastern Cooperative Oncology Group (ECOG) study E3200. Proc Am Soc Clin Oncol, 2005, 23: 16s, Abstract 2

40. Hochster H, Hart L, Ramanathan R, et al. Results of the TREE-2 cohort: Safety, tolerability,

and efficacy of bevacizumab added to three oxaliplatin/fluoropyrimidine regimens as first-line treatment of metastatic colorectal cancer. Program and abstracts of the 2006 Gastrointestinal Cancers Symposium, 2006; San Francisco, California. Abstract 244

41. Giantonio B, Levy D, O'Dwyer P, et al. (2006) A phase II study of high-dose bevacizumab in combination with irinotecan, 5-fluorouracil, leucovorin, as initial therapy for advanced colorectal cancer: results from the eastern cooperative oncology group study E2200. Ann Oncol, 2006, 17: 1399-1403

42. Hoff PM, Wolff RA, Bogaard K, et al. A Phase Ⅰ study of escalating doses of the tyrosine kinase inhibitor semaxanib ( SU5416) in combination with irinotecan in patientswith advanced colorectal carcinoma. Jpn J Clin Oncol, 2006, 36 (2) : 100-103

43. Lockhart AC, Cropp GF, Berlin JD. Phase Ⅰ/p ilot study of SU5416 ( semaxinib ) in combination with irinotecan /bolus 5-FU/LV ( IFL) in patientswithmetastatic colorectal cancer. Am J Clin Oncol, 2006, 29 (2) : 109-115

44. Koehne C, Bajetta E, Lin E, et al. Results of an interim analysis of a multinational randomized, double- blind, phase III study in patients (pts) with previously treated metastatic colorectal cancer (mCRC) receiving FOLFOX4 and PTK787/ZK 222584 (PTK/ZK) or placebo (CONFIRM 2). Proc Am Soc Clin Oncol, 2006, 24: 18s

45. Olayioye M A, Neve R M, Lane H A, et al. The ErbB signaling network: receptor heterodimerization in development and cancer. EMBO J, 2000, 19 (13): 3159-3167

46. Reiter J L, Threadgill D W, Eley G D, et al. Comparative genomic sequence analysis and isolation of human and mouse alternative EGFR transcripts encoding truncated receptor isoforms. Genomics, 2001, 71 (1): 1-20

47. Ciardiello F, Tortora G. A novel approach in the treatment of cancer: targeting the epidermal growth factor receptor. Clin Cancer Res, 2001, 7: 2958-2970

48. Venook A P. Epidermal growth factor receptor targeted treatment for advanced colorectal carcinoma. Cancer, 2005, 103 (2) : 2435-2446

49. Cunningham D, Humblet Y, Siena S, et al. Cetuximab monotherapy and cetuximab plus irinotecan in irinotecan-refractory metastatic colorectal cancer. N Engl J Med, 2004, 351: 337-45

50. Saltz LB, Meropol NJ, Loehrer PJ Sr , et al. Phase II trial of cetuximab in patients with refractory colorectal cancer that expresses the epidermal growth factor receptor. J Clin Oncol, 2004, 22 (7): 1201-1208

51. Folp recht G, LutzM, Schoeffski P, et al. Cetuximab and irinotecan /5-fluorouracil/ folinic acid is a safe combination for the first line treatment of patients with epidermal growth factor receptor expressing metastatic colorectal carcinoma. Ann Oncol. 2006, 17 (3) : 450-6

52. Nygren P Sorbye H, Osterlund P, et al. Targeted drugs in metastatic colorectal cancer with special emphasis on guidelines for the use of bevacizumab and cetuximab: an Acta Oncologica expert report. Acta Oncol, 2005, 44 (3): 203- 217

53. Meropol NJ, Berlin J, Hecht JR, et al. Multicenter study of ABX—EGF monotherapy in patients with metastatic colorectal cancer. Proc Am Soc Clin Oncol, 2003, 22: 256

54. Berlin J, Malik I, Picus J, et al. Panitumumab therapywith irinotecan, 52fluorouracil, and leucovorin ( IFL ) in patients ( pts) with metastatic colorectal cancer (mCRC) (abst). Ann Oncol, 2004, 15 ( suppl 3)

55. PeetersM, Van Cutsem E, Siena S, et al. A phase 3, multi center, randomized controlled trial of

panitumumab plus best supportive care (BSC) vs BSC alone in patients with metastatic colon rectal cancer ( abst) Program and abstracts of the 97th Annual Meeting of the American Association for Cancer Research，April 125，2006，Washington DC
56. Vanhoefer U，Tewes M，Rojo F ，et al. Phase I study of the humanized antiepidermal growth factor receptor monoclonal antibody EMD72000 in patients with advanced solid tumors that express the epidermal growth factor receptor. J Clin Oncol，2004，22 (1)：175-184
57. Porebska I，HarlozinskaA，Bojarowski T. Expression of the tyrosine kinase activity growth factor receptors ( EGFR，ERB B2，ERB B3 ) in colorectal adenocarcinomas and adenomas. Tumour Biol，2000，21：105-115
58. Daneshmand M ，Parolin DA ，Hirte HW ，et al. A pharmacodynamic study of the epidermal growth factor receptor tyrosine kinase inhibitor ZD1839 in metastatic colorectal cancer patients. Clin Cancer Res ，2003 ，9 ：2457
59. Fisher GA ，Kuo T ，Cho CD ，et al. A phase Ⅱ study of gefitinib in combination with FOLFOX24 ( IFOX) in patients with metastatic colorectal cancer. J Clin Oncol ，2004 ，22 ：3514
60. Townsley C ，Major P ，Siu LL ，et al. Phase Ⅱ study of OSI2774 in patients with metastatic colorectal cancer〔M〕. Gastrointest World Symp ，2004 ：[abstract 222]
61. Meyerhardt JA ，Xhu A ，Enzinger PC ，et al. Phase Ⅱ study of capecitabine ，oxaliplatin and erlotinib in previously treated patients with metastatic colorectal cancer (MCRC). J Clin Oncol ，2004，22 ：3580
62. Eberhart CE，Coffey RJ，Radhika A，et al. Up-regulation of cyclooxygenase-2 gene expression in human colorectal adenomas and adenocarcinomas. Gastroenterology，1994，107：1183-8
63. Sheenan KM，Sheahan K，O'Donoghue DP，et al. The relationship between cyclooxygenase-2 expression and colorectal cancer. J Am Med Assoc，1999，282：1254-7
64. Blanke CD，Benson AB Ⅲ，Dragovich T ，et al. A phase Ⅱ trial of celecoxib ，irinotecan ，52fluorouracil and leucovorin in patients with unresectable or metastatic colorectal cancer. Proc Am Soc Clin Oncol ，2002 ，21 ：505
65. J De Grève，C Koehne，J Hartmann ，et al. Capecitabine plus irinotecan versus 5-FU/FA/irinotecan ± celecoxib in first line treatment of metastatic colorectal cancer (CRC). Long-term results of the prospective multicenter EORTC phase III study 40015. Proc Am Soc Clin Oncol，2006，24：3577
66. Andre T，Louvet C，Maindrault-Goebel F，et al. CPT-11 (irinotecan) addition to bimonthly，high-dose leucovorin and bolus and continous-infusion 5-fluorouracil (FOLFIRI) for pretreated metastatic colorectal cancer. Eur J Cancer，1999，35 (9)：1343-7
67. Douillard JY，Cunningham D，Roth AD，et al. Irinotecan combined with fluorouracil compared with fluorouracil alone as first-line treatment for metastatic colorectal cancer：a multi centre randomised trial. Lancet，2000，355：1041-1047
68. Saltz LB，Cox JV，Blanke C，et al. Irinotecan plus fluorouracil and leucovorin for metastatic colorectal cancer. Irinotecan Study Group. N Engl J Med，2000，343：905-914
69. 开普拓临床研究协作组. 开普拓治疗大肠癌的临床应用. 中华肿瘤杂志 ，2003，(06)
70. 樊青霞，吴欣爱，王留兴等. CPT-11 联合 5-FU/FA 方案治疗局部晚期或转移性结直肠癌的临床研究. 癌症进展 ，2004，(06)
71. Pitot HC，Rowland KM，Sargent DJ，et al. N9841：A randomized phase III equivalence trial of irinotecan (CPT-11) versus oxaliplatin/5-fluorouracil (5FU) /leucovorin (FOLFOX4) in patients

(pts) with advanced colorectal cancer (CRC) previously treated with 5FU. J Clin Oncol, 2005, 23: 3506

72. 张文，赵子仪，吴晴等. 改良 FOLFIRI 方案用于奥沙利铂和氟尿嘧啶类药物治疗失败的晚期结直肠癌临床研究. 中华肿瘤杂志，2006，(10)
73. 张弘纲，吴芳，陈闪闪. 伊立替康联合氟尿嘧啶/亚叶酸钙方案一线治疗 37 例晚期大肠癌. 中国癌症杂志，2006，(12)
74. de Gramont A, Gastiaburu J, Tournigand C, et al. Oxaliplatin with high-dose folinic acid and 5-fluorouracil 48 h infusion in pretreated metastatic colorectal cancer. Proc Am Soc Clin Oncol, 1994, 13: 220
75. de Gramont A, Vignoud J, Tournigand C, et al. Oxaliplatin with high-dose leucovorin and 5-fluorouracil 48-hour continuous infusion in pretreated metastatic colorectal cancer. Eur J Cancer, 1997, 33: 214-219
76. Raymond E, Buquet-Fagot C, Djelloul S, et al. Antitumor activity of oxaliplatin in combination with fuorouracil and the thymidylate synthase inhibitor AG337 in human colon, breast and ovarian cancers. Anti-Cancer Drugs, 1997, 8: 876-85
77. Andre′ T, Louvet C, Raymond E, et al. Bimonthly high-dose leucovorin, 5-fluorouracil infusion and oxaliplatin (FOLFOX3) for metastatic colorectal cancer resistant to the same leucovorin and 5-fluorouracil regimen. Ann Oncol, 1998, 9: 1-3
78. Andre′ T, Bensmaine MA, Louvet C, et al. Multicenter phase II study of bimonthly high-dose leucovorin, fluorouracil and oxaliplatin for metastatic colorectal cancer resistant to the same leucovorin and fluorouracil regimen. J Clin Oncol, 1999, 17: 3560-3568
79. Maindrault-Goebel F, Louvet C, Andre′ T, et al. Oxaliplatin added to the simplified bimonthly leucovorin and 5-fluorouracil regimen as second-line therapy for metastatic colorectal cancer (FOLFOX6). Eur J Cancer, 1999, 35: 1338-1342
80. de Gramont A, Figer A, Seymour M, et al. Leucovorin and fluorouracil with or without oxaliplatin as first-line treatment in advanced colorectal cancer. J Clin Oncol, 2000, 18: 2938-2947
81. Maindrault-Goebel F, de Gramont A, Louvet C, et al. Evaluation of oxaliplatin dose-intensity with bimonthly leucovorin and 48-hour 5-fluorouracil continuous infusion regimens (FOLFOX) in pretreated metastatic colorectal cancer. Ann Oncol, 2000, 11: 1477-1483
82. de Gramont A, Figer A, Seymour M, et al. Leucovorin and fluorouracil with or without oxaliplatin as first-line treatment in advanced colorectal cancer. J Clin Oncol, 2000, 18: 2938-2947
83. High-dose intensity oxaliplatin added to the simplified bimonthly leucovorin and 5-fluorouracil regimen as secondline therapy for metastatic colorectal cancer (FOLFOX7). Eur J Cancer, 2001, 37: 1000-5
84. Rothenberg M, Oza A, Burger B, et al. Phase III trial of bolus + infusional 5-FU/leucovorin vs oxaliplatin vs the combination in patients with recurrent metastatic colorectal cancer following irinotecan, bolus 5-FU, and leucovorin: Interim results. Ann Oncol, 2002, 13: 2
85. Goldberg RM, Morton RF, Sargent DJ, et al. N9741: oxaliplatin or CPT-11 plus 5-fluorouracil/leucovorin or oxaliplatin plus CPT-11 in advanced colorectal cancer. Updated efficacy and quality of life data from an intergroup study. Proc Am Soc Clin Oncol, 2003, 22: 252
86. de Gramont A, Cervantes A, Andre T, et al. OPTIMOX study: FOLFOX7/LV5FU2 compared to FOLFOX4 in patients with advanced colorectal cancer. J Clin Oncol, 2004, 22: 3525
87. Goldberg R, Sargent DJ, Morton RF, et al. A randomized controlled trial of fluorouracil plus leuco-

vorin, irinotecan, and oxaliplatin combinations in patients with previously untreated metastatic colorectal cancer. J Clin Oncol, 2004, 22 (1): 23-30

88. Grothey A, Sargent D, Goldberg RM, et al. Survival of patients with advanced colorectal cancer improves with the availability of fluorouracil-leucovorin, irinotecan, and oxaliplatin in the course of treatment. J Clin Oncol, 2004, 22: 1209-1214
89. Tournigand C, Andre T, Achille E, et al. FOLFIRI followed by FOLFOX6 or the reverse sequence in advanced colorectal cancer: a randomized GERCOR study. J Clin Oncol, 2004, 22: 229-37
90. De Gramont A , Boni C , Navarro M, et al. Oxaliplatin/5 - Fu/LV in the adjuvant treatment of stage Ⅱ and stage Ⅲ colon cancer : efficacy results with a median follow - up of 4 years. 2005 ASCO Abstract ; 3501
91. Green E, Sargent D, Goldberg R, et al. Detailed analysis of oxaliplatin-associated neurotoxicity in Intergroup trial N9741. Program and abstracts of the 2005 Gastrointestinal Cancers Symposium; January 27-29, 2005; Hollywood, Florida. Abstract 182
92. Grothey A, Sargent D. Overall survival of patients with advanced colorectal cancer correlates with availability of Fluorouracil, irinotecan, and oxaliplatin regardless of whether doublet or single-agent therapy is used first line. J Clin Oncol, 2005, 23: 9441-9442
93. Grothey A. Clinical management of oxaliplatin-associated neurotoxicity. Clin Colorectal Cancer, 2005, 5: S38-S46
94. Seymour MT, Group UNCCS. Fluorouracil, oxaliplatin and CPT-11 (irinotecan), use and sequencing (MRC FOCUS): A 2135-patient randomized trial in advanced colorectal cancer (ACRC). J Clin Oncol, 2005, 23: 3518
95. Falcone A, Masi G, Murr R, et al. Biweekly irinotecan, oxaliplatin, and infusional 5FU/LV (FOLFOXIRI) versus FOLFIRI as first-line treatment of metastatic colorectal cancer (MCRC): Results of a randomized, phase III trial by the Gruppo Oncologico Nord Ovest (GONO). Program and abstracts of the 2006 Gastrointestinal Cancers Symposium; January 26-28, 2006; San Francisco, California. Abstract 199
96. F Maindrault-Groebel, G Lledo, B Chibaudel, et al. OPTIMOX2, a large randomized phase II study of maintenance therapy or chemotherapy-free interval (CFI) after FOLFOX In patients with metastatic colorectal cancer (MRC). A GERCOR study ASCO 2006 Abstract 3504
97. Moertel CG, Fleming TR, MacDonald Js, et al. Levamisole and fluorouracil for adjuvant therapy of resected colon carcinoma. N Engl J Med, 1990, 322 (6): 352-358
98. Moertel CG, Fleming TR, MacDonald JS, et al. Fluorouracil plus levamisole as effective adjuvant therapy after resection of stage III colon carcinoma: a final report. Annals of Internal Medicine, 1995, 122: 321-6
99. Moertel CG, Fleming TR, Macdonald JS, et al. Intergroup study of fluorouracil plus levamisole as adjuvant therapy for stage II/Dukes' B2 colon cancer. J Clin Oncol, 1995, 13 (12): 2936-43
100. Taal BG, Van Tinteren H, Zoetmulder FA. NACCP group: Adjuvant 5FU plus levamisole in colonic or rectal cancer: improved survival in stage II and III. Br J Cancer, 2001, 16; 85 (10): 1437-1443
101. Wolmark N, Rockette H, Fisher B, et al. The benefit of leucovorin-modulated fluorouracil as postoperative adjuvant therapy for primary colon cancer: results from National Surgical Adjuvant Breast and Bowel Project protocol C-03. Journal of Clinical Oncology, 1993, 11: 1879-87
102. O 'Connell MJ, Mailliard JA, Kahn MJ, et al. Control led trial of fluorouracil and low-dose leuco-

vorin given for 6 months as postoperative adjuvant therapy for colon cancer. J Clin Oncol, 1997, 15: 246-50

103. de Gramont A, Bosset JF, Milan C, et al. Randomized trial comparing monthly low dose leucovorin and fluorouracil bolus with bimonthly high dose leucovorin and fluorouracil bolus plus continuous infusion for advanced colorectal cancer: A French intergroup study. J Clin Oncol, 1997, 15: 808-815

104. Tournigand C, de Gramont A, Louvet C, et al. A simplified bimonthly regimen with leucovorin and 5 FU for metastatic colorectal cancer. Proc Am Soc Clin Oncol, 1998, 17: 274

105. Haller DG, Catalano PJ, Macdonald JS, et a1. F1uomuracil (FU), leucovovin (LV) and levamisole (LEV) adjuvant therapy for colon cancen Five-year final report of 1NT-0089. Pmc Am Soc Clin Oncol, 1998, 17: 256a

106. Wolmark N, Rockette H, Mamounas E, et al. Clinical trial to assess the relative efficacy of fluorouracil and leucovorin, fluorouracil and levamisole, and fluorouracil, leucovorin, and levamisole in patients with Dukes' B and C carcinoma of the colon: results from National Surgical Adjuvant Breast and Bowel Project C-04. Journal of Clinical Oncology, 1999, 17: 3553-9

107. Efficacy of adjuvant fluorouracil and folinic acid in B2 colon cancer. International Multicentre Pooled Analysis of B2 Colon Cancer Trials (IMPACT B2) Investigators. J Clin Oncol, 1999, 17 (5): 1356-1363

108. Marsoni S. Efficacy of adjuvant fluomuracil and leucovorin in stage B2 and C colon cancer. Seminars Oncology, 2001, 28: Suppl 1: 14-19

109. Wolmark N, Bryant J, Smith R, et al. Adjuvant 5-fluorouracil and leucovorin with or without interferon alfa-2a in colon carcinoma: National Surgical Adjuvant Breast and Bowel Project protocol C-05. Journal of the National Cancer Institute, 1998, 90: 1810-6

110. Andre T, Boni C, Mounedji-Boudiaf L, et al. Oxaliplatin, fluorouracil, and leucovorin as adjuvant treatment for colon cancer. N Engl J Med, 2004, 350: 2343-2351

111. Wolmark N, Wieand S, Kuebler JP, et al. A phase III trial comparing FULV to FULV + oxaliplatin in stage II or III carcinoma of the colon: Results of NSABP Protocol C-07. J Clin Oncol, 2005, 23: LBA3500

112. Rousselot LM, Cole DR, Grossi CE, et al. Adjuvant chemotherapy with 5-fluoumuracil in surgery for colorectal cancer eight-year progress report. Dis. Colon Rectum, 1972, l5: l69

113. Lawrence W, Terg JJ, Homely lll, et a1. Chemotherapy as an adjuvant to surgery for colorectal cancer. Ann Surg, 1975, 81: 6l6

114. Buyse M, Zeleniuch JA, Chalmers TC. Adjuvant therapy of colorectal cancer: why we still don't know. JAMA, 1988, 259: 3571-3578

115. Wolmark N, Fisher B, Rockette H, et al. Postoperative adjuvant chemotherapy or BCG for colon cancer: results from NSABP protocol C-01. J Natl Cancer Inst, 1988, 80 (1): 30-36

116. Wolmark N, Rockette H, Wickerham DL, et al. Adjuvant therapy of Dukes' A, B, and C adenocarcinoma of the colon with portal-vein fluorouracil hepatic infusion: preliminary results of National Surgical Adjuvant Breast and Bowel Project Protocol C-02. J Clin Oncol, 1990, 8 (9): 1466-1475

117. NIH Consensus Conference. Adjuvant therapy for patients with colon and rectal cancer. JAMA, 1990; 264: 1444-50

118. Steele G, Posner MR. Adjuvant treatment of colorectal adenocarcinoma. Current Problems in

Cancer，1993，17：221

119. Tepper JE，Connell MJ，Petroni GR，et al. Adjuvant postoperative fluorouracil-modulated chemotherapy combined with pelvic radiation therapy for rectal cancer：initial results of intergroup 0114. J Clin Oncol，1997，15：2030-9
120. Dube S，Heyenf，Jenicek M. Adjuvant chemotherapy in colorectal carcinoma：result a meta-analysis. Dis colon rectum，1997，40（1）：35-41
121. Michael Hamihon JM Friedman MA. Adjuvant chemotherapy of colorectal cance in：Wanebo HJ. ed. Surgery for Gastrointestinal Cancer. A Mutidisciplinary Approach. philadelphia：Lippincott Raven Publishers，1997. 709-719
122. Mamounas E，Wieand S，Wolmark N，et al. Comparative efficacy of adjuvant chemotherapy in patients with Dukes' B versus Dukes' C colon cancer：results from four National Surgical Adjuvant Breast and Bowel Project adjuvant studies（C-01，C-02，C-03，and C-04）. J Clin Oncol，1999，17（5）：1349-1355
123. Wolmark N，Colangelo K Wieand S. National surgical adjuvant breast and bowel project trials in colon cancer. Seminars Oncology，2001，28 Suppl 1：9-13
124. Buyse M，Piedboil P. Should Dukes' B patients receive adjuvant therapy? a statistical perspective. Semin oncol，2001，28（1 Suppl 1）：20-24
125. Macdonald JS，Astmw A. Adjuvant therapy of colon cancer. Seminars Oncology，2001，28：30-40
126. 郝权，白续园，战忠利等. II期肠癌的进一步分析和术后辅化疗的探讨，中国肿瘤临床，2001，28（8）：608-610
127. Buglioni S，D'Agnano I，Vasselli S，et al. P53 nuclear accumulation and multiploidy are adverse prognostic factors in surgically resected stage II colorectal cancers independent of fluorouracil-based adjuvant therapy. Am J clin pathol，2001，116（3）：360-368
128. Schrag D，Rifas-Shiman S，Saltz L，et al. Adjuvant chemotherapy use for Medicare beneficiaries with stage II colon cancer. J Clin Oncol，2002，20（19）：3999-4005
129. Gill S，Loprinzi CL，Sargent DJ，et al. Using a pooled analysis to improve the understanding of adjuvant therapy benefit for colon cancer. Proc Am Soc Clin Oncol，2003，22：253
130. Renehan AG，Egger M，Saunders MP，et al. Impact on survival of intensive follow up after curative resection for colorectal cancer：systematic review and meta-analysis of randomised trials. BMJ，2002，324：813. Search date 2001；primary sources Medline
131. Figueredo A，Rumble RB，Maroun J，et al. Follow-up of patients with curatively resected colorectal cancer：a practice guideline. BMC Cancer，2003，3：26
132. Folprecht G，Grothey A，Alberts S，et al. Neoadjuvant treatment of unresectable colorectal liver metastases：correlation between tumour response and resection rates. Ann Oncol，2005，16：1311-1319
133. Wei A C，Greig P D，Grant D，et al. Survival After Hepatic Resection for Colorectal Metastases：A 10-Year Experience. Ann Surg Oncol，2006，13：668-676
134. Glimelius B，Hoffman K，Graf W，et al. Quality of life during chemotherapy in patients with symptomatic advanced colorectal cancer. The Nordic Gastrointestinal Tumor Adjuvant Therapy Group. Cancer，1994，73：556-562
135. Goldberg R，Sargent D，Bleiberg H，et al. A pooled safety and efficacy analysis of the FOLFOX4 regimen（bi-monthly oxaliplatin plus fluorouracil/ leucovorin）in elderly compared to younger pa-

tients with colorectal cancer. Program and abstracts of the 2006 Gastrointestinal Cancers Symposium; January 26-28, 2006; San Francisco, California. Abstract 228

# 第十三章　肛管癌的化学治疗

## 一、概况

肛管癌发生在直肠齿状线以下，病理上常见于鳞状上皮癌，特别是在欧美国家的鳞状上皮癌发生率高，日本报告其腺癌的发生率高于鳞状上皮癌，此外还有肛管恶性黑色素瘤等。肛管癌约占肛管直肠癌的1%～4%。以往认为其病因与肛周感染的慢性刺激有关，如肛瘘、肛痔、慢性隐窝炎等，近年来，多有报告认为还与病毒感染有关，如乳头状瘤病毒、艾滋病毒等，发病率呈现上升的趋势。

既往肛管癌的标准治疗仅仅是经会阴直肠肛管切除，结肠造瘘的外科治疗，近十年来随着治疗手段的不断提高和越来越重视肛管癌患者的生活质量，保留肛门功能和放射化学疗法不断增加，以综合治疗为主的方法渐渐受到人们的重视，化学治疗也在放、化疗中和晚期肛管癌的治疗中扮演了重要角色。不同病理类型的肛管癌，临床治疗方法的选择也有不同，最常见的肛管鳞状上皮癌以放、化疗为主，外科治疗主要用于放、化疗后残留的挽救治疗和局部复发的治疗。肛管腺癌以外科治疗为主，放、化疗的应用是为提高局部控制和转移复发的治疗。总之，越来越多的临床研究证实对大多数患者，多学科的综合治疗方法优于单一的治疗模式，改善肛管癌的生存率取决于多学科的综合治疗。

目前肛管癌综合治疗的局部控制率为60%～90%，T1、T2期5年生存率70%～95%，T3～T4期五年生存率50%～80%。较过去单纯的手术治疗五年生存率42%～70%有了显著的改善。

## 二、放化疗联合治疗

自20世纪70年代以来，一系列的随机临床研究证实了放、化疗联合治疗提高了肛管癌的治疗效果、保肛率和总生存率，并改善了患者的生活质量。Cummings等回顾了192例肛管癌的不同治疗方法结果，5年无病生存率在单独放疗组是68%；放疗加单药5-FU是64%；放疗加5-FU和MMC是76%；局部控制率也是放疗加5-FU和MMC组明显高，为86%。基于这些研究结果，使人们对肛管癌的治疗观点发生了根本的改变，目前放、化疗联合的综合治疗已成为肛管癌的标准治疗方法，取代了传统的单一放疗或手术治疗而渐渐成为肛管癌的首选治疗手段。

肛管癌最常用的放、化疗联合方案是放疗30～60Gy+5-氟尿嘧啶（5-FU）+丝裂霉素（MMC）并用，近年来顺铂（CDDP）+5-FU也常见于报道，特别是在局部进展期的肛管癌治疗中，有取代5-FU+MMC的趋势。临床上取得了良好的效果，但在2006年ASCO上Ajani报告了RTOG 98-11临床研究结果，此研究是5-FU+MMC+放疗对比5-FU+CDDP+放疗的随机临床研究，结论是两者在无病生存（DFS）上没有有意义的差别。和结直肠癌化疗一样，5-FU在其应用方法上也有了改变，有文献报告持续静脉灌注（civ）较静脉滴注疗效更好。

1. 常用化疗方案：

| | | | | |
|---|---|---|---|---|
| (1) | 5-FU | 1000mg/（$m^2$·d） | iv | d1～5 |
| | MMC | 10mg/$m^2$ | iv | d1 |
| | 每21天重复 | | | |
| (2) | 5-FU | 750mg/（$m^2$·d） | iv | d1～5 |
| | MMC | 10mg/$m^2$ | iv | d1 |
| | 每21天重复 | | | |
| (3) | 5-FU | 3000mg/$m^2$ | civ | 120hr |
| | MMC | 10mg/$m^2$ | iv | d1 |

每 21 天重复

(4) 5-FU 750mg/(m² · d) iv d1～5

CDDP 60mg/m² iv d1

每 21 天重复

(5) 5-FU 600mg/(m² · d) civ d1～5

CDDP 20mg/m² iv d1～5

每 21 天重复

2. 放化疗联合治疗的疗效对比

自 20 世纪 90 年代以来，就放化疗联合治疗肛管癌各国研究者作了大量的工作，现就各研究结果对比如下（表 13-1），其近期疗效在 65%～78%，3～5 年的生存率在 75%左右。

**表 13-1 放化疗联合治疗的疗效对比**

| 研究者 | 病例数 | 治疗方案 | 局部控制率（%） | 生存率（%） | 保肛率（%） |
|---|---|---|---|---|---|
| Flam 等 (1993) | 148 | 45Gy<br>5-FU | 78 | 66（3 年） | / |
| periffert 等 (1997) | 118 | 36～45Gy<br>5-FU +MMC | 73 | 60（5 年） | 75 |
| Moshe 等 (2000) | 30 | 45～50Gy<br>5-FU +MMC | 64 | 74（5 年） | / |
| Chie 等 (2004) | 14 | 50Gy<br>5-FU +CDDP | / | 85.1（5 年） | 85.7 |

放化疗联合治疗与单独放疗的疗效对比有了明显的提高（表 13-2），因此目前认为放化疗联合治疗肛管癌有治愈的可能，只要患者能够耐受应首选放化疗联合治疗，单独放疗仅用于老年人或不能耐受放化疗联合治疗的患者。

**表 13-2 单独放疗与放化疗联合对比**

| 研究者 | 病例数 | 局部控制率（%） | 生存率（%） |
|---|---|---|---|
| Cummings 等 (1991) | | | |
| 单放疗 | 57 | 56 | 68（5 年） |
| 放化疗 | 135 | 60～86 | 64～76（5 年） |
| Bartelink 等 (1997) | | | |
| 单放疗 | 110 | 55 | / |
| 放化疗 | | 68 | / |
| Chauveinc 等 | | | |

续表

| 研究者 | 病例数 | 局部控制率（%） | 生存率（%） |
|---|---|---|---|
| （2004） | | | |
| 单放疗 | 38 | / | 34（4年） |
| 放疗+化疗 | 29 | / | 72（4年） |

* 均为 T3，4 肿瘤

3. 放化疗联合治疗的不良反应

常见的不良反应为骨髓抑制和腹泻，常为其限制性毒性。会阴部、盆腔和双腹股沟区域放疗对骨髓造血功能影响很大，MMC 和 CDDP 均有中度的骨髓抑制作用，放化疗联合应用时骨髓抑制很明显，但文献报告Ⅲ～Ⅳ度的骨髓抑制作用<33%，临床耐受性较好。当出现Ⅲ度以上的骨髓抑制时，应考虑暂停化疗或放疗，避免在放化疗的同时应用 G-CSF 治疗。

腹泻也是放化疗联合治疗时常见的不良反应，放射的粘膜损伤和化疗药的粘膜作用是造成腹泻的主要原因。一旦出现Ⅲ度以上的腹泻，应停止放化疗，可给予粘膜保护剂治疗，避免出现严重感染而威胁生命。

4. 放化疗联合治疗中的问题

在 20 世纪 70 年代，经腹会阴联合切除术被认为是治疗肛管癌的标准方法，5 年生存率 42%～70%，但由于肛管局部富有丰富的血运和淋巴引流系统，经腹会阴联合切除不能完全切除肿瘤组织，即使扩大切除和增加淋巴结的清扫，仍不能有效降低局部复发率，其局部复发率高达 50%。放化疗联合治疗在肛管癌的治疗中越来越受到重视。目前已成为肛管癌的治疗金标准。即使这样，在标准的放化疗联合治疗后仍还有 30%的治疗失败，需行经腹会阴联合切除的补救切除。如何提高化疗的疗效，是目前关注的焦点，新药和在其他实体瘤中应用有效的细胞毒药物能否在肛管癌化疗中提高疗效，有待进一步研究证实。如肛管癌以鳞癌最常见，目前在其他部位的鳞癌治疗中，紫杉醇+CDDP 取得了很好的疗效，两药均有放疗增敏作用，他们能否在肛管癌的放化疗治疗中扮演角色值得关注。

有文献报告，年龄是选择放化疗联合治疗的决定因素。老年肛管癌患者的放化疗耐受性差，往往不能接受化疗与放疗同时进行。一些新药，如卡培他滨，在老年结直肠癌患者的治疗中取得了很好的疗效，耐受性良好，能否应用于老年肛管癌患者的放化疗治疗中，值得进一步探讨。

## 三、晚期肛管癌的化学治疗

肛管癌的转移首先是局部淋巴结，而后是发生远处转移。其远处转移的部位常见于肝、肺、腹膜后，也可有脑及骨转移。局部侵犯以放化疗治疗为主，即使局部复发再行放化疗及经腹会阴联合切除术仍有较好的预后，而一旦出现远处转移预后很差，临床治疗则以化疗为主。

MMC 在肛管癌的化疗方案中的角色起着重要的作用，自从 20 世纪 70 年代人们首次将放化疗联合的方法应用到肛管癌的治疗中后，MMC 一直被当作首选的化疗药应用到现在。有随机研究证实，在联合治疗中加入 MMC，其局部控制率、保肛率、两年无病生存率和总生存率均高于单独放疗和放疗加单药 5-FU 治疗组，并且不良反应可耐受。

为了更好地提高肛管癌的治疗疗效，人们一直在寻找更好的替代 MMC 的药物，但由于肛管癌的发病率低，对于晚期肛管癌全身化疗的方法、近期和远期疗效及生存率少有报道，很难有大样本的随机研究。国外有文献报告，肛管癌的局部复发和远处转移后以 5-FU+CDDP 化疗取得了较好的疗效。近年来一些新药用于消化道肿瘤的化疗，取得了很好的疗效，但用于肛管癌的局部复发和远处转移的治疗却少有报道。本院一例肛管癌的局部复发和远处转移后以 5-FU+草酸铂联合化疗，耐受性良好，疾病稳定时间为 4 个月。

在晚期肛管癌的化学治疗中的问题是如何选择化疗药物和联合方案，以达到改善生活质量，延长生存时间的目的，有待多中心的、大样本量的研究验证。

## 四、肛管癌的化学治疗中存在的问题

在肛管癌的综合治疗中，化疗扮演着重要的角色，但尚存在一些值得进一步探讨的问题：

1. 化疗与放疗是同时进行，还是序贯进行？目前有学者提出新辅助化疗的理念，认为先化疗 2～3 周期后再进行放疗。

2. 化疗无标准的方案，联合的方法、剂量的大小无统一标准。

3. 在放疗、放化疗和根治性切除后是否需继续化疗，化疗的方案选择及多长时间适合。国内有报告化疗行 6 周期，5 年生存率 66.7%。

4. 晚期肛管癌的化学治疗中新药的应用是否可近一步提高疗效。

以上的问题有待我们今后进一步研究来确定和验证，更需要多中心合作，以寻找本国的治疗经验，提高肛管癌的治疗效果。

（张晓东）

## 参考文献


1. Welton ML，Sharkey FE，Kahlenberg MS. The etiology and epidemiology of anal cancer. Surg Oncol Clin N Am，2004，13（2）：263-75
2. Rousseau DL Jr，Petrelli NJ，Kahlenberg MS. Overview of anal cancer for the surgeon. Surg Oncol Clin N Am，2004，13（2）：249-62
3. Esiashvili-Natia，Landry-Jerome，Matthews-Richard-H. Carcinoma of the anus：strategies in management. Oncologist，2002，7（3）：188-99
4. 郝希山，王殿昌. 腹部肿瘤学. 北京：人民卫生出版社，2003，5
5. Clark MA，Hartley A，Geh JI. Cancer of the anal canal . Lancet Oncol，2004，5（3）：149-57
6. Cummings BJ，Keane TJ，O'Sullivan B，et al. Mitomycin in anal canal carcinoma. Oncology，1993，50：63-69
7. Radiation and 5-fluorouracil (5-fu) vs radiayion，5-fu，mitomycin-C（MMC）in the treatment of anal canal carcinoma：preliminary results of a phase Ⅲ randomized RTOG/ECOG intergroup trial，abstracted，ASCO 12：557，1993
8. Chie EK，Wu HG，Heo DS，et al. Neoadjuvant chemotherapy followed by radiotherapy in epidermoid carcinoma of anus. Tumori，2004，90（3）：299-302
9. Kocakova I，Kocak I，Vyzula R，et al. Concomitant preoperative chemoradiotherapy in the treatment of anal carcinoma. Cas Lek Cesk，2003，142 Suppl 1：36-9
10. Cummings BJ，Keane TJ，O'Sullivan B，et al. Epidermoid anal cancer：treatment by radiation alone or by radiation and 5-fluorouracil with and without mitomycin C. Int J Radiat Oncol Biol Phys，1991，21：115
11. Fritzmann J，Hunerbein M，Slisow W，et al. Influence of preoperative（hyperthermic）radiochemotherapy on manometric anal sphincter function in locally advanced rectal cancer. Strahlenther Onkol，2004，180（5）：281-8
12. Chauveinc L，Buthaud X，Falcou MC，et al. Anal canal cancer treatment：practical limitations of

routine prescription of concurrent chemotherapy and radiotherapy. Br J Cancer，2003，89（11）：2057-61

13. Flam M，John M，Pajak TF，et al. Role of Mitomycin in combination with fluorouracil and radiatherapy，and of salavge chemoradiation in the definitive nonsurgical treatment of epidermoid carcinoma of the anal canal：results of a phase 3 randomized intergroup study. J Clin Oncol，1996，14：2527-2539
14. Serkies K，Bednaruk-Mlynski E，Dziadziuszko R，et al. Conservative treatment for carcinoma of the anus—a report of 35 patients. Neoplasma，2003，50（2）：152-8
15. Rich TA，Terry NA，Meistrich ML. Chemoradiotherapy for anal and rectal carcinomas. Cancer Bull，1994，46：322-325
16. Martenson JA，Lipsitz SR，Lefkopoulou M，et al. Results of combined modality therapy for patients with anal cancer（E7283）：an Eastern Cooperative Oncology Group syudy. Cancer，1995，76：1731-1736
17. Meropol NJ，Neidzweicki D，Shank B，et al. Comboned modality therapy of poor rish anal carcinomas：a phase 2 study of the Cancer and Leukemia Group B（CALGB）. Proc Am Soc Clin Oncol，1999，18：909a
18. 王雅杰，金冶宁，李荣清等. 15 例直肠肛管癌放射治疗加化疗的疗效. 中华放射肿瘤学杂志，2003，12（4）：246-249
19. J A Ajani，K A Winter，L L Gunderson，et al. Intergroup RTOG 98-11：A phase III randomized study of 5-fluorouracil（5-FU），mitomycin，and radiotherapy versus 5-fluorouracil，cisplatin and radiotherapy in carcinoma of the anal canal. Abstracted. ASCO，2006，4009

# 第十四章　胰腺癌

胰腺癌是消化系统中恶性程度最高的肿瘤。胰腺癌的发病率呈逐年上升的趋势，已成为消化道常见的恶性肿瘤。在许多国家当人们的生活方法变得更西方化时，胰腺癌的发生率也显著升高，世界上每年有胰腺癌新发病例约 20 万人。在欧洲每年死亡人数超过 40，000 人，美国每年死亡人数接近 30，000 人。胰腺癌发病率大约 10/10 万，与死亡率相等，表明了这一疾病的高度恶性程度。由于早期诊断十分困难，在确诊时绝大多数患者已至晚期且一般状况较差，无法接受积极的抗肿瘤治疗，因此胰腺癌的预后很差，从确诊开始，总的中位生存时间不超过 4～6 月，1 年生存率低于 20%；从全球看，长期生存率不佳，5 年生存率仅为 0.4%～4%。有三个主要的原因导致胰腺癌的生存率低下：①在出现临床症状以前，疾病通常已进展到晚期；②即使接受部分或全部胰腺切除术，术后复发率仍非常高；③胰腺癌具有一个侵袭性生物学表型，特别对目前所有的治疗方法均相对不敏感。

几乎 90%胰腺癌是“典型的”腺癌，发生于外分泌导管系统。确切的致病因素尚未被完全了解，吸烟是已知的主要的危险因素；胰腺炎和糖尿病也可增加胰腺癌发生的风险。

手术切除是惟一的有可能治愈的治疗手段，但只有 15%～20%的患者病灶可以切除，其余患者在发现时或为局部晚期无法切除或已发生远处转移。由于胰腺与周围组织和脏器关系密切，手术时切除范围受到限制，因此术后容易发生复发和转移。尽管手术方法不断改进，没有淋巴结转移的局限病变患者的生存率也仅约 20%。最近 AJCC 分期系统提出根据 CT 结果确定手术可切除性。T 分期设计分为 T1 - T3 期肿瘤为可能完全切除，T4 期肿瘤为局部晚期（不可切除）。侵犯肠系膜上动脉（SMA）或腹腔动脉的肿瘤为 T4；侵犯肠系膜上静脉、脾或门静脉的肿瘤为 T3，是因为这些静脉能被切除并重建。因此，对于可完全切除者有 3 条标准：①局部疾病；②没有侵犯肠系膜上动脉或腹腔干和③开放的肠系膜上静脉/门静脉汇流处。

对于失去手术机会的患者，主要的治疗是化学治疗或以化疗为主的综合治疗（包括放疗）。特别是对中晚期患者实施综合治疗手段，可最大限度地提高有效率，延长生存时间，减轻痛苦和提高生存质量。对于胰腺癌，改善生活质量尤为重要，在过去的 20 年中，许多研究已将临床获益率和生活质量改善列入疗效评价中。

## 第一节　进展期胰腺癌的姑息治疗

晚期胰腺癌的治疗目标是控制肿瘤进展，以缓解肿瘤相关症状，改善和维持患者的生活质量（QOL）。细胞毒化疗仍然是胰腺癌姑息治疗的主要方法。一些先前的研究已经显示出晚期胰腺癌姑息化疗能使患者获益。在这些研究中，接受化疗患者的中位总生存期 6～10 个月，而不接受化疗者为 2～3.5 个月。在生存获益上，5 - FU 为基础化疗优于最佳支持治疗，吉西他滨优于 5 - FU；一项包括 43 个随机研究的 Meta 分析支持这一结论。虽然许多单药及联合方案已经进行临床试验，但是到目前为止吉西他滨仍是标准的一线治疗药物。

### 一、进展期胰腺癌的姑息化疗

传统的化疗方案与最佳支持治疗（BSC）相比较治疗转移性胰腺癌的几个小规模的研究中的 3 个显示接受化疗的患者有生存获益（表 14 - 1）。由于这些研究中使用了有效性较低的化疗方案，因此生存的差别可能被低估。

**表 14-1　化疗与最佳支持治疗晚期胰腺癌的随机研究**

| 研究（作者和时间） | 方案 | 病例数 | 中位生存期（月） | 生活质量 |
|---|---|---|---|---|
| Mallinson（1980） | 5-FU＋MTX/VCR＋CTX＋MMC | 21 | 10.5 | |
| | BSC | 19 | 2.2* | |
| Fery（1981） | 5-FU＋CCNU | 65 | 3.0 | |
| | BSC | 87 | 3.9 | |
| Andersen（1981） | 5-FU＋BCNU | 20 | 3.2 | |
| | BSC | 20 | 3.4 | |
| Palmer（1994） | 5-FU＋ADM＋ MMC | 23 | 8.2 | |
| | BSC | 20 | 3.8* | |
| Glimelius（1996） | 5-FU＋LV＋VP-16 | 29 | 6.0 | 化疗组受益 |
| | BSC | 24 | 2.5 | |

* $P<0.05$

许多传统的细胞毒药物用于治疗晚期胰腺癌，但只有 5-FU 和 MMC 显示出一定的效果。虽然早期以 5-FU 为基础的细胞毒药物的联合化疗显示了优于最佳支持治疗的生存益处（表 14-2），但这种使用传统的细胞毒类联合化疗方案与单药 5-FU 相比较增加了毒性而没有任何的生存获益。由于不恰当的疗效评估方法，早期试验明显地对 5-FU 和以 5-FU 为基础的传统联合方案有效性评价过高。在许多临床研究中，很多患者的病灶不可测量是主要的障碍；另外，在 20 世纪 70、80 年代的早期研究中，客观疗效的评估经常根据临床和超声波检查来完成，而不是根据 CT 或 MRI，这些都影响了对疗效的正确评估。

**表 14-2　5-FU 为基础的联合化疗治疗胰腺癌**

| 药物 | 研究者 | 有效率% | 中位生存期（周） |
|---|---|---|---|
| 5-FU＋BCNU | Kovach，1974 | 33±9% | 24 |
| 5-FU＋链脲霉素 | Moertel，1997 | 12±5% | 13 |
| 5-FU＋丝裂霉素 C | Burkor，1979 | 22±6% | 19 |
| FAM[1] | 多项研究 | 22±6% | 12-24 |
| FAC[2] | Moertel，1988 | 13%～40% | 16 |
| SMF[3] | 多项研究 | 26±5% | 13-24 |

1：5-FU＋ADM＋MMC　2：5-FU＋ADM＋CTX　3：链脲霉素＋ MMC＋5-FU

目前普遍认为 5-FU 的有效率可能低于 10%，对生活质量和生存率几乎没有影响。而且，5-FU 联合其他传统药物方案的结果并不比 5-FU 单药更好，且伴发许多严重的不良反应。

5-FU 和 5-FU 联合方案所得到的令人失望的结果表明胰腺癌的治疗需要新的有效药物。在新药中仅有紫杉醇，多西紫杉醇，拓扑替康，伊立替康等显示出一些治疗活性，Ⅱ期研究中有效率为 5%～17%。最受人瞩目的抗胰腺癌药物当为吉西他滨（Gem），目前仍被认为是治疗胰腺癌的金标准。

吉西他滨是一种抗代谢嘧啶衍生物和强效而特异的脱氧胞苷类似物，是作用于 S 期的核苷类似物(diflourodeoxycytidiae 双氟脱氧胞苷)，逐步被脱氧胞苷激酶作用磷酸化生成双氟脱氧胞苷的三磷酸盐，其竞争性地掺入 DNA，从而抑制 DNA 的合成。在 DNA 聚合酶被抑制之前，这种掺入促进插入不同的碱基对，从而使DNA的修复更困难，这个过程被称为潜在的终止作用。核糖核苷酸还原酶也受到吉西他滨的控制从而减少了脱氧核糖核苷三磷酸的代谢。除了这些作用之外，吉西他滨还激活脱氧胞苷激酶，促进它自身的磷酸化作用活化三磷酸盐，并抑制脱氧胞苷环腺苷一磷酸脱氢酶。I期临床研究显示吉西他滨对大多数实体瘤有广谱的抗癌活性。在早期的Ⅱ期研究中，单药吉西他滨治疗胰腺癌的有效率为6%～11%，19%～32%疾病稳定。Casper在1994年对44例胰腺癌患者的研究显示有效率11%，中位生存期5.6个月，在这项早期的临床试验中已经认识到吉西他滨对于肿瘤相关症状的潜在性改善作用。研究者发现许多患者的疼痛减轻、止痛药应用减少，体力状况改善，并能恢复正常的日常活动。研究显示吉西他滨的耐受性较好，其3～4级毒性的发生率低。吉西他滨的毒性主要包括骨髓抑制，乏力，流感样症状，恶心和呕吐，非心源性和非肾性外周水肿。Rothenberg等1996年对63例经5-FU治疗进展的难治性转移性胰腺癌患者随后接受吉西他滨治疗的Ⅱ期研究显示中位生存期3.9个月，27%的患者达到临床获益反应，中位持续时间为14周，表明在5-FU和吉西他滨之间没有交叉耐药，吉西他滨对于5-FU耐药的病例仍有活性。

Burri研究小组于1997年进行单中心Ⅲ期随机试验（表14-3）。既往未治疗的有临床症状的晚期胰腺癌患者可入选本研究，具体为出现以下一项或更多的因素者：基础卡氏评分50～80，镇痛药消耗量≥相当吗啡10mg/d，基础疼痛强度评分在100mm的记忆疼痛评估卡上≥20mm。这项研究的主要终点是临床获益率（CBR），以疼痛减轻、体力状况改善和体重增加为指标；由疼痛评估（疼痛强度和镇痛药消耗量），功能损害（由卡氏评分评价）和体重变化组成。共有126名患者随机接受吉西他滨或每周5-FU治疗，吉西他滨1000mg/m²静脉输注30分钟，每周1次，连续7周，随后休息1周；此后每周给药1次连续3周，第4周休息。5-FU 600mg/m²静脉推注（bolus）每周1次。吉西他滨治疗组与5-FU单药治疗组相比显示吉西他滨有显著的生存获益，分别使中位生存期从4.4个月增加到5.7个月，1年生存率从2%增加到18%。CBR明显更好，接受吉西他滨治疗的患者23.8%达到“临床获益”，中位持续时间18周；而5-FU治疗者仅为4.8%（$P=0.0022$），中位持续时间13周。尤其在止痛药的使用量（$P=0.002$）、Karnofsky体力状况评分（$P=0.0025$）及9个月生存率（$P=0.001$）等临床获益方面均有显著提高。而5-FU可使疼痛减轻，包括疼痛的严重性和止痛药的需要量，以及体力状况改善。因此，提出CBR的概念作为评价吉西他滨疗效的主要终点指标。

**表14-3　比较吉西他滨与5-FU治疗晚期胰腺癌的Ⅲ期随机临床研究**

| 变量 | GEM（$n=63$） | 5-FU bolus（$n=63$） | $P$ |
|---|---|---|---|
| CBR | 23.8% | 4.8% | 0.0022 |
| TTP | 2.1月 | 0.9周 | 0.0002 |
| 中位生存期 | 5.65月 | 4.41月 | 0.0025 |
| 1年生存率 | 18% | 2% | <0.05 |
| RR | 5.4% | 0% | NS |

美国Anna等自1995-1999年进行吉西他滨治疗局部晚期（Ⅱ期或Ⅲ期）或转移性（Ⅳ期）胰腺癌患者的临床研究。以往最多曾用1种化疗方案治疗，KPS≥50可入选本项研究。吉西他滨每次剂量为1000mg/m²静脉输注30分钟，第1周期为每周1次连用7周，休息1周；以后的周期均每周1次连用3周，然后休息1周。这项研究的疾病相关症状改善（disease-related-symptom-improvement，DRSI）定义为：①疼痛（分7级）改善和/或镇痛药级别改变（例如吗啡改为可待因）和/或KPS改善（至少≥20）；或②上述3个指标稳定加上体重比入组时至少增加7%。共入组3023例患者，治疗4个周期后，累计的疾病相关症状改善率为18.4%。总的有效率为12.0%，CR为1.4%（14/982例），PR为10.6%（104/982例）。可评估生存期的2380例患者中，中位生存期为4.8个月，其中初治患者为

5.1个月，复治患者为4.4个月；15%的患者生存期为12个月。这项大样本量的临床研究中，吉西他滨显示能明显改善疾病相关症状和患者的生存期。吉西他滨是被证明有改善晚期胰腺癌相关症状和生存期的第一个药物，并证实在晚期胰腺癌治疗中吉西他滨优于5-FU。因此，2007年NCCN推荐吉西他滨单药治疗（1000mg/$m^2$持续30分钟，每周1次持续3周，每28天1周期）作为转移性胰腺癌患者的标准一线治疗。

最近的研究表明吉西他滨输注速度可能影响其疗效。吉西他滨是前体药物，必须磷酸化形成抗肿瘤活性。临床研究显示以固定剂量速率（[FDR] 10mg/$m^2$/min）给予吉西他滨能够使细胞内磷酸化形式的吉西他滨浓度最大化，通过延长输注时间可以使吉西他滨的三磷酸盐代谢物的活性水平增加。与吉西他滨输注30分钟方案相比，吉西他滨FDR方法有效率、总生存期和1年生存率更高，但不良反应也加重，特别是3/4度中性粒细胞减少的发生率增加。2007年NCCN指南建议当吉西他滨用于治疗进展期胰腺癌时，吉西他滨FDR（10mg/$m^2$/ min）可以作为标准吉西他滨输注30分钟的合理替代选择。但是由于不良反应加重，且缺乏大样本量研究结果，目前临床尚未广泛采用这样的输注方法。

对于确定吉西他滨治疗转移性胰腺癌的预后因素的多变量分析显示，ECOG体力状况评分、原发肿瘤部位（胰头、胰体、胰尾）和C-反应蛋白（CRP）都是重要的独立预后因素。预后评分可以按以下公式计算，预后评分=（PS=0或1时为1；PS=2时为2；PS=3时为5）+（原发肿瘤部位在胰头为3、在胰体或胰尾为1）+（CRP<1时为1；CRP>3时为6；其它为3）。按照计算结果将患者分为3级（1级评分=3或4；3级评分>8；2级居中），临床分析显示1级患者预后好，2级患者对吉西他滨治疗反应可能较好，可以考虑进入临床试验以延长生存期，而3级患者则不能从吉西他滨治疗中获益。

尽管吉西他滨可使进展期胰腺癌患者临床获益，但大量研究表明单药化疗的有效率不超过12%，因此进行了许多吉西他滨为基础的联合化疗的研究。联合用药包括氟尿嘧啶类（5-FU、卡培他滨、UFT），铂类（CDDP、奥沙利铂），紫杉类（紫杉醇、多西紫杉醇），CPT-11，新型抗叶酸药（雷替曲塞、培美曲塞）等。随机临床试验显示某些联合方案的近期有效率较吉西他滨单药明显提高，如联合奥沙利铂（GEMOX方案）、联合紫杉类、联合卡培他滨的有效率可超过30%，但联合方案是否比单药能延长患者的生存期，研究结果存在许多分歧。对以吉西他滨为基础的联合方案与吉西他滨单药治疗的16项随机试验进行Meta分析（其中15项评价生存期），其中联合化疗药物包括铂类5项（3项顺铂，2项奥沙利铂）、氟尿嘧啶类6项（3项5-FU，3项卡培他滨）和其他细胞毒药物（包括培美曲塞、伊立替康）。结果表明，吉西他滨联合治疗的患者生存期优于吉西他滨单药治疗者（$P=0.0004$）。分析1682例晚期胰腺癌的一般状况（PS）与生存期的关系显示，对于PS较好者（PS≥90），吉西他滨联合化疗较吉西他滨单药明显改善生存（$P<0.0001$）；对于PS较差者，联合化疗未见生存益处（HR=1.08）。另外，Meta分析显示，吉西他滨无论联合铂类（$P=0.01$）或卡培他滨（$P=0.03$）均有生存益处。

目前临床治疗进展期胰腺癌多采用吉西他滨联合卡培他滨、吉西他滨联合CDDP或GEMOX方案，特别是对于有可能切除的局部进展期胰腺癌多采用GEMOX方案，以尽快获得最大疗效，而为手术切除创造机会。

对于晚期胰腺癌患者，如果患者既往未接受过吉西他滨治疗，在二线治疗中使用吉西他滨可能会带来姑息获益；若患者既往接受过吉西他滨为基础的方案治疗，可以鼓励患者参加临床试验和选择包括卡培他滨或5-FU联合奥沙利铂的方案进行二线治疗。对于吉西他滨耐药的进展期胰腺癌，有报告应用CPT-11联合奥沙利铂进行治疗，仍有少数患者获得疗效，临床获益率（CBR）可达24%。对于体力状态差的化疗失败的进展期患者可以给予最佳支持治疗。

## 二、靶向药物在进展期胰腺癌中的应用

尽管新药的出现提高了胰腺癌化疗的近期有效率，但患者的生存期未有明显延长。研究表明分子靶向药物用于胰腺癌的治疗可使这一现状得到改变。在目前临床使用的众多分子靶向药物中，惟一获得批

准用于进展期胰腺癌一线治疗的是厄洛替尼（Erlotinib，Tarceva）。

表皮生长因子受体（EGFR）家族是跨膜的受体型酪氨酸激酶，具有广泛的生物学功能，在细胞生长、增殖和分化的过程中具有重要作用。研究表明，胰腺癌中存在 EGFR 基因的异常活化、扩增和过度表达，利用免疫组化法能在大约 90%的病例中检测到 EGFR。

厄洛替尼是小分子的酪氨酸激酶抑制剂（TKI），通过扩散进入肿瘤细胞，与 EGFR 的胞内段激酶结合区结合，从而抑制 EGFR 受体的磷酸化，阻断受体下游信号通路的传导，发挥抗肿瘤作用。已经证实吉西他滨联合厄洛替尼在胰腺异种移植物模型中诱导细胞凋亡有协同作用。Ⅰ期临床研究确定了厄洛替尼单药每日剂量为 150mg，高于这一剂量会引起不能耐受的严重腹泻和/或皮疹。

一项Ⅲ期随机临床研究比较厄洛替尼联合吉西他滨与吉西他滨单药治疗进展期胰腺癌，结果两组的肿瘤控制率（CR+PR+SD）分别为 57%（CR+PR=9%）和 49%（CR+PR=8%），1 年生存率分别为 24%和 17%。联合治疗组的生存时间较单药组略有延长，联合组中位生存期 6.4 个月，单药组为 5.9 个月（$P=0.025$），差异有显著性。分析同时表明，疗效与皮疹的严重程度有相关性。由于这一研究得出生存期延长的肯定性结论，美国 FDA 已批准厄洛替尼联合吉西他滨作为进展期胰腺癌治疗的标准一线方案。厄洛替尼联合吉西他滨时推荐剂量为 100mg/d。

其他靶向药物如西妥昔单抗、贝伐单抗和吉非替尼等在胰腺癌的治疗研究中均未得到令人满意的结果，联合吉西他滨并未比单药吉西他滨延长患者的生存。一项观察厄洛替尼联合吉西他滨再联合贝伐单抗治疗胰腺癌的有效率和生存时间的大规模国际多中心临床研究已结束患者的入组，我国的 3 家中心也参加了这项研究，结果值得我们期待。

## 第二节　局部晚期胰腺癌的治疗

局部晚期疾病是指肿瘤侵犯邻近脏器，即不可能达到病理切缘阴性的外科切除术。局部侵犯包括器官（如肝脏或十二指肠）、区域淋巴结或血管结构例如肠系膜上动脉、腹腔干等。特别是胰体尾部肿瘤，极易包绕或侵犯周围血管组织，给手术切除造成很多困难和风险。放射治疗联合化疗是治疗局部晚期胰腺癌的主要治疗手段，与单纯化疗相比，同步放化疗在总生存期上延长较多（9.7 个月 vs7.4 个月）。

胰腺的放射治疗受限于邻近的对放射线敏感的组织，易发生放疗不良反应，技术上要求较高。随着放疗技术的不断进步，特别是三维适形放疗及调强适形放疗技术的应用，胰腺癌的放疗疗效得到很多提高。目前虽然放射治疗技术的改进已改善了局部控制率，但在改善长期生存方面，系统治疗的失败仍然是主要障碍。目前还没有评价化疗与同步放化疗在局部晚期胰腺癌治疗中作用的大样本量Ⅲ期临床研究。联合 5-FU 同步放化疗可能达到局部控制，提高手术切除率 3%～20%，缓解症状和使大约 10%的患者长期生存。目前，5-FU 为基础同步放化疗推荐用于不可切除、没有远处转移和体力状态良好的患者。

在放射生物学模型中，观察到吉西他滨也是一个有效的放射治疗增敏剂，是 5-FU 为基础放疗增敏方案的很有希望的替代物。吉西他滨放疗增敏的机制尚未完全清楚，目前认为吉西他滨是一种核糖核酸还原酶抑制剂，产生 d-三磷酸腺苷池的耗损，依次使细胞周期重新分布进入 S 期，这些作用降低了放射诱导细胞凋亡的阈值。体外研究显示吉西他滨以剂量依赖的方式抑制放射诱导的 DNA 损伤的修复，并且这种抑制作用一直持续到药物去除后的 24～48hr。吉西他滨联合放疗治疗局部晚期胰腺癌时，放疗照射量大多为 45～60Gy，吉西他滨剂量为 300～600mg/$m^2$/w，文献报道有效率可超过 40%，中位生存时间 10～14 个月。但联合放化疗不良反应明显增加，主要为 3/4 度血液学和胃肠反应，与吉西他滨的剂量和给药时间以及放射野大小相关。

也有研究将卡培他滨或紫杉类药物联合放疗治疗局部晚期胰腺癌，有效率可达 30%～40%，但多为Ⅱ期小样本量研究，可试用于临床治疗。临床前研究表明厄洛替尼在胰腺癌细胞系可以加强吉西他滨和放疗的疗效，分子靶向药物联合放化疗治疗局部晚期胰腺癌尚处于临床试验阶段。

同步放化疗后可能使肿瘤降期，这时应重新评估肿瘤的可切除性，有部分不可切除的胰腺癌患者经放化疗后病灶能够获得R0切除，从而使患者的预后明显改善。

## 第三节 胰腺癌的辅助治疗策略

胰腺癌在诊断时，40%的患者已有内脏转移（主要是肝脏和腹膜转移）；40%为局部晚期或不可切除，只有20%为可切除病灶。对于可切除的胰腺癌，外科手术（根据Whipple而行的胰十二指肠切除术或远端的胰切除术）是唯一的治愈性治疗方法，治愈性切除术后中位生存期是13～18个月。由于胰腺癌死亡率接近100%，只有少数患者超过5年而长期生存。扩大根治性切除范围，虽然可行，但术后并发症增加，并且未能得到令人信服的改善生存的结果。外科手术治疗后的高复发率导致了对术前和术后辅助治疗策略的发展。最近几年，已经朝着发展辅助和新辅助治疗的方向努力，以试图改善患者的生存。

### 一、胰腺癌的新辅助治疗

对于胰腺癌术前的新辅助治疗目前没有前瞻性的随机临床试验结果。支持胰腺癌新辅助治疗的研究者指出，有相当比例的患者因为术后并发症而没有行辅助治疗。尽管术后的死亡率明显降低，但较大范围的胰腺切除术后并发症的发生率仍然在30%～45%。新辅助治疗也许能带来希望，能够使局部晚期的胰腺癌降期以增加手术切除率，提高远期生存率。另外，可以对于因术后并发症而无法接受术后辅助治疗的患者带来生存益处。有学者对新辅助治疗持反对意见，原因在于可能有相当多患者在新辅助治疗后发生病情进展而错过根治性切除的机会，因为目前胰腺癌治疗的客观有效率较低。

术前治疗多采用放疗联合化疗进行治疗（表14-4），化疗用药可采用传统药物5-FU、CDDP或新药吉西他滨、紫杉类、奥沙利铂等，部分术前评估为不可切除患者经治疗后获得根治性切除，中位生存期可超过15个月。

**表14-4 胰腺癌的术前新辅助治疗**

| 研究者 | 病例数 | 治疗方案 | 疗前评价可切除性 | 切除例数（%） | 中位生存期（月） | 统计生存率（%） | | |
|---|---|---|---|---|---|---|---|---|
| | | | | | | 3年 | 4年 | 5年 |
| Ishikawa（1994） | 23 | EBRT | 17（74） | 22 | | | | |
| Staley（1996） | 39 | EBRT+IORT+5-FU | 可切除 | 39（100） | 19 | 19 | | |
| Spitz（1997） | 91 | EBRT+5-FU | 可切除 | 41（51） | 19.2 | | | |
| Hoffman（1998） | 53 | EBRT+5-FU/MMC | 可切除 | 24（45） | 15.7 | | | |
| Breslin（2001） | 132 | EBRT+5-FU/PTX/GEM 可切除 | 未切除 | 21 | | | | |
| Wolff R（2002年Ⅱ期） | 86 | EBRT+GEM | 可切除 | 53（74） | 21 | | | |
| Nakamori | 32 | EBRT+GEM | 可切除 | 16（70） | 17.6 | 27.1 | | |
| 2006Ⅱ期随机 | 19 | 对照组 | 17（89） | 16.7 | 15.4 | | | |
| Varadhach Ary2006Ⅱ期 | 87 | GEM+CDDP→EBRT+GEM | 可切除 | 49（00） | 21 | | | |
| F. Viret | 34 | EBRT+TXT | 可切除 | 23（68） | 14（OS） | 21 | | |
| 2006年Ⅱ期 | | | | | 11（DFS） | 2年DFS | | |
| B. C. Pestalozzi 2007年Ⅱ期 | 28 | GEM+CDDP | 可切除 | 26（93） | 26.5 | | | |

注：EBRT：外部电子束放疗；IORT：术中内放疗；GEM：吉西他滨；CDDP：顺铂；
PTX：紫杉醇；TXT：多西紫杉醇。

我们曾采用GEMOX方案治疗1例局部晚期不可切除患者，化疗后病灶获得R0切除，且几乎达到病理 CR，提示 GEMOX 方案作为局部晚期不可切除胰腺癌的新辅助治疗值得进一步研究。

所有前面提到的研究由于一些不确定的因素而使研究受到损失。“不可切除的局部晚期的胰腺导管腺癌”的定义有很大的变化，一个胰腺癌外科专家小组常常能够切除被另一治疗小组认为是所谓“不可切除的局部晚期胰腺导管腺癌”2/3 的患者。胰腺内胆管癌和/或壶腹癌的患者比胰腺导管腺癌有更好的生存结果，而这些试验所包含的壶腹癌和胆道癌影响了生存数据的准确性。胰腺内胆管腺癌和胰腺导管腺癌之间的差别除了切除的标本外是不能被区分的，而胰头癌常因不能确定腺癌的起始部位也总是使放疗的范围受到影响。就总体而言，新辅助治疗组患者与全组相比，总体偏向于较好的预后。来自单一机构所选患者的小组分析易受到有统计学意义的误差，尤其是较小样本的引用。目前许多研究表明术前同步放化疗能够使不可切除疾病患者转变为可切除状态。出现的证据表明给予术前同步放化疗并行切缘阴性手术是更好的选择。2007 年 NCCN 对于是否将新辅助治疗作为常规治疗或是否只将其作为临床试验的一部分的意见尚不统一。由于缺乏随机研究，新辅助治疗对胰腺癌的作用仅能被考虑用于临床试验性的治疗。

术前同步放化疗的毒性与疗效优势一直是争论的问题。与术后同步放化疗相比，胰腺癌术前同步放化疗的理论优势包括提高有效率并降低毒性，包括①更有效的保持完整血液供应，放化学治疗给药方式更有效；②避免组织低氧相关的放化学治疗的抵抗和③避免延迟放疗相关的毒性。由于初期手术阻断肿瘤的血供打乱了瘤床的灌注，因此产生了乏氧残存肿瘤细胞并限制化疗药物达到瘤床。相对比，在原发体肿瘤周边的细胞（包括那些接近腹膜后切缘）氧合高且对于细胞毒性治疗最敏感。另外，在胰管十二指肠吻合术病例中，重建后的胃肠道在术后治疗中接受照射，限制了放射剂量并且导致重建胃肠道发生粘膜或吻合口损伤的几率增大。相比之下，术前同步放化疗照射的十二指肠被去除，未照射的空肠用于重建，实际上降低了后期放疗对这种结构损伤的可能性。

## 二、胰腺癌的术后辅助治疗

在治愈性切除术后给予辅助治疗消灭任何残留的微小病灶或亚临床病灶是以改善生存为目的。辅助治疗主要考虑的是所用治疗方法的毒性，因为改善生存不应以牺牲生活质量为代价；因此需要一个好的辅助治疗策略。但到目前为止，对术后治疗作用评估的随机研究报道很少。

目前已发表的关于单纯术后辅助化疗在治疗胰腺癌中作用的研究不多。大多数报道主要为辅助治疗部分的放疗（或同步放化疗），因此，缺乏单独化疗疗效的数据（表 14－5）。

**表 14－5　胰腺癌辅助化疗的随机对照研究**

| 研究者 | 时间 | 病例数 | 治疗方案 | 中位生存期（月） | 保险统计生存率（%） | | | |
|---|---|---|---|---|---|---|---|---|
| | | | | | 1年 | 2年 | 3年 | 5年 |
| Bakkevold | 1984 - 1987 | 30 (23PDAC) | 5-FU/DOX/MMC | 23 | 70 | - | 27 | 4 |
| | | 31 (24PDAC) | - | 11 ($P$=0.02) | 45 | - | 30 | 8 |
| Takada | 1986 - 1992 | 81 | MMC/5-FU | - | - | - | - | 11.5 |
| (pancreas) | 77 | - | - | - | - | - | 18 | |
| (P=ns) | | | | | | | | |
| ESPAC-1 | 1994 - 2000 | 238 | 5-FU | 19.7 | - | - | - | |
| (中期结果) | | 253 | 14 ($P$=0.005) | - | - | - | - | |
| ESPAC-1 | 1994 - 2000 | 147 | 5-FU | 20.1 | - | 40 | - | 21 |
| (最终结果) | | 142 | | 15.5 ($P$=0.009) | - | 30 | - | 8 |
| Neuhaus | 1998 - 2004 | 179 | Gem | 14.2 (DFS) | | | | |
| | | 177 | - | 7.5 (DFS) | | | | |
| H. Yoshitomi | 2002 - 2005 | 50 | Gem+UFT | 20 ($P$>0.05) | 50.3 (DFS) ($P$>0.05) | | | |
| | | 50 | Gem | 28 | 45.5 (DFS) | | | |

PDAC：胰腺导管腺癌；DOX：柔红霉素；MMC：丝裂霉素；Gem：吉西他滨；DFS：无病生存期

ESPAC－I 试验是一项从 1994 年 2 月至 2000 年 6 月横越欧洲 11 个国家包括 61 个中心的前瞻性随

机对照研究。是目前最大的关于胰腺癌辅助治疗的临床研究。ESPAC－1试验是第一个被设计并有能力回答有关辅助同步放化疗和辅助化疗在可切除胰腺癌治疗中作用两个问题的研究。试验的最初目的是入组280例患者进行2×2析因分析的研究，全组549名患者随机分配接受单纯化疗，放化疗和单纯手术治疗。共289名可能已行根治性手术的胰腺导管腺癌患者入组本研究。化疗方案包括5－FU（blous）425mg/$m^2$＋叶酸20mg/$m^2$，d1～5，q28d×6周期。术后同步放化疗组（$n$＝68）接受包括DT 40Gy/20次/4w＋5－FU（blous）500mg/$m^2$，d1～3/20Gy治疗。接受同步放化疗的145例患者中位生存期为15.9个月，而未接受同步放化疗的144例患者中位生存期为17.9个月（$P$＝0.05）。化疗组147例患者中位生存期为20.1个月，而未化疗组142例患者中位生存期为15.5个月（$P$＝0.009）。

ESPAC－1试验显示肿瘤分级、淋巴结转移和肿瘤直径＞2cm是重要的预后因素。即便在根据手术切缘受累情况、淋巴结转移、肿瘤分级和肿瘤大小分层后，仍能观察到化疗相关生存获益的存在，显示维持性化疗有利于生存的益处。不考虑手术范围或手术后并发症的影响，同样观察到化疗相关的生存获益。另一方面，与不接受术后同步放化疗患者相比，发现辅助同步放化疗在中位生存期上存在不利影响（15.9 vs 17.9个月，$P$＝0.05）。应用同步放化疗的死亡危险比是1.47，应用化疗的死亡危险比是0.77。接受同步放化疗的患者中位疾病复发时间是10.7个月，而未接受者为15.2个月。接受化疗患者的中位疾病复发时间为15.3个月，而未接受化疗者为9.4个月。在ESPAC－1试验中，接受同步放化疗组患者的局部复发率与未接受者没有显著性差异。

ESPAC－1试验中化学治疗的生存益处不仅应用在切缘组织学阳性（R1），而且也应用在切缘组织学阴性（R0）的患者。549例患者中101（19%）患者为经R1切除术，R1组患者的中位存活率为10.9个月，相比较R0的患者为16.9个月（$P$＝0.0006），故切除术边缘的状况被进一步证实是一个影响预后的因素。对于R0患者，化疗与不化疗相比较，显示出在生存方面的改善（20.7个月 vs 15.3个月）。在R0和R1组之间没有显著的异质性，辅助性化疗不仅对R1而且对R0的患者都有真正的益处；并且证实切缘阳性的胰腺癌表现为一种生物学行为上更多侵袭性的肿瘤。两组在QOL方面没有显著性差别，在超过术后3个月后，两组都显示相似的评分改善（化疗组和不化疗组分别为12.2和11.6）。ESPAC－1研究是论证单独的辅助性化疗在胰腺导管腺癌切除术患者方面的生存优势的第一个试验，表明术后辅助化疗对可手术切除胰腺癌患者有重要的意义。另一方面，患者没有从辅助性同步放化疗治疗中获益。而且，接受同步放化疗的患者的预后甚至更差。

目前的研究表明接受术后辅助化疗的患者有明显的生存获益，而报道较多的化疗方案为单药吉西他滨治疗。有部分研究得出术后辅助性同步放化疗可使生存获益（表14－6），但存在许多分歧。辅助化疗可以成为胰腺癌术后标准治疗的基础。

辅助同步放化疗获益的差异可能或至少部分是由于患者组间或危险因素的差异造成。已经证明肿瘤大小、手术切缘状态和淋巴结状态影响患者从辅助治疗中的最大获益。未来的研究应该根据这些确定的危险因素特征进行分层以帮助确定辅助治疗中的推荐方案。

分子靶向药物在辅助治疗中的作用目前正在研究中。

目前用于可切除的胰腺腺癌患者的辅助性放化学治疗和化学治疗的随机研究相对较少。总的来说，目前的数据明确地显示受益于术后辅助化疗，而辅助性放化疗没有得到证实。手术切缘阳性亚组的患者似乎较少受益于辅助化疗，而放化学治疗显示出改善生存的趋势。辅助性放化疗应当在手术切缘阳性亚组患者中作进一步的评估。进一步的研究应结合最佳的分期和标准化外科技术及放射治疗实施的质量控制。放化疗的潜在益处至少仍应在某些亚组病人和用现代的放疗技术进行探究。应当探索包括新辅助治疗和结合新的靶向药物进行治疗的其他治疗策略。

表 14-6　胰腺导管腺癌辅助放化学治疗的Ⅲ期随机临床研究

| 研究组 | 治疗方案 | 病例数 | 中位生存期（月） | 总生存 | |
|---|---|---|---|---|---|
| | | | | 2年（%） | 5年（%） |
| GITSG | 放化疗组 | 21 | 21.0 | 43 | 19 |
| #9173 | 观察组 | 22 | 10.9 $P=0.03$ | 18 | 5 |
| EORTC | 放化疗组 | 60 | 17.1 | 37 | 20 |
| #40891 | 观察组 | 54 | 12.6 $P=0.099$ | 23 | 10 |
| ESPAC-1 | 综合分析 | | | | |
| | 化疗组 | 147 | 20.1 | 40 | 21 |
| | 不化疗组 | 142 | 15.5 $P=0.009$ | 30 | 8 |
| | 放化疗组 | 145 | 15.9 | 29 | 10 |
| | 不放化疗组 | 144 | 17.9 $P=0.05$ | 41 | 20 |
| | 2×2 亚分析 | | | | |
| | 观察组 | 69 | 16.9 | NR | 11 |
| | 化疗组 | 75 | 21.6 | NR | 29 |
| | 放化疗组 | 73 | 13.9 | NR | 7 |
| | 放化疗+化疗组 | 72 | 14.2 | NR | 13 |

## 第四节　胰腺癌化学治疗展望

胰腺癌是一种常见、高致死性疾病，其发生率逐渐增加。过去几年在胰腺癌研究上的不断努力带来了传统治疗方法上的改变和新的生物治疗药物的发展，这些改变与发展带来了希望。最近已证明与没有治疗相比，手术切除后给予吉西他滨的辅助化疗有更好的生存预后，特别是切缘和淋巴结阳性者。将抗-VEGF药物加入辅助方案能够改善远期生存。在局部晚期病变者，新辅助治疗没有完全缓解者，但是部分缓解率在10%～20%之间，与生存期结果不一致。转移性病变者，尽管吉西他滨联合奥沙利铂未能证明在总生存期上的改善，但其他研究的结果表明该方案的活性及良好的耐受性；因此值得在以后的临床研究中进一步探讨。EGFR和VEGF抑制剂的获益需要在前瞻性随机研究中被进一步探索及确认；患者应尽可能被提供参加这些药物的临床试验的机会。新的联合化疗与分子靶向治疗在改善预后上显示出希望。其他药物如拓扑替康，伊立替康和卡培他滨最终可能证明在此方面有效。吉西他滨和卡培他滨两药中的任一个应是未来临床新药研究的基础。目前，二线治疗逐渐被提倡，在将来可能带来生存获益。需要进一步研究二线治疗方案，所以，凡适合和能从进一步治疗中获益的患者应积极参加临床试验。

胰腺癌化疗疗效不佳，迫切需要新的方法，包括根据遗传药理学分析和新的分子靶向药物整合治疗方案。缺乏有效的治疗反映了关于肿瘤相关分子异常对药物反应影响的知识的缺乏。在过去的二十年，对于胰腺癌生物学行为的了解不断进步，包括发现原癌基因的关键突变（例如K-ras）和抑癌基因的缺失，例如TP53和p16（INK4）。其他研究显示细胞周期控制、复制、凋亡和浸润中的蛋白表达调节异常，例如Bcl-2、Akt、mdm2和表皮生长因子受体。这些特点导致胰腺癌的侵袭行为并影响对治疗的反应。实际上，p53的失活能解释5-FU相对抵抗性，而Bcl-2的过表达与降低对吉西他滨的敏感性相关。然而，未来胰腺癌化疗的挑战在于分子标记的确认以帮助选择最适于个体患者的药物。最近的遗传药理学研究集中于有关药物活性的基因直接译码蛋白，显示了胸腺嘧啶核苷合成酶与人等位核苷转移子1分别作为5-FU和吉西他滨治疗患者预后预测因子的作用。最后，信号传导和血管形成抑制剂正在深入研究中，几项前瞻性试验正致力于此领域。遗传药理学在个体化治疗中起主要作用，根据他们对标准药物（例如吉西他滨/核苷转移子）和靶向治疗（例如表皮生长因子受体基因突变和/或扩增及酪氨酸酶抑制剂）可能的反应而将患者分层，分子分析应在接受最佳治疗的胰腺癌患者中进行。以新的生物制剂为基础的联合方案为未来晚期胰腺癌患者提供了希望。正在进行的Ⅲ期研究将提供关于是否能真正延长生存期的证据。在未来的几年里，随着对多样而特异的生物学通路的深入了解，将出现新的合理的治疗方案。理论知识与胰腺癌化疗的经验相结合将有希望改善预后结果并更好地理解治疗，使胰腺癌的治疗机制更合理。

（白 羽 李 洁）

## 参考文献

1. ACS. Cancer facts and figures 2005. American Cancer Society，2005.
2. Lowenfels AB，Maisonneuve P. Risk factors for pancreatic cancer. J Cell Biochem，2005，22
3. Smeenk HG，Tran TC，Erdmann J，et al. Survival after surgical management of pancreatic adenocarcinoma：does curative and radical surgery truly exist? Langenbecks Arch Surg，2005，390（2）：94-103
4. Ducreux M，Rougier P，Pignon JP，et al. A randomised trial comparing 5-FU with 5-FU plus cisplatin in advanced pancreatic carcinoma. Ann Oncol，2002，13：1185-1191
5. Carmichael J，Fink U，Russell RC，et al. Phase II study of gemcitabine in patients with advanced pancreatic cancer. Br J Cancer，1996，73（1）：101-105
6. Rothenberg ML，Moore MJ，Cripps MC，et al. A phase II trial of gemcitabine in patients with 5-FU refractory pancreas cancer. Ann Oncol，1996，7（4）：347-353
7. Burris HA，Moore MJ，Anderson J，et al. Improvements in survival and clinical benefit with gemcitabine as first-line therapy for patients with advanced pancreas cancer：a randomized trial. J Clin Oncol，1997，15：2403-2413
8. Brand R，Capadano M，Tempero M. A phase I trial of weekly gemcitabine administered as a prolonged infusion in patients with pancreatic cancer and other solid tumors. Invest New Drugs，1997，15：331-341
9. Tempero M，Plunkett W，Ruiz Van Haperen V，et al. Randomized phase II comparison of dose-intense gemcitabine：thirty-minute infusion and fixed dose rate infusion in patients with pancreatic adenocarcinoma. J Clin Oncol，2003，21（18）：3402-3408
10. Cascinu S，Frontini L，Labianca R，et al. A combination of a fixed dose rate infusion of gemcitabine associated to a bolus 5-fluorouracil in advanced pancreatic cancer，a report from the Italian Group for the Study of Digestive Tract Cancer（GISCAD）. Ann Oncol，2000，11（10）：1309-1311
11. Louvet C，Andre T，Lledo G，et al. Gemcitabine combined with oxaliplatin in advanced pancreatic adenocarcinoma：final results of a GERCOR multicenter phase II study. J Clin Oncol，2002，20（6）：1512-1518
12. Hansen R，Quebbeman E，Ritch P，et al. Continuous 5-fluorouracil（5FU）infusion in carcinoma of the pancreas：a phase II study. Am J Med Sci，1988，295（2）：91-93
13. Maisey N，Chau I，Cunningham D，et al. Multicenter randomized phase III trial comparing protracted venous infusion（PVI）fluorouracil（5-FU）with PVI 5-FU plus mitomycin in inoperable pancreatic cancer. J Clin Oncol，2002，20（14）：3130-3136
14. Berlin JD，Catalano P，Thomas JP，et al. Phase III study of gemcitabine in combination with flu-

orouracil versus gemcitabine alone in patients with advanced pancreatic carcinoma: Eastern Cooperative Oncology Group Trial E2297. J Clin Oncol, 2002, 20 (15): 3270-3275

15. Riess H, Helm A, Niedergethmann M, et al. A randomised, prospective, multicenter, phase III trial of gemcitabine, 5-fluorouracil (5-FU), folinic acid vs. gemcitabine alone in patients with advanced pancreatic cancer. J Clin Oncol, 2005, 23 (16s June 1 supplement): 310s [abstr LBA4009]
16. Herrmann R, Bodoky G, Ruhstaller T, et al. Gemcitabine (G) plus Capecitabine (C) versus G alone in locally advanced or metastatic pancreatic cancer. A randomized phase III study of the Swiss Group for Clinical Cancer Research (SAKK) and the Central European Cooperative Oncology Group (CECOG). J Clin Oncol, 2005, 23 (16s June 1 supplement): 310s [abstr LBA4010]
17. Cunningham D, Chau I, Stocken D, et al. Phase III randomised comparison of gemcitabine (GEM) versus gemcitabine plus capecitabine (GEM-CAP) in patients with advanced pancreatic cancer. Eur J Cancer Suppl, 2005, 4 abstr PS11
18. Oettle H, Richards D, Ramanathan RK, et al. A phase III trial of pemetrexed plus gemcitabine versus gemcitabine in patients with unresectable or metastatic pancreatic cancer. Ann Oncol, 2005, 16 (10): 1639-1645
19. Reni M, Cordio S, Milandri C, et al. Gemcitabine versus cisplatin, epirubicin, fluorouracil, and gemcitabine in advanced pancreatic cancer: a randomised controlled multicentre phase III trial. Lancet Oncol, 2005, 6 (6): 369-376
20. Wils JA, Kok T, Wagener DJ, et al. Activity of cisplatin in adenocarcinoma of the pancreas. Eur J Cancer, 1993, 29A (2): 203-204
21. 王兴元，倪泉兴，金懋林等. 吉西他滨单药或与顺铂联合治疗胰腺癌的临床疗效评价. 中华肿瘤杂志，2002，24 (4)：404-407
22. Heinemann V, Quietzsch D, Gieseler F, et al. Randomized phase III trial of gemcitabine plus cisplatin compared with gemcitabine alone in advanced pancreatic cancer. J Clin Oncol, 2006, 24 (24): 3946-52
23. Colucci G, Giuliani F, Gebbia V, et al. Gemcitabine alone or with cisplatin for the treatment of patients with locally advanced and/or metastatic pancreatic carcinoma: a prospective, randomized phase III study of the Gruppo Oncologia dell'italia Meridionale. Cancer, 2002, 94 (4): 902-910
24. Louvet C, Labianca R, Hammel P, et al. Gemcitabine in combination with oxaliplatin compared with gemcitabine alone in locally advanced or metastatic pancreatic cancer: results of a GERCOR and GISCAD phase III trial. J Clin Oncol, 2005, 23 (15): 3509-3516
25. Rougier P, Adenis A, Ducreux M, et al. A phase II study: docetaxel as first-line chemotherapy for advanced pancreatic adenocarcinoma. Eur J Cancer, 2000, 36 (8): 1016-1025
26. Ryan DP, Kulke MH, Fuchs CS, et al. A phase II study of gemcitabine and docetaxel in patients with metastatic pancreatic carcinoma. Cancer, 2002, 94 (1): 97-103
27. Rocha Lima CM, Savarese D, Bruckner H, et al. Irinotecan plus gemcitabine induces both radiographic and CA 19-9 tumor marker responses in patients with previously untreated advanced pancreatic cancer. J Clin Oncol, 2002, 20 (5): 1182-1191
28. Stathopoulos GP, Syrigos K, Aravantinos G, et al. A multicenter phase III trial comparing irinotecan-gemcitabine (IG) with gemcitabine (G) monotherapy as first-line treatment in patients with locally advanced or metastatic pancreatic cancer. Br J Cancer, 2006, 95 (5): 587-92
29. Reni M, Cordio S, Milandri C, et al. Gemcitabine versus cisplatin, epirubicin, fluorouracil, and gemcitabine in advanced pancreatic cancer: a randomised controlled multicentre phase III trial. Lan-

cet Oncol, 2005, 6 (6): 369-376
30. Ng SS, Tsao MS, Nicklee T, et al. Effects of the epidermal growth factor receptor inhibitor OSI-774, Tarceva, on downstream signaling pathways and apoptosis in human pancreatic adenocarcinoma. Mol Cancer Ther, 2002, 1 (10): 777-783
31. Moore MJ, Goldstein D, Hamm J, et al. Erlotinib plus gemcitabine compared to gemcitabine alone in patients with advanced pancreatic cancer, a phase III trial of the National Cancer Institute of Canada Clinical Trials roup [NCIC-CTG]. Proc Am Soc Clin Oncol, 2005, 1 [Abstract]
32. Xiong HQ, Rosenberg A, LoBuglio A, et al. Cetuximab, a monoclonal antibody targeting the epidermal growth factor receptor, in combination with gemcitabine for advanced pancreatic cancer: a multicenter phase II trial. J Clin Oncol, 2004, 22 (13): 2610-2616
33. Kindler HL, Friberg G, Singh DA, et al. Phase II trial of bevacizumab plus gemcitabine in patients with advanced pancreatic. J Clin Oncol, 2005, 23 (31): 8033-40
34. Anonymous. Treatment of locally unresectable carcinoma of the pancreas: comparison of combined-modality therapy (chemotherapy plus radiotherapy) to chemotherapy alone, Gastrointestinal Tumor Study Group. J Natl Cancer Inst, 1988, 80: 751-5
35. Mehta VK, Poen JC, Ford JM, et al. Protracted venous infusion 5-fluorouracil with concomitant radiotherapy compared with bolus 5-fluorouracil for unresectable pancreatic cancer. Am J Clin Oncol, 2001, 24: 155-159
36. Ikeda M, Okada S, Tokuuye K, et al. A phase I trial of weekly gemcitabine and concurrent radiotherapy in patients with locally advanced pancreatic cancer. Br J Cancer, 2002, 86: 1551-1554
37. Li C-P, Chao Y, Chi K-H, et al. Concurrent chemoradiotherapy treatment of locally advanced pancreatic cancer: gemcitabine versus 5-fluorouracil, a randomized controlled study. Int J Radiat Oncol Biol Phys, 2003, 57: 98-104
38. Cartwright TH, Cohn A, Varkey JA, et al. Phase II study of oral capecitabine in patients with advanced or metastatic pancreatic cancer. J Clin Oncol, 2002, 20: 160-164
39. Regine WF. Postoperative adjuvant therapy: past, present and future trial development. In Evans DB, Pisters PWT, Abbruzzese JL, Pollock RE (eds): MD Anderson Solid Tumor Oncology Series. New York, NY: Springer-Verlag, 2001, 235-242
40. Breslin TM, Hess KR, Harbison DB, et al. Neoadjuvant chemoradiotherapy for adenocarcinoma of the pancreas: treatment variables and survival duration. Ann Surg Oncol, 2001, 8: 123-132
41. Staley CA, Lee JE, Cleary KR, et al. Preoperative chemoradiation, pancreaticoduodenectomy, and intraoperative radiation therapy for adenocarcinoma of the pancreatic head. Am J Surg, 1996, 171: 118-124
42. Spitz FR, Abbruzzese JL, Lee JE, et al. Preoperative and postoperative chemoradiation strategies in patients treated with pancreaticoduodenectomy for adenocarcinoma of the pancreas. J Clin Oncol, 1997, 15: 928-937
43. Ozaki H, Kinoshita T, Kosuge T, et al. Long-term survival after multimodality treatment for resectable pancreatic cancer. Int J Pancreatol, 2000, 27: 217-224
44. Kurosaki I, Hatakeyama K. The clinical efficacy of adjuvant systemic chemotherapy with gemcitabine in node-positive pancreatic cancer. Hepatogastroenterology, 2004, 51 (57): 634-637
45. Neoptolemos J, Stocken D, Freiss H, et al. A randomised trial of chemoradiotherapy and chemotherapy after resection of pancreatic cancer. N Engl J Med, 2004, 351 (7): 1200-1210
46. Neoptolemos J, Dunn J, Stocken D, et al. Adjuvant chemoradiotherapy and chemotherapy in re-

sectable pancreatic cancer：a randomised controlled trial. Lancet，2001，358（9293）：1576-1585

47. Morris SL，Beasley M，Leslie M，et al. Chemotherapy for pancreatic cancer. N Engl J Med，2004，350（26）：2713-5
48. Neuhaus P，Oettle H，Post S，et al. A randomised，prospective，multicentre，phase III trial of adjuvant chemotherapy with gemcitabine vs. observation in patients with resected pancreatic cancer. Proc Am Soc Clin Oncol，2005［Abstract LBA4013］
49. Ghaneh P，Neoptolemos JP. Conclusions from the European Study Group for Pancreatic Cancer adjuvant trial of chemoradiotherapy and chemotherapy for pancreatic cancer. Surg Oncol Clin N Am，2004，13：567-587
50. Stocken DD，Buchler MW，Dervenis C，et al. Meta-analysis of randomised adjuvant therapy trials for pancreatic cancer. Br J Cancer，2005，91：1372-81

# 第十五章　胆系（胆囊、胆管、壶腹）癌化学治疗

## 第一节　胆系癌概述及化学治疗史

### 一、胆囊癌

胆囊为胆系原发性恶性肿瘤中最常见的位置。胆囊癌发病率居消化道恶性肿瘤的第五位，每年胆囊癌的新发病例占肝胆系原发恶性肿瘤的10％以下。在过去30年，西方国家胆囊癌发病率有所增加，这应归于更完善的病案报道机制而非发病率的真正增加。胆囊癌的发病高峰在60～70岁，女性多于男性，约为2～6∶1。胆囊癌的病因尚不清楚，一般认为与胆囊结石引起的慢性感染所造成的长期刺激有关。90％的胆囊癌为分化良好的腺癌，由于胆囊癌患者的症状及体征不特异，确诊时，仅25％的肿瘤局限于胆囊壁，35％已转移至区域淋巴结或侵入邻近器官，40％已发生远处转移。胆囊癌的治愈性切除率为10％～30％，多数病例由于局部病变、非邻近部位的肝转移及（或）远处转移而失去治愈性切除的机会。不能手术切除的胆囊癌，常需行肝内胆肠吻合术或经内镜或经皮经肝放置胆管支架或导管引流胆汁，减轻黄疸。化学治疗效果较差，有报道静脉用5－FU，高剂量四氢叶酸及口服羟基脲可达到30％的部分缓解率，对不能切除的胆囊癌仅有8个月的中位生存期。

### 二、胆管癌

胆管癌是源于肝内外胆管上皮的恶性肿瘤，较少见，高发年龄在50～60岁，男性的发病率稍高于女性。胆管癌的临床表现并不特异，依发病部位不同而异。根据解剖部位胆管癌可分为发生于肝内胆小管的胆管细胞癌（约占6％）、肝门部胆管癌（占67％）和胆管末端癌（占27％），肝内胆管细胞癌处理原则同肝细胞癌，可行肝叶或肝段切除术，胆管末端癌按壶腹周围癌处理，行胰十二指肠切除术，肝门部胆管癌占胆管癌的大多数，一般行胆管切除术伴有或不伴有肝切除。肝门部胆管癌的常见临床表现为无痛性黄疸，对于无法行根治性切除的患者，经皮外引流、经皮放置胆管支架或剖腹探查时明确不能手术切除而行捷径手术等姑息治疗手段均能改善患者生存质量而不能延长生存期。中位生存时间仅为8个月或更短。20世纪90年代以前的化疗药中，丝裂霉素、阿霉素及5－FU可能是对胆管癌最有效的药物，由于不能明显改善生存情况且化疗不良反应对生存质量造成的影响，故一直认为全身化疗对胆管癌患者并无明显作用。近端胆管接受肝动脉供血，所以可在肿瘤区域及肝脏达到较高的药物浓度，而且肝脏对5－FU及FUDR有较高的清除率，采用这些药物时全身不良反应较小，所以肝动脉灌注化疗可能对于肝门部胆管癌有一定的姑息疗效。

### 三、壶腹癌

胆总管下端、壶腹、十二指肠乳头及胰头近壶腹部分的肿瘤，可统称为壶腹周围癌，它们的临床表现、诊断及治疗方法等方面有许多类似之处。97％的壶腹周围恶性肿瘤为腺癌。乏特壶腹癌占壶腹周围恶性肿瘤的6％～12％，尸检发现占消化道恶性肿瘤的0.2％，壶腹癌患者的5年生存率好于位于胰头内的肿瘤，因为特殊的解剖位置使壶腹癌较早出现症状使得在疾病的早期得以发现从而有较高的手术切除率。77％～89％的壶腹癌可行胰十二指肠切除术，对于晚期不能手术的病例，引流胆汁，减轻黄疸为姑息性治疗手段。全身化学治疗报道较少。

## 第二节 胆系癌化学治疗进展

胆系（胆囊、胆管、壶腹）癌是一种预后不良的少见病。手术治疗方法仅少数人治愈，无切缘肿瘤组织残余的手术切除肿瘤是唯一的有治愈可能的标准治疗方法。多手段综合治疗的作用尚需得到澄清，因为没有有力的证据表明化疗或放疗在多数病例中是有益的，不管这种有益是辅助性还是姑息性，都缺乏大规模的、多中心的随机对照研究。现将近年来仅有的随机对照研究和病例数较多的有阳性结果的全身化学治疗方案介绍如下。

### 一、以 5 - FU 或蒽环类药物为主的方案

（一）MF 方案

| | | | |
|---|---|---|---|
| MMC | 6mg/m$^2$， | iv， | d 1（手术当日） |
| 5 - FU | 310 mg/ m$^2$， | iv， | d 2～6术后第一及第三周 |
| 5 - FU | 100 mg/ m$^2$， | po， | 术后第五周始至疾病进展 |

Takada 2002 年报告的一项Ⅲ期多中心前瞻性随机对照研究，对 1986～1992 年间手术的 508 例患者（胰腺癌 173 例、胆管癌 139 例、胆囊癌 140 例、壶腹癌 56 例）进行随机分组，试验组术后用上述 MF 方案全身化疗，对照组单纯手术，术后不服安慰剂。全部患者随访 5 年。排除不适合入组病例后，实施情况如下：胰腺癌 158 例，MF81 例，对照组 77 例；胆管癌 118 例，MF58 例，对照组 60 例；胆囊癌 112 例，MF69 例，对照组 43 例；壶腹癌 48 例，MF24 例，对照组 24 例。接受 MF 化疗的有＞80％的好的依从性。胆囊癌 MF 组的 5 年生存率为 26.0％，明显高于对照组 14.4％，$P$＝0.0367，同样 MF 组的 5 年 DFS 率为 20.3％，明显好于对照组的 11.6％，$P$＝0.0210，胆囊癌化疗组患者还可见到明显的体重增长。而胰腺癌、胆管癌及壶腹癌患者两组间的 5 年生存率和 5 年 DFS 均无显著性差异，多因素分析可见 MF 组可降低死亡和复发风险。报道的最常见的药物反应是厌食、恶心、呕吐、口腔炎、白细胞减少，但都不严重。此项研究提示对于手术未完全切除的胆囊癌患者有可能从系统化疗中受益，但病例数太少，而且所选药物过于陈旧，手术当日应用丝列霉素，对患者手术恢复的影响尚难以预料，而且此方案对胰腺癌、胆管癌和壶腹癌无效，所以还需要进一步观察验证。

（二）ECF 和 FAM 方案

| | | | | |
|---|---|---|---|---|
| CEF | CDDP | 80 mg/ m$^2$， | iv | d 1 |
| | EPI | 50 mg/ m$^2$， | iv | d 1 |
| | 5 - FU | 500 mg/ m$^2$， | civ | d 1～5 |
| | q4w 至疾病进展 | | | |
| FAM | 5 - FU | 600 mg/ m$^2$， | iv， | d 1 、d 8 、d 29、d 36 |
| | ADM | 30 mg/ m$^2$， | iv， | d 1 、d 29 |
| | MMC | 10mg/ m$^2$， | iv， | d 1 |
| | q8w 至疾病进展 | | | |

晚期不可切除的胆系癌预后极差，一直没有公认的标准化疗方案。尽管有许多单药或多药联合的临床试验，但关于有效率和生存期的结果差异很大。Ishii H 报道的非随机试验胆囊癌患者 89 例，其中 21 例接受 ECF 方案化疗，25 例接受 FAM 方案化疗，43 例不符合化疗标准的给予最好的支持治疗。结果两组不同化疗方案组间生存期无差别，但有效率 ECF 组 4 倍于 FAM 组。ECF 组 7 例（33％）部分缓解，8 例无变化，6 例进展，中位有效持续时间 3 个月（1～5 个月），3 及 4 度血液学毒性分别为 7 例及 4 例，3 度非血液学毒性 2 例（恶心/呕吐），4 度血液学或 3 度非血液学毒性的发生率为 29％。FAM 组 2 例部分缓解（7.7％），7 例无变化，14 例进展，2 例因化疗开始后 1 个月内一般状况迅速恶化而无法估计，所有对化疗有反应者持续时间为 6 个月。3 及 4 度血液学毒性分别为 3 例及 2 例，3 度非血液

学毒性 2 例（恶心/呕吐、粘膜炎），4 度血液学或 3 度非血液学毒性的发生率为 15%。分层分析表明化疗对 ECOG 评分 0～1 者能延长生存时间，而对 ECOG 2 分者无益。COX 回归分析，化疗对 ECOG 评分 0～1 者能降低有害风险，而对 ECOG 2 分者不能。所以，目前对于 ECOG 评分差（≥2 分）的晚期胆囊癌患者不主张化疗，对于这些患者有必要设计更好的临床试验，开发更有效的化疗方案。

（三）UFT/ADM 方案

UFT　300 mg/ $m^2$　分二次　po　d 1～14

ADM　30 mg/ $m^2$　iv　d 1

q21d

这是一个初期Ⅱ期临床试验，包括肝内外胆管癌、胆囊癌、壶腹癌在内的 24 例患者入组，均经组织学或细胞学证实且失去手术机会，接受上述方案化疗最多 15 周期或疾病进展或毒副作用不能耐受。其中 PR3 例，NC13 例，PD7 例，客观有效率 12.5%，不良反应主要包括食欲减退、疲乏、贫血、粒细胞减少，有 5 例达到Ⅲ度，占 20.8%，无Ⅳ度毒性反应发生。中位无进展时间和总生存时间分别为 2.5 个月和 7.6 个月。UFT/ADM 方案可显示初步中等疗效，后期的Ⅱ期临床研究将引进更多的病例。

（四）PIAF 方案

DDP　80 mg/ $m^2$　iv　2hr　d 1

ADM　40 mg/ $m^2$　iv　2hr　d 1

5 - FU　500mg/ $m^2$　civ　d 1～3

IFNα - 2b5×$10^6$ units/$m^2$ sc　d 1～4

q28d

Patt YZ 报告的一个Ⅱ期临床试验，41 例患者入组，均经病理证实且失去手术机会，19 例胆囊癌，22 例胆管癌，开始 PIAF 方案化疗，总有效率 21.1%，胆管癌和胆囊癌的有效率分别为 9.5%和 35.3%。总的中位生存时间是 14 个月，胆管癌和胆囊癌分别为 18.1 和 14 个月，二者之间无统计学差异。最常见的Ⅲ～Ⅳ度毒性是中性粒细胞减少（41%），血小板减少（20%），恶心和呕吐（34%），疲乏（20%）。从试验结果看，PIAF 方案对胆囊癌比对胆管癌疗效好，但同时毒性较大，所以此方案不适用于胆管癌，对于胆囊癌，也应在严密检测下进行化疗，以防不良反应引发严重后果。

（五）LFP 方案

5 - FU　160mg/ $m^2$　civ，24hr，　d 1～7

CDDP　6mg/ $m^2$/d，　iv，30min　每周 2 次

Q28d

这也是一项Ⅱ期临床研究，由 Kazuma K 2006 报告。42 例患者入组，27 例胆管癌，15 例胆囊癌，局部进展 26 例，术后复发 16 例。此方案中位化疗周期数是 2，0 CR，18 PR，13 NC，11 PD，总有效率 42.9%，胆管癌和胆囊癌中无差别。主要毒性反应是贫血，占 26.2%，没有Ⅳ度毒性，也没有治疗相关死亡。中位生存时间（MST）和中位治疗失败时间（TTF）在胆管癌要长于胆囊癌，分别为 234 vs 150 天，117 vs 85 天，但二者之间无统计学差异。此结果初步显示 LFP 方案治疗进展期胆系癌可能是一个有效的选择，而且方案组成药物价格较便宜，适合经济状况较差的患者，但试验样本量小，还需要进一步临床探索。

## 二、S - 1

S - 1　40 mg/ $m^2$　bid　po　d 1～28

q6w

S - 1 是由 UFT 演进的 FT - 207 复方新口服剂，S - 1 的组成主体抗癌药是 FT - 207，加入 gimestat（CDHP）及 otastal potassium（Oxo），其比例是 FT - 207：CDHP：Oxo=1：0.4：1 组成。CDHP 抑制 DPD（二氢嘧啶脱氢酶），使 5 - FU 不被降解，提高 5 - FU 含量，生成 FdUMP 增多，使抑制胸苷

酸合成酶（TS）加强，阻止DNA合成加重。另外，Oxo使5－FU对消化道粘膜损害减轻，随机对照FT－207＋CDHP与FT－207＋CDHP＋Oxo，结果加Oxo者呕吐、腹泻减少了85％～90％。一项旨在观察S－1在晚期胆系肿瘤中应用的有效性及安全性的Ⅱ期临床试验显示：共入组19例患者，其中胆囊癌16例，肝外胆管癌2例，壶腹癌1例，4例（21.1％）达到PR（3例胆囊癌、1例壶腹癌），9例NC（8例胆囊癌，1例肝外胆管癌）。中位TTP3.7个月，中位OS8.3个月。2个患者（10.5％）发生Ⅲ度厌食和疲乏，没有Ⅳ度的毒性反应发生。虽然S－1对晚期胆系癌的临床观察病例刚刚开始，但单药疗效在20％以上，有确切抗肿瘤活性而且耐受性较好，有很好的应用前景，特别是与其它细胞毒药物的联合应用，有望探索出更为安全有效的联合化疗方案。

## 三、含Gemcitabin（Gemzar，健择）的方案

（一）概述

Gem是目前胆系癌治疗中众多被研究的新药中的一个，它不仅不良反应低，而且这个新的核苷类似物已被证实对于包括胰腺癌在内的许多实体肿瘤有较好的抗肿瘤活性。由于胰腺和胆管在组织学发生上关系密切，而且有许多关于Gem在胆囊和胆管癌疗效方面的个案报道，所以进行了大量的Ⅱ期临床试验。大多数的试验中，Gem采用传统用法，1000～1200mg/m$^2$，d1、d8、d15，休息1周，每28天一个周期。据七项研究共包括167个可评价病例的研究显示：最高的客观有效率为60％（其中最大的一项试验共包括39个可评估病例，有效率为36％）。除外进展的病例，CR＋PR＋SD率在50％～93％，总生存时间在6.3～16个月。能够达成共识的是治疗的耐受性非常好，只有个别病例（≤5％）出现Ⅳ度血液学毒性，非血液学毒性少而且一般都是轻度到中度。其中三项试验还进行了临床受益分析，显示大多数有症状的患者能够感受到肿瘤相关症状的减轻以及体重增加。现在研究的目标是进一步提高Gem单药的疗效包括剂量的调整以及和其它有可能起到增效作用的抗癌药物的组合。在后期的研究中，报道了Gem与CDDP、Oxa、Doc、MMC、5－FU civ联合的初步结果。客观有效率最高53％（Gem/CDDP），中位生存时间≥11个月，而毒性反应发生的频度和严重程度只有轻微的增加。一项荟萃了13项Ⅱ期临床试验的研究报告显示在不能接受手术治疗但可以耐受化疗的胆囊和胆管癌患者中Gem单药或Gem与5－FU/Cap的联合比最佳支持治疗更有益，虽然还未被随机试验所证实。Kiba T的一项研究也显示Gem单药对胆管癌是有效的，而且一线治疗的疗效和二线治疗无差别。总之，虽然对于晚期胆系癌尚没有公认的最佳化疗方案，但从目前Ⅱ期临床总结的数据看，Gem和其它药物的组合也是安全的，尽管在有效率和生存期方面的提高有待于将来随机研究的进一步证实，Gem单药仍是一个有效且易耐受的选择。

（二）Gem周方案

Gem 800 mg/m$^2$　每周一次直至不可耐受的不良反应出现或疾病进展。

该研究对曾经做过手术的、经组织学证实的、转移的以及不能手术切除的局部进展期胆系癌以Gem单药周疗法为一线方案进行全身化疗，直至不可耐受的不良反应出现或疾病进展。全组30个病例，中位治疗周数为14周（4～33），9例（30.0％）部分缓解，11例（36.7％）病情稳定，中位TTP为7个月（5～34），胆囊癌患者的总有效率（ORR＝35.7％）好于胆管癌（ORR＝27.3％），这与显著的TTP延长（6.4m vs 3.6m）和总生存期延长（17.1m vs 11.4m）相关。不良反应很轻，只有1例Ⅲ度中性粒细胞减少，没有发热性中性粒细胞减少和治疗相关性死亡。所以，对于进展期的胆系癌尤其是胆囊癌，Gem单药周疗法作为一线方案，安全、有效、易耐受，但是否单药优于联合方案目前尚缺乏相关临床试验证据。

（三）Gem/5－FU/LV方案

| | | | |
|---|---|---|---|
| Gem | 1000 mg/ m$^2$， | iv， | 30min d1、d8、d15 |
| LV | 25 mg/ m$^2$， | iv， | d1 |
| 5－FU | 600 mg/ m$^2$， | iv， | d1 LV后立即 |

q4W

Alberts SR 于 2005 年 Cancer 杂志上报告的该项研究旨在观察上述方案对不能切除的或转移的胆管癌及胆囊癌的 6 个月生存情况、有效率和安全性。42 例患者入组（35 例已发生转移），其中胆囊癌 14 例，肝内胆管癌 19 例，肝外胆管癌 5 例，壶腹癌 4 例。全部患者接受了中位周期数为 4（1～21）个周期的治疗。普遍发生的严重毒性反应（NCI CTCⅢ度及以上）包括呼吸困难 4 例，恶心 4 例，疲乏 7 例，血小板下降 6 例，呕吐 4 例，腹泻 4 例。5 例患者部分缓解，其中 3 人维持 8 周以上。没有治疗相关死亡发生。在中位随访 20 个月（1.4～24m）以后，32 个患者出现疾病进展，38 例死亡。中位 TTP4.6 个月，中位生存期 9.7 个月。这个联合方案的组合对进展期的胆管癌和胆囊癌是易于施行的，42 例患者中有 24 例（57%）生存超过 6 个月，到达了最初的观察终点。生存期的延长提示 Gem 联合 5～FU 及 LV 的方案和 Gem 单药相比似有一定优势，所以对一般状况良好的患者建议可以选择此方案，并进行临床观察。

（四）Gem/CDDP 方案

Gem　1000～1250mg/ $m^2$　iv，　d 1 、d 8或 d 1 、d 8、d 15

CDDP　60～75mg/ $m^2$　iv，　d 1

q21d 或 q28d

设计不同的 Gem 联合 CDDP 方案治疗进展期胆囊癌及胆管癌均有报道，CR 患者很少见，PR 率 20.8%～55%，SD 率 13.8～50%，mTTP3～7 个月，MST6～11 个月。Ⅲ度的毒性反应可见于白细胞减少 25.9%，贫血 29.6%，血小板减少 22.2%，呕吐 18.5%。Ⅳ度血液学毒性和非血液学毒性均少见，只有 1 例血小板减少致治疗相关性死亡。目前仍无 Gem/CDDP 方案的标准用法，但不同设计的方案初步观察均提示治疗进展期胆囊癌及胆管癌安全、有效、耐受性较好，但存在的问题是相同的，都缺乏大样本量的临床证据。

（五）Gem/Oxa 方案

1. Gem　1000 mg/ $m^2$　10 mg/ $m^2$/min　iv，　d 1

　Oxa　100mg/ $m^2$　2h　iv，　d 2

　q2w

健择联合奥沙利铂（GEMOX）已经被应用于胰腺癌的治疗，Andre T 研究观察了此方案对晚期胆系癌（ABTA）的抗癌活性和毒性。被确诊为 ABTA 的患者来自于 4 个肿瘤中心，分为两组，A 组 PS0－2 分，血胆红素水平小于正常的 2.5 倍，GEMOX 是一线化疗；B 组 PS>2 分，血胆红素水平大于正常的 2.5 倍，GEMOX 是二线化疗方案。所有化疗按上述方案执行。肿瘤部位胆囊癌 19 例，肝外胆管癌 5 例，肝内胆管癌 29 例，壶腹癌 3 例。A 组 33 例，RR36%，SD25%，PD39%，中位 PFS 5.7 个月，中位 OS 15.4 个月；B 组 23 例，RR22%，SD30%，PD48%，中位 PFS 3.9 个月，中位 OS 7.6 个月。按 NCI 通用毒性判断标准，Ⅲ～Ⅳ级毒性包括：中性粒细胞减少 14%，血小板减少 9%，恶心/呕吐 5%，末梢神经炎 7%。Gem/Oxa 组合对晚期胆系癌有效且易耐受。

2. GEMOX－3

　Gem　1000 mg/ $m^2$　iv，　d 1 、d 8、d 15

　Oxa　100mg/ $m^2$　iv，　d 1 、d 15

　q28d

Harder J. 2006 年报告的一项Ⅱ期临床研究，31 例不能切除的胆管癌患者入组，PR8 例 26%，NC14 例 45%，PD9 例 29%。mTTP6.5 个月，mOS11 个月。Ⅲ～Ⅳ度短暂的血小板减少可见于 23% 的患者，19%的患者有外周感觉神经障碍，白细胞减少的占 16%，贫血 10%。此方案耐受性较好，患者只需每月来医院三次，适合于门诊患者。

从上述 2 个健择联合奥沙利铂的方案治疗胆系肿瘤的结果看，虽然样本量小，但疗较教确切，特别是对身体状况良好的患者，疗效和生存期都有改善，所以可试用于胆系肿瘤，同时行进一步的临床观察和对照研究。

## 四、含伊立替康（CPT-11）的方案

（一）伊立替康单药方案

虽然胆系癌化疗效率低，对生存改善不明显，但由于多数患者确诊时已是晚期，已失去手术机会，所以人们一直没有停止过对新药的尝试。2000年及2001年的ASCO会议分别报道了应用CPT-11治疗胆系癌的Ⅱ期临床观察结果，CPT-11 125mg/ $m^2$，d1，8，15，22，休息2周，42天为一个疗程，Ⅲ～Ⅳ度毒性反应发生率高，尤其对于胆管癌患者，应用上述剂量开始化疗后4/5患者出现Ⅳ度腹泻，遂调整剂量至CPT-11 100mg/ $m^2$，但仍有3/7患者出现Ⅳ度腹泻、中性粒细胞减少和呕吐，而不得不停止该项试验。对于胆囊癌患者调整至100mg/ $m^2$后只有1/6患者出现Ⅳ度腹泻，故认为对于胆囊癌患者此剂量是可以耐受的。

但也有不同的结果，Sanz等报道了应用CPT-11 125mg/ $m^2$，d1，8，15，22，休息2周，42天为一个疗程的方案治疗25例胆系癌患者，共83个周期的化疗，其中2例（8%）PR，10例（40%）SD至少2个月，中位生存期10个月。故认为对于胆系肿瘤，只要给予合适的支持保驾治疗，用CPT-11治疗是可以耐受的并可以取得一定的客观有效率。

另有Alberts报道，39例胆管或胆囊癌患者，CPT-11 125mg/ $m^2$，d1，8，15，22，休息2周，42天为一个疗程化疗，后因Ⅳ度毒性反应而将CPT-11改为100mg/ $m^2$，共有36例患者可评价，总的客观有效率为8%，其中1例CR，2例PR，结论认为此方案虽然毒性大但基本上是可以预料的，只是疗效不令人满意。

（二）CPT-11/Gem方案

| | | | |
|---|---|---|---|
| CPT-11 | 100mg/ $m^2$ | iv， | d1、d8 |
| Gem | 1000 mg/ $m^2$ | iv， | d1、d8 |

q21d

该项研究应用CPT-11和健择联合方案治疗不能切除的胆系肿瘤13例，其中9例女性，4例男性，胆管细胞癌4例，胆囊癌6例，胆管癌3例。共86个周期的化疗，Ⅲ～Ⅳ度毒性反应非常少见，1例患者因胰腺炎出组。11个可评估的患者中有1例CR，为胆囊癌患者，1例PR，为胆管细胞癌患者，总有效率为18%，6例患者SD（占54%），3例PD（占27%），中位生存期9.5个月。结论为CPT-11和健择的联合治疗胆系癌毒性反应低，患者能耐受。但从有效率来看，增加CPT-11和应用健择单药相比未见明显优势，而且从两药的不良反应谱分析，联合应用对患者的骨髓抑制可能会加重，所以不推荐试用。

（三）CPT-11/5-FU/FA方案

| | | | | |
|---|---|---|---|---|
| CPT-11 | 80mg/ $m^2$ | iv， | d1 | |
| FA | 500mg/ $m^2$ | iv， | d1 | |
| 5-FU | 2000 mg/ $m^2$ | civ， | 24hr | d1 |

每周一次，连用6周，休2周。

这是2005年ASCO会报道的一项前瞻性、非随机、多中心Ⅱ期临床试验，共有21个患者入组，17例肝内胆管细胞癌，4例胆囊癌，2周期后评价疗效，用药至疾病进展或毒性不可耐受。共159次用药，21例患者中19例可评价疗效，CR0/19、PR1/19（5%）、NC4/19（21%）、PD11/19（58%），药物相关不良事件（WHOⅢ～Ⅳ度）包括2例中性粒细胞减少，1例腹泻。胆管细胞癌中位生存期为166天，胆囊癌461天。胆管细胞癌无进展生存期84天，胆囊癌294天。结论是CPT-11/5-FU/FA方案安全可行易耐受，对胆管细胞癌疗效一般，对胆囊癌可见初步疗效。

从上述数项临床初步研究结果分析，伊立替康单药或与5-FU联合应用都可能是胆系肿瘤的可选研究方案，值得进一步临床观察。

## 五、含卡培他滨（Capecitabin，Xeloda，希罗达）的方案

（一）卡培他滨单药方案

Xeloda 1000 mg/ $m^2$ bid po， d 1～14

q21d

Patt YZ 回顾性研究分析了 1998 年 7 月至 1999 年 3 月期间在德克萨斯大学 M. D. 安德森肿瘤中心口服 Xeloda 治疗 63 例不能切除的肝胆系癌患者的疗效及毒性反应。37 例肝细胞癌、18 例胆管癌及 8 例胆囊癌患者口服 Xeloda1000 mg/ $m^2$，每日二次，共 14 天，21 天为一个周期，治疗 1～15 个周期不等。共 9 例患者获得了 CR 或 PR，总有效率 14%，其中包括 11%的肝细胞癌、6%的胆管癌和 50%的胆囊癌。在 1 例肝细胞癌和 2 例胆囊癌患者获得了影像学 CR。中位生存期在肝细胞癌为 10.1 个月，胆管癌为 8.1 个月，胆囊癌为 9.9 个月。主要的毒不良反应为手足综合征，发生率为 37%。8%的肝细胞癌患者出现了Ⅲ度血小板减少，没有发现其它严重的毒性反应。所有对治疗有反应的患者都可见到生存优势并伴有肿瘤标志物的下降。Xeloda 治疗肝胆系癌是安全的即使是那些伴有肝硬化的患者。单药 Xeloda 的抗肿瘤活性在胆囊癌最好，肝细胞癌一般，胆管癌最差。

（二）Xeloda/CDDP 方案

Xeloda 1250 mg/ $m^2$ bid po， d 1～14

CDDP 60 mg/ $m^2$ iv， d 1

q21d

这是一项关于 Xeloda 联合 CDDP 治疗转移性或无法切除的胆管癌的Ⅱ期临床观察，42 例患者入组接受上述方案治疗，41 例患者是安全的，38 例患者可评价疗效，中位治疗周期是 3 个周期。总有效率 21.4%，其中 CR1 例，PR8 例。中位缓解时间是 5.1 个月。中位疾病进展时间和中位总生存期分别为 3.7 个月和 9.1 个月。最常见的Ⅲ～Ⅳ度不良反应是中性粒细胞减少占 20%，呕吐占 12%，腹泻占 7%，粘膜炎占 5%，没有治疗相关死亡发生。故认为 Xeloda 联合 CDDP 治疗胆管癌易耐受并且是一个颇具前景的方案。

（三）Xeloda/Oxa（XELOX）方案

Xeloda 750 mg/ $m^2$ bid po， d 1～14

Oxa 130 mg/ $m^2$ iv， d 1

q21d

这是 2005 年 ASCO 会报道的一项前瞻性Ⅱ期临床研究，观察上述方案治疗 26 例无法切除的或复发的胆管癌及胆囊癌患者的有效率、安全性及生存期。26 例患者中 8 例男性、18 例女性，中位年龄 63 岁。经病理学证实 96%是腺癌 4%是鳞癌，既往做过化疗的 8 例，没做过化疗的 18 例。21 个患者判断了疗效，26 个患者评估了毒性。总有效率（RR）为 19%（4/21），一线化疗 RR26.6%（4/15），二线或以上 0%（0/6），38%患者 SD，43%患者 PD。Ⅰ度的神经毒性、腹泻、厌食和恶心较常见，Ⅲ度的乏力和腹泻分别占 23%和 8%。12 例患者应用 Oxa 130 mg/ $m^2$ 以后因现较长时间的骨髓抑制、疲乏无力和 PS 评分的下降而减量至 100 mg/ $m^2$。经过仔细的剂量监测，XELOX 方案是能被很好耐受的，初治患者 26.6%的有效率很令人鼓舞。对于不能切除的胆囊癌和胆管癌患者 XELOX 是一个很好的方案。

（四）Cap/CDDP/EPI 方案

Cap 1000mg/ $m^2$ bid po， d 1～14

CDDP60mg/ $m^2$ iv， d 1

EPI 50mg/ $m^2$ iv， d 1

q21d

胆系癌预后差，新的治疗策略主要是追求高的有效率和较长的生存期。本研究入组 43 例患者，其中 22 例肝外胆管癌，15 例肝内胆管癌，6 例胆囊癌。共 187 个周期化疗，平均每个患者 5 周期，17 例

PR 占 40%，10 例 SD 占 23.2%，MST8 个月。主要的毒副作用是骨髓抑制和粘膜炎，无治疗相关性死亡发生。本实验结果显示这是一个新的有效的药物组合。

（五）Gem / Xeloda（Gem/Cap）方案

不同设计的 Gem/Cap 方案均对局部进展或转移的胆系癌显示出了较好的疗效，现分别叙述如下：

1. Xeloda 650 mg/ $m^2$ bid po，d 1～14
   Gem 1000 mg/ $m^2$ iv， d 1、d 8
   q21d

此项研究观察了应用上述剂量治疗晚期胆管癌的有效率、疾病进展时间、生存期和安全性。所有入组病例均为经病理证实，未经过化疗的局部晚期或转移的肝内外胆管癌或胆囊癌。自 2001 年 7 月至 2004 年 1 月共 45 例患者，53%的患者为胆管癌，47%为胆囊癌，89%的患者已发生转移。总的客观有效率为 31%，42%的患者稳定，疾病控制率为 73%。总的中位生存期为 14 个月，中位无进展生存期为 7 个月。此方案能够很好耐受，常见的不良反应为短暂的中性粒细胞减少、血小板减少、乏力和手足综合征，都比较容易处理而且不需要停止治疗。好的抗肿瘤活性以及较轻的毒副作用提示 Gem/Cap 方案将使晚期胆管癌患者受益。这个结果也促成了进一步以生存期和生活质量为观察终点的随机研究。

2. Xeloda 1000 mg/ $m^2$ bid po，d 1～14
   Gem 1000 mg/ $m^2$ iv， d 1 、d 8
   q21d

该研究评估了 Gem/Cap 方案在不能切除及转移的胆囊癌中应用的生存期、有效率及毒性。入组标准为经组织学或细胞学证实、既往未用过 Gem 和 Xeloda 化疗、卡氏评分在 70 分以上、血清胆红素在正常 3 倍以下及有可测量病灶。肿瘤有效率应用实体肿瘤判效的 RECIST 标准，生存期从应用 Gem/Cap 方案开始化疗算起。共 24 例患者入组，中位年龄 62 岁，14 例患者曾经手术治疗。结果显示 8 例患者（33%）PR，10 例患者（42%）SD。总的中位疾病进展时间为 6 个月，总生存期 16 个月，1 年生存率 58%。无Ⅳ度的毒性反应出现。短暂的Ⅲ度中性粒细胞减少和血小板减少以及可处理的恶心、厌食、手足综合征为常见的毒性反应。可见 Gem/Cap 是治疗晚期胆囊癌的一个有效且容易耐受的方案。

3. Xeloda 830 mg/ $m^2$ bid po， d 1～21
   Gem 1000 mg/ $m^2$ iv， d 1 、d 8、d 15
   q28d

这是 2005 年 ASCO 会报道的一项Ⅱ期临床研究，旨在观察 Gem/Cap 方案在晚期胆管癌中的疗效及毒性。入组标准为不能切除的胆管癌和胆囊癌患者，经组织学证实、既往未用过化疗、ECOG 评分在 2 分以下及有可测量病灶。自 2002 年 11 月至 2004 年 9 月，共 34 例，中位年龄 52 岁，20 例（59%）胆管癌，11 例（32%）胆管癌，3 例（9%）乏特壶腹癌。30 例评估了疗效及毒性。1 例 CR，3 例 PR，总有效率 11.8%，10 例 29.4%SD。15%的胆管癌及 9.1%的胆囊癌有效。全部患者的中位疾病进展时间为 2.6 个月，中位总生存期为 7.8 个月。Ⅲ～Ⅳ度的中性粒细胞减少和血小板减少分别为 40%和 16.7%。Ⅱ～Ⅲ度的非血液学毒性为衰弱（36.7%）、腹泻（10.0%）、粘膜炎（10.0%）及手足综合征（3.3%）。无治疗相关死亡发生。第八天 Gem 跳过/减量的发生率为 8%/13%，第十五天 Gem 跳过/减量的发生率为 23%/30%。因此，Gem 的剂量强度在第八天和第十五天只达到了计划的 88.6%和 66.6%。结论为 Gem/Cap 四周方案治疗晚期胆管癌与其它方案相比无优势，进行能够保证 Gem 剂量强度的剂量调整有可能增加此方案的疗效。

上述多个临床试验说明，卡培他滨联合方案治疗胆系肿瘤成为近年来临床研究的热点，与多种药物联合都观察到明确的疗效，特别是与健择的联合，有临床应用前景，值得探索，但在设计联合方案时一定要注意合理性和可行性，并注意避免不良反应的发生。

## 六、其它方案

鉴于胆系肿瘤较恶的生物学行为，凶险的预后以及目前尚不尽如人意的治疗效果，人们一直在尝试新药的试用和新方案的组合以期取得更好的疗效。例如奥沙利铂单药在复发及转移的胆管癌中的多中心Ⅱ期临床研究；FOLFOX方案在晚期胆管癌中的应用（2006年ASCO年会NO：14093）；去氧氟尿苷加紫杉醇放化疗同时治疗肝外胆管癌；Gem加培美曲塞（Alimta）治疗不能切除或转移的胆管癌和胆囊癌（2007胃肠道癌症大会NO：149）；Irinotecan/Cap/西乐葆治疗进展期胆管癌的研究（2006年ASCO年会NO：14126）都取得了较好的疗效，但也都有待于进一步的随机对照研究及更大的样本量的验证。

## 七、分子靶向治疗

进入21世纪的今天，分子靶向治疗已经不再是一个新名词。最近几年，新型分子靶向药物在临床实践中取得了显著的疗效。小分子表皮生长因子受体酪氨酸激酶抑制剂在治疗上皮来源肿瘤方面已经取得了巨大的成功，但关于这类治疗在胆管癌中的效果报道甚少。一项Erlotinib治疗进展期胆管癌的Ⅱ期临床研究显示：42例不能切除或转移的晚期胆管癌患者入组，中位年龄67岁，52%ECOG1分，57%的患者以前接受过化疗，81%免疫组化示表达HER1/EGFR基因。每天口服Erlotinib150mg，7例患者（17%）6个月内无肿瘤进展，3例患者部分缓解，持续时间分别为4、4、14个月。所有有效的患者都有1～2度的皮疹，3例患者（7%）因为2～3度皮疹导致Erlotinib减量。可见胆管癌患者可从Erlotinib受益，Erlotinib单药以及与其它靶向药物联合治疗胆管癌有待于进一步的研究。其它靶向药物如Gefitinib、Cetuximab、NVP-AEE788、CI1040等在胆管癌的体外实验或临床前动物模型体内实验以及寻找胆系癌分子治疗新靶点的研究都正在如火如荼地进行中。我们应该认识到虽然肿瘤的靶向治疗已取得了长足的进步，使过去很多不能治疗的疾病得到了有效的控制，但是大多数实体肿瘤都是多靶点多环节的调控过程，仅仅阻断一个环节是不够的，有很多东西我们仍然不甚了解。这就需要我们更多的了解靶向药物及其治疗的分子生物学基础，了解胆系肿瘤多靶点多环节调控过程的特点。胆系肿瘤在我国是一较为常见并难治性的肿瘤，我国涉及晚期胆系肿瘤的临床研究工作尚待开展，相信通过大家的努力，不久的将来，胆系肿瘤的治疗必将跨入一个全新的时代。

（范丽欣　沈　琳）

## 参考文献

1. Piehler JM，Crichlow RW. Primary carcinoma of the gallbladder. Surg Gynecol Obstet，1978，147：929
2. Lazcano-Ponce EC，Miquel JF，Munoz N，et al. Epidemiology and molecular pathology of gallbladder cancer. CA Cancer J Clin，2001，51：349-64
3. Carriaga MT，Henson DE. Liver，gallbladder，extrahepatic bile ducts，and pancreas. Cancer，1995，75：171-190
4. Gebbia V，Majello E，Testa A，et al. Treatment of advanced adenocarcinomas of the exocrine pancreas and the gallbladder with 5-fluorouracil，high-dose levofolinic acid and oral hydroxyurea on a weekly schedule. Cancer，1996，78：1300-1307
5. Nakeeb A，Pitt HA，Sohn TA，et al. Cholangiocarcinoma：a spectrum of intrahepatic，perihilar，and distal tumors. Ann Surg，1996，224：463-475
6. Oberfield RA，Rossi RL. The role of chemotherapy in the treatment of bile duct cancer. World J Surg，1988，12：105
7. Curley SA，Cameron JL. Hilar bile duct cancer：a diagnostic and therapeutic challenge. Cancer Bull，1992，44：309

8. Memon MA, Shiwani MH, Anwer S. Carcinoma of the ampulla of Vater: results of surgical treatment of a single center. Hepato-Gastroenterology, 2004, 51: 1275-1277
9. Takada T, Amano H, Yasuda H, et al. Is postoperative adjuvant chemotherapy useful for gallbladder carcinoma? Cancer, 2002, 15 (8): 1685-1695
10. Ishii H, Furuse J, Yonemoto N, et al. Chemotherapy in the treatment of advanced gallbladder cancer. Oncology, 2004, 66: 138-142
11. Patt YZ, Jones DV Jr, Hoque A, et al. Phase Ⅱ trial of intravenous fluorouracil and subcutaneous interferon alfa-2b for biliary tract cancer. J Clin Oncol, 1996, 14: 2311-2315
12. Jones DV Jr, Lozano R, Hoque A, et al. Phase Ⅱ study of paclitaxel therapy for unresectable biliary tree carcinomas. J Clin Oncol, 1996, 14: 2306-2310
13. Sanz-Altamira PM, Ferrante K, Jenkins RL, et al. A phase Ⅱ trial of 5-fluorouracil, leucovorin, and carboplatin in patients with unresectable biliary tract carcinoma. Cancer, 1998, 82: 2321-2325
14. Pazdur R, Royce ME, Rodriguez GI, et al. Phase Ⅱ trial of docetaxel for cholangiocarcinoma. Am J Clin Oncol, 1999, 22: 78-81
15. Furuse J, Okusaka T, Funakoshi A, et al. Early phase II study of uracil-tegafur plus doxorubicin in patients with unresectable advanced biliary tract cancer. Jpn J Clin Oncol, 2006, 36 (9): 552-6
16. Patt YZ, Hassan MM, Lozano RD, et al. Phase Ⅱ trial of cisplatin, interferon α-2b, doxorubicin, and 5-fluorouracil for biliary tract cancer. Clin Cancer Res, 2001, 7: 3375-3380
17. Kazuma K, Akihito T, Sojiro M, et al. A phase II study of LFP therapy (5-FU (5-fluorourasil) continuous infusion (CVI) and Low-dose consecutive (Cisplatin) CDDP) in advanced biliary tract carcinoma. BMC Cancer, 2006, 6: 121
18. Ueno H, Okusaka T, Ikeda M, et al. Phase Ⅱ study of S-1 in patients with advanced biliary tract cancer. Bri J Cancer, 2004, 91: 1769-1774
19. Scheithauer W. Review of gemcitabine in biliary tract carcinoma. Semi Oncol, 2002, 29 (6), Suppl 20: 40-45
20. Metzger J, Sauerbruch T, Ko Y, et al. A phase Ⅱ trial of gemcitabine in gallbladder and biliary tract carcinoma. Onkologie, 1998, 21: 232-234
21. Valencak J, Kornek GV, Raderer M, et al. Gemcitabine for the treatment of advanced biliary tract carcinomas: Evaluation of two different dose regimens. Onkologie, 1999, 22: 498-501
22. Dobrila-Dintinjana R, Kovac D, Depolo A, et al. Gemcitabine in patients with nonresectable cancer of the biliary system or advanced gallbladder cancer. Am J Gastroenterol, 2000, 95: 2476
23. Kubicka S, Tietze MK, Rudolph L, et al. phase Ⅱ study of gemcitabine in patients with nonresectable cancer of the biliary system. Eur J Cancer, 1999, 35 (Suppl 4): 151
24. Arroyo G, Gallardo J, Rubio B, et al. Gemcitabine (GEM) in advanced biliary tract cancer (ABTC). Experience from Chile and Argentina in phase Ⅱ trials. Proc Am Soc Clin Oncol, 2001, 20: A626
25. Gebbia V, Giuliani F, Maiello E, et al. Treatment of inoperable and/or metastatic biliary tree carcinomas with single-agent gemcitabine or in combination with levofolinic acid and infusional fluorouracil: Results of a multicenter phase Ⅱ study. J Clin Oncol, 2001, 19: 4089-4091
26. Penz M, Kornek GV, Raderer M, et al. phase Ⅱ trial of two-weekly gemcitabine in patients with advanced biliary tract cancer. Ann Oncol, 2001, 12: 183-186
27. Carraro S, Servienti PJ, Bruno MF, et al. Gemcitabine and cisplatin in locally advanced or metastatic gallbladder and bile duct adenocarcinomas. Proc Am Soc Clin Oncol, 2001, 20: A2333

28. Doval DC, Sekhon JS, Fuloria J, et al. Gemcitabine and cisplatin in chemotherapy - naïve, unresectable gallbladder cancer : A large multicenter, phase Ⅱ study. Proc Am Soc Clin Oncol, 2001, 20: 156a

29. Andre T, Louvet C, Artru P, et al. A phase Ⅱ study of gemcitabine and oxaliplatin (GEMOX) in advanced biliary adenocarcinoma (ABA). Preliminary results. Eur J Cancer, 2001, 37 (Suppl 6): 19

30. Kuhn R, Ridwelski K, Eichelmann K, et al. Outpatient combination chemotherapy with gemcitabine and docetaxel in patients (Pts) with cancer of the biliary system. Proc Am Soc Clin Oncol, 2001, 20: A2272

31. Kornek GV, Schmid K, Schuell B, et al. Mitomycin C in combination with capecitabine or biweekly high dose gemcitabine in patients with advanced biliary tract cancer: Preliminary results of a parallel phase Ⅱ trial. Ann Oncol, 2002, 13 (Suppl 5): 196

32. Dingle BH, Rumble RB, Brouwers MC. The role of gemcitabine in the treatment of cholangiocarcinoma and gallbladder cancer: a systematic review. Cam J Gastroenlerol, 2005, 19 (12): 711-6

33. Kiba T, Nishimura T, Matsumoto S, et al. Single - agent gemcitabine for biliary tract cancers. Study outcomes and systematic review of the literature. Oncology, 2006, 70 (5): 358-65

34. Tsavaris N, Kosmas C, Gouveris P, et al. Weekly gemcitabine for the treatment of biliary tract and gallbladder cancer. Investigational New Drugs, 2004, 22: 193-198

35. Alberts SR, Al - Khatib H, Mahoney MR, et al. Gemcitabine, 5 - fluorouracil, and leucovorin in advanced biliary tract and gallbladder carcinoma. Cancer, 2005, 103 (1): 111-117

36. Malik IA, Aziz Z, Manzoor Zaidi SH, et al. Gemcitabine and cisplatin is a highly effective combination chemotherapy in patients with advanced cancer of the gallbladder. Am J Clin Oncol, 2003, 26 (2): 174-177

37. Park BK, Kim YJ, Park JY, et al. Phase II study of gemcitabine and cisplatin in advanced biliary tract cancer. J Gastroenterol Hepatol, 2006, 21 (6): 999-1003

38. Lee GW, Kang JH, Kim HG, et al. Combination chemotherapy with gemcitabine and cisplatin as first - line treatment for immunohistochemically proven cholangiocarcinoma. Am J Clin Oncol, 2006, 29 (2): 127-31

39. Kim ST, Park JO, Lee J, et al. A Phase II study of gemcitabine and cisplatin in advanced biliary tract cancer. Cancer, 2006, 106 (6): 1339-46

40. Andre T, Tournigand C, Rosmorduc O, et al. Gemcitabine combined with oxaliplatin (GEMOX) in advanced biliary tract adenocarcinoma: a GERCOR study. Annals of Oncology, 2004, 15: 1339-1343

41. Harder J, Riecken B, Kummer O, et al. Outpatient chemotherapy with gemcitabine and oxaliplatin in patients with biliary tract cancer. Br J Cancer, 2006, 95 (7): 848-852

42. Sanz Altamira PM, O'Reilly, Stuart KE, et al. A phase Ⅱ trial of irinotecan (CPT - 11) for unresectable biliary tree carcinoma. Ann Oncol, 2001, 12 (4): 501-504

43. Alberts SR, Fishkin PA, Burgart LJ, et al. CPT - 11 for bile - duct and gallbladder carcinoma: a phase Ⅱ North Central Cancer Treatment Group (NCCTG) study. Int J Gastrointest Cancer, 2002, 32 (2-3): 107-114

44. Stieler JM, Roll L, Arning M, et al. Gemcitabine and irinotecan - a pilot study for patients with non - resectable cancer of the bile duct system. Proc Am Soc Clin Oncol, 2003, 22: 307

45. Patt YZ, Hassan MM, Aguayo A, et al. Oral capecitabine for the treatment of hepatocellular carci-

noma, cholangiocarcinoma, and gallbladder carcinoma. Cancer, 2004, 101 (3): 578-586
46. Kim TV, Chang HM, Kang HJ, et al. Phase Ⅱ study of capecitabine plus cisplatin as first - line chemotherapy in advanced biliary cancer. Ann Oncol, 2003, 14 (7): 1115-1120
47. Park SH, Park YH, Lee JN, et al. Phase II study of epirubicin, cisplatin, and capecitabine for advanced biliary tract adenocarcinoma. Cancer, 2006, 106 (2): 361-365
48. Knox JJ, Hedley D, Oza A, et al. Combining gemcitabine and capecitabine in patients with advanced biliary cancer: a phase Ⅱ trial. J Clin Oncol, 2005, 23 (10): 2332-2338
49. Cho JY, Nam JS, Park MS, et al. A Phase Ⅱ study of capecitabine combined with gemcitabine in patients with advanced gallbladder carcinoma. Yonsei Med J, 2005, 46 (4): 526-531
50. Androulakis N, Aravantinos G, Syrigos K, et al. Oxaliplatin as first - line treatment in inoperable biliary tract carcinoma: a multicenter phase II study. Oncology, 2006, 70 (4): 280-284
51. Park JY, Park SW, Chung JB, et al. Concurrent chemoradiotherapy with doxifluridine and paclitaxel for extrahepatic bile duct cancer. Am J Clin Oncol, 2006, 29 (3): 240-245
52. Philip PA, Mahoney MR, Allmer C, et al. Phase II study of erlotinib in patients with advanced biliary cancer. J Clin Oncol, 2006, 24 (19): 3069-3074
53. Wiedmann M, Feisthammel J, Bluthner T, et al. Novel targeted approaches to treating biliary tract cancer: the dual epidermal growth factor receptor and ErbB - 2 tyrosine kinase inhibitor NVP - AEE788 is more efficient than the epidermal growth factor receptor inhibitors gefitinib and erlotinib. Anticancer Drugs, 2006, 17 (7): 783-795
54. Sirica AE. Cholangiocarcinoma: molecular targeting strategies for chemoprevention and therapy. Hepatology, 2005, 41 (1): 5-15
55. Hidalgo M, Amador ML, Jimeno A, et al. Assessment of gefitinib - and CI - 1040 - mediated changes in epidermal growth factor receptor signaling in HuCCT - 1 human cholangiocarcinoma by serial fine needle aspiration. Mol Cancer Ther, 2006, 5 (7): 1895-1903
56. Sprinzl MF, Schimanski CC, Moehler M, et al. Gemcitabine in combination with EGF - Receptor antibody (Cetuximab) as a treatment of cholangiocarcinoma: a case report. BMC Cancer, 2006, 6: 190
57. Thomas MB. Biological characteristics of cancers in the gallbladder and biliary tract and targeted therapy. Crit Rev Oncol Hernatol, 2007, 61 (1): 44-51

# 第十六章　消化系非上皮性肿瘤

## 第一节　胃肠淋巴瘤

恶性淋巴瘤是来源于淋巴结或结外淋巴组织的一组异质性肿瘤。近年来，原发结外恶性淋巴瘤的发病率呈逐年增多的趋势，其中胃肠道是结外淋巴瘤最常见的好发部位之一，仅次于咽淋巴环。原发胃肠淋巴瘤（primary gastrointestinal lymphoma，PGIL）在胃肠恶性肿瘤中虽然较少见，但由于其临床表现缺乏特异性，病理组织细胞形态学复杂，较多临床医师及病理学家对其认识不足，故诊断较为困难，容易误诊。胃肠道淋巴瘤的治疗既不同于一般胃肠肿瘤，也有别于其他结性和结外淋巴瘤的治疗，因此有必要对其特征作系统阐述。

### 一、流行病学概况

原发胃肠淋巴瘤绝大多数为非霍奇金淋巴瘤（NHL），霍奇金淋巴瘤（HL）极为罕见。国内胃肠淋巴瘤约占胃肠道恶性肿瘤的1%～4%，占全部淋巴瘤病例的5%～10%左右。其中原发胃淋巴瘤最为多见，约占半数以上，文献报道在55%～65%；其次为原发小肠淋巴瘤占25%～35%；第三为原发结直肠淋巴瘤，在15%以下，且主要位于盲肠及升结肠，占70%左右；原发直肠及食管淋巴瘤非常少见，前者仅占胃肠道淋巴瘤的1%～3%。这种节段性分布差异可能与消化道各段淋巴组织成分含量不同相关。

原发胃肠淋巴瘤在各年龄段均可发病，好发年龄在35～55岁左右，男性多于女性。

### 二、病因学

胃肠淋巴瘤的确切病因和发病机制尚不明确。既往认为的与胃肠道恶性肿瘤发病相关的因素，如高脂低纤维饮食、不良排便习惯、体内某些基因缺陷等，是否与原发胃肠淋巴瘤发病相关尚无确切依据。目前认为部分病毒或细菌感染是胃肠淋巴瘤重要的病因学说。

已有充分证据表明幽门螺杆菌（HP）感染与胃粘膜相关淋巴组织（MALT）淋巴瘤密切相关。75%～90%的胃MALT淋巴瘤HP检测呈阳性，抗幽门螺杆菌治疗可治愈部分早期胃MALT淋巴瘤患者；人类免疫缺陷病毒（HIV）感染者其NHL发病率是正常人群的60倍，最易受累部位在中枢神经系统，其次为胃肠道；人类T细胞白血病病毒Ⅰ型（HTLV-Ⅰ）与肠道T细胞淋巴瘤的发病密切相关；卡波肉瘤相关病毒（KSHV，或称为人类疱疹病毒-8，HHV-8）和丙型肝炎病毒（HCV）亦与NHL的发生有关，墨西哥的肠道淋巴瘤患者（包括T细胞NHL和部分B细胞NHL）EBV阳性率高于欧洲患者；弯曲杆菌属jujuni感染与免疫增生性小肠病（α链疾病）有关。

有报道提示免疫功能异常也是原发胃肠淋巴瘤发生的危险因素。患有腹腔（非热带）口炎性腹泻和炎症性肠病（尤其是Crohn病）的患者，其胃肠道淋巴瘤的发病率较高，这可能与两者都伴有一定程度的原发免疫缺陷及慢性感染等因素有关，在确诊胃肠淋巴瘤前被误诊为口炎性腹泻和炎症性肠病；免疫抑制剂应用增加也是近年来胃肠淋巴瘤发病率增长的重要因素之一。

### 三、临床特征

胃肠淋巴瘤的临床表现具有多样性，即有恶性淋巴细胞增生和代谢所引起的全身症状，也可因局部淋巴结和（或）结外淋巴组织增生肿大所造成相应的组织器官受损的症状。如果淋巴瘤侵及骨髓和

（或）血液则可形成淋巴瘤白血病，并出现相应的血液学异常。

（一）全身症状

胃肠淋巴瘤的全身症状不典型，通常有发热、盗汗、体重减轻等症状。此外还可有皮肤瘙痒、疲劳乏力等。全身症状明显者多属进展期或者侵袭性 NHL，预后不良。不同分期和亚型的淋巴瘤患者都可出现不同程度的全身症状，胃肠淋巴瘤患者出现体重下降、营养状况不良者较为常见。

（二）结外器官受侵的相应表现

起病较隐匿，早期无症状，随病变进展可出现消化不良、腹部不适等症状，缺乏特异性。部分患者可出现呕血、黑便、腹痛、腹泻、便秘、腹部肿块、贫血、消瘦等表现，严重时可导致胃肠道梗阻或穿孔。这与很多胃肠道常见疾病表现相似，因此首诊时常被误诊。多因胃肠道肿物或溃疡行内镜检查及活检确诊，或因腹腔巨大肿物、胃肠梗阻或穿孔症状就诊，经手术而确诊。

（三）血液和骨髓的表现

10%～20%的胃肠淋巴瘤患者在诊断时合并有贫血。此外，还可有白细胞或血小板增多、血沉增快、类白血病反应等。部分患者可合并自身免疫性溶血性贫血，Coomb's 试验呈阳性反应、血清单克隆免疫球蛋白异常增高、淋巴细胞转化率及巨噬细胞吞噬率降低等出现，提示合并严重的自身免疫功能异常。

淋巴瘤骨髓侵犯表现为骨髓受侵或合并白血病，属晚期表现之一。某些特殊类型淋巴瘤，如淋巴母细胞淋巴瘤常合并急性淋巴细胞白血病，弥漫小淋巴细胞淋巴瘤易合并慢性淋巴细胞白血病。

## 四、诊断过程

与所有淋巴瘤的诊断一样，原发胃肠淋巴瘤的诊断主要依靠临床表现及影像学检查的提示，通过明确的组织病理学进行诊断和分型。正确的分期检查是制订治疗方案和判断预后的重要依据，这是初诊胃肠淋巴瘤必不可少的诊断步骤。

（一）病理组织学诊断

对于临床表现和（或）影像学检查可疑为淋巴瘤的胃肠病灶，获取病理活检组织时应注意以下几点：①尽量完整切除病灶，尤其初诊患者不宜选用针吸穿刺细胞学检查或针吸活检，可采取胃肠纤维内镜、腹腔镜以获得较多病变组织，进行病理诊断。确实无法取得完整病灶者，可行超声或 CT 引导下穿刺活检，结合流式细胞学分析进行诊断。常规纤维内镜对于小肠检查受到局限，应用推进式电子小肠镜有可能检出十二指肠降部、屈氏韧带附近及空肠上段（屈氏韧带下方 30～100cm）的病变。胶囊内镜对于小肠腔内病变的敏感性、特异性与小肠镜类似，但由于不能活检，且技术尚不成熟，故目前应用较少。剖腹探查术已经不再是胃肠淋巴瘤的常用诊断手段，但是如果经多次尝试内镜及穿刺活检仍不能取得满意的病理结果时，若患者没有明确的手术禁忌，可以考虑施行剖腹探查术。术中宜先作冰冻切片，若冰冻切片倾向于淋巴瘤诊断，原则上不建议继续扩大手术；②术中应避免挤压组织，切取组织后尽快固定，并留取部分新鲜组织送流式细胞学、细胞和（或）分子遗传学分析；③对内镜下活检，采取深钳或一穴二钳方法有可能提高检出率。应尽可能钳取多个位点、足够多、足够深的粘膜下层组织，必要时重复进行活检；④如果病灶经多次活检均为反应性增生，则应密切随诊；⑤如果病灶经治疗后再次增大，应及时再次进行病理活检，以明确是否出现病理类型的转化；⑥胃 MALT 淋巴瘤应该常规检测 HP。

结合组织形态学、免疫组织化学、流式细胞学和细胞/分子遗传学等技术，绝大多数病例可以明确病理诊断和分型。免疫组化检查对于与腺样结构较少的低分化腺癌和无腺样结构的未分化癌相鉴别非常重要。

历史上淋巴瘤的病理分类方法较多，几经修订，各有优缺点，由于标准不统一，给临床和病理诊断带来了不便。2001 年，WHO 提出了新的淋巴系统恶性肿瘤分类方案（简称 WHO 分类，表 16－1），得到了广泛的应用和认可。

**表 16-1　世界卫生组织（WHO）淋巴组织恶性肿瘤分类（2001）**

B 细胞肿瘤
　前体 B 细胞肿瘤
　　前体 B 淋巴母细胞白血病/淋巴瘤
　成熟（外周）B 细胞肿瘤
　　B 细胞慢性淋巴细胞白血病/小淋巴细胞淋巴瘤
　　B 细胞前淋巴细胞白血病
　　淋巴浆细胞淋巴瘤
　　脾边缘带 B 细胞淋巴瘤
　　毛细胞白血病
　　浆细胞骨髓瘤/浆细胞瘤
　　**结外边缘带 B 细胞淋巴瘤，粘膜相关淋巴瘤**
　　淋巴结边缘带 B 细胞淋巴瘤
　　**滤泡淋巴瘤**
　　**套细胞淋巴瘤**
　　**弥漫大 B 细胞淋巴瘤**
　　　纵隔大 B 细胞淋巴瘤
　　　原发渗出性淋巴瘤
　　**伯基特淋巴瘤/白血病**
T 细胞/NK 细胞肿瘤
　前体 T 细胞肿瘤
　　前体 T 淋巴母细胞淋巴瘤/白血病（前体 T 细胞急性淋巴母细胞白血病）
　成熟（外周）T 细胞/NK 细胞肿瘤
　　T 细胞前淋巴细胞白血病
　　T 细胞颗粒淋巴细胞白血病
　　侵袭性 NK 细胞白血病
　　成人 T 细胞淋巴瘤/白血病
　　结外 NK/T 细胞淋巴瘤，鼻腔型
　　肠型 T 细胞淋巴瘤
　　肝脾 γδT 细胞淋巴瘤
　　皮下脂膜炎样型 T 细胞淋巴瘤
　　蕈样霉菌病/Sezary 综合征
　　间变性大细胞淋巴瘤，T 细胞/裸细胞，原发皮肤型
　　**外周 T 细胞淋巴瘤，非特异型**
　　血管免疫母细胞 T 细胞淋巴瘤
　　间变大细胞淋巴瘤，T 细胞/裸细胞型，原发系统型
霍奇金淋巴瘤（霍奇金病）
　结节性淋巴细胞为主霍奇金淋巴瘤
　经典型霍奇金淋巴瘤
　　结节硬化型霍奇金淋巴瘤（1 级和 2 级）
　　富淋巴细胞经典型霍奇金淋巴瘤
　　混合型霍奇金淋巴瘤
　　淋巴细胞消减型霍奇金淋巴瘤

黑体字为较常见的原发胃肠淋巴瘤病理类型。

原发胃肠淋巴瘤大多起源于胃肠壁粘膜下层的淋巴网状细胞。绝大多数为非霍奇金淋巴瘤，以B细胞来源为主，T细胞来源较少。国外报道，60%～80%的肠道淋巴瘤为B细胞来源，其中多为弥漫大B细胞淋巴瘤。T细胞来源者在10%～27%之间，国内报道与之类似；原发胃淋巴瘤中T细胞来源仅占7%以下。较为常见的原发胃肠淋巴瘤的病理类型有：

1. 弥漫大B细胞性淋巴瘤（DLBCL）：DLBCL是最常见的NHL类型，胃肠淋巴瘤中亦以DLBCL最为常见。DLBCL病因不明，可能与免疫缺陷有关。大部分发生于胃，小肠也不少见，少数发生于大肠。DLBCL为侵袭性淋巴瘤，绝大多数对治疗反应较好，近半数病例可治愈。但有不良预后因素者易复发。近期通过基因表达谱分析发现DLBCL是呈显著异质性的一组疾病，可初步分为生发中心型（GCB）和活化B细胞型（ABC）两型，自然病程差异明显，CHOP类方案治疗后5年总生存率分别为60% 和35%，与IPI评分无关。但目前尚未成为常规预后评估指标。

2. B细胞粘膜相关淋巴瘤（MALT）：为结外边缘区B细胞来源，最常见于胃肠道，大部分发生于胃，少见肠道。本病被认为胃肠粘膜在反复HP感染后，HP作为抗原刺激，粘膜发生反应性淋巴组织增生，刺激T细胞活化并产生系列细胞因子，最终造成滤泡边缘区记忆B细胞基因突变、克隆性增殖形成MALT淋巴瘤，是一组低度恶性淋巴瘤，呈惰性病程，5年生存率74%，中位生存时间8年左右，预后较好，但有转化为侵袭性NHL的可能。

3. 肠道T细胞淋巴瘤：肠道T细胞淋巴瘤最常见的部位为回盲部、小肠，偶见于结肠。本病有高热，过去认为是肠道恶性组织细胞增生症，20世纪80年代以后证实为肠道T细胞淋巴瘤，分为两型，即无或伴有肠道吸收不良综合征，后者称为肠病相关T细胞淋巴瘤（enteropathy associated T cell lymphoma，EATCL）。肠道T细胞淋巴瘤的产生与EB病毒间具有高度相关性。该病呈高度恶性，预后极差。

（二）分期检查

淋巴瘤是全身性疾病，一旦确诊，应进行全面检查。① 影像学诊断：可根据病情选择X线、超声、内镜或超声内镜（EUS）检查、CT、MRI、胃肠造影、PET-CT、放射性核素扫描等影像学检查手段，了解淋巴瘤侵犯的部位和程度；② 骨髓检查：常规行骨髓涂片细胞学检查，必要时可行骨髓活检、骨髓流式细胞学检测、骨髓细胞或分子遗传学分析；③ 中枢神经系统受侵情况：对于较晚期或高度恶性病理类型，应行腰椎穿刺。

有关胃肠淋巴瘤的临床分期目前尚无统一标准，尽管1971年Ann Arbor分期标准被广泛应用于淋巴瘤分期，但是由于该分期基本是以结性淋巴瘤、特别是HL制定的分期标准，不能描述区域受侵与肠系膜淋巴结及腹膜后淋巴结之间的关系，因此不适合对原发胃肠淋巴瘤进行分期。Musshoff根据预后对其进行了改良（表16-2）。

**表16-2 Musshoff胃肠道非霍奇金淋巴瘤分期系统（1994修改）**

| | |
|---|---|
| Ⅰ期：肿瘤局限于胃肠道（单一或多个非连续病灶） | |
| Ⅰ1 | 病变限于粘膜，伴或不伴有粘膜下病变 |
| Ⅰ2 | 浸润累及肌层、浆膜下或浆膜或两者 |
| Ⅱ期：肿瘤累及腹腔淋巴结 | |
| Ⅱ1 | 累及胃周邻近淋巴结 |
| Ⅱ2 | 累及肠系膜、腹主动脉旁、腔静脉旁或腹股沟等膈下淋巴结 |
| ⅡE | 病变穿透浆膜累及邻近器官或组织（应注明累及器官及部位如：胰、结肠或后腹壁） |
| Ⅲ、Ⅳ期：病变播散累及结外器官或膈上淋巴结 | |

美国NCCN（the National Comprehensive Cancer Network）对胃MALT淋巴瘤的数种分期系统进行了比较，并将其列入2007年版“胃MALT淋巴瘤临床实践指南”中（表16-3），供参考比较。

表 16-3　胃 MALT 淋巴瘤分期

| 胃肠淋巴瘤 Lugano 分期 | | 胃淋巴瘤 TNM 分期 | Ann Arbor 分期 | 肿瘤侵及范围 |
|---|---|---|---|---|
| Ⅰ期 | 局限于胃肠道（单发或多发非连续病灶） | T1N0M0 | ⅠE | 粘膜、粘膜下层 |
| | | T2N0M0 | ⅠE | 肌层 |
| | | T3N0M0 | ⅠE | 浆膜层 |
| Ⅱ期 | 侵及腹腔 | | | |
| | Ⅱ₁＝累及局部淋巴结 | T1-3N1M0 | ⅡE | 胃周淋巴结 |
| | Ⅱ₂＝累及远处淋巴结 | T1-3N2M0 | ⅡE | 更远处的区域淋巴结 |
| ⅡE期 | 穿透浆膜层，侵及邻近器官或组织 | T4N0M0 | ⅠE | 侵及邻近组织结构 |
| Ⅳ期 | 病变播散累及结外器官或同时侵及膈上淋巴结 | T1-4N3M0<br>T1-4N0-3M1 | ⅢE<br>ⅣE | 横膈两侧淋巴结/远处转移（如骨髓或其他结外部位） |

（三）实验室检查

血常规、生化、血沉、乳酸脱氢酶（LDH）、β2 微球蛋白（β2-MG）等实验室检查，对于了解病情、判断机体状况和预后有重要价值；粪便常规注意有无粘液、红细胞，潜血试验有助于了解有无消化道出血；肿瘤标志物 CEA、CA19-9、CA72.4 检测有助于与其他胃肠道癌肿鉴别。但部分胃肠淋巴瘤患者的 CEA 等也可增高。

## 五、鉴别诊断

（一）与其他常见胃肠道疾病鉴别

胃肠淋巴瘤在临床上极易被误诊。很多病例在临床确诊前都经历了较长的诊治过程，初诊时常被误诊为其他常见胃肠疾病，因此应注意与其他胃肠道疾病相鉴别，如胃癌、胃溃疡、大肠癌、肠结核、Crohn 病、淋巴组织反应性增生、恶性黑色素瘤等。

胃肠淋巴瘤的中位发病年龄一般较其他胃肠道恶性肿瘤年轻，较胃癌年轻 10 岁左右；消化道出血、穿孔、梗阻的发生率较胃肠癌低；癌胚抗原等肿瘤标记物常阴性；影像学检查见病灶边界较光滑清楚，胃肠道周围脂肪层存在，常表现为管壁广泛增厚或巨大消化道肿块，保持一定的扩张度和柔软度，不易引起胃肠腔狭窄，而胃肠癌的边界则大多模糊、有毛刺、脂肪层消失；内镜下胃肠淋巴瘤常表现为局部多发隆起灶、边界较光滑清楚，被覆粘膜完整柔软、纹理清晰，管壁弹性较好，不似其他胃肠癌常见的菜花样隆起、糜烂或溃破、出血、局部管壁僵硬、狭窄。鉴别仍主要依据病理组织学诊断。

（二）排除继发性胃肠淋巴瘤

活检或手术后病理报告符合淋巴瘤诊断后，确定原发为胃肠道淋巴瘤仍采用 1961 年 Dawson 提出的五项标准：①初诊时全身表浅淋巴结无病理性肿大；②外周血白细胞计数与分类正常；③纵隔淋巴结无肿大；④肝脾无肿瘤浸润；⑤病变主要局限于胃肠道，可有腹盆腔引流区淋巴结受侵，而腹部无其他肿块。

该标准主要是区别于原发结内或结外其它器官的淋巴瘤的胃肠道受侵，也称为继发性胃肠道淋巴瘤，常出现在侵袭性淋巴瘤和复发难治性淋巴瘤，病情长期未得到有效控制，表现为多部位受侵，发生消化道浸润时常累及胃、小肠、结肠多局灶性散发，但消化道症状出现较晚，相比全身症状表现不甚突出，随全身治疗好转后病灶消退。

## 六、治疗

迄今为止，PGIL 尚无标准治疗模式，但是对外科手术的需求似乎正在减少，而内科治疗愈显重要。

（一）手术治疗

由于原发胃肠淋巴瘤发病部位的特殊性，手术治疗曾经是其首选甚至唯一的治疗手段。但是鉴于原发胃肠淋巴瘤具有特异的“归巢”现象、对放化疗较敏感、常为多发病灶可累及远处粘膜、部分病例呈惰性和自限性病程，以及手术治疗带来的严重并发症和对生活质量的影响、手术难以根治等原因，外科手术的适用范围越来越小。尤其是随着 B 超、CT、PET－CT 等技术的进步，PGIL 通过影像学就可做出正确的分期，需要剖腹探查进行分期的机会越来越少。目前接受手术的患者，多数是因为术前诊断不明确或为了获得活检组织明确病理，或者是急腹症手术。但是对于病变较大或者有明显发生出血、穿孔、梗阻倾向者，外科手术仍然十分必要，以减少化疗风险。

（二）内科治疗

原发胃肠淋巴瘤是一种以局部表现为首发或突出表现的全身性疾病，因此内科治疗是 PGIL 的基础。应根据淋巴瘤病理类型和疾病分期选择不同的化疗方案，主要以 CHOP 或者 CHOP 类似方案为主；疗程一般 4～8 周期，每 2～3 周期评效一次，根据疗效及病理类型决定是否继续原化疗，或调整治疗方案或策略。对于病变范围较广泛的晚期病例，或肿瘤负荷较大、病灶侵及胃肠壁较深的患者，应密切注意化疗过程中出现肠穿孔和出血等并发症，尤其是激素的使用应慎重，尽可能减少剂量及疗程。

1. 弥漫大 B 细胞淋巴瘤：对于Ⅰ～Ⅱ期初治的 DLBCL 患者一般采用美罗华＋CHOP 方案化疗 3～4 周期＋局部放疗（30～36Gy），放疗前评效为 PR 者，放疗剂量可增加至 40～45Gy。有不良预后因素者，如 LDH/β2MG 升高、年龄 60 岁以上、PS 评分≥2、有巨大肿块（直径≥10cm）、或Ⅲ～Ⅳ期初治患者，建议美罗华＋CHOP 方案化疗 6～8 周期＋局部放疗（30～36Gy），年轻患者缓解后可考虑大剂量化疗＋自体干细胞移植（ASCT）。对于耐药或复发的患者采用二线治疗方案，如 EPOCH、ICE、DICE、DHAP、MINE、ESHAP 等方案，有条件者均可加用美罗华，缓解后行 ASCT，或参加临床研究，或个体化治疗。

其他侵袭性非霍奇金淋巴瘤（包括肠道 T 细胞淋巴瘤）不管分期如何，都应该选择以化疗为主的综合治疗模式，治疗方案可参照 DLBCL，但 T 细胞来源的淋巴瘤不适合加用美罗华。

2. B 细胞粘膜相关淋巴瘤（MALT）：HP（＋）的胃 MALT 淋巴瘤应该首先给予抗 HP 治疗，可选择 3～4 种药物（抗生素加质子泵抑制剂组成三联或四联方案）进行治疗，但起效较慢，因此通常抗 HP 治疗 3 个月后进行内镜活检复查 HP 和淋巴瘤，清除幽门螺杆菌后约 2/3 的局部胃 MALT 淋巴瘤患者的病灶可获得完全缓解，无需手术和化疗，但是越来越多的证据表明远期复发的可能性较大，因此需要长期随诊。HP 持续阳性、再次阳性及病变稳定的患者可选择二线抗生素治疗。存在 t（11；18）染色体易位的患者抗 HP 治疗效果不佳，可局部放疗。

IE 期 HP（－）和Ⅱ期的胃 MALT 淋巴瘤患者，无症状者可观察 3 个月；也可试验性抗 HP 治疗，3 个月后内镜复查；或受累区域放疗（30～33Gy），尤其适用于 t（11；18）染色体易位的患者；放疗禁忌的患者可选择美罗华治疗。有症状或疾病进展者可局部放疗。

Ⅲ～Ⅳ期病变较广泛的患者，无症状、无治疗指征者可观察，有治疗指征者，如胃肠道出血、终末器官功能受损、有症状、巨大肿块、病情进展、患者有治疗意愿，可单药或联合化疗，或局部放疗，首选福达华（氟达拉宾）和（或）美罗华＋烷化剂，蒽环类药物一般不作为首选。由于传统治疗方案难以治愈，因此建议参加临床研究。

原发肠道 MALT 淋巴瘤的治疗，早期以局部放疗为主（20～30Gy），也可手术治疗。Ⅲ～Ⅳ期首先选择化疗±局部放疗，只有在出现严重并发症如出血、穿孔或梗阻时考虑手术。

胃肠 MALT 淋巴瘤合并大细胞淋巴瘤存在时，参照 DLBCL 的治疗原则。其他惰性 PGIL 的治疗可参照胃肠 MALT 淋巴瘤的治疗原则，但是不需要抗 HP 治疗。

此外，放射性核素标记美罗华+联合化疗可以提高胃肠淋巴瘤的疗效，在初治的滤泡性淋巴瘤或复发难治的侵袭性 B 细胞淋巴瘤可获得较好的疗效。

淋巴瘤常用化疗方案：

（1）美罗华+CHOP（R－CHOP）方案

| | | | |
|---|---|---|---|
| 美罗华 | 375 mg/$m^2$ | d1 | |
| CTX | 750 mg/$m^2$ | d3 | |
| VCR | 1.4 mg/$m^2$ | d3 | |
| ADM | 40～50 mg/$m^2$ | d3 | |
| PDN | 100 mg | d3～7 | 每 21 天重复 |

（2）含福达华（氟达拉宾，Flu）的一线或二线治疗方案

| | | | | |
|---|---|---|---|---|
| FC 方案： | FlU | 25～30 mg/$m^2$ | d1～3 | |
| | CTX | 250～300 mg/$m^2$ | d1～3 | 每 28 天重复 |
| FM 方案： | FlU | 25～30 mg/$m^2$ | d1～3 | |
| | MIT | 8mg/$m^2$ | d1 | 每 28 天重复 |
| FND 方案： | FlU | 25～30 mg/$m^2$ | d1～3 | |
| | MIT | 8 mg/$m^2$ | d1 | |
| | DXM | 10 mg/$m^2$ | d1～3 | 每 28 天重复 |

（3）干细胞动员方案

| | | |
|---|---|---|
| 1）CTX | 2 g/$m^2$ | d1 |
| VCR | 1.4 mg/$m^2$ | d1 |
| ADM | 40～50 mg/$m^2$ | d1 |
| PDN | 100 mg | d1～5 |
| 2）HD－Ara－c | 3 g/$m^2$ | d1 |

（4）干细胞移植预处理方案（CBV 方案）

| | | |
|---|---|---|
| CTX | 5 g/$m^2$ | 分 3 天 |
| BCNU | 500 mg/$m^2$ | d1 |
| VP－16 | 750 mg～1g/$m^2$ | 分 3 天 |

（三）放射治疗

对于 PGIL 的放疗一直存在争议，放疗后胃肠道反应严重，放射性肠炎和肠穿孔、腹泻、极度食欲不振等使患者体质迅速下降，且极易造成肠粘连，为以后治疗增加难度。但大部分文献认为放疗在 PGIL 中仍应占有重要地位。对于早期原发胃肠淋巴瘤患者，单纯局部放疗即有可能获得治愈；对于晚期患者，化疗结合放疗可以提高疗效。同时大量临床实践证明放疗相关副作用一般都在患者的耐受范围。近年来随着三维适型放疗的推广应用，胃肠病灶靶区照射剂量有所提高，而腹腔脏器受损进一步减轻，提高了疗效及治疗耐受性。治疗原则及剂量参见内科治疗部分。

## 七、疗效及毒性评价

每 2～3 周期化疗后评价一次疗效，全部化疗结束后评价疗效，4 周后确认。每周期化疗都需评价毒性。

（一）疗效判定检查方法

可根据病情选择 X 线、超声、内镜或超声内镜（EUS）检查、CT、MRI、胃肠造影、PET－CT、放射性核素扫描等影像学检查手段，了解病变大小、侵及范围和程度，动态观察治疗效果、判定疗效、随访和及时发现复发病变。

对于治疗后纤维化和残存的病灶、常规影像学检查手段不能明确有无活跃病变者，FDG－PET 的应用价值已得到肯定：治疗后残存的肿瘤组织 FDG 摄取增强，而纤维瘢痕组织摄取明显低，故 FDG－PET 显像在评价疗效及判断预后方面有独特优势。

（二）疗效判定标准

目前恶性肿瘤的疗效判定标准普遍采用 WHO 的 RECIST 标准（参见本书相关章节），但是淋巴瘤的疗效判定标准通常采用美国 NCCN 淋巴瘤指南推荐的 Cheson 标准（表 16－4）。随着 PET－CT 诊断技术在临床的推广应用，2007 年版美国 NCCN 淋巴瘤指南中又推荐了以 PET 作为评价手段的改良 Cheson 标准，由于该检查技术在国内尚未普及，故本书省略。

**表 16－4　淋巴瘤的 Cheson 疗效判定标准**

| 疗效 | 体格检查 | 淋巴结 | 融合淋巴结 | 骨髓 |
|---|---|---|---|---|
| CR | 正常 | 正常 | 正常 | 正常 |
| CRu | 正常 | 正常 | 正常 | 未确定 |
| | 正常 | 正常 | 缩小＞75％ | 正常或未确定 |
| PR | 正常 | 正常 | 正常 | 受侵 |
| | 正常 | 缩小≥50％ | 缩小≥50％ | 无关 |
| | 肝/脾缩小 | 缩小≥50％ | 缩小≥50％ | 无关 |
| 复发/进展 | 肝/脾增大，出现新病灶 | 出现新病灶或原病灶增大 | 出现新病灶或原病灶增大 | 重新出现受侵 |

（三）毒性判定标准

参见本书附录化疗药物毒性判定标准。

## 八、护理与康复

（一）心理护理

胃肠淋巴瘤患者由于对放化疗知识缺乏了解，因此容易产生焦虑、恐惧等不良情绪，应在治疗前耐心做好解释工作，使患者及家属有充分的思想准备及适应过程。

（二）饮食护理

给予高蛋白、高热量、低脂肪、少渣易消化的食物，保证液体的充分摄入及营养要素的平衡，避免过热、生冷及辛辣以及纤维素过多的食物，以免引起胃肠道蠕动亢进，少吃豆制品、葱、蒜等易产气食物，以减轻胃肠道负担。

（三）放化疗并发症的护理

包括对放化疗后消化道反应、粘膜溃疡、骨髓抑制、胃肠出血、胃肠瘘、放射性直肠炎、放射性膀胱炎等应加强护理，减轻患者痛苦，提高患者耐受性及对治疗的依从性。

## 九、预后与随诊

大部分胃肠淋巴瘤类型对放化疗较敏感，且部分属低度恶性，故胃肠淋巴瘤的预后通常较其他胃肠恶性肿瘤佳。但原发肠道淋巴瘤较原发胃淋巴瘤预后又差，治愈率及中位生存期均小于后者，这可能与肠道淋巴瘤出现症状较晚，确诊时已较晚期有关，且多数肠道淋巴瘤侵袭性度较高，低度恶性所占比例较小也是原因之一。目前，国内外报道肠道淋巴瘤的 5 年生存率，低度恶性组在 60％～70％以上，高度恶性组大约在 30％左右，中位生存期 24 个月。

具体预后要参考诸多因素：

（一）病理及免疫组化分型最为关键

T细胞来源类型无论在病程进展、临床表现、并发症发生及预后方面均险恶于B细胞来源；形态为弥漫性、大细胞类型要比滤泡型、套细胞型及粘膜相关型预后差，表现在治疗缓解率低及缓解后复发率高；胃MALT淋巴瘤5年生存率可达90%，10年生存率为75%，治疗缓解率和无病生存期均明显优于DLBCL、T细胞淋巴瘤等中高度恶性淋巴瘤，且不受肿瘤分期及治疗方式的影响。

（二）预后指数

目前仍然普遍采用国际预后指数（IPI）用于预后判断，见表16-5。根据得分，分为低危（0或1分）、低中危（2分）、中高危（3分）和高危（4或5分）四组；年龄调整的国际预后指数（aaIPI）是针对年龄不超过60岁的患者制定的，与IPI不同之处在于，年龄和结外受侵部位数目不是独立不良预后因素，低危组、低中危组、中高危组和高危组的相应分值分别为0、1、2、3分。

**表16-5　NHL的IPI评分**

| 项目 | 0分 | 1分 |
|---|---|---|
| 年龄 | ≤60 | >60 |
| ECOG评分 | 0或1级 | 2～4级 |
| 临床分期 | Ⅰ或Ⅱ | Ⅲ或Ⅳ |
| 结外受侵部位数目 | <2 | ≥2 |
| LDH | 正常 | 升高 |

（三）确诊时病灶大小、浸润范围及深度都对预后有明显影响

病灶局限者较范围广者预后好，有文献报道认为肿瘤直径大于10cm提示预后较差。此外，存在肠梗阻、肠穿孔、消化道出血等急性并发症均影响预后。

（四）治疗策略也相当重要

治疗方式的选择对患者生存及生活质量将产生重要影响。这也对临床诊治上加强对此病的认识，争取尽可能早期诊断及规范化治疗提出更高要求。

随诊方法：前2年每3个月复查一次，然后每6个月复查一次至5年，复查包括病史、体格检查、实验室及影像学检查。

（朱　军　王德林　宋玉琴）

## 参考文献

1. NCCN Clinical Practices Guidelines in Oncology：Non-Hodgkin's Lymphomas，V. 1. 2007
2. Jemal A，Murray T，Ward E，et al. Cancer Statistics，2005. CA Cancer J Clin，2005，55（1）：10-30
3. Harris NL，Jaffe ES，Diebold J，et al. The World Health Organization classification of neoplastic diseases of the hematopoietic and lymphoid tissues. Report of the Clinical Advisory Committee Meeting，Airlie House，Virginia，November，1997. Ann Oncol，1999，10：1419-1432
4. Hehn ST，Grogan TM，Miller TP. Utility of fine-needle aspiration as a diagnostic technique in lymphoma. JCO，2004，22（15）：3046-3052
5. Meda BA，Buss DH，Woodruff RD，et al. Diagnosis and subclassification of primary and recurrent lymphoma. The usefulness and limitations of combined fine-needle aspiration cytomorphology and

flow cytometry. Am J Clin Pathol，2000，113（5）：688-99
6. Henry CA，Berry BE. Primary lymphoma of the large intestine. Am Surg，1988，54（5）：262-266
7. Shepherd NA，Hall PA，Cousles PJ，et al. Primary malignant lymphoma of colon and rectum：A histopathological and immunohistochemical analysis of 45 cases with clinicopathological correlation. Histopathology，1988，11：235-255
8. Isaaocn PG. Gastrointestinal lymphoma. Human Pathology，1994，25：1020
9. Otter R，Bieger R，Kluin PM，et al. Primary gastrointestinal non－Hodgkin's lymphoma in a population－based registry. Br J Cancer，1989，60（5）：745-755
10. K E Smedby，M A° kerman H，et al. Malignant lymphomas in coeliac disease：Evidence of increased risks for lymphoma types other than enteropatho－type T cell lymphoma. Gut，2005，54：54-59
11. Mare S，Levine Stephen E，Rubesin Linda，et al. Non－Hodgkin's lymphoma of the Gastrointestinal Tract Radiographic Findings. AJR，1997；168：165-172
12. C smith，RA Kubicka，CR Thomas Jr，et al. Non－Hodgkin's lymphoma of the Gastrointestinal Tract. RadioGraphics，1992，12：887-889
13. 王奇璐主编. 恶性淋巴瘤的诊断与治疗. 北京：北京医科大学中国协和医科大学联合出版社，1997，318-325
14. SE Rubesin，AM Gilchrist，M Bronner，et al. Non－Hodgkin's lymphoma of the Small Intestine. RadioGraphics，1990，10：985-998.
15. Mark S Kaminski，Melissa Tuck，Judith Estes，et al. $^{131}$I－tositumomab therapy as initial treatment for follicular lymphoma. N Engl J Med，2005，352（5）：441-449
16. Isaacson PG，Spencer J. Gastric lymphoma and Helicobacter pylori. Important Adv Oncol，1996，111-121
17. H Boot，D de Jong. Diagnosis，treatment decisions，and follow up in primary gastric lymphoma. Gut，2002，51：621-622
18. Pier Luigi Zinzani，Massimo Magagnoli，Giorgio Pagliani，et al. Primary intestinal lymphoma：clinical and therapeutic features of 32 patients. Haematologica，1997，82：305-308
19. HD Foss and H Stein. Pathology of intestinal lymphomas. Recent Results Cancer Res，2000，156：33-41
20. Severin Daum，Reiner Ullrich. Intestinal Non－Hodgkin's Lymphoma：A Multicenter Prospective Clinical Study From the German Study Group on Intestinal Non－Hodgkin's Lymphoma. Journal of Clinical Oncology，2003，2740-2746
21. Yeon Hee Park，Won Seog Kim，Soo－Mee Bang，et al. Primary Gastric T－Cell Lymphoma：Clinicopathologic Features and Treatment Outcome. Blood（ASH Annual Meeting Abstracts），2005，106
22. Wotherspoon AC，Ortiz－Hidalgo C，Falzon MR，et al. Helicobacter pylori－associated gastritis and primary B－cell gastric lymphoma. Lancet，1991，338：1175-6
23. Hussel T，Isaacson PG，Crabtree JE，et al. The responses of cells from low－grade B－cell gastric lymphomas of mucosa－associated lymphoid tissue type after eradication of Helicobacter pylori. Lancet，1993，342：575-7
24. Kikuchi Y，Matsui T，Hisabe T，et al. Deep infiltrative low－grade MALT (mucosal－－associated lymphoid tissue) colonic lymphomas that regressed as a result of antibiotic administration：Endoscopic ultrasound evaluation. J Gastroenterol，2005，40（8）：843-847

25. 刘淑云，顾依群，高子芬. 肠道淋巴瘤临床病理、免疫表型及与 EB 病毒相关性的研究. 诊断病理学杂志，2003，10 (6)：336-339
26. Morgner A，Bayerdorffer E，Neubauer A，et al. Helicobacter pylori associated gastric B cell MALT lymphoma：predictive factors for regression. Gut，2001，48：290-292
27. Ahmad A，Govil Y，Frank BB. Gastric mucosa - associated lymphoid tissue lymphoma. Am J Gastroenterol，2003，98：975-986
28. Romaguera J，Hagemeister FB. Lymphoma of the colon. Curr Opin Gastroenterolo，2005，21 (1)：80-84
29. A predictive model for aggressive non - Hodgkin's lymphoma. The international non - Hodgkin's lymphoma prognostic factors project. N Engl J Med，1993，329：987-994
30. Coiffier B，Lepage E，Briere J，et al. CHOP chemotherapy plus rituximab compared with CHOP alone in elderly patients with diffuse large - B cell lymphoma. N Engl J Med，2002，346：235-242
31. Cheson BD，Horning SJ，Coiffier，et al. Report of an International Workshop to Standardize Response Criteria for non - Hodgkin's lymphoma. J of Clin Oncol，1999，17 (4)：1244
32. Jaffe ES，Harris NL，Stein H，et al. World Health Organization Classification of Tumors：Pathology and genetics of tumors of the hematopoietic and lymphoid tissues. Lyon：IARC Press，2001
33. Stolte M，Bayerdorffer E，Morgner A，et al. Helicobacter gastric MALT lymphoma. Gut，2002，50：19-24
34. Levy M，Copie - Bergman C，Traulle C，et al. Conservative treatment of primary gastric low - grade B - cell lymphoma of mucosa - associated lymphoid tissue：Predictive factors. Am J Gastroenterol，2002，97：292-297
35. Peter Koch，Francisco del Valle，Wolfgang E，et al. Primary Gastrointestinal Non - Hodgkin's Lymphoma：I. Anatomic and Histologic Distribution，Clinical Features，and Survival Data of 371 Patients Registered in the German Multicenter Study GIT NHL 01/92. Journal of Clinical Oncology，2001，19 (18)：3861-3873
36. Sanchez - Bueno，J A Garcia-Marcilla，JD Alonso，et al. Prognostic Factors in Primary Gastrointestinal Non - Hodgkin's Lymphoma：a Multivariate Analysis of 76 Cases. Eur J Surg，1998，164：385-392
37. Ferreri AJ，Cordio S，Ponzoni M，et al. Nonsurgical treatment with primary chemotherapy，with or without radiation therapy，of stage Ⅰ－Ⅱ high - grade gastric lymphoma. Leuk Lymphoma，1999，33 (526)：531-541
38. Boot H，De Jong D. Gastric lymphoma：the revelation of the past decades. Scand J Gastroenterol，2000，236 (Suppl)：27-36
39. Willich NA，Reinartz G，Horst EJ，et al. Operative and conservative management of primary gastric lymphoma：interim results of a German multicenter study. Int J Radiat Oncol Biol Phys，2000，46 (4)：895-901
40. Shotaro Nakamura，Takayuki Matsumoto，Mitsuo Iida，et al. Primary Gastrointestinal Lymphoma in Japan A Clinicopathologic Analysis of 455 Patients with Special Reference to its Time Trends. Cancer，2003，97 (10)：2462-2762
41. Shireen A Kassam，Anthony H Goldstone，AV Hoffbrand，et al. Rituximab Does Not Increase the Complication Rate，Particularly Perforation，When Added to Chemotherapy for Patients with Primary B-Cell Lymphomas of the Gastrointestinal Tract. Blood (ASH Annual Meeting Abstracts)，2005，106：4742

42. Kenichi Nomura, Koichi Tomikashi. Small bowel non－Hodgkin's lymphoma remaining in complete remission by surgical resection and adjuvant rituximab therapy. R World J Gastroenterol, 2005, 11 (28): 4443-4444

43. Bruce D Cheson. Radioimmunotherapy of non－Hodgkin's lymphoma. Blood, 2003, 101 (2): 391-398

44. Eleses NG, Vassilopoulos PP, Tasamakidie KG, et al. Is Gastroscopy still a value diagnostic tool in the diagnosis of gastric Malt lymphoma. Surg Endosc, 2002, 3426-3430

## 第二节　胃肠道间质瘤

### 一、概述

胃肠间质肿瘤（gastrointestinal stromal tumors，GISTs）是胃肠道中一种特殊的肿瘤，可以发生在整个胃肠道以及网膜和肠系膜上，占胃肠道肿瘤2%左右。近年来随着对GISTs分子病理的深入研究和靶向药物的应用，GISTs越发引起人们的关注。

最早提出胃肠间质肿瘤这一概念的是Stout等人，在20世纪40年代，普遍认为它仅是胃肠道平滑肌肿瘤，包括平滑肌瘤、平滑肌肉瘤、平滑肌母细胞瘤和多形性母细胞瘤。直到20世纪60年代晚期电子显微镜的应用揭示其中一种间质肿瘤细胞缺乏平滑肌细胞结构，于20世纪80年代初免疫组织化学的应用表明该类肿瘤细胞同时缺乏平滑肌细胞的免疫表型，Mazur和Clark在1983年最早将这种缺乏平滑肌细胞超微结构，缺乏神经鞘瘤免疫组化特征的非上皮肿瘤称为“GISTs”。1998年Hirota和他的同事指出大多数GISTs中存在编码KIT蛋白原癌基因的功能性突变，从而揭示出GISTs的特征，使其有了准确的定义：GISTs是指细胞形态呈梭形或上皮样，偶尔呈多形性的胃肠道间质细胞肿瘤，其细胞表面表达KIT蛋白（即CD117）。KIT蛋白是c－kit原癌基因产物，为一跨膜受体酪氨酸激酶，CD117为KIT蛋白的抗原性抗体，GISTs中绝大多数表达KIT蛋白，这一特征性表达也是区分平滑肌肿瘤的重要标志，同时也开创了KIT受体酪氨酸激酶抑制剂——靶向治疗的新纪元。

### 二、GIST临床特征

1. 流行病学特点

GISTs为原发于胃肠道以及腹腔的间质肿瘤，是胃肠道中最常见的间质肿瘤，占所有软组织肉瘤的20%～30%。其发病率大约为10～20/1,000,000，近年由于诊断水平的提高，发现实际发病率远远超过这个数目。男女发病比例相当，也有男性偏多的报道；发病高峰多在40岁以上的中老年人，中位年龄范围在50～60岁，儿童罕见。

2. 临床表现

大多数GISTs患者起病初期无特异性症状和体征。常见症状表现为腹部不适、腹痛，其次为肿瘤出血以及相关性贫血，同时还可以表现为消化不良、进食困难、腹胀、大便习惯改变等；查体多无明显异常或触及腹部包块等。至少10～30%患者是在开腹手术、内镜检查或者进行其它影像学检查时无意发现的。约15%～50%的患者在诊断时即有明显转移，偶尔是在因腹膜炎、肠梗阻或者出血行剖腹手术时确诊。GISTs可以发生在胃肠道的任何部位，其中胃和小肠最常见，分别占50%和30%～40%左右，约10%发生在结直肠，肠系膜和网膜5%左右，食管5%。肿瘤的常见转移部位主要在腹部，可以波及肝脏以及整个腹腔；淋巴结转移仅占6%。

早期认为GISTs分为良性或者恶性两种，现在人们普遍认为所有的GISTs都有一定的恶性潜能。恶性是指肿瘤侵犯了邻近结构或者存在转移，而不管肿瘤的大小、部位、核分裂数或者分级。不同部位恶性程度不一致：胃和小肠GISTs占全部的80%～90%，但恶性肿瘤比例只占20%～30%左右，小肠部位恶性程度高于胃；结直肠和食管的比例虽不足15%，但其恶性肿瘤比例大约为1/2。此外手术后复发主要发生在原位，腹膜后和肝脏的肿瘤即使病理证实为完全切除，也有约40%～90%出现复发。50%的复发波及肝脏。原发部位在小肠的GISTs手术切除后复发率是胃的4倍。

## 三、GISTs组织病理学和免疫组织化学特征

1. 组织病理学特征：GISTs大体上可以呈膨胀性或浸润性生长，常无包膜，也可有假包膜；实性，偶有囊性变或粘液性变（甚至肿瘤的大部或全部粘液变），以圆形或类圆形为主，可有多种形状；偶见较明显出血坏死。肿瘤位于粘膜下是其重要特点。细胞以梭形及或上皮样为主，偶尔有多形性细胞；结构不一；实性间叶性结构，可呈编织样、囊状、车辐状、器官样、漩涡状、栅栏状、丛状等；可有不同程度的水肿、粘液变性、坏死或囊性变，间质也可有炎症细胞浸润，偶见较明显的出血。电镜下结构特点：表现为肌源化、神经分化、双分化或者未分化的一些特征。

该类肿瘤无绝对良性，有小于2厘米、无分裂象、无细胞异型性而发生复发及转移者，故将其分为恶性潜能或高低度恶性的肿瘤。影响良性、恶性的生物学行为或危险指数的因素很多，目前较公认的是：肿瘤大小、核分裂象计数及部位。参考指标：生长方式、肿瘤坏死、细胞丰富程度、异型性、组织结构、有无粘膜浸润、溃疡以及其它生物学指标。目前公认的标准是综合考虑核分裂象计数以及肿瘤大小将其分级，见表16－6。

**表16－6 根据生物学行为相关因素分析判断GISTs分级**

| 恶性潜能级别（4级） | 大小 | 分裂象计数 |
|---|---|---|
| Ⅰ级，很低级（几乎良性） | ＜2cm | ＜5个/50HPF |
| Ⅱ级，低级（恶性潜能） | 2～5cm | ＜5个/50HPF |
| Ⅲ级，中间型或交界性（低度恶性） | ＜5cm | 6～10/50HPF |
| | 5～10cm | ＜5个/50HPF |
| Ⅳ级，高级（高度恶性） | ＞5cm | ＞5个/50HPF |
| | ＞10cm | 不管多少/50HPF |
| | 不管大小 | ＞10个/50HPF |

HPF：高倍镜视野

其中上消化道（主要指胃）判断恶性潜能的标准较宽；下消化道特别是小肠的诊断标准较严。同时有研究表明上皮样细胞的GISTs恶性潜能较高。

2. 免疫组织化学特征：CD117阳性（指超过10%的肿瘤细胞阳性），主要弥漫分布在胞浆内、胞膜上强染色或偶有一些在核周呈点状分布在高尔基样区域，CD117阳性表达占90%以上。CD34是一个分子为110kD的跨膜糖蛋白，存在于人体造血干细胞和内皮细胞中，在GISTs中其阳性率为60%～70%。平滑肌肌动蛋白（SMA）阳性率为30%～40%。神经分化标记S－100蛋白的阳性率为5%。肌间线蛋白（Desmin）阳性率很少（＜2%病例阳性）。

3. 组织细胞起源

依据CD117和CD34等表达，目前普遍接受GISTs起源胃肠道间质的卡哈尔细胞（ICC，interstitial cells of Cajal），但是电镜下结构特征不能完全支持，且不能解释发生在胃肠道外的肿瘤；另一种假说认为GISTs肿瘤细胞和卡哈尔细胞起源于共同祖细胞，这或许更能解释发生在胃肠道之外的GISTs，如发生在肠系膜和网膜的GISTs。

## 四、GISTs 诊断与鉴别诊断

关于 GISTs 的诊断及分期目前尚无统一标准，诊断主要依赖于病理形态学表现或电镜超微结构表现。目前获得公认的诊断要点有：①原发于消化道或系膜，病理证实肿瘤为间质来源，可表现为梭形细胞型、上皮细胞型或混合型；②免疫组化检测 CD117（＋）。符合以上标准者可确诊。对于高度怀疑为 GISTs 而 CD117（-）者可加作基因检测。目前已经清楚过去发生在胃肠道的平滑肌瘤，除食管外，绝大多数为 GISTs。对于分期有的学者采取软组织肉瘤 AJCC1997 年分期标准，但未获得共识。

1. 依据形态学需要鉴别的肿瘤如下

胃肠道平滑肌肉瘤：一种罕见的梭形细胞肉瘤（<10%），表现为类似水螅样的腔内肿块，有分化较好的平滑肌细胞特征，多见于老年人。CD117 阴性。

胃肠道平滑肌瘤：平滑肌瘤由分化好的、肌动蛋白和肌丝蛋白阳性的平滑肌细胞形成的，同 GISTs 相比，其细胞含量少。该类肿瘤以食管为主，年轻人多见；而发生在结直肠的只有仅侵及粘膜肌层的小肿瘤才被认为是真正的平滑肌瘤（注意：女性中一些结直肠外肿瘤多为子宫平滑肌瘤型，ER、PR 阳性），大多数壁内肿瘤是 GISTs，真正的平滑肌瘤罕见。

炎性纤维瘤样息肉：细胞呈梭形，可以有 CD34（＋）细胞。小的梭形细胞同淋巴样细胞、嗜酸性粒细胞相混合。一些变异与血管和肉芽样组织高度类似，伴有疏松的结缔组织。同 GISTs 相比，细胞异形性更大；大体上类似腔内溃疡型息肉。

炎性肌纤维母细胞瘤（inflammatory myofibroblastictumor，IMT）：由分化的肌纤维母细胞性梭形细胞组成，细胞质具有两染性，有 ALK 基因表达和重排，常伴大量炎细胞和/或淋巴细胞浸润，因此也被称为炎性纤维肉瘤。多发生在儿童和青年，胃或小肠的 IMT 与 GISTs 类似；大多数发生在网膜和肠系膜。过去文献报道的儿童“GISTs”实际多数为 IMT。免疫组化示 SMA（＋），波形蛋白（＋）。

肠系膜硬纤维瘤：发生在胃或小肠的肿瘤与 GISTs 相似。大体色白，质坚硬。胶原背景下显示细胞为纤维母细胞和肌纤维母细胞，CD34（－）。

实性纤维瘤：可以出现在腹膜或肝脏。呈胶原梭形细胞瘤，局灶可呈血管外周细胞型，CD34（＋）。

神经鞘瘤：通常为小的、色黄、包绕在粘膜下的肿瘤，胃部最为常见，其次为结肠。S-100 阴性的纤维背景中经常在微小梁模型中看到少许束状 S100 阳性的梭形细胞。GFAP 染色普遍阳性，这在 GISTs 中是看不到的。

去分化的脂肪肉瘤：肠系膜、后腹膜的肿瘤行为与 GISTs 相似，细胞和组织有粘液性的或多形性的 MFH-或纤维肉瘤样特征。如果样本中缺乏脂肪组织，诊断是困难的。

转移性的黑色素瘤：可以是呈息肉样的腔内病灶，恶性黑色素细胞标志物（酪氨酸酶、melanA、HMB45 以及各种组合）的表达是诊断的关键。

血管球瘤：同外周软组织血管球瘤类似，发生在除胃之外的其他胃肠道。SMA（＋），Des（－）；或许含有 CD34（＋）细胞；只有肥大细胞 CD117（＋）。

2. 依据免疫组化鉴别诊断

KIT 蛋白除在 GISTs 中表达之外，在以下肿瘤中也有表达，这包括：转移性黑色素瘤、血管肉瘤、小细胞肺癌、尤文瘤、肌腱或腱膜的透明细胞肉瘤、子宫内膜癌、间变大细胞淋巴瘤、R-S 型霍奇金淋巴瘤、肥大细胞增多症、急性髓性白血病、神经胶质瘤、精原细胞瘤，这些肿瘤细胞形态、组织学背景远不同于 GISTs，因此较容易鉴别。依据免疫组织化学可以将 GISTs 同其它胃肠道间质来源的肿瘤进行鉴别（表 16-7）。

表 16-7　根据免疫组化：GISTs 的诊断及鉴别诊断：

| 肿瘤类型 | CD117 | CD34 | SMA | Desmin | S-100 | NF | CgA |
|---|---|---|---|---|---|---|---|
| GISTs | +（90%） | =（60%～70%） | +（30%～40%） | +（极少） | +（5%） | − | − |
| 平滑肌瘤 | − | +10%～15% | +100% | + | +少见 | − | − |
| 外周神经瘤 | − | +/− | −/+ | − | +/− | − | − |
| GANT③ | −/+ | −/+ | − | − | + | + | ± |
| 瘤样纤维组织增生① | − | −② | −/+ | − | −/+ | − | − |

①意见不一，个别可阳性；②个别病例，极少阳性；③现在被认为是 GISTs 的一种亚型

需要说明的是：胃肠道自主神经瘤（gastrointestinal autonomic nerve tumor，GANT），其肿瘤细胞有轴突样细胞质摄取和突触样结构，但研究表明其超微结构同 GISTs 类似，且细胞表达 KIT 蛋白，CD117（+），存在 c-kit 突变，因此 GANT 现在多被认为是 GISTs 的一个亚型，而不再看作一个独立类型的肿瘤。

## 五、GISTs 传统治疗

原发肿瘤治疗

(1) 手术切除：至今仍是 GISTs 唯一根治性治疗手段。完整切除后 5 年生存率可达 35%～65%，因此对于局限、没有转移、能够彻底切除的 GISTs 首选手术。但如果切缘阳性或不能彻底切除的患者，中位生存期仅 9～12 个月；肿瘤体积大、恶性程度高的患者完全切除后腹腔内复发的可能性极大，约 90%，复发的中位时间约为 7 个月～2 年。目前肿瘤手术切除的原则为尽量完成治愈性手术（根治性手术），其切缘范围现在还未确定。因为淋巴结转移少见，所以不主张进行淋巴结扩大清扫术。切缘阴性是非常重要的，近来 Singer 等人报道 48 例患者，5 年无复发生存率在切缘阴性者为 76±9%，（大体或者镜下）切缘阳性者仅 15±8%（$P=0.0001$）。手术后的大多数患者都会复发，这与肿瘤未切净、出血、破裂以及肿瘤细胞脱落有关；即使在治愈性切除后也可以复发。M. D. Anderson 癌症中心研究表明 132 例原发瘤得到完全切除的患者中仅有 13 例（10%）在中位随访时间为 68 个月时，还无病存活。平均复发时间为 1.5～2 年。复发部位局限在腹腔，主要涉及腹膜、肝脏或者两者都有；发生骨和肺转移的罕见；同原发瘤一样，淋巴结转移罕见（<5%）。在 MSKCC 报道中，有 50%患者出现腹膜复发，2/3 患者有肝脏转移。一旦出现转移或复发，二次手术后即便完全切除其复发率也几近 100%。

(2) 放射治疗：很少应用于 GISTs 的治疗中，因为其邻近器官对射线过于敏感，而肿瘤本身对射线抵抗；偶有关于直肠恶性 GISTs 新辅助放疗和术后辅助治疗的报道，但由于直肠部位发病率极低，现在缺乏支持放疗的证据。当应用放射治疗时，它仅应用于减少因肝脏转移或盆腔复发所致的疼痛或不适，偶尔也有被应用于控制腹膜复发所致的出血。

(3) 化学治疗：多种化疗方案被应用于残留的、复发的以及转移的 GISTs 中，多中心研究发现不论是阿霉素、异环磷酰胺及其他细胞毒药物单药还是联合化疗，客观有效率均小于 7%。过去文献报道化学治疗的有效率情况就像 GISTs 的诊断一样，其中含有对平滑肌肉瘤的治疗疗效，准确性较低。近来 Mayo clinic 中的研究者报道应用阿霉素、丝裂霉素、氮烯咪胺、顺铂和生长因子治疗进展期恶性 GISTs 和平滑肌肉瘤的Ⅱ期研究，结果表明其对后者的客观有效率为 67%，而对 GISTs 患者仅为 4%，MSKCC 研究含有阿霉素方案治疗 5 例患者无效；近来一随机研究表明阿霉素和氮烯咪胺没有治疗益处，仅有 7%有效。另外 1999 年 ASCO 报道应用氮烯咪胺、丝裂霉素、阿霉素、顺铂联合 GM-CSF 治疗疗效仅为 1/21 例有效。同时现在有研究表明足叶乙甙和异环磷酰胺对 GISTs 治疗无效。其化疗疗效差的主要原因可能为：多药耐药蛋白表达，研究表明大约 34%表达多药耐药蛋白。目前未发现单药有效率超过 10%的药物，所以不主张化学治疗 GISTs。

（4）手术联合腹腔化疗

为了提高手术的效果，Berthet 等人在减瘤手术后，加用腹腔内化疗。这一方法的理论依据是腹膜肿瘤生长表浅而且残留的小病灶（<1cm）可以被含有高浓度药物的局部化疗杀灭。Eilber 等人应用咪托恩醌治疗（20mg/m$^2$）于术后 1～2 周开始腹腔化疗，每 2～3 周一次，连续 4～6 个周期。毒性轻微，对肝脏转移患者在生存期上没有影响；但对于局限在腹膜的患者而言，中位复发时间由 8 个月增至 21 个月，两年存活率在手术和手术加腹腔化疗的两组之间分别为 0%和 33%。腹腔内肿瘤经过减瘤手术后给予腹腔内化疗，Karakousis 和 Sugarbaker 的研究表明 5 年生存率分别为 7%和 12%。但对于腹腔化疗的问题还没有大规模随机对照试验结果支持，因此尚无定论。

（5）肝脏转移瘤的治疗

大多数 GISTs 患者伴有的肝脏转移瘤是多发的、弥漫的，因此不能完全切除。近期 MSKCC（Memorial Sloan－Kettering Cancer Center）132 例肝脏转移患者中，彻底切除的 34 例患者其 1、3 年生存率分别为 90%、58%，然而几乎所有患者在肝脏切除术后都会复发。肝动脉栓塞（HAE）是治疗 GISTs 肝转移有效的姑息治疗手段，因为该转移瘤血管丰富并且它们的供血主要来源于肝动脉。治疗原则是应用颗粒样物质选择性地注射到供给肿瘤血液的主要的动脉分支。如果肝脏病变弥漫，通常采取半肝栓塞，以减少栓塞后综合征（腹痛、发热等）和避免大的肝脓肿形成。栓塞时应用化疗药可以增加毒性，疗效却没有显著变化，但因病例数少，以及化疗新药应用的疗效尚不清楚，但 Mavligit 等人报道 14 例用 VCR 肝动脉区域灌注化疗配合顺铂的聚乙烯酒精海绵微粒栓塞，其中 70%的患者有效，生存时间为 8～31 个月。因此栓塞时是否加用化疗现在还存在争论。对于肝脏转移引起的出血 HAE 是首选。

目前对转移性 GISTs 研究表明：手术切除后到再次复发后中位时间小于 2 年；化疗和放疗对该类肿瘤无效，因此需要新的治疗手段。格列卫是一个选择性的酪氨酸激酶抑制剂，通过抑制 KIT 活化在治疗 GISTs 中取得了非常好的疗效，成为靶向抗癌治疗的典范。

## 六、GISTs 靶向治疗进展

GISTs 的靶向治疗得益于肿瘤分子机制的阐明、格列卫的发现及其在 GISTs 中的临床研究结果。

1. GISTs 分子生物学研究进展

1987 年人类 c－kit 基因被克隆，1998 年 Hirota 等人发现在 5 例 GISTs 患者中均发现 c－kit 突变，随后在 GISTs 中开始了关于 c－kit 基因和 KIT 蛋白表达的研究。KIT 是 c－kit 基因编码的蛋白产物。KIT 蛋白是一跨膜的受体酪氨酸激酶，其原癌基因位于染色体 4q11－q12，后者同 Hardy－Z uckerman 猫科的肉瘤病毒癌基因 v－kit 是同源体。正常条件下 KIT 配体为干细胞因子（SCF）或铁因子（SLF）。KIT 与 SCF 结合后形成二聚体，发生自身磷酸化，激活有丝分裂活化蛋白激酶和磷脂酰纤维醇－3 激酶，从而激发系列激酶磷酸化的链式反应，最终促进细胞增生、分裂以及组织生长、存活。正常条件下，KIT 蛋白受配体激活的生理调节限制。当 KIT 突变后，其激活不再受配体调节，且活化永无停止，从而导致细胞过度增生、分裂，最后形成肿瘤。

KIT 结构上是一个Ⅲ型的受体酪氨酸激酶，同 PDGFR、FLT3 一样，每一个细胞外区含有五个免疫球蛋白样结构，细胞内酪氨酸激酶区被分成两部分，KIT 蛋白除在 Cajal 细胞表达外，还可以在肥大细胞、黑色素细胞、造血干细胞、生殖细胞上表达，其在造血、黑色素形成、精子形成以及肥大细胞和 Cajal 细胞的增生中起着重要作用。

几乎所有 GISTs 都存在 KIT 持续活化，KIT 持续表达大多数与框内突变有关。将突变的 KIT cDNAs 转染到鼠的淋巴细胞中可以发生恶性转变。研究发现 c－kit 突变导致 KIT 蛋白活化在 GISTs 形成中起了关键作用。关于 c－kit 突变在 GISTs 发生率的研究中，大约有 80%～90%发生了 c－kit 突变，c-kit 突变在良性、交界性和恶性的 GISTs 中发生率基本等同。Corless 等人研究表明 c－kit 突变在肿瘤大小不同的 GISTs 中均存在，而在平滑肌瘤和平滑肌肉瘤中未发现该突变。遗传性 GISTs 的家族成员中，c－kit 突变的发生率同散发病例。目前清楚 c－kit 基因共有 21 个外显子，大约 50%～77% GISTs 患者发生外显子 11 突变（编码受体的细胞内并列膜区），3%～18%的人发生外显子 9 突变（编码受体的细胞外区），还有一部分人发生外显子 13 和 17 突变（编码受体的细胞内区）。体外研究表明发生外显子 11 或 K642E 突变的 BaF3 细胞不受生长因子的影响，发生信号活化，最终在裸鼠中形成肿瘤。因此 KIT 活化是 GISTs 形成的关键。

此外，在一部分 GISTs 患者发现了 NF－2 基因突变，大约 50%的 GISTs 患者中发现染色体 1p 的丢失或 14 和 22 染色体完全或部分丢失，这些或许与 GISTs 的病理形成和疾病进展相关。

目前针对 KIT 的选择性酪氨酸激酶抑制剂－甲磺酸伊玛替尼－是治疗 GISTs 的一类理想的分子药物，在治疗进展期 GISTs 取得了很好疗效，成为靶向治疗肿瘤的典范。

2. 甲磺酸伊玛替尼（Imatinib Mesylate，格列卫）

20 多年前发现导致动物肿瘤的病毒多编码酪氨酸激酶，人们试图找到 1 种酪氨酸激酶抑制剂来治疗肿瘤。早期发现 herbimysin 和 staurosporin 两种物质，但毒性大。1998 年，随着对酪氨酸激酶的深入了解，由 Druker 等合成甲磺酸伊玛替尼，商品名为格列卫（Glivec、Gleevec），曾用名 STI571。格列卫是 1 个选择性的酪氨酸激酶小分子抑制剂，其作用靶点主要包括 c－Abl、Bcr－Abl、PDGFR（血小板源性生长因子受体）以及 KIT 受体。格列卫在治疗 CML 中取得了较好疗效，2001 年 5 月被美国 FDA 批准用于治疗 CML。

格列卫主要通过抑制酪氨酸激酶的活化而控制肿瘤。其治疗 GISTs 机制的主要假说为：一是特异阻断酪氨酸激酶的活化；二是显著降低配体依赖性生长。这两个假说被 Tuveson 等应用原代培养的 GISTs882 细胞株所证实。人们应用伴有外显子 11 突变的 GISTs780 细胞株也证实了上述假说。格列卫治疗 GISTs 的疗效显著，2002 年 2 月被美国 FDA 快速批准用于治疗 GISTs，同期也很快被欧盟专利药品评审委员会（CPMP）批准。

（1）格列卫在复发、转移性 GISTs 中的应用

Joensuu 等报道第 1 例受试者：患者 1996 年因“上腹部肿物，腹痛”起病，手术发现胃部 2 个大小分别为 6.5 cm 和 10 cm 的肿块并伴有网膜多发转移结节，病理诊断为 GISTs，核分裂象超过 29/10 HPF，并存在外显子 11 突变。术后未做其他治疗。后因肝、卵巢等多发转移再次手术，术后予化疗（美司那＋阿霉素＋异环磷酰胺＋氮烯咪胺）7 周期，疾病仍进展。遂开始口服格列卫 400mg/d 治疗，服药 2 周后 MRI 显示肿瘤体积缩小 40%，6 个月后缩小 70%，继续口服至 14 个月时显示肿瘤体积缩小超过 80%，肝内转移灶 6/28 消失，未发现新病灶。治疗前后各 1 个月 PET 扫描显示治疗后肿瘤对核素的摄取率下降超过 50%。该患者治疗持续时间超过 2 年，生存期 3 年。第 1 例受试者的成功开创了 GISTs 靶向治疗的里程碑。随后进行了一系列的临床试验研究。

欧洲研究治疗组织（EORTC）进行的临床Ⅰ期研究主要评价格列卫的安全性和有效性，共 40 例患者入组（36 例被确认为 GISTs）。结果 36 例 GISTs 患者中 25 例有效：PR（部分缓解）19 例，MR（微小缓解）6 例，SD（疾病稳定）7 例，另外 4 例患者病情进展。400 mg/d 一次口服组为较安全剂量，1000 mg/d 分二次服药组出现剂量限制性毒性。一项开放的、随机的、多中心Ⅱ期临床研究，评价格列卫治疗进展期 GISTs 的有效性。共 147 例患者入组，其中 CD117 阳性患者 135 例。147 例患者中 144 例接受过手术，75 例接受过化疗（接受化疗方案 1～7 个，中位数 2 个），22 例接受过放疗。以前的任何治疗方案对他们未显示客观有效。患者被随机分成 400 mg/d 与 600 mg/d 两个组。结果显示两组的疗效相似，中位客观起效时间为 13 周，客观有效率 68.1%，疾病控制率 83.7%，中位生存期达 58 个月，而且，在获得 PR 与 SD 的患者其生存获益是相似的，提示只要肿瘤可控制，就应坚持服用格列卫。

两项正在进行中的Ⅲ期多中心临床研究，对照高低剂量的临床疗效和安全性：400 mg 每日一次与 400 mg 每日二次。北美协作组研究（S0033 研究）共计入组 746 例，中期总结表明在随访超过 14 个月的 486 例 GIST 患者中，2 个治疗组间的客观疗效（43% vs 41%）生存期、无进展生存期无统计学差

异。而且在400mg组88例进展的患者剂量增加至800mg/d后，又有7%、29%的患者又分别获得PR、SD。欧洲与澳洲合作组研究（EORTC STBSG研究）共计入组946例，中期总结表明在中位随访超过8.4个月的615例患者中，2个治疗组间的1年客观有效率（54% vs 57%）和1年无进展生存率（64% vs 69%）无统计学差异，而且低剂量组向高剂量组的交叉结果与SOO33研究类似。这些结果都证实了格列卫的临床疗效，并且也说明GISTs患者初始剂量400mg/d即可，如果病情进展可以通过增加剂量使一部分患者再次获益。

（2）格列卫在GISTs新辅助治疗中的应用

不能手术或转移的GISTs，通过格列卫新辅助治疗达到手术切除、延长生存期的目的。2005年P. Rutkowski报道格列卫新辅助治疗16例GISTs也获得成功。患者为不能手术或转移的GISTs，平均服用伊马替尼14个月后获得CR/PR的患者接受手术治疗后可延长疾病缓解时间。另有散发病历报告，新辅助治疗获得成功：患者为56岁男性，治疗前下腹部1个大小为35 cm的肿瘤，伴有肠系膜转移和肝内多发转移，肿瘤占据盆腔和下腹腔大部分。腹腔和肝内肿瘤活检病理诊断均为恶性GISTs。存在外显子11突变。PET扫描显示所有肿瘤对核素的摄取率显著增加。因不能完全切除，开始应用格列卫治疗。在服药3和12周后分别行PET扫描，结果显示肿瘤对核素无摄取。12周时肿瘤由35 cm缩小到18 cm，且肝内绝大多数转移灶囊性变。原发肿瘤和肠系膜多发转移灶随后被完全切除，完整保留直肠、膀胱和前列腺。手术切除标本与活检标本相比，病理发现肿瘤细胞大量减少，核分裂象细胞比率下降，并且瘤细胞增生指数减低。P. Hohenberger等人报道，在应用格列卫后可以手术切除病灶的患者的TTP时间明显延长，能够R0切除者可达16个月，即使仅切除转移灶也可使TTP达到7个月。我院1例直肠肛管部位的GIST年轻患者，肿瘤直径超过5cm，经3个月口服格列卫400mg/d，肿瘤缩小行局部挖除保留肛门治疗，现随访3年未见复发、转移。另有几例手术未能切除的患者通过口服格列卫3～6个月后再次获得R0切除，并延长了无病生存时间。

（3）格列卫在GISTs辅助治疗中的应用

格列卫在术后辅助治疗中的应用成为人们越来越感兴趣的话题。2003年，Bumming及其合作者报道5例切缘阳性的患者，其无病复发间隔时间为7～13个月。美国肿瘤外科组（ACOSOG）正在进行两组辅助研究：ACOSOG Z9000和ACOSOG Z9001研究。部分已经完成入组，其主要入组患者为能够完全切除肿瘤的高危患者（肿瘤直径＞10cm、腹腔内肿瘤破裂、出血以及多灶（＜5肿瘤），术后服用格列卫400mg/d持续1年，同历史情况对照。ACOSOG Z9001研究是一个大的、随机的、双盲研究，入组患者为肿瘤直径＞3cm、手术完全切除的患者，主要比较格列卫与安慰剂在服用1年后各治疗组的情况，现还未完成随访。我国也在进行这项工作，目前入组已结束，并随访一年尚未发现复发转移的患者。另有一项随机对比GIST手术后服用格列卫1年和2年临床试验，因需要3～5年的随访时间，目前短时间内还未能观察到结果，不久的将来有望获得这些问题的答案。但综合目前GIST治疗情况以及手术后复发转移特点，对于高危患者：肿瘤直径＞10cm、核分裂象＞5个/50 HPF、腹腔内肿瘤破裂者建议至少服用格列卫400mg/d，至少持续1年。

（4）格列卫治疗剂量选择、使用时间、安全性

格列卫治疗尚无统一剂量标准，400mg/d较安全且疗效肯定。我国目前也在进行临床研究，剂量较欧美研究剂量偏小（400mg/d），但疗效肯定，只是对生存期的影响还需进一步探讨。常见不良反应为恶心（52.4%）、腹泻（44.9%）、肌肉或骨骼疼痛（39.5%）、乏力（34.7%）、皮疹或皮肤潮红（30.6%）、头痛（25.9%）、腹痛（25.9%）和水肿（24.1%），多为轻到中度。最严重的不良反应为出血，发生率约5%。无高尿酸血症或肿瘤溶解综合征的报道。我科进行的临床研究，观察格列卫临床疗效和不良反应，因经济原因部分患者剂量较欧美研究剂量偏小，但疗效肯定，生存期延长，不良反应与国外报道相似。说明该药安全性较好，患者可以耐受。格列卫应用时间现在还没有一致意见。但似乎只要肿瘤得到控制（例如疾病持续稳定或者获得客观缓解），不良反应可以耐受，就应该继续应用。在美国-芬兰研究的早期报道中，在随访至少9个月时，疾病治疗缓解仍在持续。法国肉瘤研究组一项随机

对照Ⅲ期临床研究，连续服用格列卫400mg/d一年并获得SD以及PR、CR的GISTs患者，随机分为2组：A组为终止治疗待病情进展后再继续服药；B组为持续不间断服用格列卫直至病情进展；结果显示终止治疗后获得PD的患者再次服用格列卫后仍可获得疗效，但两组间PFS有显著差异（$P<0.0001$），而1年生存率未见差异（$P=0.46$），最终随访结果尚未见报告，而且病例也较少。国内报告复发转移的GISTs患者服用格列卫疾病进展时间（TTP）比国外报道稍短，分析原因考虑与患者因经济状况自行减量或间断服用可能有关。所以，目前仍是倾向持续服用直至病情进展，但药物花费昂贵，stop and go方案是否可行还需进一步临床研究。好在目前国家慈善总会与诺华公司联合进行捐助项目已经启动数年，今年可以使需要应用格列卫的患者获得大部分免费药物的捐赠，我科以及国内其它的十余家医院的几十名医生参与了这项工作，希望能让所有的患者都能获得适当的治疗。

| 作者 | 例数 | 有效率（CR＋PR） | 主要不良反应及发生率（%） | 治疗相关性死亡（例） |
|---|---|---|---|---|
| 万德森等（2006） | 50 | 74.0 | 水肿（82.0）、白细胞减少（48.0）、肝肾功能损害（38.0）乏力（28.0） | 2 |
| 徐文通等（2005） | 40 | 70.0 | 未评价 | 无 |
| 张文等（2003） | 9 | 44.4 | 水肿（88.9）、腹痛（88.9）、腹泻（77.8）、恶心呕吐（55.6）、乏力（44.4） | 无 |

（5）格列卫临床疗效的预测

格列卫治疗GISTs取得了突破性的成功，然而仍存在疗效尚不理想甚至原发耐药的患者。目前评价格列卫治疗疗效的研究较多，目前影响格列卫疗效的主要相关因素为c－kit突变。研究表明在c－kit突变的患者中，以外显子11突变的患者对格列卫的疗效最好。在缺乏c－kit突变的患者中，也有一部分患者在格列卫的治疗中受益，与存在PDGFRα突变有关。在两种突变均不存在时，其疗效尚不清楚。详见表16－8。

**表16－8　GISTs对格列卫的临床缓解情况与突变位置的关系**

| 基因表型 | 发生率（%） | 格列卫治疗有效率（%） |
|---|---|---|
| c－kit外显子11突变 | 65～70 | 80～85 |
| c－kit外显子9突变 | 15～20 | 45～50 |
| c－kit外显子13突变 | ＜5 | 13（资料较少） |
| c－kit外显子17突变 | ＜5 | 13（资料较少） |
| PDGFRA突变 | 5 | 部分有效 |
| 无c－kit或者PDGFRA突变 | 5～10 | 多无效 |

Heinrich等研究也说明了这点。121例患者中，外显子11突变的患者对格列卫的反应率为72%，而外显子9突变为32%，其它类型突变为12%。B222研究同样发现外显子11、9、无c－kit及PDGFα的患者伊马替尼的疗效分别为87%、48%、0%。在缺乏c－kit突变的病例中，也有一部分病例可在格列卫治疗中受益，这与PDGFRα突变有关。在两种突变均不存在时，其疗效尚不清楚。这些研究表明伊马替尼治疗GIST的疗效与基因突变类型密切相关。

目前PET扫描是可以被用来实时评价格列卫系统治疗的手段。PET扫描在治疗前后代谢情况的变化可以快速准确地反应肿瘤的敏感性或者耐药情况。Stroobants 等人研究表明 PET 代谢显像的变化与系统症状的改善和随后 CT 显效的情况一致。在该研究中，格列卫治疗起效可以在服药后 8 天即测到。早期代谢显像的变化与无病进展生存期显著相关（$P$=0.00107）。

（6）格列卫耐药问题

研究中发现约 5%～15%的患者在服药 2 个月内发现病情进展——原发耐药，还有部分患者随着治疗时间延长，本来治疗有效的胃肠道间质瘤患者在用药一段时间以后发生了疾病进展——继发性耐药（获得性耐药），这成为目前伊马替尼治疗中亟待解决的难题。其耐药产生的分子机制差异较大。例如体外研究发现跨膜区 V560G 和 K558NP 突变所致的肿瘤对格列卫敏感，后者 $IC_{50}$ 为 0.01μmol/L，而 D816V 突变所致的肿瘤产生耐药。同一个外显子中可以产生多种突变，或者是产生不同的部位的点突变，因此耐药问题的解决有待于分子机制的深入研究。

对于 GISTs 伊马替尼继发性耐药的机制尚不清楚。某些患者发生继发性耐药后，增加伊马替尼的用量仍显示出一定的疗效，因此有的学者认为继发性耐药可能与基因的扩增量增加有关。虽然伊马替尼治疗 GISTs 取得了良好的疗效，但罕见完全缓解的病例，认为这可能与肿瘤的异质性有关，此外，也可能与 GISTs 的发病机制并未完全清楚有关。近来发现伊马替尼治疗 GISTs 继发性耐药可能与基因点突变有关，这种点突变是在原有基因突变的基础上发生了新的基因突变，如 c-kit 基因外显子 13 的 V654A 和 K642E 突变；外显子 17 的 D820Y、N822K 和 Y823D 突变；外显子 14 的 T670I 突变等，还有研究者报道了 1 例继发的 PDGFRA 基因外显子 18 突变 D842V。这些继发性突变类型并未见于治疗前或治疗有效患者或原发性耐药患者，目前也未发现。基因突变后产生耐药的原因可能是由于 c-kit 基因外显子 9 或 11 突变后影响了基因结构的稳定性，使之易于发生其他基因的突变。上述继发的基因突变常位于酪氨酸激酶区，而它们参与耐药的机制并不清楚，有学者认为基因突变后影响了激酶区的结构，阻碍了伊马替尼与激酶区的相互结合。Sean R. McLean 等人应用人胚胎肾细胞系（HEK293T）通过体外试验研究了最常见的继发性基因突变位点——c-kit 基因外显子 13 V654A 突变在继发性耐药方面的作用，他们认为该突变破坏了伊马替尼与激酶区结合的疏水键。此外，目前为止国外报道的继发性耐药后的基因突变多达十余种，它们的突变位点不同，但是，在耐药方面所起的作用并没得到证实。

如何克服耐药，是目前国际上研究的热点，除了部分患者通过提高格列卫剂量以外，多数研究重点放在新的靶点药物方面，如苹果酸舒尼替尼—— 一种新的酪氨酸激酶抑制剂苹果酸舒尼替尼（SU011248，Sutent），对于血小板衍生生长因子受体（PDGFRα 和 PDGFRβ）、血管内皮生长因子受体（VEGFR1、VEGFR2 和 VEGFR3）、干细胞因子受体（KIT）、Fms 样酪氨酸激酶-3（FLT3）、集落刺激因子受体（CSF-1R）和神经胶质细胞系衍生的神经营养因子受体（RET）是一种强效抑制剂。

3. 苹果酸舒尼替尼（SU11248，Sutent）

舒尼替尼是一种口服的多靶点受体酪氨酸激酶（RTK）抑制剂，是舒尼替尼的苹果酸盐。苹果酸舒尼替尼化学描述为（Z）-N-[2-（二乙胺基）-乙基-5-[（5-氟-2-氧代-1，2-二氢-3H-吲哚-3-亚基）] 甲基-3-氨甲酰-1H-吡咯苹果酸盐，其分子式为 C22H27FN4O2·C4H6O5，分子量为 532.6 道尔顿。

（1）作用机制

苹果酸舒尼替尼是一种能抑制多个受体酪氨酸激酶（RTK）的小分子。通过对舒尼替尼抑制各种激酶（80 多种激酶）的活性进行评价，证明舒尼替尼对于血小板衍生生长因子受体（PDGFRα 和 PDGFRβ）、血管内皮生长因子受体（VEGFR1、VEGFR2 和 VEGFR3）、干细胞因子受体（KIT）、Fms 样酪氨酸激酶-3（FLT3）、集落刺激因子受体（CSF-1R）和神经胶质细胞系衍生的神经营养因子受体（RET）是一种强效抑制剂。在某些动物肿瘤模型中显示出抑制肿瘤生长或导致肿瘤消退，和/或抑制肿瘤转移。体外实验结果表明舒尼替尼能抑制表达失调的靶向受体酪氨酸激酶（PDGFR、RET 或 KIT）的肿瘤细胞生长，体内实验结果表明其能抑制 PDGFRβ-和 VEGFR2-依赖的肿瘤血管形成。

一般在口服给药后 6～12 小时（$T_{max}$）观察到舒尼替尼达到最大血浆浓度（$C_{max}$）。食物对舒尼替尼的生物利用度无影响。舒尼替尼可在进食或空腹时服用。在 25～100 mg 剂量范围内，药时曲线下面积（AUC）和 $C_{max}$随剂量成比例增加。

舒尼替尼主要由细胞色素 P450 CYP3A4 代谢，产生的主要活性代谢产物将被 CYP3A4 进一步代谢。主要通过粪便排泄，而肾脏排泄的药物和代谢物约占剂量的 16%。总口服清除率（CL/F）为 34～62 L/hr，患者间的变异率为 40%。

健康志愿者口服单剂量舒尼替尼后，舒尼替尼及其主要活性代谢产物的终末半衰期分别为 40～60 小时和 80～110 小时。每日重复给药后，舒尼替尼蓄积 3～4 倍，而其主要代谢产物蓄积 7～10 倍。在 10～14 天内舒尼替尼和主要活性代谢物达到稳态浓度。每日重复给药或按试验给药方案重复周期给药中，未发现舒尼替尼或其主要活性代谢产物的药代动力学有明显的变化。受试的健康志愿者和实体瘤患者群体的药代动力学相似，包括胃肠道间质瘤（GISTs）。

（2）临床疗效

一项两组国际性、随机、双盲、安慰剂对照的舒尼替尼治疗既往甲磺酸伊马替尼治疗失败或不能耐受的 GIST 患者的临床试验（NCT00075218），目的是比较 Sutent＋最佳支持治疗组与安慰剂＋最佳支持治疗组的疾病进展时间（TTP）。次要目的包括疾病无进展生存期（PFS）、客观缓解率（ORR）和总生存期（OS）。该研究中患者以 2∶1 比例随机分配到每日一次口服 Sutent 50 mg 组或安慰剂组，治疗 4 周休息 2 周，6 周为一个治疗周期，直至疾病进展或因其他理由退出研究为止。患者出现疾病进展时揭盲，安慰剂组的患者可以交叉到开放的 Sutent 组，而 Sutent 组患者可根据研究者的判断继续接受治疗。

意向性治疗（intention - to - treat，ITT）人群共 312 例患者。Sutent 组 207 例，安慰剂组 105 例。Sutent 组患者与安慰剂组患者的基线年龄、性别、种族和 ECOG 体力状况是可比的。两组既往伊马替尼的暴露程度相似。人口学和患者特征见表 16 - 9。

**表 16 - 9　研究 NCT00075218 的基线人口学数据**

| | Sutent（$n$=207） | 安慰剂（$n$=105） |
|---|---|---|
| **性别**［$n$（%）］ | | |
| 男 | 132 (64) | 64 (61) |
| 女 | 75 (36) | 41 (39) |
| **自认种族**［$n$（%）］ | | |
| 白人 | 183 (88) | 92 (88) |
| 亚裔 | 10 (5) | 5 (5) |
| 黑人 | 8 (4) | 4 (4) |
| 未报告 | 6 (3) | 4 (4) |
| **年龄**［$n$（%）］ | | |
| <65 岁 | 143 (69) | 76 (72) |
| ≥65 岁 | 64 (31) | 29 (28) |
| **一般状况**［$n$（%）］ | | |
| 0 | 92 (44) | 48 (46) |
| 1 | 113 (55) | 55 (52) |
| 2 | 2 (1) | 2 (2) |

续表

| | Sutent（$n$=207） | 安慰剂（$n$=105） |
|---|---|---|
| **既往治疗**［$n$（%）］ | | |
| 手术（活检除外） | 194（94） | 98（93） |
| 放疗 | 16（8） | 16（15） |
| **伊马替尼治疗转归**［$n$（%）］ | | |
| 不能耐受 | 9（4） | 4（4） |
| 6个月内疾病进展 | 36（17） | 17（16） |
| 6个月以上疾病进展 | 162（78） | 84（80） |

Sutent的主要研究终点（TTP）以及次要研究终点（PFS）均明显优于安慰剂组，具有统计学意义。疗效结果总结于表16－10、图16－1。

**表16－10　GIST疗效结果（中期分析）**

| 疗效参数 | 研究NCT00075218 | | | |
|---|---|---|---|---|
| | Sutent（$n$=207） | 安慰剂（$n$=105） | $P$值（log-rank test） | 风险比（95% CI） |
| 疾病进展时间a | 27.3 | 6.4 | <0.0001* | 0.33 |
| ［中位值，周（95% CI）］ | （16.0，32.1） | （4.4，10.0） | | （0.23，0.47） |
| 疾病无进展生存期lb | 24.1 | 6.0 | <0.0001* | 0.33 |
| ［中位值，周（95% CI）］ | （11.1，28.3） | （4.4，9.9） | | （0.24，0.47） |
| 总缓解率（PR） | 6.8 | 0 | 0.006c | |
| ［%，（95%CI）］ | （3.7，11.1） | | | |

CI=置信区间，HR=风险比，PR=部分缓解

* 如果$P$值<0.0042，则认为有统计学意义。

a 随机分组至疾病进展；疾病进展前出现的死亡以末次影像学评价时间为截尾数据

b 随机分组至疾病进展或因任何原因导致的死亡为止

c Pearson卡方检验

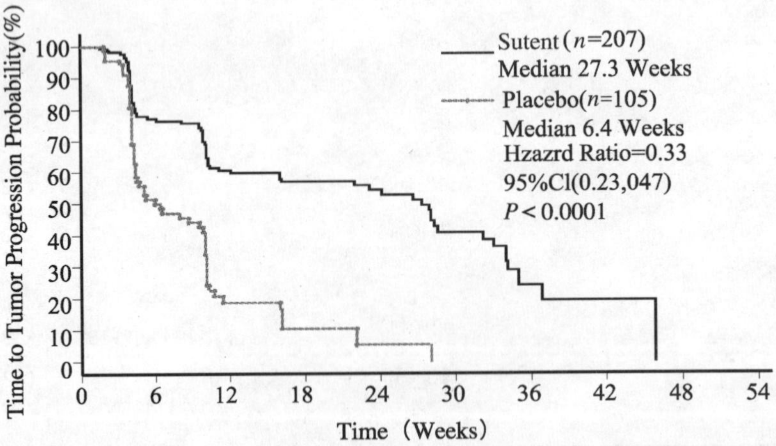


**图16－1　NCT00075218研究（治疗意向性人群）TTP的Kaplan－Meier曲线**

另一项开放、多中心、单治疗组的剂量递增的，在伊马替尼治疗失败或不能耐受的 GIST 患者中进行的研究，给药方案：剂量是每日一次 50 mg，口服 4 周休息 2 周，55 例患者中观察到 5 例患者获得部分缓解（部分缓解率为 9.1%，95%CI：3.0～20.0）。

（3）不良事件

NCT00075218 研究中 GIST 的双盲研究 Sutent 中位治疗持续时间为 2 周期（平均 3.0 周期，范围 1～9），安慰剂组为 1 周期（平均 1.98 周期，范围 1～6）。Sutent 组 23 例患者（11%）剂量减少，安慰剂组无患者减低剂量。Sutent 组 59 例患者（29%）以及安慰剂组 31 例患者（30%）出现中断治疗。Sutent 组和安慰剂组分别有 7%和 6%的患者因治疗后出现非致命性不良事件永久性中断治疗。

两个研究组大部分治疗后出现的不良事件为 1 或 2 级。Sutent 组和安慰剂组报告的 3 或 4 级治疗后出现的不良事件分别有 56%和 51%。Sutent 组腹泻、高血压、出血、粘膜炎、皮肤异常和味觉改变更常见。表 16－11 比较了 Sutent 组和安慰剂组常见的（发生率>10%）不良事件。

**表 16－11　NCT00075218 研究中接受 Sutent 或安慰剂治疗的 GIST 患者治疗后出现的不良事件（报告率≥10%）** *

| 不良事件，*n*（%） | GIST | | | |
|---|---|---|---|---|
| | Sutent 所有级别 | （*n*=202）3/4 级 a | 安慰剂所有级别 | （*n*=102）3/4 级 b |
| 任何 | | 114（56） | | 52（51） |
| 全身性 | | | | |
| 疲劳 | 84（42） | 17（8） | 48（47） | 8（8） |
| 发热 | 36（18） | 3（2） | 17（17） | 1（1） |
| 胃肠道 | | | | |
| 腹泻 | 81（40） | 9（4） | 27（27） | 0（0） |
| 恶心 | 63（31） | 3（2） | 33（32） | 5（5） |
| 粘膜炎/口炎 | 58（29） | 2（1） | 18（18） | 2（2） |
| 呕吐 | 49（24） | 4（2） | 24（24） | 3（3） |
| 便秘 | 41（20） | 0（0） | 14（14） | 2（2） |
| 腹部疼痛 c | 67（33） | 22（11） | 39（38） | 12（12） |
| 心脏 | | | | |
| 高血压 | 31（15） | 9（4） | 11（11） | 0（0） |
| 皮肤 | | | | |
| 皮疹 | 28（14） | 2（1） | 9（9） | 0（0） |
| 皮肤褪色 | 61（30） | 0（0） | 23（23） | 0（0） |
| 手足综合征 | 28（14） | 9（4） | 10（10） | 3（3） |
| 神经系统 | | | | |
| 味觉改变 | 42（21） | 0（0） | 12（12） | 0（0） |
| 头疼 | 26（13） | 3（2） | 23（23） | 0（0） |
| 肌肉骨骼 | | | | |
| 关节痛 | 24（12） | 2（1） | 16（16） | 0（0） |
| 背痛 | 23（11） | 2（1） | 16（16） | 4（4） |

续表

| 不良事件，n（%） | GIST | | | |
|---|---|---|---|---|
| | Sutent 所有级别 | （n=202）3/4 级 a | 安慰剂所有级别 | （n=102）3/4 级 b |
| 肌痛/脂痛 | 28（14） | 1（1） | 9（9） | 1（1） |
| 呼吸系统 | | | | |
| 呼吸困难 | 20（10） | 0（0） | 19（19） | 3（3） |
| 咳嗽 | 17（8） | 0（0） | 13（13） | 0（0） |
| 代谢/营养 | | | | |
| 厌食 d | 67（33） | 1（1） | 30（29） | 5（5） |
| 无力 | 45（22） | 10（5） | 11（11） | 3（3） |
| 出血/出血 | | | | |
| 出血，所有部位 | 37（18） | 14（7） | 17（17） | 9（9） |

* 不良事件通用毒性反应标准（CTCAE），3．0 版本

a Sutent 组 4 级 AEs 包括腹痛（2%）和出血（2%）.

b 安慰剂组 4 级 AEs 包括疲劳（3%），粘膜炎（1%），呕吐（1%），腹痛（3%），背痛（1%），和骨痛（1%）.

c 包括腹部各象限，胃，噫想症，腹部，侧腹和肿瘤相关疼痛。

d 包括食欲下降

Sutent 组和安慰剂组分别有 12 例（6%）和 3 例患者（3%）发生非粘膜炎/口炎的口腔疼痛。Sutent 组和安慰剂组分别有 15 例（7%）和 4 例患者（4%）发色改变。分别有 10 例（5%）和 2 例（2%）Sutent 组和安慰剂组的患者发生脱发。严重且有时致命的胃肠道合并症包括胃肠穿孔，罕见于 Sutent 治疗的腹腔内肿瘤的患者。

Sutent 组和安慰剂组分别有 68 例（34%）和 22 例（22%）患者观察到 3 或 4 级治疗后出现的实验室检查异常。Sutent 组肝功检查升高，胰酶升高和肌酐升高比安慰剂组更常见。LVEF 下降和骨髓移植也是 Sutent 组常见。

Sutent 作用治疗后出现的各种电解质紊乱比安慰剂组多见，包括高血钾（6%与 4%），低血钾（12%与 4%），高血钠（10%与 4%），低血钠（6%与 1%）和低血磷（9%与 0%）。3 例（1.5%）Sutent 治疗组的患者出现 3 级低血磷。分别有 Sutent 组的 8 例患者（4%）和安慰剂组的 1 例患者（1%）出现获得性甲状腺机能减退。表 16－12 列出了报告率≥10%的治疗后出现的实验室检查异常。

**表 16－12　NCT00075218 研究：Sutent 治疗后出现的实验室检查异常（≥10%）***

| 不良事件，n（%） | Sutent（n=202） | | 安慰剂（n=102） | |
|---|---|---|---|---|
| | 所有级别 | 3/4 级 a | 所有级别 | 3/4 级 b |
| 任何 | | 68（34） | | 22（22） |
| 胃肠道 | | | | |
| AST/ALT | 78（39） | 3（2） | 23（23） | 1（1） |
| 碱性磷酸酶 | 48（24） | 7（4） | 21（21） | 4（4） |
| 总胆红素 | 32（16） | 2（1） | 8（8） | 0（0） |
| 间接胆红素 | 20（10） | 0（0） | 4（4） | 0（0） |
| 淀粉酶 | 35（17） | 10（5） | 12（12） | 3（3） |
| 脂肪酶 | 50（25） | 20（10） | 17（17） | 7（7） |

续表

| 不良事件，n（%） | Sutent（$n=202$） | | 安慰剂（$n=102$） | |
|---|---|---|---|---|
| | 所有级别 | 3/4 级 a | 所有级别 | 3/4 级 b |
| 心脏 | | | | |
| LVEF 下降 | 21（10） | 2（1） | 3（3） | 0（0） |
| 肾/代谢 | | | | |
| 肌酐 | 25（12） | 1（1） | 7（7） | 0（0） |
| 低血钾 | 24（12） | 1（1） | 4（4） | 0（0） |
| 高血钠 | 20（10） | 0（0） | 4（4） | 1（1） |
| 尿酸 | 31（15） | 16（8） | 16（16） | 8（8） |
| 血液系统 | | | | |
| 中性粒细胞减少 | 107（53） | 20（10） | 4（4） | 0（0） |
| 淋巴细胞减少 | 76（38） | 0（0） | 16（16） | 0（0） |
| 贫血 | 52（26） | 6（3） | 22（22） | 2（2） |
| 血小板减少 | 76（38） | 10（5） | 4（4） | 0（0） |

* 不良事件通用毒性反应标准（CTCAE），3.0 版本

a Sutent 组 4 级 AEs 包括碱性磷酸酶（1%），脂肪酶（2%），肌酐（1%），低血钾（1%），中性粒细胞减少（2%），贫血（2%），和血小板减少（1%）.

b 安慰剂组 4 级 AEs 包括淀粉酶（1%），脂肪酶（1%），贫血（2%），和血小板减少（1%）.

在 GIST 的 NCT00075218 研究中，Sutent 组和安慰剂组分别有 23 例患者（11%）和 12 例（12%）观察到 QT 间期比基线水平延长 20msec。完成的临床研究中未观察到有临床意义的 QT 间期延长。

在两项 MRCC（metastatic renal cell carcinoma）的研究中，25 例患者左室射血分数（LVEF）下降至低于正常值下限（LLN）。NCT00075218 研究中，Sutent 组的 22 例患者（11%）和安慰剂组的 3 例患者（3%）出现治疗后出现的 LVEF 值低于 LLN。22 例 LVEF 变化的 Sutent 组的 GIST 患者中，其中 9 例未经干涉自行恢复。5 例经处理后又恢复记录（减低剂量- 1 例患者；给予抗高血压或利尿药治疗- 4 例患者）。6 例患者结束研究但未记录恢复情况。此外，Sutent 组的 3 例患者（1%）出现 3 级左室收缩功能下降至 LVEF ＜ 40%；其中 2 例患者未接受研究药物进一步治疗即死亡。安慰剂组无 GIST 患者出现 3 级 LVEF 下降。在 NCT00075218 研究中，Sutent 组的 1 例患者（＜1%）和安慰剂组的 1 例患者（1%）死于诊断的心衰；Sutent 组的 2 例患者（1%）和安慰剂组的 2 例患者（2%）死于治疗后出现的心脏骤停。Sutent 的临床研究中排除了 T 治疗前 12 个月发生心脏事件，如心肌梗死（包括严重/不稳定心绞痛），冠脉/外周动脉旁路移植术，有症状的充血性心衰（CHF），脑血管意外或一过性缺血发作或肺栓塞的患者。目前尚不明确伴随状况是否会增加患者发展成为药物相关性左室功能障碍的风险。建议医生权衡药物此风险与其潜在获益。应仔细监测接受 Sutent 治疗时患者的 CHF 的临床症状和体征。当患者接受 Sutent 治疗时，也应进行基线和定期 LVEF 检测。对于没有心脏危险因素的患者，应进行基线射血分数的检测。如果有 CHF 的临床表现，建议停止使用 Sutent。无 CHF 临床证据但射血分数＜50%以及低于基线值＞20%的患者应中断 Sutent 的治疗和/或减低剂量。

另接受 Sutent 治疗的 169 例 MRCC 患者中 44 例（26%）出现出血事件。在 NCT00075218 研究中，Sutent 组有 37/ 202 例患者（18%），安慰剂组有 17/102 例患者（17%）出现出血事件。鼻衄是最常报告的出血不良事件。MRCC 或 NCT00075218 研究中次常见的包括直肠、牙龈、上消化道、生殖系统和伤口出血。MRCC 患者大部分的不良事件为 1 或 2 级；1 例 3 级不良事件（足部伤口出血）。

NCT00075218 研究中，Sutent 组的 14/202 例患者（7%）和安慰剂组的 9/102 例患者（9%）出现 3 或 4 级的出血事件。此外，NCT00075218 研究安慰剂组的 1 例患者在第 2 周期出现致命性胃肠道出血。

Sutent 治疗的患者中观察到肿瘤相关性出血。这些事件可能会突然发生，肺部肿瘤会发生严重和威胁生命的咯血或肺栓塞。Sutent 治疗转移性非小细胞肺癌（NSCLC）的临床试验中 2 例患者发生致命性肺出血。这 2 例患者的组织学类型均为鳞癌。Sutent 尚未批准在 NSCLC 患者中应用。NCT00075218 研究中，接受 Sutent 治疗的 202 例患者中有 5 例（3%）发生治疗后出现的 3 和 4 级肿瘤出血。肿瘤出血最早发生在第 1 周期，最晚发生在第 6 周期。5 例患者中的 1 例肿瘤出血后未接受进一步用药。其余 4 例停止治疗或因肿瘤出血给予经验性延迟给药。NCT00075218 研究中，安慰剂组未观察到瘤内出血。未观察到 MRCC 患者的肿瘤出血。这些事件的临床评价包括连续的全血细胞计数和体检。

48/169 例（28%）MRCC 患者报告有高血压发生（各个级别），31/202 例（15%）接受 Sutent 治疗的 GIST 患者发生高血压，以及 11/102 例（11%）接受安慰剂治疗的 GIST 患者发生高血压。10 例（6%）MRCC 患者和 9 例（4%）Sutent 治疗的 GIST 患者报告为 3 级高血压，安慰剂治疗的 GIST 患者未观察到 3 级高血压。无 4 级高血压报告。6/169 例（4%）MRCC 患者以及无 NCT00075218 研究的 GIST 患者因高血压减少 Sutent 剂量或暂时延迟治疗。10/169 例（6%）MRCC 患者，8/202 例（4%）Sutent 治疗的 GIST 患者，以及 1/102 例（1%）安慰剂治疗的 GIST 患者发生严重高血压（收缩压＞200 mmHg 或舒张压＞110 mmHg）。故应对患者的高血压进行监测，并根据需要进行标准的抗高血压治疗。如果发生严重高血压，建议暂时停用 Sutent，直至高血压得到控制。

临床研究中，获得了 336 例接受 1 个或多个周期 Sutent 治疗的患者的 CT/MRI 数据，未发现肾上腺出血或坏死。在 Sutent 的多个临床试验中对近 400 例患者进行了 ACTH 刺激试验。ACTH 刺激试验基线检查正常的患者中，1 例患者在治疗期间发展为持续的 ACTH 刺激试验异常，但无法解释其原因，可能是与 Sutent 治疗有关。另外 11 例 ACTH 刺激试验基线检查正常的患者，末次检查结果异常，刺激后可的松峰值为 12～16.4 mcg/dL（正常值＞18 mcg/dL），但这些患者未报告有肾上腺功能不全的临床证据。对于经历应激，如手术、创伤或严重感染导致的肾上腺功能不全的患者，建议医生处方 Sutent 时应监测患者的肾上腺功能。

两项 MRCC 研究中 4 例患者（2%）报告有静脉血栓性事件；2 例患者出现肺栓塞（均为 4 级），2 例患者出现深静脉血栓（DVT）（均为 3 级）。其中 1 例患者中断治疗。GIST 的研究 A 中 Sutent 组的 7 例（3%）和安慰剂组的 0 例出现静脉血栓事件；7 例中 5 例为级 DVTs，余下的 2 例为 1 或 2 级。7 例 GIST 患者中其中 4 例在第一次观察到 DVT 后中断治疗。

在实验室检查方面发现 Sutent 治疗的患者中分别有 21 例（13%）和 1 例（1%）MRCC 患者，19 例（9%）和 3 例（2%）GIST 患者出现 3 级和 4 级中性粒细胞减少及个例 3 级和 4 级血小板减少。故接受 Sutent 治疗的患者应对骨髓抑制进行定期监测。

两项 MRCC 研究中共有 7 例患者（4%）报告为甲状腺功能减低的不良事件。此外，4 例患者（2%）报告为 TSH 升高。总体而言，7%的 MRCC 患者出现了有临床或实验室检查证据的治疗后出现的甲状腺功能减低。GIST 患者中，观察到 Sutent 组和安慰剂组分别有 8 例（4%）和 1 例（1%）患者有治疗后出现的获得性甲状腺功能减低。因此患者出现甲状腺功能减低的提示性症状时，应进行实验室监测甲状腺功能，并给予标准的临床处理治疗。

169 例接受 Sutent 治疗的 MRCC 患者中分别有 23 例（14%）和 4 例（2%）患者观察到 3 级和 4 级血清脂肪酶升高。无论是 MRCC 还是 GIST 患者，脂肪酶升高为一过性，通常不伴有胰腺炎症状或体征。患者中胰腺炎很少见（＜1%）。如果患者出现胰腺炎的症状，应停止 Sutent 治疗并给予适当的支持治疗。

## 七、GISTs 预后

影响 GISTs 预后的因素较多，与生物学因素相关的主要有组织学分级（或者核分裂象计数和异型性)、肿瘤大小、浸润与否和有无转移等有关。一组单变量分析研究表明肿瘤大小在<5cm、5～10cm、>10cm 的 5 年生存率分别为 82±12%、45±9%、27±8%。MSKCC 的研究结果基本相同，肿瘤直径超过 10cm 更明显，其相对危险数值为 4.4；目前在肿瘤大小与预后关系上尚没有统一标准。组织学分级是另一重要因素，核分裂象>1～5/10HPF 时，其转移潜能增加；Yu 等人发现低级（0～1/30HPF）、中级（≥5/30HPF）、高级（>10/30HPF）的 5 年和 10 年的存活率分别为：100%和 100%、25%和 13%、5%和 0%。另一组研究关于核分裂象 3/30 HPF、3～15/30 HPF、>15/30 HPF 总的 5 年生存率 89±7%、49±12%、16±6%。Singer 等人依据肿瘤分级进行分析，低危、中危、高危 GISTs 患者其 5 年无病复发率分别为 100%、90±10%和 15±7%。GISTs 预后与肿瘤细胞类型有关，梭形细胞 32 例患者 5 年生存率为 49±7%，而上皮样细胞或者混合型为 23±11%；肿瘤核分裂计数少于 15/30 HPF、梭形细胞、肿瘤小于 10cm 以及手术切缘阴性的患者，预后较好。肿瘤发生部位与预后也有关系，现胃的 5 年生存率比小肠高，小肠病灶的预后最差。

GISTs 预后与 c-kit 突变密切相关，两组研究结果表明：①外显子 11 突变组 5 年生存率为 49%；而未发生突变组 5 年生存率为 86%；②无突变的患者进展率约为 5.8%，而有外显子 11 突变的为 44%。同时与突变的类型有关，近期一研究结果表明外显子 11 突变中错义突变的 5 年无病复发率 89±11%，而其他突变为 37±10%。另一研究表明血管表皮生长因子（VEGF）的表达多数都体现恶性潜能较高。此外还与细胞的多形性、Ki-67、S 期细胞比例、增殖细胞核抗原（PCNA）表达的高低有关。

治疗对预后的影响主要体现在原发肿瘤是否能被彻底切除有关，其中 MDACC 研究表明治愈性切除的同未完全切除的中位生存期分别为 46 和 21 个月；Colon 研究为 29 和 10 个月。同时肿瘤完全切除的患者的预后同组织学分级密切相关，低级的 5 年存活率与高级的分别为 72%和 18%。MDACC（191 例患者）单变量分析研究表明肿瘤<5cm、分级低、局部病灶和完全切除是预后的有利因素，而多变量分析认为只有手术切除的完整性与预后有关。此外 MSKCC 的研究表明在复发后完全和不完全手术之间肿瘤特异性死亡率和总的生存率没有统计学差异，多变量分析只有无病生存期是预后的一个决定因素，肝脏内孤立转移病灶的切除能够提高生存期。近期一项研究表明男性、肿瘤超过 10cm、细胞的异型性高也是预后的不利因素。

## 八、小结

GISTs 是梭形或上皮样的 CD117 阳性的间叶细胞肿瘤。它可具有 Cajal 细胞免疫表型及形态特点，但它是否为 Cajal 细胞肿瘤还有争议。它具有独特的分子生物学特点，免疫组化上显示 CD117 阳性，多存在 c-kit 基因突变。治疗上首选手术切除，对于术后切缘阳性的肿瘤应该给予相应的辅助治疗；而对复发的或者转移的肿瘤，甲磺酸伊马替尼是首选，然后根据实际情况采取结合手术治疗。甲磺酸伊马替尼治疗 GIST 已成为靶向治疗肿瘤成功的典范。GISTs 也成为目前肿瘤靶向治疗的模型之一。

目前甲磺酸伊马替尼治疗 GIST 还存在一些问题尚未解决，如完全切除术前后进行辅助治疗的价值和治疗持续时间；如何进行预测伊马替尼治疗的疗效，格列卫的耐药机制和如何预防以及克服耐药等问题，耐药后的进一步选择 Sutent 等靶点药物的临床应用已经开始，而且又有许多新的靶点药物用于耐药后 GIST 患者，如 AMN107 等，但目前尚在临床试验过程中，有待于进一步研究探讨。

（曹宝山 龚继芳 沈 琳）

## 参考文献

1. Joensuu，Heikki；Fletcher，et al. Management of malignant gastrointestinal stromal tumours . Lancet Oncol，2002，3 (11)：655-664
2. Fletcher M D，Christopher M D. Diagnosis of Gastrointestinal Stromal Tumors：A Consensus Ap-

proach . Int J Surg Pathol, 2002, 10 (2): 81-89
3. Mazur MT, Clark HB. Gastric stromal tumors: Reappraisal of histogenesis. Am J Surg Pathol, 1983, 7: 507-519
4. Herrera GA, Cerezo L, Jones JE, et al. Malignant small bowel neoplasm of enteric plexus derivation (plexosarcoma). Light and electron microscopic study confirming the origin of the neoplasm. Dig Dis Sci, 1984, 29: 275-284
5. Miettinen M, Lasota J. Gastrointestinal stromal tumors - definition, clinical, histological, immunohistochemical, and molecular genetic features and differential diagnosis. Virchows Arch, 2001, 438: 1-12
6. DeMatteo, Ronald P MD. The GIST of Targeted Cancer Therapy: A Tumor (Gastrointestinal Stromal Tumor), a Mutated Gene (c - kit), and a Molecular Inhibitor (STI571) . Annal Surg Oncol, 2002, 9 (9): 831-839
7. Hirota S, Isozaki K, Moriyama Y, et al. Gain - of - function mutations of c - kit in human gastrointestinal stromal tumors. Science, 1998, 279: 577-80
8. Davila RE, Faigel DO. GI stromal tumors. Gastrointest Endosc, 2003, 58: 80-88
9. Bauer S, Corless CL, Heinrich MC, et al. Response to imatinib mesylate of a gastrointestinal stromal tumor with very low expression of KIT. Cancer Chemother Pharmacol, 2003, 51: 261-265
10. Markku Miettinen, Mourad Majidi, Jerzy Lasota . Pathology and diagnostic criteria of gastrointestinal stromal tumors (GISTs): a review. European Journal of Cancer, 2002, 38 (Suppl 5) s39-s51
11. Greenson JK. Gastrointestinal stromal tumors and other mesenchymal lesions of the gut. Mod Pathol, 2003, 16: 366-375
12. Tornoczky TKE, Pajor L. Frequent occurrence of low grade cases among metastatic gastro-intestinal stromal tumors. J Clin Pathol, 2003, 56: 363-367
13. Rossi CR, Mocelin S, Mencarelli R, et al. Gastrointestinal stromal tumors: From a surgical to a molecular approach. Int J Cancer, 2003, 107: 171-176
14. Miettinen, Sarlomo-Rikala M, Lasota J, et al. Gastrointestinal stromal tumors: Recent advances in understanding of their biology . Hum Pathol, 1999, 30 (10): 1213-1219
15. Miettinen M, Sarlomo-Rikala M, Sobin LH, et al. Esophageal stromal tumors: a linicopathologic, immunohistochemical, and molecular genetic study of 17 cases and comparison with esophageal leiomyomas and eiomyosarcomas. Am J Surg Pathol, 2000, 24: 211-222
16. Emory TS, Sobin LH, Lukes L, et al. Prognosis of gastrointestinal smooth - muscle (stromal) tumors. Am J Surg Pathol, 1999, 23: 82-87
17. Rubin, Brian P, Fletcher, et al. FRCPath Molecular Insights into the Histogenesis and Pathogenesis of Gastrointestinal Stromal Tumors Inter J Surg Pathol, 2000, 8 (1): 5-10
18. Christopher D M, Flettcher MD, Frcpath Jules J, et al. Diagnosis of gastrointestinal stromal tumor: A consensus approach. Hum Pathol, 2002, 33 (5): 459-465
19. Leah Strickland, Douglas Letson, Carlos A, et al. Gastrointestinal Stromal Tumors . Cancer Control, 2001, 8 (3): 252-261
20. Sakurai S , Fukusawa T , Chong JM, et al. Embryonic form of smooth muscle myosin heavy chain (SEmb/MCH - B) in gastrointestinal stromal tumor and interstitial cells of Cajal. Am J Pathol, 1999, 154: 23-28
21. Sarlomo - Rikala M , Kovatich AJ , Barusevicius A , et al. CD117: A sensitive marker for gastrointestinal stromal tumors that is more specific than CD34. Mod Pathol, 1998, 11: 728-734

22. Daimaru Y, Kido H, Hashimoto H, et al. Benign schwannoma of the gastrointestinal tract: a clinicopathologic and immunohistochemical study. Hum Pathol, 1988, 19: 257-264
23. Miettinen M, Shekitka KM, Sobin LH. Schwannomas in the colon and rectum: a clinico-pathologic and immunohistochemical study of 20 cases. Am J Surg Pathol, 2001, 25: 846-855
24. Henricks W, Chu YC, Goldblum JR, et al. Dedifferentiated liposarcoma. A clinicopathological analysis of 155 cases with a proposal for an expanded de. nition of dedifferentiation. Am J Surg Pathol, 1997, 21: 271-281
25. Singer S, Rubin BP, Lux ML, et al. Prognostic value of KIT mutation type, mitotic activity, and histologic subtype in gastrointestinal stromal tumors. J Clin Oncol, 2002, 20: 3898-3905
26. DeMatteo RP, Lewsi JJ, Leung D, et al. Two hundred gastrointestinal stromal tumors: recurrence patterns and prognostic factors for survival. Ann Surg, 2000, 231: 51-8
27. Ng EH, Pollock RE, Romsdahl MM. Prognostic implications of patterns of failure for gastrointestinal leiomyosarcomas. Cancer, 1992, 69: 1334-41
28. Taniguchi M, Nishida T, Hirota S, et al. Effect of c-kit mutation on prognosis of gastrointestinal stromal tumors. Cancer Res, 1999, 59: 4297-4300
29. Eilber FC, Rosen G, Forscher C, et al. Surgical resection and intraperitoneal chemotherapy for recurrent abdominal sarcomas. Ann Surg Oncol, 1999, 6: 645-50
30. Eilber FC, Rosen G, Forscher C, et al. Recurrent gastrointestinal stromal sarcomas. Surg Oncol, 2000, 9: 71-5
31. Karakousis CP, Kontzoglou K, Driscoll DL. Intraperitoneal chemotherapy in disseminated abdominal sarcoma. Ann Surg Oncol, 1997, 4: 496-8
32. Mavligit GM, Zukwiski AA, Ellis LM, et al. Gastrointestinal leiomyosarcoma metastatic to the liver. Durable tumor regression by hepatic chemoembolization infusion with cisplatin and vinblastine. Cancer, 1995, 75: 2083-8
33. Rajan DK, Soulen MC, Clark TW, et al. Sarcomas metastatic to the liver: response and survival after cisplatin, doxorubicin, mitomycin-C, Ethiodol, and polyvinyl alcohol chemoembolization. J Vasc Interv Radiol, 2001, 12: 187-93
34. Brian J. Druker STI571 (GleevecTM) as a paradigm for cancer therapy. Trends in Molecular Medicine, 2002, 8 (Suppl4): 14-18
35. Robinson DR, Wu Y, Lin S. The protein tyrosine kinase family of the human genome. Oncogene, 2000, 19: 5548-5557
36. Heinrich MC, Griffth DJ, Druker, et al. Inhibitor of c-kit receptor tyrosine kinase activity by SRI-571, a selective tyrosine kinase inhibitor. Blood, 2000, 96 (3): 925-932
37. Blume-Jensen P, Hunter T. Oncogenic kinase signalling. Nature, 2001, 411: 355-365
38. Blum G, Gazit A, Levitzki A. Substrate competitive inhibitors of IGF-1 receptor kinase. Biochemistry, 2000, 39: 15705-15712
39. Corless CL, McGreevey L, Haley A, et al. KIT mutations are common in incidental gastrointestinal stromal tumors one centimeter or less in size. Am J Pathol, 2002, 160: 1567-72
40. Tuveson DT, Fletcher CDM, Singer S, et al. STI571 inactivation of the gastrointestinal stromal tumor c-KIT oncoprotein: Biological and clinical implications. Oncogene, 2001, 20 (36): 5054-5058
41. Joensuu H, Roberts PJ, Sarlomo-Rikala M, et al. Effect of the tyrosine kinase inhibitor STI571 in a patient with a metastatic gastrointestinal stromal tumor. N Engl J MeD, 2001, 344 (14): 1052-

1056
42. Van Oosterom AT，Judson I，Verweij J，et al. STI571，an active drug in metastatic gastrointestinal stromal tumors（GISTs）an EORTC phase I study. Proc Am Soc Clin Oncol，2001，20：1a（abstract2）
43. Blanke CD，von Mehren M，Joensuu H，et al. Evaluation of the safety and efficacy of an oral moleculary-targeted therapy，STI571，in patients with unresectable or metastatic gastrointestinal stromal tumors（GISTs）expressing c-kit（CD117）. Proc AM Soc Clin Oncol，2001，20：1a（abstract1）
44. George D，Demetri，Margaret von Meherm，et al. Efficacy and safety of Imatinib Mesylate in advanced gastrointestinal stromal tumors. N Engl J Med，2002，347（7）：472-480
45. Enjamin RS，Rankin C，Fletcher C，et al. Phase Ⅲ dose-randomized study of imatini Mesylate（STI571）for GIST：intergroup S0033 early results（abstract 3271）. Proc Am Soc Clin Oncol，2003，22：814
46. C Rankin，M Von Mehren，C Blanke，et al. Dose effect of imatinib（IM）in patients（pts）with metastatic GIST-Phase Ⅲ Sarcoma Group Study S0033. Journal of Clinical Oncology，2004 ASCO Vol 22，No 14S（July 15 Supplement）
47. Verweij J，Casali PG，Zalcberg J，et al. Early efficacy comparison of two doses of imatinib for the treatment of advanced gastro-intestinal stromal tumoars（GIST）：interm results of a randomized phase Ⅲ trial from the EORTC-STBSG，ISG and AGITG. Proc Am Soc Clin Oncol，2003，abstr 3272
48. P Rutkowski，Z Nowecki，P Nyckowski，et al. Surgical treatment of patients（pts）with gastrointestinal stromal tumors（GIST）after imatinib mesylate（IM）therapy. Proc Am Soc Clin Oncol，2005，abstr 9037
49. P Bu mming，J Andersson. Neoadjuvant，adjuvant and palliative treatment of gastro-intestinal stromal tumours（GIST）with imatinib：a centre-based study of 17 patients：British Journal of Cancer，2003，89（3）：460-464
50. Saund，Mandeep S，Demetri，et al. Gastrointestinal stromal tumors（GISTs）. Current Opinion in Gastroenterology. 2004，20（2）：89-94
51. 沈琳，金懋林. 甲磺酸伊马替尼治疗复发转移胃肠间质瘤. 中华肿瘤杂志，2004，26（11）：697-9.
52. 万德森，伍小军，潘志忠等. 甲磺酸伊马替尼治疗51例晚期胃肠道间质瘤患者的疗效分析. 中华医学杂志，2006，86（43）：3064-67
53. 徐文通，李荣. 甲磺酸伊马替尼治疗晚期胃肠道恶性间质瘤疗效的初步观察. 第二军医大学学报，2005，26（5）：583-84
54. 张文，胡夕春，陆洪芬等. 甲磺酸伊马替尼治疗不能切除和/或转移的胃肠道间质瘤的临床分析. 中国癌症杂志，2003，13（5）：448-52
55. Le Cesne D，Perol I，Ray-Coquard，et al. Interruption of imatinib（IM）in GIST patients with advanced disease：Updated results of the prospective French Sarcoma Group randomized phase Ⅲ trial on survival and quality of life. ASCO，2005，Abstr 9031
56. Tuveson DA，Willis NA，Jacks T，et al. STI571 inactivation of the gastrointestinal stromal tumor c-KIT oncoprotein：Biological and clinical implications. Oncogene，2001，20（36）：5054-8
57. Heinrich M，Wait CL，Yee KWH，et al. STI571 inhibits the kinase activity of wild type and juxtamembrane c-kit mutants but not the exon 17 D816V mutation associated with mastocytosis.

Blood，2000，96：173b

58. Manning WC，Bello CL，Deprimo SE，et al. Pharmacokinetic and pharmacodynamic evaluation of SU11248 in a phase I clinical trial of patients with imatinib - resistant stromal tumors [Abstract]. Proc ASCO，2003，22：768
59. Antonescu CR，Sommer G，Sarran L，et al. Association of KIT exon 9 mutations with nongastric primary site and aggressive behavior：KIT mutation analysis and clinical correlates of 120 gastrointestinal stromal tumors. Clin Cancer Res，2003，9：3329-37
60. Debiec - Rychter M，Cools J，Dumez H，et al. Mechanisms of resistance to imatinib mesylate in gastrointestinal stromal tumors and activity of the PKC412 inhibitor against imatinib - resistant mutants. Gastroenterology，2005，128：270-279.
61. Heinrich MC，Corless CL，Demetri GD，et al. Kinase mutations and imatinib response in patients with metastatic gastrointestinal stromal tumors. J Clin Oncol，2003，21：4342-9
62. Fletcher JA，Corless CL，Dimitrijevic S，et al. Mechanisms of resistance to imatinib mesylate in advanced gastrointestinal stromal tumors. Proc Am Soc Clin Oncol，2003，22：815 (A3275)
63. Chen LL，Trent JC，Wu EF，et al. A missense mutation in KIT kinase domain 1 correlates with imatinib resistance in gastrointestinal stromal tumors . Cancer Res，2004，64：5913-19
64. T Wakai，T Kanda，S Hirota，et al. Late resistance to imatinib therapy in a metastatic gastrointestinal stromal tumour is associated with a second KIT mutation. Bri J Cancer，2004，90：2059-61
65. Tamborini E，Bonadiman L，Greco A，et al. A new mutation in the KIT ATP pocket causes acquired resistance to imatinib in a gastrointestinal stromal tumor patient. Gastroenterology，2004，127：294-9
66. Sean R McLean，Mali Gana - Weisz，Basil Hartaoulakis，et al. Imatinib binding and cKIT inhibition is abrogated by the cKIT kinase domain I missense mutation Val654Ala. Mol Cancer Ther，2005，4 (12)：2008-15
67. R G Maki，J A Fletcher，M C Heinrich，et al. Results from a continuation trial of SU11248 in patients (pts) with imatinib (IM) - resistant gastrointestinal stromal tumor (GIST). Proc ASCO，2005，Abstr 9011
68. Jason L Hornick，Christopher D M，Fletcher. The Significance of KIT (CD117) in Gastrointestinal Stromal Tumors. International Journal of Surgical Pathology，2004，12 (2)：93-97
69. M E Blackstein，C Rankin，C Fletcher，et al. Clinical benefit of Imatinib in patients (pts) with metastatic Gastrointestinal Stromal Tumors (GIST) negative for the expression of CD117 in the S0033 trial. Proc ASCO，2005，Abstr 9010
70. Heinrich MC，Corless CL，Blanke C，et al. KIT mutational analysis predicts clinical response to ST1571 in patients with metastatic gastrointestinal stromal tumors (GISTs) [Abstract]. Proc ASCO，2002，21：6
71. Stroobants S，Goeminne J，Seegers M，et al. 18 FDG - Positron emission tomography for the early prediction of response in advanced soft tissue sarcoma treated with imatinib mesylate. Eur J Cancer，2003，39：2012-2020
72. Demetri G，van Oosterom AT，Garrett C，et al. Effi cacy and safety of sunitinib in patients with advanced gastrointestinal stromal tumour after failure of imatinib：a randomised controlled trial. Lancet，2006，14 (368)：1329-38
73. Rock EP，Goodman V，Jiang JX，et al. Food and Drug Administration Drug Approval Summary：

Sunitinib Malate for the Treatment of Gastrointestinal Stromal Tumor and Advanced Renal Cell Carcinoma. The Oncologist，2007，(12)：107-113

74. Yu C，Fletcher C，Newman P，et al. A comparison of proliferating cell nuclear antigen (PCNA) immunostaining，nucleolar organizer region (AgNOR) staining，and histological grading in gastrointestinal tumours. J Pathol，1992，166：147-152

75. Miettinen M，Kopczynski J，Makhlouf HR，et al. Gastrointestinal stromal tumors，intramural leiomyomas，and leiomyosarcomas in the duodenum：a clinicopathologic，immunohistochemical，and molecular genetic study of 167 cases. Am J Surg Pathol，2003，27 (5)：625-41

76. Fujimoto Y，Nakanishi Y，Yoshimura K，et al. Clinicopathologic study of primary malignant gastrointestinal stromal tumor of the stomach，with special reference to prognostic factors：analysis of results in 140 surgically resected patients. Gastric Cancer，2003，6 (1)：39-48

77. Noguchi T，Sato T，Takeno S，et al. Biological analysis of gastrointestinal stromal tumors. Oncol Rep 2002 Nov-Dec，9 (6)：1277-82

78. Taniguchi M，Nishida T，Hirota S，et al. Effect of c-kit mutation on prognosis of gastrointestinal stromal tumors. Cancer Res，1999，59：4297-4300

## 第三节　类 癌

### 一、概述

类癌（carcinoid）是一种主要发生于胃肠道，但又涉及全身多数器官、生长较缓慢、恶性程度较低的肿瘤。1888 年 Lubarsch 对类癌做了首次描述，1907 年德国病理学家 Oberndorfer 将其命名为 Karzinoide，后译为英语 carcinoid 沿用至今。

类癌的真实发病率尚不清楚。临床报道的发病率大约为 2/100,000。但是，由于类癌生长缓慢，并且绝大多数几乎没有症状，因此认为真实的发病率可能更高。Berge 和 Linell 两人所做的 16，294 例连续尸检发现类癌的检出率约为 1.2%，而 Moertel 等人研究了 14，852 例尸检发现小肠类癌的检出率为 0.65%。

类癌起源于位于胃肠道和肺中的肠嗜铬细胞，肠嗜铬细胞可以摄取和还原银，银染技术证实了类癌的嗜银性，最终认为肠嗜铬细胞属 APUD 细胞系。肠嗜铬细胞可产生生物活性物质如组胺、血管活性肽等，参与介导类癌综合征。类癌的 APUD 特征使它像胰岛细胞瘤、甲状腺髓样癌和肺燕麦细胞癌一样均属于神经内分泌肿瘤。

在胚胎发育过程中，类癌系起源于胚胎原始肠道部分的肿瘤，依其起源于胚胎部位不同可分为：前肠类癌、中肠类癌和后肠类癌，具体定位及分布见表 16-13。尽管类癌可发生于任何起源于原始神经嵴的器官，但是绝大多数（约 85%）发生在胃肠道，而 95%以上的胃肠道类癌发生于以下三个部位：阑尾、小肠和直肠。其中以阑尾类癌最多见，但最近的研究提示阑尾类癌的发生可能较小肠类癌少见。小肠类癌占所有小肠肿瘤的 1/3，约 1/4 的小肠类癌为多中心性，约 10%～20%同时伴有另一种组织类型的恶性肿瘤，最常见的是结肠腺癌。此外，胃肠道类癌可伴发 1 型多发性内分泌腺瘤（MEN-1）。

尽管类癌的恶性潜能与生长部位、浸润深度及生长方式有关，但肿瘤的大小是最主要的决定因素。大多数胃肠类癌直径小于 1cm，而直径小于 1cm 的胃肠类癌（阑尾类癌除外）发生转移的几率为 2%，直径 1 至 2cm 者转移发生率为 50%，直径大于 2cm 者转移发生率达 80%至 90%。阑尾类癌发生转移的几率较低，可能与其在发病早期即容易并发梗阻症状（表现为阑尾炎）而得到及时治疗有关。

表 16－13　类癌的定位和分布

| 部位和胚胎起源 | 部位分布（%） |
| --- | --- |
| 前肠 | |
| 食管 | ＜1 |
| 胃 | 2～30 |
| 十二指肠 | 2～5 |
| 胰腺 | ＜1 |
| 支气管肺复合体 | 10～25 |
| 中肠 | |
| 空肠 | 1～2 |
| 回肠 | 15～20 |
| 阑尾 | 19～35 |
| 升结肠 | 1～5 |
| 肝 | ＜1 |
| 卵巢 | ＜1 |
| 后肠 | |
| 横结肠 | ＜1～5 |
| 降结肠 | 2～5 |
| 直肠 | 10～12 |
| 未知 | ＜1～2 |

## 二、临床表现

消化道类癌是一种生长缓慢的肿瘤，常无明显症状，术前早期诊断不易，多数是在体检或手术探查时意外发现。当患者有明显症状时，多数病例已发生转移。类癌具有潜在恶性和转移复发潜能。

类癌患者的临床表现多种多样，与原发病灶部位、肿瘤大小和转移部位有关（表 16－14）。

表 16－14　胃肠类癌不同起源部位的临床特点

| 前肠 | 中肠 | 后肠 |
| --- | --- | --- |
| 原发病灶的部位 | | |
| 食管 | 远端十二指肠 | 降结肠 |
| 胃 | 空肠 | 乙状结肠 |
| 近端十二指肠 | 回肠 | 直肠 |
| 肝脏 | 阑尾 | |
| 胆囊及胆管 | 右半结肠 | |
| 胰腺 | 横结肠 | |
| 常见症状 | | |
| 不典型的长期的紫色潮红 | 典型的粉/红色潮红伴腹泻 | 类癌综合征罕见 |
| 头痛、流泪 | 心肌纤维化、呼吸困难 | |
| 支气管狭窄症状 | 糙皮病 | |
| 可能的神经介质 | | |
| 5-羟色胺、组胺等 | 5-羟色胺、激肽等 | —— |

无功能的类癌可像消化道该区域的任何其它肿瘤一样存在相关症状。食管类癌可产生梗阻症状如吞咽困难或呕吐。胃类癌通常无症状，仅仅在食管、胃、十二指肠镜检查时被发现，也可伴发腹痛。十二指肠和小肠类癌可伴发不全或完全性肠梗阻，或有肠系膜缺血的表现，当发生转移时，类癌综合征的症状较常见。直肠类癌通常是意外发现，或因出现出血、疼痛、便秘等症状时而经检查确诊，但即使发生转移也少见类癌综合征。有功能性类癌发生转移时常伴发类癌综合征。

## 三、类癌综合征

由于类癌可产生和分泌多种活性肽类物质，这些活性激素在血液循环中含量过高产生全身性的影响。5-羟色胺（5-HT）、组胺、缓激肽等生物活性物质作用于血管壁、胃肠道和支气管平滑肌及心瓣膜，引起一系列相关症状。5-HT及其前体和衍生物（表16-15）的全身循环可导致“典型的”类癌综合征表现。非典型的类癌综合征由其它类癌来源的激素引起，例如促肾上腺皮质激素。前肠类癌产生较低水平的5-HT，常伴发非典型的类癌综合征。产生促肾上腺皮质激素的肿瘤可导致库兴综合征的发生，而产生生长激素释放激素的肿瘤可导致肢端肥大症和糖尿病。同样，后肠类癌可发生不典型类癌综合征。这些类癌综合征的不典型表现依赖于所分泌激素的精确分布和代谢。

一般认为，类癌产生的生物活性物质经门静脉进入肝脏，被细胞内丰富的单胺氧化酶灭活，去胺而变为5-羟吲哚乙酸（5-HIAA）从尿中排出，所以大部分类癌不表现类癌综合征，只有当发生肝转移或其他原因肝功能破坏严重时，5-HT不能在肝脏内被灭活，过多的血清素或具有活性的其他物质抵达体循环时才出现类癌综合征。类癌综合征的诊断依据是尿中5-HIAA增加，但有约10%的类癌肝转移患者检查发现尿中5-HIAA升高，而并无类癌综合征的症状。

## 四、诊断

类癌的诊断比较困难，缺乏特异性临床症状，尤其在没有类癌综合征的表现时，不少病例是手术后方明确诊断。类癌的误诊率文献报道可高达31.43%。

**表16-15 类癌综合征的临床特点**

| 症状 | 发生率（%） | 特点 | 可能的介质 |
|---|---|---|---|
| 潮红 | 85～90 | 前肠：紫色，持续存在，多数累及面部和颈部，有时可累及全身<br>中肠：粉/红色，时间短暂 | 激素释放肽，组胺，5-HT，前列腺素，P物质 |
| 腹泻 | 70 | 分泌性 | 胃泌素，5-HT，组胺，前列腺素，血管活性肠肽 |
| 腹痛 | 35 | 病史较长，多为绞痛 | 由肿瘤或肿瘤产物所致的小肠梗阻，肠系膜缺血，肝脏肿大等引起 |
| 支气管痉挛 | 15 | 喘鸣 | 组胺，5-HT |
| 糙皮病 | 5 | 皮炎，腹泻，痴呆 | 烟酸缺乏 |
| 心脏病 | 10～30 | 呼吸困难 | 5-HT，P物质 |
| 毛细血管扩张 | 25 | 面部 | 未知 |

胃肠道类癌患者临床一般出现不同程度的消化道症状，内镜检查对类癌的诊断是非常有价值的方法。类癌的内镜下形态差异很大，有结节状、息肉状及环状，有时甚至呈表浅糜烂，颇似溃疡，有时结节表面糜烂，易误诊为胃肠道癌，应提高警惕。因类癌发生于粘膜下层，为提高内镜下取材的诊断率应尽量深取。通过内镜检查取材活检或以“息肉”行高频电切除后，经病理检查多数即可确诊。总之，结

合临床症状、内镜检查、钡餐检查及直肠指检，在病变处深取活检组织有望提高术前确诊率。

如果在术前已确诊为类癌，则需检查是否已发生转移。CT 检查可评估有无肝、肺或淋巴结转移。血管造影术和高分辨的超声检查可提供关于肠系膜转移的有用信息，但是由于缺乏特异性不常规应用。内镜所能及的病灶可进一步行内镜超声检查进一步确认肿瘤的浸润深度和周围淋巴结转移情况。正电子发射体层摄影（PET）检查的结果不明确，而且费用昂贵，目前尚未广泛应用于临床诊断。放射标记的生长抑素类似物闪烁显像是可选择的分期检查手段，可用来定位原发和转移性肿瘤，敏感性接近 90%。

## 五、胃肠道不同部位类癌

（一）胃类癌

胃类癌相对少见，占所有类癌的 2%，在所有胃肠道类癌中占 8.7%。可分为以下 4 型：Ⅰ型胃类癌与 A 型慢性萎缩性胃炎有关；Ⅱ型与卓-艾氏综合征和 MEN－1 有关；Ⅲ型为散发性胃类癌；Ⅵ型为细胞分化程度差的神经内分泌癌。Ⅰ型和Ⅱ型伴随高胃泌素血症，导致胃粘膜中肠嗜铬细胞增生。这些病灶通常较小（直径≤1cm），恶性度低，并常为多灶性的。Ⅲ型类癌通常更具有侵袭性，并且由于发现时常已有转移而预后差。Ⅲ型类癌内镜下常为单发，并且发现时直径多大于 1cm。

临床表现可能和胃溃疡，出血性胃息肉或者胃癌有相似的症状。另外，还可伴发恶性贫血。文献报道包括多种症状，从消化道大出血到间断发作的幽门梗阻，甚至发生皮肤转移。无论是典型还是非典型类癌综合征在胃类癌中都较常见（10%左右）。

胃类癌患者的预后差异很大，所有胃类癌的 5 年生存率约为 63%，而病变局限者为 69.1%～75%。散发性胃类癌的预后较差，由于转移的发生率高，这类患者的总体 5 年生存率不足 50%。

（二）小肠类癌

小肠类癌占所有胃肠道类癌的 15%～25%，多位于末端回肠，并常为多中心性。多数患者并发小肠梗阻症状。即使是已发生转移的患者，恶性类癌综合征也较罕见。即使是直径<2cm 的较小病灶，转移发生率也相当高，所以与其它胃肠道类癌不同，肿瘤大小不是判断小肠类癌恶性潜能的可靠的预后指征。

未发生转移或仅有区域病变的患者 5 年生存率约为 65%，但有转移性疾病的患者 5 年生存率则降至约 35%。

（三）阑尾类癌

阑尾类癌发现时的平均年龄在 51～60 岁，女性稍占优势。阑尾类癌常导致阑尾管腔的不全或完全性阻塞，因此常在急性阑尾炎术后被发现。在成人中，发展为阑尾炎前绝大多数无症状，并且肿瘤直径常小于 2cm。约 3/4 的阑尾类癌发生于阑尾末端 1/3。较小病灶发生转移者相对少见，而当肿瘤大于 2cm 时远处转移的发生率约 25%～50%。

有报道无转移的阑尾类癌患者 5 年生存率约为 94%，有区域浸润者为 85%，发生远处转移者为 34%。

（四）结肠类癌

结肠类癌较罕见，且多数发生在右半结肠。结肠类癌患者常有较多的非特异性症状，并且与小肠和阑尾类癌相比，结肠类癌出现症状时往往已属晚期。结肠的管腔较小肠粗大，因此发现时病灶直径常大于 5cm 或已有转移。目前全结肠镜检查对结肠肿瘤诊断的广泛应用，使更多的结肠类癌能够在早期得到诊断。

无转移结肠类癌的患者 5 年生存率为 70%，而有区域性和远处转移者 5 年生存率分别为 44% 和 20%。

（五）直肠类癌

直肠类癌约占消化道类癌的 17%～25%，多见于青壮年，男性较多见，文献报道病灶多位于距肛缘 8cm 以内（70%～95%）。约一半的直肠类癌患者可有直肠出血，疼痛或便秘等症状，经直肠指诊或直肠镜检查可发现病灶。直肠类癌可以多发，多发性的恶性度高，常伴淋巴结转移。单发病灶直径小于 1cm 时较少发生转移，而大于 2cm 时则转移常见，最常见的远处转移部位为肝脏。直肠类癌较少分泌 5-HT，因此即使发生肝脏转移的晚期患者，也不表现类癌综合征。

直肠类癌属低度恶性肿瘤，生长缓慢，通常 5 年生存率超过 80%，病灶直径超过 2cm 者 5 年生存率为 62.5%，可长期带瘤生存。

## 六、治疗

（一）内镜下局部切除

在进行局部切除前，最好行超声内镜检查，以明确病灶浸润深度及有无周围淋巴结转移。对于直径不超过 1cm 且病灶数目 3～5 个者，均可考虑行内镜下局部切除。

（二）手术治疗

手术切除仍然是消化道类癌的主要治疗手段。内镜下切除后局部残留或复发的患者均应进行手术切除。消化道类癌的手术切除范围因不同部位而异，具体操作与其他消化道恶性肿瘤一致，包括局部切除，扩大切除及淋巴结清扫等。如果病变不能完全切除，姑息性切除仍可延长生存。即使已发生肝转移，如肝转移病灶可以完全切除，而原发肿瘤又可控制时，在可能的情况下，应考虑对肝转移病灶的切除，以控制症状，延长生存，甚至获得临床治愈。文献报道对肝转移者行手术切除（楔形切除术或肝叶切除术）能使多数患者症状缓解或改善，并能将 5 年生存率从约 18%～30%提高到 50%～80%。

对肝转移病灶行经皮或术中射频消融治疗，除控制病灶生长外，也可降低尿中 5-HIAA，减轻类癌综合征的症状，但是否能延长生存期尚不明确。

（三）化学药物治疗

类癌对化疗不敏感。已证实单药治疗基本无效；联合化疗方案有一些有限的报道。美国东部肿瘤协作组（ECOG）指出链脲霉素与氟尿嘧啶或环磷酰胺合用使原发性转移性小肠类癌患者的中位生存期达到 28 个月。此外，在小肠类癌原发肿瘤中分别有 44%和 37%的客观有效率。其它方案，例如联合阿霉素，改变链脲霉素和氟尿嘧啶的周期数，洛莫司汀和氟尿嘧啶联合，或氟尿嘧啶、阿霉素、环磷酰胺及链脲霉素等联合治疗，都不能显著提高生存率。也有采用顺铂或卡铂联合 Vp-16 治疗胃类癌的报道，但未见客观有效病例。

近年来针对一些新的细胞毒药物治疗中肠类癌也有少数小样本量的探索性研究，但结果令人失望。一项采用大剂量紫杉醇（250mg/$m^2$，每 3 周重复）单药治疗中肠类癌的研究中，14 例患者接受治疗，仅有 1 例疗效达 PR，且疗效也只维持一个周期的时间。其它采用多西紫杉醇、吉西他滨和拓普替康等单药治疗的临床研究均未获得任何客观疗效。

（四）激素类似物及生物治疗

天然生长抑素的半衰期相对较短，限制了它的临床应用。然而，人工合成的生长抑素类似物的半衰期较长，在临床已被用于进展期类癌的治疗。与天然生长抑素一样，这些类似物能够抑制胃肠道中多种内分泌激素和外分泌物质的释放和功能，包括胃肠蠕动和肝脏血流，因此理论上能减少肿瘤的功能和生长。大多数肠嗜铬细胞膜上具有生长抑素受体，奥曲肽 150μg 皮下注射每天 3 次，能缓解或改善几乎 90%患者的类癌综合征的症状（有报道潮红 87%、腹泻 77%）。中位有效期约为 1 年，约 1/3 患者有效期可维持超过 2 年。奥曲肽治疗还可使转移瘤缩小，但仅见于不到 15%的病例。应用更大剂量可以取得更好的症状控制，但不良反应如高血糖、低血钙、脂肪泻和胆石症也相应增加。约一半的用生长抑素类似物治疗的患者出现了肿瘤病灶的稳定，尤其在那些肿瘤生长缓慢的患者中。然而，真正经治疗后肿瘤达 CR 或 PR 者很少见。过去，人工合成的生长抑素类似物中只有奥曲肽用于类癌的治疗，剂量多采用每次 100～150μg，需每天皮下注射 2～4 次。现在已有 2 个长效剂型用于临床，一个是长效奥曲肽（Sandostatin LAR™），每次 20～30mg 肌肉注射，每 3～4 周一次；另一个是控释的兰瑞肽（Somatuline Autogel™），每次 60～120mg 皮下注射，每 4 周一次。这两种药物可使患者的类癌综合征症状得到较长时间的良好控制，从而改善患者的生活质量，且耐受性良好，与每日注射奥曲肽相比患者更易于接受。另外，对一种生长抑素类似物耐药时可试用另一种生长抑素类似物进行治疗，因为有研究表明患者仍可获得临床疗效。长期的生长抑素治疗可并发不良反应，包括胆汁淤积，脂肪泻，高血糖，以及可能需要治疗的心脏传导异常等。

类癌的生物治疗首选 α-干扰素。α-干扰素可通过上调 stat 蛋白及其磷酸化诱导细胞周期停滞于S-期，其他抗肿瘤作用机制包括抗新生血管生成，诱导 T 细胞介导的细胞免疫和自然杀伤细胞的免疫调节作用。多个临床试验中，α-干扰素单用有一定的临床疗效。α-干扰素给药剂量为每次 300 万～500 万单位皮下注射，每周 3～5 次，可以使约 40%～50%患者的尿 5-HIAA 下降，缓解潮红、腹泻等类癌综合征表现，并延缓肿瘤的生长，但肿瘤缩小者仅有约 12%，中位客观有效期为 7 个月。另外，研究表明，γ-干扰素无论是单独应用还是与 α-干扰素联合应用，都没有对控制肿瘤及改善症状表现出任何显著作用。

与多胺生物合成抑制剂 α-2-氟甲基鸟氨酸联用时，α-干扰素在动物模型中有一定疗效，但是尚缺乏临床试验的进一步研究。目前临床治疗类癌多采用生长抑素类似物与 α-干扰素联合应用，研究表明二者联合可产生协同效应。联用奥曲肽时，播散性中肠类癌的 5 年生存率约为 57%，而单用奥曲肽时为 37%。但缺乏大规模临床试验的结果。

（五）其他治疗

肝动脉结扎或栓塞也可减轻类癌综合征症状和缩小肝脏转移病灶。对于弥漫性肝转移，肝动脉结扎或经皮栓塞能降低 65%的患者的生化肿瘤标志物，并能在一定程度上缓解症状，但是否能延长患者的生存时间尚不明确。文献报告采用 Spongostan™（一种凝胶泡沫粉）进行肝动脉栓塞，可使 50%～80%患者的肝内病灶得到有效控制，并改善类癌综合征的症状。先给予脂质体阿霉素（每次 20～120mg）随后予明胶海绵微粒进行肝动脉栓塞化疗，肝转移病灶的客观有效率为 33%～70%，70%以上的患者症状得到改善。

放射治疗对类癌的局部控制无明显作用，可用于减轻脑和骨转移以及脊髓受压时症状的治疗，但文献报告疗效不确切。

（李　洁）

## 参考文献


1. 郝希山，王殿昌主编. 腹部肿瘤学. 北京：人民卫生出版社，2003
2. 徐光炜主译. 临床肿瘤学. 辽宁：辽宁教育出版社，1999
3. Modlin IM，Sandor A. An analysis of 8305 cases of carcinoid tumors. Cancer，1997；79：813-829
4. Modlin IM，Lye KD，Kidd M. A 5-decade analysis of 13，715 carcinoid tumors. Cancer，2003，97：934-959
5. Woodside KJ，Townsend CM，Evers BM. Current management of gastrointestinal carcinoid tumors. J Gastrointest Surg，2004，8：742-756
6. 吴伟，田华. 胃肠道类癌的研究进程. 中国现代实用医学杂志，2004，3（6）：44-46
7. Öberg K，Eriksson B. Nuclear medicine in the detection，staging and treatment of gastrointestinal carcinoid tumors. Best Pract Res Clin Endocrinol Metab，2005，19（2）：265-276
8. Shi W，Johnston CF，Buchanan KD，et al. Localization of neuroendocrine tumours with [111In] DTPA-octreotide scintigraphy（Octreoscan）：A comparative study with CT and MR imaging. Q J Med，1998，91：295-301

9. Gore R, Berlin J, Mehta U, et al. GI carcinoid tumors: appearance of the primary and detecting metastases. Best Pract Res Clin Endocrinol Metab, 2005, 19 (2): 245-263
10. Kolby L, Wangberg B, Ahlman H, et al. Gastric carcinoid with histamine production, histamine transporter and expression of somatostatin receptors. Digestion, 1998, 59: 160-166
11. Rindi G, Bordi C, Rappel S, et al. Gastric carcinoids and neuroendocrine carcinomas: pathogenesis, pathology, and behavior. World J Surg, 1996, 20: 168-172
12. Schindl M, Kaserer K, Niederle B. Treatment of gastric neuroendocrine tumors: The necessity of a type - adapted treatment. Arch Surg, 2001, 136: 49-54
13. Zyromski NJ, Kendrick ML, Nagorney DM, et al. Duodenal carcinoid tumors: How aggressive should we be? J Gastrointest Surg, 2001, 5: 588-593
14. Soga J. Carcinoids of the small intestine: A statistical evaluation of 1102 cases collected from the literature. J Exp Clin Cancer Res, 1997, 16: 353-363
15. De Herder WW. Tumours of the midgut (jejunum, ileum and ascending colon, including carcinoid syndrome). Best Pract Res Clin Endocrinol Metab, 2005, 19: 705-715
16. Roggo A, Wood WC, Ottinger LW. Carcinoid tumors of the appendix. Ann Surg, 1993, 217: 385-390
17. Northrop JA, Lee JH. Large bowel carcinoid tumors. Curr Opin Gastroenterol, 2007, 23: 74-78
18. Koura AN, Giacco GG, Curley SA, et al. Carcinoid tumors of the rectum: Effect of size, histopathology, and surgical treatment on metastasis free survival. Cancer, 1997, 79: 1294 - 1298
19. 张怀华，喻德洪. 直肠类癌的国内现状. 大肠肛门病外科杂志，2001，7 (3)：345-347
20. Stinner B, Kisker O, Zielke A, et al. Surgical management for carcinoid tumors of small bowel, appendix, colon, and rectum. World J Surg, 1996, 20: 183-188
21. Gulec SA, Mountcastle TS, Frey D, et al. Cytoreductive surgery in patients with advanced - stage carcinoid tumors. Am Surg, 2002, 68: 667-672
22. Sutcliffe R, Maguire D, Ramage J, et al. Management of neuroendocrine liver metastases. Am J Surg, 2004, 187: 39-46
23. Engstrom PF, Lavin PT, Moertel CG, et al. Streptozocin plus fluorouracil versus doxorubicin therapy for metastatic carcinoid tumor. J Clin Oncol, 1984, 2: 1255-1259
24. Bukowski RM, Johnson KG, Peterson RF, et al. A phase II trial of combination chemotherapy in patients with metastatic carcinoid tumors. A Southwest Oncology Group Study. Cancer, 1987, 60: 2891-2895
25. Tetzlaff E, Ajani J. Oxaliplatin - based chemotherapy for the treatment of a metastatic carcinoid tumor. Int J Gastrointest Cancer, 2005, 36: 55-58
26. di Bartolomeo M, Bajetta E, Buzzoni R, et al. Clinical efficacy of octreotide in the treatment of metastatic neuroendocrine tumors. A study by the Italian Trials in Medical Oncology Group. Cancer, 1996, 77: 402-408
27. Garland J, Buscombe JR, Bouvier C, et al. Sandostatin LAR (long - acting octreotide acetate) for malignant carcinoid syndrome: A 3 - year experience. Aliment Pharmacol Ther, 2003, 17: 437-444
28. Kolby L, Persson G, Franzen S, et al. Randomized clinical trial of the effect of interferon alpha on survival in patients with disseminated midgut carcinoid tumours. Br J Surg, 2003, 90: 687-93
29. Frank M, Klose KJ, Wied M, et al. Combination therapy with octreotide and alpha - interferon: Effect on tumor growth in metastatic endocrine gastroenteropancreatic tumors. Am J Gastroenterol, 1999, 94: 1381-1387

30. Shebani KO, Souba WW, Finkelstein DM, et al. Prognosis and survival in patients with gastrointestinal tract carcinoid tumors. Ann Surg, 1999, 229: 815-823

## 第四节　胃肠道黑色素瘤

恶性黑色素瘤在欧美地区发病率较高，是比较常见的恶性肿瘤之一，在亚洲国家其发病率相对较低，约 0.8/10 万，但随着社会经济发展，环境污染的加重，该病无论是在欧美还是在中国，近年来其发病率均有所增加。

原发于胃肠道的恶性黑色素瘤在临床上比较少见，具有恶性程度高，病情发展快，诊治困难和死亡率较高等特点。但随着最近几十年来有关的病例报道逐渐增多，人们对该病已经有了一定程度的认识，并且受到越来越多的关注。本章节重点介绍原发胃肠道的恶性黑色素瘤。

较早以前人们一般认为消化道粘膜缺乏黑色素细胞，因而将消化道器官的恶性黑色素瘤均认为是由转移而来，但新的病理学研究证实，消化道粘膜也存在黑色素细胞，其主要分布在肛管直肠区。另外，食管和小肠也有少量的黑色素细胞分布。病理研究的结果也符合胃肠道恶性黑色素瘤的发病分布，即肛管直肠区黑色素瘤的发病率最高，在消化道黑色素瘤的发病中居首位。当然，也有学者则认为原发于胃肠的黑色素瘤是由异位的黑色素细胞恶变所致。

### 一、食管恶性黑色素瘤

原发食管的恶性黑色素瘤，约占食管恶性肿瘤的 0.1%～0.2%，占全部消化道黑色素瘤的 2%，全世界仅有数百病例报道，其中大部分是来自日本的报道。该病可好发于 7～82 岁各年龄段人群，但多见于 60 岁左右的老年人，男性发病明显高于女性，有文献报道男女比例可达 2∶1，其发病原因不明，有学者认为可能与酒精、烟草摄入等因素有关。

肿瘤发病部位以食管中下段多见，可能与黑色素细胞集中分布在该区域有关。临床表现与其他食管的恶性肿瘤症状相似，主要为吞咽困难，其它的症状还有胸骨后疼痛、咯血、消瘦、贫血等。有淋巴结转移时，查体可发现左锁骨上淋巴结肿大，上消化道造影可见与食管癌类似的充盈缺损。

由于食管黑色素瘤的临床表现无特异性，体征和影像学检查与食管癌腔内型相似，因此要注意与食管癌的鉴别诊断，确诊主要依靠内镜检查进行病理活检。内镜下食管癌往往呈单发，息肉状，向腔内生长，表面可有溃疡，而转移性黑色素瘤病变则多呈结节状，广泛分布。另外，内镜下恶性黑色素瘤肿瘤组织还可以发生颜色改变，典型者为黑色或黑褐色，少数为无色肿物。免疫组织化学检查 HMB－45、S－100 阳性有助于进一步的明确诊断。

食管恶性黑色素瘤患者往往确诊时分期已较晚，日本一项大宗原发食管恶性黑色素瘤的报道发现，这部分患者确诊时即已有 47%发生转移，主要的转移部位为肝（31%）、纵隔（29%）、肺（18%）、脑（13%）。对于较早期的食管恶性黑色素瘤，主要的治疗手段仍然是根治性手术切除；已失去手术机会的患者可考虑姑息放疗、化疗及生物治疗，Naomoto 等应用 DTIC＋ACNU＋CDDP 方案进行食管黑色素瘤的术前辅助化疗，肿瘤缩小了 70%，也有研究者应用该方案一例淋巴结阳性的术后患者化疗，其存活 29 个月。但这些治疗尚无报道证实能够明显改善患者的预后。

目前，食管恶性黑色素瘤的预后极差，一般存活期在一年之内，5 年生存率低于 5%。

### 二、小肠黑色素瘤

原发于小肠的黑色素瘤非常少见，世界范围内仅有数十例报道，可发生于任何年龄（26～81 岁），平均年龄为 54 岁，男性多于女性。临床表现无明显特异性，可表现为腹痛、恶心、呕吐、消瘦、贫血以及消化道出血等症状，肿瘤部位以回肠多见，部分患者以肠梗阻为首发症状，确诊主要依靠病理诊断，手术是其主要的治疗手段。由于确诊时均发现已出现局部肠系膜淋巴结转移，临床预后一般较差。

## 三、肛管直肠黑色素瘤

肛管直肠恶性黑色素瘤（melanoma of anorectum）相对发病率较高，在整个恶性黑色素瘤的发病部位的分布中，其发病仅次于皮肤、眼睛，居第三位。

（一）概况

肛管直肠黑色素瘤占人体全部恶性黑色素瘤肿瘤的1%～2%，占大肠肿瘤的0.1%～1.9%，占肛管恶性肿瘤的0.25%～2.5%，其发病年龄21～96岁，平均58岁，50岁以上的患者占77.8%。发病性别方面，女性多见，男女之比为1∶1.77，5年生存率为9%～17%。

（二）病理特点

对于肛管直肠黑色素瘤的起源，目前的认识尚不统一，其中一种观点认为本病起源于直肠粘膜下的黑色素细胞，在某些诱因的刺激下引起黑色素细胞增生并发生恶性变，最后导致黑色素瘤的形成。而另一种观点则认为本病起源于肛管鳞状上皮内的色素细胞，直肠的恶性黑色素瘤是肛管黑色素细胞恶变后沿粘膜下淋巴管向上扩散的结果，应认为是继发的转移灶。

肛管直肠恶性黑色素瘤大体形态分为息肉型和结节型，息肉呈圆形、椭圆形，突入肠腔，基底部可有窄的或宽的结蒂与肠壁相连，甚至可脱出肛门外，结节型初起表现为隆起的小结节，较大时形成菜花状向肠腔浸润生长，也可突入肠腔但无蒂，肿瘤质硬而脆，触之易出血。

临床上常根据肉眼瘤体色素存在状态，将其分为色素性黑色素瘤和非色素性黑色素瘤，约70%病例在瘤细胞内有明显的色素颗粒存在，肿瘤呈黑色、灰黑色或褐色；30%瘤体无肉眼可辨色素，甚至在光镜下也无法确认色素的存在，似息肉或癌，给临床诊断造成困难。

显微镜下特点与皮肤相似，细胞形态多样化，大小差别很大，上皮性细胞呈巢状、腺管状，实性团块并呈弥漫性分布，类似癌样结构，容易与癌混淆；梭形细胞则呈束状、漩涡状或栅状排列，应注意与肉瘤的区别。恶性黑色素瘤细胞中常混有胞浆空、核居中或偏位的透明细胞及圆形、多边形、梭形、畸形的细胞，核大畸形，染色质粗并见巨大的嗜碱性及单核、多核的癌巨细胞，有的双核呈“八”字排列，少数癌细胞可呈印戒样。上述细胞成团或散在分散在上皮样细胞及梭形细胞之间，大多数可以找到多少不等的黑色素颗粒，粒细，黑色或褐色。间质中血管丰富，有的癌细胞周围血管呈乳头样、玫瑰花样排列，部分血管呈鹿角样似血管外壁瘤样结构。

生物学特征为肿瘤易向上，经直肠粘膜直接蔓延，而很少侵犯周围脏器，但其主要的转移方式为血行转移。即使原发灶很小，也可发生肝、肺、脑、骨及皮下等处的转移，此特点与直肠癌有很大区别。淋巴结转移同直肠癌，可发生直肠上动脉旁、肠系膜下动脉旁、腹股沟、闭孔、髂内外动脉旁及腹主动脉旁淋巴结。也有学者认为本病只向上沿直肠上动脉、肠系膜下动脉途径转移，而不向侧方及下方转移。

（三）临床表现

肛管黑色素瘤最常见的临床表现就是便血，其次是肛门肿块，因此很容易被误诊为痔疮，而导致诊断和治疗的耽误，发现时往往已经出现了远处转移，使治疗选择受限，严重影响预后。

① 便血（43.51%），因肿块位置低，容易受粪便摩擦或外伤致出血，多为鲜血，混有少量粘液或有黑色溢液，味恶臭；② 脱垂症状（31.20%），排便有肿物脱出，早期较小，可以自行回纳，似血栓痔或嵌顿痔，以后逐渐增大，常需要用手托回；③ 肛管直肠刺激症状（39.53%），由于肿瘤多向直肠腔内突出，刺激直肠壁的感受器，患者常感肛门坠胀不适，大便习惯性改变，便秘与腹泻交替出现，若肿瘤侵犯肛门括约肌，则有剧烈疼痛；④ 局部隆起型肿块，大小不等，外形似蕈伞状，可有短而宽的蒂，或结节状，似菜花状，可有溃疡，质脆易出血，大部分是黑色、褐色，少数是灰白色；⑤ 其他症状，少数表现为腹股沟淋巴结肿大，贫血、消瘦。

（四）诊断

由于肛管直肠黑色素瘤发病率低，临床容易忽视，同时该病又缺乏特异性症状，临床误诊率高。根据患者的症状及相应体征，检查发现肛门直肠肿块为黑色就应该警惕该病的可能，应该注意与血栓性外痔、腺瘤样息肉、直肠低分化腺癌或未分化癌、肛管癌等疾病相鉴别。病理检查是确诊依据，应该切除整个瘤体进行检查，部分活检或切除容易造成肿瘤的转移。

对于那些不含或含极少量黑色素的黑色素瘤，免疫组化和电镜检查具有决定性的价值，HMB-45特异性为100%，敏感性为93%，S-100阳性率100%，但对于其他肿瘤尤其是腺瘤也可呈阳性，因此联合多种免疫组化指标对于无色素性黑色素瘤具有辅助诊断意义。当然也可借助于电镜，最重要的超微结构是胞质内多而不一的黑色素小体和前黑色素小体。

（五）治疗原则

肛管直肠黑色素瘤的治疗首选手术切除，其基本的治疗原则为：

1. 局限性病变，手术切除是首选的治疗手段。手术方式主要有局部切除术、局部广泛切除术和经腹会阴直肠切除术（abdominoperineal resection，APR）等三种，有学者建议采用经腹会阴直肠切除术，认为相比较于局部切除及局部广泛切除术，其生存期长。Bolivar曾报道了165例肛管直肠黑色素瘤的患者，其中APR术患者共85例，其余为局部广泛切除术80例，统计结果表明：APR术患者平均生存期为32.4个月，生存5年及5年以上者11例，而局部广泛切除术患者平均生存期为23.7个月。目前多个研究已经证实经腹会阴直肠切除术虽有可能提高局部控制率，但对于患者的长期生存并不能获益，因此推荐局部切除，尽可能清除肿瘤病灶，同时保留肛门括约肌，之后再行化疗或生物治疗。

2. 转移性病变，化疗和生物治疗是主要的治疗手段，部分患者可取得缓解。对局限病变、骨转移疼痛和脑转移可以作放射治疗，有效率30%，也可以结合热疗来提高疗效。孤立的转移病灶，如脑、皮下或淋巴结也可作姑息性切除手术。肿瘤溃疡、出血不止，经治疗无效时也可做减症手术。

## 四、胃肠道黑色素瘤的临床分期

目前皮肤恶性黑色素瘤采用AJCC（2002）的临床分期，对于胃肠道的黑色素瘤的分期，尚无明确的分期方法。国外建议采用1964年提出黑色素瘤的临床分期（The McNeer and Das Gupta Three Stage System），具体分期如下：

Ⅰ期：病灶局限，无局部淋巴结或远处转移

Ⅱ期：有局部淋巴结转移

Ⅲ期：远处转移

## 五、胃肠道黑色素瘤的内科治疗

对于胃肠道黑色素瘤的晚期患者，内科治疗仍是其主要的治疗手段。但由于此病恶性程度高，对治疗的敏感性远不如皮肤黑色素瘤。目前的治疗方案仍参照皮肤黑色素瘤的内科治疗，部分临床研究显示内科治疗未能明显提高疗效和改善生存期及预后，但由于缺乏足够的病例，因此其在整个治疗过程的价值尚需进一步大规模临床试验来验证。

（一）化疗

氮烯咪胺（DTIC）、福莫司汀（FTM）、替莫唑胺（TMZ）等被认为是目前治疗恶性黑色素瘤单药最为有效的化疗药物，其对于皮肤黑色素瘤单药化疗有效率可达18%～24%，其优点是不良反应较低，已成为治疗恶性黑色素瘤的首选药物。另外，较为有效的药物还有顺铂（CDDP）和亚硝脲类（BCNU CCNU）。

据报道联合用药比单一用药的疗效有所提高，联合化疗主要包括二药或三药联合治疗，有效率在皮肤黑色素瘤为20%～30%，缓解期6个月左右。常用的方案有DTIC+VLB+CDDP、DTIC+CDDP+BCNU等方案，有效率在13%～32%，中位生存期≤10个月，缓解期<6个月。似乎不比单药DTIC更优。

（二）生物治疗

生物治疗对恶性黑色素瘤有一定作用。早年应用卡介苗（BCG）治疗，目前主要应用干扰素、IL-2来治疗黑色素瘤，其单药有效率可达10%～20%，GM-CSF由于能够促进黑色素瘤肿瘤抗原释放、刺激树突状细胞成熟等特点，最近将其应用于临床恶性黑色素瘤的生物化疗方案中，取得了一定的效果。

另外曾应用淋巴因子激活杀伤细胞（LAK）、肿瘤浸润性淋巴细胞（TIL）、肿瘤坏死因子、肿瘤疫苗等方法来治疗，疗效不令人满意，但是最近几年国内外研究者尝试树突状细胞肿瘤疫苗来治疗黑色素瘤获得了比较好的疗效。

（三）生物化疗

生物化疗（Biochemotherapy），是指生物治疗和化学治疗联合应用于肿瘤防治的全新综合治疗模式，这种模式也有人将其称之为“免疫化疗”。转移性黑色素瘤的生物化疗，其在皮肤黑色素瘤的有效率可达30%左右，其有效率和完全缓解率均高于单纯化疗或单纯生物治疗，因此生物化疗目前已成为晚期黑色素瘤的首选治疗方案，生物化疗目前多采用序贯用药或同时用药。常用的方案如下表所示：

（1）BCNU＋CDDP＋DTIC＋TAM
BCNU 150mg/$m^2$ d1，CDDP 25mg/$m^2$ d1～3，
DTIC 220mg/$m^2$ d1～3 TAM10mg bid 3周重复

（2）CDDP＋IL-2＋IFN-α2b
CDDP100 mg/$m^2$ d1，IL-2 1800万IU civ d3～6，17～21
IFN-α2b 900万IU/$m^2$ sc 3次/周。4周重复。

（3）CDDP＋VLB＋DTIC＋IL-2＋IFN-α2b
CDDP 20mg/$m^2$ d1～4， VLB1.5mg/$m^2$ d1～4，
DTIC 800 mg/$m^2$ d1. IL-2 900万IU/$m^2$ civ d1～4，
IFN-α500万IUsc d1～5、7、9、11、13。3周重复。

（4）DTIC＋IL-2＋IFN
DTIC 750mg/$m^2$ d1， IL-2 900万IUsc d1～4。4周重复

（5）DTIC＋CDDP＋IL-2＋IFN-α
DTIC 200mg/$m^2$ d1～5， CDDP 30mg/$m^2$ d1～3，
IL-2 2MIU sc d1～12， IFN-α 5MIU sc d1～12。 4周重复

（6）TMZ＋IL-2＋IFN-α＋GM-CSF
TMZ 150mg/$m^2$ d1～5， IL-2 2MIU iv d1～12，
IFN-α5MIU sc d1～12， GM-CSF 150μg d7～12

## 参考文献

1. Sabanathan S，Eng J，Pradhan G N. Primary malignant melanoma of the esophagus. Am J Gastroenterol，1989，84：1475-1481
2. Chalkiadakis G，Wihlm JM，Morand G，et al. Primary malignant melanoma of the esophagus. Ann Thorac Surg，1985，39：472-475
3. E Volpin，A Sauvanet，A Couvelard，et al. Primary malignant melanoma of the esophagus：a case report and review of the literature. Dis Esophagus，2002，15：244-249
4. Andrzej Dabrowski，Krzysztof Zinkiewicz，Justyna Szumilo，et al. Unusual clinical course of metachronous melanomas of the upper digestive system. World J Gastroenterol，2005，11（14）：2197-2199
5. Lynn MS，Robert G，Douglas F. Primary and metastatic diseases in malignant melanoma of the gas-

trointestinal tract. Curr Opin Oncol，2000，12：181 185
6. Stefan K，Frank N，Christian B，et al. Primary malignant melanoma of the small bowel：a case report and review of the literature. Tumori，2005，91：73-76
7. Rika F，Fumitake H，Takahiro Y，et al. Malignant melanoma of the anorectum：report of four cases. Surgery Today，2002，32：555-558
8. 刘宝善主编. 消化器官肿瘤学. 北京：人民卫生出版社，2004，827
9. John F，Helen M，Peter H，et al. The history and future of melanoma staging. J surg oncol，2004，86：224-35
10. John F，Richard A，Richard F. Cutaneous melanoma. Lancet，2005，365：687-701

## 第五节　恶性腹膜间皮瘤

恶性腹膜间皮瘤是唯一原发于腹腔浆膜的少见肿瘤。1908 年 Miller 等首先报道了该肿瘤，腹膜间皮瘤约占所有间皮瘤病例的 20%。其发病率有逐渐增高的趋势，目前腹膜间皮瘤在我国仍不多见，发病率低于胸膜间皮瘤，有时可与胸膜间皮瘤共存。男性发病略高于女性，任何年龄均可发病，但多见于 40～60 岁，约半数病例发病与石棉接触有关，值得注意的是腹膜间皮瘤患者常有严重的石棉接触史，而胸膜间皮瘤则以短暂性接触石棉的患者居多，肿瘤的潜伏期常达 15 年或更长。一些腹膜间皮瘤发生于与胶质二氧化钍（Thorotrast，一种含二氧化钍的造影剂）接触之后，而另一些则继发于反复的间皮刺激。由于其临床表现不具特异性，难与结核性腹膜炎及腔内转移肿瘤及腹膜转移癌等疾病相鉴别。且由于间皮的多潜能分化能力，使该肿瘤细胞的形态多种多样，经常与转移性腺癌、反应性间皮细胞混淆，在临床和病理诊断上颇为困难，误诊率高。

### 一、病因和发病机制

早在 20 世纪 40 年代，就有学者提出石棉工人易发生胸膜间皮瘤。1960 年 Wagner 等首次报告恶性胸膜间皮瘤与石棉接触有关，之后越来越多的研究及流行病学研究已确定，接触石棉是恶性腹膜间皮瘤的主要病因。

近年来认为除矽肺外，间皮瘤是第二位与环境因素密切的肿瘤。有学者发现，约 60%的腹膜间皮瘤患者有职业性石棉接触史或肺内有石棉小体。在用石棉诱发的动物胸膜间皮瘤实验中，有少数动物发生腹腔间皮瘤，说明腹膜间皮瘤的发生与石棉接触也有关系。进一步的研究提示不同种类的石棉纤维致病危险性不同，从大到小依次为青石棉、铁石棉、温石棉，一般认为直径 0.5～50μm 长的石棉粉尘先进入呼吸道，然后经横膈及血液进入腹腔并沉积在腹膜，形成石棉小体，有时在石棉小体周围可出现异物巨细胞反应。经消化道摄入的石棉纤维也可经肠壁到达腹膜。从接触石棉到发现间皮瘤，潜伏期可长达 13～63 年，平均为 42 年。由石棉引起间皮瘤的确切机制尚不清楚，但研究证实，石棉能够与有丝分裂中纺锤体相互作用，导致单倍体形成和某种形式的染色体损伤。在体内试验中发现，当过氧化氢和过氧化物与氢氧基发生反应时，青石棉纤维（富含铁）能够引起活化氧（reactive oxygen species，ROS）的释放；石棉能够诱导 DNA 修复酶和脱嘌呤嘧啶内切核酸酶的表达以及酶活性，提示石棉产生的 ROS 与 DNA 的损伤有关。石棉引起的炎症反应产生多种细胞因子，这些细胞因子与石棉的局限性和全身性免疫抑制活性有关。石棉能够诱导表皮生长因子受体的自身磷酸化反应，增强 c－fos 和 c－jun 原癌基因的表达，该原癌基因可编码多种转录因子，而这些转录因子的活化与 DNA 合成启动的关键基因有关。

我国腹膜间皮瘤患者极少有石棉接触史，且患者的病理切片中也未发现石棉小体，故提示石棉接触并非腹膜间皮瘤的唯一病因，Chabot 等将禽类白细胞增生病毒（Mc29）注入雏鸡腹腔及心包后，成功地诱发出相应部位的间皮瘤，提示某些病毒也可能是间皮瘤的诱因。有人报道某些病毒、放射性接触、使用胶质二氧化钍、云母矿接触、复发性腹膜炎、遗传因素等与腹膜间皮瘤的发生有关，确切机制尚不清楚。

## 二、病理

间皮瘤来源于胸膜、腹膜、心包和睾丸鞘膜等浆膜腔表面的间皮组织。肿瘤按分布可分为局限性和弥漫性。局限性多为良性，较少见，包膜完整，境界清楚，常位于上腹部呈较大的肿块或孤立的小结节，质地坚韧，分布在腹膜的壁层或脏层；弥漫性均为恶性，发病率高，生长快，呈大小不一弥漫性胼胝样或粗大结节状，色灰白较硬，被覆在腹膜、肠系膜、腹腔或盆腔脏器的表面，甚至与腹腔脏器包缠在一起形成大块，但仅侵犯浆膜面，不侵入内脏的深部。依此可与转移瘤鉴别。

恶性腹膜间皮瘤发生于腹腔的浆膜，浆膜来源于中胚层，其表面为单层间皮细胞，间皮细胞内含有高分子量和低分子量的角蛋白和张力丝，在细胞间形成紧密连接的桥粒，细胞表面有微绒毛，深面附着于基底膜。在浆膜下纤维细胞是间皮细胞的储备细胞，形态与其它部位纤维母细胞相同，但功能不同。动物实验和人体细胞培养观察显示，恶性间皮瘤来自浆膜下的间叶细胞增生恶变，实质上可归属于间叶原发性癌肉瘤或癌。

**术中及肉眼大体所见**

肉眼观察有两种形态：常见的是脏层腹膜被致密白色的肿瘤组织覆盖，使脏器变成“冰冻”状态。腹膜广泛受累，以下腹部或盆腔为重。另一种罕见情况是腹腔脏器、腹膜表面有多个结节性肿物呈葡萄状或弥漫分布于腹腔膈肌腹膜面、后腹膜表面以及网膜、肠系膜、小肠及结肠浆膜面或肝、膀胱表面等。有时多个结节触合成肿块。腹膜脏层可见多数大小不一、边界不清、有或无蒂的肿瘤结节，有的融合成较大包块，色暗红或灰白、质脆、易脱落，但很少向深部浸润。有时可表现浆膜面大片盔甲状增厚，肠管粘连成团，大网膜呈饼状，严重者腹腔被封闭。子宫附件与肿瘤粘连，界限不清，但子宫附件正常，表面有肿瘤结节。

晚期肿瘤可以局部浸润肠壁、脾门和肝门、胃壁、胰腺、膀胱、前腹壁和后腹膜。可以发生后腹膜或盆腔淋巴结转移，但肺或其它远处部位的转移相对少见。

**光镜检查**

恶性间皮瘤的镜下形态极其多样，最常见的是被覆非典型性间皮细胞的乳头或管状结构，乳头状结构具有纤维血管轴心，其中可能含有沙粒体。另外，还可见间皮样细胞与肉瘤样梭形细胞混合存在。WHO 将其分为上皮型、肉瘤型、混合型。Adamas 等将其分为上皮型、腺管乳头型、肉瘤型、粘液型、硬纤维瘤型、混合型。于国等将其分为腺管型、腺管乳头型、未分化型、纤维母细胞型、印戒细胞型、粘液型、肌纤维母细胞型、淋巴组织细胞样型、血管母细胞型、小细胞型、混合型。有助于诊断的是：肿瘤发生的部位；肿瘤细胞双向分化的特点；肿瘤细胞移行过度的现象；多种不同类型肿瘤细胞混合存在；临床表现严重而肿瘤细胞核分裂象较少。

腹水呈浆液纤维素性或血性，胶质状少见。组织学上强调这些肿瘤的多形性，有时由上皮细胞分化而来，有时则从结缔组织分化而来。可归为三大类：① 上皮型：呈管状乳头状、上皮样、腺样，有时为小细胞及印戒细胞间皮瘤成分：② 纤维性及肉瘤样间皮瘤：纤维性间皮瘤肿瘤细胞主要为梭形细胞成分；肉瘤样间皮瘤肿瘤细胞形态似纤维肉瘤或平滑肌肉瘤或恶性纤维组织细胞瘤；③ 混合型：肿瘤混有上皮性及纤维性成分，呈双相分化。与透明质酸的沉淀颜色是重要鉴定点。

**腹水检查**

间皮细胞连接松散，易于脱落，但其形态学很不典型，使脱落细胞学诊断较为困难。常规细胞学检查如发现腹水中大量不典型、异性间皮细胞有助诊断。细胞遗传学检查能在克隆水平辨别恶性肿瘤细胞的异常，间皮细胞有较一致的染色体畸形，大部分为特异染色体区域丢失（常见是 1、3、9 号染色体短臂和 22 号染色体长臂）且克隆种类改变少，细胞间变异少是颇有价值的辅助诊断方法。

**电镜检查**

高分化恶性间皮瘤细胞表现有极性，超微结构具有特征性的特点是：间皮瘤细胞表面有密集细长蓬发样的微绒毛，其长径与宽径比例达 10～15：1，这远远大于其他腺癌的比例，几个瘤细胞间围绕呈窦样隙，其内有许多细长的微绒毛交错在一起，小细胞间皮瘤的细胞表面微绒毛较少。胞浆内有丰富糖原颗粒、张力微丝、双层或间断的基底膜，细胞间有较多桥粒，细胞内和细胞外新腔形成，有人将微绒毛、中间丝、细胞浆内新腔称为间皮瘤三联征。

间皮瘤对各种免疫组织化学反应的表达情况不一。因此利用免疫组织化学染色综合分析，可对间皮瘤作出正确的病理诊断，如有条件进行电镜检查就更加完善。

**组织化学检查**

恶性间皮瘤细胞分泌透明质酸，可为奥辛蓝、PAS、胶质铁染色，如先用透明质酸酶处理后则染色阴性。粘液卡红染色阴性。但该方法因标本处理、染色的影响假阴性率高，已被免疫组化取代。

**免疫组化检测**

免疫组化是目前最常用的辅助诊断方法，对恶性间皮瘤的诊断有重大意义。但迄今尚无一种抗体对间皮瘤完全特异，联合应用几种抗体可提高准确率。

**表达阳性标志物**

Mesothelial Cell（HBME）此为抗间皮瘤的单抗，在正常、增生间皮及间皮瘤均有表达，但在上皮型、混合型间皮瘤的上皮样成分呈阳性，在梭形细胞间皮瘤呈阴性反应。HBME 在转移性腺癌可表达阳性，但间皮瘤为胞膜阳性；腺癌多胞浆阳性。

Calretinin　系纤维蛋白家族中的一种钙结合蛋白，主要表达于神经系统。在正常、（高的）增生间皮和间皮瘤有强而稳定的表达。在腺癌无表达或弱表达，故 Calretinin 对鉴别间皮瘤和腺癌有较敏感性和特异性，有研究报道其阳性表达率可达 100%，而腺癌仅 30%左右阳性表达。

Thrombomodulin（CD141）　是最早发现的阳性标志物之一，其阳性表达率为 33%～74%，与其他肿瘤标志物相比，其特异性较高而敏感性较低。

（cytokeratin 5/6）其阳性表达率为 53%～100%，而腺癌阳性表达 22%～35%。

AMAD-2　可表达于间皮细胞、胃肠细胞、胰腺腺泡细胞等，是目前诊断间皮瘤较好标记物。

Thrombomodulin（TM）是一种内皮细胞表面糖蛋白，有抗凝聚作用，可防止血栓形成。在正常内皮、间皮均有表达，腺癌一般不表达，但各家研究结果有所不同。

ME1　是一种在间皮瘤中表达较高，而腺癌多不表达的标记物。但 ME1 仅适用于冰冻切片，故有一定的局限性。

其它　在间皮瘤表达阳性的常用标记物还有 Keratin、Vimentin、Fibronectin，它们在腺癌一般呈阴性。

**表达阴性标记物**

CEA

人体许多部位腺癌均表达 CEA。如 CEA 阳性有助于诊断腺癌，排除间皮瘤。

B72.3

大多数癌表达 B72.3，其阳性表达率为 65%～98%，但间皮瘤、淋巴瘤、间叶细胞一般不表达。

Leu-M1（CD15）

能标记相当部分的上皮细胞，研究报道腺癌阳性表达率 30%～80%，其敏感性有限。

Ber-EP4

是一种单克隆抗体，在大部分上皮细胞表达，但间皮细胞阴性。有报道在腺癌其阳性表达率为 50%～100%，而腹膜间皮瘤是 9%～13%，可用于间皮瘤和腺癌的鉴别。

BG-8

是一种单克隆抗体，Riera 等报道，腺癌阳性表达率 89%，而间皮瘤仅 5%，其特异性较高。

HMFG2（human milk fat globules）

在上皮细胞、间皮细胞、浆细胞、组织细胞均可表达，但腺癌中表达率高，间皮瘤表达率低。

CA125

是上皮性卵巢癌，尤其是浆液性腺癌的标记物，间皮瘤中多为阴性。

MOC-31

是一种上皮细胞粘附因子（Ep-CAM）的单克隆抗体，由于该抗体在大部分腺癌都高表达，阳性率高，而间皮瘤阳性率很低，其敏感性和特异性都很高，被称为间皮瘤代表性的阴性标志物。

在间皮瘤的诊断上尚无高度敏感和特异的肿瘤标志物，临床上宜采用多种肿瘤标志物联合检测。根据标记物HBME、Calretinin、AMAD-2DE阳性和CEA、B72.3、Ber-EP4阴性及组织学特征可提高间皮瘤诊断的准确率。

**临床表现**

腹膜间皮瘤可发生在2～92岁，文献报道其平均确诊年龄为54岁，其中约63%的患者在45～64岁之间，儿童少见，男性多于女性。

症状　本病无特异性表现，较常见的有腹胀、腹痛、腹部包块。90%以上患者有迅速增长的浆液性或血性腹水，常伴有乏力、消瘦、纳差。少数患者可有慢性肠梗阻、低血糖、血小板增多症、血栓栓塞的表现。

1. 腹痛：腹痛是腹膜间皮瘤最常见的症状，腹痛表现方式多样化，可为持续性隐痛、胀痛，也可为阵发性绞痛或阵发性剧痛，但腹痛的顽固性是其共同特点，常被误诊为功能性腹痛。疼痛常位于上腹部和右上腹部，也有表现在下腹部而误诊为宫外孕或盆腔肿瘤。腹痛的发生可能由于壁层腹膜受侵犯、肿瘤与胃肠道和盆腔脏器粘连造成肠梗阻、器官扭转以及大量腹水、腹部包块的占位效应等。

2. 腹胀：腹水、腹部包块的占位效应及继发的消化不良、肠梗阻等是腹胀的原因。患者可有不同程度的腹胀，症状严重者可影响进食，甚至出现呼吸困难。

3. 腹水：腹水发生率很高，在90%以上，多在腹痛后突然出现，也可在早期单独出现。腹水增长迅速，量多且顽固，常呈浆液纤维素性或血性，有时呈胶质状，白蛋白含量高，细胞呈混合型，可找到恶性细胞。

4. 腹部包块：腹部包块是腹膜间皮瘤常见的临床表现之一，部分患者是由于腹部包块而就诊的。包块可单发，也可多发，质地偏硬，表面呈结节状，伴有压痛。位于大网膜、肠系膜浆膜面的包块体检时可以移动；位于盆腔的包块经肛门指检或三合诊检查可发现，大量腹水的患者抽放腹水后可更清楚地了解包块情况。

5. 消化道功能紊乱：一般发生于后期，食欲可保持，消瘦不明显，无发热，血沉很少增快。有时可发生自发性低血糖。

6. 肠梗阻；由于肿瘤挤压胃肠道、与胃肠粘连以及侵及胃肠道壁，可引起肠梗阻。严重者还可致水电解质及酸碱代谢紊乱，体重下降等。

**辅助检查**

1. 血液学检查：腹膜间皮瘤的患者可有贫血、血小板增多、低血糖、血纤维蛋白降解产物增高及高免疫球蛋白血症。

2. 腹水检查：腹膜间皮瘤的腹水可为血性或黄色渗出液。间皮瘤细胞具有活跃的分泌透明质酸的功能，腹水中透明质酸浓度可达0.2～0.8g/L，大于0.8g/L仅见于恶性间皮瘤。间皮瘤组织中缺乏癌胚抗原（CEA），如腹水中CEA含量大于10～15μg/L，对除外恶性间皮瘤有意义，间皮瘤患者腹水中酸性粘多糖水平增高。

一般来说，良性间皮瘤的患者罕见腹水，其瘤细胞也不易脱落，而恶性间皮瘤细胞间连接疏松，易于脱落，因此腹水脱落细胞检查有一定临床价值。此外腹水中绒毛膜促性腺激素（HCG）水平增高，而血浆HCG水平正常有助于区别腹膜间皮瘤的良恶性程度。腹水中胶原的存在可帮助区别间皮瘤与转移性腺癌。没有一个细胞学指标能绝对地将良性间皮细胞与恶性间皮细胞作鉴别，电镜和免疫组化可对增生间皮细胞、转移性腺癌、肉瘤的鉴别有帮助。

3. 胃肠造影：常示小肠肠襻变形、分布异常、活动差甚至固定，肠管管腔有偏心性狭窄、甚至有不全梗阻。胃、十二指肠、结肠可呈外压、牵引性改变，但粘膜无破坏。消化道内无占位性病变。

4. CT 扫描：CT 扫描对腹膜间皮瘤的诊断有一定帮助，典型者可见广泛的腹膜不规则增厚，大网膜受累，粘连形成饼状腹块，肠系膜密度增高，粘连形成星状或皱纸花状包块，可有不同程度的腹水。可在 CT 引导下行肿物穿刺活捡。

5. B 超：腹膜间皮瘤最常见的超声表现为腹膜呈片状或结节状增厚，腹膜或腹壁受侵犯处之腹膜线断裂且不均匀，软组织肿块、肠管固定、肠系膜增厚以及与肿瘤弥漫程度不相称的少量腹水。B 超引导下肿物穿刺活检有一定实用性。

血管造影：腹腔动脉造影也可用于腹膜间皮瘤的诊断。但由于其创伤性，现临床少用。

6. 腹腔镜检查：腹腔镜检查是一种简单、有效的诊断恶性腹膜间皮瘤的手段。主要的大体表现有两种：最常见的是增殖型结节：镜下可见腹膜壁层、脏层及大网膜弥漫分布的结节、斑块；包裹性慢性腹膜炎，此型很少见。在病变处以及病变与相对正常组织交界处多处取活检，由于肿瘤的多样性，组织学诊断本身比较困难，为了肯定诊断，必须观察上皮和结缔组织二型肿瘤的区别，用较大的活检钳多取些活检标本，但对大量腹水腹腔内病变广泛、与脏器粘连明显者，该检查受到一定限制。腹腔镜结合活检是术前诊断比较可靠的方法，尤其有助于鉴别诊断，但因取检组织少，常难断定转移性腺癌或恶性间皮瘤。

**诊断**

腹膜间皮瘤无特异性临床表现，辅助检查阳性率不高，特异性不强，临床诊断非常困难。随着腹腔镜检查、B 超和 CT 引导下穿刺活检技术的开展以及病理学、免疫组织化学和电镜技术的提高，越来越多的病例得以诊断。

临床上对不明原因的腹痛、腹胀、腹水以及腹部包块的患者，尤其是有石棉接触史的患者应考虑该病，并应反复进行腹水细胞学、酶学等有关检查，尤其是 CT 腹部有典型改变，又无消化系、泌尿生殖系及其他部位原发肿瘤证据的更应警惕。可通过腹腔镜及有关病理学检查确诊，必要时可行剖腹探查。

目前对恶性腹膜间皮瘤尚没有确切的、得到多数学者共识的分期诊断方案。

**鉴别诊断**

腹膜间皮瘤应与腹腔恶性肿瘤、结核性腹膜炎、腹膜转移性肿瘤、其他原发于腹膜和网膜的肿瘤相鉴别。

1. 结核性腹膜炎：二者鉴别相当困难，一般来说，结核性腹膜炎以中青年居多，除腹痛、腹胀、腹水及腹部包块外，常有发热，盗汗，血沉增快，结核菌素试验阳性。结核性腹膜炎的腹水以渗出液为多，单核细胞为主，腹水涂片、培养及 PCR 检查发现结核杆菌对鉴别诊断有意义。对高度怀疑者应在严密观察下行有效的抗结核治疗。对抗结核治疗无效或二者鉴别困难者应尽快行腹腔镜检或手术探查，病理上腹膜间皮瘤与结核性腹膜炎不难鉴别。

2. 腹膜转移性肿瘤：腹膜转移性肿瘤常来自胃癌、卵巢癌、胰腺癌、肝癌及结肠癌等。当原发肿瘤的临床表现隐匿时，二者很难鉴别。应行相关检查排除原发病灶，必要时行腹腔镜检查。病理检查时，应注意将间皮瘤与转移性腺瘤和卵巢来源的上皮性肿瘤鉴别，鉴别困难时，需做免疫组化及电镜检查。

3. 其他原发于腹膜的恶性肿瘤：腹膜浆液性交界性肿瘤，又称原发性乳头状腹膜肿瘤，是一种少见的原发于腹膜的病变。常见于女性，多在 40 岁以下。主要有腹痛、腹胀、低热、乏力、甚至肠粘连、闭经等症状，恶性程度较低，预后好。病理上可与腹膜间皮瘤鉴别。

腹膜腺瘤、纤维肉瘤、脂肪肉瘤等其他原发于腹膜的肿瘤，临床上极少见，鉴别十分困难。若全面检查未发现其他部位有原发灶，病理检查又提示腺瘤、肉瘤，则诊断成立，因恶性程度较高，这些病例多在尸检时得以证实。

4. 腹腔恶性肿瘤：腹腔恶性肿瘤多见于胃、肝、肠、肾或淋巴系统，临床上多有原发癌的症状和体征。如多种针对性检查原发器官正常，则不难排除。

**治疗**

1. 手术治疗

恶性腹膜间皮瘤可累及整个腹膜腔，手术难以根治。剖腹探查术的腹壁瘢痕或腹腔镜活组织检查的通道可致肿瘤种植性播散。手术并发症的高发生率及术后的高复发率，使得大多数学者不主张行根治性切除术，而且在无辅助性治疗的情况下，肿瘤完全性切除并未延长患者的生存期。目前多主张行减瘤术，尽可能切除腹膜5mm以上的肿瘤，如累及脏器则一并行脏器局部切除，再辅以腹腔及静脉化疗可提高疗效，延长生存期。近来有多篇文献报道，采用腹腔减瘤术加术中及术后化疗能提高有效率及延长生存期。Brigand，MD等报道一项Ⅱ期临床试验的结果，15名腹腔间皮瘤患者，先接受腹腔减瘤术，在术中麻醉状态下即实施腹腔热灌注化疗，用丝裂霉素0.5 mg/kg和顺铂0.7 mg/kg加入液体4～6L，用导管将化疗液体注入腹腔，灌洗后吸出，通过加热装置再加热后又注入腹腔，液体温度控制在42～42.5℃，循环持续90分钟。15名患者中位随访时间46.7个月，1年生存率69.3%，3年生存率43.3%，5年生存率28.9%，中位生存期37.8个月。

2. 化学治疗

由于恶性腹膜间皮瘤主要累及腹膜腔，淋巴及远处转移少见，故不主张单独全身化疗，多采取以局部腹腔手术加腹腔内局部化疗为主的治疗方法。常用药物有：阿霉素、顺铂、卡铂、氟尿嘧啶、环磷酰胺、丝裂霉素等。腹腔内化疗的优点在于腹腔内用药可增加化疗药物的浓度并减弱其全身的毒性作用，并且，顺铂等化疗药经腹膜吸收后，可使静脉内药物浓度升高。化疗药物在腹膜表面的自由扩散和经毛细血管吸收的联合作用，使这种治疗方法的疗效比单独静脉化疗更为有效。腹腔内应用顺铂的完全缓解率为59%，但治疗后肿瘤再发迅速，提示单独应用顺铂并不能完全根除肿瘤病灶。

美国国家癌症中心应用顺铂行腹腔内热灌注化疗的研究结果表明，患者2年生存率为80%，中位肿瘤无进展生存期为26个月。此外，联合化疗也有报道，顺铂联合丝裂霉素行腹腔内化疗后，5年以上无病生存率为10%。

Sugarbaker PH等报道，行腹腔肿瘤减瘤术，术中予MMC（剂量为男性12.5mg/m$^2$，女性10mg/m$^2$,），加热腹腔罐注，术后辅以5-FU 650mg/（m$^2$·d）连续5天持续静脉泵入化疗可提高疗效，延长生存期。

**靶向治疗**

Pemetrexed（培美曲塞）（商品名Alimta，力必泰）

J Clin Oncol.（2003；21：2636-2644）上发表的一项随机Ⅲ期试验，顺铂加用Pemetrexed（商品名Alimta）可改善恶性胸膜间皮瘤患者的生存。由于其独特的疗效，美国食品与药物管理局（FDA）于2004年2月以快速审批途径批准Pemetrexed联合顺铂治疗恶性胸膜间皮瘤。它是得到FDA批准的第一种治疗此病的药物。Alimta是一种新型多靶点抗叶酸制剂，能同时阻断癌细胞生存所必须的三种不同的关键性酶，它通过干扰细胞复制过程中叶酸依赖性代谢过程而发挥作用。体外试验显示，Alimta可以抑制胸苷酸合成酶、二氢叶酸还原酶、甘氨酸核糖核苷甲酰基转移酶等叶酸依赖性酶，这些酶参与胸腺嘧啶核苷和嘌呤核苷的生物合成。

这是一项单盲多中心随机研究（19个国家88个中心），456名不宜手术的初治患者入组，联合化疗组226人，用Pemetrexed 500 mg/m$^2$ iv d1，顺铂75 mg/m$^2$ iv d1（Pemetrexed滴注完后30分钟），21天一周期，从化疗前1～3周起到化疗结束后21天，患者口服叶酸350～1000μg/天，从化疗前1～3周起到化疗期间，肌注维生素$B_{12}$，1000μg/次，每9周重复。单用顺铂组222人，用药相同。8人不用任何药物。联合化疗组的平均生存期为12.1个月，单药组平均9.3个月（$P$=0.021，死亡危险比，0.766;）。联合化疗组疾病进展的时间更长（5.7个月/3.9个月；$P$=0.001），反应率更高（41.3%/16.7%；$P$=0.0001）。这是迄今为止针对间皮瘤的最大的一项随机研究，第一次得到了有意义的结果，联合治疗组生存期延长了近 3 个月，一年后仍生存的患者两组分别为 50.3%和 38.0%，两组的一年和平均生存率均有显著性差异。联合治疗组缓解率为 41%，比顺铂组高 2 倍（17%，$P<0.001$）。联合治疗组疾病中位进展时间比顺铂组延长近 2 个月（5.7 个月对 3.9 个月，$P=0.001$）。本研究还发现，联合治疗组的肺功能及生活质量比顺铂组有显著改善，在缓解其他症状（疼痛、呼吸困难、咳嗽）方面也具有显著优势。这个试验确定，Pemetrexed 加顺铂是间皮瘤全身治疗的一种新标准。

美国芝加哥大学医院正在进行两个类似的追踪试验，一是检测早期患者用顺铂加 Pemetrexed，继之以手术或放疗；二是检测 Pemetrexed 与吉西他滨联用。尽管 Pemetrexed 加顺铂无疑是恶性胸膜间皮瘤治疗上的一大进展，但并不代表这一难病症得到了全然的解决。

Pemetrexed 用于治疗胸膜间皮瘤得出了比较好的结果，但用于治疗腹膜间皮瘤的报告还不多，这可能与本病发病率不高有关。2005 年 Janne PA 等在“Clinical Lung Cancer”上报道了一项用 Pemetrexed 单药或联合顺铂治疗腹膜间皮瘤，美国多中心开放性研究结果，1056 例恶性间皮瘤患者纳入研究，其中腹膜间皮瘤 98 例（57 例是复治患者），Pemetrexed 500mg/m$^2$ d1，或联合顺铂 75 mg/m$^2$ d1，每 21 天重复，73 例可评价病例，总有效率为 23.3%（CR 0，PR 10 例），联合化疗组 25%（CR 3 例，PR 4 例），总疾病控制率 71.2%，中位生存期 13.1 个月，常见副反应有腹泻、恶心、呕吐等，但耐受性良好。此项研究已显示了比较好的临床效果，值得我们进一步关注。

越来越多的学者认为对手术无法切除的恶性腹膜间皮瘤，采用放、化疗结合的综合治疗，不仅可消除手术残存病变，减少术后复发，提高生存率，还可使部分无法手术患者的病情得以控制。

**放射治疗**

对手术无法切除或切除不彻底的病例可实行放疗，放疗有外照射和内照射，包括$^{60}$Co 或加速器外照射，或 186kV－X 行放射，腹腔内注射$^{32}$P 进行内照射等。开放野技术被应用于恶性腹膜间皮瘤的治疗。有文献报道，9 例恶性腹膜间皮瘤患者，经放射胶体$^{198}$Au 腹腔内滴注治疗后，2 例患者无病生存期分别为 3.5 年和 5.0 年，4 例患者的临床症状明显缓解；但由于肿瘤本身和既往手术引起的肠袢粘连，致使放射胶质在腹腔内呈不均一性分布，其主要并发症为小肠梗阻，发生率为 2%～10%。

**预后**

病变发现的早晚，肿瘤本身的分化程度及治疗方法的选择均影响患者的预后。治疗上选择手术、结合化疗和放疗及其它综合治疗，有可能改善预后，提高生存期。

（李　燕）

## 参考文献


1. 杨晔．当代内科学．北京：中国中医药出版社，2002. 13051-3056
2. Nelson G. Ordo′n~ ez，MD. Value of Immunohistochemistry in Distinguishing Peritoneal Mesothelioma From Serous Carcinoma of the Ovary and Peritoneum A Review and Update. Adv Anat Pathol，2006，13（1）：16-25
3. By Andrew L，Feldman，Steven K，et al. Analysis of factors associated with outcome in patients with malignant peritoneal mesothelioma undergoing surgical. J Journal of Clinical oncology，2003，21（15）：4560-4566
4. Furukawa T，Ueda J，Takahashi S，et al. Peritoneal serous papillary carcinoma：radiological appearance. J Abdom Imaging，1999，24（1）：78-81
5. C Brigand，O Monneuse，F Mohamed，et al. Peritoneal mesothelioma treated by cytoreductive surgery and intraperitoneal hyperthermic chemotherapy：results of a prospective study. J Ann Surg oncol，2006，13（3）：405-412

6. Glehen O, Mithieux F, Osinsky D, et al. Surgery combined with peritonectomy procedures and intraperitoneal chemohyperthermia in abdominal cancers with peritoneal carcinomatosis: a phase II study. J Clin Oncol, 2003, 21 (5): 799-806
7. Gilly FN, Beaujard A, Glehen O, et al. Peritonectomy combined with intraperitoneal chemohyperthermia in abdominal cancer with peritoneal carcinomatosis: phase I－II study. J Anticancer Res, 1999, 19 (3B): 2317-21
8. Park BJ, Alexander HR, Libutti SK, et al. Treatment of primary peritoneal mesothelioma by continuous hyperthermic peritoneal perfusion (CHPP) . J Ann Surg Oncol, 1999, 6 (6): 582-90
9. Olivier Glehen, Faheez Monhamed, Franccois N Gilly. Peritoneal carcinamatosis from digestive tract cancer: new managemeng by cytoreductive surgery and intraperitoneal chemohyperthermia. J The lancet Oncol, 2004, 5: 219-228
10. de Bree E, Christodoulakis M, Tsiftsis D. Malignant peritoneal mesothelioma treated by continuous hyperthermic peritoneal perfusion chemotherapy. J Ann Oncol, 2000, 11 (6): 753-6
11. Paul H Sugarbaker, David Chang. Results of treatment of 385 patients with Peritoneal surface spread of appendiceal maglignancy. J Annals of Surgical Oncology, 1999, 6 (8): 727-731
12. Sridhar KS, Doria R, Raub WA Jr, et al. New strategies are needed in diffuse malignant mesothelioma. J Cancer, 1992, 70 (12): 2969-79
13. Maitreyee Hazarika, Robert M White, Brian P Booth. Pemetrexed in Malignant Pleural Mesothelioma. J Clin Cancer Res, 2005, 11 (1): 982-992
14. S J Clarke, R Abratt, L Goedhals. Phase II trial of pemetrexed disodium (ALIMT A®, LY231514) in chemotherapy－naïve patients with advanced on－small－cell lung cancer. J Ann Oncol. 13: 737-741, 2002
15. Janne PA, Wozniak, AJ, Belani CP, et al. Open－label study of pemetrexed alone or in combination with cisplatin for the treatment of patients with peritoneal mesothelioma: outcomes of an expanded access program. J Clinical Lung cancer, 2005, 7 (1): 40-6
16. Maitreyee Hazarika, Robert M, White Jr, et al. Brian P. Booth et al. Pemetrexed in malignant pleural mesothelioma. J Clin cancer research, 2005, 11 (1): 982-992
17. 张忠国，郝希山．恶性腹膜间皮瘤 41 例诊治体会．中华肿瘤杂志，2004，26 (10)：631-633
18. 项飞翔，黄幼珍，谢明星．腹膜间皮瘤的超声诊断价值．中国超声诊断杂志，2004，5 (2)：105-107
19. 张树荣，范宗江，张彦．腹腔镜诊断恶性腹膜间皮瘤．中华消化内镜杂志，2003，20 (1)：55-56

## 第六节　腹膜假粘液瘤

腹膜假粘液瘤（pseudomyxoma peritonei，PMP）是一种少见的腹膜肿瘤，因其病因、临床表现较为复杂，尚缺乏规范的治疗。临床病理亦可因缺乏经验而不能确诊，易导致误诊和延误治疗。

### 一、流行病学

1884 年 Werth 首先命名了该病。1901 年 Fankel 报道了来源于阑尾囊肿的 PMP。发病率约为每年百万分之一，世界范围内散发。发病年龄为 17～79 岁，平均 53 岁。男女之比为 1∶3～4，如单从阑尾来源统计男女之比约 1∶1，发病率在剖腹术中统计为 2/10000。

### 二、病因及病理

PMP 的发病原因多年来一直是临床所争论的问题，PMP 的主要特点为腹腔内充满大量粘液样液体以及腹膜和网膜等处多发粘冻样肿物，被形象地称为“果冻腹”。由腹腔内脏器来源的粘液腺瘤引起，近年来通过免疫组织化学染色和基因诊断方法的应用，证实阑尾是主要来源，而卵巢病变多为继发。

可能的发病机制为：病变处的增生导致阑尾管腔狭窄和闭塞，阑尾腔内压力增高，逐渐扩张，最终破裂，潴留其中的粘液和病变脱落细胞流入腹腔，种植在腹膜，致使腹腔内大量粘蛋白填充，产生大量的粘液，形成假性腹水。在女性患者中围绕着卵巢是否是 PMP 的另一主要来源仍存在争论。Guerrieri Shen 等发现细胞角蛋白-7（CK-7）在卵巢和阑尾源性的表达不一样，似乎更支持阑尾起源假说，卵巢病变 PMP 可能与阑尾转移有关。Szych 等和 Cuatrecasas 等在研究 PMP 的粘液组织 DNA 中发现 C-Ki-ras 基因存在基因突变和等位基因的丢失。而阑尾和卵巢源性的 PMP 遗传物质突变位点的变化是有区别的，进一步的研究发现合并 2 种脏器病变的腹膜假粘液瘤大多源于阑尾，而非卵巢病变所致。另外不断有少见部位起源的报道，如结直肠、胃、胆系、胰腺等，部分 PMP 来源不明，属低度恶性疾病。PMP 属于低度恶性病变，这一观点亦为广大临床医生和病理工作者所认同。

## 三、临床表现

多数 PMP 患者起病隐匿，进展缓慢，症状缺乏特异性，因此经常是在拟诊为阑尾炎或卵巢肿瘤进行剖腹探查时才意外发现，误诊率和延误治疗率很高。

本病无特异性临床表现，主要为腹部进行性膨大、腹胀或腹部可触及包块、消瘦、贫血等，也可有血性或粘液性腹水，往往不易抽出，但粗针可能抽出胶冻样粘液。虽有腹水但移动性浊音并不明显。

## 四、常见的症状和体征

腹痛（常类似于急性阑尾炎）、腹块（在女性多被怀疑为卵巢肿瘤）、腹胀、腹围进行性扩大、恶心、呕吐、乏力、食欲不振、新出现的疝气（以腹股沟疝多见）、体重下降等，并发症少见。发病时间长短不等，Gough 等报道发病 0～4.9 年，平均 2～4 个月。

实验室检查无特殊，国外一组观察 56 例该病患者中，白细胞计数大于 $10\times10^9$/L 占 20%，血红蛋白低于 100g/L 占 5%，发热占 22%。

典型的 PMP 腹水为大量粘液样液体，流动性较差，腹腔穿刺常不易抽出。部分 PMP 患者亦可以表现为无明显粘液的渗出液，甚至是血性液体。

## 五、影像学检查

影像学检查对该病有重要意义，近年来随着影像学技术的发展，B 超、CT 等影像学方法在 PMP 的诊断中得到广泛应用，但由于该病的临床特征复杂，诊断率仍较低。

应用较多的是超声和 CT，可见的征象包括粘液样液体为脂肪密度、肝脾表面的扇形压迹、大量腹水征、小肠被分割集中于腹部中央（但内径多正常，无明显压迫改变）、尤其是网膜饼样增厚和弧形钙化更具有提示意义。

B 超：可为首选检查，表现为腹腔暗区略呈灰白色，其内有粗大光点、光团，呈蜂窝状，随呼吸体位变动，加压或冲击探查见“礼花样飘动”。

CT 应用更为广泛，结合 X 线表现可进一步区分粘液囊肿和粘液腺癌，可发现腹腔、盆腔团块以及空回肠、系膜间的肿瘤。复发 PMP 的诊断目前主要靠 CT 的检查。MRI 检查由于 T1 和 T2 相的变化可区分正常及异常组织，对 PMP 诊断也能予以一定的帮助。

近年个别报道腹腔镜检查可作为诊断方法之一。

## 六、肿瘤标志物

CEA、CA19-9、CA-125、AFP 等对诊断和随访的帮助不大，有报道仅少数 PMP 患者有轻度升高，AFP 在治疗后恢复正常，CA-125 在复发后有上升趋势。CEA 可有明显升高，常提示恶性程度较高、不易根除、容易复发、预后差等。治疗后随访肿瘤标志物，有预测复发的意义。

## 七、病理诊断

Ronnett 等将 PMP 分为 3 类：① 弥漫性腹膜腺粘液病（DPAM），特征为大量细胞外粘液，仅含有少量增生的粘液上皮细胞，细胞无明显异形性，有或无相关的原发粘液腺瘤病灶，本型多见，占 59.7%；② 腹膜粘液腺癌病（PMCA），特征为更加丰富的粘液上皮细胞，细胞具有癌的结构特征和细胞学特点，有或无相关的原发粘液腺癌病灶，占 27.5%；③ 中间型。这种分类方法对于预后有意义，DPAM 组年龄调整后的 5 年生存率为 84%，PMCA－I/D 组为 37.6%，PMCA 组仅为 6.7%。PMP 的细胞成分较少，细胞分化相对良好，很少发生淋巴和远处转移，多数患者的一般状态良好，因此 PMP 多被认为是交界恶性。

PMP 主要来源于卵巢及阑尾的粘液囊腺瘤或粘液腺癌，可能来源还有卵巢畸胎瘤、子宫癌、肠粘液腺瘤、输尿管囊腺癌及胆总管癌等。这些部位粘液腺肿瘤破裂后，流动的粘液连同剥落的囊腺被覆柱状上皮种植于腹膜、大网膜和腹腔脏器表面形成大小不等的粘液胶质状物。PMP 可同时来源于不同脏器，但有学者通过基因分析，认为 PMP 一般来源于一个脏器，另外的来源实际为继发病变。

本病术前误诊率近达 100%，为避免误诊，出现下述临床征象时，可拟诊为本病：

(1) B 超检查发现卵巢或阑尾部位有肿块，并发现腹腔混合性肿物及大量腹水者；如同时腹膜增厚，则更具诊断价值；

(2) 对大量腹水的患者，如 CEA 检查明显增高，而一般状态及身体其它器官均较好，与大量腹水不相称者；

(3) 疑为本病时，可以在 B 超引导下用粗针穿刺，如抽出较多胶冻样腹水，对本病的诊断有重要意义。

## 八、治疗方法

手术治疗是 PMP 的首选治疗方式，细胞减负荷手术是最常用的术式。该术式简单易行，并发症的发生率相对少，适合于所有 PMP 患者。但容易复发。根治手术是切除所有 2.5cm 以上的可见病灶，一般首次手术应切除原发病灶如阑尾、卵巢、网膜等，粘液性病变部位应尽可能清除，减少复发。但该手术方式费时、复杂、危险性大、并发症多。

美国华盛顿癌症研究所在以往 14 年中曾收治 381 例因阑尾肿瘤穿孔引起的腹膜假粘液瘤，均行完全性细胞减负荷手术，自 1996 年起还切除胃周病灶，切除范围包括受侵的全胃（其十二指肠端闭合）、壁层和脏层腹膜，保存了大部分小肠，作高位小肠造口，其近切端空肠与食管作吻合。腹腔内作高温丝裂霉素化疗，如肿瘤恶性程度高，则灌注 5－FU 5 天。患者给胃肠外营养 1～9 个月直至第二次再度手术，清除粘连，再行腹腔化疗灌注。灌注前须清除肿瘤结节。闭合空肠造口。中位随访期 26 个月（0～56 个月），现 42 例仍存活，其中 37 例无病生存。

近期还有报道使用腹腔镜和超声引导下吸引等新的手术进展。

**化疗**

化疗包括全身用药和腹腔局部用药。常用药物为 5－FU 和丝裂霉素，腹腔局部化疗常用。Sugarbaker PH 报道，腹腔减瘤术后即予丝裂霉素加热腹腔灌洗，并以术后 5－FU 连续 5 天腹腔灌注化疗，腺癌根治性切除加化疗其 5 年生存率 86%，而混合型癌其 5 年生存率为 50%，姑息性切除其 5 年生存率仅 20%。减瘤术加围手术期腹腔化疗是目前比较常用的标准治疗方法。

其他治疗方法还有放疗、免疫治疗（腹腔内注射一种链球菌制剂 OK－432）、粘液溶解剂、光动力治疗（激光照射）等，但均为少数病例报道，临床疗效难以评价。

## 九、预后

腹膜假性粘液瘤是一种低度恶性的肿瘤，很少转移，经过积极的治疗多可得到满意的疗效，切不可轻易放弃。

该病容易复发，约50%的病例于2.5年内复发，复发的患者多为PMCA型。Harshen等2003年汇总了相关病例后报道PMP患者总的5年生存率为10%～75%，平均为50%。Mayo中心报道的5年和10年生存率分别为53%和32%，中位存活期为5.9年。

（李 燕）

## 参考文献


1. S Tangjitgamol，S Manusirivithaya，C Sheanakul，et al. Retroperitoneal mucinlus cystadenocarcinama：a case report and review of literature. J Int J Gynecol Cancer，2002，12：403-408
2. P H Sugarbaker. Intraperitoneal Chemotherapy and Cytoreductive Surgery for the Prevention and Treatment of Peritoneal Carcinomatosis and Sarcomatosis. J Seminars in Surgical Oncology，1998，14：254-261
3. Dimitris T，Kehagias，Eleni E，et al. Retroperitoneal mucionus cystadenama. J European Journal of Obstetrics & Gynecology and Reproductive Biology，1999，82：213-215
4. P H Sugarbaker. Cytoreductive surgery and peri－operative intraperitoneal chemotherapy as a curative approach to pseudomyxoma peritonei syndrome. Eur J Surg Oncol，2001，27（3）：239-43
5. P H Sugarbaker. Cytoreductive including total gastrectomy for pseudomyxoma peritonei. Br J Surg，2002，89（2）：208-212
6. Dal Mo Yang，Dong Hae Jung，Hana Kim，et al. Retroperitoneal Cystic Masses：CT，Clinical，and Pathologic Findings and Literature Review1. J Radio graphics，2004，24（5）：1353-1365
7. R Harshen，R Jyothirmayi，N Mithal. Pseudomyxoma Peritonei. J Clini Oncol，2003，15：73-77
8. Ronnett BM，Zahn CM，Kurman RJ，et al. Disseminated peritoneal adenomucinosis and peritoneal mucinous carcinomatosis1 A clinicopathologic analysis of 109 cases with emphasis on distinguishing pathologic features，site of origin，prognosis，and relationship to“pseudomyxoma peritonei”. AmJ Surg Pathol，1995，19：1390-1408
9. 宋京海，黄美雄，韦军民．腹膜假粘液瘤的诊治现状．中华胃肠外科杂志，2003，6（1）：58-59
10. 张跃．腹膜假粘液瘤的诊治进展．腹部外科，2000，13（4）：254－256
11. 陈杰．腹膜假粘液瘤．诊断病理学杂志，2003，10（4）：199-200

附录一

# 静脉持续输注给药方法及护理

静脉持续输注是消化道肿瘤化学治疗的常用给药方法，临床应用已证明其在提高疗效及减低药物毒副反应方面的优势。目前持续给药装置多采用便携式输注装置，轻巧，便于携带，患者正常活动不受限制，对非卧床患者更能体现其优点。目前临床常用的有两种装置：INFUSOR LV 便携式输注装置和APⅡ输液泵。下面介绍各装置的结构、使用方法及护理要点。

## 一、INFUSOR LV 便携式输注装置

1. 结构和原理

INFUSOR LV 便携式输注装置是一种轻便的、一次性使用器械，主要由限速器、微粒过滤器、防折延长管、弹性储液囊四部分组成。当药液充满储液囊时，输注装置会在持续内压作用下开始输注药液。药液要通过一个微粒过滤器和一个流速限制器后输入人体，用于经硬膜外、皮下或静脉持续输注给药（见图 1）。

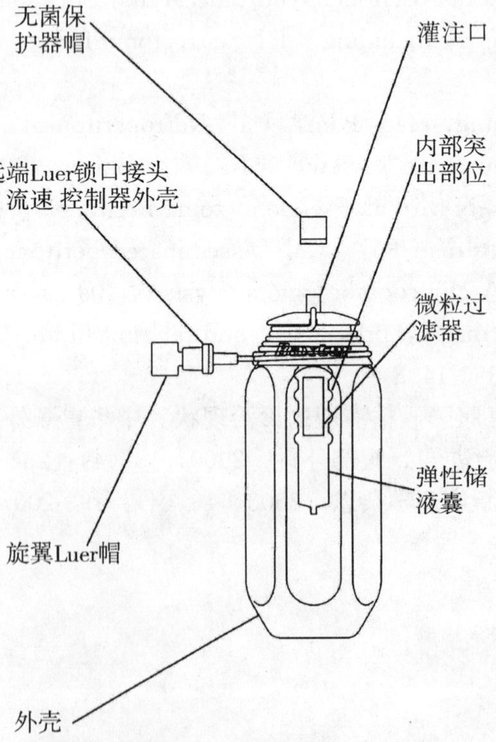


**图 1　INFUSOR LV 便携式输注装置**

2. 加药的操作步骤

(1) 检查装置的有效期，包装是否完整，装置有无破损，按照预期输注时间选用合适流速的装置。

(2) 整个加药过程严格无菌操作。

(3) 从 INFUSOR LV 上取下加药口保护帽，保留好稍后使用。

(4) 抽吸药液后彻底排空注射器中的气体，取下针头，轻轻地将注射器顶端套进加药口，然后顺时

针方向旋转拧紧。

（5）将注射器倒转至于工作台平面上。在注射器凸缘上施加稳定的压力推进注射器活塞，灌注储液囊至所需的容量。如有需要，步骤 3～5 可以重复多次，加药过程中严禁气体进入。

（6）逆时针方向轻轻地将注射器从输注装置上取下，按顺时针方向，将注药口保护帽轻轻地拧紧到注药口上。

（7）取下延长管末端的旋翼 Luer 帽，排除管路中空气，见持续两滴以上液体从管道流出后把旋翼 Luer 帽放回原位。

（8）在标签上标明患者床号、姓名、加入的药物名称和剂量。

（9）INFUSOR LV 中液体流空时，弹性储液囊会出现突起的颗粒，当看到全部突起时，说明药液已输注完毕。该输注装置为一次性使用器械，严禁重复使用。

3. 影响流速的因素

（1）用预期输注时间（小时）乘以标示流速（毫升/小时），再加上残余容量来计算灌注容量（具体数字参见相应说明书）。灌注容量在规定范围内（标示容量加上残余容量到规定的最大容量之间），该装置以标示的流速进行输注。灌注容量减少可导致流速增加。当灌注容量减少至标示容量的 61%～80%时，流速将增加 5%。当灌注容量减少至标示容量的 60%或更少时，流速将增加 10%以上，反之减慢。

（2）流速限制器感受温度在 31.1～33.3℃时，该装置以标示流速输注给药。温度每升高 1℃，流速将增加约 2.3%，反之减慢。

（3）以 5%葡萄糖溶液作为溶剂稀释药液时，该输注装置以标示流速输注给药。如果使用 0.9%生理盐水作溶剂，流速将超出标示流速的 10%。

（4）当弹性储液囊和远端 Luer 锁口接头处于同一高度时，该装置以标示流速输注给药。如果弹性储液囊高于远端 Luer 锁口接头，每高出 2.54cm，流速将加快 0.5%，反之减慢。

（5）通过导管输注药物时，导管过长、直径过细或管路扭曲都影响流速，不应使用直径小于 22gauge（3French）的导管。

4. 护理要点

（1）输注前向患者讲解静脉持续输注给药的目的、优点、费用、预期输注的时间，以及携带输液装置期间的注意事项。

（2）由于持续输注给药时间较长，建议选用中心静脉输注以减少药物对血管壁的刺激。如果经外周静脉输入，应选择前臂粗大弹性好的血管，并留置套管针，双侧肢体血管交替使用。

（3）连接前检查储药囊内药液是否透明，核对患者床号、姓名、医嘱单与输注泵上的标签标注内容是否一致。

（4）打开旋翼 Luer 帽，见储药囊中液体流出 1～2 滴，确保管路中没有气体，将远端接头连接在可来福接头上，接口连接应紧密，防止脱开漏出药液，并将限速器紧贴皮肤固定。同时记录药物输注开始的时间。

（5）准备一个小袋，将输注装置置于其中，便于携带，要求储药囊与远端接头尽量保持在同一水平，以保证药物按照标示流速输注。

（6）持续输注期间注意观察装置各环节有无漏液，如发现漏液，及时处理。

（7）如果经外周静脉输注药物，注意观察药物有无外渗，有无静脉红肿、疼痛、条索状改变或硬结等静脉炎表现，如输注为化疗药物，24 小时内冷敷，24 小时后可用喜疗妥软膏或如意金黄散外敷。

（8）持续输注期间连续观察储药囊的变化。如果变化不大或无变化，应查找原因，及时处理。该装置允许流速误差可接受范围是±10%。如流速减慢明显或不流，检查储药囊是否接触了冷源；限速器是否紧贴皮肤；延长管有无扭曲；储药囊内灌注药液容量是否过量；限速器的高度是否高于储药囊的高度；如使用外周留置针，检查留置针的型号是否过细。考虑到各种因素的影响，尽量保证药物按照标示速度灌注。如流速过快，检查储药囊和限速器是否接触了热源或间接热源如房间温度过高，患者本身体温过高等，直接和间接热源均可能加快流速；储药囊位置是否高于限速器位置；储药囊内灌注液体的容量是否不足；溶剂是否是使用5%的葡萄糖溶液；检查整个管路是否有漏液。

(9) 观察药物不良反应。例如5-氟尿嘧啶常见的不良反应有消化道反应、骨髓抑制、手足综合征、静脉炎、粘膜炎等，因此，在治疗期间应注意观察并记录。5-氟尿嘧啶静脉持续输注较间断输注粘膜炎反应重，口腔炎和腹泻的发生率增加。因此，输注药物期间指导患者注意保持口腔卫生，可使用口泰或200毫升温开水中加庆大霉素8万单位含漱预防口腔炎。输注期间注意评估和记录患者的排便情况，如出现腹泻及时处理。

## 二、APⅡ输液泵

1. 结构和原理

APⅡ输液泵适用于经硬膜外、皮下或静脉输注液体，配合便携式包装袋或输液杆固定夹可便携式使用。

APII输液泵使用直流马达，线性蠕动式泵体及一次性的泵管，由微处理器控制马达速度、显示器、报警及指令的输入。控制面板由一个液晶显示器（LCD）、红绿指示灯及九个功能按键组成。如要打开泵的药袋盒盖及改变设置需要一把固定钥匙，这样提高了用药的安全性，同时设置有操作密码可以防止非专业人员对设定数据进行改动。APⅡ泵内有时钟，可记录数据，并提供精确的日期及时间。通常使用9伏碱性电池或交直流变压器提供动力，在未接电源的情况下，微处理器带有后备电源，程序、时间及历史资料仍将保存于微处理器内部。

2. APⅡ输液泵的设置

(1) 打开电池仓盖，将9伏碱性电池按电池极性插入仓内，按原位盖好仓盖。注意APII输液泵不能使用锌电池或镍铬电池。电池安装极性错误也可能对泵造成损害。

(2) 连接AC变压器。将变压器插头插入泵的操作面板底部的插孔内，注意对好红色指示点，9伏碱性电池也可以同时安装好，作为交流电源切断后的备用电源或在患者离床活动时使用。

(3) 安装APII输液泵的管路。只能使用APII输液泵专门定制的输液管路。将泵身翻转，使按键一侧朝下，如药袋仓盖已锁住，插入钥匙逆时针旋转1/4周，打开药袋仓盖，将输液管路仓盖的插闩推开，打开仓盖，将输液管路装入管路仓的槽内，将长的一端留在泵的外侧，短的一端留在泵的背部与药袋连接，将插闩关上并栓好输液管路仓门，使之处于关闭状态，确保插闩处于正常位置，注意不要夹住输液管路，在关闭仓门时注意不要使输液管路从槽中脱位。

(4) 准备储药袋及输液管路。APII输液泵可使用两种储药袋。Baxter100ml和250ml储药袋。打开包装，小心地取出储药袋。包装袋内自带一个密闭帽，一定不要与另外一个连在管口的盖帽混淆，因为后者不是密闭性的，不能防止药液渗漏。将无菌注射器预充好要注入储药袋内的药液，拧开并丢弃药袋出口上的盖帽，将注射器与储药袋出口连好（不要使用针头）。将药液注入储药袋内。如仍需要注药，重复上述操作。用注射器回抽排尽储药袋内的气体，排气后取下注射器。如果想事先将储药袋存放备用，在药袋充好后接上密闭盖帽。如要即刻使用储药袋，不需拧上密闭盖帽，将储药袋与输液泵的输液管路连结好，储药袋必须与输液管路短的一侧连接。按使用说明上的步骤排尽输液泵管内的空气。

(5) 安装储药袋。将储药袋与输液泵管路连接好，将储药袋放入储药仓内，确认管路仓门正确关闭并栓紧，将储药仓盖盖好，防止卡住输液泵的管路，并锁住储药袋仓盖。

3. 系统设置

可根据所选系统功能来选择多样的操作模式和输入参数。具体信息见系统设置手册。

4. 护理要点

（1）化疗前宣教，静脉选择，用药前检查、核对，加药过程严格无菌操作，输液期间观察药液有无渗漏、有无加速或减速，静脉炎的处理，以及不良反应的观察、预防和处理与使用 INFUSOR LV 便携式输注装置的护理要点相同。

（2）护士应了解 APII 输液泵的结构和工作原理，常用参数的设置和操作程序，报警的常见原因及故障排除方法。

（3）使用注意事项：不要与易燃麻醉药品同时使用。发生阻塞后，为减少因闭塞的药物突然大量进入体内带来的危险，在排除阻塞之前一定要缓冲闭塞压力。关闭储药袋舱盖要严密，否则可能导致药液流量失控，致患者用药过量。泵管未排气前不能与患者连接。打开储药袋仓盖或泵有故障需要排除之前，必须将泵远端的输液管路钳夹闭。关闭储药袋仓盖时如卡住输液管路可导致液体输注受阻。停止泵注时，在 1 秒钟内按击 STOP 键两次。关闭输液泵时，打开储药袋仓盖，1 秒钟内按击 ON/OFF 键两次（程序中设置好的数据被删除，患者的历史记录仍保留以供回顾）。所有 Luer -接头应适当旋紧，过度旋紧会造成 Luer -接头破裂导致药液渗漏。如需要将输液泵储存较长一段时间，例如 7 天以上时，将 9 伏电池从泵中取出，

（4）清洁和消毒：输液泵在用过之后应进行清洁和消毒，APⅡ输液泵及 AC 变压器不防水，不能浸泡，输液泵内外不能进水以防永久性损坏，不能用酒精清洁，也不能用 ETO、蒸汽等方式进行消毒。输液泵的外壳可以使用生产厂家推荐使用的清洁消毒剂并按照其规定的稀释浓度进行清洁和消毒。

（陆宇晗）

附录二

# RECIST（肿瘤疗效评价标准）快速参考

## 一、筛选条件

1. 当客观肿瘤疗效是评价的主要终点时，只有在基线有可测量疾病的人可以包含到试验方案中。

（1）可测量疾病：至少有一个可测量病灶。如果该可测量性疾病仅限于一个孤立性病灶，那么它的NEOPLASTIC特性应该被细胞学或者组织学确定。

（2）可测量病灶：至少有一个，用常规技术，病灶直径长度≥20mm，或螺旋CT≥10mm的可以精确测量的病灶。

（3）不可测量病灶：所有其它病灶（包括小病灶即常规技术长径 ＜20mm 或螺旋 CT＜10mm）包括骨病灶、脑膜病变、腹水、胸水、炎症乳腺癌、皮肤或肺的癌性淋巴管炎、囊性病灶、影像学不能确诊和随诊的腹部肿块。

2. 所有的测量在使用尺子或测径器测量后，应该用米制单位记录。基线的评价应该尽可能的在接近于治疗开始的时候来执行，绝不能在治疗开始前超过4周执行。

3. 基线和随诊应用同样的技术和方法评估病灶。

4. 临床表浅病灶如皮肤结节或可扪及的淋巴结可作为可测量病灶。皮肤病灶推荐应用有包括标尺测量尺寸的彩色照片。

## 二、测量方法

1. 对于判断可测量的目标病灶评价疗效，CT和MRI是目前最好的并可重复随诊的方法。对于胸、腹、和盆腔，CT和MRI用10mm或更薄的层面扫描，螺旋CT用5mm层面连续扫描，而头颈部及特殊部位要用特殊的方案。

2. 胸部X片：有清晰明确的病灶可作为可测量病灶，但最好用CT扫描。

3. 超声检查：当研究的主要终点是客观肿瘤疗效时，超声波不能用于测量肿瘤病灶，仅可用于测量表浅可扪及的淋巴结、皮下结节和甲状腺结节，亦可用于确认临床查体后浅表病灶的完全消失。

4. 内镜和腹腔镜：作为客观肿瘤疗效评价至今尚未广泛充分的应用和验证，仅在有争议的病灶或有明确验证目的高水平的研究中心中应用。这种方法取得的活检标本可证实病理组织上的CR。

5. 肿瘤标志物：不能单独应用判断疗效。但治疗前肿瘤标志物高于正常水平时且其他病灶消失，临床评价CR时，所有的标志物需恢复正常。

6. 细胞学和病理组织学：在少数病例，细胞学和病理组织学可用于鉴别CR和PR，区分治疗后的良性病变还是残存的恶性病变。治疗中出现的任何渗出，需细胞学区别肿瘤的缓解、稳定及进展。

## 三、目标和非目标肿瘤病灶基线的书面记录

1. 应代表所有累及的器官，每个脏器最多5个病灶，全部病灶总数最多10个的可测量目标病灶作为目标病灶，并在基线时测量并记录。

2. 目标病灶应根据病灶最长长径大小和可准确重复测量性（影像技术或者是临床）来选择。

3. 所有目标病灶的最长长径总和将会被计算和汇报成基线的长径和，该和作为有效缓解记录的参考基线。

4. 所有其它病灶应作为非目标病灶并在基线上记录，这些病灶不需测量，但是在随诊期间要注意

其存在或消失。

## 四、缓解的标准

目标病灶的评价

CR：所有目标病灶消失。

PR：基线病灶长径总和缩小≥30％。

PD：基线病灶长径总和增加≥20％或出现新病灶。

SD：基线病灶长径总和有缩小但未达 PR 或有增加但未达 PD。

非目标病灶的评价

CR：所有非目标病灶消失和肿瘤标志物水平正常。

SD：一个或多个非目标病灶和/或肿瘤标志物高于正常持续存在。

PD：出现一个或多个新病灶或/和存在非目标病灶进展。

## 五、最佳总疗效评价

最佳缓解评估是指治疗开始后最小的测量记录直到疾病进展/复发（最小测量记录作为进展的参考）。总的来说，患者最佳反应的认定应取决于测量和确认标准的结果。

| 目标病灶 | 非目标病灶 | 新病灶 | 总疗效 |
|---|---|---|---|
| CR | CR | 无 | CR |
| CR | 未达 CR/SD | 无 | PR |
| PR | 无 PD | 无 | PR |
| SD | 无 PD | 无 | SD |
| PD | 任何 | 有/无 | PD |
| 任何 | PD | 有/无 | PD |
| 任何 | 任何 | 有 | PD |

1. 虽然没有 PD 证据，但因全身情况恶化而停止治疗者应为“症状恶化”并在停止治疗后详细记录肿瘤客观进展情况。

2. 在某些情况下，很难辨别残存肿瘤病灶和正常组织，当评价 CR 时，推荐使用细针穿刺或活检检查残存病灶来确定 CR。

## 六、确认

1. 客观疗效确认的目的是避免 RR 的偏高。当疗效的确认不能给出时，那么在报告此类研究的时候，要明确说明疗效不能够确定。

2. CR、PR 肿瘤测量的变化必须反复判断证实，必须在首次评价至少 4 周后复核确认，由试验方案决定的更长时间的确认同样也是合适的。

3. SD 患者在治疗后根据方案中给出的最少间隔（一般不少于 6～8 周）来进行跟踪测量，病灶测量至少有一次 SD。

## 七、缓解期

缓解期是把治疗开始后所记录的最小测量 PD 做参照，从首次测量 CR 或 PR 时直到首次疾病复发或进展被记载时。

## 八、稳定期

1. 稳定期是把治疗开始后所记录的最小测量做参照，是从治疗开始到疾病进展的时间。

2. 稳定期与临床治疗的相关性因不同的肿瘤类型、不同的分化程度而不同。因此，高度推荐临床研究中列明决定稳定期的两次测量之间的最小时间间隔。这个时间间隔应该把八组病人的预期临床利益考虑进去。

## 九、独立的专家委员会

当CR、PR是主要的研究终点时，强调所有缓解都必须被研究组外的独立专家委员会检查。同时要查看患者的档案以及放射图像。

## 十、结果报告

1. 试验中的所有患者包括偏离了治疗方案或不合格的患者都必须判断对治疗的疗效，每个患者必须按如下分类 ① CR；② PR；③ SD；④ PD；⑤ 死于肿瘤；⑥ 死于毒性；⑦ 死于其它肿瘤；⑧ 不明（没有足够的资料评估 ）。

2. 所有符合标准的患者都应包括在 RR 的分析中，所有上述 4～9 类的患者都应考虑为治疗失败。因此不正确的治疗进度或者不正确的给药并不直接导致患者从 RR 分析中排除。4～9 类患者的精确定义应在方案中给出。

3. 结论是基于符合标准的患者。

4. 其后可在排除那些重大违反方案的患者之后，在患者的不同亚群中进一步分析（如：死于其他原因，早期退出，重大违反方案）。实际上，这些子分析并不能作为得出有关疗效的结论的基础，另外，在分析中排除每一个患者的原因都应该清楚地列明。

5. 提供 95％的可信区间。

## 附录三

# 体力状况与生活质量评分

100 分：健康状况正常，无主诉或明显客观症状。
....90 分：能正常活动，有轻微症侯或客观症状。
....80 分：能正常活动，但稍吃力，有症状和轻微病态。
....70 分：生活能自理，但不能正常活动或一般工作。
....60 分：生活大部分能自理，但需他人帮助。
....50 分；生活大部分不能自理，经常治疗及护理。
....40 分；生活不能自理，需专科治疗及护理。
....30 分：生活完全不能自理，虽非危重，但需住院治疗。
....20 分：病情严重，必须接受支持治疗。
....10 分：垂危，病情急剧恶化。
.....0 分：死亡。

附录四

# 不良反应常见术语标准（v3.0 版 CTCAE）

**快速参考**

v3.0 版 NCI 不良反应常见术语标准是在不良反应报告中用于叙述的术语，并对每种不良反应相应的级别都进行了规定。

**构成与组织**

**类别**

在解剖学和/或病理生理学的基础上初分类别，每一类别的不良反应按级别都有相关的描述。

**不良反应**

不良反应是所有不利的、非预期的迹象（包括反常的实验室现象）、症状，及被认为与治疗有或无关联的、因治疗而引起的暂时性疾病。不良反应是对某一特殊事件进行独特表述的一种术语，在医药文献与科学分析报告中均有使用。每种不良反应均按药品注册术语规范词典（MedDRA）的术语与代码用图加以表示，类别中所有不良反应按字母表顺序排列。

**不良反应的简称**

“简称”一栏是新增的，用于简化病例报告表中不良反应的名称。

**前加横线的术语**

前加横线的术语位于类别内，是以疾病的进展、迹象、症状、诊断为基础的一组术语。这些术语紧跟“选择”一词之后，同时还列出所有与此术语相关的具体的不良反应。前加横线的术语对相关不良反应的组别与相应级别的描述进行了规定，但这些术语并不是不良反应，因而不能按 MedDRA 的术语与代码用图加以表示或进行分级，报告中也不可使用。

**注释**

注释是对不良反应的阐述。

**同样考虑**

“同样考虑”指若其他不良反应在临床上有重要性则也应进行分级。

**提示**

“提示”指在 CTCAE 文件中指出 CTCAE 术语的位置。它按字母表顺序列出迹象/症状，除非“提示”的表述有异，否则 CTCAE 术语会在同一类别中出现。

**级别**

不良反应的严重程度用级别表示。v3.0 版 CTCAE 根据以下总指导方针，对每种不良反应的严重程度从 1～5 级进行了特定的临床描述。

1 级　轻度不良反应

2 级　中度不良反应

3 级　重度不良反应

4 级　有生命危险或导致残废的不良反应

5 级　可导致死亡的不良反应

在级别的描述中分号表示“或”。

破折号（—）表示不使用这一级别。

并不是所有的不良反应都会有 5 个级别，因此有些不良反应的级别选项会少于 5 级。

有些不良反应不存在 5 级（死亡），所以这些不良反应没有这一选项。

“死亡”这一类别是新增的。这一类别中仅列出一个前加横线的术语，即“与 CTCAE 术语无关的死亡—选择”，共有 4 个不良反应选项：死亡（病因未明）、疾病进展（病因未明）、多器官衰竭、意外死亡。

**重大不良反应**

- 级别选项仅为 5 级
- 出现以下情形的不良反应：

1. 无法用 v3.0 版与 5 级不良反应相关的 CTCAE 术语进行报道的死亡。
2. 无法按 CTCAE 类别中“其他情形（指定）”进行报道的死亡。

## 目 录

**表1　过敏反应/免疫学**

| 不良反应 | 简称 | 级别 1 | 2 | 3 | 4 | 5 |
|---|---|---|---|---|---|---|
| 过敏反应/过敏（药物性发热） | 过敏反应 | 一过性面红或皮疹；药物热＜38℃（＜100.4°F） | 皮疹；面红；荨麻疹；呼吸困难；药物热≥38℃（≥100.4°F） | 有症状的支气管痉挛，有或无荨麻疹；需注射用药物治疗；过敏引起的水肿/血管性水肿；低血压 | 过敏反应 | 死亡 |
| 注释：有过敏表现或过敏反应的荨麻疹按“过敏反应/过敏”进行分级（包括药物性发热）。<br>同样考虑：细胞素释放综合征/急性注射反应 | | | | | | |
| 过敏性鼻炎（包括打喷嚏、鼻塞、流鼻涕） | 鼻炎 | 轻度，无需治疗 | 中度，需治疗 | — | — | — |
| 注释：因呼吸道阻塞或狭窄而引起的鼻炎在“肺/上呼吸道”中按“呼吸道阻塞/狭窄－选择”进行分级。 | | | | | | |
| 自身免疫反应 | 自身免疫反应 | 无症状的、血清学的或其他的自身免疫反应，器官功能正常，无需治疗 | 非重要器官或功能出现自身免疫反应（如甲状腺功能不足） | 重要功能器官出现可逆的自身免疫反应或其他不良反应（如一过性结肠炎、贫血） | 有生命危险的自身免疫反应 | 死亡 |
| 同样考虑：结肠炎；血红素；溶血；甲状腺功能不足 | | | | | | |
| 血清疾病 | 血清疾病 | — | — | 出现 | — | 死亡 |
| 提示：脾功能按“血液/骨髓”进行分级。<br>提示：若荨麻疹作为单独症状则按“皮肤病学/皮肤”进行分级。 | | | | | | |
| 脉管炎 | 脉管炎 | 轻度，无需治疗 | 有症状，无需类固醇类药物治疗 | 需类固醇类药物治疗 | 缺血性改变；需切除术 | 死亡 |
| 过敏反应/免疫学-其他情形（指定，-） | 过敏反应-其他情形（指定） | 轻度 | 中度 | 重度 | 有生命危险；导致残废 | 死亡 |

**表 2　听觉/耳**

| 不良反应 | 简称 | 级别<br>1 | 2 | 3 | 4 | 5 |
|---|---|---|---|---|---|---|
| 提示：耳痛按“疼痛”进行分级一在“疼痛”中选择。 | | | | | | |
| 听力（监测中，有/无听力图基线数据） | 听力（监测中） | 至少单耳在相近的两项或以上的测试中，与基线值相比，阈值变化或降低 15～25dB；无 1 级阈值变化的主观改变 | 至少单耳在相近的两项或以上的测试中，与基线值相比，阈值变化或降低大于 25～90dB | 仅限成人：至少单耳在平均三项相近的测试中，阈值变化大于 25～90dB 儿童：需治疗的听力损伤，包括助听器（如两侧 HL ≥ 20dB；单侧 HL ≥ 30dB；需辅助治疗） | 仅限成人：极重度双耳听力损伤（>90dB）儿童：需植入耳蜗或其他辅助治疗 | — |
| 注释：除非特别说明，否则对儿童的建议也同样适用于成人。未测基线值的儿童和青少年（≤18 岁），暴露或治疗前的听力损伤应认为<5dB。 | | | | | | |
| 听力（未监测，无听力图基线数据）[1] | 听力（未监测） | — | 无需辅助治疗或治疗（即不影响正常生活） | 需辅助治疗或治疗（即影响正常生活） | 极重度双耳听力损伤（>90dB） | — |
| 注释：除非特别说明，否则对儿童的建议也同样适用于成人。未测基线值的儿童和青少年（≤18 岁），暴露或治疗前的听力损伤应认为<5dB。 | | | | | | |
| 外耳炎（非传染性） | 外耳炎 | 外耳炎伴有红斑或干性脱屑 | 外耳炎伴湿性脱屑，水肿，耳垢或分泌物增多；鼓膜穿孔；鼓膜切开术 | 外耳炎伴乳突炎；耳道狭窄或骨髓炎 | 软组织或骨坏死 | 死亡 |
| 同样考虑：听力（监测中，有/无听力图基线数据）[1]；听力（未监测，无听力图基线数据）[1] | | | | | | |
| 中耳炎（非传染性） | 耳炎 | 浆液性耳炎 | 浆液性耳炎，需药物治疗 | 有分泌物的耳炎；乳突炎 | 气管软组织或骨坏死 | 死亡 |
| 耳鸣 | 耳鸣 | — | 不影响正常生活的耳鸣 | 影响正常生活的耳鸣 | 导致残废 | — |
| 同样考虑：听力（监测中，有/无听力图基线数据）[1]；听力（未监测，无听力图基线数据）[1] | | | | | | |
| 听觉/耳一其他情形（指定，一） | 听觉/耳一其他情形（指定） | 轻度 | 中度 | 重度 | 有生命危险；导致残废 | 死亡 |

药物引起的的耳毒性应与年龄相关的听力阈值降低或无关的耳蜗损伤区别开来。当考虑某一项不良反应是否发生时，首先应将患者分入下列两组中：

（1）患者接受标准治疗或参与临床试验<2.5 年，在平均两项相近的测试中，听力阈值变化≥15dB；

（2）患者接受标准治疗或参与临床试验>2.5 年，在平均两项相近的测试中，预期相应年龄的听力阈值与开始所观察的阈值相差≥15dB。相应年龄、性别的听力标准可查阅相关文献，如 Morrell 等所著“Age - and gender - specific reference ranges for hearing level and longitudinal changes in hearing level”（Journal of the Acoustical Society of America 100：1949 - 1967，1996），或 Shotland 等所著“Recommendations for cancer prevention trials using potentially ototoxic test agents”（Journal of Clinical Oncology 19：1658 - 1663，2001）。

开始治疗前若无基线值，之后的听力图应参照 ANSI 标准（1996）中适宜的数据库。

表 3 血液/骨髓

| 不良反应 | 简称 | 级别 | | | | |
|---|---|---|---|---|---|---|
| | | 1 | 2 | 3 | 4 | 5 |
| 骨髓细胞 | 骨髓细胞 | 轻度细胞减少；成人正常细胞水平减少≤25% | 中度细胞减少；成人正常细胞水平25%<减少≤50% | 重度细胞减少；成人正常细胞水平50%<减少≤75% | — | 死亡 |
| CD4 细胞数目 | CD4 细胞数目 | <LLN-500/mm³<br><LLN-0.5×10⁹/L | <500-200/mm³<br><0.5-0.2×10⁹/L | <200-50/mm³<br><0.2×0.05-10⁹/L | <50/mm³<br><0.05×10⁹/L | 死亡 |
| 结合珠蛋白 | 结合珠蛋白 | <LLN | — | 无 | — | 死亡 |
| 血红素 | 血红素 | <LLN-10.0g/dL<br><LLN-6.2mmol/L<br><LLN-100g/L | <10.0-8.0g/dL<br><6.2-4.9mmol/L<br><100-80g/L | <8.0-6.5g/dL<br><4.9-4.0mmol/L<br><80-65g/L | <6.5g/dL<br><4.0mmol/L<br><65g/L | 死亡 |
| 溶血（如免疫性溶血性贫血，药物性溶血） | 溶血 | 仅有溶血的试验迹象（如直接抗球蛋白试验［DAT，Coombs'］中有裂细胞） | 红血球破坏，血红素减少≥2gm，无需输血 | 需输血或药物治疗（如类固醇类） | 溶血引发的后果（如肾衰竭、低血压、支气管痉挛、紧急脾切除） | 死亡 |
| 同样考虑：结合珠蛋白；血红素 | | | | | | |
| 铁超负荷 | 铁超负荷 | — | 无症状的铁超负荷，无需治疗 | 铁超负荷，需治疗 | 器官损伤（如内分泌病、心脏病） | 死亡 |
| 白细胞（总WBC） | 白细胞 | <LLN-3000/mm³<br><LLN-3.0×10⁹/L | <3000-2000/mm³<br><3.0-2.0×10⁹/L | <2000-1000/mm³<br><2.0-1.0×10⁹/L | <1000/mm³<br><1.0×10⁹/L | 死亡 |
| 淋巴球减少症 | 淋巴球减少症 | <LLN-800/mm³<LLN×0.8-10⁹/L | <800-500/mm³<0.8-0.5×10⁹/L | <500-200/mm³<br><0.5-0.2×10⁹/L | <200/mm³<br><0.2×10⁹/L | 死亡 |
| 脊髓发育不良 | 脊髓发育不良 | — | — | 骨髓细胞遗传变异（骨髓芽细胞<5%） | RAEB 或 RAEB-T（骨髓芽细胞<5%） | 死亡 |
| 嗜中性粒细胞/粒细胞（ANC/AGC） | 嗜中性粒细胞 | <LLN-1500/mm³<br><LLN-1.5×10⁹/L | <1500-1000/mm³<br><1.5-1.0×10⁹/L | <1000-500/mm³<br><1.0-0.5×10⁹/L | <500/mm³<br><0.5×10⁹/L | 死亡 |
| 血小板 | 血小板 | <LLN-75，000/mm³<LLN-75.0×10⁹/L | <75，000-50，000/mm³<75.0-50.0×10⁹/L | <50，000-25，000/mm³<br><50.0-25.0×10⁹/L | <25，000/mm³<br><25.0×10⁹/L | 死亡 |
| 脾功能 | 脾功能 | 偶发事件（如 Howell-Jolly 氏小体） | 需预防性抗生素 | — | 有生命危险 | 死亡 |
| 血液/骨髓-其他情形（指定，—） | 血液—其他情形（指定） | 轻度 | 中度 | 重度 | 有生命危险；导致残废 | 死亡 |

表4　心律不齐

| 不良反应 | 简称 | 级别 1 | 2 | 3 | 4 | 5 |
| --- | --- | --- | --- | --- | --- | --- |
| 传导异常/房室传导阻滞-选择 | 传导异常一选择 | 无症状，无需治疗 | 非紧急的药物治疗 | 不完全药物或仪器治疗（如心脏整律器） | 有生命危险（如心律不齐伴CHF、低血压、昏厥、休克） | 死亡 |
| 一心收缩不全<br>一Ⅰ度房室传导阻滞<br>一Ⅱ度Ⅰ型房室传导阻滞（Wenckebach）<br>一Ⅱ度Ⅱ型房室传导阻滞<br>一Ⅲ度房室传导阻滞（完全AV阻滞）<br>一传导异常（病因未明）<br>一病窦综合征<br>—Stokes-Adams综合征<br>—Wolff-Parkinson-White综合征 | | | | | | |
| 心悸 | 心悸 | 出现 | 出现并伴相关症状（如眩晕，气短） | — | — | — |
| 注释：仅在不存在已证实的心律不齐的情况下按心悸进行分级。 | | | | | | |
| OTc间期延长 | OTc间期延长 | QTc＞0.45～0.47s | QTc＞0.47～0.50s；高出基线值≥0.06s | QTc＞0.50s | QTc＞0.50s；有生命危险（如心律不齐、CHF、低血压、休克、昏厥）；TdP | 死亡 |
| 同样考虑：室性心律不齐—选择 | | | | | | |
| 室上性、结性心律不齐一选择 | 室上性心律不齐一选择 | 无症状，无需治疗 | 非紧急的药物治疗 | 有症状，不完全药物或仪器治疗（如心脏整律器） | 有生命危险（如心律不齐伴CHF、低血压、昏厥、休克） | 死亡 |
| 一心房颤动<br>一心房扑动<br>一房性心动过速/阵发性房性心动过速<br>一结节病<br>一窦性心律不齐<br>一窦性心动过缓<br>一窦性心动过速<br>一室上性心律不齐（病因未明）<br>一室上性期外收缩（房性早搏；结性早搏）<br>一室上性心动过速<br>提示：昏厥按“昏厥”在“神经系统”中进行分级。 | | | | | | |

续表

| 不良反应 | 简称 | 级别 | | | | |
| --- | --- | --- | --- | --- | --- | --- |
| | | 1 | 2 | 3 | 4 | 5 |
| 血管迷走神经性昏厥室性心律不齐一选择 | 血管迷走神经性昏厥 | — | 出现但未丧失意识 | 出现伴丧失意识 | 有生命危险 | 死亡 |
| | 室性心律不齐 | 无症状，无需治疗 | 非紧急的药物治疗 | 有症状，不完全药物或仪器治疗（如去纤颤器） | 有生命危险（如心律不齐伴 CHF、低血压、昏厥、休克） | 死亡 |
| —二联律<br>—心室自发性节律<br>—PVCs<br>—TdP<br>—三联律<br>—室性心律不齐（病因未明）<br>—心室纤维颤动<br>—心室扑动<br>—室性心动过速 | | | | | | |
| 心律不齐—其他情形（指定，—） | 心律不齐—其他情形(指定) | 轻度 | 中度 | 重度 | 有生命危险；导致残废 | 死亡 |

表5　心脏不良事件总论

| 不良反应 | 简称 | 级别 1 | 2 | 3 | 4 | 5 |
|---|---|---|---|---|---|---|
| 搜索提示：心绞痛在心脏不良事件总类别中作为心肌缺血/梗死进行分级 | | | | | | |
| 心肌缺血/梗死 | 心肌缺血/梗死 | 无症状性动脉狭窄，不伴缺血 | 无症状性，检查提示缺血；稳定性心绞痛 | 有症状，检查符合缺血表现；不稳定心绞痛；需要治疗 | 急性心肌梗死 | 死亡 |
| 心肌肌钙蛋白I (cTnI) | (cTnI) | — | — | 符合生产商定义的不稳定心绞痛的水平 | 符合生产商定义的心肌梗死的水平 | 死亡 |
| 心肌肌钙蛋白T (cTnT) | (cTnT) | 0.03－<0.05ng/ml | 0.05－<0.1ng/ml | 0.1－<0.2ng/ml | 0.2ng/ml | 死亡 |
| 心跳呼吸骤停，原因不明（非致命性） | 心跳呼吸骤停 | — | — | — | 危及生命 | 死亡 |
| 备注：第4级（非致命性）是唯一合适的等级。CTCAE提高了报告死亡的三种选择方式：<br>1、与第5级有关的CTCAE属于<br>2、任何类别的CTCAE“其他（制定-）”<br>3、与CTCAE术语无关的死亡-死亡类别中的选择 | | | | | | |
| 搜索提示：胸痛（非心源性，非胸膜性）在疼痛类别中作为疼痛-选择进行分级。<br>搜索提示：CNS（中枢神经系统）缺血在神经病类别中作为CNS缺血性脑血管病进行分级 | | | | | | |
| 高血压 | 高血压 | 如果血压以前在正常范围内（WNL），出现无症状性、一过性（<24小时）升高，升高幅度>20mmHg（舒张压），或血压>150/100，无需治疗儿科：无症状性，一过性（<24小时）血压升高>ULN（正常值上限）；无需治疗 | 如果血压以前在正常范围内（WNL），出现复发性或持续性（≥24小时）或有症状性升高，升高幅度>20mmHg（舒张压），或血压>150/100，可能需要单药治疗儿科：复发性或持续性（≥24小时）血压升高>ULN（正常值上限）；可能需要单药治疗 | 需要一种以上的医学治疗或强度比以前大的治疗<br>儿科：<br>与成人相同 | 危及生命的后果（例如：高血压危象）<br>儿科：<br>与成人相同 | 死亡 |
| 备注：对于儿科患者，采用适合年龄和性别的正常值>95%ULN。 | | | | | | |
| 低血压 | 低血压 | 改变，无需治疗 | 短暂（<24小时），补液治疗或其他治疗，没有生理变化 | 持续(≥24小时)，治疗能够缓解，不伴有永久性生理变化 | 休克（例如：酸中毒，重要脏器功能受损） | 死亡 |

续表

| 不良反应 | 简称 | 级别 1 | 2 | 3 | 4 | 5 |
|---|---|---|---|---|---|---|
| 还考虑 晕厥（晕倒） | | | | | | |
| 左室舒张功能异常 | 左室舒张功能异常 | 无症状，检查时发现；无需治疗 | 无症状性，需要治疗 | 有症状性慢性心衰，对治疗有反应 | 难治性慢性心衰，控制效果差，需要左室辅助装置，或心脏移植之类的治疗 | 死亡 |
| 左室收缩功能异常 | 左室收缩功能异常 | 无症状，休息时射血分数（EF）＜60－50%；收缩分数（SF）＜30－24% | 无症状性，休息时 EF＜50－40%；SF＜24－15% | 有症状性慢性心衰，对治疗有反应，EF＜40－20%；SF＜15% | 难治性慢性心衰，控制效果差，EF＜20%，需要左室辅助装置，左室部分切除或心脏移植之类的治疗 | 死亡 |
| 搜索提示：心肌梗死在不良事件总类别中作为心肌缺血/梗死进行分级 | | | | | | |
| 心肌炎 | 心肌炎 | — | — | 慢性心衰，对治疗有反应 | 严重的或难治性慢性心衰 | 死亡 |
| 心包积液（非恶性） | 心包积液 | 无症状性积液 | — | 伴生理变化的积液 | 危及生命的后果（例如心包填塞）；需要抢救 | 死亡 |
| 心包炎 | 心包炎 | 无症状，ECG 或体检（摩擦音）时发现 | 有症状性心包炎（如心痛） | 心包炎伴生理改变（如心包缩窄） | 危及生命的后果；需要抢救 | 死亡 |
| 搜索提示：胸膜性胸痛在疼痛类别中作为疼痛-选择进行分级。 | | | | | | |
| 肺动脉高压 | 肺动脉高压 | 无症状性，无需治疗 | 无症状性，无需治疗 | 有症状性肺动脉高压，对治疗有反应 | 有症状性肺动脉高压，控制效果差 | 死亡 |
| 限制性心脏病 | 限制性心脏病 | 无症状性，无需治疗 | 无症状性，无需治疗 | 有症状性慢性心衰，对治疗有反应 | 难治性慢性心衰，控制效果差，需要左室辅助装置和心脏移植之类的治疗 | 死亡 |
| 右心室功能不全（肺源性心脏病） | 右心室功能不全 | 无症状性，无需治疗 | 无症状性，无需治疗 | 有症状性肺源性心脏病，对治疗有反应 | 有症状性肺源性心脏病，控制效果差，需要左室辅助装置和心脏移植之类的治疗 | 死亡 |
| 瓣膜性心脏病 | 瓣膜性心脏病 | 无症状性瓣膜增厚，伴或不伴瓣膜反流或狭窄；除了预防心内膜炎，无需其他治疗。 | 无症状性；影像学检查发现中毒反流或狭窄 | 有症状性；重度反流或狭窄；症状可用药物控制 | 危及生命，致残；需要治疗（如瓣膜置换，瓣膜成形术） | 死亡 |
| 心脏不良事件总论-其它（指定，-） | 心脏不良事件总论-其它（指定） | 轻度 | 中度 | 重度 | 危及生命，致残 | 死亡 |

**表 6　凝血**

| 不良反应 | 简称 | 级别 1 | 2 | 3 | 4 | 5 |
|---|---|---|---|---|---|---|
| DIC（弥散性血管内凝血） | DIC | — | 有实验室表现，无出血 | 有实验室表现和出血 | 实验室表现，危及生命或致残的结果（如 CNS 出血，器官受损，或血流动力学方面大量失血）急性心肌梗死 | 死亡 |
| 备注：DIC（弥散性血管内凝血）必须有纤维蛋白降解产物或 D-二聚体水平的升高。<br>还要考虑：只有当基线值<LLN（当地实验数值）时，才使用%做为衡量下降程度的单位。 | | | | | | |
| 纤维蛋白原 | 纤维蛋白原 | <1.0 - 0.75×LLN 或与基线值相比，下降程度为<25%. | <0.75 - 0.5×LLN 或与基线值相比，下降程度为 25 - <50%. | <0.5 - 0.25×LLN 或与基线值相比，下降程度为50 - <75%. | <0.25×LLN 或与基线值相比，下降程度为 75%，或其绝对值<50mg/dl. | 死亡 |
| 备注：只有当基线值<LLN（当地实验数值）时，才使用%表示下降程度。 | | | | | | |
| INR（凝血酶原时间的国际标准化比率） | INR | >1 - 1.5×ULN | >1.5 - 2×ULN | >2×ULN | — | — |
| 还要考虑：出血，CNS；出血，GI-选择；出血 GU-选择；出血，肺部/上呼吸道-选择 | | | | | | |
| PTT（部分凝血活酶时间） | PTT | >1 - 1.5×ULN | >1.5 - 2×ULN | >2×ULN | — | — |
| 还要考虑：出血，CNS；出血，GI-选择；出血 GU-选择；出血，肺部/上呼吸道-选择 | | | | | | |
| 血栓性微血管病变（如血栓性血小板减少性紫癜【TTP】或溶血性尿毒症综合征【HUS】） | 血栓性微血管病变 | 红细胞破坏后的表现（裂片细胞），无临床后果 | — | 有实验室表现，伴临床后果（如肾功能不全，瘀点） | 有实验室表现，发生危及生命或致残的后果（如 CNS 出血/出血或血栓形成/栓塞或肾功能衰竭） | 死亡 |
| 备注：血涂片上必须有微血管病变的变化（如裂片细胞，盔细胞，红细胞碎片）<br>还要考虑：肌酐；血红蛋白；血小板 | | | | | | |
| 凝血-其它（指定，-） | 凝血-其它（指定） | 轻度 | 中度 | 重度 | 危及生命，致残 | 死亡 |

**表 7　全身症状**

| 不良反应 | 简称 | 级别 | | | | |
|---|---|---|---|---|---|---|
| | | 1 | 2 | 3 | 4 | 5 |
| 疲乏（无精打采，不适，虚弱） | 疲乏 | 与基线水平比，轻度疲乏 | 中度疲乏或影响部分日常生活 | 重度疲乏，影响日常生活 | 残废 | — |
| 发热（无嗜中性白血球减少症，这一症状定义为 ANC< $1.0\times10^9$/L） | 发热 | 38.0 ～ 39.0℃（100.4～102.2°F） | > 39.0 ～ 40.0℃（102.3～104.0°F） | >40.0℃（>104.0°F）≤24hr | >40.0℃（>104.0°F）>24hr | 死亡 |
| 注释：所列温度经口或鼓膜测得。<br>同样考虑：过敏反应/免疫学（包括药物热）<br>提示：热潮红按“热潮红/潮红”在“内分泌系统”中进行分级。 | | | | | | |
| 体温过低 | 体温过低 | — | 35 ->32℃<br>95 ->89.6°F | 32 ->28℃<br>89.6 ->82.4°F | ≤ 28℃（82.4°F）或有生命危险（如昏迷、低血压、肺水肿、酸血症、心室纤维颤动） | 死亡 |
| 失眠 | 失眠 | 偶尔入睡困难，不影响器官功能 | 入睡困难，影响器官功能，但不影响日常生活 | 经常入睡困难，影响日常生活 | 残废 | — |
| 注释：若疼痛或其他症状干扰了睡眠，不能按“失眠”分级，应按引起失眠的主要不良反应进行分级。 | | | | | | |
| 肥胖[2] | 肥胖 | — | BMI 25～29.9kg/m² | BMI 30～39.99kg/m² | BMI≥40kg/m² | 死亡 |
| 注释：BMI=（weight [kg]）/（height [m]）² | | | | | | |
| 气味（患者气味） | 患者气味 | 轻度气味 | 明显气味 | — | — | 死亡 |
| 发冷/寒颤 | 发冷/寒颤 | 轻度 | 中度，需麻醉药 | 重度或延长，对麻醉药无反应 | — | — |
| 出汗（发汗） | 出汗 | 轻度或偶发 | 经常发生或湿透 | — | — | — |
| 同样考虑：热潮红/潮红 | | | | | | |
| 体重增加 | 体重增加 | 与基线值比，相差 5 -<10% | 与基线值比，相差 10 -<20% | 与基线值比，相差≥20% | — | 死亡 |
| 注释：依赖于病因的水肿按“心脏概况”或“淋巴系统”进行分级。<br>同样考虑：腹水（非恶性）；肋膜积水（非恶性） | | | | | | |
| 体重减轻 | 体重减轻 | 与基线值比，相差 5 -<10%；无需治疗 | 与基线值比，相差 10 -< 20%；需营养支持 | 与基线值比，相差≥20%；需管喂饮食或 TPN | — | — |
| 全身症状一其他情形（指定，一） | 全身症状一其他情形(指定) | 轻度 | 中度 | 重度 | 有生命危险；导致残废 | 死亡 |

**表 8　死亡**

| 不良反应 | 简称 | 级别 | | | | |
| --- | --- | --- | --- | --- | --- | --- |
| | | 1 | 2 | 3 | 4 | 5 |
| 与 CTCAE 术语无关的死亡<br>一选择<br>一死亡 NOS<br>一疾病进展 NOS<br>一多器官功能衰竭<br>一猝死 | 与 CTCAE 术语无关的死亡-选择 | — | — | — | — | 死亡 |

备注：第 5 级是唯一适用的等级。“与 CTCAE 术语无关的死亡-选择”在下列情况下使用：

1、死亡不能归因于与第 5 级有关的 CTCAE 术语

2、死亡不能在任何类别中用 CTCAE“其他（指定，-）”来报告。

表 9　皮肤病学/皮肤

| 不良反应 | 简称 | 级别 1 | 级别 2 | 级别 3 | 级别 4 | 级别 5 |
| --- | --- | --- | --- | --- | --- | --- |
| 皮肤萎缩 | 皮肤萎缩 | 可发觉的 | 明显的 | — | — | — |
| 皮下脂肪萎缩 | 皮下脂肪萎缩 | 可发觉的 | 明显的 | — | — | — |
| 同样考虑：硬化/纤维化（皮肤与皮下组织） | | | | | | |
| 瘀伤（无Ⅲ/Ⅳ度血小板减少症） | 瘀伤 | 局部或特定部位 | 全身 | — | — | — |
| 烧伤 | 烧伤 | 最小限度的症状；无需治疗 | 需药物治疗；需做小清创术 | 中度，需做大清创术或移植 | 有生命危险 | 死亡 |
| 注释：烧伤指所有的烧伤，包括辐射、化学制品引起的。 | | | | | | |
| 唇炎 | 唇炎 | 无症状 | 有症状，但不影响日常生活 | 有症状，并影响日常生活 | — | — |
| 皮肤干燥 | 皮肤干燥 | 无症状 | 有症状，但不影响日常生活 | 影响日常生活 | — | — |
| 脸红 | 脸红 | 无症状 | 有症状 | — | — | — |
| 脱发/秃头症（头皮或身体） | 秃头症 | 稀少或不均匀 | 全脱 | — | — | — |
| 色素沉着过度 | 色素沉着过度 | 轻微或局部的 | 明显或全身的 | — | — | — |
| 色素沉着不足 | 色素沉着不足 | 轻微或局部的 | 明显或全身的 | — | — | — |
| 硬化/纤维化（皮肤与皮下组织） | 硬化 | 触诊时密度增加 | 中度功能损伤，但不影响日常生活；密度明显增加，触诊时坚硬并有/无最小限度的收缩 | 功能不足并影响日常生活；皮肤明显硬化、增厚、变紧 | — | — |
| 同样考虑：纤维化-美容；纤维化-深部结缔组织 | | | | | | |
| 注射部位反应/溢出物变化 | 注射部位反应 | 疼痛；痒；红斑 | 疼痛或肿胀，伴发炎或静脉炎 | 严重溃疡或坏疽；需手术治疗 | — | 死亡 |
| 同样考虑：过敏反应/过敏性（包括药物热）；溃疡 | | | | | | |
| 指甲变化 | 指甲变化 | 变色；凹甲；蚀损斑 | 指甲部分或完全缺失；甲床疼痛 | 影响日常生活 | — | — |
| 提示：瘀斑应按“出血/流血”中的“瘀斑/紫癜”（皮肤或粘膜出血/流血）进行分级。 | | | | | | |
| 光敏性 | 光敏性 | 无痛的红斑 | 疼痛的红斑 | 红斑伴脱皮 | 有生命危险；导致残废 | 死亡 |

续表

| 不良反应 | 简称 | 级别 | | | | |
|---|---|---|---|---|---|---|
| | | 1 | 2 | 3 | 4 | 5 |
| 瘙痒症/痒 | 瘙痒症 | 轻度或局部 | 剧烈或分布广 | 剧烈或分布广，并影响日常生活 | — | — |
| 同样考虑：皮疹/脱皮 | | | | | | |
| 皮疹/脱皮 | 皮疹 | 斑疹、丘疹或红斑，但无相关症状 | 斑疹、丘疹或红斑，伴瘙痒症或其他相关症状；局部脱皮或＜50％体表面积的其他损害 | 重度，全身性红皮病、斑疹、丘疹或疱疹；≥50％体表面积的脱皮 | 全身性剥脱性、溃疡性、大疱性皮炎 | 死亡 |
| 注释：皮疹/脱屑可适用于GVHD。 | | | | | | |
| 皮疹：粉刺/痤疮 | 粉刺 | 无需治疗 | 需治疗 | 伴疼痛、毁容、溃疡或脱皮 | — | 死亡 |
| 皮疹：辐射引发的皮炎-选择-化学放射-辐射 | 皮炎-选择 | 淡红斑或干性脱屑 | 中度红斑；不均匀的湿性脱皮，大部分局限于皮褶处；中度水肿 | 非皮褶处的湿性脱皮；较小的外伤或磨损引起的出血 | 全部皮肤坏疽或溃疡；相关部位自发性出血 | 死亡 |
| 皮疹：多形红斑（如Stevens－Johnson综合征，毒性表皮坏死） | 多形红斑 | — | 分散的，非全身性 | 重度（全身性皮疹或疼痛的口腔炎）；需静脉输液、管喂饮食或TPN | 有生命危险；导致残废 | 死亡 |
| 皮疹：手足皮肤病 | 手足 | 最小的皮肤变化或皮炎（如红斑），无痛 | 皮肤变化（如脱皮、水泡、出血、水肿）或疼痛，但不影响功能 | 溃疡性皮炎或伴疼痛的皮肤变化，并影响功能 | — | 死亡 |
| 皮肤病/褥疮 | 褥疮 | — | 局部伤口需照料；需药物治疗 | 需做清创术或其他介入疗法（如高比重的氧） | 有生命危险；需较大的介入疗法（如组织重建、切除、移植） | 死亡 |
| 注释：皮肤病/褥疮适用于因压力或手术、药物治疗而引起的皮肤损伤、褥疮。 | | | | | | |
| 皱纹 | 皱纹 | 轻度 | 明显的 | — | — | — |
| 毛细管扩张 | 毛细管扩张 | 少量 | 中等数量 | 众多与汇合的 | — | — |
| 溃疡 | 溃疡 | — | 表面溃疡＜2cm；局部伤口需照料；需药物治疗 | 溃疡≥2cm；需初步缝合、做清创术或其他介入疗法（如高比重的氧） | 有生命危险；需较大的介入疗法（如完全切除术、组织重建、切除、移植） | 死亡 |
| 风疹（麻疹、伤痕、水疱） | 风疹 | 无需治疗 | 需治疗＜24hrs | 需治疗≥24hrs | — | 死亡 |

续表

| 不良反应 | 简称 | 级别 1 | 2 | 3 | 4 | 5 |
|---|---|---|---|---|---|---|
| 同样考虑：过敏反应/过敏性（包括药物热） | | | | | | |
| 伤口并发症，非感染性 | 伤口并发症，非感染性 | 切口分开≤25%伤口，不深于浅筋膜 | 切口分开＞25%伤口；无症状的疝气 | 有症状的疝气，非绞窄性；未进行除脏术的筋膜破坏/裂开；需初步缝合伤口或手术修复；需住院治疗或高比重的氧 | 绞窄性的有症状的疝气；进行除脏术的筋膜破坏；需较大的重建、移植、切除、切断手术 | 死亡 |
| 注释：非感染性伤口并发症适用于切口分开、疝气、伤口裂开、除脏术、使伤口修复的第二次手术。 | | | | | | |
| 皮肤病学/皮肤-其他情形（指定，-） | 皮肤病学-其他情形（指定） | 轻度 | 中度 | 重度 | 有生命危险；导致残废 | 死亡 |

**表 10　内分泌系统**

| 不良反应 | 简称 | 级别 1 | 2 | 3 | 4 | 5 |
|---|---|---|---|---|---|---|
| 肾上腺功能不足 | 肾上腺功能不足 | 无症状，无需治疗 | 有症状，需治疗 | 住院治疗 | 有生命危险；导致残废 | 死亡 |
| 注释：肾上腺功能不足包括以下所有症状：腹痛、食欲减退、便秘、腹泻、低血压、粘膜色素沉着、皮肤色素沉着、嗜盐、昏厥（不省人事）、白癜风、呕吐、虚弱、体重减轻。肾上腺功能不足必须经实验室研究证实（皮质醇不足，常伴醛固酮不足）。<br>同样考虑：钾，血清一高（高钾血）；甲状腺功能，低（甲状腺功能不足） | | | | | | |
| 库欣症（如满月脸、水牛背、向心性肥胖、皮肤紫纹） | 库欣症 | - | 出现 | — | — | — |
| 同样考虑：葡萄糖，血清-高（高血糖症）；钾，血清-低（低钾血） | | | | | | |
| 男性女性化 | 男性女性化 | — | — | 出现 | — | — |
| 男性乳房发育症 | 男性乳房发育症 | 轻度 | 显著的或疼痛的 | 显著的或疼痛的，需手术治疗 | — | — |
| 热潮红/潮红 | 热潮红 | 轻度 | 中度 | 影响日常生活 | — | — |
| 女性男性化 | 男性化 | — | — | 出现 | — | — |
| 神经内分泌：ACTH 不足 | ACTH | 无症状 | 有症状，但不影响日常生活；需治疗 | 有症状并影响日常生活；需住院治疗 | 有生命危险（如严重低血压） | 死亡 |
| 神经内分泌：ADH 分泌异常（如 SIADH、ADH 不足） | ADH | 无症状 | 有症状，但不影响日常生活；需治疗 | 有症状并影响日常生活 | 有生命危险 | 死亡 |

续表

| 不良反应 | 简称 | 级别 | | | | |
|---|---|---|---|---|---|---|
| | | 1 | 2 | 3 | 4 | 5 |
| 神经内分泌：促性腺激素分泌异常 | 促性腺激素 | 无症状 | 有症状，但不影响日常生活；需治疗 | 有症状并影响日常生活；骨质稀少；骨折；不育 | — | 死亡 |
| 神经内分泌：生长激素分泌异常 | 生长激素 | 无症状 | 有症状，但不影响日常生活；需治疗 | — | — | 死亡 |
| 神经内分泌：催乳激素分泌异常 | 催乳激素 | 无症状 | 有症状，但不影响日常生活；需治疗 | 有症状并影响日常生活；闭经；乳溢 | — | 死亡 |
| 胰腺内分泌：葡萄糖耐受不良 | 糖尿病 | 无症状，无需治疗 | 有症状；需调整饮食或口服制剂治疗 | 有症状并影响日常生活；需胰岛素治疗 | 有生命危险（如酮酸中毒、高渗性非酮症昏迷） | 死亡 |
| 甲状旁腺功能，低（甲状旁腺功能不足） | 甲状旁腺功能不足 | 无症状，无需治疗 | 有症状；需治疗 | — | — | 死亡 |
| 甲状腺功能，高（甲状腺功能亢进、甲状腺毒症） | 甲状腺功能亢进 | 无症状，无需治疗 | 有症状，但不影响日常生活；需甲状腺素抑制治疗 | 有症状并影响日常生活；需住院治疗 | 有生命危险（如甲状腺危象） | 死亡 |
| 甲状腺功能，低（甲状腺功能不足） | 甲状腺功能不足 | 无症状，无需治疗 | 有症状，但不影响日常生活；需甲状腺素替代治疗 | 有症状并影响日常生活；需住院治疗 | 有生命危险粘液性水肿昏迷 | 死亡 |
| 内分泌系统-其他情形（指定，-） | 内分泌系统-其他情形(指定) | 轻度 | 中度 | 重度 | 有生命危险；导致残废 | 死亡 |

表11　胃肠道系统

| 不良反应 | 简称 | 级别 | | | | |
|---|---|---|---|---|---|---|
| | | 1 | 2 | 3 | 4 | 5 |
| 提示：腹痛或抽搐痛在“疼痛”中按“疼痛—选择”进行分级。 | | | | | | |
| 食欲减退 | 食欲减退 | 未改变饮食习惯，食欲减退 | 饮食变化，但无显著的体重减轻或营养不良；需口服营养品 | 明显体重减轻或营养不良（经口摄入的热量和/或液体不足）；需静脉输液、管喂饮食或TPN | 有生命危险 | 死亡 |
| 同样考虑：体重减轻 | | | | | | |
| 腹水（非恶性） | 腹水 | 无症状 | 有症状，需药物治疗 | 有症状，需介入手术治疗 | 有生命危险 | 死亡 |
| 注释：腹水（非恶性）指经证实的非恶性腹水或病因未明但不大可能为恶性的腹水，包括乳糜腹水。 | | | | | | |
| 结肠炎 | 结肠炎 | 无症状，仅为病理或X光线发现 | 腹痛；粪便带粘液或血 | 腹痛，发热，肠梗阻；腹膜炎症状 | 有生命危险（如穿孔、出血、缺血、坏疽、毒性巨结肠症） | 死亡 |
| 同样考虑：出血，GI—选择 | | | | | | |
| 便秘 | 便秘 | 偶发或间歇的症状；偶尔服用通便药、泻药、灌肠剂或调整饮食 | 症状持续，经常服用泻药、灌肠剂 | 有症状并影响日常生活；便秘，需手掏 | 有生命危险（如阻塞、毒性巨结肠症） | 死亡 |
| 同样考虑：肠梗阻，GI（肠功能性阻塞即神经性便秘）；阻塞，GI—选择 | | | | | | |
| 脱水 | 脱水 | 需摄入液体增加；粘膜干燥；皮肤张力减小 | 需静脉输液＜24hr | 需静脉输液≥24hr | 有生命危险（如血流动力学紊乱） | 死亡 |
| 同样考虑：腹泻、低血压、呕吐 | | | | | | |
| 牙齿的：假牙或补牙 | 假牙 | 最小限度的不适，不影响生活 | 不适并妨碍一些行为（如吃东西），但其他活动不受影响（如讲话） | 任何时候都不能用假牙或补过的牙 | — | — |
| 牙齿的：牙周病 | 牙周病 | 齿龈萎缩或齿龈炎；探通术时少量出血；轻度部分骨丢失 | 中度齿龈萎缩或齿龈炎；探通术时多处出血；中度骨丢失 | 自发性出血；重度骨丢失伴/不伴牙丢失；上颚骨或下颚骨坏死 | — | — |
| 注释：重度牙周病导致的骨坏死按“肌肉与骨骼”中的“骨坏死”（无血管的骨疽）进行分类。 | | | | | | |
| 牙齿的：牙 | 牙 | 表面瑕疵；龋齿；可恢复，无需取出 | 非全部牙齿取出；牙齿破裂、牙冠切除或需修补牙齿 | 需取出全部牙齿 | — | 死亡 |

续表

| 不良反应 | 简称 | 级别 1 | 2 | 3 | 4 | 5 |
|---|---|---|---|---|---|---|
| 牙齿的：牙生长 | 牙生长 | 牙齿发育不全或斑釉牙，但不影响功能 | 功能损伤，需手术纠正 | 变形，功能损伤，手术无法纠正 | — | 死亡 |
| 腹泻 | 腹泻 | 与基线值比，每天排便次数增加<4次；排泄物轻度增加 | 与基线值比，每天排便次数增加4～6次；需静脉输液<24hr；排泄物中度增加；不影响日常生活 | 与基线值比，每天排便次数增加≥7次；需静脉输液≥24hr；需住院治疗；排泄物重度增加；影响日常生活 | 有生命危险（如血流动力学紊乱） | 死亡 |
| 注释：腹泻包括小肠或原发性结肠腹泻，和/或乳糜泻。<br>同样考虑：脱水、低血压 | | | | | | |
| 腹胀 | 腹胀 | 无症状 | 有症状，但不影响GI功能 | 有症状，影响GI功能 | — | 死亡 |
| 同样考虑：腹水（非恶性）；肠梗阻，GI（肠功能性阻塞即神经性便秘）；阻塞，GI—选择 | | | | | | |
| 口干/唾腺（口腔干燥） | 口干 | 有症状（口干或唾液粘稠），饮食无明显变化；未经刺激的唾液流速>0.2ml/min | 有症状，饮食明显改变（如大量补充水或其他润滑剂，饮食局限于浓汤和/或湿软的食物）；未经刺激的唾液流速为0.1～0.2ml/min | 有症状，并导致无法经口摄入足够的食物；需静脉输液、管喂饮食或TPN；未经刺激的唾液流速<0.1ml/min | — | 死亡 |
| 注释：口干包括使用主观和客观评估参数对相应级别所进行的描述。患者参与试验的过程中始终要记录这一不良反应。若开始时按唾液流速进行评估，则以后也应根据唾液流速评估。<br>同样考虑：唾腺变化/唾液 | | | | | | |
| 吞咽困难（吞咽痛） | 吞咽困难 | 有症状，但能正常进食 | 有症状，改变吃/咽习惯（如改变饮食习惯，口服营养补充餐）；需静脉输液<24hr | 有症状，重度改变吃/咽习惯（如经口摄入热量或液体不足）；需静脉输液、管喂饮食或TPN≥24hr | 有生命危险（如阻塞、穿孔） | 死亡 |
| 注释：吞咽困难（吞咽痛）适用于口、咽、食管、神经源性吞咽困难。需扩张的吞咽困难按"器官狭窄（包括吻合口的），GI—选择"进行分级。<br>同样考虑：脱水；食管炎 | | | | | | |
| 肠炎（小肠发炎） | 肠炎 | 无症状，仅为病理或X光线发现 | 腹痛；粪便带粘液或血 | 腹痛，发热，肠梗阻；腹膜炎症状 | 有生命危险（如穿孔、出血、缺血、坏疽） | 死亡 |
| 同样考虑：出血，GI—选择；盲肠炎（盲肠发炎） | | | | | | |
| 食管炎 | 食管炎 | 无症状，仅为病理、X光线、内镜发现 | 有症状，改变吃/咽习惯（如改变饮食习惯，口服营养补充餐）；需静脉输液<24hrs | 有症状，重度改变吃/咽习惯（如经口摄入热量或液体不足）；需静脉输液、管喂饮食或TPN≥24hrs | 有生命危险 | 死亡 |

续表

| 不良反应 | 简称 | 级别 1 | 2 | 3 | 4 | 5 |
|---|---|---|---|---|---|---|
| 注释：食管炎包括返流性食管炎<br>同样考虑：吞咽困难（吞咽痛） | | | | | | |
| 瘘管，GI<br>—选择<br>—腹部 NOS<br>—肛门<br>—胆管树<br>—结肠/盲肠/阑尾<br>—十二指肠<br>—食管<br>—胆囊<br>—回肠<br>—空肠<br>—口腔<br>—胰腺<br>—咽<br>—直肠<br>—唾腺<br>—小肠 NOS<br>—胃 | 瘘管，GI—选择 | 无症状，仅为X光线发现 | 有症状；改变GI功能（如改变饮食习惯，腹泻，GI液体流失）；需静脉输液＜24hr | 有症状；重度改变GI功能（如改变饮食习惯，腹泻，GI液体流失）；需静脉输液、管喂饮食或TPN≥24hr | 有生命危险 | 死亡 |
| 注释：瘘管为两个体腔、潜在空间和/或皮肤之间传导异常所导致。瘘管形成的部位应为传导异常的源头。如在食管癌切除或辐射治疗过程中出现的气管食管瘘可按“瘘管，GI—食管”进行分级。 | | | | | | |
| 肠胃胀气 | 肠胃胀气 | 轻度 | 中度 | — | — | — |
| 胃炎（包括胆汁反流性胃炎） | 胃炎 | 无症状，仅为X光线、内镜发现 | 有症状，改变胃功能（如经口摄入热量或液体不足）；需静脉输液＜24hr | 有症状，重度改变胃功能（如经口摄入热量或液体不足）；需静脉输液、管喂饮食或TPN≥24hr | 有生命危险；需器官完全切除术（如胃切除术） | 死亡 |
| 同样考虑：出血，GI—选择；溃疡，GI—选择<br>提示：头和颈的软组织坏疽在“肌肉与骨骼/软组织”中按“软组织坏疽—选择”进行分级。 | | | | | | |
| 烧心/消化不良 | 烧心 | 轻度 | 中度 | 重度 | — | — |
| 痔疮 | 痔疮 | 无症状 | 有症状；需绑扎或药物治疗 | 影响日常生活；需介入X光线、内镜、手术治疗 | 有生命危险 | 死亡 |
| 肠梗阻，GI（肠功能性阻塞即神经性便秘） | 肠梗阻 | 无症状，仅为X光线发现 | 有症状；改变GI功能（如改变饮食习惯）；需静脉输液＜24hr | 有症状；重度改变GI功能；需静脉输液、管喂饮食或TPN≥24hr | 有生命危险 | 死亡 |

续表

| 不良反应 | 简称 | 级别 1 | 2 | 3 | 4 | 5 |
|---|---|---|---|---|---|---|
| 注释："肠梗阻，GI"适用于上部或下部 GI 功能变化（如胃或结肠排空延迟）。同样考虑：便秘；恶心；"胃肠道系统"中的"阻塞一选择"；呕吐 | | | | | | |
| 肛门失禁 | 肛门失禁 | 需偶尔用衬垫 | 需每天用衬垫 | 影响日常生活；需手术治疗 | 需持久性的肠转流 | 死亡 |
| 注释：肛门失禁指丧失控制括约肌的能力，为手术或治疗引发的后遗症。 | | | | | | |
| 遗尿（包括吻合口的），GI<br>一选择<br>一胆管树<br>一食管<br>一大肠<br>一遗尿 NOS<br>一胰腺<br>一咽<br>一直肠<br>一小肠<br>一气门<br>一胃 | 遗尿，GI<br>一选择 | 无症状，仅为 X 光线发现 | 有症状；需药物治疗 | 有症状，影响 GI 功能；需侵入性或内镜介入的治疗 | 有生命危险 | 死亡 |
| 注释："遗尿（包括吻合口的），GI一选择"适用于经 X 光线证实的吻合口或管道遗漏或其临床迹象/症状（如胆管、食管、肠、胰腺、咽、直肠），但未进展为瘘管。 | | | | | | |
| 吸收不良 | 吸收不良 | — | 改变饮食；需口服治疗（如酶、药物、营养补充餐） | 无法通过胃肠道获得足够的营养（即需 TPN 治疗） | 有生命危险 | 死亡 |
| 粘膜炎/口腔炎（临床测验）<br>一选择：<br>一肛门<br>一食管<br>一大肠<br>一喉<br>一口腔<br>一咽<br>一直肠<br>一小肠<br>一胃<br>一气管 | 粘膜炎（临床测验）<br>一选择 | 粘膜红斑 | 少数溃疡或假膜 | 大面积溃疡或假膜；较小外伤性出血 | 组织坏疽；明显自发性出血；有生命危险 | 死亡 |

续表

| 不良反应 | 简称 | 级别 1 | 2 | 3 | 4 | 5 |
|---|---|---|---|---|---|---|
| 粘膜炎/口腔炎（功能性/有症状的）<br>—选择：<br>—肛门<br>—食管<br>—大肠<br>—喉<br>—口腔<br>—咽<br>—直肠<br>—小肠<br>—胃<br>—气管 | 粘膜炎（功能性/有症状的）<br>—选择 | 上呼吸消化道部位：最小限度的症状，正常饮食；最小限度的呼吸症状，但不影响功能<br>下 GI 部位：最小限度的不适，无需治疗 | 上呼吸消化道部位：有症状但能吃和咽经改良的食物；有呼吸症状，影响功能，但不影响日常生活<br>下 GI 部位：有症状，需药物治疗，但不影响日常生活 | 上呼吸消化道部位：有症状，不能经口获得足够的营养或氢氧化物；有呼吸症状，影响日常生活<br>下 GI 部位：粪便失禁或其他症状，影响日常生活 | 有生命危险的相关症状 | 死亡 |
| 注释：粘膜炎/口腔炎（功能性/有症状的）可适用于辐射、制剂、GVHD 引起的上呼吸消化道粘膜炎。 | | | | | | |
| 恶心 | 恶心 | 食欲减退，但不改变饮食习惯 | 经口摄入东西减少，无明显体重减轻，脱水或营养不良；需静脉输液＜24hr | 经口摄入热量或液体不足；需静脉输液、管喂饮食或 TPN ≥24hr | 有生命危险 | 死亡 |
| 坏疽，GI<br>—选择<br>—肛门<br>—结肠/盲肠/阑尾<br>—十二指肠<br>—食管<br>—胆囊<br>—肝<br>—回肠<br>—空肠<br>—口<br>—胰腺<br>—腹膜腔<br>—咽<br>—直肠<br>—小肠 NOS<br>—气门<br>—胃 | 坏疽，GI<br>—选择 | — | — | 无法通过胃肠道获得足够的营养（如需经肠或胃肠外给予营养品）；需介入 X 光线、内镜、手术治疗 | 有生命危险；需器官完全切除术（如结肠完全切除术） | 死亡 |
| 同样考虑：内脏动脉缺血（非心肌的） | | | | | | |

续表

| 不良反应 | 简称 | 级别 | | | | |
|---|---|---|---|---|---|---|
| | | 1 | 2 | 3 | 4 | 5 |
| 阻塞，GI<br>一选择<br>一盲肠<br>一结肠<br>一十二指肠<br>一食管<br>一胆囊<br>一回肠<br>一空肠<br>一小肠 NOS<br>一气门<br>一胃 | 阻塞，GI<br>一选择 | 无症状，仅为X光线发现 | 有症状；改变GI功能（如改变饮食习惯，呕吐，腹泻，GI液体流失）；需静脉输液＜24hr | 有症状，重度改变GI功能（如改变饮食习惯，呕吐，腹泻，GI液体流失）；需静脉输液、管喂饮食或TPN≥24hr；需手术治疗 | 有生命危险；需器官完全切除术（如结肠完全切除术） | 死亡 |
| 提示：手术损伤按“术中损伤一选择”进行分级，在“外科手术/术中损伤”中选择器官或组织。<br>提示：骨盆疼痛在“疼痛”中按“疼痛一选择”进行分级。 | | | | | | |
| 穿孔，GI<br>一选择<br>一阑尾<br>一胆管树<br>一盲肠<br>一结肠<br>一十二指肠<br>一食管<br>一胆囊<br>一回肠<br>一空肠<br>一直肠<br>一小肠 NOS<br>一胃 | 穿孔，GI<br>一选择 | 无症状，仅为X光线发现 | 需药物治疗；静脉输液＜24hr | 需静脉输液、管喂饮食或TPN≥24hr；需手术治疗 | 有生命危险 | 死亡 |
| 直肠炎 | 直肠炎 | 直肠不适，无需治疗 | 有症状但不影响日常生活；需药物治疗 | 粪便失禁或影响日常生活的其他症状；需手术治疗 | 有生命危险（如穿孔） | 死亡 |
| 气管下垂，GI | 气管下垂，GI | 无症状 | 局部需特别照料与维护；需做较小的修正 | 气管功能不足；需做较大的修正 | 有生命危险 | 死亡 |
| 注释：其他气管并发症可按以下选项进行分级：“瘘管，GI一选择”；“遗尿（包括吻合口的），GI一选择”；“阻塞，GI一选择”；“穿孔，GI一选择”；“器官狭窄（包括吻合口的），GI一选择”。<br>提示：直肠或直肠周围疼痛（肛部疼痛）在“疼痛”中按“疼痛一选择”进行分级。 | | | | | | |
| 唾腺变化/唾液 | 唾腺变化 | 唾液轻度变稠；味觉轻度改变（如金属味） | 唾液变粘稠；味觉明显改变；需调整饮食；分泌物引发的症状不影响日常生活 | 急性唾腺坏疽；分泌物引发的重度症状影响日常生活 | 导致残废 | 一 |

续表

| 不良反应 | 简称 | 级别 1 | 2 | 3 | 4 | 5 |
|---|---|---|---|---|---|---|
| 同样考虑：口干/唾腺（口腔干燥）；粘膜炎/口腔炎（临床测验）一选择；粘膜炎/口腔炎（功能性/有症状的）一选择；味觉变化（味觉障碍）<br>提示：脾功能按“血液/骨髓”进行分级。 | | | | | | |
| 器官狭窄（包括吻合口的），GI<br>一选择<br>一肛门<br>一胆管树<br>一盲肠<br>一结肠<br>一十二指肠<br>一食管<br>一回肠<br>一空肠<br>一胰腺/胰腺管<br>一咽<br>一直肠<br>一小肠NOS<br>一气门<br>一胃 | 器官狭窄，GI<br>一选择 | 无症状，仅为X光线发现 | 有症状；改变GI功能（如改变饮食习惯，呕吐，出血，腹泻）；需静脉输液<24hr | 有症状，重度改变GI功能（如改变饮食习惯，腹泻，GI液体流失）；需静脉输液、管喂饮食或TPN≥24hr；需手术治疗 | 有生命危险；需器官完全切除术（如结肠完全切除术） | 死亡 |
| 味觉变化（味觉障碍） | 味觉变化 | 味觉变化，但未改变饮食 | 味觉变化，饮食改变（如口服营养补充餐）；有害或使人不愉快的味道；丧失味觉 | — | — | — |
| 盲肠炎（盲肠发炎） | 盲肠炎 | 无症状，仅为病理或X光线发现 | 腹痛；粪便带粘液或血 | 腹痛，发热，肠梗阻；腹膜炎症状 | 有生命危险（如穿孔、出血、缺血、坏疽）；需手术治疗 | 死亡 |
| 同样考虑：大肠炎；肠梗阻，GI（肠功能性阻塞即神经性便秘）；出血，GI一选择 | | | | | | |
| 溃疡，GI<br>一选择<br>一肛门<br>一盲肠<br>一结肠<br>一十二指肠<br>一食管<br>一回肠<br>一空肠<br>一直肠<br>一小肠NOS<br>一气门<br>一胃 | 溃疡，GI<br>一选择 | 无症状，仅为X光线、内镜发现 | 有症状，改变GI功能（如改变饮食习惯，口服营养补充餐）；需静脉输液<24hr | 有症状，重度改变GI功能（如经口摄入热量或液体不足）；需静脉输液、管喂饮食或TPN≥24hr | 有生命危险 | 死亡 |

续表

| 不良反应 | 简称 | 级别 | | | | |
| --- | --- | --- | --- | --- | --- | --- |
| | | 1 | 2 | 3 | 4 | 5 |
| 同样考虑：出血，GI—选择；溃疡 | | | | | | |
| 呕吐 | 呕吐 | 24hr 1 次 | 24hr 2～5 次；需静脉输液＜24hr | 24hr≥6 次；需静脉输液或 TPN ≥24hr | 有生命危险 | 死亡 |
| 同样考虑：脱水 | | | | | | |
| 胃肠道系统－其他情形（指定，—） | GI－其他情形(指定) | 轻度 | 中度 | 重度 | 有生命危险 | 死亡 |

**表 12　生长和发育**

| 不良反应 | 简称 | 级别 1 | 级别 2 | 级别 3 | 级别 4 | 级别 5 |
|---|---|---|---|---|---|---|
| 骨龄（骨龄改变） | 骨龄 | — | — | — | — | — |
| 骨骺生长；股骨头；股骨骨骺脱离 | 股骨头生长 | 轻度外翻/内翻畸形 | 中度外翻/内翻畸形，有症状，影响功能，但不影响 ADL | 轻度股骨骨骺脱离；需要手术治疗（如固定）；影响 ADL | 致残，严重的股骨骨骺脱离＞60%；缺血性坏死 | — |
| 骨骼生长；肢体长度差异 | 肢体长度 | 轻度长度差异，＜2cm | 中度长度差异，2～5cm，需要使用鞋拔 | 严重的长度差异，＞5cm，需要手术治疗，影响 ADL | 致残；骺骨干固定术 | — |
| 骨骼生长；脊柱后凸/前凸 | 脊柱后凸/前凸 | 放射影像学轻微改变 | 中度增强，影响功能，但不影响 ADL | 明显增强，需要手术治疗，影响 ADL | 致残（如无法抬头） | — |
| 生长速度（生长速度减慢） | 生长速度减慢 | 与基线生长曲线相比，减慢 10%～29% | 与基线生长曲线相比，减慢 30%～49% | 与基线生长曲线相比，减慢≥50% | — | — |
| 青春期（延迟） | 青春期延迟 | — | 女性到 13 岁还没有乳房发育，男性到 14.5 岁还没有 Tanner2 期发育 | 女性到 14 岁，男孩到 16 岁还没有性发育；需要激素替代治疗 | — | — |
| 青春期（早熟） | 早熟性青春期 | — | 女性不到 7 岁，男性不到 9 岁就出现青春期的身体征象 | — | — | — |
| 身材矮小 | 身材矮小 | 与相同年龄和性别的平均身高相比，相差 2 个标准差以上 | ADL 改变 | — | — | — |
| 备注：身材矮小是生长激素缺乏所致。还要考虑：神经内分泌：生长激素分泌异常 | | | | | | |
| 生长和发育-其他（指定，-） | 生长和发育 - 其他（指定） | 轻度 | 中度 | 重度 | 有生命危险；致废 | 死亡 |

表 13　出血/流血

| 不良反应 | 简称 | 级别 1 | 2 | 3 | 4 | 5 |
|---|---|---|---|---|---|---|
| 血肿 | 血肿 | 最小限度的症状，无需介入性治疗 | 需最小的介入性清除或抽取手术 | 输血，需介入X光线或手术治疗 | 有生命危险；需较大的紧急治疗 | 死亡 |
| 注释：血肿指伤口、手术部位的溢出物或其他疗法的继发症状。输血指输入 pRBC。<br>同样考虑：纤维蛋白原；INR（凝血酶原时间国际标准化比率）；血小板；PTT（部分凝血酶原时间）。 | | | | | | |
| 外科手术、术中、术后引发的出血/流血 | 手术引发的出血 | — | — | 需输入规范之外的2单位非自体 pRBC（儿童 10cc/kg）；术后需介入X光线、内镜、手术治疗 | 有生命危险 | 死亡 |
| 注释：术后期间指手术后72小时以内。输 pRBC 时需核实规范中合适的指导原则。<br>同样考虑：纤维蛋白原；INR（凝血酶原时间国际标准化比率）；血小板；PTT（部分凝血酶原时间）。 | | | | | | |
| 出血，CNS | CNS出血 | 无症状，仅为X光线发现 | 需药物治疗 | 需脑室切开术，ICP监测，心室内血栓溶解法或手术治疗 | 有生命危险；神经缺陷/残障 | 死亡 |
| 同样考虑：纤维蛋白原；INR（凝血酶原时间国际标准化比率）；血小板；PTT（部分凝血酶原时间） | | | | | | |
| 出血，GI<br>—选择<br>—腹部 NOS<br>—肛门<br>—阑尾<br>—胆管树<br>—盲肠/阑尾<br>—结肠<br>—十二指肠<br>—食管<br>—回肠<br>—空肠<br>—肝脏<br>—下 GI NOS<br>—口腔<br>—胰腺<br>—腹膜腔<br>—直肠<br>—气门<br>—胃<br>—上 GI NOS<br>—血管曲张（食管）<br>—血管曲张（直肠） | 出血，GI<br>—选择 | 轻度，无需治疗（除补铁外） | 有症状，需药物或较小的烧灼治疗 | 输血，需介入X光线、内镜或手术治疗；放射疗法（即出血部位止血法） | 有生命危险；需较大的紧急治疗 | 死亡 |
| 注释：输血指输入 pRBC。<br>同样考虑：纤维蛋白原；INR（凝血酶原时间国际标准化比率）；血小板；PTT（部分凝血酶原时间）。 | | | | | | |

续表

| 不良反应 | 简称 | 级别 | | | | |
| --- | --- | --- | --- | --- | --- | --- |
| | | 1 | 2 | 3 | 4 | 5 |
| 出血，GU<br>—选择<br>—膀胱<br>—输卵管<br>—肾<br>—卵巢<br>—前列腺<br>—后腹膜腔<br>—精索<br>—气门<br>—睾丸<br>—输尿管<br>—尿道<br>—尿道 NOS<br>—子宫<br>—阴道<br>—输精管 | 出血，GU<br>—选择 | 最小限度或显微镜可见的出血；无需治疗 | 大量出血，需药物治疗或冲洗尿道 | 输血，需介入X光线、内镜或手术治疗；放射疗法（即出血部位止血法） | 有生命危险；需较大的紧急治疗 | 死亡 |
| 注释：输血指输入pRBC。<br>同样考虑：纤维蛋白原；INR（凝血酶原时间国际标准化比率）；血小板；PTT（部分凝血酶原时间） | | | | | | |
| 出血，肺/上呼吸道<br>—选择<br>—支气管肺 NOS<br>—支气管<br>—喉<br>—肺<br>—胸腔纵隔<br>—鼻<br>—咽<br>—呼吸道 NOS<br>—气门<br>—气管 | 肺出血<br>—选择 | 轻度，无需治疗 | 有症状，需药物治疗 | 输血，需介入X光线、内镜或手术治疗；放射疗法（即出血部位止血法 | 有生命危险；需较大的紧急治疗 | 死亡 |
| 注释：输血指输入pRBC。<br>同样考虑：纤维蛋白原；INR（凝血酶原时间国际标准化比率）；血小板；PTT（部分凝血酶原时间） | | | | | | |
| 淤斑/紫癜（皮肤、粘膜出血/流血） | 淤斑 | 少数淤斑 | 中度淤斑；紫癜 | 大面积淤斑或紫癜 | — | 死亡 |
| 同样考虑：纤维蛋白原；INR（凝血酶原时间国际标准化比率）；血小板；PTT（部分凝血酶原时间）<br>提示：玻璃体出血按“眼睛/视觉”进行分级。 | | | | | | |
| 出血/流血—其他情形（指定，—） | 出血—其他情形（指定） | 轻度，无需输血 | — | 需输血 | 大量出血，必须进行较大的干涉治疗 | 死亡 |

表 14　肝胆/胰腺

| 不良反应 | 简称 | 级别 | | | | |
|---|---|---|---|---|---|---|
| | | 1 | 2 | 3 | 4 | 5 |
| 提示：胆管树损伤按“胃肠道系统”中以下几项进行分级：瘘管，GI—选择；遗尿（包括吻合口的），GI—选择；坏疽，GI—选择；阻塞，GI—选择；穿孔，GI—选择；器官狭窄（包括吻合口的），GI—选择。 | | | | | | |
| 胆囊炎 | 胆囊炎 | 无症状，仅为X光线发现 | 有症状，需药物治疗 | 需介入X光线、内镜、手术治疗 | 有生命危险（如脓血症、穿孔） | 死亡 |
| 同样考虑：感染（经临床或微生物学证实）伴Ⅲ/Ⅳ度中性粒细胞增多一选择；感染伴正常ANC或Ⅰ/Ⅱ度中性粒细胞增多一选择；感染，ANC未知一选择。 | | | | | | |
| 肝功能不全/衰竭(临床的) | 肝功能不全 | — | 黄疸 | 震颤 | 脑病或昏迷 | 死亡 |
| 注释：黄疸不作为一种不良反应考虑，但肝功能异常或胆管堵塞时会发生这一现象，可按“肝功能不全/衰竭”或“胆红素升高”进行分级。<br>同样考虑：胆红素 | | | | | | |
| 胰腺，外分泌酶不足 | 胰腺，外分泌酶不足 | — | 排便次数、体积、气味增加；脂肪痢 | 吸收不良的后遗症（如体重减轻） | 有生命危险 | 死亡 |
| 同样考虑：腹泻 | | | | | | |
| 胰腺炎 | 胰腺炎 | 无症状，酶升高和/或X光线发现 | 有症状，需药物治疗 | 需介入X光线、手术治疗 | 有生命危险（如循环衰竭、出血、脓血症） | 死亡 |
| 同样考虑：淀粉酶<br>提示：狭窄（胆管树、肝、胰腺）在“胃肠道系统”中按“器官狭窄（包括吻合口的），GI—选择”进行分级。 | | | | | | |
| 肝胆/胰腺一其他情形（指定，一） | 肝胆一其他情形（指定） | 轻度 | 中度 | 重度 | 有生命危险；导致残废 | 死亡 |

**表 15 感染**

| 不良反应 | 简称 | 级别 | | | | |
|---|---|---|---|---|---|---|
| | | 1 | 2 | 3 | 4 | 5 |
| 大肠炎，感染（难治性梭状杆菌） | 大肠炎，感染 | 无症状，仅为病理或 X 光线发现 | 腹痛，伴粪便中带粘液/血 | 需静脉输入抗生素或 TPN | 有生命危险（如穿孔、出血、缺血、坏疽、毒性巨结肠症）；需切除术或引流术 | 死亡 |
| 同样考虑：出血，GI—选择；盲肠炎（盲肠发炎） | | | | | | |
| 嗜中性白血球减少症引起的发热（原因未明的发热，无经临床或微生物学证实的感染）(ANC＜1.0 $\times 10^9$/L，发热≥38.5℃) | 嗜中性白血球减少症引起的发热 | — | — | 出现 | 有生命危险（如败血症性休克、低血压、酸毒症、坏疽） | 死亡 |
| 同样考虑：嗜中性粒细胞/粒细胞（ANC/AGC） | | | | | | |
| 感染（经临床或微生物学证实）伴Ⅲ/Ⅳ度中性粒细胞增多（ANC＜1.0 $\times 10^9$/L）—选择选项见此不良反应的最后一页 | 感染（经临床证实）—选择 | — | 局部化，需局部治疗 | 需静脉输入抗生素、抗真菌或滤过性病原体的药物；需介入 X 光线或手术治疗 | 有生命危险（如败血症性休克、低血压、酸毒症、坏疽） | 死亡 |
| 注释：发热伴Ⅲ/Ⅳ度中性粒细胞增多，且不存在经证实的感染可按“嗜中性白血球减少症引起的发热（原因未明的发热，无经临床或微生物学证实的感染）”进行分级。<br>同样考虑：嗜中性粒细胞/粒细胞（ANC/AGC） | | | | | | |
| 感染伴正常 ANC 或Ⅰ/Ⅱ度中性粒细胞增多—选择选项见此不良反应的最后一页 | 感染伴正常 ANC | — | 局部化，需局部治疗 | 需静脉输入抗生素、抗真菌或滤过性病原体的药物；需介入 X 光线或手术治疗 | 有生命危险（如败血症性休克、低血压、酸毒症、坏疽） | 死亡 |
| 感染伴 ANC 未知—选择选项见此不良反应的最后一页 | 感染伴 ANC 未知—选择 | — | 局部化，需局部治疗 | 需静脉输入抗生素、抗真菌或滤过性病原体的药物；需介入 X 光线或手术治疗 | 有生命危险（如败血症性休克、低血压、酸毒症、坏疽） | 死亡 |
| 注释：“感染伴 ANC 未知—选择”适用于 ANC 未知的罕见情况。 | | | | | | |
| 伺机性感染伴≥Ⅱ度淋巴球减少症 | 伺机性感染 | — | 局部化，需局部治疗 | 需静脉输入抗生素、抗真菌或滤过性病原体的药物；需介入 X 光线或手术治疗 | 有生命危险（如败血症性休克、低血压、酸毒症、坏疽） | 死亡 |
| 同样考虑：淋巴球减少症 | | | | | | |

续表

| 不良反应 | 简称 | 级别 | | | | |
|---|---|---|---|---|---|---|
| | | 1 | 2 | 3 | 4 | 5 |
| 病毒性肝炎 | 病毒性肝炎 | 出现，转氨酶和肝功能正常 | 转氨酶异常，肝功能正常 | 有症状的肝功能不全；活组织纤维化；代偿性硬化 | 肝功能代谢失调（腹水、凝血病、脑病、昏迷） | 死亡 |
| 注释：非病毒性肝炎按“感染一选择”进行分级。<br>同样考虑：清蛋白，血清一低（低清蛋白血症）；ALT，SGPT；AST，SGOT；胆红素；脑病 | | | | | | |
| 感染一其他情形（指定，一） | 感染一其他情形（指定） | 轻度 | 中度 | 重度 | 有生命危险；导致残废 | 死亡 |

| 感染一选择 | | |
|---|---|---|
| 耳/听觉 | 全身症状 | 肺/上呼吸道 |
| 一外耳（外耳炎） | 一导尿管引起的 | 一支气管 |
| 一中耳（中耳炎） | 一异物（如移植、植入、假体、支架） | 一喉 |
| 心血管 | 一伤口 | 一肺（肺炎） |
| 一动脉 | 肝胆/胰腺 | 一胸腔纵隔 NOS |
| 一心脏（心内膜炎） | 一胆管树 | 一粘膜 |
| 一脾 | 一胆囊（胆囊炎） | 一颈 NOS |
| 一静脉 | 一肝脏 | 一鼻 |
| 皮肤病学/皮肤 | 一胰腺 | 一鼻侧 |
| 一唇/口周围 | 淋巴系统 | 一咽 |
| 一造口周围 | 一淋巴腺 | 一胸膜（积脓症） |
| 一皮肤（脂肪团） | 肌肉与骨骼肌 | 一窦 |
| 一手（指甲） | 一骨（骨髓炎） | 一气管 |
| 胃肠道系统 | 一关节 | 一上呼吸消化道 NOS |
| 一腹部 NOS | 一肌肉（肌炎） | 一上呼吸道 NOS |
| 一肛门/肛门周围 | 一软组织 NOS | 肾/泌尿生殖系统 |
| 一阑尾 | 神经系统 | 一膀胱（尿道） |
| 一盲肠 | 一脑（脑炎） | 一肾 |
| 一结肠 | 一脑十脊髓（脑脊髓炎） | 一前列腺 |
| 一牙齿 | 一脑膜（脑膜炎） | 一输尿管 |
| 一十二指肠 | 一颅神经 | 一尿道 |
| 一食管 | 一外周神经 | 一尿道 NOS |
| 一回肠 | 一脊髓（脊髓炎） | 性/生殖功能 |
| 一空肠 | 视觉 | 一子宫颈 |
| 一口 | 一眼结膜 | 一输卵管 |
| 一口腔一齿龈（齿龈炎） | 一角膜 | 一骨盆 NOS |
| 一腹膜腔 | 一眼 NOS | 一阴茎 |
| 一直肠 | 一晶状体 | 一阴囊 |
| 一唾腺 | | 一子宫 |
| 一小肠 NOS | | 一阴道 |
| 一胃 | | 一外阴 |

**表16　淋巴系统**

| 不良反应 | 简称 | 级别 | | | | |
| --- | --- | --- | --- | --- | --- | --- |
| | | 1 | 2 | 3 | 4 | 5 |
| 乳糜或淋巴液遗漏 | 乳糜或淋巴液遗漏 | 无症状，临床或X光线发现 | 有症状，需药物治疗 | 需介入X光线或手术治疗 | 有生命危险 | 死亡 |
| 同样考虑：乳糜胸 | | | | | | |
| 淋巴水肿的皮肤变化，静脉淋巴水肿 | 皮肤变化 | 皮肤增厚或轻微变色 | 明显变色；皮革样皮肤；乳突形成 | — | — | 死亡 |
| 注释：“淋巴水肿的皮肤变化，静脉淋巴水肿”指因静脉停滞而引起的变化。<br>同样考虑：溃疡 | | | | | | |
| 水肿：头和颈 | 水肿：头和颈 | 根源处局部水肿，未导致残废或功能损伤 | 面部、颈局部水肿伴功能损伤 | 面部、颈大面积水肿伴功能损伤（如与基线值相比，难以转动脖子或开口） | 重度，伴溃疡或脑水肿；需气管切开术或管喂饮食 | 死亡 |
| 水肿：肢体 | 水肿：肢体 | 肢体间体积或圆周的最大可视差异相差5%～10%；近距离观察解剖学结构肿胀或模糊；凹陷性水肿 | 肢体间体积或圆周的最大可视差异相差＞10%～30%；解剖学结构明显模糊；皮肤皱褶消失；解剖学轮廓明显异常 | 肢体间体积或圆周的最大可视差异相差＞30%；解剖学轮廓显著异常；影响日常生活 | 进展为恶性的（如淋巴管肉瘤）；需做切除术；导致残废 | 死亡 |
| 水肿：躯干/生殖器 | 水肿：躯干/生殖器 | 近距离观察解剖学结构肿胀或模糊；凹陷性水肿 | 解剖学结构明显模糊；皮肤皱褶消失；解剖学轮廓明显异常 | 淋巴溢；影响日常生活；解剖学轮廓显著异常； | 进展为恶性的（如淋巴管肉瘤）；导致残废 | 死亡 |
| 水肿：内脏 | 水肿：内脏 | 无症状，仅为临床或X光线发现 | 有症状，需药物治疗 | 有症状，但无法经口获得足够的营养；需介入X光线或手术治疗 | 有生命危险 | 死亡 |
| 淋巴水肿相关的纤维症 | 淋巴水肿相关的纤维症 | 最小限度到中度多余的软组织，对抬高或压缩无反应，并带有中度坚硬的结构或触觉上有海绵感 | 密度与硬度显著增加，伴/不伴牵扯 | 非常显著的密度与硬度增加，伴水肿面积牵扯≥40% | — | 死亡 |
| 淋巴囊肿 | 淋巴囊肿 | 无症状，仅为临床或X光线发现 | 有症状，需药物治疗 | 有症状，需介入X光线或手术治疗 | — | 死亡 |
| 静脉淋巴索 | 静脉淋巴索 | 无症状，仅为临床发现 | 有症状，需药物治疗 | 有症状并导致挛缩或动作幅度减少 | — | 死亡 |
| 淋巴系统—其他情形（指定，—） | 淋巴系统—其他情形(指定) | 轻度 | 中度 | 重度 | 有生命危险；导致残废 | 死亡 |

**表 17　代谢系统/实验室**

| 不良反应 | 简称 | 级别 | | | | |
|---|---|---|---|---|---|---|
| | | 1 | 2 | 3 | 4 | 5 |
| 酸毒症（代谢或呼吸的） | 酸毒症 | pH＜正常水平，但≥7.3 | — | pH＜7.3 | pH＜7.3，有生命危险 | 死亡 |
| 清蛋白，血清一低（低清蛋白血症） | 低清蛋白血症 | ＜LLN - 3g/dL<br>＜LLN - 30 g/L | ＜3～2g/dL<br>＜30～20 g/L | ＜2 g/dL＜20 g/L | — | 死亡 |
| 碱性磷酸酶 | 碱性磷酸酶 | ＞ULN - 2.5×ULN | ＞2.5～5.0×ULN | ＞5.0～20.0×ULN | ＞20.0×ULN | 死亡 |
| 碱毒症（代谢或呼吸的） | 碱毒症 | pH＞正常水平，但≤7.5 | — | pH＞7.5 | pH＞7.5，有生命危险 | 死亡 |
| ALT，SGPT | ALT | ＞ULN - 2.5×ULN | ＞2.5～5.0×ULN | ＞5.0～20.0×ULN | ＞20.0×ULN | 死亡 |
| 淀粉酶 | 淀粉酶 | ＞ULN - 1.5×ULN | ＞1.5～2.0×ULN | ＞2.0～5.0×ULN | ＞5.0×ULN | 死亡 |
| AST，SGOT | AST | ＞ULN - 2.5×ULN | ＞2.5～5.0×ULN | ＞5.0～20.0×ULN | ＞20.0×ULN | 死亡 |
| 重碳酸盐，血清一低 | 重碳酸盐，血清一低 | ＜LLN - 16mmol/L | ＜16～11mmol/L | ＜11～8mmol/L | ＜8mmol/L | 死亡 |
| 胆红素（高胆红素血症） | 胆红素 | ＞ULN - 1.5×ULN | ＞1.5～3.0×ULN | ＞3.0～10.0×ULN | ＞10.0×ULN | 死亡 |

注释：黄疸不作为一种不良反应考虑，但可表现为肝功能不全/衰竭或胆红素升高。若出现黄疸伴胆红素升高按“胆红素”分级。

| | | | | | | |
|---|---|---|---|---|---|---|
| 钙，血清一低（低血钙症）离子钙 | 低血钙症 | ＜LLN - 8.0mg/dL<br>＜LLN - 2.0mmol/L<br>＜LLN - 1.0mmol/L | ＜8.0～7.0mg/dL<br>＜2.0～1.75mmol/L<br>＜1.0～0.9mmol/L | ＜7.0～6.0mg/dL<br>＜1.75～1.5mmol/L<br>＜0.9～0.8mmol/L | ＜6.0mg/dL<br>＜1.5mmol/L<br>＜0.8mmol/L | 死亡 |

注释：若出现低清蛋白血症则会有低血钙症的假象。血清清蛋白＜4.0g/dL 时，按下列方法计算并纠正血钙的浓度：纠正后的钙浓度（mg/dL）＝总钙浓度（mg/dL）- 0.8 [清蛋白浓度（mg/dL）- 4]。另外也可选择直接测量离子钙浓度以判断血钙在代谢学上的相关改变。

| | | | | | | |
|---|---|---|---|---|---|---|
| 钙，血清一高（高血钙症）离子钙 | 高血钙症 | ＞ULN - 11.5mg/dL<br>＞ULN - 2.9mmol/L<br>＞ULN - 1.5mmol/L | ＞11.5～12.5mg/dL<br>＞2.9～3.1mmol/L<br>＞1.5～1.6mmol/L | ＞12.5～13.5mg/dL<br>＞3.1～3.4mmol/L<br>＞1.6～1.8mmol/L | ＞13.5mg/dL<br>＞3.4mmol/L<br>＞1.8mmol/L | 死亡 |
| 胆固醇，血清一高（高胆固醇血症） | 胆固醇 | ＞ULN - 300mg/dL<br>＞ULN - 7.75mmol/L | ＞300～400mg/dL<br>＞7.75～10.34mmol/L | ＞400～500mg/dL<br>＞10.34～12.92mmol/L | ＞500mg/dL<br>＞12.92mmol/L | 死亡 |
| CPK | CPK | ＞ULN - 2.5×ULN | ＞2.5×ULN - 5×ULN | ＞5×ULN - 10×ULN | ＞10×ULN | 死亡 |
| 肌酐酸 | 肌酐酸 | ＞ULN - 1.5×ULN | ＞1.5～3.0×ULN | ＞3.0～6.0×ULN | ＞6.0×ULN | 死亡 |

注释：儿童患者按年龄进行合适的调整。
同样考虑：肾小球滤过率

| | | | | | | |
|---|---|---|---|---|---|---|
| GGT（γ-谷氨酰转肽酶） | GGT | ＞ULN - 2.5×ULN | ＞2.5～5.0×ULN | ＞5.0～20.0×ULN | ＞20.0×ULN | 死亡 |

续表

| 不良反应 | 简称 | 级别 | | | | |
|---|---|---|---|---|---|---|
| | | 1 | 2 | 3 | 4 | 5 |
| 肾小球滤过率 | GFR | ＜75%～50%LLN | ＜50%～25%LLN | ＜25%LLN，无需慢性透析 | 需慢性透析或肾移植 | 死亡 |
| 同样考虑：肌酐酸 | | | | | | |
| 葡萄糖，血清一高（高血糖症） | 高血糖症 | ＞ULN-160mg/dL<br>＞ULN-8.9mmol/L | ＞160～250mg/dL<br>＞8.9～13.9mmol/L | ＞250～500mg/dL<br>＞13.9～27.8mmol/L | ＞500mg/dL<br>＞27.8mmol/L<br>或酸毒症 | 死亡 |
| 注释：高血糖症一般规定禁食，除非规范中另有规定。 | | | | | | |
| 葡萄糖，血清一低（低血糖症） | 低血糖症 | ＜LLN-55mg/dL<br>＜LLN-3.0mmol/L | ＜55～40mg/dL<br>＜3.0～2.2mmol/L | ＜40～30mg/dL<br>＜2.2～1.7mmol/L | ＜30mg/dL<br>＜1.7mmol/L | 死亡 |
| 血红素尿 | 血红素尿 | 出现 | — | — | — | 死亡 |
| 脂肪酶 | 脂肪酶 | ＞ULN-1.5×ULN | ＞1.5～2.0×ULN | ＞2.0～5.0×ULN | ＞5.0×ULN | 死亡 |
| 镁，血清一高（高镁血症） | 高镁血症 | ＞ULN-3.0mg/dL<br>＞ULN-1.23mmol/L | — | ＞3.0～8.0mg/dL<br>＞1.23～3.30mmol/L | ＞8.0mg/dL<br>＞3.30mmol/L | 死亡 |
| 镁，血清一低（低镁血症） | 低镁血症 | ＜LLN-1.2mg/dL<br>＜LLN-0.5mmol/L | ＜1.2～0.9mg/dL<br>＜0.5～0.4mmol/L | ＜0.9～0.7mg/dL<br>＜0.4～0.3mmol/L | ＜0.7mg/dL<br>＜0.3mmol/L | 死亡 |
| 磷酸盐，血清一低（低磷酸盐血症） | 低磷酸盐血症 | ＜LLN-2.5mg/dL<br>＜LLN-0.8mmol/L | ＜2.5～2.0mg/dL<br>＜0.8～0.6mmol/L | ＜2.0～1.0mg/dL<br>＜0.6～0.3mmol/L | ＜1.0mg/dL<br>＜0.3mmol/L | 死亡 |
| 钾，血清一高（高钾血症） | 高钾血症 | ＞ULN-5.5mmol/L | ＞5.5～6.0mmol/L | ＞6.0～7.0mmol/L | ＞7.0mmol/L | 死亡 |
| 钾，血清一低（低钾血症） | 低钾血症 | ＜LLN-3.0mmol/L | — | ＜3.0～2.5mmol/L | ＜2.5mmol/L | 死亡 |
| 蛋白尿症 | 蛋白尿症 | 1＋或0.15-1.0g/24hr | 2＋至3＋或＞1.0～3.5 g/24hr | 4＋或＞3.5 g/24hrs | 肾病综合症 | 死亡 |
| 钠，血清一高（高钠血症） | 高钠血症 | ＞ULN-150mmol/L | ＞150～155mmol/L | ＞155～160mmol/L | ＞160mmol/L | 死亡 |
| 钠，血清一低（低钠血症） | 低钠血症 | ＜LLN-130mmol/L | — | ＜130～120mmol/L | ＜120mmol/L | 死亡 |
| 甘油三酯，血清一高（高甘油三酯血症） | 高甘油三酯血症 | ＞ULN-2.5×ULN | ＞2.5～5.0×ULN | ＞5.0～10×ULN | ＞10×ULN | 死亡 |

续表

| 不良反应 | 简称 | 级别 | | | | |
|---|---|---|---|---|---|---|
| | | 1 | 2 | 3 | 4 | 5 |
| 尿酸，血清一高（高尿酸血症） | 高尿酸血症 | >ULN－10mg/dL ≤0.59 mmol/L 无生理反应 | — | >ULN－10mg/dL ≤0.59 mmol/L 有生理反应 | >10mg/dL >0.59mmol/L | 死亡 |
| 代谢系统/实验室一其他情形（指定，一） | 代谢系统/实验室一其他情形（指定） | 轻度 | 中度 | 重度 | 有生命危险；导致残废 | 死亡 |

**表 18　肌肉与骨骼/软组织**

| 不良反应 | 简称 | 级别 | | | | |
|---|---|---|---|---|---|---|
| | | 1 | 2 | 3 | 4 | 5 |
| 关节炎（非败血性） | 关节炎 | 轻度疼痛伴发炎、红斑、关节肿胀，但不影响功能 | 中度疼痛伴发炎、红斑、关节肿胀，影响功能，但不影响日常生活 | 重度疼痛伴发炎、红斑、关节肿胀，并影响日常生活 | 导致残废 | 死亡 |
| 注释：仅在诊断为关节炎（如关节炎或表现为关节炎的情形）时报告。关节痛（关节疼痛的征兆或症状，尤其为非炎症性的）在“疼痛”中按“疼痛一选择”进行分级。 | | | | | | |
| 骨：脊柱侧凸 | 脊柱侧凸 | ≤20°；临床无法察觉 | >20°～45°；前屈可观察到；影响功能但不影响日常生活 | >45°；前屈时肩胛骨突出；需手术治疗；影响日常生活 | 导致残废（如影响心肺功能） | 死亡 |
| 颈椎运动范围 | 颈椎 ROM | 旋转或弯曲轻度受限，范围为60°～70° | 向左或右旋转<60°；弯曲<60° | 骨关节多处僵硬/融合，颈椎无法旋转 | — | — |
| 注释：倒车时需旋转 60°～65°；系鞋带时需弯曲 60°～65°。 | | | | | | |
| 外生骨疣 | 外生骨疣 | 无症状 | 涉及多部位；疼痛或影响功能 | 需切除 | 进展为恶性的（如软骨肉瘤） | 死亡 |
| 下肢（步态/步行） | 步态/步行 | 仅经训练的观测者可观察到跛足，可步行≥1 千米；步行需拐杖 | 明显跛足或肢体功能受限，但可步行≥0.1 千米（1 个街区）；步行需四脚拐杖 | 重度跛足，大步行走需维持平衡（更广范围的扶持，步长明显减少）；徒步者自由活动能力受限；需拐杖 | 无法走动 | — |
| 同样考虑：共济失调；肌无力，一般或特殊部位（非神经病变引起的）一选择 | | | | | | |
| 上肢（功能） | 上肢（功能） | 病变的上肢能做大部分家务或工作 | 无病变上肢能代偿性做大部分家务或工作 | 影响日常生活 | 导致残废；病变上肢丧失功能 | — |
| 纤维化一美容 | 纤维化一美容 | 仅近距离观察时可见 | 很明显但不损伤外貌 | 明显损伤外貌；若患者愿意可手术治疗 | — | — |

续表

| 不良反应 | 简称 | 级别 | | | | |
|---|---|---|---|---|---|---|
| | | 1 | 2 | 3 | 4 | 5 |
| 纤维化一深部结缔组织 | 纤维化一深部结缔组织 | 密度增加，有海绵感 | 密度增加，硬化或变紧 | 密度增加伴组织定型；需手术治疗；影响日常生活 | 有生命危险；导致残废；肢体切除；影响重要器官的功能 | 一 |
| 同样考虑：皮肤硬化/纤维化；肌无力，一般或特殊部位（非神经病变引起的）一选择；神经病变一运动元；神经病变一感官 | | | | | | |
| 骨折 | 骨折 | 无症状，仅为X光线发现（如普通X光片中无症状性肋骨骨折，MRI中盆骨骨折等） | 有症状但不移位；需固定 | 有症状并移位或伤口敞开伴骨暴露；需手术治疗 | 导致残废；需切断术 | 死亡 |
| 关节液 | 关节液 | 无症状，仅为临床或X光线发现 | 有症状；影响功能但不影响日常生活 | 有症状，影响日常生活 | 导致残废 | 死亡 |
| 同样考虑：关节炎（非败血性） | | | | | | |
| 关节一功能 | 关节一功能 | 僵硬度影响运动能力；ROM丧失≤25% | 僵硬度影响功能，但不影响日常生活；ROM减少>25%～50% | 僵硬度影响日常生活；ROM减少>50%～75% | 固定或非功能性关节（关节固定术）；ROM减少>75% | 一 |
| 同样考虑：关节炎（非败血性） | | | | | | |
| 局部并发症一装置/假体引发的 | 装置/假体 | 无症状 | 有症状，但不影响日常生活；局部伤口需照料；需药物治疗 | 有症状并影响日常生活；需手术治疗（如部件/装置置换或切除，重建） | 有生命危险；导致残废；肢体或器官切除 | 死亡 |
| 腰脊柱ROM | 腰脊柱ROM | 僵硬并难以弯腰拾地上很轻的物体，但能活动 | 腰脊柱能部分弯曲，但拾地上很轻的物体时需要帮助 | 多处部位僵硬/融合伴腰脊柱无法弯曲（如无法拾地上很轻的物体） | 一 | 一 |
| 肌无力，一般或特殊部位（非神经疾病引起的）<br>一选择<br>一眼外<br>一上肢<br>一下肢<br>一面部<br>一左侧<br>一眼睛<br>一骨盆<br>一右侧<br>一躯干<br>一全身/总体 | 肌无力一选择 | 无症状，体检时无力 | 有症状，影响功能，但不影响日常生活 | 有症状，并影响日常生活 | 有生命危险；导致残废 | 死亡 |

续表

| 不良反应 | 简称 | 级别 | | | | |
|---|---|---|---|---|---|---|
| | | 1 | 2 | 3 | 4 | 5 |
| 同样考虑：疲乏（虚弱、无生气、不舒服） | | | | | | |
| 肌肉/骨骼发育不全 | 肌肉/骨骼发育不全 | 面部与功能上轻度发育不全 | 畸形、发育不全或不对称，可通过假体（如鞋插入物）纠正或衣服掩藏 | 功能上明显畸形、发育不全或不对称，无法通过假体纠正或衣服掩藏 | 导致残废 | — |
| 肌炎（肌肉发炎/损伤） | 肌炎 | 轻度疼痛，但不影响功能 | 疼痛并影响功能，但不影响日常生活 | 疼痛并影响日常生活 | 导致残废 | 死亡 |
| 注释：肌炎暗示肌肉损伤（即CPK升高）<br>同样考虑：CPK；疼痛一选择 | | | | | | |
| 骨坏死（无血管的骨疽） | 骨坏死 | 无症状，仅为X光线发现 | 有症状，影响功能，但不影响日常生活；需最小限度的骨切除（即较小的死骨切除术） | 有症状并影响日常生活；需手术治疗或高比重氧 | 导致残废 | 死亡 |
| 骨质疏松症 | 骨质疏松症 | X光线发现或骨密度（BMD）t得分为－1～－2.5（骨量不足），高度未减或需治疗 | BMDt得分＜－2.5；高度减少＜2cm；需抗骨质疏松的治疗 | 骨折；高度减少≥2cm | 导致残废 | 死亡 |
| 血清肿 | 血清肿 | 无症状 | 有症状；需药物治疗或简单的抽取术 | 有症状，需介入X光线或手术治疗 | — | 死亡 |
| 软组织坏疽<br>一选择<br>一腹部<br>一上肢<br>一下肢<br>一颈<br>一骨盆<br>一胸 | 软组织坏疽一选择 | — | 局部伤口需照料；需药物治疗 | 需清创术或其他介入疗法（如高比重氧） | 有生命危险；需较大的介入疗法（如组织重建、切除、移植） | 死亡 |
| 牙关禁闭症（开口困难、受限或疼痛） | 牙关禁闭症 | 动作幅度降低但不影响进食 | 动作幅度降低，食物要求小块、较软或为浓汤 | 动作幅度降低，无法经口摄入充足的食物或水合物 | — | — |
| 提示：感染性伤口在“感染”中按“感染一选择”进行分级。<br>提示：非感染性伤口在“皮肤病学/皮肤”中按“伤口并发症，非感染性”进行分级。 | | | | | | |
| 肌肉与骨骼/软组织一其他情形（指定，—） | 肌肉与骨骼一其他情形（指定） | 轻度 | 中度 | 重度 | 有生命危险；导致残废 | 死亡 |

**表 19　神经系统**

| 不良反应 | 简称 | 级别 1 | 级别 2 | 级别 3 | 级别 4 | 级别 5 |
|---|---|---|---|---|---|---|
| 提示：ADD（注意力缺失症）按“认知障碍”进行分级。<br>提示：反应和/或表达上的失语症按“言语功能损伤（如言语障碍症或失语症）”进行分级。 | | | | | | |
| 呼吸暂停 | 呼吸暂停 | — | — | 出现 | 需插管 | 死亡 |
| 蛛网膜炎/假性脑膜炎/脊神经根炎 | 蛛网膜炎 | 有症状，但不影响功能；需药物治疗 | 有症状（如畏光、恶心）并影响功能，但不影响日常生活 | 有症状，并影响日常生活 | 有生命危险；导致残废（如瘫痪） | 死亡 |
| 同样考虑：发热（无嗜中性白血球减少症，这一症状指 ANC $<1.0\times10^9$/L）；感染一选择；疼痛一选择；呕吐 | | | | | | |
| 共济失调（失调） | 共济失调 | 无症状 | 有症状，但不影响日常生活 | 有症状并影响日常生活；需机械协助 | 导致残废 | 死亡 |
| 注释：共济失调（失调）指药物或手术治疗引起的。 | | | | | | |
| 臂丛病 | 臂丛病 | 无症状 | 有症状，但不影响日常生活 | 有症状并影响日常生活 | 导致残废 | 死亡 |
| CNS 脑血管缺血 | CNS 脑血管缺血 | — | 无症状，仅为 X 光线发现 | 短暂性缺血或发作时间≤24hr（TIA） | 脑血管意外（CVA、中风），神经障碍＞24hr | 死亡 |
| 提示：CNS 出血/流血按“出血/流血”中的“出血，CNS”进行分级。 | | | | | | |
| CNS 坏疽/囊肿进展 | CNS 坏疽 | 无症状，仅为 X 光线发现 | 有症状，但不影响日常生活；需药物治疗 | 有症状并影响日常生活；需高比重氧 | 有生命危险；导致残废；需手术预防或治疗 CNS 坏疽/囊肿进展 | 死亡 |
| 认知障碍 | 认知障碍 | 轻度认知障碍；不影响工作/学习/生活；无需特别的教育性服务/设施 | 中度认知障碍；影响工作/学习/生活但能独立生活；部分时间里需使用专门的资源 | 重度认知障碍；严重影响工作/学习/生活； | 无法正常生活；所有时间里都需使用专门的资源或生活在收容所 | 死亡 |
| 注释：认知障碍可适用于注意力缺失症（ADD）。 | | | | | | |
| 意识混乱 | 意识混乱 | 短暂性意识混乱，丧失方向知觉，或注意力缺失 | 意识混乱，丧失方向知觉，或注意力缺失，影响功能，但不影响日常生活 | 意识混乱或精神错乱，并影响日常生活 | 会伤害别人或自己；需住院治疗 | 死亡 |
| 注释：注意力缺失症（ADD）按“认知障碍”进行分级。<br>提示：颅神经病变按“神经病变一颅一选择”进行分级。 | | | | | | |
| 头晕 | 头晕 | 仅头运转或眼球震颤；不影响功能 | 影响功能，但不影响日常生活 | 影响日常生活 | 导致残废 | 死亡 |
| 注释：头晕包括失去平衡、头晕眼花、眩晕。<br>同样考虑：神经病变一颅一选择；昏厥（昏晕）<br>提示：反应和/或表达上的言语障碍症按“言语功能损伤（如言语障碍症或失语症）”进行分级。 | | | | | | |

续表

| 不良反应 | 简称 | 级别 1 | 2 | 3 | 4 | 5 |
|---|---|---|---|---|---|---|
| 脑病 | 脑病 | — | 轻微的迹象或症状；不影响日常生活 | 迹象或症状影响日常生活；需要住院治疗 | 有生命危险；导致残废 | 死亡 |
| 同样考虑：认知障碍；意识混乱；头晕；记忆力损伤；精神状态；情绪变化一选择；精神（幻觉/错觉）；嗜睡/意识沮丧 | | | | | | |
| 锥体外/非自主运动/坐立不安/震颤 | 非自主运动 | 轻度非自主运动，但不影响功能 | 中度非自主运动，影响功能，但不影响日常生活 | 重度非自主运动或斜颈，影响日常生活 | 导致残废 | 死亡 |
| 提示：头痛/神经性疼痛（如颌痛、神经痛、幻肢痛、感染后神经痛、痛苦的神经病变）按“疼痛”进行分级一在“疼痛”中选择。 | | | | | | |
| 脑积水 | 脑积水 | 无症状，仅为X光线发现 | 轻到中度症状，但不影响日常生活 | 重度症状或神经缺陷，影响日常生活 | 导致残废 | 死亡 |
| 易激惹（儿童<3岁） | 易激惹 | 轻度；易安抚 | 中度；需更多关注 | 重度；无法安抚 | — | — |
| 喉神经功能紊乱 | 喉神经 | 无症状，仅在临床检查/测试中发现 | 有症状，但不影响日常生活；无需治疗 | 有症状，并影响日常生活；需治疗（甲状软骨成型术、声带注射） | 有生命危险；需气管造口术 | 死亡 |
| 遗漏，脑脊髓液（CSF） | CSF遗漏 | 短暂性头痛；需注意姿势 | 有症状，但不影响日常生活；需血液注射 | 有症状，影响日常生活；需手术治疗 | 有生命危险；导致残废 | 死亡 |
| 注释：遗漏，脑脊髓液（CSF）可适用于与手术与持续时间>72hr相关的CSF遗漏。 | | | | | | |
| 脑白质病（X光线发现） | 脑白质病 | 蛛网膜下隙（SAS）轻度增大；轻度脑室扩大；小范围（+/−倍数）局灶性 $T_2$ 高信号，包括脑室周白质区或<1/3的大脑易感区 | SAS中度增大；中度脑室扩大；局灶性 $T_2$ 高信号延伸至半卵圆中心或包括1/3～2/3的大脑易感区 | SAS重度增大；重度脑室扩大；近整个白质区 $T_2$ 高信号或弥漫性低密度（CT） | — | 死亡 |
| 注释：脑白质病是脑白质扩散的一个过程，尤其指与坏疽无关。脑白质病（X光线发现）不包括腔隙，腔隙可成为无神经中枢组织的区域。 | | | | | | |
| 记忆力损伤 | 记忆力损伤 | 记忆力损伤，但不影响功能 | 记忆力损伤，影响功能，但不影响日常生活 | 记忆力损伤并影响日常生活 | 健忘症 | — |
| 精神状态 | 精神状态 | — | Folstein简易智力状态检查(MMSE)中，分数比相应年龄、受教育程度正常水平低1～3分 | Folstein MMSE中，分数比相应年龄、受教育程度正常水平低>3分 | — | — |

续表

| 不良反应 | 简称 | 级别 1 | 2 | 3 | 4 | 5 |
| --- | --- | --- | --- | --- | --- | --- |
| 情绪变化<br>—选择<br>—兴奋<br>—焦虑<br>—抑郁 | 情绪变化<br>—选择 | 轻度情绪变化但不影响功能 | 中度情绪变化，影响功能但不影响日常生活；需药物治疗 | 重度情绪变化并影响日常生活 | 有自杀想法；会伤害自己或别人 | 死亡 |
| 脊髓炎 | 脊髓炎 | 无症状，轻微迹象（如Babinski或Lhermitte迹象） | 虚弱或丧失知觉但不影响日常生活 | 虚弱或丧失知觉并影响日常生活 | 导致残废 | 死亡 |
| 提示：神经性疼痛在“疼痛”中按“疼痛—选择”进行分级。 | | | | | | |
| 神经病变：颅<br>—选择：<br>—CNⅠ嗅觉<br>—CNⅡ视觉<br>—CNⅢ瞳孔、上睑、特别的眼运动<br>—CNⅣ眼向下、向内运动<br>—CNⅤ运动原—颚肌肉；感觉—面部<br>—CNⅥ眼位偏斜<br>—CNⅦ运动原—面；感觉—味觉<br>—CNⅧ听觉与平衡<br>—CNⅨ运动原—咽；感觉—耳，咽，舌<br>—CNⅩ运动原—上颚；咽，喉<br>—CNⅪ运动原—胸骨乳突和斜方肌<br>—CNⅫ运动原—舌 | 神经病变：颅—选择 | 无症状，仅检查/测试中可观察到 | 有症状，但不影响日常生活 | 有症状并影响日常生活 | 有生命危险；导致残废 | 死亡 |

续表

| 不良反应 | 简称 | 级别 | | | | |
|---|---|---|---|---|---|---|
| | | 1 | 2 | 3 | 4 | 5 |
| 神经病变：运动原 | 神经病变一运动原 | 无症状，仅检查/测试时虚弱 | 有症状的虚弱，影响功能，但不影响日常生活 | 虚弱并影响日常生活；需进行支具疗法或行走时需辅助设备（如手杖或助步器） | 有生命危险；导致残废（如瘫痪） | 死亡 |
| 注释：颅神经运动原神经病变按“神经病变：颅一选择”进行分级。<br>同样考虑：喉神经机能紊乱；膈神经功能紊乱 | | | | | | |
| 神经病变：感觉 | 神经病变一感觉 | 无症状；深腱反射消失或感觉异常（包括麻刺感），但不影响功能 | 感觉改变或感觉异常（包括麻刺感），影响功能但不影响日常生活 | 感觉改变或感觉异常，并影响日常生活 | 导致残废 | 死亡 |
| 注释：颅神经感觉神经病变按“神经病变：颅一选择”进行分级。 | | | | | | |
| 个性/行为 | 个性 | 改变，但对患者或家属无不利影响 | 改变，对患者或家属有不利影响 | 需心理保健治疗 | 会伤害自己或其他人；需住院治疗 | 死亡 |
| 膈神经功能紊乱 | 膈神经 | 无症状，仅检查/测试时虚弱 | 有症状，但不影响日常生活；无需介入治疗 | 明显功能紊乱；需介入治疗（如横膈膜位置） | 有生命危险，呼吸困难；需机械换气 | 死亡 |
| 精神病（幻觉/错觉） | 精神病 | — | 短暂性发作 | 影响日常生活；需药物治疗、监督、管制 | 会伤害自己或其他人；有生命危险 | 死亡 |
| 提示：味觉改变（CNⅦ，Ⅸ）在“胃肠道系统”中按“味觉改变（味觉障碍）”进行分级。 | | | | | | |
| 椎体束功能紊乱（如音调升高，反射亢进，Babinski阳性，细微运动原协调性降低） | 椎体束功能紊乱 | 无症状，仅检查/测试时异常 | 有症状；影响功能但不影响日常生活 | 影响日常生活 | 导致残废；瘫痪 | 死亡 |
| 癫痫发作 | 癫痫发作 | — | 短暂性一般发作；可通过抗惊厥药适当控制的癫痫或不影响日常生活的罕见局灶性运动原性癫痫发作 | 意识改变的癫痫发作；难以控制的癫痫，即便药物治疗也非一般性发作 | 延时、反复性、难以控制的癫痫发作（如癫痫状态，难治性癫痫） | 死亡 |
| 嗜睡/神志清醒程度降低 | 嗜睡 | — | 嗜睡或镇静，影响功能，但不影响日常生活 | 迟钝或人事不省；难以唤醒；影响日常生活 | 昏迷 | 死亡 |

续表

| 不良反应 | 简称 | 级别 1 | 2 | 3 | 4 | 5 |
|---|---|---|---|---|---|---|
| 言语功能损伤（如言语障碍症或失语症） | 言语功能损伤 | — | 能察觉的反应或表达上的言语障碍症，但沟通能力不受损 | 反应或表达上的言语障碍症，且沟通能力受损 | 无法沟通 | — |
| 注释：言语功能损伤指原发性CNS病变引起的，非神经病变或传感器功能紊乱。<br>同样考虑：喉神经功能紊乱；声音改变/发音困难（如声嘶、失声、声音变化、喉炎） | | | | | | |
| 昏厥（昏晕） | 昏厥（昏晕） | — | — | 出现 | 有生命危险 | 死亡 |
| 同样考虑：CNS脑血管缺血；传导异常/房室传导阻滞一选择；眩晕；室上或结性心律失常一选择；血管迷走神经反应；室性心律失常一选择 | | | | | | |
| 震颤 | 震颤 | 轻度，短暂性或间断性，但不影响功能 | 中度，影响功能，但不影响日常生活 | 重度震颤，影响日常生活 | 导致残废 | — |
| 神经系统一其他情形（指定，一） | 神经系统一其他情形（指定） | 轻度 | 中度 | 重度 | 有生命危险；导致残废 | 死亡 |

表 20　眼科/视觉

| 不良反应 | 简称 | 级别 | | | | |
| --- | --- | --- | --- | --- | --- | --- |
| | | 1 | 2 | 3 | 4 | 5 |
| 白内障 | 白内障 | 无症状，检查时发现 | 有症状，视力中度下降（比20/40差），需要手术治疗（白内障手术） | 有症状，视力明显下降（比20/40差），需要手术治疗（白内障手术） | — | — |
| 干眼综合征 | 干眼 | 轻度，无需治疗 | 有症状，影响功能，但不影响ADL，需要医学治疗 | 有症状或视力下降，不影响ADL，需要手术治疗 | — | — |
| 眼睑功能异常 | 眼睑功能异常 | 无症状 | 有症状，影响功能，但不影响ADL，需要局部用药或拔毛 | 有症状，影响ADL，需要外科治疗 | — | — |
| 备注：眼睑功能障碍包括泪小管狭窄、睑外翻，红斑，睑毛脱落，睑球粘连，毛细血管扩张，厚度增加和倒睫。<br>还要考虑：神经病；颅神经-选择 | | | | | | |
| 青光眼 | 青光眼 | 眼内压升高（EIOP）需要单一的局部用药，没有视野缺损 | EIOP导致早期视野缺损（即鼻侧阶梯或弧形缺损）；需要多种局部用药或口服用药 | EIOP导致早期视野缺损明显（即上下视野都缺损）；需要手术治疗 | EIOP导致失明（20/200或更差）；需要行眼球摘除术 | — |
| 角膜炎（角膜炎症/角膜溃疡） | 角膜炎 | 只有异常眼科改变，无需治疗 | 只有异常眼科改变，无需治疗 | 有症状，影响ADL，需要手术治疗 | 穿孔或失明（20/200或更差） | — |
| 搜索提示：眼肌无力在肌肉骨骼/软组织类别中作为肌无力，全身性或特定部位（非神经病导致）-选择进行分级 | | | | | | |
| 夜盲（夜盲症） | 夜盲症 | 有症状，不影响功能 | 有症状，影响功能，但不影响ADL， | 有症状，影响ADL， | 致残 | — |
| 眼球震颤 | 眼球震颤 | 无症状 | 有症状，影响功能，但不影响ADL， | 有症状，影响ADL， | 致残 | — |
| 还要考虑：神经病；颅神经-选择：眼肌麻痹/复视（双重影像） | | | | | | |
| 眼表疾病 | 眼表疾病 | 无症状，或轻微症状，不影响功能 | 有症状，影响功能，但不影响ADL，局部抗生素或其他局部治理 | 有症状，影响ADL，需要手术治疗 | — | — |
| 备注：眼表疾病包括结膜炎，干性角结膜炎，球结膜水肿，角质化，睑结膜上皮化生 | | | | | | |
| 眼肌麻痹/复视（双重影像） | 复视 | 间歇性出现症状，无需治疗 | 有症状，影响功能，但不影响ADL， | 有症状，影响ADL，需要手术治疗 | 致残 | |
| 还要考虑：神经病；颅神经-选择 | | | | | | |

续表

| 不良反应 | 简称 | 级别 1 | 级别 2 | 级别 3 | 级别 4 | 级别 5 |
|---|---|---|---|---|---|---|
| 视盘水肿 | 视盘水肿 | 无症状 | 视力下降（20/200 或更差）；有视野缺损 | 视力下降（比 20/40 差）；明显的视野缺损，但中心 20 度的视野没有缺损 | 失明（20/200 或更差） | — |
| 还要考虑：神经病；颅神经-选择 | | | | | | |
| 眼球突出/眼球内陷 | 眼球突出/眼球内陷 | 无症状，无需治疗 | 有症状，影响功能，但不影响 ADL， | 有症状，视力明显下降， | — | — |
| 视网膜脱离 | 视网膜脱离 | 渗出性，中心视力没有缺失，无需治疗 | 渗出性，视力 20/40 或更好，但无需治疗 | 孔源性或渗出性脱离，需要手术治疗 | 失明（20/200 或更差） | — |
| 视网膜病 | 视网膜病 | 无症状 | 有症状，视力中度下降（20/40 或更好） | 有症状，视力明显下降（比 20/40 差） | 失明（20/200 或更差） | — |
| 巩膜坏死/溶化 | 巩膜坏死 | 无症状，或有症状但不影响功能 | 有症状，影响功能，但不影响 ADL，视力中度下降（20/40 或更好），需要医学治疗 | 有症状，影响 ADL，视力明显下降（比 20/40 差），需要手术治疗 | 失明（20/200 或更差），眼睛疼痛，需要进行眼球摘除术 | — |
| 眼葡萄膜炎 | 眼葡萄膜炎 | 有症状，不影响功能 | 前部葡萄膜炎，需要医学治疗 | 后部或全部葡萄膜炎，需要手术治疗 | 失明（20/200 或更差） | — |
| 视觉-视觉模糊 | 视觉模糊 | 有症状，不影响功能 | 有症状，影响功能，但不影响 ADL， | 有症状，影响 ADL， | 致残 | — |
| 视觉-闪光/漂浮物 | 闪光 | 有症状，不影响功能 | 有症状，影响功能，但不影响 ADL， | 有症状，影响 ADL， | 致残 | — |
| 视觉-畏光 | 畏光 | 有症状，不影响功能 | 有症状，影响功能，但不影响 ADL， | 有症状，影响 ADL， | 致残 | — |
| 玻璃体出血 | 玻璃体出血 | 无症状，只有临床表现 | 有症状，影响功能，但不影响 ADL， | 有症状，影响 ADL，需要行玻璃体切除术 | — | — |
| 水样眼 | 水样眼 | 有症状，无需治疗 | 有症状，影响功能，但不影响 ADL， | 有症状，影响 ADL， | — | — |
| 眼科/视觉-其他（指定，-） | 眼科-其他（指定） | 有症状，不影响功能 | 有症状，影响功能，但不影响 ADL， | 有症状，影响 ADL， | 失明（20/200 或更差） | 死亡 |

表 21　疼痛

| 不良反应 | 简称 | 级别 | | | | |
| --- | --- | --- | --- | --- | --- | --- |
| | | 1 | 2 | 3 | 4 | 5 |
| 疼痛一选择选项见下列不良反应表格 | 疼痛一选择 | 轻微疼痛，但不影响日常生活 | 中度疼痛；影响功能的疼痛或止痛，但不影响日常生活 | 重度疼痛；严重影响日常生活的疼痛或止痛 | 导致残废 | 死亡 |
| 疼痛一其他情形（指定，一） | 疼痛一其他情形（指定） | 轻微疼痛，但不影响日常生活 | 中度疼痛；影响功能的疼痛或止痛，但不影响日常生活 | 重度疼痛；严重影响日常生活的疼痛或止痛 | 导致残废 | 死亡 |

| 疼痛一选择 | | |
| --- | --- | --- |
| 耳/听觉 | 肝胆/胰腺 | 肺/上呼吸道（继续） |
| 一耳/外耳 | 一胆囊 | 一胸膜 |
| 一耳/中耳 | 一肝脏 | 一窦 |
| 心血管 | 淋巴系统 | 一咽喉/咽/喉 |
| 一心脏 | 一淋巴腺 | 肾/泌尿生殖系统 |
| 一心包膜 | 肌肉与骨骼肌 | 一膀胱 |
| 皮肤病学/皮肤 | 一背部 | 一肾 |
| 一脸 | 一骨 | 性/生殖功能 |
| 一唇 | 一臀部 | 一乳房 |
| 一齿龈 | 一肢体 | 一排卵 |
| 一头皮 | 一肠 | 一骨盆 |
| 一皮肤 | 一关节 | 一阴茎 |
| 胃肠道系统 | 一肌肉 | 一会阴 |
| 一腹部 NOS | 一颈 | 一前列腺 |
| 一肛门 | 一幻觉痛（肢体切除引发的幻觉痛） | 一阴囊 |
| 一牙/牙齿/牙周围 | | 一睾丸 |
| 一食管 | 神经系统 | 一尿道 |
| 一口腔 | 一头/头痛 | 一子宫 |
| 一腹膜 | 一神经痛/外周神经 | 一阴道 |
| 一直肠 | 视觉 | |
| 一胃 | 一眼 | |
| 全身症状 | 肺/上呼吸道 | |
| 一疼痛 NOS | 一胸膛 | |
| 一瘤痛 | 一胸/胸腔 NOS | |
| | 一喉 | |

**表22　肺/上呼吸道**

| 不良反应 | 简称 | 级别 | | | | |
|---|---|---|---|---|---|---|
| | | 1 | 2 | 3 | 4 | 5 |
| 成人呼吸窘迫综合征尚需考虑：呼吸短促；缺氧；肺炎 | ARDS | — | — | 存在，不需要插管 | 存在，需要插管 | 死亡 |
| 误吸 | 误吸 | 无症状（静息性误吸）：内窥镜或放射影像学（例如吞钡检查）发现 | 有症状（例如进食习惯改变，因误吸致咳嗽或阻塞）；需要药物治疗（例如抗生素，吸出或吸氧） | 临床或放射影像学的肺炎征象；不能经口进食 | 危及生命（例如吸入性肺炎） | 死亡 |
| 尚需考虑感染伴随3或4级分叶核中性粒细胞绝对值或1或2级分叶核中性粒细胞，不明中性粒细胞绝对值的感染；喉神经功能障碍；神经病学：颅神经；肺炎 | | | | | | |
| 肺不张 | 肺不张 | 无症状 | 有症状（例如吞咽困难，咳嗽），需要药物治疗（例如支气管吸出术，胸部理疗，吸痰术） | 需要手术治疗（例如支架，激光） | 危及生命的呼吸道症状 | 死亡 |
| 尚需考虑成人呼吸窘迫综合征；咳嗽；呼吸短促；感染伴随3或4级分叶核中性粒细胞，感染合并正常中性粒细胞绝对值或1或2级分叶核中性粒细胞，不明中性粒细胞绝对值的感染；气道阻塞；肺炎；肺纤维化（放射影像学改变） | | | | | | |
| 支气管痉挛，哮喘尚需考虑变态反应/超敏反应（包括药物热）；呼吸困难。 | 支气管痉挛 | 无症状 | 有症状但不影响功能 | 有症状并影响功能 | 包括肺部的栓塞，或有生命危险的血栓 | 死亡 |
| 肺一氧化碳弥散能力尚需考虑缺氧；肺炎；肺纤维化（放射影像学改变） | DLCO | 预期值90%～75% | 预期值75%～50% | 预期值＜50%～25% | 预期值＜25% | 死亡 |
| 乳糜胸 | 乳糜胸 | 无症状的 | 有症状；需要胸腔穿刺或引流 | 需要手术质量 | 危及生命（例如血流动力学不稳定或需要通气治疗） | 死亡 |
| 咳嗽 | 咳嗽 | 有症状，仅需要非麻醉镇咳药物 | 有症状并需要麻醉镇咳药 | 有症状并显著影响睡眠或ADL | — | — |

续表

| 不良反应 | 简称 | 级别 | | | | |
|---|---|---|---|---|---|---|
| | | 1 | 2 | 3 | 4 | 5 |
| 呼吸短促 | 呼吸短促 | 劳力性呼吸困难，但可爬1段楼梯而无需停顿 | 劳力性呼吸困难不能无停顿爬一段楼梯或走1个街区（0.1km） | 呼吸困难影响ADL | 静息性呼吸困难；需要插管或呼吸机通气 | 死亡 |
| 需考虑缺氧；神经病学；运动性；肺炎；肺纤维化（放射影像学发现） | | | | | | |
| 喉头水肿 | 喉头水肿 | 无症状性喉头水肿，仅检查发现 | 有症状性水肿，无呼吸窘迫 | 喘鸣；呼吸窘迫；影响ADL | 危及生命的气道症状；需要气管切开，插管或喉切除 | 死亡 |
| 尚需考虑变态反应/超敏反应（包括药物热） | | | | | | |
| 一秒钟用力呼气量 | PEV1 | 预期值的90%～75% | 预期值的<75%～50% | 预期值的<50%～25% | 预期值的<25% | 死亡 |
| 肺/上呼吸道瘘<br>选择<br>一支气管<br>喉<br>肺<br>口腔<br>咽<br>胸膜<br>隆突 | 瘘道，肺部选择 | 无症状，仅放射影像学发现 | 有症状，需要胸廓造口插管或药物治疗；呼吸功能改变但不影响ADL | 有症状并伴呼吸功能改变影响ADL；或需内镜治疗（例如支架）或原发性闭合需要手术 | 危及生命的后果；胸廓成形术，长期开放引流术或多发胸廓切开术 | 死亡 |
| 注：瘘管是体腔，潜在腔隙，和或皮肤之间的交通。瘘的形成位置以原发位置为准。例如，气管一食管瘘是食管癌切除或放疗所致。<br>咳血的分级见出血分类的肺/上呼吸道部分 | | | | | | |
| 打嗝 | 打嗝 | 无症状 | 有症状，需要治疗 | 有症状，明显影响睡眠或ADL | — | — |
| 缺氧 | 缺氧 | — | 运动性氧饱和度减少（例如血氧饱和度<88%）；间断性氧气吸入 | 静息时氧饱和度减少；持续氧气吸入 | 危及生命；需要插管或机械通气 | 死亡 |
| 鼻腔/鼻旁窦反应 | 鼻/鼻旁反应 | 无症状的粘膜结痂，血色分泌物 | 有症状的狭窄或水肿/缩小影响气流 | 狭窄伴明显鼻堵；影响ADL | 软组织或骨坏死 | 死亡 |
| 尚需考虑感染伴随3或4级分叶核中性粒细胞绝对值或1或2级分叶核中性粒细胞，不明中性粒细胞绝对值的感染 | | | | | | |

续表

| 不良反应 | 简称 | 级别 1 | 2 | 3 | 4 | 5 |
|---|---|---|---|---|---|---|
| 气道阻塞<br>选择一<br>支气管<br>喉<br>咽<br>隆突 | 气道阻塞选择一 | 无症状的体检、内窥镜或放射学发现阻塞或狭窄 | 有症状（例如呼吸声音变粗），但无呼吸窘迫，需要药物治疗（例如类固醇） | 影响ADL；喘鸣或需内窥镜治疗（例如支架、激光） | 危及生命的气道症状；需气管切开或插管 | 死亡 |
| 胸腔积液（非恶性） | 胸腔积液 | 无症状 | 有症状，需碳酸酐酶抑制剂治疗或不超过2次胸腔穿刺术治疗 | 有症状并需要吸氧，>2次胸腔穿刺术治疗，置管引流或胸膜剥脱术 | 危及生命（例如血流动力学不稳定或需要机械通气支持） | 死亡 |
| 尚需考虑肺不张；咳嗽；呼吸困难；缺氧；肺炎；肺纤维化。<br>胸膜疼痛见疼痛分级 | | | | | | |
| 肺炎 | 肺炎 | 无症状，仅放射影响学发现 | 有症状，但不影响ADL | 有症状，影响ADL；需要吸氧 | 危及生命；需要机械通气治疗 | 死亡 |
| 尚需考虑成人呼吸窘迫综合征；呼吸短促；缺氧；感染伴随3或4级分叶核中性粒细胞，感染合并正常中性粒细胞绝对值或1或2级分叶核中性粒细胞，不明中性粒细胞绝对值的感染；肺炎；肺纤维化。 | | | | | | |
| 气胸 | 气胸 | 无症状，仅放射影像学发现 | 有症状；需要治疗（例如需住院观察，不伴硬化症的置管治疗） | 硬化症和/或需要手术治疗 | 危及生命，引起血流动力学不稳定（例如张力性气胸）；需要机械通气 | 死亡 |
| 肺切除术后胸部引流管或气体渗漏延长 | 胸部引流管或气漏 | — | 硬化症或需加用管状胸廓造口术 | 需手术治疗（例如应用纤维包扎或封闭剂的胸廓切开术） | 危及生命；虚弱；需要器官切除 | 死亡 |
| 肺切除术后插管时间延长（术后>24小时） | 插管时间延长 | — | 术后24～72小时拔管 | 术后>72小时拔管，但在气管造口术前 | 需要气管造口术 | 死亡 |
| 肺动脉栓塞的分级见血管分类的血栓部分 | | | | | | |
| 肺纤维化（放射影像学改变） | 肺纤维化 | 微小的放射影像学该改变（或斑片或双基底部位改变），放射影像学估计全肺纤维化容积<25% | 斑块状或双基地部位放射影像学的改变，放射影像学估计全肺纤维化容积25%～50%。 | 密度增高或广泛侵润/实变，放射影像学估计全肺纤维化容积50%～70%。 | 放射影像学估计全非纤维化容积≥75%；蜂窝样 | 死亡 |

续表

| 不良反应 | 简称 | 级别 | | | | |
|---|---|---|---|---|---|---|
| | | 1 | 2 | 3 | 4 | 5 |
| 注：纤维化通常是放射或综合疗法（包括手术）后＞3个月的晚反应，被认为存在伤疤/纤维化组织。通常难以与放射或综合治疗后3个月内的肺炎区别。尚需考虑成人呼吸窘迫综合征；咳嗽；呼吸短促；缺氧；感染伴随3或4级分叶核中性粒细胞，感染合并正常中性粒细胞绝对值或1或2级分叶核中性粒细胞，不明中性粒细胞绝对值的感染。<br>复发喉功能障碍的分级见神经性喉神经功能障碍 | | | | | | |
| 肺活量 | 肺活量 | 预期值的90%～75% | 预期值的＜75%～50% | 预期值的＜50%～25% | 预期值的＜25% | 死亡 |
| 声音改变/发音困难（例如声嘶，失声或声音改变，喉炎） | 声音改变 | 轻度或间断声嘶或声音改变，但可以完全被理解 | 中度或持续声音改变，偶尔需要重复但通过电话尚可被理解 | 声音严重改变包括大部分低语；需要频繁重复或面对面交流以方便理解；需要声音辅助（例如电子喉）交流≤50% | 致残；声音不可理解或失音；需要声音辅助（例如电子喉）交流＞50%或需要书写交流＞50% | 死亡 |
| 尚需考虑喉神经功能障碍；言语损害（例如言语困难或失语症） | | | | | | |
| 肺/上呼吸道-其他（特殊说明） | 肺部-其他 | 轻度 | 中度 | 重度 | 危及生命；致残 | 死亡 |

**表 23　肾、泌尿生殖系统**

| 不良反应 | 简称 | 级别 1 | 级别 2 | 级别 3 | 级别 4 | 级别 5 |
|---|---|---|---|---|---|---|
| 膀胱痉挛 | 膀胱痉挛 | 无症状，不需治疗 | 有症状，需要抗痉挛药物治疗 | 需要麻醉类药物治疗 | 需要较大的手术治疗（例如膀胱切除术） | — |
| 膀胱炎 | 膀胱炎 | 无症状 | 尿频并排尿困难；肉眼血尿 | 输液；静脉止疼治疗；膀胱灌洗 | 大出血；主要的无选择性治疗 | 死亡 |
| 尚需考虑感染伴随 3 或 4 级分叶核中性粒细胞，感染合并中性粒细胞绝对值或 1 或 2 级分叶核中性粒细胞，不明中性粒细胞绝对值的感染 | | | | | | |
| 泌尿生殖瘘<br>选择一<br>膀胱<br>女性生殖道<br>肾脏<br>输尿管<br>尿道<br>子宫<br>阴道 | 泌尿生殖瘘选择 | 无症状，仅放射影像学发现 | 有症状，需要非侵袭性治疗 | 有症状影响 ADL；需要侵袭性治疗 | 危及生命；需要手术治疗切除部分或全部器官；持续导尿 | 死亡 |
| 注：瘘管指两个体腔，潜在腔隙和/或皮肤的异常交通，其位置指异常发生的原发位置。 | | | | | | |
| 尿失禁 | 尿失禁 | 偶尔（例如咳嗽，打喷嚏等），不需要尿垫 | 自发性，需要尿垫 | 影响 ADL；需要治疗（例如夹闭，注射胶原） | 需要手术治疗（例如膀胱切除或持续导尿） | — |
| 泌尿生殖道漏（包括吻合口）<br>选择一<br>膀胱<br>输卵管<br>肾脏<br>精索<br>输尿管<br>吻合口<br>输尿管<br>尿道<br>子宫<br>阴道<br>输精管 | 泌尿生殖道漏选择 | 无症状，仅放射影像学发现 | 有症状；需要非侵袭性治疗 | 有症状影响 GU；需要侵袭性治疗 | 危及生命 | 死亡 |

续表

| 不良反应 | 简称 | 级别 | | | | |
|---|---|---|---|---|---|---|
| | | 1 | 2 | 3 | 4 | 5 |
| 注：泌尿生殖道漏（包括吻合口）指临床症状和体征或放射影像学证实吻合口发生漏但尚未发展成为漏道。 | | | | | | |
| 泌尿生殖道阻塞<br>选择一<br>膀胱<br>前列腺<br>输卵管<br>前列腺<br>精索<br>吻合口<br>睾丸<br>输尿管<br>尿道<br>子宫<br>阴道<br>输精管 | 泌尿生殖道阻塞 | 无症状，仅放射影像学或内窥镜发现 | 有症状但无肾盂积水、肾脓肿或肾功能衰竭；需要扩张或内窥镜修补或支架治疗 | 有症状并伴器官功能改变（例如肾脓肿或肾盂积水或肾功能衰竭）；需要手术治疗 | 危及生命；器官功能衰竭或需要手术切除全部器官 | 死亡 |
| 手术损伤的分级见外科/手术过程损失分类部分<br>需考虑缺氧；神经病学；运动性；肺炎；肺纤维化（放射影像学发现） | | | | | | |
| 泌尿生殖道穿孔<br>选择一<br>膀胱<br>输卵管<br>肾脏<br>卵巢<br>前列腺<br>精索<br>吻合口<br>睾丸<br>输尿管<br>尿道<br>子宫<br>阴道<br>输精管 | 泌尿生殖道穿孔选择 | 无症状仅放射影像学发现 | 有症状，合并肾功能/泌尿道功能改变 | 有症状；需要手术治疗 | 危及生命或器官功能衰竭；需要手术切除全部器官 | 死亡 |

续表

| 不良反应 | 简称 | 级别 | | | | |
|---|---|---|---|---|---|---|
| | | 1 | 2 | 3 | 4 | 5 |
| 泌尿生殖道脱垂 | 泌尿生殖道脱垂 | 无症状，不许治疗或特别护理 | 局部特殊护理；局麻下较小的修补治疗 | 吻合口功能障碍；需要手术治疗或较大的修补手术 | 危及生命 | 死亡 |
| 注：其他吻合口并发症分级可参见泌尿生殖道瘘；泌尿生殖道漏；泌尿生殖道阻塞；泌尿生殖道穿孔；泌尿生殖道狭窄（包括吻合口）。 | | | | | | |
| 肾功能衰竭 | 肾功能衰竭 | — | — | 不需长期透析 | 需要长期透析治疗或需肾移植 | 死亡 |
| 尚需考虑肾小球滤过率 | | | | | | |
| 泌尿生殖道狭窄（包括吻合口）<br>选择—<br>膀胱<br>输卵管<br>前列腺<br>精索<br>吻合口<br>睾丸<br>输尿管<br>尿道<br>子宫<br>阴道<br>输精管 | 泌尿生殖道狭窄选择 | 无症状，仅放射影像学或内窥镜发现 | 有症状但无肾盂积水、肾脓肿或肾功能衰竭；需要扩张或内窥镜修补或支架治疗 | 有症状并伴器官功能改变（例如肾脓肿或肾盂积水或肾功能衰竭）；需要手术治疗 | 危及生命；器官功能衰竭或需手术切除器官 | 死亡 |
| 尚需考虑泌尿生殖道阻塞 | | | | | | |
| 泌尿性电解质丢失（例如 Fanconi's 综合征，肾小管性酸中毒） | 泌尿性电解质丢失 | 无症状，不需治疗 | 轻度，可逆并且可替代控制 | 不可逆需要持续替代治疗 | — | — |
| 尚需考虑酸中毒（代谢性或呼吸性）；低碳酸氢盐血症；低钙血症；低磷酸盐血症。 | | | | | | |
| 尿频/尿急 | 尿频 | 尿频或夜尿为正常的 2 倍；遗尿 | 大于正常的 2 倍但少于每小时 1 次 | 每小时超过 1 次，尿急；需要导尿 | — | — |

续表

| 不良反应 | 简称 | 级别 | | | | |
| --- | --- | --- | --- | --- | --- | --- |
| | | 1 | 2 | 3 | 4 | 5 |
| 尿潴留（包括神经源性膀胱） | 尿潴留 | 尿迟疑或滴沥，无明显残留尿；术后即发生潴留 | 需要药物治疗的尿迟疑；或需要手术舒缓膀胱并置尿管发生在手术后6走以内 | 超过每天1次的导尿治疗；需要泌尿外科治疗（例如TURP，耻骨上置管，尿道切开术） | 危及生命；器官衰竭（例如膀胱破裂）；需要手术切除器官 | 死亡 |
| 注：如知道潴留病因其分级见泌尿生殖道阻塞；泌尿生殖道狭窄。尚需考虑泌尿生殖道阻塞；泌尿生殖道狭窄。 | | | | | | |
| 尿色改变 | 尿色改变 | 存在 | — | — | — | — |
| 注：尿色改变指与饮食或生理原因无关性改变（例如胆红素，浓缩尿和血尿） | | | | | | |
| 肾脏/泌尿生殖道-其他（说明-） | 肾脏-其他（说明-） | 轻度 | 中度 | 重度 | 危及生命；致残 | 死亡 |

表 24 第二恶性肿瘤

| 不良反应 | 简称 | 级别 | | | | |
| --- | --- | --- | --- | --- | --- | --- |
| | | 1 | 2 | 3 | 4 | 5 |
| 第二恶性肿瘤-可能与癌症治疗相关（列明-） | 第二恶性肿瘤-可能与癌症治疗相关 | — | — | 不致危及生命的基地细胞或鳞状细胞皮肤癌 | 实体肿瘤，白血病或淋巴瘤 | 死亡 |

注：第二恶性肿瘤除外原发肿瘤转移。与癌症治疗相关的任何恶性肿瘤（包括 AML/MDS）应在病历重诊断。重要提示：第二恶性肿瘤不受 NCI 加速不良事件报告程序的约束。即使第二恶性肿瘤是“4 级”，但是 NCI 并不要求对任何第二恶性肿瘤加速报告。有 NCI-发起人的研究用药治疗的 AML/MDS 诊断需要用 CTEP 网站 http：//ctep. cancer. gov 上所能使用的表格进行汇报。非治疗相关性癌症在此不作报告。

表 25　性/生殖功能

| 不良反应 | 简称 | 级别 | | | | |
|---|---|---|---|---|---|---|
| | | 1 | 2 | 3 | 4 | 5 |
| 乳腺功能/泌乳 | 乳腺功能 | 乳腺异常，非功能性改变 | 乳腺异常，功能性改变 | — | — | — |
| 乳头/乳晕变形 | 乳头/乳晕 | 轻度乳头不对称，不影响射乳功能 | 乳头对称并轻微影响射乳 | 明显影响乳头射乳 | — | — |
| 乳腺容积/发育不全 | 乳腺 | 轻微不对称；轻微发育不全 | 不对称存在≤1/3 乳腺体积；中毒乳腺发育不全 | 不对称存在>1/3 乳腺体积；严重乳腺发育不全 | — | — |
| 注：乳腺体积参考双臂高举超过头顶的状态<br>痛经分级见疼痛分类<br>性交困难分级见疼痛分类<br>排便困难（尿痛）分级见疼痛分类 | | | | | | |
| 勃起功能障碍 | 勃起功能障碍 | 勃起功能下降（勃起频次/硬度），但不需辅助措施 | 勃起功能下降（勃起频次/硬度），需辅助措施 | 勃起功能下降（勃起频次/硬度），勃起辅助措施无效；需要阴茎修补 | — | — |
| 射精功能障碍 | 射精功能障碍 | 射精减少 | 不射精或反向射精 | — | — | — |
| 男性女性化分级见内分泌分类 | | | | | | |
| 男性乳房发育 | 男性乳房发育 | — | 无症状性乳腺增大 | 有症状的乳腺增大；需要治疗 | — | — |
| 尚需考虑疼痛 | | | | | | |
| 不孕/不育 | 不孕/不育 | — | 男性：精子数目减少女性：排卵功能下降 | 男性：精子缺乏女性：无卵症 | — | — |
| 月经不调 | 月经不调 | 1～3 个月无月经 | >3～6 个月无月经 | 持续闭经>6 个月 | — | — |
| 性欲 | 性欲 | 兴趣减少但不影响关系；不需治疗 | 兴趣减少并给关系带来负面影响；需要治疗 | — | — | — |
| 女性男性化分级见内分泌分类 | | | | | | |

续表

| 不良反应 | 简称 | 级别 | | | | |
|---|---|---|---|---|---|---|
| | | 1 | 2 | 3 | 4 | 5 |
| 性高潮障碍 | 性高潮障碍 | 一过性减少 | 性高潮反应减少需要治疗 | 完全无性高潮反应；对治疗无反应 | — | — |
| 骨盆疼痛分级见疼痛分类<br>阴唇或会阴溃疡分级见皮肤病学/皮肤分类溃疡项 | | | | | | |
| 阴道分泌物（非感染性） | 阴道分泌物 | 轻度 | 中到重度；需要加衬垫 | — | — | — |
| 阴道干燥尚需考虑疼痛 | 阴道干燥 | 轻度 | 影响性功能；性交困难；需要治疗 | — | — | — |
| 阴道粘膜炎 | 阴道粘膜炎 | 粘膜红斑；轻微症状 | 斑块状溃疡；中度症状或性交困难 | 融合性溃疡；轻微损伤出血；不能耐受阴道实验、性交或置止血垫 | 组织坏死；明显自发性出血；危及生命 | — |
| 阴道狭窄/长度 | 阴道狭窄 | 阴道狭窄和/或缩短，不影响功能 | 阴道狭窄和/或缩短，影响功能 | 完全消失；手术无法矫正 | — | — |
| 阴道炎（非感染性） | 阴道炎 | 轻度，不需要治疗 | 中度，需要治疗 | 严重，治疗后无减轻；溃疡，但不需治疗 | 溃疡并需手术治疗 | — |
| 性/生殖功能一其他（列明-） | 性一其他（列明-） | 轻度 | 中度 | 重度 | 致残 | 死亡 |

**表 26　手术/术中损伤**

| 不良反应 | 简称 | 级别 1 | 2 | 3 | 4 | 5 |
|---|---|---|---|---|---|---|
| 手术出血分级见出血分类的外科手术，手术中或术后出血项。 | | | | | | |
| 手术损伤-选择器官或组织结构选择见后 | 手术损伤－选择 | 受损伤器官/组织需要原方案修补 | 受损伤器官/组织需要部分切除 | 受损伤器官/组织需要完全切除或重建 | 危及生命；致残 | — |
| 注：被选择的不良事件定义为手术时发现的显著的、非预期性手术损伤，这些不良事件不包括那些基于手术时的新发现需要手术计划改变的那些额外的手术，任何由于手术所致的对病人有不良后果的后遗症也要根据相关的 CTCAE 术语进行记录 | | | | | | |
| 手术损伤-其他(列明-) | 手术损伤-其他（列明-） | 受损的器官或结构需要一期修复 | 受损的器官或结构需要部分切除 | 受损的器官或结构需要全部切除或重建 | 危及生命；致残 | — |
| 注：手术损伤一其它（列明-）仅用来汇报在下面的表中没有出现的器官的损伤。任何由于手术所致的对病人有不良反应的后遗症也要根据相关的 CTCAE 术语进行记录 | | | | | | |

外科/手术损伤一选择

| | | | | |
|---|---|---|---|---|
| 听觉/耳 | 内分泌 | 胃肠道（续） | 神经病学 | 视觉 |
| 一内耳 | 一肾上腺 | 一空肠 | 一脑 | 一结膜 |
| 一中耳 | 一甲状旁腺 | 一口腔 | 一脑膜 | 一角膜 |
| 一外耳 未作特殊说明 | 一垂体 | 一腹膜腔 | 一脊髓 | 一眼 未作特殊说明 |
| 一外耳 耳廓 | 一甲状腺 | 一直肠 | 一神经 | 一晶状体 |
| 心血管 | 头颈部 | 一小肠 未作特殊说明 | 一臂丛神经 | 一视网膜 |
| 一大动脉 | 一齿龈 | 一吻合口（胃肠道） | 一颅神经Ⅰ（嗅神经） | 肺/上呼吸道 |
| 一颈动脉 | 一喉/口周部分 | 一胃 | 一颅神经Ⅱ（视神经） | 一支气管 |
| 一脑动脉 | 唇/口周部分 | 肝胆/胰腺 | 一颅神经Ⅲ（动眼神经） | 一肺 |
| 一下肢动脉 | 一面部 未作特殊说明 | 一胆总管 | 一颅神经Ⅳ（滑车神经） | 一纵隔 |
| 一上肢动脉 | 一鼻腔 | 一肝总管 | 一颅神经Ⅴ（三叉神经）运动 | 一胸膜 |
| | | | 一颅神经Ⅴ（三叉神经）感觉神经 | 一胸导管 |
| 一肝动脉 | 一鼻咽 | 一右肝管 | 一颅神经Ⅵ（展神经） | 一隆突 |
| 一主要脏器动脉 | 一颈部 未作特殊说明 | 一左肝管 | 一颅神经Ⅶ（面神经）动睑神经 | 上气道 |

续表

| 不良反应 | 简称 | 级别 1 | 级别 2 | 级别 3 | 级别 4 | 级别 5 |
|---|---|---|---|---|---|---|
| —肺动脉 | | —鼻 | —胆系 未作特殊说明 | —颅神经Ⅶ（面神经）味觉神经 | 肾/泌尿生殖 | |
| —动脉 未作特殊说明 | | —口腔 未作特殊说明 | —胆囊 | —颅神经Ⅷ（位听神经） | —膀胱 | |
| —心脏 | | —腮腺 | —肝脏 | —颅神经Ⅶ（面神经）味觉神经 | —宫颈 | |
| | | —咽 | —胰腺 | —颅神经Ⅸ（舌咽神经） | —输卵管 | |
| —脾 | | —唾液腺导管 | —胰管 | —颅神经Ⅹ（迷走神经） | —肾脏 | |
| —下肢静脉 | | —唾液腺 | 肌肉骨骼 | —颅神经Ⅺ（副神经） | —卵巢 | |
| —上肢静脉 | | —窦 | —骨骼 | —颅神经Ⅻ（舌下神经） | —骨盆 未作特殊说明 | |
| —肝静脉 | | —牙齿 | —软骨 | —颅神经或分支 未作特殊说明 | —阴茎 | |
| —下腔静脉 | | —舌 | —下肢 | —舌的 | —前列腺 | |
| —颈静脉 | | —上呼吸消化道 未作特殊说明 | —上肢 | —肺胸的 | —阴囊 | |
| —主要内脏静脉 | | 胃肠道 | —关节 | —外周运动性的 未作特殊说明 | —睾丸 | |
| —门静脉 | | —腹部 未作特殊说明 | —韧带 | —外周感觉性的 未作特殊说明 | —输尿管 | |
| —肺静脉 | | —肛门括约肌 | —肌肉 | —喉返神经 | —尿道 | |
| —上腔静脉 | | —肛门 | —软组织未作特殊说明 | —骶丛 | —泌尿导管 | |
| —静脉 未作特殊说明 | | —阑尾 | —腱 | —坐骨神经 | —泌尿道 未作特殊说明 | |
| 皮肤病学/皮肤 | | —直肠 | | —胸背的 | —子宫 | |
| —乳腺 | | —结肠 | | | —阴道 | |
| —指甲 | | —十二指肠 | | | —女阴 | |
| —皮肤 | | —食管 | | | | |
| | | —回肠 | | | | |

**表 27　综合征**

| 不良反应 | 简称 | 级别 1 | 2 | 3 | 4 | 5 |
|---|---|---|---|---|---|---|
| 急性血管渗漏综合征的分级见心血管部分 | | | | | | |
| 肾上腺皮质功能不全分类见内分泌分类 | | | | | | |
| ARDS（成人呼吸窘迫综合征）分级见肺部分 | | | | | | |
| 乙醇不耐受综合征 | 乙醇不耐受综合征 | — | — | 存在 | — | 死亡 |
| 注：双硫仑样综合征发生在服用抗雄激素（例如尼鲁米特）期间饮酒时间<br>自身免疫反应的分级见变态反应/免疫分类自身免疫反应/超敏反应（包括药物热） | | | | | | |
| 细胞因子释放综合征/急性输液反应 | 细胞因子释放综合征 | 轻度反应；不需中断输液；不需治疗 | 需要治疗或中断输液但对对症治疗敏感（例如抗组织胺类、非甾体抗炎药、麻醉药、静脉输液）；预防性药物治疗≤24小时 | 时间延长（例如对症治疗和/或中断输液效果欠佳）；初步改进后症状复发；需要针对后遗症的住院治疗（例如肾功能损害，肺水肿） | 危及生命；加压或辅助呼吸支持治疗 | 死亡 |
| 注：细胞因子释放综合征/急性输液反应与变态反应/超敏反应有相同表现，但二者不同。急性输液反应可以因细胞因子释放而发生（例如单克隆抗体类或其他生物制剂）。临床症状和体征通常在输液中或输液开始后旋即发生，并通常在输液结束 24 小时内消退。症状/体征包括：变态反应/超敏反应（包括药物热）；关节痛；支气管痉挛；咳嗽；头晕；呼吸困难；呼吸急促；疲劳（不舒适、虚弱、嗜睡）；头痛；高血压；肌痛；恶心；搔痒；皮疹/脱屑；僵直/寒战；发函；心动过速；肿瘤痛（由于治疗引起的肿瘤痛发作或加剧）；风疹（荨麻疹、风团、风疹团）；呕吐。尚需考虑变态反应/超敏反应（包括药物热）；支气管痉挛，喘鸣；呼吸困难（呼吸急促）；高血压；低血压；缺氧；OT 间期延长；室上性或窦性心律失常；室性心律失常。<br>DIC 分级见凝血分类<br>Fanconi' 综合征分级见肾/泌尿分类肾性电解质丢失（例如 Fanconi' 综合征，肾小管酸中毒 | | | | | | |
| 流感综合征 | 流感综合征 | 症状存在但不影响功能 | 中毒或导致部分 ADL 困难 | 重度症状影响 ADL | 致残 | 死亡 |
| 注：流感综合征代表了如下的相互影响的症状如咳嗽伴粘膜症状、发热、头痛、不适、肌痛、疲惫，当单一病理生理过程发生时应用。<br>肾小管性酸中毒的分级见肾/泌尿分类肾性电解质丢失（例如 Fanconi' 综合征，肾小酸中毒 | | | | | | |
| 维甲酸综合征 | 维甲酸综合征 | 液体潴留；体重增加不超过 3Kg；需要限制液体入量和/或利尿剂 | 轻至中度症状/体征；需要类固醇治疗 | 严重症状/体重；需要住院治疗 | 危及生命；需要机械通气 | 死亡 |

续表

| 不良反应 | 简称 | 级别 1 | 2 | 3 | 4 | 5 |
|---|---|---|---|---|---|---|
| 注：病人患急性早幼粒细胞白血病应用其它药物如三氧化二砷时可表现为类似维甲酸综合征。此症状通常被描述为无其它原因可解释的发热、体重增加、呼吸窘迫、肺水肿和/或胸腔积液伴或不伴白细胞增多。<br>尚需考虑急性血管渗漏综合征；胸腔积液（非恶性）；肺炎/肺水肿。<br>抗利尿激素分泌异常综合征分级见神经内分泌；ADH 分泌异常见内分泌类<br>Stevens－Johnson 综合征见皮肤病学/皮肤分类红斑分级<br>血管性微血管凝血分类血栓性微血管病或溶血性尿毒综合征 | | | | | | |
| 肿瘤潮红 | 肿瘤潮红 | 轻度疼痛不影响功能 | 中度疼痛；疼痛或需镇痛药影响功能，但不影响 ADL | 严重疼痛；疼痛或需镇痛药影响功能和 ADL | 致残 | 死亡 |
| 注：肿瘤潮红的特点与治疗开始症状和体征相互作用有关（例如抗雌激素/雄激素治疗或异常激素分泌）。症状/体征包括肿瘤痛、可见性肿瘤发炎、高钙血症、弥漫性骨痛和其他电解质紊乱。<br>尚需考虑高钙血症。 | | | | | | |
| 肿瘤溶解综合征 | 肿瘤溶解综合征 | — | — | 存在 | — | 死亡 |
| 尚需考虑肌酐；高钾血症 | | | | | | |
| 综合征-其他（列明-） | 综合征-其他（列明-） | 轻度 | 中度 | 重度 | 危及生命；致残 | 死亡 |

表 28 血管系统

| 不良反应 | 简称 | 级别 | | | | |
| --- | --- | --- | --- | --- | --- | --- |
| | | 1 | 2 | 3 | 4 | 5 |
| 急性血管遗漏综合征 | 急性血管遗漏综合征 | — | 有症状，无需控制流速 | 危及呼吸或需控制流速 | 有生命危险；需进行收缩血管的治疗或通风 | 死亡 |
| 外周动脉缺血 | 外周动脉缺血 | — | 短暂性缺血（<24hr），无需手术即能控制，非持久性缺血 | 重复出现或时间延长（≥24hr），和/或需介入治疗 | 有生命危险；导致残废和/或伴传感器损伤（如肢体损伤） | 死亡 |
| 静脉炎（包括浅表性血栓） | 静脉炎 | — | 出现 | — | — | 死亡 |
| 同样考虑：注射部位反应/溢出物变化 | | | | | | |
| 门静脉血流 | 门静脉血流 | — | 降低门静脉血流 | 门静脉血流返流/回流 | — | 死亡 |
| 血栓症/栓塞（有关血管路径的） | 血栓症/栓塞（血管路径） | — | 深静脉血栓，或心脏血栓；无需治疗（如抗凝血剂，血栓溶解、过滤，介入性手术） | 深静脉血栓，或心脏血栓；需治疗（如抗凝血剂，血栓溶解、过滤，介入性手术） | 包括肺部的栓塞，或有生命危险的血栓 | 死亡 |
| 血栓症/血栓/栓塞 | 血栓/栓塞 | — | 深静脉血栓，或心脏血栓；无需治疗（如抗凝血剂，血栓溶解、过滤，介入性手术） | 深静脉血栓，或心脏血栓；需治疗（如抗凝血剂，血栓溶解、过滤，介入性手术） | 包括肺部的栓塞，或有生命危险的血栓 | 死亡 |
| 血管损伤<br>—动脉<br>—选择：<br>—大动脉<br>—颈动脉<br>—肢体下部<br>—肢体上部<br>—下肢<br>—未明确表示的其他部位<br>—内脏 | 动脉损伤—选择 | 无症状的诊断性发现；无需治疗 | 有症状（如跛行）；不影响日常生活；无需修补/修复 | 有症状，影响日常生活；需修补/修复 | 有生命危险；导致残废；传感器损伤（如中风、MI、器官或肢体损伤） | 死亡 |

提示：术中动脉血管损伤按“术中损伤—选择”进行分级，在“外科手术/术中损伤”中选择“器官或组织”。

续表

| 不良反应 | 简称 | 级别 | | | | |
|---|---|---|---|---|---|---|
| | | 1 | 2 | 3 | 4 | 5 |
| 血管损伤—静脉—选择：<br>—肢体下部<br>—肢体上部<br>—IVC<br>—颈<br>—未明确表示的其他部位<br>—SVC<br>—内脏 | 静脉损伤—选择 | 无症状的诊断性发现；无需治疗 | 有症状（如跛行）；不影响日常生活；无需修补/修复 | 有症状，影响日常生活；需修补/修复 | 有生命危险；导致残废；传感器损伤 | 死亡 |
| 提示：术中静脉血管损伤按“术中损伤—选择”进行分级，在“外科手术/术中损伤”中选择“器官或组织”。 | | | | | | |
| 内脏动脉缺血（非心肌的） | 内脏动脉缺血 | — | 短暂性缺血（<24hr），药物即能控制，非持久性缺血 | 重复出现或时间延长（≥24hr），和/或需介入性治疗 | 有生命危险；导致残废；传感器损伤 | 死亡 |
| 同样考虑：中枢神经系统脑血管性缺血 | | | | | | |
| 血管系统—其他情形（指定，—） | 血管系统—其他情形（指定） | 轻度 | 中度 | 重度 | 有生命危险；导致残废 | 死亡 |

附录五

# 缩写词总表英文字母排序

| 简写符号 | 英文全称 | 中文 |
| --- | --- | --- |
| ACRC | Advanced colorectal cancer | 进展期结直肠癌 |
| AE | Adverse events | 不良事件 |
| AGC | Advanced gastric cancer | 进展期胃癌 |
| ANC | Absolute neutrophil count | 中性粒细胞计数 |
| BSA | Body surface area | 体表面积 |
| BSC | Best supportive care | 最佳支持治疗 |
| b. | Bolus | 静脉推注 |
| Bid | Twice a day | 每日 2 次 |
| CRC | Colorectal cancer | 结直肠癌 |
| CT（chemo） | Chemotherapy | 化学治疗 |
| CR | Complete response | 完全效应 |
| CBR | Clinical benefit response | 临床受益效果 |
| civ（ci） | Continuous intravenous infusion | 静脉持续输注 |
| Chrono.（CHR） | Chronomodulated infusion | 时辰输注 |
| CCSA | Cell cycle specific agents | 细胞周期特异性药 |
| CCNSA | Cell cycle non-specific agents | 细胞周期非特异性药 |
| CE | Carboxylesterase | 羧酸酯酶 |
| CyD | Cytidine deaminase | 胞苷脱氨酶 |
| Cy | Cycle | 周期 |
| d | Day | 日，天 |
| DACH | Diaminocyclohexane | 1，2-二氨基环己烷基团 |
| DFS | Disease free survival | 无病生存期 |
| DLT | Dose-limiting toxicity | 剂量限制性毒性 |
| DPD | Dihydropyrimidine dehydrogenase | 二氢嘧啶脱氢酶 |
| EBM | Evidence-based medicine | 循证医学 |
| GC | Gastric cancer | 胃癌 |

续表

| 简写符号 | 英文全称 | 中文 |
|---|---|---|
| GCP | Good clinical practice | 临床试验规范 |
| GIST | Gastrointestinal stromal tumor | 胃肠道间质瘤 |
| Gr. | Grade | 级，度 |
| HD | High dose | 高剂量 |
| hr | Hour | 小时 |
| ia | Intra－arterial | 动脉注射 |
| im | Intramuscular | 肌肉注射 |
| iv | Intravenous | 静脉注射 |
| LD | Low－dose | 低剂量 |
| m（mon） | Month | 月 |
| mDS | Median duration of survival | 中位生存期 |
| Min | Minute | 分（钟） |
| mR（mDR） | Median duration of response | 中位有效时间 |
| mS（mDS） | Median duration of survival | 中位生存时间 |
| MTD | Maximum tolerated dose | 最大耐受剂量 |
| NA | Not applicable | 不适用，不能应用 |
| NR | Not reported | 无报告 |
| NS | Not significant | 无意义 |
| OS | Overall survival | 总生存期 |
| PD | Progressive disease | 疾病进展 |
| PDT | Photodynamic therapy | 光动力治疗 |
| PFS | Progression－free survival | 有效生存期 |
| PLT | Platelet | 血小板 |
| po | By mouth | 口服 |
| PR | Partial response | 部分效应 |
| PS | Performance status | 体力状况 |
| Pt（Pts） | Platinum | 铂（铂类） |
| qd | Quaque die，daily | 每天 |
| Qod | Every other day | 隔天 |
| QOL | Quality of life | 生活质量 |
| RD | Recommended dose | 推荐剂量 |
| Ref. | Reference | 文献 |
| RECIST | Response evaluation criteria in solid tumors | 实体瘤判效标准 |
| RR | Response rate | 有效率 |
| RT | Radiotherapy | 放射治疗 |

续表

| 简写符号 | 英文全称 | 中文 |
| --- | --- | --- |
| sc（SQ） | Subcutaneous | 皮下 |
| SD | Stable disease | 疾病稳定 |
| TGC | Tumor growth control | 肿瘤生长控制 |
| TP | Thymidine phosphorylase | 胸苷磷酸化酶 |
| TS | Thymidylate synthase | 胸苷酸合成酶 |
| TTP | Time to progress | 无进展期 |
| US | Ultrasound | 超声波 |
| vs | Versus | 对 |
| w | Week | 周，星期 |
| WBC | White blood cell count | 白细胞计数 |
| XRT | X - ray therapy | X线治疗 |

附录六

# 各国及国际抗癌机构名称

1. 澳大利亚肿瘤外科学会
   由不同的特定类型的肿瘤工作组组成。
   www. aco. at
2. 儿童癌病基金
   官方网页，提供组织宗旨及工作、儿童癌症及募捐资料。
   www. ccf. org. hk
3. 妇科肿瘤学会
   学会介绍、新闻与通讯、会议与培训、出版物及其他资源信息。
   www. sgo. org
4. 国际抗癌联盟（UICC）
   新闻通讯、出版物、研究报告、项目、课程与奖学金及相关站点链接。
   www. uicc. org
5. 国家乳腺癌中心
   提供乳腺癌危险因素和治疗，指南，新闻与通讯，事件，统计数值等。
   www. nbcc. org. au
6. 国家卫生研究院（台湾）
   研究医学，生物，癌症及医疗保健。
   www. nhri. org. tw
7. 美国癌症学会
   报道癌症发病率、危险因素、存活率及死亡率的摘要与统计数值。
   www. cancer. org/docroot/home/index. asp
8. 美国癌症协会 American Cancer Society（ACS）
   传播有关癌症的症状治疗和预防方面的知识，调查研究肿瘤发生的条件，编辑相关统计数字。
   www. cancer. org
9. 世界肿瘤
   国际癌症研究所建立，提供世界范围内肿瘤发生、肿瘤发生率、死亡率与生存率，包括统计数值和图表。
   www - dep. iarc. fr
10. 香港癌症基金会
    提供癌症资讯及支援服务，并设网上医生，解答癌症问题。
    www. cancer - fund. org
11. 中国癌症信息网
    中国癌症研究基金会主办。
    www. chinacancernet. org. cn
12. 中国抗癌协会
    中国抗癌协会是在已故金显宅教授倡导下于一九八五年五月份成立。

www. caca. org. cn

13. 中国抗癌协会临床肿瘤学协作中心（CSCO）

设新闻、专题讲座、学术会议、网络资源等栏目。

www. csco. org. cn

14. 中华放射肿瘤学会

介绍放射生物学、放射物理等信息。

www. cstro. org

15. 国家乳腺癌中心

提供乳腺癌危险因素和治疗，指南，新闻与通讯，事件，统计数值等。

www. nbcc. org. au

16. 澳大利亚肿瘤外科学会

由不同的特定类型的肿瘤工作组组成。

www. aco. a

17. 美国临床肿瘤学会

介绍美国肿瘤临床与研究的最新进展及继续教育。

www. asco. org

18. 欧洲肿瘤学会

介绍欧洲肿瘤临床与研究的最新进展及继续教育。

www. esmo. org